名院名科专科护理工作指南丛书

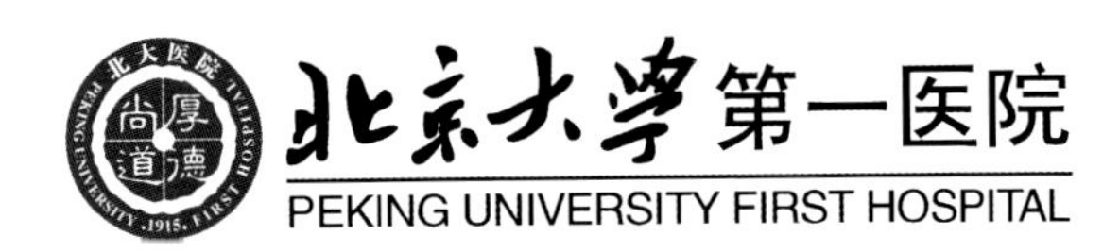

儿科护理工作指南

总主编　丁炎明

主　编　张大华　蒙景雯

副主编　于　果

编　者（按姓氏笔画排序）

于　果　王　欢　王　岩　王　硕　王若凡
石晶晶　白　玫　刘　平　刘　阳　刘云璐
芦　静　李　变　李春华　李盼盼　李恩芹
张　萌　张大华　张英新　陈　铮　周燕霞
胡程晨　姜　然　贾玉静　夏　颖　钱晶京
徐　丹　郭　法　蒙景雯　魏宁宁

人民卫生出版社

图书在版编目（CIP）数据

北京大学第一医院儿科护理工作指南/张大华，蒙景雯主编.—北京：人民卫生出版社，2016

（名院名科专科护理工作指南丛书/丁炎明主编）

ISBN 978-7-117-23821-2

Ⅰ.①北…　Ⅱ.①张…②蒙…　Ⅲ.①儿科学-护理学-指南　Ⅳ.①R473.72-62

中国版本图书馆 CIP 数据核字（2016）第 322681 号

北京大学第一医院儿科护理工作指南

主　　编：张大华　蒙景雯
出版发行：人民卫生出版社（中继线 010-59780011）
地　　址：北京市朝阳区潘家园南里 19 号
邮　　编：100021
E - mail：pmph @ pmph. com
购书热线：010-59787592　010-59787584　010-65264830
印　　刷：北京铭成印刷有限公司
经　　销：新华书店
开　　本：710×1000　1/16　　印张：41　　插页：4
字　　数：758 千字
版　　次：2017 年 5 月第 1 版　2017 年 5 月第 1 版第 1 次印刷
标准书号：ISBN 978-7-117-23821-2/R・23822
定　　价：99.00 元
打击盗版举报电话：010-59787491　E-mail：WQ @ pmph. com
（凡属印装质量问题请与本社市场营销中心联系退换）

总主编简介

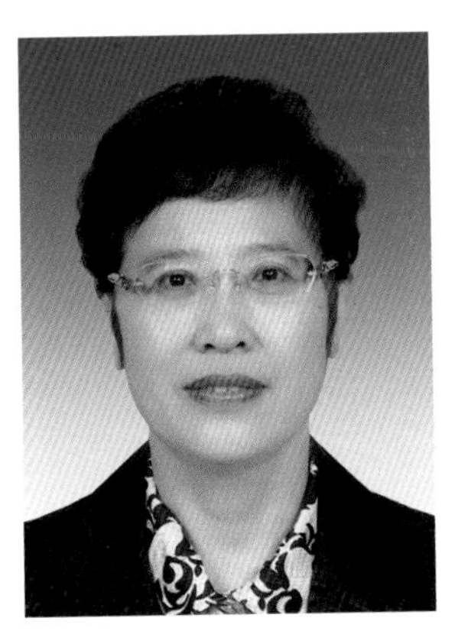

丁炎明，女，主任护师，硕士生导师。现任北京大学第一医院护理部主任。从事护理工作 30 余年，其专业领域为普外科、手术室、泌尿外科和造口伤口失禁护理及管理。曾分别于 2011 年、2013 年、2014 年短期在美国得克萨斯医学中心、德国柏林工业大学、英国皇家护理学院及美国霍普金斯医学中心学习医院管理。2014～2015 年在北京大学医学部“护理管理 EMBA 高级研修班”学习并毕业。组织并参与省部级研究课题多项，承担并负责院级课题数十项。负责组织本院护理科研团队申报课题并荣获中华护理学会科技奖一等奖。以第一作者在核心期刊发表论文 40 余篇，并获得 2008 年度《中国期刊高被引指数》生物类学科高被引作者前 10 名；主编 40 余部护理书籍。

现任中华护理学会副秘书长，中华护理学会第 24 届、25 届外科专业委员会主任委员，中华护理学会第 24 届、25 届造口伤口失禁专业委员会主任委员及中华护理杂志副总编辑，教育部高等学校护理学专业教学指导委员会专家，首届中国研究型医院学会评价与评估专业委员会委员，中华医学会医疗事故技术鉴定专家库专家，北京护理学会继续教育工作委员会主任委员；担任《中国护理管理》《中华现代护理杂志》《中国实用护理杂志》《护理研究》《护理学杂志》等十余家护理核心期刊编委。

主编简介

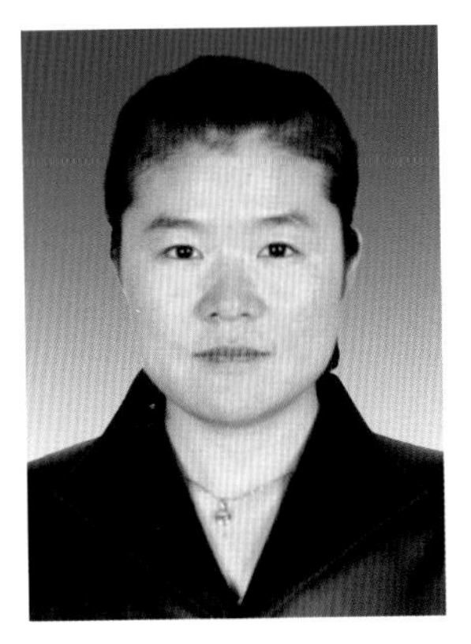

张大华，女，儿科学硕士，副主任护师，国家二级心理咨询师。现任北京大学第一医院儿科护士长。从事临床、教学、管理工作10余年，主要承担临床护理、护理管理、护理教学等工作，尤其擅长神经遗传代谢疾病的护理，危重患儿的管理，以及慢性病患儿综合管理等工作，在儿童科普教育、慢性疾病患儿教育、家庭管理方面做了大量工作，并主持首个国家癫痫儿童活动中心的建立。

担任《护理管理杂志》和《中华现代护理杂志》审稿专家。多次成功申请院级护理科研基金，参与省部级研究课题2项，发表论文10余篇，主编和参编国家级和省部级规划教材10部。

兼任中华护理学会儿科专业委员会秘书，北京护理学会儿科专业委员会秘书，北京抗癫痫学会理事，中国关心下一代工作委员会专家成员，中国医学救援协会儿科救援分会护理专业委员会副主任委员。

主编简介

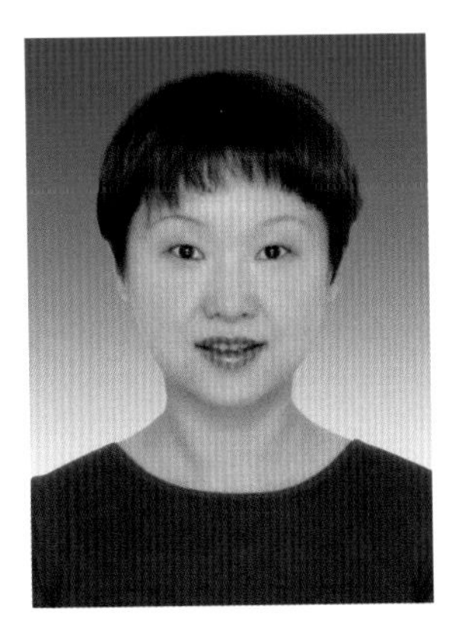

蒙景雯，女，主管护师。现任北京大学第一医院儿科护士长。从事儿科护理工作25年，儿科护理管理工作10余年。

主要承担新生儿重症监护室、儿童重症监护室、小儿外科病房、儿童癫痫外科病房的护理管理工作。曾获首都劳动奖章、北京市技术能手、北京市第三届职业技能大赛活动护理技能大赛（儿科护理项目）第一名。

参与多项各类研究课题和院级多项课题，承担院级护理科研基金多项。指导参与发表专业论文数篇，主编和参编多部护理专科书籍。申报实用型护理专利1项，发表论文2篇，参编专业书籍4部。兼任中华医学会儿童医学救援护理委员会委员。

序

北京大学第一医院（以下简称“北大医院”）创建于1915年，是我国最早创办的国立医院，也是国内首批建立的临床医学院之一。百年来，我院拥有一批国内的首创专业学科，如小儿科（1940年）、泌尿外科（1946年）、肾脏病专业（1950年）、心血管（20世纪50年代）、小儿神经专业（20世纪50年代）等；在国内率先开展的手术和诊疗技术，如改进静脉麻醉（1951年）、先天性心脏病手术（20世纪50年代）、肾移植（1960年）、人工晶体植入术（1983年）、冠心病介入性治疗（1986年）等，为我国的医学事业作出了卓越的贡献。

北大医院护理伴随着医院的建立而发展，至今已走过百年。在北大医院的发展进程中，北大医院护理人秉承“厚德尚道”的院训，追求“水准原点”的愿景，为推动我国护理事业的发展作出了杰出贡献。

近年来，我院护理工作紧跟国家医药卫生体制改革步伐，紧扣“抓服务、重专科、促管理、强人才、定战略”工作思路，围绕护理管理、护理服务、护理专科、护理队伍建设的“四个中心”及优质护理服务的“一个重点”开展工作。在一系列重要举措的推进下，护理工作取得了丰硕的成果。2010年，专科护理荣获首批国家级临床重点专科建设项目；2013年，国家卫生和计划生育委员会委托第三方在全国51家大型三级甲等医院中进行住院患者满意度调查，我院“护理服务满意度”得分荣登榜首。护理服务已经成为医院的名片，使患者直接感受到护理服务的“专业与温度”。

作为北大医院的院长，非常欣喜地看到护理工作取得的优异成绩；同时也非常欣慰地看到护理团队将循证与传承有机结合，凝炼萃取出“名院名科专科护理工作指南丛书·北京大学第一医院系列”“优质护理丛书”等一系列优秀作品。由我院护理部丁炎明主任担任总主编，组织临床护理专家及青年骨干进行编撰，总结了百年来护理工作的精髓，其内容突出了科学性，注重了实用性。

值此北大医院百年华诞之际，北大医院护理人以一系列高质量的专业著作向医院献礼，希望这些著作为全国广大护理工作者在临床护理、教学、科研等方面提供借鉴，为我国护理事业的发展贡献一份力量。最后，热烈祝贺这套丛书出版问世！

北京大学第一医院院长 刘玉村

2015 年 8 月

前　言

儿科护理学是现代护理学的重要组成部分，也是护理学中主要的专业之一。儿科患儿年龄跨度大，为0~18岁，儿童不仅仅是成人的缩小版，他有其独特的生理、心理及疾病特点。如何在护理专业日新月异的今天，以儿科专业为特色、以循证为基础、以规范为准绳，秉承以儿童及家庭为中心的护理管理模式，为患儿提供优质的护理，保证患儿的安全，是我们每个儿科护士的职责。此书依据儿科数十年来积累的专业特色、先进的管理理念，依据学科的发展趋势，摄取国内外经典教材最新版本的内容，查找最新专业疾病指南，具有科学性及实用性的特点，为儿科专业护士及管理者提供工作的指导。

北京大学第一医院儿科成立于1942年，从1945年开始按照西医学（美国）现代儿科方式开展儿科医、教、研工作，从而成为我国最早建立起来的现代儿科之一。我国现代儿科医学奠基人诸福棠教授为第一任儿科主任，经过几代人的探索，目前已成为基础扎实、梯队健全、技术力量雄厚、医教研全面发展的学科。北京大学第一医院儿科是国家首批建立的博士点（1981年）和博士后流动站（1992年）、“211工程”重点学科的组成部分（2001年），连续被评为国家重点学科（1989年，2001年，2007年），是国家级继续教育基地（2003年）及卫生部专科医师培训基地（2010），儿科重症专业获批卫生部国家临床重点专科（2010）。伴随着儿科医疗的发展，我院儿科护理经过数十年的不懈努力，已经形成了具有先进的护理理念，扎实、技术力量雄厚的学术型护理团队，在临床护理水平梯队、护理服务，以及以家庭为中心的护理管理模式等方面均成为国内儿科护理界标杆。多位护理专家在国内外儿科学术团体和专业刊物中担任重要职务。

本书共18章，结合国内外最新儿科护理动态，系统、全面地介绍了儿科各系统及专业（新生儿、心血管系统、泌尿系统、血液系统、神经系统、呼吸系统、消化系统、新生儿重症疾病、儿童重症疾病等）常见疾病的相关知识，儿科各专业的设置，护理管理体系的建立，儿童生长发育的特点，儿科常见症状的护理及常见护理技术操作及专科技术操作。本书作为工具书，还可用于查找儿科常用的评估量表。对于儿科的管理者，本书结合儿童及儿科的特点，总结了儿科实用性的管理制度。本书紧密结合临床，涉猎面广，以先进的理论、实践及管理模式贯穿始终，是新形势下儿科临床护理工作者必备的良书。

由于水平和时间的局限，不妥之处敬请同道、读者批评指正，提出宝贵意见。

张大华　蒙景雯

2016 年 12 月

目　录

第一章 绪 论

第一节 儿科概况

北京大学第一医院儿科成立于建院初期，自1945年开始按照西医学（美国）现代儿科方式开展儿科医、教、研工作，成为我国最早建立起来的现代儿科之一。诸福棠教授为第一任儿科主任。儿科经历了“建制立章（1945—1955年）”、“艰苦创业（1956—1965年）”、“十年动乱与恢复整顿（1966—1977年）”及“改革开放，继承创新，全面发展（1978—2012年）”四个重要发展阶段，经过几代人的探索，目前已成为基础扎实、梯队健全、技术力量雄厚、医教研全面发展的学科。儿科是国家首批建立的博士点（1981年）和博士后流动站（1992年）、“211工程”重点学科的组成部分（2001年），连续被评为国家重点学科（1989年，2001年，2007年），是国家级继续教育基地（2003年）及原卫生部专科医师培训基地，儿科重症专业获批原卫生部儿科国家临床重点专科（2010年）。

儿科现有病床178张（计划3年后在新院区设置儿科病床400～500张），设有神经、肾脏、心血管、血液、新生儿、PICU、NICU、脑电图监测等专业病房。承担着以小儿保健、疾病预防和诊治为中心的医疗服务、教学、科研、人才培养以及学术交流等项任务。

在临床方面，设普通儿科、神经、遗传、肾脏、心血管、呼吸、新生儿、血液、重症监护、内分泌及营养等亚专业，除普通门诊外，还设有各专业门诊、专家门诊、特需门诊及疑难病会诊中心；儿科门急诊及病房24小时开放，接受来自全国各地的各种常见病、多发病及疑难杂症的诊断与治疗以及小儿各系统专业疾病的诊治；在癫痫、肾病的综合诊疗、遗传性神经系统疾病的临床、基因和产前诊断，遗传性肾脏疾病的临床、基因和产前诊断，儿童功能性心血管疾病的诊断与治疗，新生儿头颅影像与近红外检测，血液系统疾病的诊治以及危重症救治等方面具有明显特色和优势；有完善的儿科疾病诊疗管理规范与流程，有自己制订并编写的的诊疗手册并开展对部分疾病使用临床路径指导疾病的诊疗活动。儿科开展了多项重要临床检查和治疗项目，如新生儿溶血的换血治疗、机械通气、肺功能检测、纤维支气管镜检查、尿红细胞形态学、肾活检穿刺、血液净化（血液滤过、血液透析及腹膜透析）、血浆置换、骨髓检查、多种遗传性疾病的基因突变检测、24 小时长程脑电图监测及长程视频脑电监测技术、常规脑电图、染色体检查、小儿肌电图、诱发电位、遗传代谢病色谱质谱筛查诊断技术、药物浓度监测、神经肌肉活检病理检查、神经康复治疗、颅脑 B 超、超声心动图、腹部 B 超、直立倾斜试验、直立试验、心导管介入诊断治疗技术、24 小时血压监测、超声波、心电图、多巴酚丁胺试验、运动试验、24 小时心电图、白血病 MICM 分型技术、变态反应指标测定、呼气峰流速测定、血气分析以及血铅测定等，并开展了特殊技术遗传性神经系统疾病的临床、基因和产前诊断，遗传性肾脏疾病的临床、基因和产前诊断以及自主神经介导性晕厥诊断与治疗等大量临床及科研工作。

儿科现任科主任为姜玉武教授。目前全科在职员工共 257 人，其中医师 52 人，护士 137 人，研究、技术及科室辅助人员 18 人。高级职称 39 人，博士生导师 11 人。儿科在国内外本领域同行、患儿、社会和学术界享有盛誉，多位专家在相关国内外众多主流学术团体、专业刊物领导机构中担任重要职务，中华护理学会儿科委员会主任委员陈建军，中华护理学会儿科委员会主任秘书、北京护理学会儿科委员会主任秘书张大华，同时还担任《中华护理杂志》《中国护理管理》《护理管理》等期刊编委。

在护理教学方面，培养了一批优秀的护士。随着护理教育的发展，护理教育逐渐被重视，护理学生从中专逐渐发展为护理大专、本科、研究生教育等高学历教育。我科承担着儿科护理教学、临床实践的部分，规范儿科护理。此外，我科还接受来自全国各地的儿科进修护士，先进的护理理念，规范的护理技术为儿科护士在儿科护理界赢得一定的肯定。

在儿科护理工作中，实施岗位责任制、责任护士制度，实施整体化护理，提出以患儿为中心、以家庭为中心的护理理念，通过开展“三从五心”活动，不断深入开展优质护理服务工作，提高护理质量。

伴随着儿科医疗的发展，儿科护理水平经过数十年不懈努力，已经形成了具有先进的护理理念，扎实、技术力量雄厚的学术型护理团队，在临床护理水平梯队，护理服务方面得到同事、同行的认可。

第二节 儿科护理管理体系介绍

儿科护理管理框架是实施北京大学第一医院三级的护理管理（护理部-

科护士长-护士长）框架下构建，在医院护理部的统一领导下开展儿科护理管理工作。

依据儿科护理各专业的划分，儿科设科护士长、护士长二级开展儿科护理工作，每位护士长除担任病房护士长，还担任儿科护理管理专业工作，进行科内二级护理质量管理工作，参见儿科护理管理架构图（图1-1）。

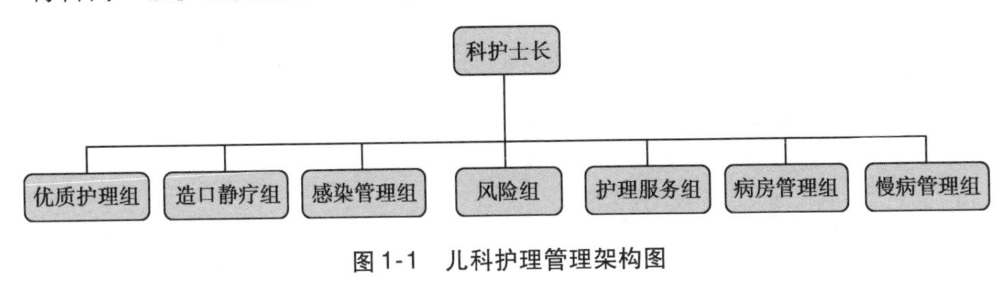

图1-1　儿科护理管理架构图

第三节　儿科特殊部门设置与护理管理

一、儿科门急诊设置与护理管理

（一）门诊概述

北京大学第一医院儿科成立于建院初期，从1942年开始按照西医学（美国）现代儿科模式开展儿科医、教、护工作，目前已发展到基础扎实、梯队健全、技术力量雄厚、医教护全面发展的阶段。在临床护理方面，设普通儿科、神经、遗传、肾脏、心血管、呼吸、新生儿、血液、重症监护、消化、哮喘、儿童注意力缺陷多动症、苯丙酮尿症、遗尿、营养等亚专业，除普通门诊外，还设有传染病诊室、专业门诊、专家门诊、特需门诊、疑难病会诊中心。儿科门急诊24小时开放，接收来自全国各地的患儿，可以进行各种常见病、多发病及疑难杂症的诊断与治疗，以及小儿各系统专业疾病的诊治。诊治人群为0～18岁患儿，在临床工作中建立了完善的疾病护理常规，在护理工作中，实施岗位管理制度、责任护士制度，实施整体化护理，坚持“以患儿为中心、以家庭为中心”的护理理念，以患儿满意、家属满意为目标，开展儿科的护理工作。随着2014年护理部提出的“争创门诊优质示范诊区”活动的开展，我们大力倡导在护理服务中注重细节管理，在输液室及雾化室为患儿播放动画片，设立小书架，每周五下午“小丑叔叔”义演等活动，加大与患儿及家属的沟通，缓解了患儿的恐惧心理，使患者的满意度有所提高。

（二）儿科门急诊的设置与护理管理

1. 儿科门急诊的设置及功能

（1）门诊设置及功能门诊是一所医院最重要的医疗服务窗口，关系到医院的发展与进步，我院儿科门诊秉承“厚德尚道“的院训，采取精细便捷的人性化管理措施，力争更好的门诊服务工作。

1）挂号处：实行门诊挂号方式多样化，如电话预约，现场挂号，网上预约等，此外，我科率先采取微信实名制挂号，方便快捷，得到患儿家属的好评。

2）咨询处：开展导诊、电话咨询、特殊检查预约、健康咨询服务、接待网上预约，信息咨询等全方位服务。

3）预检分诊处：通过筛查有效对患儿进行分诊，使重症患儿及时快速得到救治，传染病患儿及时隔离。

4）传染病隔离室：根据不同的传染病设置隔离室（呼吸道、消化道、手足口、发热预检）。隔离患儿设置检查、化验、取药专用窗口。

5）化验室：为患儿留取血、尿、便标本，为治疗和诊断提供依据。

6）门诊输液室：输液室是专门对患儿进行输液治疗的场所。

7）雾化室：专门为呼吸道疾病患儿提供治疗的场所。

8）电子取片机：患儿一般在抽血后1小时内可自行打印报告单，医师使用互联网可随时查看患儿影像、化验等各类检查结果。

（2）急诊设置及功能儿科急诊室是抢救急危重症患儿的重要场所，也是医院的重要窗口之一。患儿具有发病急、病情变化快、病种复杂等特点，就诊时间、人数及危重程度难以预料，患儿家属心情紧张急躁、容易有过激行为，为保证及时、迅速、准确的抢救急危重症患儿，我院急诊实行24小时开放随时应诊，节假日照常接诊。现将急诊设置介绍如下：

1）抢救室：抢救室专为抢救病员设置，其他任何情况不得占用，设有适合0～18岁各年龄阶段急救用的急救车、氧气、负压吸引、心电图机和除颤仪等。

2）其他同门诊设置。

3）急诊患儿抢救有规范的危重症抢救流程，明确规定：①危重患儿的抢救工作由二线医师、主治医师或其以上医师负责指挥，护士长或主班护士与医师紧密配合，迅速组织危重患儿抢救工作，备齐抢救物品。参加抢救人员必须明确分工，听从指挥，坚守岗位，严格执行各项操作规程，争分夺秒抢救患儿生命。②在医师未到以前，护士应根据患儿病情及时给予给氧、吸痰、监测生命体征、建立静脉通道、备好除颤仪、气管插管等用物，将急救车推至患儿床旁。如患儿心脏骤停，应立即将患儿置平卧位，行胸外心脏按压和人工呼吸等紧急处理措施。③用药准确及时，执行口头医嘱前应加以重复，无误后方可执行。严密观察病情变化，详细做好抢救记录，抢救完毕后补记录必须在6小时内完成。④严格执行交接班制度和查对制度，对患儿的病情变化、各种管路、抢救措施及所用药品均应详细交班，注射药物安瓿须经第二人核对无误后方可弃之。⑤患儿病情、各种有创检查和治疗应及时通报家属。对重大、复杂、疑难的特殊患儿的抢救工作，应及时向医院医疗主管部门汇报。⑥抢救完毕，及时整理病室、补充物品和药品、清理器材，进行登记和消毒，记录患儿转归情况。

2. 儿科门急诊的护理管理

（1）门急诊护理管理门急诊护理工作是门急诊服务的重要环节。要提高门急诊护理质量，使门急诊护理工作安全、快捷、有效，为患儿提供安全、优质的服务以满足各种人群不同的需要，就要求门诊管理者有效地改进门诊护理管理工作，提高护理质量，真正起到“医院服务的窗口”作用。将护理部“三从五心”工程贯彻落实到护理工作中，实行优质、特色护理。

1）维护就诊秩序：护士做好就诊前准备、诊察中的协助及诊后的解释工作，安排、组织及管理，保证就诊工作有条不紊，提高就诊质量。

2）密切观察病情变化：各岗位护士在工作中均要注意观察患儿的面色、神志、生命体征的变化，发现异常及时处理。

3）加强巡视，对高热、呼吸困难、剧痛、惊厥、体温不升，新生儿及其他重症患儿应提前诊治；必要时应协助医师立即进行急救或护送到急诊监护室急救监护。静脉注射、肌内注射或其他治疗后，应观察5～30分钟，如无异常方可嘱患儿离去。给药或治疗后，应向家属详细交代注意事项或可能发生的不良反应，必要时可随时复诊。

4）预防院内感染除备有必要的消毒隔离设备物品外，还应有卫生消毒隔离制度，专人管理。定期做细菌培养检查及清洁消毒工作。工作人员要衣帽整齐，接触呼吸道患儿时必须戴口罩，检查治疗前、中、后应洗手。

5）杜绝差错事故，严格执行查对制度，在采血、给药、输液、实施各种诊疗时，必须有2种以上的识别患儿的方法，实施患儿的安全目标，建立执行患儿就诊卡号识别制度，完善关键流程的识别措施，最大限度保证患儿的生命和安全。

6）加强候诊宣传教育，如婴幼儿的预防保健知识、育儿指导以及结合流行季节进行传染病的预防教育。

7）强化护士安全意识，护理部每年对全科护士进行护理安全教育，组织学习相关的法律、法规，增强护理人员的法律观念和法规意识。以护理单元为小组，定期进行科室规章制度的学习，节假日安全检查，消除护理工作中的安全隐患。

8）加强物品、药品管理。儿科门诊的物品多、种类杂，每班护士必须做到双人核对，班班交接。护理服务设备、设施配套，满足护理工作的需要，氧气、吸痰器、雾化器等急救设备完好，有安全警示标志，急救物品、器材做到“五定一及时”（定品种数量，定点放置，定人管理，定时检查，定期消毒灭菌，及时维修补充）。护士熟练掌握儿科常用药及抢救用药的作用、剂量、用法、注意事项。根据儿科门诊的特点，配备的备用药齐全，存放位置合理，专人负责，班班交接清点，各类药品标示醒目，提高患儿的用药安全。

9）强化护理技术操作护理部每季度组织理论考试和技术操作考核，儿科门诊每月组织技术操作考核和专科护理业务学习 2 次，使护理人员熟练掌握基础护理和儿科专科护理技术操作，使护理技术操作合格率达 98%，专科理论掌握合格率达 95%。

10）优化就诊环境，简化就诊流程：遵循人性化的设计理念，优化门诊环境，在宽敞的门诊候诊大厅摆放观赏性绿色盆栽植物，既美化环境、净化空气，又愉悦身心，缓解患儿来到医院之后的恐惧心理，创办“游乐园式医院”，设立电子叫号系统，提醒患儿进入诊室就诊；大厅设置了多排靠背不锈钢座椅供候诊的患儿休息，在大厅播放动画片，每周组织患儿观看“小丑叔叔”义演门诊标志均设计成卡通图像的样子，诊室外面悬挂清晰的预约、就诊流程，专家、专科医师简介以及有关疾病检查的注意事项；同时我们免费提供一次性纸杯、温开水、纸巾等物品供患儿和家属使用，一系列的便民、利民措施缓解患儿对就医环境的恐惧心理。

（2）急诊护理管理

1）确保急诊患儿就诊快速畅通，急诊会诊迅速到位。对急诊患儿应以高度的责任心和同情心，及时、严肃、敏捷地进行救治，严密观察病情变化，做好各项记录。疑难、危重患儿应立即请上级医师诊视或急会诊。

2）对危重不宜搬动的患儿，应在急诊室就地组织抢救，待病情稳定后再护送至病房。急诊医师应向病房医师直接交班。

3）急诊室各类抢救药品及器材要准备完善，保证随时可用。由专人管理，放置固定位置，便于使用，经常检查，及时补充、更新、修理和消毒。

4）急诊室工作人员必须坚守岗位，做好交接班，严格执行急诊各项规章制度和技术操作规程。要建立各种危重病员抢救技术操作程序和突发公共卫生事件应急预案。

5）建立突发公共卫生事件应急预案，遇重大抢救，需立即报请科主任，院领导亲临参加指挥。凡涉及法律、纠纷的患儿和无名氏者，在积极救治的同时，及时向有关部门报告。

6）急诊患儿不受地域与医院等级的限制，对需要转院的急诊患儿须事先与转至医院联系，取得同意后，方得转院。

7）执行急诊岗位责任制度，坚守岗位随时做好抢救准备，加强巡视，及时发现病情变化，对抢救物品的使用、保管、补充，维护有明确的分工及交班制度，以确保高质量地完成抢救任务。

8）建立并执行各科常见急诊的抢救护理常规，儿科门诊护士熟练掌握常见疾病抢救程序，护理要点，定期培训。

9）加强急诊文件管理，急诊应有完整的病例，记录患儿就诊时间、诊治过程，紧急抢救中遇到口头医嘱时，必须当面复述确保无误后方可执行，抢救告一段落后督促医师记录在病例中，确保抢救工作的连续性，为进一步诊治、护理提供依据，便于追踪和分析。

10）医疗、护理管理部门加强急诊工作的监督管理，定期召开会议，开展协调工作。

儿科门急诊抢救流程，见表1-1。

表1-1 儿科门急诊抢救流程

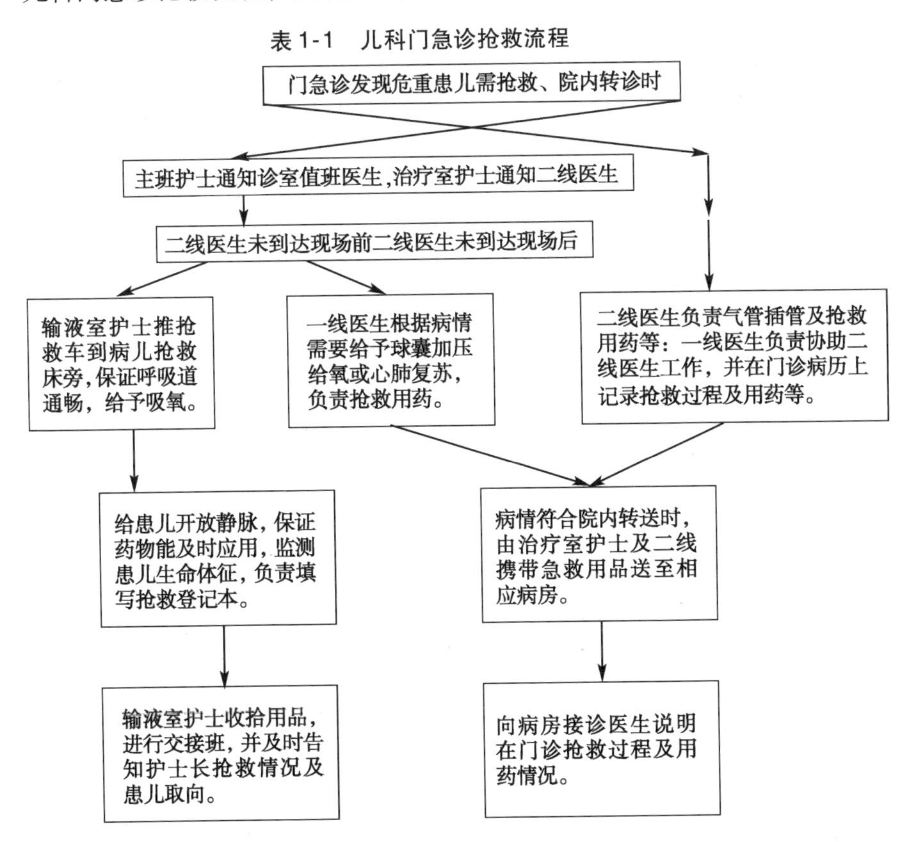

儿科门急诊休克抢救流程，见表1-2～表1-3。

表1-2 输液反应/速发型过敏反应的应急预案及程序

患儿出现输液反应

↓

立即停止输液，保留静脉通道，换上一套新的输液器管道及与原液体性质不同的液体（如原来的是葡萄糖则换成生理盐水）

↓

报告当天值班的二线、三线及护士长，记录发生时间、患儿生命体征及抢救经过

↓

吸氧（必要时）。
地塞米松，每次1~5mg，肌肉注射或静脉注射，10~30分钟可重复使用。
苯海拉明，每次0.5mg/kg，肌肉注射；或异丙嗪，每次1mg/kg肌肉注射或静脉注射。
高热者及时降温。
在一时不能判断是输液反应还是速发型过敏反应时，或在输液反应合并血压下降时，可予1:1000肾上腺素每次0.02~0.025ml/kg，皮下或肌肉注射，最大量每次0.5ml，每5~10分钟可重复使用，必要时可静脉注射。

↓

如有休克，补充血容量，改善微循环。

↓

与家属解释、沟通，及时报告医务处、护理部、药物不良反应检测中心。

↓

封存保留输液器及药液，同时取相同批号的液体，输液器和注射器分别送检。

表1-3 输液反应与过敏反应

	输液反应	过敏反应
致病因素	致热原（内毒素）	药物本身
发病机制	内毒素作用于体温调节中枢	首次接触某种药物后，使机体致敏，再次接触同一药物时，引起变态反应
过敏体质	无关	密切相关
发生人群	可群体发病	主要与个体因素相关不会群体发病

续表

	输液反应	过敏反应
临床表现	寒颤高热； 一般不会出现皮疹； 严重者可出现休克，但较少见； 一般不会出现支气管痉挛和喉头水肿	可有发热，但体温一般相对低，多不伴有寒颤； 皮疹常见； 休克（可不伴有其他的过敏症状）； 属于1型变态反应，常伴有支气管痉挛和喉头水肿
制热原检测	多阳性	阴性

（三）儿科门诊护士角色与素质要求

1. 规范护士行为，优化服务患儿

（1）转变服务理念，主动微笑服务。做到“热心接、耐心讲、细心观、诚心帮、温馨送，爱心访”，充分发挥护理人员的积极性、主动性、创造性，使她们在工作中变他律为自律，变被动为主动，不断提高工作绩效。

（2）强化礼仪培训，提升护理人员行为规范。

1）塑造护士的形象，统一淡妆上岗，服装整齐统一、保持精神饱满、举止端庄大方，以独特的风采展示窗口形象。

2）成立护士礼仪培训基地。首先观看《护士基础礼仪》光碟，再邀请礼仪专业老师进行培训，最后选派礼仪小教员定期抽查。

3）制定门诊服务护理口号，强化微笑服务，打造最具有亲和力的护理团队。

4）每月评选“服务之星、最具有“亲和力”护士。

2. 良好护患沟通，态度亲切和蔼

1）要求护士从患儿的第一声问候开始实行首问负责制，对患儿提出的问题给予圆满的答复。

2）加强护患之间的信息沟通。学会“察颜观色”，根据患儿及家属的不同性格，心理疏导患儿和家属的情绪。

3）认真倾听、耐心倾听在与患儿交流过程中，同时了解患儿及家属的心理需求。

4）学会换位思考，通过情景模拟、角色扮演进行整改，每月开展服务案例分享会1次。

5）户外团队拓展培训，提升沟通协作素养。

3. 诊后的各项工作

（1）做好诊室的整理工作，包括窗台、诊床、桌面、回收污染压舌板，将病历收回。

（2）各诊室呈备用状态。

（3）统计医师就诊人数，并记录。

4. 每月进行患者满意度调查，总结护理过程中出现的问题，进行小组分析讨论，做出改进方案，保证护理管理的持续改进。

5. 健康教育 利用患儿候诊的时间有针对性地实施健康教育，向患儿家属发放健康教育手册，与患儿家属进行互动性咨询交流等。健康教育内容包括疾病的预防、服药知识、康复知识，患儿的饮食、起居、锻炼及情绪调节，提高用药依从性，提高治疗效果，从而维护患儿的身心健康。

二、新生儿病房设置与护理管理

（一）儿科新生儿病房的发展与现状

我院新生儿病房成立于 1942 年，是我国最早建立的新生儿病房。创办初期从不足 10 名医、护、1 间病房开始，开创了新生儿科 60 余年的发展历程。1984 年时任新生儿主任的秦振庭教授从德国购买了国内的第一台暖箱，开创了国内治疗新生儿黄疸的新篇章，护理工作借鉴国外经验，国内首先总结了仪器的使用、消毒和维护的管理。随后新生儿专业又开展了国内首例新生儿头罩吸氧，第一台 CPAP 呼吸机的使用，与之相随，新生儿用氧的护理配合、观察规范化流程也建立成册。1993 年新生儿病房扩大规模，病区划分更加细化，分为普通新生儿病房和新生儿重症监护室，目前普通新生儿病房拥有 25 张床位，其中陪护病床 9 张。新生儿病房应用先进的诊断、监护、治疗和护理设备、技术及人性化的照护理念，除快速治愈大量常见患儿，还收治来自全国各地的各种疑难杂症及罕见病患儿，为患儿提供系统的、高质量的医学监护和救治。医护之间密切配合，并通过对患儿病情进行连续、动态的观察，为患儿提供规范、高质量的医疗护理服务。近年来，紧密依托北大医院儿科以及北大医院其他优势学科，儿科新生儿专业在诊治患儿的数量及经济效益等方面在全科均名列前茅。

儿科新生儿专业的护理队伍也在不断壮大，现有护理人员 30 名。护理工作在强化基础护理的同时注重专科护理的发展，先后培养新生儿专科护士 3 人、伤口护理师 1 人、外周中心静脉置管人员 1 人、护理教学师资认证护士 6 人。护理工作在不断地探索和创新中发展，全面实施优质护理服务的同时，把人性化服务贯穿于整个护理服务过程中。病房成立一级护理质量管理体系，在科室二级及护理部三级护理质量管理督导及帮助的基础上，深化落实护理质量服务标准，为患儿及家属提供优质护理服务，也为护士专业发展提供了平台，提升护理职业的成就感。护理团队正以矫健的步伐、求实创新的精神，不断锐意进取、奋发图强，谱写新的百年篇章。

（二）新生儿病房的设置和管理

1. 新生儿病房的收治对象

（1）需要监护观察的高危新生儿，如糖尿病母亲婴儿，母孕期有感染的患儿，窒息患儿，不需要气管插管、呼吸机治疗的患儿。

（2）中枢神经系统疾病患儿，如颅内出血、脑白质软化、缺血缺氧性脑病、脑积水的患儿。

（3）孕35周以上出生的早产儿，低出生体重儿。

（4）黄疸、溶血、感染、败血症、坏死性小肠结肠炎的患儿。

（5）其他患儿：如水电解质、酸碱平衡紊乱的患儿、需全静脉营养治疗的患儿、需换血的患儿、惊厥、癫痫、炎症性肠病、婴儿肝炎等。

2. 新生儿病房的布局

1）新生儿病房：病区位于妇儿大楼三层，坐北朝南，是病房创建者秦振庭教授亲自为全北大医院最小的患儿选择的最温暖舒适安静的位置。病房采光充足，通风良好，温湿度适宜，病室内温度为22～24℃，湿度为50%～60%，适合新生儿病室要求。病房主要由缓冲区、病房、办公区及辅助用房组成，形成污染与清洁区双通路进出管理。病房区域按照功能划分为早产儿室、足月儿室、消化道隔离病室、呼吸道隔离病室和温馨陪住病房。每个区域的入口均有配套的手卫生设施。每个病室内均设有患儿沐浴更衣的洗澡间，避免集中洗澡造成交叉感染。每个床位配备1套与中心监护连网的床旁监护仪、负压吸引装置、中心供氧装置、输液泵等。此外，还有蓝光治疗室和处置室，为患儿进行特殊操作治疗提供独立洁净的区域。

2）温馨陪住病房：主要供病情复杂、并发症多的新生儿出院前家庭陪住。陪住期间，责任护士对高危新生儿家庭进行出院前教育与技能指导，帮助患儿顺利地从医院生活回归家庭，减少患儿出院后的返诊率，提高家属的满意度。新生儿出院前2～3天，待病情平稳入住温馨陪住病房，入住陪住病房期间，责任护士对新生儿父母进行患儿生活护理及疾病相关方面的培训，如洗澡、抚触，肠造瘘术后患儿造瘘口的护理、早产儿喂养甚至鼻饲、吸痰等，培训后的家属经医护共同确认他们能够胜任患儿的照护后方可出院。

3. 新生儿病房的病区设施

（1）护士站位于足月儿室中间，护士站设有中心监护系统，护士可以通过中心监护系统的屏幕观察每一个床单位监护仪上的波形和数值，当床旁监护仪发生报警时，中心监护系统同时发出报警音以便引起医护人员的注意，及时查看患儿并给予相应的处理。也可透过玻璃墙面观察患儿的面色、活动等。

（2）每个床单位均装有监护仪，中心供应设备（如氧气和负压吸引）、多个电源插座、输液泵装置以及免洗消毒手液，每个患儿设置听诊器、体温计，出院时整个床单位所有物品集中终末消毒。

（3）每个病区都设有洗手池，洗手池边张贴正确洗手步骤的示意图，旁边放有洗手液和擦手纸，以督促医护人员手卫生。

（4）其他设备，包括暖箱、远红外辐射台、蓝光照射灯、床旁头颅B超机，床旁脑电图机、心电图机、婴儿体重秤、紫外线消毒灯等。还有血糖仪、经皮胆红素测定仪、微量血胆红素测定仪等。

（三）新生儿病房的管理

1. 护理人员管理　所有护士按参加护理工作的时间、技术职称及个人工作能力分为4个层次，即N0～N3级护士，为每个能级的护士制定具体的培训考核计划进行分层培训。

N0级：要求熟悉科室的规章制度、工作流程，能够单独完成基本的病情监护，掌握危及生命的病情变化的判断及处理。

N1级：在N0级护士能力的基础上能够掌握新生儿疾病护理常规和专科技能，包括呼吸道管理和氧疗、监护仪、输液泵的使用、血气分析、胆红素测定、消毒隔离技术等，对病情变化有一定的预见、评估及处理能力。

N2级：在N1级护士能力的基础上熟练掌握新生儿疾病专科知识，能够处理危重患儿疑难、紧急问题；能够带教N1级护士且具备一定的组织、协调、管理能力和科研能力。

N3级：在N2级护士的基础上能够不断完善专科知识与技能，能够预见、评估、判断、处理疑难护理问题，组织护理查房，参与常规技术、流程的制订与完善，协助护士长进行质量控制、病房管理。护士长定期考核各能级人员的业务水平。医务人员要坚守岗位，严密观察患儿病情变化。

2. 家属管理　科室制定合理的探视制度，实行预约的探视管理，由家属自主选择探视时间。探视时，责任护士引导家属按规定进入接诊室，将患儿抱至家属面前进行探视，家属接触患儿之前洗手，佩戴一次性口罩，主管护士与主管医师一起共同为家属解释患儿病情，并适时给予心理疏导。病情较重的患儿，主管护士引导探视家属至患儿床旁进行探视，患儿家属穿隔离衣、佩戴一次性口罩。

3. 规章制度　严格按照国家卫生计生委颁发的《医院感染管理规范》和《消毒技术规范》建立新生儿病房消毒隔离制度和新生儿病房医院感染控

制制度，设立感管护士，加强新生儿病房人员、物品和设施的管理，做好院内感染的预防。新生儿病房还制定了符合新生儿病房相关工作特点的规章制度，以保证病区的工作质量，如临床诊疗及医疗护理常规、患儿转入和转出制度、核对制度、静脉输血液和血制品制度、特殊药品管理制度、不良事件报告制度、突发事件应急预案等以保证患儿的安全。

4. 消毒隔离 由于新生儿病房收治患儿年龄小、抵抗力低，加之周转快，病区消毒隔离至关重要。严格按照国家卫生计生委颁发的《医院感染管理规范》和《消毒技术规范》建立新生儿病房消毒隔离制度和新生儿病房医院感染控制制度。无菌物品与非无菌物品分区域放置，当感染或可疑病原体在环境中存在时，应加强局部消毒；公用设施每次使用后应仔细清洁并消毒。患儿的生活用品单用，一人一听诊器，每位患儿床单位旁备免洗手消毒剂。有感染高危因素的患儿及有明确感染的患儿进行床旁隔离，床旁隔离的患儿病床周围有明显的标志，床旁备隔离体温表、手套、套袖、隔离衣，接触患儿前穿隔离衣、戴手套和袖套，接触患儿后流动水洗手。在接触呕吐或腹泻患儿以及当手有明显污染或可能被体液污染时，需用洗手液和流动水按“六步洗手法”洗手。定期对转科和进修人员进行手卫生知识的培训。

以下情况必须进行手卫生：①接触患儿前；②清洁、无菌操作前；③接触患儿后；④接触患儿的体液、血液、分泌物后；⑤接触患儿周围环境中的物品后。在直接接触患儿及临床护理操作前后，使用免洗手消毒剂洗手。

三、儿科重症病房设置与护理管理

（一）儿科重症病房的发展与现状

70年代美国正式成立危重病医学会，ICU逐步建立并成为危重病医学的主要实践基地。我国儿科重症监护室（ICU）始建于20世纪80年代初，此后中华医学会急诊医学分会儿科学组、中华医学会儿科医学分会急救学组相继于1989年和1994年成立。

我院儿科重症专业成立于1993年，初建时共有床位15张，逐步发展为拥有NICU床位27张、PICU床位8张的2个独立的抢救单元，形成了规范化的危重新生儿、儿童的抢救及管理体系，承担着多专业多学科危重患儿的救治任务，于2010年获得原卫生部重点临床专业发展项目支持。儿科重症病房应用先进的诊断、监护、治疗和护理设备、技术及人性化的照护理念，对各种原因导致的一个或多个器官或系统功能障碍危及生命的患儿提供系统、高质量的医学监护和救治。医护之间密切配合，并通过对患儿病情进行连续、动态的观察，为危重患儿提供规范、高质量的生命支持，改善患儿的生存质量。近年来，紧密依托北大医院儿科以及北大医院其他优势学科，儿科重症专业取得了令人瞩目的成就，如在新生儿神经系统重症的综合救治，极低及超低出生体重儿院内管理及院外随访，危重新生儿院前及院内转运，神经重症监护（neurocritical care）体系的建立以及重症呼吸系统疾病的诊断与救治等方面取得了骄人的成绩。

随着医疗技术的发展，儿科重症专业的护理队伍也在不断壮大，强化基础护理的同时注重专科护理队伍的建设，先后培养 ICU 专科护士、PICC 资质护士、CRRT 资格认证护士、听力筛查资质护士、护理教学师资认证护士，器官协调员等。护理工作在不断地探索和创新中发展，全面实施优质护理服务的同时，把人性化服务贯穿于整个护理服务过程中。病房成立一级护理质量管理体系，在科室二级及护理部三级护理质量管理督导及帮助的基础上，深化落实护理质量服务标准，为患儿及家属提供优质护理服务，也为护士专业发展提供了平台，提升护理职业的成就感。护理团队正以矫健的步伐、求实创新的精神，不断锐意进取、奋发图强，谱写新的百年篇章。

（二）NICU 的设置和管理

1. NICU 的收治对象

（1）需要进行呼吸支持的新生儿，如各种原因引起的呼吸衰竭患儿，窒息患儿，呼吸暂停患儿，需要气管插管、呼吸机治疗的患儿。

（2）中枢神经系统疾病患儿，如颅内出血、脑白质软化、缺氧缺血性脑病的患儿。

（3）早产儿，低出生体重儿。

（4）严重感染、败血症、休克、坏死性小肠结肠炎的患儿。

（5）其他危重患儿。如严重水电解质、酸碱平衡紊乱的患儿，需全静脉营养治疗的患儿，多器官功能障碍的患儿，严重贫血的患儿等。

2. NICU 的布局　NICU 病区地理位置邻近中心手术室、产房，形成了院内高危新生儿转诊的绿色通路。病室抢救床单元每床净使用面积大于 $6m^2$，间距大于 1m。病房为 10 万级空气净化病房，主要由缓冲区、病房、办公区及辅助用房组成，形成污染与清洁区双通路进出管理。病房区域按照功能划分为早产儿抢救室、早产儿恢复室、足月儿抢救室、足月儿恢复室和温馨陪住病房。每个区域的入口均有配套的手卫生设施。

（1）抢救室：分为早产儿抢救室（6 张床位）及足月儿抢救室（6 张床位）。早产儿抢救室主要是为病情危重的早产儿提供监护治疗和护理；足月儿抢救室主要为一些危重新生儿，包括出生后病情不稳定的足月儿、重大围手术期的新生儿提供监护支持和治疗。抢救室利用立柱式吊塔进行每一个抢救单元的划分及设备管路的管理。每个抢救单元配备1个远红外辐射台或长颈鹿暖箱、与中心监护连网的床旁监护仪、负压吸引装置、中心供氧装置、空氧混合器、复苏囊、面罩、呼吸机、输液泵和抢救车等。

（2）恢复室：患儿病情平稳后可转到恢复室继续观察和治疗。早产儿恢复室（7张床位）位于早产儿抢救室对面，由玻璃门和玻璃墙面进行分隔。足月儿恢复室（6张床位）位于足月儿抢救室旁边，由玻璃门和玻璃墙面隔开，其中有2张隔离床供感染患儿使用，在一定程度上起到区域性隔离的作用。

（3）温馨陪住病房主要供患儿住院期间病情复杂、并发症多的新生儿出院前家属陪住。陪住期间，责任护士对高危新生儿家庭进行出院前教育与技能指导，帮助患儿顺利地从医院生活回归家庭，提高了患儿家属的参与度，减少患儿出院后的意外返诊率，提高家属的满意度。新生儿待病情平稳出院前2～3天（具体时间视患儿的状态及家属所需掌握护理技能的难易程度而定）入住温馨陪住病房。入住陪住病房期间，责任护士按培训计划对新生儿父母进行患儿生活护理及疾病相关方面的培训，如洗澡、抚触，肠造瘘术后患儿造瘘口的护理、支气管肺发育不全患儿家庭氧疗的护理等，所有护理技能操作均在护士的指导下由父母独立完成，经医护共同确认他们能够胜任患儿的照护后方可出院。

4. NICU病区设施

（1）护士站位于早产儿抢救室和足月儿抢救室中间，护士站设有中心监护系统，护士可以通过中心监护系统的屏幕观察每一个床单位监护仪上的波形和数字，当床旁监护仪发生报警时中心监护系统同时发出报警音以便引起医护人员的注意，及时查看患儿并给予相应的处理。

（2）每个床单位都有吊塔，塔上装有监护仪，塔面上设有中心供应设备（如氧气、压缩空气和负压吸引）、多个电源插座、多个输液泵装置。

（3）每个病区都设有感应式洗手装置，并配备洗手液及一次性擦手纸巾。洗手池边张贴正确洗手步骤的示意图，以提醒医护人员按标准流程进行手卫生。

（4）其他设备，包括黄疸治疗仪、床旁心脏超声仪、床旁头颅B超机，床旁脑电图机、转运暖箱、婴儿体重秤等。

5. NICU的管理　长期以来，NICU的护理团队在抢救危重新生儿生命的同时，注重护理品质的提升，改善患儿的预后及生存质量。护理管理中注重人性化的关怀及个体化的发展照护，避免声音及光线对早产儿的伤害，提高患儿的安全。坚持开展高危新生儿出院后的门诊随访及在院患儿的母乳喂养，在业内赢得良好的口碑。

（1）声音管理噪音损害机体听觉系统发育，也可使机体产生应激反应，出现心率和呼吸加快，血氧饱和度下降等。在保证安全的情况下，责任护士调节监护仪报警音量至40%。医务人员工作做到“四轻”；病室安装噪音分贝监测器，尽量控制环境声音强度白天不超过50分贝，夜晚不超过20分贝。

（2）光线管理新生儿不可长时间暴露在明亮的光照环境中，强光刺激可影响视觉发育，导致弱视、斜视发生。暖箱外覆盖暖箱罩降低光线强度，尽量避免光线直接照射患儿。夜间适当调暗光线，提供地灯照明，建立昼夜光线变化，需要开灯时，避免灯光直接照射患儿眼睛。

（3）家属管理科室制定合理的探视制度，实行弹性化的探视管理，由家属自主选择探视时间，不做硬性的时间安排。探视时，责任护士引导家属按规定进入病房至患儿床旁进行探视，与主管医师一起共同为家属解释患儿病情及相关疾病知识的健康宣教，并适时给予心理疏导。

（4）规章制度严格按照国家卫生计生委颁发的《医院感染管理规范》和《消毒技术规范》建立NICU消毒隔离制度和NICU医院感染控制制度，设立感染管理护士，加强NICU人员、物品和设施的管理，做好NICU院内感染的预防。NICU还根据收治患儿的疾病特点及专科特色，建立了相应的规章制度及护理流程，以确保护理质量及护理安全。如患儿转入和转出制度、静脉输血和血制品制度、特殊药品管理制度、不良事件报告制度、突发事件应急预案等。

（三）PICU的设置和管理

1. PICU的收治对象

（1）在慢性疾病的基础上出现急性加重且危及生命的患儿。

（2）呼吸衰竭、气压伤、重症哮喘患儿。

（3）脓毒症、脓毒症休克患儿。

（4）多种器官功能衰竭患儿。

（5）各种原因引起的意识障碍、颅内高压、癫痫持续状态患儿。

（6）严重的水电解质和酸碱失衡患儿。

（7）重大围手术期患儿。

（8）需要进行监护治疗的患儿，如需要血液净化、换血、呼吸支持等。

2. PICU的布局　PICU与NICU及中心手术室位于同一楼层，病房为10万级空气净化病房，主要由缓冲区、病房、办公区及辅助用房组成，并形成污染与清洁双通路进出管理。PICU共有抢救床位8张，5张为开放式的抢救单元，2张为独立的负压病房，1张为正压病房。病室每床净使用面积大于

$12m^2$，床间距大于1.5m。护士工作台位于病室的中间，方便对所有患儿进行观察。PICU实施桥梁式的吊塔管理，每个床单位都配备抢救设施，包括监护仪、呼吸机、复苏囊、中央供氧装置、压缩空气与负压吸引装置和抢救车。其他还有血糖仪、心电图机、B超机、除颤仪等设备等。病区周围设有缓冲间、消毒室、仪器室等辅助区域。室内装有中央空调和层流设备，保持室内温度21℃左右，湿度为40%～50%。

3. PICU管理 随着医疗体系的不断壮大，PICU收治病种不断复杂化，目前以收治神经科重症患儿、休克患儿、多器官功能衰竭患儿以及各种疑难杂症患儿为主。陆续开展了无创心排、双频指数脑电图监测、床旁血滤等监测及治疗技术，为危重患儿转诊、多学科多专业合作提供保障。护理管理注重人才的培养及专业化的训练，建立危重患儿的风险管理制度，以循证为依据，实施极束化护理，预防并发症的发生，降低护理风险，改善患儿生存质量，提高患儿家属满意度。

（1）人员管理

1）护理人员管理 PICU所有护士按参加监护室护理工作的时间、技术职称及个人工作能力分为4个层次，即N0～N3级护士，为每个能级的护士制定具体的培训考核计划进行分层培训。

N0级：要求熟悉科室的规章制度、工作流程，能够单独完成基本的病情监护，掌握危及生命的病情变化的判断及处理。

N1级：在N0级护士能力的基础上能够掌握ICU疾病护理常规和专科技能，包括呼吸道管理和氧疗、呼吸机的使用、血气分析、消毒隔离技术等，对病情变化有一定的预见、评估及处理能力。

N2级：在N1级护士能力的基础上熟练掌握ICU的专科知识、正确应用重症监护技术；能够处理危重患儿疑难、紧急问题；能够带教N1级护士，且具备一定的组织、协调、管理能力和科研能力。

N3级：在N2级护士的基础上能够不断完善专科知识与技能，能够预见、评估、判断、处理疑难护理问题，组织护理查房，参与常规技术、流程的制订与完善，协助护士长进行质量控制、病房管理。护士长定期考核各能级人员的业务水平。医护人员要坚守岗位，严密观察患儿病情变化。

2）危重患儿管理：①建立危重患儿风险管理制度，如危重患儿抢救制度、危重患儿外出检查及转运制度、危重患儿交接班制度，加强护理风险管理的监控指导。我院儿科监护室在医院风险管理委员会的领导下建立了三级护理风险管理体系（护理部－科护士长－病区护士长三级体系），对监护室危重患儿加强风险监督与管理，以预防为主及时分析和改进存在的问题。②重症患儿的营养支持，营养关系到疾病的恢复、能量代谢、氮平衡、免疫能力，而重症患儿由于胃肠功能失调、肠蠕动能力降低，加上潜在的营养不良，更需要营养支持。医护人员应在营养评估的基础上给予患儿营养支持，尽量减少因检查及医疗护理活动导致的肠内营养减少或暂停给予营养液过久，避免营养液及热量的供给。③重症监护患儿的极束化护理，PICU 成立重症患儿极束化护理小组为监护室重症患儿提供一系列的极束化护理措施，预防呼吸机相关性肺炎、深静脉血栓形成、胃黏膜溃疡等并发症的发生。

（2）消毒隔离

由于 PICU 收治患儿病情重、住院时间长，病区消毒隔离至关重要。严格按照国家卫生计生委颁发的《医院感染管理规范》和《消毒技术规范》建立 PICU 消毒隔离制度和 PICU 医院感染控制制度。无菌物品与非无菌物品分区域放置，当感染或可疑病原体在环境中存在时，应加强局部消毒；公用设施（如转运设备、喉镜），每次使用后应仔细清洁并消毒。患儿的生活用品单用，一人一听诊器，每位患儿床单位旁备免洗手消毒剂。有感染高危因素的患儿及有明确感染的患儿进行床旁隔离，床旁隔离的患儿病床周围有明显的标志，床旁备隔离体温表、手套、套袖、隔离衣，接触患儿前穿隔离衣、戴手套和袖套，接触患儿后流动水洗手。在接触呕吐或腹泻患儿以及当手有明显污染或可能被体液污染时，需用洗手液和流动水按“六步洗手法”洗手。定期对转科和进修人员进行手卫生知识的培训。以下情况必须进行手卫生：①接触患儿前；②清洁、无菌操作前；③接触患儿后；④接触患儿的体液、血液、分泌物后；⑤接触患儿周围环境中的物品后。在直接接触患儿及临床护理操作前后，使用免洗手消毒剂洗手。

（四）儿科重症监护室护士应具备的角色要求

儿科重症监护室的护士，不仅应具备儿科护士角色的所有特质，同时应胜任监护室护士的角色要求。监护室即加强护理病房，是一个“三集中”的特殊护理单元：一是集中了病情多变、危象丛生和大手术后等危重患儿；二是集中了众多先进的监护仪器、急救设备及生命支持装置；三是集中了最新理论知识、技术与方法。护士的角色在日常的监护与护理、在危重患儿的抢救及救治中，特别是人文关怀及照护等方面，都起着举足轻重的作用。儿科监护室的护士必须具备以下素质与能力。

1. 素质方面

（1）强烈的事业心。

（2）高度的责任感。

（3）良好的心理素质。

（4）爱伤观念。

2. 能力方面

（1）掌握广泛的医学及护理学知识和技术。

（2）具有扎实的生理学、病理学和药理学等基础理论。

（3）熟练掌握常见重症的临床表现和护理，掌握各种并发症的预防与护理，如心衰、呼衰、呼吸窘迫综合征等。

（4）熟练掌握监护和急救技术，熟练掌握各种仪器的使用及故障排除。

（5）较强的观察与判断病情能力及对于疾病的预见能力。

（6）果断恰当的处理问题能力。

（7）语言沟通能力及评判性思维。评判性思维是监护室护士应具备的一个最基本也是最重要的能力。批判性思维的重要性在于提出一个重要问题时，即问“为什么”。只有具备了批判性思维能力，才能在病情观察、患儿处置、新技术应用等方面不出现偏差和问题，从而提高抢救成功率，降低患儿病死率。

（8）团队协作能力。

（蒙景雯）

第二章　儿童基础护理

第一节　儿童生长发育

儿童发育是指从受精卵到成人的整个成熟过程，是儿童区别于成人的重要特点。生长是指儿童身体各器官、系统的长大，可有相应的测量值来表示其量的变化；发育是指细量的变化，可在一定程度上反映身体器官、系统的成熟状况。生长和发育两者是密切相关的，生长是发育的物质基础，生长量的变化可在一定程度上反映身体器官、系统的成熟状况。

儿童生长发育过程是非常复杂的，受许多因素的影响。临床上许多问题涉及生长发育，异常的生长发育可能是某些疾病的主要临床表现。监测和促进儿童生长发育是儿科护理的重要职责之一。

一、生长发育规律

儿童生长发育是由量变到质变的复杂过程，有连续性、阶段性；发育的不平衡性；个体差异性和一般规律的四大特点。

1. 生长发育是连续、有阶段性的过程　儿童出生后第一年体重和身长增长很快，出现第一个生长高峰；第二年以后生长速度逐渐减慢；到了青春期生长速度又开始加快，出现第二个生长高峰。由此可见生长发育在整个儿童时期是不断进行的，但各年龄阶段生长发育有一定的特点，不同年龄阶段生长速度不同。

2. 各系统、器官生长发育的不平衡性　人体各器官、系统的发育顺序遵循一定规律，儿童身体各系统发育是不平衡的。

（1）神经系统发育较早，大脑在生后 2 年内发育较快。

（2）淋巴系统在学龄期发育迅速，12 岁达高峰，以后逐渐下降至成人水平。如扁桃体在 2 岁以后明显增大，近青春期开始萎缩至成人水平。

（3）生殖系统发育最晚，在青春期前处于幼稚期，青春期迅速发育。

（4）心脏、肝脏、肾脏、肌肉的发育与体格生长平行。

各系统发育速度的不同与其在不同年龄的生理功能有关，从整体看是统一、协调的，也是相互影响的。

3. 生长发育的个体差异　儿童生长发育虽然按一定总规律发展，但是在一定范围内受遗传、环境的影响，存在相当大的个体差异，每个人生长的“轨道”不会完全相同。

4. 生长发育的一般规律　儿童的生长发育是遵循由上到下、由近到远、由粗到细、由低级到高级的规律

（1）生后运动发育的规律是：先会抬头、然后抬胸，再会坐、立、行，这就是由上到下的发育规律。

（2）活动时，从臂到手、从腿到脚都会慢慢伸展开，就其方向来看遵循由近到远的规律。

（3）抓取物品时，先会用全掌抓握，再发展到以手指端摘取，遵循由粗到细的规律。

（4）从低级的看、听、感觉事物、认识事物，发展到拥有高级的记忆、思维、分析、判断等能力是低级到高级的发展。

二、影响生长发育的因素

1. 遗传因素　儿童生长发育的“轨迹”或特征、潜能、趋势、限度等，是由父母双方的遗传因素共同决定的。种族、家族的遗传信息影响深远，如皮肤和头发的颜色、面部特征、身材高矮、性成熟的早晚及对传染病的易感性等都与遗传有关，遗传性疾病无论是染色体畸形或代谢缺陷对生长发育均有显著影响。

2. 环境因素

（1）营养：儿童的生长发育，包括宫内胎儿生长发育，需要充足的营养供给。营养素供给充足且比例恰当，加上适宜的生活环境，可使生长潜力得到充分的发挥。

（2）疾病：疾病对于儿童生长发育的影响十分明显。急性感染常使体重减轻；长期慢性疾病则同时影响体重和身高的增长；内分泌疾病常引起骨骼生长和神经系统发育迟缓，如先天性甲状腺功能减退症等。

（3）母亲对胎儿的影响：在宫内的发育受孕母生活环境、营养、情绪、健康状况等各种因素的影响。如妊娠早期感染风疹、带状疱疹、巨细胞病毒等，易致胎儿先天畸形；妊娠期严重的营养不良可引起流产、早产和胎儿体格生长以及脑的发育迟缓等。

（4）家庭和社会环境：家庭环境对儿童健康的重要作用易被家属忽视。良好的居住环境，如阳光充足、空气新鲜、水源清洁、无噪音等，配合良好

的生活习惯、科学护理、良好教育、体育锻炼、完善的医疗保健服务等，这些都是促进儿童生长发育达到最佳状态的重要因素。

三、体格生长

1. 体格生长常用指标　应选用易于测量、有较好人群代表的指标来表示。常用的指标有体重、身高（长）、坐高、头围、胸围、上臂围、皮下脂肪厚度等。

2. 出生至青春前期体格生长发育

（1）体重的增长

体重（weight）是身体各器官、组织及体液的总重量。因体脂和体液变化较大，体重在体格生长指标中最易波动，是反映儿童体格生长，尤其是营养状况的最易获得的敏感指标，也是儿科临床计算药量、输液量等的重要依据。

新生儿出生体重与胎次、胎龄、性别及宫内营养状况有关。我国2005年九市城区调查结果显示平均男婴出生体重为（3.3±0.4）kg，女婴为（3.2±0.4）kg，与世界卫生组织的参考值一致。

出生后体重增长应为胎儿宫内体重增长曲线的延续。部分新生儿在生后数天内，由于摄入不足、胎粪及水分排出，可致生理性体重下降（physiological weight loss）。一般下降原有体重的3%～9%，多在生后3～4天达到最低点，以后逐渐上升，至第7～10天恢复到出生时的水平。早产儿的体重恢复比较慢。

儿童年龄越小，体重增长越快。出生后前3个月体重增长最快，一般每月增长600g～1000g，生后3个月末时体重约为出生体重的2倍；出生后9个月体重的增长约等于前3个月体重的增长，即12个月龄时体重约为出生体重的3倍；出生后第一年是体重增长最快速的时期，为“第一个生长高峰”；生后第2年后到青春前期体重稳步增长，年增长为2～3kg；进入青春期后体格生长再次加快，呈现“第二个生长高峰”。

估算体重的公式：

可选公式：1～6个月：体重（kg）＝出生体重＋月龄×0.7

7～12个月：体重（kg）＝6＋月龄×0.25

2岁至青春期：体重（kg）＝年龄×2＋7（或8）

或用公式：3～12个月：体重（kg）＝（月龄＋9）/2

1～6岁：体重（kg）＝年龄（岁）×2＋8

7～12岁：体重（kg）＝［年龄（岁）×7－5］/2

（2）身高（长）的增长

身高（height）指头、躯干与下肢长度的总和。3 岁以下儿童立位测量不易准确，应仰卧位测量，称体长；3 岁以后立位测量，称为身高。

身高（长）的增长规律与体重增长相似，也是在出生后第一年增长最快，也呈现婴儿期和青春期 2 个生长高峰。新生儿出生时身长平均为 50cm；生后第一年身长平均增长约为 25cm，其中前 3 个月增长 11～13cm，约等于 9 个月的增长，故 1 岁时身长约 75cm；第二年增长速度减慢，平均为 10cm，到 2 岁时身长约为 85cm；2 岁后身长（高）稳步增长，平均每年增加 5～7cm，至青春期出现第二个身高增长高峰。

2～12 岁身长（高）的估算公式为：身高（cm）=年龄（岁）×7+77

身高（长）包括头、躯干（脊柱）和下肢的长度。这三部分的增长速度并不一致。生后第一年头部生长最快，躯干次之，而青春期身高增长则以下肢为主，故各年龄期儿童头、躯干和下肢所占身高（长）的比例在生长过程中发生变化，头占身长（高）的比例从婴幼儿的 1/4 减为成人的 1/8。如下图（图 2-1）。

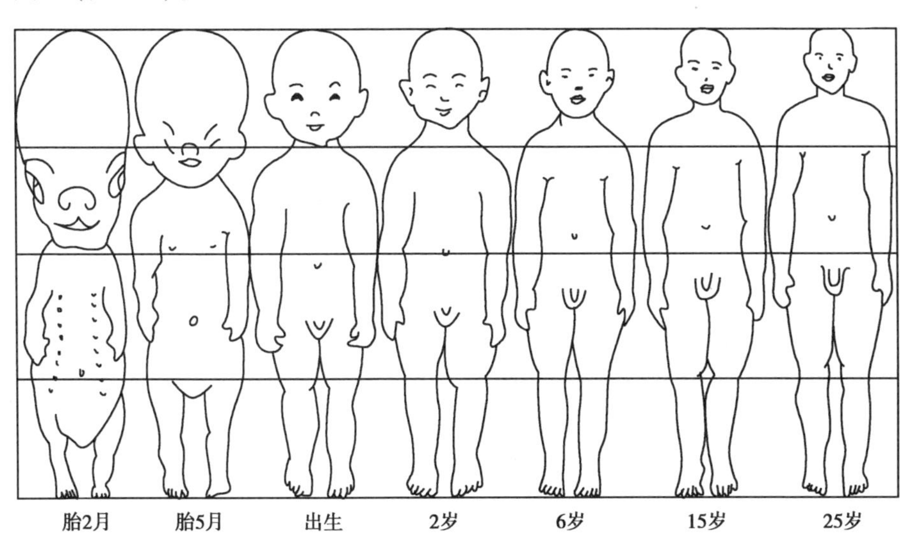

图 2-1　头与生长的比例

（3）坐高的增长

坐高（sitting height）是指头顶至坐骨结节的长度，3 岁以下取仰卧位测量，称顶臀长（crown-rump length）。坐高代表头颅与脊柱的生长。由于下肢增长的速度随年龄增长而加快，坐高占身高的百分数则随年龄增加而下降。

（4）头围的增长

头围（head circumference，HC）指自眉弓上缘经枕骨结节绕头一周的长度，是反映脑发育和颅骨生长的一个重要的指标。胎儿时期脑发育居各系统的领先地位，故出生时头围相对较大，平均33～34cm。头围在1岁以内增长较快，前3个月和后9个月均增长6～7cm，故1岁以后头围增长明显减慢，2岁时约48～50cm；15岁时54～58cm，基本同成人。所以头围测量在2岁以内最有价值。头围过小常提示脑发育不良；头围过大或增长过快则提示脑积水、脑肿瘤的可能。

（5）胸围的增长

胸围（chest circumference，CC）平乳头下缘经肩胛角下缘平绕胸一周为胸围。胸围代表肺与胸廓的生长。出生时胸围32～33cm，略小于头围1～2cm。1岁左右胸围等于头围。1岁至青春期胸围应大于头围。

（6）上臂围的增长

上臂围（upper arm circumference，UAC）经肩峰与鹰嘴连线中点绕臂一周即为上臂围。上臂围代表肌肉、骨骼、皮下脂肪和皮肤的生长。1岁以内上臂围的增长迅速，1～5岁增长缓慢，为1～2cm。因此，有学者认为在无条件测量体重和身高的场合，可用测量左上臂围来筛查1～5岁小儿的营养状况：>13.5cm为营养良好，12.5～13.5cm为营养中等，<12.5cm为营养不良。

3. 青春期体格生长规律　青春期是儿童到成人的过渡期，受性激素等因素的影响，体格生长出现出生后的第二个高峰，有明显的性别差异，尤其身高增长迅速。男孩的身高增长高峰约晚于女孩2年，且每年身高的增长值大于女孩，因此最终的身高一般来说男孩比女孩高。

青春期体重的增长与身高平行，同时内脏器官增长。女性耻骨与骨骼下部的生长与脂肪堆积使臀围加大。男性则有肩部增宽、下肢较长、肌肉增强的不同体型特点。

四、与体格生长有关的各系统发育

1. 骨骼发育

（1）颅骨发育：颅骨随脑的发育而增长，故其发育较面部骨骼（包括鼻骨、下颌骨）为早。可根据头围大小，骨缝及前、后囟门闭合迟早来评价颅骨的发育。颅骨缝出生时可略微分开，3～4个月时闭合。前囟为顶骨和额骨边缘形成的菱形间隙，其对边中点连线长度在出生时为1.5～2.2cm，后随颅骨发育而增大，6个月后逐渐骨化而变小，1～1.5岁时闭合，最迟不超过2岁。

前囟检查在儿科非常重要，大小及张力的变化均提示某些疾病的可能。前囟早闭、头围小提示脑发育不良、小头畸形；前囟迟闭、过大见于佝偻病、甲状腺功能减退症等；前囟张力增加常提示颅内压增高，而前囟凹陷则见于极度消瘦或脱水者。

（2）脊柱发育：脊柱的增长反映脊椎骨的发育。出生后第一年脊柱增长先于四肢，以后四肢增长快于脊柱。新生儿时脊柱仅轻微后凸，3 个月左右随婴儿抬头出现第一个弯曲——颈椎前凸；6 个月左右会坐时出现第二个弯曲—胸椎后凸；1 岁左右开始行走时出现第三个弯曲——腰椎前凸。6 ~7 岁时韧带发育完善，这 3 个脊柱自然弯曲被韧带所固定。

（3）长骨发育：长骨的生长主要依靠其干骺端软骨骨化和骨膜下成骨作用使之增长、增粗。干骺端骨融合，标志长骨生长结束。

随着年龄的增长、长骨干骺端的软骨次级骨化中心按一定的顺序和骨解剖部位有规律地出现。骨化中心出现的多少可反映长骨的生长成熟程度。通过 X 线检查不同年龄小儿长骨骨骺端骨化中心的出现时间、数目、形态变化，并将其标准化，即为骨龄。

2. 牙齿发育 牙齿的发育与骨骼发育有一定的关系，但因胚胎来源不完全相同，故发育速度也不平衡。人一生有 2 副牙齿，即乳牙（20 个）和恒牙（28 ~32 个）。出生时在颌骨中已有骨化的乳牙牙孢，被牙龈覆盖，生后 4 ~10 个月乳牙开始萌出，2 ~2. 5 岁出齐，2 岁以内乳牙的数目为月龄减 4 ~6，但乳牙的萌出时间也存在较大的个体差异，12 个月后未出牙为乳牙萌出延迟。乳牙萌出顺序一般下颌先于上颌、自前向后（图 2-2）。

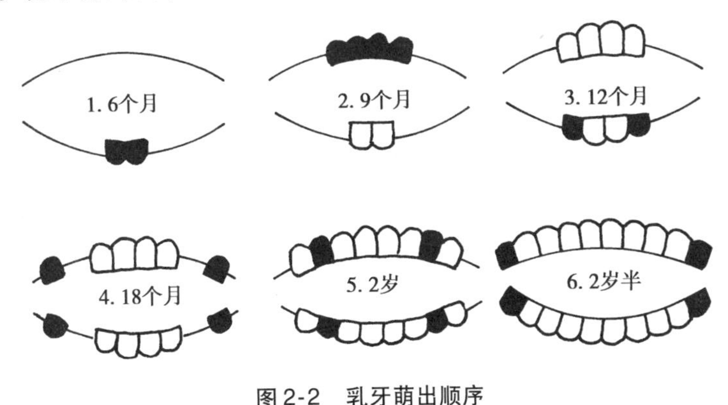

图 2-2 乳牙萌出顺序

出牙为生理现象，但个别小儿可有低热、流涎、睡眠不安、烦躁等反应。牙的生长与蛋白质、钙、磷、维生素 C 和维生素 D 等营养素及甲状腺激素有关，较为严重的营养不良、佝偻病、甲状腺功能减退症等患儿可有出牙迟缓、牙釉质差等。

3. 生殖系统发育 受下丘脑-垂体-性腺轴的调节，生殖系统迟至青春期才开始发育，在伴有体格生长明显加速，出现生长发育第二个高峰的同时，性器官迅速增长，出现第二性征。青春期持续 7～10 年，可划分为 3 个阶段：①青春前期（2～3 年）：女孩 9～11 岁，男孩 11～13 岁，体格生长明显加速，出现第二性征；②青春中期（2～3 年）：出现生长发育的第二个高峰，第二性征全部出现，性器官在解剖和生理功能上均已成熟；③青春后期（3～4年）：体格生长停止，生殖系统发育完全成熟。

青春期开始和持续时间受多种因素的影响，个体差异较大。女孩在 8 岁以前，男孩在 9 岁以前出现第二性征，为性早熟，即青春期提前出现；女孩 14 岁以后，男孩 16 岁以后无第二性征出现，为性发育延迟。

（1）女性生殖系统发育：女性生殖系统发育包括女性生殖器官的形态、功能发育和第二性征发育。第二性征发育以乳房、阴毛、腋毛发育为标志，乳房发育是第二性征中出现最早的征象。出生时卵巢发育已较完善，但其卵泡处于原始状态。进入青春前期后，在腺垂体促进腺激素的作用下，卵巢内滤泡发育，乳房出现硬结，随着卵巢的迅速增长，雌激素水平不断上升，促进女性器官发育及第二性征的出现。

（2）男性生殖系统发育：男性生殖系统发育包括男性生殖器官的形态、功能发育和第二性征发育。第二性征主要表现为阴毛、腋毛、胡须、变声及喉结的出现。出生时睾丸大多已降至阴囊，约 10% 尚位于下降途中某一部位，一般于 1 岁内都会下降到阴囊，少数未降者即为隐睾。在青春期以前，男孩外阴处于幼稚状态，进入青春前期后，睾丸进一步发育，睾丸增大是男性青春期的第一征象，其分泌的雄激素促进第二性征的出现。

五、神经心理发育

在儿童成长过程中，神经心理的正常发育与体格生长具有同等重要的意义。神经心理发育包括感知、运动、语言、情感、思维、判断和意志性格等方面，以神经系统的发育和成熟为物质基础。与体格生长一样，神经心理发育的异常可能是某些系统疾病的早期表现，因此了解儿童心理发育规律对疾病的早期诊断有很大帮助。

1. 神经系统的发育　在胎儿期，神经系统的发育领先于其他各系统，新生儿脑重已达到成人脑重的 25% 左右，此时神经细胞数目已与成人接近，但其树突与轴突少而短。出生后脑重的增加主要是神经细胞体积的增大和树突的增多、加长，以及神经髓鞘的形成和发育。神经髓鞘的形成和发育约在 4 岁完成，在此之前，尤其在婴儿期，各种刺激引起的神经冲动传导速度缓慢，且易于泛化，不易形成兴奋灶，易疲劳而进入睡眠状态。

脊髓的发育在出生时相对较成熟，其发育与运动功能进展平行，随年龄而增重、加长。脊髓下端在胎儿时位于第二腰椎下缘，4 岁时上移至第一腰椎，做腰椎穿刺时应注意。

2. 感知觉的发育　感知是通过各种感觉器官从环境中选择性地获取信息的能力。感知的发育对儿童运动、语言、社会适应能力的发育起着重要的促进作用。

（1）视感知发育：新生儿已有视觉感应功能，瞳孔有对光反射，在安静清醒状态下可短暂注视物体，但只能看清 15～20cm 内的事物。第 2 个月起可协调地注视物体，开始有头眼协调；3～4 个月时喜看自己的手，头眼协调较好；6～7 个月时目光可随上下移动的物体垂直方向转动；8～9 个月时开始出现视深度感觉，能看到小物体；18 个月时已能区别各种形状；2 岁时可区别垂直线与横线；5 岁时已可区别各种颜色；6 岁时视深度已充分发育。

（2）听感知发育：出生时鼓室无空气，听力差；生后 3～7 天听觉已相当良好；3～4 个月时头可转向声源，听到悦耳声时会微笑；7～9 个月时能确定声源，区别语言的意义；13～16 个月时可寻找不同响度的声源，听懂自己的名字；4 岁时听觉发育已经完善。听感知发育和儿童的语言发育直接相关，听力障碍如果不能在语言的发育关键期内或之前得到确诊和干预，则可因聋致哑。

（3）味觉和嗅觉发育：出生时味觉发育已很完善。新生儿对不同味道如甜、酸、苦、咸等可产生不同的面部表情；4～5 个月的婴儿对食物味道的轻微改变已很敏感，故应适时添加各类转乳期食物。

（4）皮肤感觉的发育：皮肤感觉包括触觉、痛觉、温度觉及深感觉等。触觉是引起某些反射的基础。新生儿眼、口周、手掌等部位的触觉已很灵敏，而前臂、大腿、躯干的触觉则较迟钝。新生儿已有痛觉，但较迟钝，第 2 个月起才逐渐改善。

3. 运动的发育　运动发育可分为大运动和精细运动两大类。大运动是神经对大肌肉群的控制，如抬头、坐、爬、站、走、跑、跳等；精细运动是相对于大运动而言较小的动作，如抓握物品、涂画等。

（1）平衡与大运动

1）抬头：新生儿仰卧时能抬头 1～2 秒；3 个月时抬头较稳；4 个月时抬头很稳。

2）翻身：出现翻身动作的先决条件是不对称颈紧张反射的消失。婴儿大约 7 个月时能有意识从仰卧位翻至俯卧位，然后从俯卧位翻至仰卧位。

3）坐：6 个月时能双手向前撑住独坐；8 个月时能坐稳。

4）爬：应从 3～4 个月时开始训练，8～9 个月可用双上肢向前爬。

5）站、走、跳：11 个月时可独自站立片刻；15 个月可独自走稳；24 个月时可双足并跳；30 个月时会独足跳。

（2）精细运动

3～4个月握持反射消失之后手指可以活动；6～7个月时出现换手与捏、敲等探索性动作；9～10个月时可用拇、示指拾物，喜撕纸；12～15个月时学会用勺子，乱涂画；18个月时能叠2～3块方积木；2岁时可叠6～7块方积木，会翻书。

4. 语言的发育　语言的发育与大脑、咽喉部肌肉的正常发育及听觉的完善有关。要经过发音、理解和表达3个阶段。新生儿已会哭叫，3～4个月咿呀发音；6～7个月时能听懂自己的名字；12个月时能说简单的单词，如"再见"、"没了"；18个月时能用15～20个字，指认并说出家庭成员的称谓；24个月时能指出简单的人、物名和图片，而到3岁时能指认许多物品名，并说出由2～3个字组成的短句；4岁时能讲述简单的故事情节。

5. 心理活动的发展

（1）早期的社会行为：2～3个月时小儿以笑、停止啼哭等行为，以眼神和发音表示认识父母；3～4个月的婴儿开始出现社会反应性的大笑；7～8个月的小儿可表现出认生、对发声玩具感兴趣等；9～12个月是认生的高峰；12～13个月小儿喜欢玩变戏法和躲猫猫游戏；18个月时逐渐有自我控制能力，成人在附近时可独自玩耍很久；2岁时不再认生，易与父母分开；3岁后可与小朋友做游戏。

（2）注意的发展：婴儿期以无意注意为主，随着年龄的增长逐渐出现有意注意，5～6岁后儿童能较好控制自己的注意力。

（3）记忆的发展：记忆是将所学得的信息存储和读出的神经活动过程，可分为感觉、短暂记忆和长久记忆3个不同的系统。长久记忆分为再认和重现，再认是以前感知的事物在眼前重现时能被认识；重现是以前感知的事物虽不在眼前出现，但可在脑中重现。1岁以内婴儿只有再认而无重现，随着年龄的增加和理解，语言思维能力加强，逻辑记忆也逐渐发展。

（4）思维的发展：1岁以后的儿童开始产生思维，在3岁以前只有最初级的形象思维；3岁以后开始有初步抽象思维；6～11岁以后儿童逐渐学会综合分析、分类比较等抽象思维方式，具有进一步独立思考的能力。

（5）想象的发展：新生儿无想象力；1～2岁儿童仅有想象的萌芽；学龄前期儿童仍以无意想象及再造想象为主；有意想象和创造性想象到学龄期才迅速发展。

（6）情绪、情感的发展：新生儿因生后不易适应宫外环境，较多处于消极情绪中，表现不安、啼哭，而哺乳、抱、摇、抚摸等动作则可使其情绪愉快。婴幼儿情绪表现的特点是时间短暂、反应强烈、容易变化、外显而真实的。随着年龄的增长，儿童对不愉快因素的耐受性逐渐增加，能够有意识地控制自己，使情绪逐渐趋于稳定。

（7）个性和性格的发展：婴儿期由于一切生理需要均要依赖成人，需逐渐建立对亲人的依赖性和信任感。幼儿时期已能独立行走，说出自己的需要，故有一定的自主感，但又未脱离对亲人的依赖，常出现违拗言行与依赖行为互相交替的现象。学龄前期小儿生活基本能自理，主动性增强，但主动行为失败时易出现失望和内疚。学龄期开始正规学习生活后，开始重视自己勤奋学习的成就，社交增多，心理适应能力增强，但容易波动，在情感问题、伙伴问题、职业选择、道德评价和人生观等问题上处理不当时易发生性格变化。性格一旦形成即相对稳定。

六、发育行为与心理异常

发育行为儿科学是我国近年从儿童保健学发展而来的一个分支学科。儿童发育一般指运动、认知、语言、社会交往等潜力的逐渐提高，行为则是能为他人觉察评估的外部表现。

儿童发育和行为异常很常见，如注意缺陷多动障碍、孤独症系谱障碍、抽动障碍、睡眠障碍等。

1. 儿童行为问题　儿童行为问题一般可分为：①生物功能行为问题，如遗尿、夜惊、睡眠不安、食欲不佳、过分挑食等；②运动行为问题，如吸吮手指、咬指甲、挖鼻孔、儿童擦腿综合征、活动过大等；③社会行为问题，如攻击、破坏、说谎等；④性格行为问题，如忧郁、社交退缩、违拗等；⑤语言问题，如口吃等。儿童行为问题的发生与生活环境、父母教养方式、父母对子女的期望等显著相关。男孩的行为问题多于女孩，男孩多表现为运动行为问题和社会行为问题，女孩多为性格行为问题。多数行为问题可在发育过程中自行消失。

（1）屏气发作：为呼吸运动暂停的一种异常行为，常在发怒、恐惧、悲伤、剧痛、剧烈叫喊等情绪急剧变化时出现，多见于6～18个月的婴幼儿，5岁前逐渐自然消失。发作时常有换气过度，使呼吸中枢受抑制，哭喊时屏气，脑血管扩张，脑缺氧可有晕厥、意识丧失、口唇发绀、躯干和四肢挺直、甚至四肢抽动，持续0.5～1分钟后呼吸恢复，症状缓解，唇指返红，全身肌肉松弛而清醒。

（2）吮拇指癖与咬指甲癖：3～4个月后的婴儿生理上有吸吮要求，常自吮手指尤其是拇指以安定自己。这种行为多在安静、寂寞、饥饿、身体疲乏时和睡前出现，随着年龄增长而消失。但有时儿童因心理需要得不到满足而精神紧张、恐惧、焦急，或未获得父母充分的爱，而又缺少玩具等视听觉刺激，便吮指或咬指甲自娱。

（3）儿童擦腿综合征：是儿童通过摩擦引起兴奋的一种运动行为障碍。多在入睡前、睡醒后或在独自玩耍时发生。发作时，儿童双腿伸直交叉夹紧，手握拳或抓住东西使劲，女孩喜欢坐硬物，手按腿或下腹部；男孩多伏卧在床上、来回蹭。女孩可伴有外阴充血，男孩可有阴茎勃起。制止会引起不满或反抗哭闹。有研究认为儿童擦腿综合征是因外阴局部受刺激引起后逐渐养成的习惯。有研究认为发作时儿童有性激素水平紊乱。因原因不明，故治疗意见亦不统一，但使儿童生活轻松愉快，解除儿童心理压力，鼓励其多参加各种游戏活动等心理行为治疗是公认的必要措施。

（4）遗尿症：2～3 岁儿童多已能控制膀胱排尿，如 5 岁后仍发生不随意排尿即为遗尿症，大多发生在夜间熟睡时，称夜间遗尿症。遗尿症可分为原发性和继发性 2 类：原发性遗尿症多因控制排尿的能力迟滞所致而无器质性病变，多有家族史。继发性遗尿症大多因全身性或泌尿系统疾病如尿崩症、糖尿病等引起，其他如智力低下、神经精神创伤、泌尿道畸形、感染，尤其是膀胱炎、尿道炎、会阴部炎症等也都可以引起继发性遗尿现象。

（5）违抗、发脾气：当愿望与环境发生冲突而受到挫折时，儿童常常发生违抗或发脾气以释放他们的情绪，通常是躺在地板上、踢腿、并大声叫喊，有时会摇头，父母如以惩罚的方式对待则会加重其对立情绪。应理解儿童的情绪失控是对挫折的合乎情理的反应，应给其恢复情绪的时间和空间，发过脾气后应给予玩具或以活动转移其注意力。

（6）攻击性行为：有些儿童在游戏时会表现出攻击性行为，他们屡次无缘无故地咬、抓或打伤别人。出现攻击性行为的原因较复杂，可受成人行为的影响，如生长在不和睦家庭的孩子会学习父母吵架和打架的行为；遭受挫折，如受到父母的惩罚、讥讽等；好嫉妒的儿童也可能通过伤害兄弟姐妹或其他小朋友以获得父母或老师的关注；父母过度溺爱、娇纵时儿童也可以出现攻击性行为。

（7）破坏性行为：儿童因好奇、取乐、欲显示自己的能力或精力旺盛无处宣泄而无意中破坏东西，有的儿童则由于无法控制自己的愤怒、嫉妒或无助的情绪而有意采取破坏行动。对此类孩子应仔细分析原因，给予正确引导和行为治疗，避免斥责和体罚。

（8）注意缺陷多动障碍：也称多动症，是指智力正常或基本正常的儿童，表现出与年龄不相称的注意力不集中，不分场合的过度活动，情绪冲动并可有认知障碍或学习困难的一组症候群，是儿童青少年最多见的精神行为问题之一。

2. 学习障碍　学习障碍属特殊发育障碍，是指在获得和运用听、说、读、写、计算、推理等特殊技能上有明显困难，并表现出相应的多种障碍综合征。临床上常把由于各种原因如智力低下、多动、情绪和行为问题、特殊发育障碍所引起的学业失败统称为学习困难。学习障碍的儿童智力不一定低下，但由于其认知特性导致他们不能适应学校学习和日常生活，拒绝上学的儿童中有相当部分是学习障碍。对学习障碍的儿童应仔细了解情况，分析其原因，针对具体的心理障碍进行重点矫治，加强教育训练，同时须取得家属的理解和密切配合。

第二节 儿童保健

一、儿童保健的意义

儿童保健属于儿科学与预防医学的分支，为两者的交叉学科，其主要任务是研究儿童各年龄期生长发育的规律及影响因素，以通过有效的措施，促进有利因素，防止不利因素，保障儿童健康成长。儿童保健设计的内容包括：儿童的体格生长和社会心理发育、儿童营养、儿童健康促进和儿科疾病的预防及管理等。

二、儿童保健的内容

我院儿童保健内容主要包括：

（1）生长监测和指导。

（2）发育评价和指导。

（3）营养和喂养咨询指导。

（4）常见病防治。

（5）意外伤害预防。

（6）免疫接种。

（7）心理保健。

三、各年龄期儿童保健具体措施

对于儿童保健，我们按照以下年龄进行分期：

胎儿期：从受孕至胎儿娩出

新生儿期：胎儿娩出结扎脐带开始至生后28天

婴儿期：出生～1岁

幼儿期：满1～3岁

学龄前期：3岁～入小学前

学龄期：从小学起～青春期前

青春期：第二性征开始出现至性成熟完成

依据儿童、青少年在生长发育不同时期解剖、体格、神经心理发育的特点，采取不同重点的保健措施。

1. 胎儿保健

（1）胎儿期特点

1）致畸敏感期：胚胎儿早期（3～8周）胚胎细胞高度快速分化，是胎儿器官形成的阶段。此前易受环境不良因素的干扰影响发生缺陷与畸形，称为致畸敏感期。

2）生长发育迅速：胎儿期各组织、器官迅速生长，功能逐渐成熟。

（2）胎儿期保健：胎儿的发育与孕母的健康，营养状况、疾病、生活环境和情绪等密切相关，故胎儿期保健亦是孕母的保健。此期保健的重点为预防胎儿生长受限、宫内感染、畸形、脑发育不全、窒息等。

1）预防遗传性疾病与先天畸形：婚前遗传咨询，禁止近亲结婚；对确诊或疑有遗传性疾病患儿的家庭，或连续发生不明原因疾病患儿的家庭，或有与遗传有关先天畸形、智能低下患儿的家庭是遗传咨询的重点。

2）预防感染：弓形虫、风疹病毒、巨细胞病毒、单纯疱疹病毒、细小病毒等是引起宫内感染的常见病原体，直接损害胎儿细胞，破坏免疫活性细胞，受感染的细胞分化受到抑制，导致畸形。孕母应尽可能避免各类感染，特别是受孕的前3个月（即孕早期）。

3）避免接触放射性物质：孕母应尽可能避免接触各类放射性物质，特别是在妊娠早期不可接触。

4）避免化学毒物：烟、酒、毒品、重金属以及有机磷农药等化学毒物均可损害胎儿发育。

5）慎用药物：药物对胚胎、胎儿的影响程度与用药的孕周、药物种类及时间长短均有关。受精卵在着床阶段对药物很敏感，轻微的损害可导致胚胎死亡，在器官形成期的胚胎可能因此而发生畸形。母亲妊娠3个月后除性激素类药物外，一般药物致畸机会减少，但可影响胎儿的生长及器官功能。

6）治疗孕母慢性疾病：患有心肾疾病、糖尿病、甲状腺功能亢进、结核病等慢性疾病的孕母应在医生指导下进行治疗，对高危产妇定期产前检查，必要时终止妊娠。

7）保证充足营养：孕母营养应尽量膳食平衡，妊娠后3个月的营养对保证胎儿生长和贮存产后泌乳所需能量非常重要，孕母每日需要补充维生素。

8）孕母良好的生活环境：保持愉悦心情，注意适当休息，降低妊娠合并症，预防流产、早产和异常产的发生。

9）预防产时感染：对早产儿、低体重儿、宫内感染等高危儿应给予特殊监护，及时处理围产期疾病。

10）预防胎儿溶血：孕妇与丈夫ABO血型或Rh血型不合时，应及时做有关实验筛查。

2. 新生儿保健

（1）新生儿期特点

1）体温调节：体温调节中枢发育不成熟，需要适宜的环境温度；皮下脂肪薄、体表面积相对较大，容易散热；主要由棕色脂肪产热。

2）消化系统：消化道解剖与功能发育不成熟，适宜纯乳汁喂养的营养。

3）泌尿系统：肾脏功能发育不成熟，高蛋白质、高矿物质的牛乳对肾脏功能有潜在的损害。

4）免疫系统：细胞免疫功能已较成熟；体内有母亲通过胎盘给予的抗体；非特异和特异性免疫功能发育不成熟，肠道分泌的IGA较低。

（2）新生儿期保健

新生儿特别是出生后第一周内新生儿发病率和死亡率极高。故新生儿保健重点是预防出生时的缺氧、窒息、低体温、寒冷损害综合征和感染。

1）出生时护理：维持产房25～28℃。胎儿娩出后迅速清理口腔内黏液，保证呼吸道通畅；及时点眼药，防治分娩时的感染性眼病；严格消毒、结扎脐带；记录出生时评分、体温、呼吸、心率、体重与身长。

2）新生儿居家保健

①环境温度：新生儿居家的温度与湿度应随气候温度变化而调节，有条件的家庭在冬季应使室内温度保持在20～22℃左右，湿度以55%为宜。

②喂养：尽早吸吮母乳，指导母亲正确的哺乳方法，母乳确实不足或无法进行母乳喂养的婴儿，指导母亲选用配方奶喂养。

③皮肤护理：新生儿皮肤娇嫩，应每日洗澡保持皮肤清洁，特别注意保持脐带残端清洁和干燥；选择合适的衣服、尿布或纸尿裤。

④促进感知觉、运动发育：父母应多与新生儿眼与眼交流、皮肤与皮肤接触，让新生儿多看鲜艳的玩具、听优美音乐。衣服宽松，四肢活动自由，双手外露触摸物体。

⑤预防感染：新生儿居室保持空气新鲜；避免交叉感染；新生儿的用具每日煮沸消毒；对于乙肝表面抗原阳性、乙肝e抗原阳性的母亲的婴儿，出生后接种乙肝疫苗。

3）慎用药物

新生儿肝功能不成熟，某些药物体内代谢率低，在体内蓄积发生不良反应。哺乳期母亲用药应考虑乳汁中药物对新生儿的作用。

4）新生儿疾病筛查

出生后筛查，尽早诊治，减少发育中的后遗症。①新生儿听力筛查：目的是尽可能早地发现有先天性听力障碍的新生儿，使其在语言发育的关键年龄之前就能得到适当的干预和治疗，使语言发育不受损害或减轻损害。②遗传代谢、内分泌疾病筛查。③先天性髋关节发育不良：漏诊、误诊会严重影响儿童骨骼的发育。④滥用药物：母亲妊娠期或哺乳期滥用药物对新生儿产生毒性作用。怀疑母亲有滥用药物史时，应做新生儿尿液筛查。⑤溶血：母亲 Rh 阴性或 O 型血型时，新生儿应做相应的溶血实验筛查。⑥成熟度评估：通过新生儿皮肤、毛发、指甲、外生殖器、非条件反射、肌张力评价新生儿的成熟度，同时可帮助筛查上述神经系统疾病。

5）新生儿家庭访视

社区妇幼保健人员于新生儿出生 28 天内家访 2 次，高危儿应家访 3 次。家访的目的是早期发现问题，包括病理性黄疸、感染、神经系统损伤、先天畸形、腹部肿块等，及时指导处理，以降低新生儿的发病率和死亡率。

家访内容包括：询问新生儿出生情况，生后生活状态，预防接种情况，喂养与护理情况；观察新生儿一般情况，重点注意有无产伤、黄疸、畸形、皮肤与脐部感染，居住环境；全身体格检查包括头颅、前囟、心肺腹、四肢、外生殖器；头围、体重测量；视、听觉筛查；指导喂养与护理，记录访视结果。

3. 婴儿保健

（1）婴儿期特点

1）体格生长是生后体重增长最快的时期，即第一个生长高峰。

2）消化道功能发育不成熟，生长速度快，需要营养素丰富的食物。

3）是感知觉和行为发育最快的时期，视觉、情感、语言发育的关键期。

4）免疫功能：6 月龄后婴儿从母亲获得的被动免疫抗体逐渐消失，主动免疫功能尚未成熟。

（2）婴儿保健

促进儿童早期发展是婴儿期保健的重点，包括婴儿的营养、卫生保健、情感关爱、生活技能培养及智力开发。家庭是婴儿期保健和早期发展的主体，父母育儿水平与父母接受科学知识的态度和能力密切相关。

1）高能量、高蛋白的乳类：婴儿期营养状况以及儿童期生长发育的情况均与成年后的健康状况密切相关。母乳是胎儿过渡到独立摄取营养的婴儿最好天然食品，应该积极提倡纯母乳喂养，逐渐适时添加辅食；部分母乳喂养或人工喂养婴儿则应正确选择配方奶；4 ~6 月龄的婴儿应开始引入其他食物，为婴儿后期接受成人食物做准备。

2）定期进行健康体检：婴儿年龄越小，生长发育越迅速。定期进行健康检查可早期发现问题，早期干预。如果生长偏离时间长，错过了生长发育最快期，纠正会较困难。

3）促进情感、感知觉、语言、运动发育：婴儿正常的、愉快的情感需要父母的关爱与积极参与，将婴儿交给其他人抚养是一种忽视婴儿的行为。父母或抚养人及时满足婴儿需要，使婴儿感觉安全，对成人产生信赖；反之产生焦虑不安和恐惧。经常用带有声、光、色的玩具刺激婴儿对外界的反应，促进婴儿感知发育。

4）生活技能培训：开始培养婴儿独立睡眠习惯、进食技能和如厕训练是早期教育的重要基本内容。

5）口腔保健：注意婴儿用奶瓶的正确姿势，避免将乳头抵压上颌，影响颌骨发育；婴儿乳牙萌出后不宜含乳头入睡，以免发生“奶瓶龋齿”。

6）预防感染：提倡母乳喂养，按计划免疫程序完成基础疫苗接种；良好的卫生习惯可降低感染的发生。

7）疾病筛查：定期健康检查中注意筛查常见疾病，如缺铁性贫血、食物过敏、中耳炎、先天性髋关节发育不良、发育异常。

4. 幼儿保健

（1）幼儿期特点

1）是神经心理发育、运动与语言基本能力的发育期，幼儿能主动观察、认知、进行社交活动；出现第一个违拗期。

2）体格生长速度较婴儿期缓慢。

3）消化道、肾功能发育逐渐成熟。

（2）幼儿保健：幼儿心理活动，尤其自我意识的发展，对周围环境产生好奇心、喜欢模仿，但易被成人过分呵护而抑制其独立能力的发展。幼儿期个性的发展是学龄期儿童自信、勤奋或依赖、退缩心理状态的基础。

1）促进语言发育与大运动能力发展：重视与幼儿的语言交流，幼儿通过游戏、讲故事、唱歌等学习语言；选择促进小肌肉动作协调发育的玩具、形象玩具，发展幼儿的想象、思维能力。

2）培养自我生活能力：安排规律生活，培养幼儿独立生活能力和养成良好的生活习惯，为适应幼儿园生活做准备。幼儿注意力持续时间短，安排学习活动不宜过长。

3）定期健康检查：每3～6个月应进行体格检查一次，预防营养不良、超重/肥胖等营养性疾病；教育家属认识保存儿童生长资料的重要性，配合医生，继续用生长曲线监测儿童身高生长速度。

4）疾病、事故预防：异物吸入引起窒息；监护人不宜让幼儿独自外出，或单独留在家中；注意避免幼儿生活环境与设施中不安全因素。

5）合理营养：供给丰富的营养素，食物种类、质地接近成人，每日5～

6餐。乳类供应仍不应低于总能量的三分之一。

6）口腔保健：家属用小牙刷帮助幼儿刷牙，每晚一次，预防龋齿；1岁后应断离奶瓶。

7）疾病筛查：定期筛查常见疾病，如缺铁性贫血、视力异常、泌尿系感染和寄生虫感染等疾病。

5. 学龄期儿童保健

（1）学龄前期儿童特点

1）心理、行为发育期：儿童脑发育接近成人，动作发育协调，语言、思维、想象力成熟，是个性形成的关键时期。

2）体格生长速度较平稳，主要受遗传、内分泌因素的影响。

（2）学龄前儿童保健

学龄前儿童智力发展快，独立活动范围扩大。良好的学习兴趣、习惯与学龄期的在校学习状况有关，此期应注意从日常生活活动中培养儿童的各种能力。

1）入学前期教育：包括培养学习习惯，注意发展儿童想象力与思维能力，通过游戏、体育活动增强体质，在游戏中学习遵守规律和人际交往。

2）保证充足营养：膳食结构接近成人，与成人共进主餐，每日4~5餐适合学龄前儿童生长需要和消化道的发育水平；每日摄入优质蛋白占总蛋白的二分之一，其中乳类供能占总能量的三分之一。

3）预防感染：儿童特别注意预防传染性疾病；预防儿童外伤、溺水、误服药物、食物中毒、触电等伤害。

4）合理安排生活：不仅可保证儿童身体健康，还可以培养儿童集体主义精神、控制情绪和遵守规律的能力。

5）体格检查：每年1~2次，记录结果，重点了解身高增长生长速度。教育儿童正确坐、走姿势，预防脊柱畸形。

6）视力、口腔保健：每年接受一次全面的视力筛查和眼检查，培养良好的用眼习惯；每6个月或每年检查口腔一次，纠正不良口腔习惯。

7）疾病筛查及健康检查：注意筛查缺铁性贫血、泌尿系感染、肾脏疾病、寄生虫感染以及发育行为异常等。

6. 学龄期儿童保健

（1）学龄期儿童特点

1）心理发育成熟：逻辑思维发育成熟、求知欲强，意志力强，个性明显。青春期青少年出现第二个违拗期。

2）体格生长：青春期前学龄儿童体格生长稳定增长，部分青少年在学龄期的后期进入青春期。

（2）学龄儿童保健教育与教养环境影响儿童学习和对生活的态度。

1）提供适宜的学习条件，培养良好的学习兴趣、习惯；给予正面积极教育，着力加强素质教育；积极开展体育锻炼，不仅可增强体质，同时也培养儿童的毅力、奋斗精神和团队精神。

2）平衡膳食，加强营养：由于儿童学习注意力集中，每日摄入优质蛋白应占总蛋白的二分之一，满足第二个生长高峰的需要；多食富含钙的食物，加强运动，使骨量发育达最佳状态。

3）体格检查：每年体格检查一次，检测生长发育，及时发现体格生长偏离及异常并及早干预，保证充足睡眠时间。

4）眼、口腔保健：每年做眼、口腔检查一次，预防屈光不正、龋齿的发生。

5）开始进行纪律与法制教育：增加儿童法律知识，认识家庭和自己必须遵纪守法的重要性。

6）性知识教育：按不同年龄进行教育，包括对自身的保护，正确认识性发育对青少年心理生理的影响，学习有关性病、艾滋病危险因素等科普知识。

7）预防事故：学习交通安全规则和事故的防范知识，减少伤残发生。

8）疾病筛查：注意检查脊柱，除外脊柱侧弯、后突畸形；学习困难儿童应排除注意缺陷多动障碍、情绪等行为问题以及特殊发育障碍。

7. 青少年保健

（1）青少年期特点

1）心理冲突：青少年生理发育已较成熟，而心理和社会适应能力发展相对滞后，易产生青春期复杂的心理卫生问题。

2）体格发育为出生后体格发育的第二个高峰期，性功能发育。

（2）青少年保健

1）心理教育：培养意志、团队精神，学习与人相处，礼貌待人，遵守规则；注意培养青少年具备承受压力与失败的良好心理状态；帮助青少年具备承受压力与失败的良好心理状态；帮助青少年正确认识社会的不良现象，提高是非辨别能力，把握自己的行为，远离恶习。

2）性教育：青春期应进行正确的性教育，以使其在生理上和心理上对性具有正确的认识。

3）疾病筛查：及早干预心理行为异常，注意筛查性发育与内分泌疾病。

第三节 儿科特点及儿科护理的一般原则

儿童阶段是一个生长发育的连续过程，不同年龄阶段的小儿生理、病理和心理特点各异，在发病原因、疾病过程和转归等方面与成年人有不同之处，因此在疾病的治疗和处理上须充分考虑年龄因素。不同年龄儿童表达能力不同，更增加了儿科医护人员治疗过程中观察和判断的难度。在疾病的治疗过程中较成年人更需要爱心、耐心和精湛的医术，任何一个不恰当的处理方法或方式都可能对儿童生理和心理等方面产生较长久甚至终身的不良影响。所以要求儿科临床工作者必须熟练掌握护理、饮食、用药和心理等各方面的治疗技术，使患儿身心顺利康复。

一、儿科特点

1. 儿童解剖生理特点

（1）特点：从出生到长大成人，儿童在外观上不断变化，各器官的发育亦遵循一定的规律。如体重、身高（长）、头围、胸围、臂围等的增长，身体各部分比例的改变，骨骼的发育，牙齿的萌出等。熟悉儿童的正常发育规律，才能做好保健护理工作。

（2）生理生化特点：儿童生长发育快，代谢旺盛，对营养物质及能量的需要量相对成人多，但胃肠消化功能尚未成熟，故极易发生营养缺乏和消化紊乱；婴儿代谢旺盛而肾功能较差，容易发生水和电解质紊乱。

（3）免疫特点：儿童免疫系统发育不成熟，防御能力差，故护理中应特别注意消毒隔离以及预防感染。

2. 儿童心理社会特点　不同年龄阶段儿童心理特征不同。儿童身心未成熟，缺乏适应及满足需要的能力，依赖性较强，合作性差，需要特别的保护和照顾；儿童好奇、好动、缺乏经验，容易发生各种意外伤害。同时儿童心理发育过程也受家庭、环境的影响。在护理中应以儿童及其家庭为中心，与儿童父母、幼教工作者、学校老师共同合作，根据不同年龄阶段儿童的心理发育特征和心理需求，提供相应措施，促使其心理健康发育。

3. 儿童临床特点

（1）病理特点：由于儿童发育不够成熟，对同一致病因素的病理反应往往与成人有相当大的差异。如维生素 D 缺乏时，婴儿患佝偻病，而成人则表现为骨软化症。

（2）疾病特点：儿童疾病种类及临床表现与成人有很大不同，如婴幼儿先天性疾病、遗传性疾病和感染性疾病较成人多见。此外，儿童病情发展过程易反复、波动、变化多端，故应密切观察才能及时发现问题，及时处理。

（3）诊治特点：不同年龄阶段儿童患病有其特殊的临床表现，故在临床诊断中应重视年龄因素。以惊厥为例，发生在新生儿期，首先考虑产伤、缺血缺氧性脑病、颅内出血等；发生在婴儿期首先考虑手足抽搦症或热性惊厥；发生在年长儿的惊厥则要想到癫痫和其他神经系统疾病。因此，在诊治过程中，除详细向家属询问病史，还需严密观察病情，结合年龄和必要的辅助检查，才能早期做出确切的诊断和处理。

（4）预后特点：儿童患病时虽起病急、来势凶、变化多，但如及时诊治，有效及护理得当，度过危险期后，往往好转恢复也快。儿童各脏器组织修复和再生能力较强，后遗症一般较成人为少。

（5）预防特点：加强预防措施是使儿童发病率和死亡率下降的重要环节。由于开展计划免疫和加强传染病管理，已使许多儿童传染病的发病率和死亡率大大下降。因此，儿科医护人员应将照顾的焦点从疾病的治疗移至疾病的预防和健康的促进上。

二、护理原则

在疾病治疗过程中，儿科护理是极为重要的一个环节，许多治疗操作均通过护理工作来实施。良好的护理在促进患儿康复中起着很大的作用。

1. 细致的临床观察　临床所观察到的患儿不典型的或细微的表现，都应该考虑其可能存在的病理基础。如婴儿哭闹可以是正常的生理需求，也可能是疾病的表现，细致的观察是鉴别两者的关键。

2. 合理的病室　安排病室要整齐、清洁、安静、舒适，空气新鲜、流通、温度适宜。为提高治疗和护理的质量，可按照年龄、病种、病情轻重和护理要求合理安排病房及病区。

（1）按年龄分病区：如新生儿和早产儿病室、小婴儿病室、年长儿病室等。

（2）按病种分病区：将同类患儿集中管理，传染病则按病种隔离。

（3）按病情分病房：重危者收于监护病房，恢复期者可集中于一室。

3. 规律的病房生活　保证充足的睡眠和休息很重要，观察病情应尽量不影响患儿的睡眠，尽可能集中时间进行治疗和诊断操作，定时进餐。

4. 预防医源性疾病

（1）防止交叉感染：医护人员在接触患儿前后均应洗手，病室要定时清扫、消毒。

（2）防止医源性感染：正确、规范地应用导尿、穿刺等各种治疗方法，定时检查消毒设备，防止感染的发生。

（3）防止意外的发生：医护人员检查、处理完毕后要及时拉好床栏，所用物品，如体温计、药杯等用完即拿走，以免小儿玩耍误伤。喂药、喂奶要将婴儿抱起，避免呛咳、呕吐引起窒息。

（王若凡　张　萌　芦　静）

第三章　营养及营养性疾病

第一节　儿童营养需求特点

良好的营养状态可帮助儿童预防急、慢性疾病，有益于儿童神经心理发育。因遗传、代谢的不同，儿童对营养的需求有很大的个体差异。对婴儿和儿童来说，营养供给量的基本要求应是满足生长、避免营养素缺乏。营养素参考摄入量包括4项内容：估计平均需要量、推荐摄入量、适宜摄入量和可耐受最高摄入量。

1. 儿童的营养需求特点

（1）各种营养素的需要量（以公斤体重计）高于成年人。

（2）生长发育高峰期各种营养素的需求量明显增加。

（3）营养需求存在着明显的个体差异。

（4）年龄越小，营养缺乏病的发病率越高。

2. 对热能的需求

（1）热能需要量包括5个方面

1）基础代谢。

2）食物特殊动力作用。

3）各种活动。

4）排泄与分泌。

5）生长发育。

（2）生长发育的热能需要与总热能的比例

1）学龄前儿童15%～16%。

2）学龄初期儿童10%。

3）青春发育期少年13%～15%。

（3）三大热能营养素的供热比例

1）蛋白质12%～15%。

2）脂肪30%～35%。

3）碳水化合物50%～60%。

3. 对蛋白质的需求

（1）保证生长发育的条件：每日机体吸收蛋白质的量大于排出量。

（2）每日蛋白需要量：1岁内婴儿推荐摄入量为1.5g～2.0g/(kg·d)；青春期发育阶段为2.3～3.0g/(kg·d)。优质蛋白质应占1/3～1/2。

4. 对脂类的需求　儿童每日摄入脂肪应占总热能的25%～30%。婴儿每日摄入脂肪4g/(kg·d)。

5. 对维生素的需求　发育的2次生长高峰对各类维生素的需求量增加。

6. 对无机盐与微量元素的需求　重要作用的无机盐和微量元素主要有：钙、铁、锌、碘。

7. 对水的需求　随年龄上升需水量相对减少。婴幼儿每日需水量100～150ml/(kg·d)。若摄入水量少于60ml/(kg·d)，可发生严重的脱水症状。

第二节　婴幼儿营养与喂养

一、婴儿期喂养指导

1. 纯母乳喂养　婴儿6个月内应纯母乳喂养，无需给婴儿添加水、果汁等液体和固体食物，以免减少婴儿的母乳摄入，进而影响母亲乳汁分泌。从6个月起，在合理添加其他食物的基础上，继续母乳喂养至2岁。

（1）建立良好的母乳喂养方法

1）产前准备：母亲孕期体重适当增加（12～14kg），贮存脂肪以供哺乳能量的消耗。母亲孕期增重维持在正常范围内可减少妊娠糖尿病、高血压、剖宫产、低出生体重儿、巨大儿和出生缺陷及围产期死亡的危险。

2）尽早开奶：生后2周是建立母乳喂养的关键时期。产后1小时内应帮助新生儿尽早实现第一次吸吮，对成功建立母乳喂养十分重要。

3）促进乳汁分泌：①按需哺乳：3月龄内婴儿应频繁吸吮，每日不少于8次，可使母亲乳头得到足够的刺激，促进乳汁分泌。②乳房排空：吸吮产生的“射乳反射”可使婴儿短时间内获得大量乳汁；每次哺乳时应强调喂空一侧乳房，再喂另一侧，下次哺乳则从未喂空的一侧乳房开始。③乳房按摩：哺乳前热敷乳房，从外侧边缘向乳晕方向轻拍或按摩乳房，有促进乳房血液循环、乳房感觉神经的传导和泌乳作用。④乳母生活安排：乳母身心愉快、充足睡眠、合理营养（需额外增加能量500kcal/d），可促进泌乳。

4）正确的喂哺技巧

①哺乳前准备：等待哺乳的婴儿应是清醒状态、有饥饿感，并已更换干

净的尿布。哺乳前让婴儿用鼻推压或舔母亲的乳房，哺乳时婴儿的气味、身体的接触都可刺激乳母的泌乳反射。

②哺乳方法：哺乳前，母亲应洗净双手。正确的喂哺姿势有斜抱式、卧式、抱球式。无论用何种姿势，都应该让婴儿的头和身体呈一条直线，婴儿身体贴近母亲，婴儿头和颈得到支撑，婴儿贴近乳房、鼻子对着乳头。正确的含衔姿势是婴儿的下颌贴在乳房上，嘴张得很大，将乳头及大部分乳晕含在嘴中，婴儿下唇向外翻，婴儿嘴上方的乳晕比下方多。婴儿慢而深地吸吮，能听到吞咽声，表明含衔乳房姿势正确，吸吮有效。哺乳过程注意母婴互动交流。

③哺乳次数：3 月龄内婴儿应按需哺乳。4 ~ 6 月龄逐渐定时喂养，每 3 ~ 4小时一次，每日约6 次，可逐渐减少夜间哺乳，帮助婴儿形成夜间连续睡眠能力。但有个体差异，需区别对待。

（2）常见的母乳喂养问题

1）乳量不足：正常乳母产后6 个月内每天泌乳量随婴儿月龄增长逐渐增加，成熟乳量平均可达每日 700 ~ 1000ml。婴儿母乳摄入不足可出现下列表现：

①体重增长不足，生长曲线平缓甚至下降，尤其新生儿期体重增长低于 600g；②尿量每天少于6 次；③吸吮时不能闻及吞咽声；④每次哺乳后常哭闹不能安静入睡，或睡眠时间小于1 小时（新生儿除外）。

若确因乳量不足影响婴儿生长，应劝告母亲不要轻易放弃母乳喂养，可在每次哺乳后用配方奶补充母乳不足。

2）乳头内陷或皲裂：乳头内陷需要产前或产后做简单的乳头护理，每日用清水（忌用肥皂或乙醇之类）擦洗、挤、捏乳头，母亲亦可用乳头矫正器矫正乳头内陷。母亲应学会“乳房喂养”而不是“乳头喂养”，大部分婴儿仍可从扁平或内陷乳头吸吮乳汁。每次哺乳后可挤出少许乳汁均匀地涂在乳头上，乳汁中丰富的蛋白质和抑菌物质对乳头表皮有保护作用，可防止乳头皲裂及感染。

3）溢奶

①发生原因：小婴儿胃容量较小，呈水平位置，且具有贲门括约肌松弛、幽门括约肌发育较好等消化道的解剖生理特点，使6 月龄内的小婴儿常常出现溢奶。喂养方法不当导致吞入气体过多或过度喂养亦可发生溢奶。

②缓解方法：喂奶后宜将婴儿头靠在母亲肩上竖直抱起，轻拍背部，可帮助排出吞入空气而预防溢奶。婴儿睡眠时宜右侧卧位，可预防睡眠时溢奶而致窒息。若经指导后婴儿溢奶症状无改善，或体重增长不良，应及时转诊。

4）母乳性黄疸：母乳性黄疸是指纯母乳喂养的健康足月儿或近足月儿生后2周后发生的黄疸。母乳性黄疸婴儿一般体格生长良好，无任何临床症状，无需治疗，黄疸可自然消退，应继续母乳喂养。若黄疸明显，累及四肢及手足心，应及时就医。如果血清胆红素水平大于15～20mg/ml，且无其他病理情况，建议停喂母乳3天，待黄疸减轻后，可恢复母乳喂养。停喂母乳期间，母亲应定时挤奶，维持泌乳，婴儿可暂时用配方奶替代喂养。再次喂母乳时，黄疸可有反复，但不会达到原有程度。

5）母亲外出时的母乳喂养：母亲外出或上班后，应鼓励母亲坚持母乳喂养。每天哺乳不少于3次，外出或上班时挤出母乳，以维持母乳的分泌量。

（3）母乳保存方法

母亲外出或母乳过多时，可将母乳挤出存放至干净的容器或特备的“乳袋”，妥善保存在冰箱或冰包中，不同温度下母乳贮存时间可参考下表（表3-1），母乳食用前用温水加热至40℃左右即可喂哺。

表3-1 母乳贮存方法

储存条件	最长储存时间
室温（25℃）	4小时
冰箱冷藏室（4℃）	48小时
冰箱冷冻室（－20℃）	3个月

（4）不宜母乳喂养的情况：母亲正接受化疗或放疗、患活动期肺结核且未经有效治疗、患乙型肝炎且新生儿出生时未接种乙肝疫苗及乙肝免疫球蛋白、HIV感染、乳房上有疱疹、吸毒等情况下，不宜母乳喂养。母亲患其他传染性疾病或服用药物时，应咨询医生，根据情况决定是否可以哺乳。

2. 部分母乳喂养　母乳与配方奶或其他乳类同时喂养婴儿为部分母乳喂养，其中母乳与配方奶同时喂养的方法有下列2种：

（1）补授法：6月龄内婴儿母乳不足时，仍应维持必要的吸吮次数，以刺激母乳分泌。每次哺喂时，先喂母乳，后用配方奶补充母乳不足。补授的乳量根据婴儿食欲及母乳分泌量而定，即“缺多少补多少”。

（2）代授法：一般用于6月龄以后无法坚持母乳喂养的情况，可逐渐减少母乳喂养的次数，用配方奶替代母乳。

3. 配方奶喂养

（1）喂养次数：因新生儿胃容量较小，生后3个月内可不定时喂养。3个月后婴儿可建立自己的进食规律，此时应开始定时喂养，每3～4小时一次，约6次/日。允许每次奶量有波动，避免采取不当方法刻板要求婴儿摄入固定的奶量。

（2）喂养方法：在婴儿清醒状态下，采用正确的姿势喂哺，并注意母婴互动交流。应特别注意选用适宜的奶嘴，奶液温度应适当，奶瓶应清洁，喂哺时奶瓶的位置与婴儿下颌呈45°，同时奶液宜即冲即食，不宜用微波炉热奶，以避免奶液受热不均或过烫。

（3）奶粉调配：应严格按照产品说明的方法进行奶粉调配，避免过稀或过浓，或额外加糖。

（4）奶量估计配方奶：作为6月龄内婴儿的主要营养来源时，需要经常估计婴儿奶的摄入量。3月龄内婴儿奶量为500～750ml/d，4～6月龄婴儿为800～1000ml/d，逐渐减少夜间哺乳。

（5）治疗性配方奶选择

1）水解蛋白配方：对确诊为牛乳蛋白过敏的婴儿，应坚持母乳喂养，可继续母乳喂养至2岁，但母亲要限制奶制品的摄入。如不能进行母乳喂养而牛乳蛋白过敏的婴儿应首选氨基酸配方奶或深度水解蛋白配方奶，不建议选择部分水解蛋白配方奶、大豆配方奶。

2）无乳糖配方：对有乳糖不耐受的婴儿应使用无乳糖配方奶（以蔗糖、葡萄糖聚合体、麦芽糖糊精、玉米糖浆为碳水化合物来源的配方奶）。

3）低苯丙氨酸配方：确诊苯丙酮尿症的婴儿应使用低苯丙氨酸配方奶。

4. 食物转换　随着生长发育，消化能力逐渐提高，单纯乳类喂养不能完全满足6月龄后婴儿生长发育的需求，婴儿需要由纯乳类的液体食物向固体食物逐渐转换，这个过程称为食物转换（旧称辅食添加）。婴儿期若断离母乳，仍需维持婴儿总奶量800～900ml/d左右。儿童营养需求包括营养素、营养行为和营养环境三个方面，婴幼儿喂养过程的液体食物喂养阶段、泥糊状食物引入阶段和固体食物进食阶段中，不仅要考虑营养素摄入，也应考虑喂养或进食行为，以及饮食环境，使婴幼儿在获得充足和均衡的营养素摄入的同时，养成良好的饮食习惯。在资源缺乏、日常饮食无法满足婴儿营养需要时，可使用营养素补充剂或以大豆、谷类为基质的高密度营养素强化食品。

（1）月龄：建议开始引入非乳类泥糊状食物的月龄为6月龄，不早于4月龄。此时婴儿每次摄入奶量稳定，约180ml/次，生长发育良好，提示婴儿已具备接受其他食物的消化能力。

（2）种类

1）第一阶段食物：应首先选择能满足生长需要、易于吸收、不易产生过敏的谷类食物，最好为强化铁的米粉，米粉可用奶液调配；其次引入的食物是根茎类蔬菜、水果，主要目的是训练婴儿的味觉。食物应用勺喂养，帮助训练吞咽功能。

2）第二阶段食物：7～9月龄逐渐引入婴儿第二阶段食物，包括肉类、蛋类、鱼类等动物性食物和豆制品。引入的食物应以当地食物为基础，注意食物的质地、营养密度、卫生和制作方法的多样性。

（3）方法：婴儿食物转换期是对其他食物逐渐习惯的过程，引入的食物应由少到多，首先喂给婴儿少量强化铁的米粉，由1～2勺到数勺，直至一餐；引入食物应由一种到多种，婴儿接受一种新食物一般需尝试8～10次，维持3～5日，至婴儿习惯该种口味后再换另一种，以刺激味觉的发育。单一食物逐次引入的方法可帮助及时了解婴儿是否出现食物过敏及确定过敏源。

（4）进食技能训练：食物转换有助于婴儿神经心理发育，引入的过程应注意食物的质地和培养儿童的进食技能，如用勺、杯进食可促进口腔动作协调，学习吞咽；从泥糊状食物过渡到碎末状食物可帮助学习咀嚼，并可增加食物的能量密度；用手抓食物，既可增加婴儿进食的兴趣，又有利于促进手眼协调和培养儿童独立进食能力。在食物转换过程中，婴儿进食的食物质地和种类逐渐接近成人食物，进食技能亦逐渐成熟（表3-2）。

表3-2 婴儿食物转换方法

	6月龄	7～9月龄	10～12月龄
食物性状	泥状食物	末状食物	碎状、丁块状、指状食物
餐次	尝试，逐渐增加至1餐	4～5次奶，1～2餐其他食物	2～3次奶，2～3餐其他食物
乳类	纯母乳、部分母乳或配方奶；定时（3～4小时）哺乳，5～6次/日，奶量800～1000ml/d；逐渐减少夜间哺乳	母乳、部分母乳或配方奶；4～5次/日，奶量800ml/d左右	部分母乳或配方奶；约2～3次/日，奶量600～800ml/d
谷类	选择强化铁的米粉，用水或奶调配；开始少量（1勺）尝试，逐渐增加到每天1餐	强化铁的米粉、稠粥或面条，每日约30～50g	软饭或面食，每日约50～75g
蔬菜水果类	开始尝试蔬菜泥（瓜类、根茎类、豆荚类）1～2勺，然后尝试水果泥1～2勺，每日2次	每日碎菜25～50g，水果20～30g	每日碎菜50～100g，水果50g

续表

	6月龄	7~9月龄	10~12月龄
肉类	尝试添加	开始添加肉泥、肝泥、动物血等动物性食品	添加动物肝脏、动物血、鱼虾、鸡鸭肉、红肉（猪肉、牛肉、羊肉等），每日25~50g
蛋类	暂不添加	开始添加蛋黄，每日自1/4个逐渐增加至1个	1个鸡蛋
喂养技术	用勺喂食	可坐在一高椅子上与成人共进餐，开始学习用手自我喂食。可让婴儿手拿“条状”或“指状”食物，学习咀嚼	学习自己用勺进食；用杯子喝奶；每日和成人同桌进餐1~2次

注意事项：可在进食后再饮奶，自然形成一餐代替一顿奶，引入的食物不应影响总奶量；食物清淡，无盐，少糖、油；不食用蜂蜜水或糖水，尽量不喝果汁。

5. 早产/低出生体重儿出院后喂养

出生体重<2000g、出生后病情危重或并发症多、完全肠外营养>4周或体重增长缓慢的早产/低出生体重儿，出院后需到有诊治条件的医疗保健机构定期随访，在专科医师的指导下进行强化母乳、早产儿配方奶或早产儿出院后配方奶喂养。

出生体重≥2000g，且无以上高危因素的早产/低出生体重儿，出院后仍首选纯母乳喂养，仅在母乳不足或无母乳时考虑应用婴儿配方奶。乳母的饮食和营养均衡对早产/低出生体重儿尤为重要。

早产/低出生体重儿引入其他食物的年龄有个体差异，与其发育成熟水平有关。胎龄小的早产/低出生体重儿引入时间相对较晚，一般不宜早于校正月龄4月龄，不迟于校正月龄6月龄。

二、幼儿及学龄前儿童饮食指导

1. 食物品种和进食量

（1）幼儿进食品种及量：每天应摄入350~500ml乳类，不能继续母乳喂养的2岁以内幼儿建议选择配方奶。注意膳食品种多样化，提倡自然食品、均衡膳食，每天应摄入1个鸡蛋、50g动物性食物、100~150g谷物、150~200g蔬菜、150~200g水果、20~25g植物油。幼儿应进食体积适宜、质地稍软、少盐易消化的家常食物，避免给幼儿吃油炸食品，少吃快餐，少喝甜饮料，包括乳酸饮料。

（2）学龄前儿童进食品种及量：每天应摄入300~400ml牛奶及奶制品、180~260g谷类、120~140g肉蛋类动物性食物、25g豆类及豆制品、200~250g蔬菜、150~300g水果、25~30g植物油。

（3）饮食安排：每天的进食可安排3餐主食、2~3次乳类与营养点心，餐间控制零食。家属负责为儿童提供安全、营养、易于消化和美味的健康食物，允许儿童决定进食量，规律进餐，让儿童体验饥饿和饱足感。

2. 饮食行为

（1）进食方式：12月龄的幼儿应该开始练习自己用餐具进食，培养幼儿的独立能力和正确反应能力。1~2岁幼儿应分餐进食，鼓励自己进食，2岁后的儿童应独立进食。

（2）进食行为：应定时、定点、定量进餐，每次进餐时间为20~30分钟。进食过程中应避免边吃边玩、边看电视，不要追逐喂养，不使用奶瓶喝奶。家属的饮食行为对幼儿有较大影响，避免强迫喂养和过度喂养，预防儿童拒食、偏食和过食。家属少提供高脂、高糖食物、快餐食品、碳酸饮料及含糖饮料。

（3）食物烹调方式：食物宜单独加工，烹制以蒸、煮、炖、炒为主，注意食物的色、香、味。可让儿童参与食物制作过程，提高儿童对食物的兴趣。

（4）适量饮水：根据季节和儿童活动量决定饮水量，以白开水为好，以不影响幼儿奶类摄入和日常饮食为度。

3. 饮食环境　家人围坐就餐是儿童学习自主进食的最佳方式，应为儿童提供轻松、愉悦的良好进餐环境和气氛，避免嘈杂的进餐环境。避免进餐时恐吓、训斥和打骂儿童。

三、食品安全

1. 食物选择　避免给3岁以下儿童提供容易引起窒息和伤害的食物，如小圆形糖果和水果、坚果、果冻、爆米花、口香糖，以及带骨刺的鱼和肉等。

2. 饮食卫生　婴幼儿食物的制备与保存过程需保证食物、食具、水的清洁和卫生。在准备食物和喂食前儿童和看护人均应洗手，给儿童提供新鲜的食物，避免食物被污染。禽畜肉类、水产品等动物性食物应保证煮熟，以杀灭有害细菌。剩余食物再食时宜加热避免污染，加热固体食物应彻底、液体食物应煮沸。

3. 食物贮存　食物制作后应立即食用，避免食物放置的时间过长，尤其是在室温下。剩余食物应放入冰箱保存，加盖封藏，以减缓细菌的繁殖速度。

第三节　营养状况调查与评价

儿童营养状况一般通过临床询问和营养调查进行评估，包括临床表现、体格发育评价、膳食调查以及实验室检查。因此，仅仅根据膳食评价结果尚不能确定人群或个体的营养状况，但通过准确地收集膳食摄入资料，正确选择评价参考值。

一、健康史询问

通过询问了解儿童进食情况，如每日进食种类及数量，母乳喂养儿每日母乳喂养次数，人工喂养儿了解乳品种类，调配浓度、量及次数。询问其他食物引入情况，有无偏食习惯、有无腹泻及便秘情况等。此外还有了解有无营养缺乏症状，如消瘦、面色苍白、出汗、夜惊等。

二、营养调查

1. 膳食调查　是了解儿童的膳食组成，计算每人每日膳食中各种营养素的摄入量，以及这些营养素是否能满足个体的每日所需，参照同龄儿童每日膳食营养素推荐摄入量及体格发育指标参考值和生化检验正常值来整体评估膳食是否均衡合理。

（1）调查方法：膳食调查有多种形式，一般采用3种方法，即称重法、记账法和询问法。

1）称重法：详细称重和记录每天所摄入的食物种类及数量，然后根据日人数计算出每人每天各种营养素的摄入量。此方法适用于集体单位、家庭和个人膳食调查，一般集体单位采用的较多，调查期为5天。

2）记账法：多用于集体儿童膳食调查，以食物记出入库的量算。记账法简单，但结果不准确，要求记录时间较长。

3）询问法：是通过问答方式了解儿童前1～3天内的膳食情况，从而分析其营养状况。此方法适用于个人膳食调查。询问法简单，易于临床使用，但结果受被调查对象报告情况或调查者对市场供应情况及器具熟悉程度的影响而不准确。

2. 膳食评价　将膳食调查结果与推荐供给量比较，全面分析儿童营养状况。

（1）营养素摄入：当能量达到推荐摄入量的85%以上时，显示能量摄入足够，小于70%说明能量摄入不足；蛋白质、维生素、矿物质达到80%以上为正常。

（2）宏量营养素供能亦适当，其中早餐供能应占一日总能量的25%～30%，中餐占35%～45%，晚餐占25%～30%，加餐占10%。

3. 体格检查及体格发育评估

（1）体格检查：对儿童进行全面查体，注意是否有营养素缺乏的早期体征。如维生素A缺乏，常表现眼干燥不适，儿童经常眨眼；维生素D缺乏的儿童有夜惊、枕秃等。

（2）体格发育评估：体格发育指标可反映儿童的营养状况及健康水平。儿童发生营养失调时，往往体重首先发生变化，因此通过对儿童的体重、身长（高）、头围、胸围、皮下脂肪厚度等进行测量，可以掌握其生长发育的状况，评价儿童的营养水平。

4. 实验室检查　了解机体某种营养素贮存、缺乏水平。通过实验方法测定儿童体液或排泄物中各种营养素及其代谢产物或其他有关的化学成分，了解食物中营养素的吸收利用情况，从而对疾病做出早期诊断。

第四节　蛋白质能量营养不良

蛋白质-能量营养不良（protein-energy malnutrition，PEM）是由于多种原因引起的能量和蛋白质长期摄入不足，不能维持正常新陈代谢而导致自身组织消耗的营养缺乏性疾病。多见于3岁以下婴幼儿。主要表现为体重减轻、皮下脂肪减少和皮下水肿，常伴有各器官系统功能紊乱。临床上常见3种类型：以能量供应不足为主的消瘦型；以蛋白质供应不足的水肿型以及介于两者之间的消瘦-水肿型。

【病因及发病机制】

1. 膳食供给不足（原发性营养不足）　可因战争、贫穷、饥荒等原因造成儿童营养缺乏，导致营养不良。我国儿童营养不良主要是因为喂养不当。

2. 疾病因素（继发性营养不良）　消化道畸形，迁延性腹泻，急、慢性传染病，严重心、肝、肾疾病造成营养素吸收不良或消耗增加。

【临床表现】

营养不良症的临床表现呈现多样化，并随蛋白质和能量缺乏的比例、程度、原因、时间、其他营养素缺乏的性质程度、患儿年龄、并发症和伴发病的存在等因素而异。

1. 蛋白质营养不良综合征　一般较少见，主要发生在经济落后国家和地区的儿童，有蛋白质缺乏病史，断奶后以木薯等食物为主，主要表现为淡漠、嗜睡、厌食、动作缓慢。面部、四肢、会阴皮肤干燥，伴色素沉着，角化过度，呈鱼鳞状。头发稀疏、干燥无光泽，质脆易折断。低体温、低血压、低体重，因有全身水肿，有时体重可正常，心动过缓，肝肿大，可有胸水、腹水，四肢消瘦，水肿，轻度贫血，可同时伴有维生素缺乏的表现。

2. 消瘦症　特征性表现不多。患儿淡漠、嗜睡、低体温、低血压、缓脉的程度较蛋白质营养不良综合征为轻。胃纳差，低体重，显著的肌肉消耗、消瘦，但无浮肿。皮肤干燥，弹性差，无皮炎。毛发纤细、干燥、无光泽。腹壁薄，无肝肿大，可有轻度贫血。

3. 继发性营养不良症　临床上以此型为多见，临床表现不一，很大程度与原发病有关。轻症者可仅表现为儿童生长发育障碍，成人体重较轻。较重一些表现为面部和四肢皮下脂肪减少。骨骼肌显著消耗，皮肤干燥、松弛、毛发纤细、易折。如血浆蛋白很低，可引起水肿。此外，有原发病本身的临床表现。

【辅助检查】

1. 血清蛋白测定　血清白蛋白浓度降低是其特征性改变，但因为其半衰期长，故不够灵敏。胰岛素样生长因子 1（IGF1）不仅反应灵敏且受其他因素影响较小，是诊断蛋白质营养不良的较好指标。

2. 酶活性测定　血清淀粉酶、脂肪酶、胆碱酯酶等活力下降，经治疗可迅速恢复正常。

3. 其他胆固醇、各种电解质及微量元素浓度皆可下降，生长激素水平升高。

【诊断】

根据患儿年龄及喂养史、体重下降、皮下脂肪减少、全身各系统功能紊乱及其他营养素缺乏的临床症状和体征，诊断并不困难。

【治疗】

早发现，早治疗，采取综合性治疗措施，包括调整饮食及补充营养物质；消除病因，改进喂养方法；积极治疗原发病；控制继发感染；促进消化和改进代谢功能。

【护理】

（一）护理评估

1. 测量患儿身高、体重、皮下脂肪厚度；检查有无精神改变、水肿、肌张力下降等情况。

2. 评估患儿喂养史、患病史及生长发育史。注意是否有母乳不足、喂养不当及不良饮食习惯；是否存在消化道解剖功能上的异常；是否为早产或双胎等。

3. 评估患儿相关检查 血清蛋白、白蛋白、维生素及微量元素等浓度有无下降，血清酶活性、血浆胆固醇有无降低。

4. 心理-社会状况评估 患儿的心理个性发育情况，家庭经济状况，家属育儿知识水平及对疾病的认识程度。

（二）护理措施

1. 一般护理

（1）活动与休息：病室环境安静舒适，减少不良刺激。患儿应适当休息，减少消耗。患儿活动应有专人陪护，防止跌倒。

（2）调整饮食，补充营养物质：营养不良的患儿由于长时间摄食量少，消化道已适应低摄入量的情况，如果过快增加摄食量易出现消化不良、腹泻，故饮食调整的量和内容应根据营养不良的程度、消化能力和对事物的耐受情况逐步完成，不可急于求成，其饮食调整的原则是：由少到多、由稀到稠、循序渐进，逐渐增加饮食，直至恢复正常。

1）能量的供给：对于轻度营养不良患儿，开始供给能量为60～80kcal/(kg·d)；以后逐渐递增；对于中、重度营养不良患儿，开始供给能量为45～55kcal/(kg·d)，逐步少量增加。待体重恢复，体重与身高（长）比例接近正常后，恢复供给正常需要量。

2）蛋白质供给：摄入量从每日1.5～2.0g/kg开始，逐步增加到3.0～4.5g/kg。

3）维生素及微量元素补充：每日给予新鲜水果及蔬菜。

4）尽量保证母乳喂养。

5）如果胃肠功能好，应尽量选择经口进食；若患儿吞咽困难、吸吮能力差，可鼻饲喂养；如肠内营养明显不足或胃肠功能严重障碍，则应选择静脉营养。

（3）预防感染：保持病室环境清洁卫生，防止交叉感染；保持皮肤清洁干燥，防止皮肤受损；做好口腔护理。

（4）记录24小时出入量。

2. 病情观察 观察患儿有无低血糖、酸中毒、维生素A缺乏等临床表现并及时通知医师；定期测量身高、体重及皮下脂肪厚度，以判断治疗效果。

3. 并发症护理

（1）水和电解质紊乱：本症患儿常有低蛋白血症，全身总液体量增多，使细胞外液呈低渗性，出现呕吐、腹泻，引起低渗性脱水及电解质严重紊乱，产生低血钾、低血钠、低血钙和低血镁，引起相应症状。要定时监测患儿的电解质情况，做好预防工作。

（2）常伴有其他营养素缺乏症：尤多见维生素A缺乏症，可出现眼角膜干燥软化，甚至穿孔。也常伴有维生素 B 缺乏引起的口角炎。因生长发育滞缓，故少见佝偻症，常伴发营养性贫血。

（3）全身免疫功能低下：极易并发各种急慢性感染和传染病，特别多见肠道和呼吸道感染，易传染麻疹、结核等传染病和寄生虫病，消化道或全身真菌感染也不少见。一旦发生感染常迁延不愈。做好消毒隔离护理工作，预防感染的发生。

4. 心理护理　告知家属有关蛋白质-能量营养不良的相关知识，消除其紧张情绪，促进患儿的健康成长。

5. 健康教育　向患儿家属介绍科学喂养知识，纠正患儿不良的饮食习惯；保证充足睡眠，坚持户外活动；预防感染；按时进行预防接种；先天畸形患儿应及时手术治疗；做好发育的监测。

第五节　维生素 D 缺乏症

一、维生素 D 缺乏性佝偻病

维生素 D 缺乏性佝偻病（rickets of vitaminD deficiency），又叫骨软化症，即骨矿化不足，为新形成的骨基质钙化障碍，是以维生素 D 缺乏导致钙、磷代谢紊乱和临床以骨骼的钙化障碍为主要特征的疾病。维生素 D 是维持高等动物生命所必需的营养素，它是钙代谢最重要的生物调节因子之一。维生素 D 不足导致的佝偻病，是一种慢性营养缺乏病，发病缓慢，影响生长发育。多发生于 3 个月 ~2 岁的小儿。

【病因及发病机制】

1. 日光照射不足　维生素 D 由皮肤经日照产生，如日照不足，尤其在冬季，需定期通过膳食补充。此外空气污染也可阻碍日光中的紫外线。人们日常所穿的衣服，住在高楼林立的地区，生活在室内，使用人工合成的太阳屏阻挡紫外线，居住在日光不足的地区等都影响皮肤生物合成足够量的维生素 D。对于婴儿及儿童来说，日光浴是使机体合成维生素 D_3 的重要途径。

2. 维生素 D 摄入不足　动物性食品是天然维生素 D 的主要来源，海水鱼如鲱鱼沙丁鱼，动物肝脏、鱼肝油等都是维生素 D 的良好来源。从鸡蛋、牛肉、黄油和植物油中也可获得少量的维生素 D，而植物性食物中含维生素 D 较少。天然食物中所含的维生素 D 不能满足婴幼儿对它的需要，需多晒太阳，同时补充鱼肝油。

3. 钙含量过低或钙磷比例不当　食物中钙含量不足以及钙、磷比例不当均可影响钙、磷的吸收。人乳中钙、磷含量虽低，但比例（2∶1）适宜，容易被吸收，而牛乳钙、磷含量较高，但钙磷比例（1.2∶1）不当，钙的吸收率较低。

4. 需要量增多 早产儿因生长速度快和体内贮钙不足而易患佝偻病；婴儿生长发育快对维生素 D 和钙的需要量增多，故易引起佝偻病；2 岁后因生长速度减慢且户外活动增多，佝偻病的发病率逐渐减少。

5. 疾病和药物影响 肝、肾疾病及胃肠道疾病影响维生素 D、钙、磷的吸收和利用。小儿胆汁淤积、先天性胆道狭窄或闭锁、脂肪泻、胰腺炎、难治性腹泻等疾病均可影响维生素 D、钙、磷的吸收而患佝偻病。长期使用苯妥英钠、苯巴比妥等药物，可加速维生素 D 的分解和代谢而引起佝偻病。

【临床表现】

维生素 D 缺乏性佝偻病临床主要为骨骼的改变、肌肉松弛，以及非特异性的精神神经症状。重症佝偻病患儿可影响消化系统、呼吸系统、循环系统及免疫系统，同时对小儿的智力发育也有影响。在临床上分为初期、激期、恢复期和后遗症期。初期、激期和恢复期，统称为活动期。

1. 初期 多数从 3 个月左右开始发病，此期以精神神经症状为主，患儿有睡眠不安、好哭、易出汗等现象，出汗后头皮痒而在枕头上摇头摩擦，出现枕部秃发。

2. 激期 除初期症状外患儿以骨骼改变和运动功能发育迟缓为主，用手指按在 3～6 个月患儿的枕骨及顶骨部位，感觉颅骨内陷，随手放松而弹回，称乒乓球征。8～9 个月以上的患儿头颅常呈方形，前囟大及闭合延迟，严重者 18 个月时前囟尚未闭合。两侧肋骨与肋软骨交界处膨大如珠子，称肋串珠。胸骨中部向前突出形似“鸡胸”，或下陷成“漏斗胸”，胸廓下缘向外翻起为“肋缘外翻”；脊柱后突、侧突；会站、走的小儿两腿会形成向内或向外弯曲畸形，即“O”型或“X”型腿。患儿的肌肉韧带松弛无力，因腹部肌肉软弱而使腹部膨大，平卧时呈“蛙状腹”，因四肢肌肉无力学会坐、站、走的年龄都较晚，因两腿无力容易跌跤。出牙较迟，牙齿不整齐，容易发生龋齿。大脑皮质功能异常，条件反射形成缓慢，患儿表情淡漠，语言发育迟缓，免疫力低下，易并发感染、贫血。

3. 恢复期 经过一定的治疗后，各种临床表现均消失，肌张力恢复，血液生化改变和 X 线表现也恢复正常。

4. 后遗症期 多见于 3 岁以后患儿，经治疗或自然恢复后临床症状消失，仅重度佝偻病遗留不同部位、不同程度的骨骼畸形。

【辅助检查】

1. 血生化检查测定血钙、磷、碱性磷酸酶，血清 25-(OH) D_3（正常

10～80g/L）和1，25-（OH）$_2$D$_3$（正常0.03～0.06g/L）在佝偻病活动早期就明显降低，为可靠的早期诊断指标，血浆中碱性磷酸酶升高。

2. 尿钙测定　尿钙测定也有助于佝偻病的诊断，尿中碱性磷酸酶的排泄量增高。

3. 长骨骨骺端X线　发现长骨骨骺端佝偻病的特异X线表现，早期X线长骨骺部钙化预备线模糊；极期钙化预备线消失、骨骺端增宽、骺端呈杯状或毛刷状改变，骨质稀疏、骨干弯曲变形或骨折。

【诊断】

根据维生素D缺乏的病因、临床表现、血生化及骨骼X线检查。

【治疗】

预防和治疗均需补充维生素D并辅以钙剂，防止骨骼畸形和复发。

1. 一般治疗　坚持母乳喂养，及时添加含维生素D较多的食品（肝、蛋黄等），多到户外活动增加日光直接照射的机会。激期阶段勿使患儿久坐、久站，防止骨骼畸形。

2. 补充维生素D　初期每天口服维生素D，持续1个月后，改为预防量。激期口服，连服1个月后改为预防量。若不能坚持口服或患有腹泻病者，可肌内注射维生素D，大剂量突击治疗，1个月后改预防量口服。肌内注射前先口服钙剂4～5日，以免发生医源性低钙惊厥。

3. 补充钙剂　维生素D治疗期间应同时服用钙剂。

4. 矫形疗法采取主动和被动运动，矫正骨骼畸形。轻度骨骼畸形在治疗后或在生长过程中自行矫正，应加强体格锻炼，可做些主动或被动运动的方法矫正，例如俯卧撑或扩胸动作使胸部扩张，纠正轻度鸡胸及肋外翻。严重骨骼畸形者外科手术矫正，4岁后可考虑手术矫形。

【护理】

（一）护理评估

1. 评估患儿身高、体重；有无枕秃、多汗、骨骼改变及运动发育情况。

2. 评估患儿喂养史、生长发育史、生长环境、患病史及用药史。

3. 评估患儿相关检查　X线检查、血生化检查（血清钙）。

4. 心理-社会状况评估　患儿的心理个性发育情况，家庭经济状况，家属育儿知识水平及对疾病的认识程度。

（二）护理措施

1. 一般护理

（1）户外活动：指导家属每日带患儿进行一定的户外活动。生后2～3周即可带婴儿户外活动，冬季也要保证每日1～2小时户外活动时间。夏季可在阴凉处活动，尽量暴露皮肤。冬季室内活动时开窗，让紫外线能够透过。

（2）加强营养，保证足够奶量，及时添加转乳期食品，给予富含维生素D、钙、磷和蛋白质的食物。

（3）加强生活护理，预防感染保持室内空气清新，温度适宜，阳光充足，避免交叉感染。

（4）预防骨骼畸形和骨折：衣着柔软、宽松，避免早坐、久坐、早站、久站和早行走，以预防骨骼畸形。

2. 用药护理——维生素D　遵医嘱给予维生素D制剂，注意维生素D过量的中毒表现，如表现为骨关节疼痛、肿胀、皮肤瘙痒、口唇干裂、发热、头痛、呕吐、便秘或腹泻、恶心等。

3. 加强体格锻炼　对已有骨骼畸形的患儿可采取主动和被动的方法矫正。对于行外科手术矫治者，指导家属正确使用矫形器具。

4. 心理护理　告知家属有关疾病的相关知识及护理知识，消除其紧张情绪，促进患儿的健康成长。

5. 健康教育　讲解有关疾病的预防、治疗、护理知识。对于生长发育高峰的婴幼儿应加强户外活动，给予预防量维生素D和钙剂，并及时引入换乳期食物。在预防用药的同时告诉家属避免过量服用，注意观察有无维生素D中毒的表现。

二、维生素D缺乏性手足搐搦症

维生素D缺乏性手足搐搦症（tetany of vitamin D deficiency）又称佝偻病性低钙惊厥或婴儿手足搐搦症。因维生素D缺乏，甲状旁腺代偿功能不足，导致血清钙离子降低，神经肌肉兴奋性增高，出现惊厥，手足肌肉抽搐或喉痉挛等。多见于2岁以下小儿。

【病因及发病机制】

1. 发病机制　血清钙离子降低致神经兴奋性增高。

2. 主要原因　维生素D缺乏早期钙吸收差；维生素D治疗时骨脱钙减少，肠吸收钙相对不足；在发热、感染时，组织细胞分解磷，血磷增加，钙离子降低。

【临床表现】

1. 典型症状

（1）惊厥：一般为无热惊厥，突然发作，表现为肢体抽动，双眼上翻，面肌痉挛，意识暂时丧失，大小便失禁等。发作停止后多入睡，醒后活泼如常。每日发作次数不定，每次持续数秒至数分或更长。轻者仅有惊跳或短暂的眼球上窜，而意识清楚。多见于婴儿期。新生儿可只有屏气，面肌抽动或双眼凝视等。

（2）手足搐搦：以幼儿及儿童多见。表现为双手腕屈曲，手指伸直，拇指内收贴近掌心，足踝关节伸直，足趾强直下曲，足底呈弓状。

（3）喉痉挛：主要见于婴儿。声门及喉部肌肉突发痉挛引起吸气性呼吸困难和喉鸣，严重者可发生窒息死亡。6 个月以内的小儿有时可表现为无热阵发性青紫，应高度警惕。

2. 隐匿型

（1）面神经征：用指尖或叩诊锤叩颧弓和口角间的面颊部，出现眼睑及口角抽动为阳性。正常新生儿可呈假阳性。

（2）腓反射：用叩诊锤叩击膝部下外侧腓骨小头处的腓神经，阳性者足部向外侧收缩。

（3）陶瑟征：用血压计袖带如测血压样绕上臂，打气使血压维持在收缩压与舒张压之间，阳性者于 5 分钟内被试侧的手出现痉挛症状。

【辅助检查】

血清学检查：血清钙离子降低是本症的直接原因，在正常情况下，血清游离钙约占总钙量的 60% 左右，若血清总钙量降至 1.75～1.88mmol/L（7～7.5mg/dl），或钙离子降至 1.0mmol/L（4mg/dl）以下时，即可出现抽搐症状。

【诊断】

突发无热惊厥，且反复发作，发作后神志清醒而无神经系统体征，同时有佝偻病存在，总血钙低于 1.75mmol/L，离子钙低于 1.0mmol/L，即可诊断。

【治疗】

本病治疗原则首先控制惊厥，解除喉痉挛，迅速补充钙剂，使血钙快速升至正常，然后给予维生素 D，使血钙、磷代谢恢复正常。

1. 急救处理

（1）保持呼吸道通畅：立即吸氧，清理口腔分泌物，必要时进行气管插管以保证呼吸道通畅。

（2）迅速控制惊厥或喉痉挛：可用 10% 水合氯醛，每次 50mg/kg，保留灌肠；或用地西泮每次 0.1～0.3mg/kg 缓慢静脉注射。

2. 钙剂治疗　对惊厥或喉痉挛发作者可用 10% 葡萄糖酸钙 5～10ml（或 1ml/kg）加入 10% 葡萄糖溶液 5～20ml 静脉滴注，或缓慢静脉注射（10 分钟以上）；重症者每日可重复 2～3 次，直到惊厥停止后改为口服钙剂。

3. 维生素 D 治疗　急诊情况控制后，按维生素 D 缺乏性佝偻病给予维生素 D 治疗。

【护理】

（一）护理评估

1. 评估患儿精神状态、身高、体重；有无枕秃、多汗、骨骼改变及运动发育情况。

2. 评估患儿喂养史、生长发育史、生长环境、患病史及用药史。

3. 评估患儿相关检查 X线检查、血生化检查。

4. 心理-社会状况评估患儿的心理个性发育情况，家庭经济状况，家属育儿知识水平及对疾病的认识程度。

（二）护理措施

1. 一般护理

（1）定期户外活动，夏季可在阴凉处活动，尽量暴露皮肤。冬季室内活动时开窗，让紫外线能够透过。

（2）加强营养，保证足够奶量，及时添加转乳期食品，给予富含维生素D、钙、磷和蛋白质的食物。

（3）加强生活护理，预防感染保持室内空气清新，温度适宜，阳光充足，避免交叉感染。

2. 用药护理 静脉注射钙剂时需缓慢静推（10分钟以上）或滴注，并监测心率，以免血钙骤升，发生呕吐甚至心脏骤停；避免药物外渗，不可皮下注射或肌内注射，以免造成局部坏死。

3. 控制惊厥及喉痉挛 惊厥发作时，保护患儿安全，防止摔伤；使患儿平卧，头偏向一侧，吸氧，清理口腔分泌物；遵医嘱立即给予镇静剂、钙剂。

4. 心理护理 告知家属有关疾病的相关知识及护理知识，因患儿惊厥发作，家属情绪紧张，应安抚、关心家属，促进患儿的健康成长。

5. 健康教育 讲解有关疾病的预防、治疗、护理知识。指导家属合理喂养，教会家属惊厥、喉痉挛发作的处理方法，如使患儿平卧，松开衣领，颈部伸直，头后仰，以保持呼吸道通畅，同时呼叫医护人员。

第六节 维生素A缺乏症

维生素A缺乏症（vitamin A deficiency disorder，V_{AD}）是一种维生素A缺乏所致的营养障碍性疾病，表现为皮肤干燥和粗糙、夜盲、角膜干燥和软化等，目前此病在国内已罕见。维生素A是维持一切上皮组织健全所必需的物质，其中以眼、呼吸道、消化道、尿道及生殖系统等上皮影响最显著。维生素A缺乏时，上皮干燥、增生及角化。维生素A促进生长发育，当它缺乏时生殖功能衰退，骨骼生长不良，生长发育受阻。到目前为止，维生素 A 与上皮角化及生长发育的关系尚不清楚。此外，维生素 A 是构成视觉细胞内感光物质的成分，维生素 A 缺乏时，对弱光敏感度降低，暗适应障碍，重症者产生夜盲。

【病因及发病机制】

1. 原发性因素　4 岁以下儿童维生素 A 缺乏的发生率远高于成人，其主要原因是维生素 A 和胡萝卜素都很难通过胎盘进入胎儿内。因此新生儿血清和肝脏维生素 A 水平明显低于母体。如在出生后不能得到充足的维生素 A 补充则极易出现维生素 A 缺乏病。

2. 消化吸收影响因素　维生素 A 为脂溶性维生素，它和胡萝卜素在小肠的消化吸收都依靠胆盐的帮助，膳食中脂肪含量与它们的吸收有密切联系。膳食中脂肪含量过低，胰腺炎或胆石症因胆汁和胰腺酶分泌减少，一些消化道疾病如急性肠炎、粥样泻等造成胃肠功能紊乱都可影响维生素 A 和胡萝卜素的消化吸收。

3. 贮存利用影响因素　任何影响肝脏功能的疾病都会影响维生素 A 体内贮存量，造成维生素 A 缺乏。一些消化性传染病，尤其是麻疹、猩红热、肺炎和结核病都会使体内的维生素 A 存储消耗尽，摄入则往往因食欲不振或消化功能紊乱而明显减少，两者的综合结果势必导致维生素 A 缺乏病发生。

【临床表现】

1. 眼部表现　眼部的症状和体征是维生素 A 缺乏病的早期表现。夜盲或暗光中视物不清最早出现，但往往不被重视，婴幼儿也常常不会叙述。上述暗适应力减退的现象持续数周后开始出现干眼症的变化，眼结膜和角膜干燥，失去光泽，自觉痒感，泪减少，眼部检查可见结膜近角膜边缘处干燥起皱褶，角化上皮堆积形成泡沫状白斑，称结膜干燥斑或毕脱斑，继而角膜发生干燥、浑浊、软化，自觉畏光、眼痛，常用受手揉搓眼部导致感染，严重时可发生角膜溃疡、坏死、以致引起穿孔，虹膜、晶状体脱出，导致失明。这些表现多见于小年龄儿童患消耗性感染性疾病如麻疹、疟疾等之后，多数为双侧同时发病。

2. 皮肤表现　开始时仅感皮肤干燥，易脱屑，有痒感渐至上皮角化增生，汗液减少，角化物充塞毛囊形成毛囊丘疹。检查触摸皮肤时有粗砂样感觉，以四肢伸面、肩部为多进可发展至颈、背部甚至面部，毛囊角化引起毛发干燥，失去光泽，易脱落，指（趾）甲变脆易折、多纹等。

3. 生长发育障碍　严重维生素 A 缺乏会影响儿童的生长发育，主要是骨骼系统的生长发育。表现为长骨增长迟滞，同时齿龈发生增生和角化，影响成釉质细胞发育。临床表现为身高落后，牙齿釉质易剥落，失去光泽。由于颅骨、脊椎骨发育受阻而神经系统发育照常，使两者不相称，引起脑和脊髓组织受压，导致颅内压增高和脊神经萎缩。

4. 易发生感染性疾病　在维生素 A 缺乏早期甚至亚临床状态缺乏时，免疫功能低下就已经可能存在，表现为消化道和呼吸道感染性疾病发生率增高，且易迁延不愈。

5. 其他　维生素 A 有促进肝脏中贮存铁释放入血后的转运，使铁能正常地被红细胞摄入利用。因此维生素 A 缺乏时会出现贫血，其表现类似缺铁性贫血。血红蛋白、红细胞压积和血清铁水平降低，血清铁蛋白正常，肝脏和骨髓贮存铁反而增加。维生素 A 缺乏能使泌尿器官的上皮发生角化脱屑，并行成一个中心病灶，钙化物一次为中心不断沉淀而形成泌尿系统的结石。

【辅助检查】

1. 实验室检查

（1）血清维生素 A 水平测定：是评价维生素 A 营养状况的常用指标，也是最可靠的指标。除有维生素 A 摄入量不足的病史外，在临床前期尚无维生素 A 耗尽迹象，而肝贮存已枯竭时，血浆维生素 A（视黄醇）水平下降。

（2）血浆维生素 A（视黄醇）结合蛋白测定（RBP）：有学者认为 RBP 与人体维生素 A 水平呈正相关，RBP 的含量可反映人体维生素 A 的营养水平。正常儿童的血浆 RBP 的含量为 23. 1mg/L。

（3）相对剂量反应试验：当血清中维生素 A 浓度在正常范围时，肝脏维生素 A 已有耗尽的可能，因此采用维生素 A 的相对剂量反应法，间接评价个体体内维生素 A 的贮存量。

（4）中段尿检查：中段尿液做上皮细胞计数，维生素 A 缺乏则增高，高倍显微镜下更可见上皮细胞角质变性的程度。

2. 其他辅助检查

（1）视觉暗适应功能测定：最早期的变化视杆细胞功能障碍，可用暗适应测量法、视杆细胞暗点测量法或视网膜电流描记法来检测，这些检测方法需要患儿的合作。

（2）眼结膜角质上皮细胞检查：将患儿眼睑分开暴露 4～5 分钟，用棉拭子蘸生理盐水，自结膜面上轻轻刮下，在显微镜下可见角质上皮细胞。

【诊断】

长期动物性食物摄入不足，有各种消化道疾病或慢性消耗性疾病史，急性传染病史等情况下应高度警惕此病。如出现夜盲或眼干燥症等眼部特异性表现以及皮肤的症状和体征，即可临床诊断。

【治疗】

1. 积极治疗原发病，祛除病因。

2. 维生素 A 治疗　轻症者给予维生素 A 制剂口服，每日 7500～15000μg，分 2～3 次服用，2 日后减至每天 1500μg。病情严重者如有角膜病变或有慢性腹泻或肠道吸收障碍者可深部肌内注射维生素 AD 注射液。

3. 加强对眼部的护理。

【护理】

1. 护理评估

（1）评估患儿生长发育水平、视力、皮肤黏膜、毛发。

（2）评估患儿喂养史、生长发育史、生长环境、患病史。

（3）评估患儿相关检查：血浆维生素 A（视黄醇）、暗适应检查。

（4）心理-社会状况：评估患儿的心理个性发育情况，家庭经济状况，家属育儿知识水平及对疾病的认识程度。

2. 护理措施

（1）一般护理

1）注意患儿安全，尤其是夜晚，需有专人陪护。

2）调节膳食，提供富含维生素 A 的动物性食物或含胡萝卜素较多的深色蔬菜，有条件的可采用维生素 A 强化食品。

3）注意皮肤护理：保持皮肤清洁干燥。

4）预防感染：注意保护性隔离，预防呼吸道感染及其他感染的发生。

（2）用药护理：肌内注射维生素 A 时应深部注射，每日更换注射部位，防止硬结。不良反应：嗜睡、烦躁、严重头痛、呆滞、呕吐、视盘水肿，全身性皮肤脱屑。

（3）保护眼睛，防止视觉障碍：实施眼部护理时力争患儿合作，动作轻柔，切勿压迫眼球，以免角膜穿孔。

（4）心理护理：告知家属有关疾病的相关知识及护理知识，消除其紧张情绪，促进患儿的健康成长。

（5）健康教育

指导患儿家属合理喂养，注意补充维生素 A，及时治疗感染、腹泻及其他消耗性疾病，在预防的同时要防止长期、大量补充维生素 A 所致维生素 A 过量。

（王若凡　张　萌　芦　静）

第四章 新生儿与新生儿疾病

第一节 新生儿专业概述

一、儿科新生儿病房的发展与现状

我院新生儿病房成立于 1942 年，是我国最早建立的新生儿科。创办初期从不足 10 名医护人员、1 间病房开始，开创了新生儿科 60 余年的发展历程。1984 年时任新生儿主任的秦振庭教授从德国购买了国内的第一台暖箱，开创了国内治疗新生儿黄疸的新篇章，护理工作内容中也相应地增加了对仪器的使用、消毒和维护的管理。随后新生儿专业又开展了国内首例新生儿头罩吸氧，第一台 CPAP 呼吸机的使用，与之相随，新生儿氧疗的护理配合、观察规范化流程也建立成册。1993 年新生儿病房扩大规模，病区划分更加细化，分为普通新生儿病房和新生儿重症监护室，目前普通新生儿病房拥有 30 张床位，其中陪护病床 9 张。新生儿病房应用先进的诊断、监护、治疗和护理设备、技术及人性化的照护理念，除快速治愈大量常见病患儿，还收治来自全国各地的各种疑难杂症及罕见病患儿，为患儿提供系统的、高质量的医学监护和救治。医护之间密切配合，并通过对患儿病情进行连续、动态的观察，为患儿提供规范、高质量的医疗护理服务。近年来，紧密依托北大医院儿科以及北大医院其他优势学科，儿科新生儿专业在诊治患儿的数量及经济效益等方面在全科均名列前茅。

儿科新生儿专业的护理队伍也在不断壮大，现有护理人员 21 名，主管护师 2 名，护师 11 名，其中本科及以上学历 12 人，本科在读 8 人。强化基础护理的同时注重专科护理的发展，先后培养新生儿专科护士 1 人、PICU 护士 1 人、造口治疗师 1 人、护理教学师资认证护士 13 人。护理工作在不断地探索和创新中发展，全面实施优质护理服务的同时，把人性化服务贯穿于整个护理服务过程中。病房成立一级护理质量管理体系，在科室二级及护理部三级护理质量管理督导及帮助的基础上，深化落实护理质量服务标准，为患儿及家属提供优质护理服务，也为护士专业发展提供了平台，提升护理职业的成就感。护理团队正以矫健的步伐，求实创新的精神，不断锐意进取，奋发图强，谱写新的百年篇章。

二、新生儿病房的设置和管理

（一）新生儿病房的收治对象

（1）需要监护观察的高危新生儿，如糖尿病母亲婴儿，母孕期有感染的患儿，窒息患儿；不需要气管插管、呼吸机治疗的患儿。

（2）中枢神经系统疾病患儿，如颅内出血、脑白质软化、缺血缺氧性脑病、脑积水的患儿。

（3）孕34周以上出生的早产儿，低出生体重儿。

（4）黄疸、溶血、感染、脓毒症、坏死性小肠结肠炎患儿。

（5）其他患儿：如水电解质、酸碱平衡紊乱的患儿，需全静脉营养治疗的患儿，需换血的患儿，惊厥、癫痫、炎症性肠病、婴儿肝炎患儿等。

（二）新生儿病房的布局

1. 新生儿病房　病区位于妇儿大楼三层，坐北朝南，是病房创建者秦振庭教授亲自为全北大医院最小的患儿选择的最温暖、舒适、安静的位置。病房采光充足，通风良好，温湿度适宜，病室内温度维持在24±1.5℃，相对湿度维持在30%~60%，适合新生儿病室要求。病房主要由缓冲区、病房、办公区及辅助用房组成，形成污染与清洁区双通路进出管理。病房区域按照功能划分为早产儿室、足月儿室、消化道隔离病室、呼吸道隔离病室和温馨陪住病房。每个区域的入口均有配套的手卫生设施。每个病室内均设有为患儿沐浴、更衣用的洗澡间，避免集中洗澡造成交叉感染。除足月儿病室8张床位外，早产儿、消化道隔离、呼吸道隔离病室均为3张床，由玻璃墙面进行分隔，床间距均大于1m。每个床位配备1套与中心监护连网的床旁监护仪、负压吸引装置、中心供氧装置、输液泵等。此外，还有蓝光治疗室和处置室，为患儿进行特殊操作治疗提供独立洁净的区域。

2. 温馨陪住病房　主要供病情复杂、并发症多的新生儿出院前家庭陪住用。陪住期间，责任护士对高危新生儿家庭进行出院前教育与技能指导，帮助患儿顺利地从医院生活回归家庭，减少患儿出院后的意外返诊率，提高家属的满意度。新生儿出院前2~3天，待病情平稳可入住温馨陪住病房，入住陪住病房期间，责任护士对新生儿父母进行患儿生活护理及疾病相关方面的培训，如洗澡、抚触，肠造瘘术后患儿造瘘口的护理，早产儿喂养甚至鼻饲、吸痰等，所有护理技能操作均在护士的指导下由父母独立完成，经医护共同确认他们能够胜任患儿的照护后方可出院。

（三）新生儿病房的病区设施

（1）护士站位于足月儿室中间，护士站设有中心监护系统，护士可以通过中心监护系统的屏幕观察每一个床单位监护仪上的波形和数值，当床旁监护仪发生报警时，中心监护系统同时发出报警音，以便医护人员引起注意，及时查看患儿并给予相应的处理。也可透过玻璃墙面观察到患儿的面色、活动等。

（2）每个床单位都装有监护仪，中心供应设备（如氧气和负压吸引）、多个电源插座、输液泵装置。以及免洗手消毒液，每个患儿设置听诊器、体温计，出院时床单位所有物品集中进行终末消毒。

（3）每个病区都设有洗手池，洗手池边张贴正确洗手步骤的示意图，旁边放有洗手液和擦手纸，以督促医护人员手卫生。

（4）其他设备，包括暖箱、远红外辐射台、蓝光照射灯、床旁头颅B超机，床旁脑电图机、心电图机、婴儿体重秤、紫外线消毒灯等。还有血糖仪、经皮胆红素测定仪，微量血胆红素测定仪、血气分析仪等。

（四）新生儿病房的管理

1. 护理人员管理　所有护士按参加护理工作的时间、技术职称及个人工作能力分为4个层次，即N0～N3级护士，为每个能级的护士制订具体的培训考核计划，进行分层培训。

N0级：要求熟悉科室的规章制度、工作流程，能够单独完成基本的病情监护，掌握危及生命的病情变化的判断及处理。

N1级：在N0级护士能力的基础上能够掌握新生儿疾病护理常规和专科技能，包括呼吸道管理和氧疗，监护仪，输液泵的使用，血气分析，胆红素测定，消毒隔离技术等，对病情变化有一定的预见、评估及处理能力。

N2级：在N1级护士能力的基础上熟练掌握新生儿疾病专科知识，能够处理危重患儿疑难、紧急问题；能够带教N1级护士且具备一定的组织、协调、管理能力和科研能力。

N3级：在N2级护士的基础上能够不断完善专科知识与技能，能够预见、评估、判断、处理疑难护理问题，组织护理查房，参与常规技术、流程的制订与完善，协助护士长进行质量控制、病房管理。护士长定期考核各能级人员的业务水平。医务人员要坚守岗位，严密观察患儿病情变化。

2. 家属管理　科室制订合理的探视制度，实行预约的探视管理，由家属自主选择探视时间段。探视时，责任护士引导家属按规定进入接诊室，将患儿抱至家属面前进行探视，家属接触患儿之前洗手，佩戴一次性口罩，主管护士与主管医师一起共同为家属解释患儿病情，并适时给予心理疏导。对于病情较重的患儿，主管护士引导家属至患儿床旁进行探视，患儿家属穿隔离衣、佩戴一次性口罩。

3. 规章制度　根据卫生部颁发的《医院感染管理规范》和《消毒技术规范》建立新生儿病房消毒隔离制度和新生儿病房医院感染控制制度并严格执行。新生儿病房制订了符合新生儿病房相关工作特点的规章制度，以保证病区的工作质量，如临床诊疗及医疗护理常规，患儿转入和转出制度，核对制度，静脉输血和血制品管理制度，特殊药品管理制度，不良事件报告制度，突发事件应急预案等以保证患儿的安全。

4. 消毒隔离　由于新生儿病房收治患儿年龄小、抵抗力低，加之周转快，病区消毒隔离至关重要。无菌物品与非无菌物品分区域放置，当感染或可疑病原体在环境中存在时，应加强局部消毒；公用设施每次使用后应仔细清洁并消毒。患儿的生活用品，听诊器等诊疗用品专人专用，每位患儿床单位旁备免洗手消毒剂。有感染高危因素的患儿及有明确感染的患儿进行床旁隔离，床旁隔离的患儿病床周围有明显的标志，床旁备隔离体温表、手套、隔离衣，接触患儿前穿隔离衣、戴手套，接触患儿后流动水洗手。在接触呕吐或腹泻患儿前后以及当手有明显污染或可能被体液污染时，需用洗手液和流动水按“六步洗手法”洗手。定期对转科和进修人员进行手卫生知识的培训。以下情况必须进行手卫生：①接触患儿前；②清洁、无菌操作前；③接触患儿后；④接触患儿的体液、血液、分泌物后；⑤接触患儿周围环境中的物品后。在直接接触患儿及临床护理操作前后，使用免洗手消毒剂洗手。

（周燕霞）

第二节　新生儿窒息

新生儿窒息（asphyxia of the newborn）是指由于产前、产时或产后的各种病因，使胎儿缺氧而发生宫内窘迫或娩出过程中引起的呼吸、循环及中枢神经等系统的抑制，导致出生后 1 分钟内无自主呼吸或未能建立规律呼吸，以低氧血症、高碳酸血症和酸中毒为主要病理生理改变的疾病。它是新生儿最常见的疾病，也是引起伤残和死亡的主要原因之一。需争分夺秒抢救、护理。

【病因】

造成胎儿或新生儿血氧浓度降低的任何因素都可引起窒息。病因包括妊娠期、分娩期和胎儿本身的因素。尤以产程开始后为多见。

1. 孕母因素

（1）母亲全身疾病：产妇糖尿病，感染心、肺、肾疾病等。

（2）产科疾病：妊高症、前置胎盘等。

（3）孕母吸毒、吸烟等。

（4）母亲年龄 >35 岁或 <16 岁，多胎妊娠等。

2. 分娩因素

（1）脐带受压、打结、绕颈。

（2）手术产如高位产钳、臀牵引术等。

（3）产程中药物使用不当（如麻醉、镇痛剂、催产药）等。

3. 胎儿因素

（1）早产儿、小于胎龄儿、巨大儿等。

（2）畸形：呼吸道畸形、先天性心脏病等。

（3）羊水或胎粪吸入致使呼吸道阻塞。

（4）宫内感染所致神经系统受损等。

【临床表现】

Apgar 评分是一种简易的、临床上评价新生儿状况和复苏是否有效的可靠指标。通过对出生后 1 分钟内婴儿的呼吸、心率、皮肤颜色、肌张力及对刺激的反应等五项指标评分，以区别新生儿窒息程度，五项指标每项 2 分，共 10 分，评分越高，表明窒息程度越轻。8～10 分无窒息，4～7 分为轻度窒息，0～3 分为重度窒息，新生儿 Apgar 评分标准，见表 4-1。5 分钟评分仍低于 6 分者，神经系统受损可能性较大。应当指出，近年来，国内外学者认为，单独的 Apgar 评分不应作为评估低氧或产时窒息以及神经系统预后的唯一指标，尤其是早产儿或有其他严重疾病时（表 4-1）。

表 4-1　新生儿窒息 Apgar 评分标准

体征	0 分	1 分	2 分
心率	0	<100 次/分	>100 次/分
呼吸	无	微弱，不规则	良好，哭
肌张力	松软	有些弯曲	活动灵活
对刺激反应	无反应	反应及哭声弱	哭声响，反应灵活
肤色	青紫或苍白	四肢青紫	全身红润

1. 心血管系统　轻症时有心脏传导系统及心肌损害；严重者出现心源性休克、心力衰竭等。

2. 呼吸系统　易发生羊水或胎粪吸入综合征，肺出血和持续肺动脉高压。低体重儿常见肺透明膜病及呼吸暂停等。

3. 泌尿系统　较多见，急性肾衰竭时有少尿、蛋白尿、血尿素氮增高；

肾静脉栓塞时可见血尿。

4. 中枢神经系统　缺氧缺血性脑病、颅内出血。

5. 代谢方面　酸中毒、低血糖或高血糖、低钠血症、低钙血症。

6. 消化系统　应激性溃疡、坏死性小肠结肠炎、高胆红素血症等。

【辅助检查】

实验室检查：动脉血气分析，根据病情需要可选择性监测血糖，电解质，血尿素氨及肌酐。血气分析可显示呼吸性酸中毒或代谢性酸中毒。当血气 pH <7.2 时提示胎儿有严重缺氧，需要立即实施抢救措施。

【诊断】

1. 有导致窒息的高危因素。

2. 出生时有严重的呼吸抑制，出生后 1 分钟仍不能建立有效自主呼吸且 Apgar 评分≤7 分；包括持续至出生后 5 分钟仍未建立有效自主呼吸且Apgar 评分≤7 分或出生时 Apgar 评分不低，但出生后 5 分钟降至≤7 分者。

3. 脐动脉血气分析 pH <7.15。

4. 除外其他引起 Apgar 评分降低的原因，如呼吸、循环、中枢神经系统先天性畸形，神经肌肉病，胎儿水肿、失血性休克，产妇产程中使用大剂量麻醉镇痛剂等引起胎儿被动药物中毒。

以上第 2 ~4 条为必备指标，第 1 条为参考指标。

【分度标准】

1. 轻度窒息　无缺氧缺血性脏器损伤。

2. 重度窒息　有缺氧缺血性脏器损伤。

【治疗要点】

ABCDE 复苏原则下，分 4 步：①快速评估和初步复苏；②正压通气和血氧饱和度检测；③气管插管正压通气和胸外按压；④药物和（或）扩容。

1. 最初复苏步骤

（1）保暖：婴儿娩出后即置于远红外或其他方法预热的保暖台上。

（2）减少散热：温热干毛巾揩干头部及全身，减少散热。

（3）摆好体位：肩部以布卷垫高 2 ~ 2.5cm，使头部轻微伸仰（鼻吸气位）。

（4）吸引：在娩出后立即吸净口、咽、鼻黏液，先吸口腔，再吸鼻腔黏液，吸引时间不超过 10 秒，吸引器压力控制在 13.3kPa 以内，过度用力可导致喉痉挛和迷走神经性心动过缓并使自主呼吸出现延迟。

（5）触觉刺激：婴儿经上述处理后仍无呼吸，可采用拍打足底 2 次和摩擦婴儿背部来促使呼吸出现。以上五个步骤要求在出生后 20 秒内完成。

2. 通气复苏步骤　婴儿经触觉刺激后，如出现正常呼吸，心率 >100

次/分，肤色红润或仅手足青紫者可予观察。如无自主呼吸、喘息和（或）心率 < 100 次/分，应立即用复苏器加压给氧；15 ~ 30 秒后心率如 > 100 次/分，出现自主呼吸者可予以观察；心率在 < 100 次/分，有增快趋势者宜继续复苏器加压给氧；如心率不增快或 < 60 次/分者，气管插管正压通气同时加胸外按压心脏，并给予 1∶10000 肾上腺素静脉或气管内给药；如心率仍 < 100 次/分，可根据病情酌情纠酸、扩容，有休克症状者可给多巴胺或多巴酚丁胺。

3. 复苏后观察监护　监护主要内容为体温、呼吸、心率、血压、尿量、肤色和窒息所导致的神经系统症状；注意酸碱失衡、电解质紊乱、大小便异常、感染和喂养困难等早期并发症问题。

【护理】

1. 护理评估

（1）评估患儿意识及精神状况，为患儿进行生命体征、体重的测量，了解患儿家属对疾病的认知情况。

（2）询问患儿的既往史，了解其母孕期健康状况，分娩方式以及患儿生后窒息程度，患儿胎龄及出生体重、是否肌内注射过维生素 K_1 等。

（3）评估患儿大小便情况及皮肤完整性等。

（4）评估患儿的病情

1）根据 Apgar 评分评估患儿的窒息程度，询问患儿复苏前的评估，包括患儿的胎龄、肌张力、羊水、呼吸情况、面色、精神状态等。

2）观察患儿口周有无发绀、面色青紫、吐沫、呻吟等。

（5）了解患儿的相关检查及结果，主要用于诊断的实验室检查，包括：血常规、血生化、血气分析、X 线等。

（6）心理-社会状况：了解患儿家属对患儿疾病拟采取的治疗方法，对治疗及可能导致并发症的认知程度，家庭经济承受能力，以提供相应的心理支持。

2. 护理措施

（1）一般护理

1）休息：保持病房安静，减少噪声，一切必要的治疗、护理操作集中进行，动作要轻、稳、准，尽量减少对患儿移动和刺激，静脉穿刺最好用留置针保留，减少反复穿刺。室内温度应控制在 25 ~ 26℃，相对湿度保持在 55% ~ 65%。

2）吸氧：要根据患儿的不同情况，采取不同的给氧方法，在吸氧期间，注意观察患儿的呼吸、面色和血氧饱和度的变化。

3）合理喂养：一般重度窒息的患儿常规禁食 8 ~ 12 小时后开奶。因为窒息可累及心、脑、肾等器官，并造成消化、代谢等多系统损害。过早喂养可加重胃肠道损害，诱发消化道溃疡和出血。喂养时患儿头高足低，喂完后轻拍背部以减轻溢奶和呛咳。病情稳定者可以母乳喂养，由于疾病本身和患儿自身情况不能直接喂养者，可以选择鼻饲法。

4）预防感染：严格遵守无菌操作原则，每次接触患儿前后要洗手，保持病房内环境干净整齐。

（2）观察病情

1）出生后体温不升者（体温 <35℃）每小时监测体温，同时密切观察呼吸、心率、面色、肤色、精神反应、哭声和肌张力的变化。

2）监测血糖避免血糖异常，低血糖者可先静推 10% 葡萄糖（无惊厥者 2ml/kg，有惊厥者 4ml/kg，早产儿 2ml/kg），速度为 1ml/min 静推，血糖正常 24 小时后可逐渐减慢输液速度，直至停用。

（3）用药护理：根据患儿的检查结果用药。

1）如发现酸中毒给予患儿 5% 碳酸氢钠，每次 2 ~ 3ml/kg 以纠正酸中毒。

2）有脑水肿时注意限制液量，给予呋塞米或 20% 甘露醇等脱水剂，应用脱水剂会导致患儿水、电解质紊乱、尤其是大剂量或长期应用时，如体位性低血压、休克、低钾血症、低氯血症、低氯性碱中毒、低钠血症、低钙血症及心律失常等。应定时监测血生化值，注意患儿尿量，记录 24 小时出入量，监测体重，与医师做好沟通。

（4）心理护理：做好对家属的解释和知情同意工作，取得患儿家属的理解与信任。耐心解答患儿家属关于患儿病情的疑问，减轻家属的恐惧和焦虑。告知患儿家属，尤其是母亲，在患儿住院期间保证乳汁分泌的方法。

（5）健康教育

1）维持患儿正常的体温在 36 ~37. 2℃，室温在 22 ~24℃；夏季可将空调温度设定在 28℃，冬季尽量使室内湿度到达 50% ~60%。

2）每日测量体温 1 ~2 次，勿在患儿吃奶后及哭闹后测量体温，以减少误差。冬季注意保暖。

3）皮肤护理，每日可给患儿沐浴，室温为 26 ~28℃，水温为 39 ~41℃，沐浴前将患儿的双耳反折以防水进入双耳引起中耳炎。

4）新生儿由于身体功能尚未发育完善，因此出院后应随时观察患儿的精神反应、面色、呼吸，如有异常及时就诊。

5）注意患儿大小便和睡眠情况，减少人员探望，避免交叉感染。

6）指导家属给予患儿喂养正确方法，避免出现呛咳。坚持定期随访。

（夏 颖）

第三节　新生儿湿肺

新生儿湿肺（wet lung of newborn）又称新生儿暂时性呼吸困难或第Ⅱ型呼吸窘迫综合征（RDS typeⅡ），是因肺内液体积聚和清除延迟引起的轻度自限性呼吸系统疾病。新生儿出生后均有一过性的肺内液体积聚，绝大多数无临床症状，极少数可出现呼吸增快，可伴青紫、呻吟，一般在2~5天内消失，是一种自限性疾病，多见于足月儿或足月剖宫产儿。

【病因】

胎儿出生前肺泡内有一定量液体（约30ml/kg的肺液），可防止出生前肺泡的黏着，又含有一定量表面活性物质，出生后使肺泡易于扩张。当胎儿通过产道时胸部会受到9.31kPa（95cmH_2O）的压力，有20~40ml肺泡液会经气管排出，而剩余的液体移至肺间质，再由肺内淋巴管及静脉血管转运清除，其中主要是淋巴管的转运。当毛细血管和（或）淋巴管的泵压降低，静水压增高，肺泡或间质的渗透压增加，静水压降低时均将阻碍肺液的吸收与分布。

胎儿肺内液量近足月时增加，故新生儿湿肺多见于足月儿，此外低蛋白血症或高血容量时肺液吸收也可延迟。肺液的吸收与儿茶酚胺有关，当无阵痛的剖宫产时，胎儿血中儿茶酚胺低，白蛋白低，肺液吸收延迟，也易发生本病。

【临床表现】

1. 病史中可有宫内窘迫或出生窒息史，多见于足月儿或足月剖宫产或臀位产，出生时呼吸大多是正常的，2~5小时后出现呼吸急促。

2. 如出生时发生窒息，复苏后即会出现呼吸急促，60~80次/分以上，有时可达100次/分以上，并伴有唇周青紫，但反应正常，哭声响，吃奶不受影响。

3. 新生儿湿肺可分为临床型和无症状型，后者仅X线有湿肺征。症状较重者，可出现青紫明显，精神反应差，呻吟，不吃不哭，体温正常，肺部呼吸音减低或出现粗湿啰音。

4. 轻症患儿血气分析pH、PaO_2、和BE一般都在正常范围内，重症可出现呼吸性酸中毒、代谢性酸中毒、轻度低氧血症、高碳酸血症。本症预后良好，病程短者5~6小时或1天后呼吸正常，长者4~5日可恢复。

【辅助检查】

1. 轻者血气分析多在正常范围，较重者可出现呼吸性和代谢性酸中毒。

2. X线检查肺部病变广泛多样，但吸收快，大部分在4天内消失。

（1）肺泡积液症：两肺野密度淡而均匀的斑片状阴影，可融合成片或成结节状。

（2）肺气肿：由部分肺泡呈代偿性膨胀所致。

（3）肺间质积液：可见血管和细支气管周围增宽的条状阴影。

（4）叶间和（或）胸腔积液：多为右侧叶间胸膜腔积液。

（5）肺纹理增多和增粗：因间质液的增加，使淋巴管和静脉的转运量增加，造成淋巴管和静脉扩张。

【诊断】

依据临床表现、检查即可作出诊断。

【治疗要点】

本病为自限性疾病，因此其治疗原则为：对症治疗，预防并发症。

1. 当患儿出现呼吸急促和青紫时需给予氧气吸入，但注意要间歇给氧，不主张用持续正压呼吸，以免加重肺气肿。如果新生儿过小还不能吃奶，可给予静脉滴注10%葡萄糖液60～80ml/(kg·d)。

2. 当患儿出现代谢性酸中毒时可加用5%碳酸氢钠，一次给予2～3ml/kg静脉滴注，必要时可重复，以及时纠正酸中毒。

3. 患儿两肺湿啰音多时可用呋塞米1mg/kg，并注意纠正心力衰竭。

4. 静脉滴注地塞米松，以减轻肺水肿。

5. 患儿病程超过2日者可用抗生素防止继发感染。

【护理】

1. 护理评估

（1）评估患儿意识及精神状况，为患儿进行生命体征、体重的测量，了解患儿家属对疾病的认知情况。

（2）询问患儿的既往史，了解其母孕期健康状况，分娩方式以及患儿出生后有无窒息及羊水污染，患儿胎龄及出生体重、是否肌内注射过维生素K_1等。

（3）评估患儿大小便情况及皮肤完整性等。

（4）评估患儿的病情：观察患儿的反应情况，注意有无体温不升、青紫、拒乳、吐沫、呼吸困难、气促等呼吸节律改变，听诊双肺呼吸音有无改变。

（5）了解患儿的相关检查及结果，主要用于诊断的实验室检查，包括血常规、血生化、血气分析、X线等。

（6）心理-社会状况：了解患儿家属对患儿疾病拟采取的治疗方法、对治疗及可能导致并发症的认知程度、家庭经济承受能力，以提供相应的心理支持。

2. 护理措施

（1）一般护理

1）休息：保持病房安静，减少噪声，一切必要的治疗、护理操作集中进行，动作要轻、稳、准，尽量减少对患儿移动和刺激，静脉穿刺最好采用留置针，减少反复穿刺。保持适宜的温度和湿度，室温维持在23～25℃，湿度以50%～60%为宜。早产儿和体温不升者，可置于暖箱内保暖，减少机体耗氧量。

2）保持呼吸道通畅：给予患儿采取头高侧卧位，及时清除呼吸道分泌物，分泌物黏稠不易吸出者，可先行雾化吸入，每次15～20分钟，雾化吸入后拍背吸痰，吸痰时要先吸口腔内分泌物，再吸引鼻腔内分泌物，以免患儿在喘息和哭闹时将分泌物吸入肺部，吸痰时要注意观察分泌物的量、黏稠度以及颜色，患儿面色及吸痰前后呼吸音的变化。

3）给氧：新生儿湿肺患儿肺泡液过多，影响气体交换，给予患儿行经皮血氧饱和度监测，若不能维持在90%以上，可给予鼻旁吸氧，并随时观察患儿病情，及时停氧。

4）合理喂养：对于呼吸困难，经口喂养出现频繁呕吐者，因热量摄入不足，影响病情恢复，可给予患儿鼻饲喂养，根据患儿情况可逐步过渡至经口喂养。鼻饲喂养时，应注意进行口腔护理。

5）预防感染：严格执行消毒隔离制度，接触患儿前后用流动水洗手，物品做到专人专用，防止交叉感染，保持病房内温度、湿度适宜，定时开窗通风。对于住暖箱内的患儿，注意暖箱的定期清洁和消毒。

（2）密切观察病情变化：给予患儿心电监护，动态监测生命体征和血氧饱和度，观察患儿有无发绀、呻吟、烦躁及肺部啰音等，及时查血气分析、X线、血电解质和血糖变化等。

（3）用药护理：根据患儿的检查结果用药。

1）酸中毒：给予患儿5%碳酸氢钠，每次2～3ml/kg，以纠正酸中毒。

2）合并感染：严格执行医嘱，准确输注抗生素。使用前行药物过敏试验，实验阳性者禁用。使用后注意有无皮疹、寒战等不良反应。

3）低血糖：如果患儿过小且不能进食，应预防低血糖，可给予静脉滴注10%葡萄糖液60～80ml/(kg·d)。

（4）心理护理：对于患儿家属的恐惧、无助、失望等不良情绪，一定要做好对家属的解释和知情同意工作，取得患儿家属的理解与信任。耐心解答患儿家属关于患儿病情的疑问，减轻家属的恐惧和焦虑。

（5）健康教育

1）指导患儿家属喂养，患儿出现呛咳或发绀时，要暂停进食，观察患儿面色及呼吸，待症状缓解后，可继续进食，喂奶结束后给予患儿轻拍背部及减少呕吐的情况。

2）新生儿由于身体功能尚未发育完善，因此出院后随时观察患儿的精神反应、面色、呼吸，如有异常及时门诊就诊。

3）向患儿家属介绍有关的医学知识，减轻患儿家属的恐惧心理，取得家属理解和配合，定期门诊随访。

（郭 法）

第四节 新生儿呼吸窘迫综合征

新生儿呼吸窘迫综合征（neonatal respiratory distress syndrome，NRDS）又称新生儿肺透明膜病（hyaline membrane disease of newborn，HMD），多发生于早产儿，胎龄愈小，发病率愈高。因肺表面活性物质不足导致进行性肺不张。其病理特征为肺泡壁至终末细支气管壁上附有嗜伊红透明膜。临床表现为出生后不久即出现进行性呼吸困难、青紫、呼气性呻吟、吸气性三凹征和呼吸衰竭。

【病因】

本病主要是由于缺乏肺表面活性物质（pulmonary surfactant，PS）引起的，PS是由肺泡Ⅱ型细胞产生，此物质在胎龄20～24周开始产生，此后缓慢增加，在早产、缺氧、剖宫产、糖尿病母亲婴儿和肺部严重感染情况下，肺泡表面活性物质的生成受到影响，本病发病率会增高。

【临床表现】

出生时多正常，也可无窒息，症状多于出生后4～6小时内出现，主要见于早产儿，表现为呼吸急促，60次/分以上，烦躁不安，心率先快后慢，心音由强转弱，胸骨左缘可听到收缩期杂音，呼气性呻吟，吸气时三凹征，呼吸困难与青紫呈进行性加重，继而出现呼吸不规则、呼吸暂停、青紫、呼吸衰竭。患儿面色青灰或灰白，胸廓开始时较隆起，以后因肺不张而渐下陷，两肺呼吸音大多减低，深吸气时于肺底部可听到少许细湿啰音，因心肌缺氧可出现心功能不全及周围循环不良的表现，体温常不升，四肢肌张力低下。

【辅助检查】

1. 血气分析 PaO_2降低而$PaCO_2$增高，pH值减低，剩余碱减少。

2. 泡沫试验 取新生儿胃液1ml加95%乙醇1ml混合后振荡15秒，静置15分钟后，观察泡沫形成情况，沿壁管有多层泡沫可除外HDM，无泡沫可考虑本病。其原理为PS有利于泡沫的形成和稳定，而乙醇则起抑制作用。

3. 肺部X线检查　早期两肺有细小颗粒阴影，最后两肺均不透明变白，伴有黑色“支气管充气征”。X线检查应在用正压呼吸前进行，否则萎陷不久的肺泡可以重新张开使X线胸片无阳性表现。

4. 肺成熟度测定　出生前抽取羊水或患儿气管吸引物测定卵磷脂与鞘磷脂的比值（L/S）>2提示“肺成熟”，1.5~2提示可疑、<1.5提示“肺未成熟”；其他磷脂成分的测定也有助于诊断。

【诊断】

病史：早产儿生后进行性呼吸困难。

X线变化：Ⅰ级和Ⅱ级为早期，Ⅲ级和Ⅳ级病情重。

均需进行机械通气，并按常规选择参数，机械通气1小时动脉肺泡氧分压比值<0.22。

【治疗要点】

1. 纠正缺氧　根据患儿的病情，给予头罩吸氧、鼻塞持续气道正压呼吸（CPAP）、气管插管做机械辅助呼吸。

2. 纠正酸中毒和水电解质紊乱　呼吸性酸中毒以改善通气为主，代谢性酸中毒常用5%碳酸氢钠治疗，剂量根据酸中毒情况而定。

3. 使用表面活性物质替代治疗　目前用于临床常用的表面活性物质有三种：天然制剂、人工制剂和混合制剂。从人羊水中或牛、猪肺灌洗液中提取的天然制剂，效果较好，使用时先将制剂溶于灭菌注射用水中，然后从气管中滴入。

4. 支持治疗、保持气道畅通　保证能量摄入及营养和水分的摄入。

5. 防止肺部感染　应用青霉素或头孢菌素等抗生素预防和治疗肺部感染。

【护理】

1. 护理评估

（1）评估患儿意识及精神状况，为患儿进行生命体征、体重的测量，了解患儿家属对疾病的认知情况。

（2）询问患儿的既往史：了解其母孕期健康状况，分娩方式、患儿出生后有无窒息史、胎龄及出生体重、是否肌内注射过维生素K_1等。

（3）评估患儿大小便情况及皮肤完整性等。

（4）评估患儿的病情：评估患儿肌张力、有无呼吸困难、口周发绀、面色发青、吐沫、呻吟及精神状态等。

（5）了解患儿的相关检查及结果，主要用于诊断的实验室检查，包括：血常规、血生化、血气分析、X线等。

（6）心理-社会状况：了解患儿家属对患儿疾病拟采取的治疗方法、对治疗及可能导致并发症的认知程度、家庭经济承受能力，以提供相应的心理支持。

2. 护理措施

（1）一般护理

1）休息：保持病房安静、减少噪声，一切必要的治疗、护理操作集中进行，动作要轻、稳、准，尽量减少对患儿移动和刺激，静脉穿刺最好采用留置针，减少反复穿刺。室内温度维持在23～25℃，温度维持在50%～60%，病室阳光充足，定时通风。

2）喂养：根据患儿的每日所需热量计算奶量，保证机体营养所需。不能吸乳吞咽者可使用鼻饲法或静脉营养液，并注意定时为患儿进行口腔护理。

3）气管插管内滴入表面活性物质头稍后仰，使气道伸直，吸净气道分泌物，抽取药液，从气管插管中进行弹丸式给药（患儿分别取左侧、右侧、平卧卧位），然后用复苏囊加压给氧，使药液迅速弥散。用药后4～6小时内禁止气道内吸引。

4）保持呼吸道通畅：密切观察患儿血氧饱和度，适时吸痰，每次吸痰不超过15秒，吸痰会造成患儿的暂时缺氧，使其血氧饱和度降低，因此每次吸痰前后均应用呼吸机或复苏气囊辅助通气提高血氧饱和度。痰液黏稠时，应先予以雾化吸入，并配合翻身、拍背来降低痰液黏稠性，促进痰液稀释，使痰液易于吸出。

5）预防感染：严格执行消毒隔离制度，接触患儿前后用流动水洗手，物品做到专人专用，防止交叉感染，保持病房内温度湿度适宜，定时开窗通风。暖箱内的患儿，注意暖箱的定期清洁和消毒。

（2）病情观察：严密观察患儿生命体征的情况并随时掌握患儿病情变化，定时监测血压，避免低灌注。双肺通气音、胸廓运动是否对称，并做好各项护理记录。由于使用表面活性物质，肺血管阻力迅速降低及肺血流增加氧分压和血氧饱和度迅速提高，需根据病情进展不断调整呼吸机参数，防止发生肺出血、氧中毒等并发症。

（3）用药护理

1）纠正酸中毒：5%碳酸氢钠，每次2～3ml/kg，以纠正酸中毒。

2）预防感染：熟悉药物性质、剂量、用法、按医嘱准确配制药液，及时、足量应用。用药后观察患儿有无发热、寒战等不良反应。

3）使用表面活性物质：①要保持呼吸道通畅，用药前吸痰，用药后6小时后才能再吸痰；②病情缓解后注意调节呼吸及参数；③预防慢性肺损伤的并发症。

（4）心理护理：患儿家属均有恐惧、无助、失望等不良情绪，因此一定要做好和家属的解释和知情同意工作，取得患儿家属的理解与信任。耐心解答患儿家属关于患儿病情的疑问，减轻家属的恐惧和焦虑。

（5）健康教育

1）维持患儿正常的体温在36～37.2℃；室温在23～25℃；夏季可将空调温度设定在28℃。冬季可使用加湿器，保证室内湿度达到50%～60%。每日测量体温1～2次，测量时间为5分钟，测量部位为患儿腋下或肩胛后，请勿在患儿吃奶后、哭闹后或将患儿抱在怀里测量体温，以减少误差。冬季注意保暖。

2）注意吃奶、大小便和睡眠情况，减少人员探望，接触患儿前后均用流动水洗手，避免交叉感染。

3）指导患儿家属给予患儿喂养时，患儿出现呛咳或发绀时，要暂停进食，排除气管内异物。观察患儿面色及呼吸，待症状缓解后，可继续进食，喂奶结束后给予患儿轻拍背部，减少呕吐的情况。

4）每日可给患儿沐浴，室温26～28℃，水温39～41℃，沐浴前将患儿的双耳反折以防洗澡水进入双耳引起中耳炎，沐浴结束后将患儿全身涂抹润肤油并给予抚触按摩。

5）新生儿由于身体机能尚未发育完善，因此出院后随时观察患儿的精神反应、面色、呼吸，如有异常及时就诊。

6）做好对家属的健康指导工作，介绍有关的医学知识，减轻家属的恐惧心理，取得家属理解和配合，定期随访。

（胡文婕）

第五节 新生儿黄疸

新生儿黄疸是指新生儿时期由于胆红素代谢异常，引起血中胆红素水平升高，而出现的皮肤、黏膜及巩膜黄染为特征的病症，本病有生理性和病理性之分。

【病因】

1. 胆红素生成过多　由于过多的红细胞破坏和肠肝循环增加，使血清未结合胆红素升高。如红细胞增多症、血管外溶血、感染、红细胞酶缺陷、红细胞形态异常、血红蛋白病等。

2. 肝脏胆红素代谢障碍　因肝细胞摄取和结合胆红素等功能低下，使血清未结合胆红素升高。如缺氧和感染、药物影响等。

3. 胆汁排泄障碍　肝细胞排泄结合胆红素障碍或胆管受阻，可致高结合胆红素血症，但如同时伴有肝细胞功能受损，也可有未结合胆红素的增高。如新生儿肝炎、先天性代谢性缺陷病、胆管阻塞等。

【临床表现】

新生儿黄疸分为生理性黄疸和病理性黄疸。

1. 生理性黄疸　由于新生儿的胆红素代谢特点，即出生后胆红素的生成过多而代谢和排泄能力低下，致使血液中的胆红素水平升高，50% ~60% 的足月儿和 80% 的早产儿出现暂时性的、轻度的黄疸过程，称为生理性黄疸。其特点为：足月儿生理性黄疸多于出生后 2 ~3 日出现，4 ~5 日达高峰，黄疸程度轻重不一，轻者仅限于面颈部，重者可延及躯干、四肢，粪便色黄，尿色不黄，一般无不适症状，也可有轻度嗜睡或纳差，黄疸持续 7 ~10 日消退；早产儿多于生后 3 ~5 日出现黄疸，5 ~7 日达高峰。早产儿由于血浆白蛋白偏低，肝脏代谢功能更不成熟，黄疸程度较重，消退也较慢，可延长到 2 ~4 周。

2. 病理性黄疸　新生儿黄疸出现下列情况之一时需考虑为病理性黄疸：①黄疸出现早：生后 24 小时内出现；②程度重：足月儿血清胆红素浓度 >220. 6μmol/L（12. 9mg/dl），早产儿 >256. 5μmol/L（15mg/dl）；③血清结合胆红素增高 >26μmol/L（1. 5mg/dl）；④进展快：血清胆红素每天上升 >85μmol/L（5mg/dl）；⑤黄疸持续时间较长，超过 2 ~4 周，或进行性加重或退而复现。

【辅助检查】

胆红素检测：可采取静脉血或微量血方法测定血清胆红素浓度，胆红素检测是新生儿黄疸诊断的重要指标。

【诊断】

生理性黄疸诊断标准：足月儿不超过 220. 6μmol/L（12. 9mg/dl），早产儿不超过 256. 5μmol/L（15mg/dl），平均峰值分别为 102. 6μmol/L（6mg/dl）和 171μmol/L（10mg/dl）。

患儿出现病理性黄疸临床表现情况之一，均可诊断为病理性黄疸。

【治疗要点】

新生儿黄疸的治疗目的是防止胆红素继续升高，降低胆红素脑病发生的危险性。治疗方法主要有光疗、换血及药物治疗。①光照疗法为首选干预方法，需严格掌握换血疗法指征，药物疗法起效慢，起辅助作用。常用药物有白蛋白、苯巴比妥和维生素 B_2（核黄素）。②白蛋白可促进游离胆红素转化为结合胆红素，减少胆红素脑病的发生；③苯巴比妥为酶诱导作用，可以促使肝葡萄糖醛酸转移酶活性增高。④蓝光可分解体内核黄素，光疗超过 24 小时可引起核黄素减少，因此，光疗时应补充核黄素。

【护理措施】

1. 护理评估

（1）评估患儿意识及精神状况，为患儿进行生命体征、体重的测量，了解患儿家属对疾病的认知情况。

（2）询问患儿的既往史：了解其母孕期健康状况，家族史、过敏史、分娩方式、患儿出生后有无窒息史、胎龄及出生体重等。

（3）评估患儿的营养状况、大小便情况及睡眠情况、皮肤完整性等。

（4）评估患儿的病情

1）评估患儿黄疸程度。

2）监测患儿生命体征，观察患儿肌张力和肝脏大小、质地变化等。

3）注意观察患儿精神反应，有无嗜睡、发热、腹胀、呕吐、惊厥等，哭声有无异常及拥抱、吞咽、吸吮等反射有无异常等。

（5）了解患儿的相关检查及结果，主要用于诊断的实验室检查包括：胆红素、血红蛋白、红细胞计数、网织红细胞计数等。

（6）心理-社会状况：了解患儿家属对患儿疾病拟采取的治疗方法、对治疗及可能导致并发症的认知程度、家庭经济承受能力，以提供相应的心理支持。

2. 护理措施

（1）一般护理

1）休息：保持病房安静，减少噪声，一切必要的治疗、护理操作集中进行，动作要轻、稳、准，尽量减少对患儿移动和刺激，静脉穿刺最好采用留置针，减少反复穿刺。

2）保暖：低体温和低血糖时胆红素与白蛋白的结合会受到阻碍。应注意保暖，使体温维持在36～37℃。

3）合理喂养：提早喂养有利于肠道菌群的建立，促进胎便排出，减少胆红素的肝肠循环，减轻黄疸的程度。

4）预防感染：及时纠正缺氧、酸中毒，预防和控制感染，避免使用引起新生儿溶血或抑制肝酶活性药物，如维生素K、磺胺等。

（2）密切观察病情

1）观察黄疸出现的时间、颜色、范围及程度，以协助医师判断病因，并评估血清胆红素浓度，判断其发展情况。

2）监测生命体征：体温、吸吮能力、有无呕吐、肌张力和肝脏大小、质地变化等。

3）观察大小便次数、量、性质及颜色的变化，有无大便颜色变浅，如有胎便排出延迟，应给予患儿通便或灌肠，促进大便及胆红素的排出。

（3）用药护理

1）合理安排补液计划，及时纠正酸中毒。根据不同补液内容调节相应的速度，切忌过快输入高渗性药物，以免血脑屏障暂时开放，使已与白蛋白结结的胆红素进入脑组织。

2）白蛋白心衰者禁用，贫血者慎用；使用过程中注意观察患儿有无寒战、发热、恶心、弥散性荨麻疹等不良反应。

3）苯巴比妥不适用于急重症患儿，对确诊及高度怀疑溶血者应尽早使用免疫球蛋白。用药后注意患儿有无腹泻、恶心、呕吐、呼吸困难、皮疹等不良反应。

（4）心理护理：做好心理护理，多对患儿进行抚摸，给予一定的安慰，缓解家属焦虑及紧张情绪，使其配合治疗，促进患儿康复。

（5）健康教育

1）按需调整喂养方式，少量多餐，耐心喂养，保证热量摄入。提倡母乳喂养，向家属讲解母乳喂养的好处及正确的喂养方法，光疗的患儿失水较多，注意补充足够的水分。

2）若为母乳性黄疸，嘱可继续母乳喂养，如吃母乳后仍出现黄疸，可改为隔日母乳喂养逐步过渡到正常母乳喂养，若黄疸严重，患儿一般情况差，可考虑暂停母乳喂养，病情恢复后再继续母乳喂养。

3）对患儿的疾病情况进行相应的讲解，使家属了解病情，取得家属的配合。指导家属对掌握黄疸的观察，以便早期发现问题，及早就诊。

4）发生胆红素脑病者，注意后遗症的出现，给予康复和护理。向家属宣传育儿保健常识，介绍喂养的知识（讲解母乳喂养的好处和添加辅食的重要性）、保暖、预防感染的重要性及相应的措施、预防接种等方面的知识。

3. 专科护理光疗的护理。

（1）光疗前的准备

1）光疗箱：清洁光疗箱，湿化器内加水，接通电源，检查线路及光管亮度，并预热暖箱到适宜温度。

2）患儿的准备：将患儿裸露全身皮肤（带上眼罩及遮挡生殖器），护住手脚，清洁皮肤后放入箱内，记录照射时间。

3）护士准备：了解患儿诊断、日龄、体重、黄疸发生的原因、范围、程度及血清胆红素的结果。

（2）光疗过程的护理：应使患儿受照均匀，单面光疗时，每隔2小时更换一次体位。双面或多面光疗时，应勤巡视，防止患儿受伤。定时监测体温及箱温的变化，冬天注意保暖，夏天注意防热。保证水分及热量的供给，准确记录出入量。

（3）光疗后的护理：出暖箱时为患儿穿好衣服，观察黄疸消退情况及皮肤完整性，继续观察皮肤黄疸反跳现象，做好暖箱终末消毒工作。

（4）光疗不良反应：光疗过程中，注意有无光疗不良反应的发生，光疗的不良反应及处理见表4-2。

表 4-2 光疗的不良反应及处理

名称	原因	处理
发热	外源性加热	降箱温，体温超过 38.5℃停止光疗
腹泻、呕吐	胆红素刺激肠壁	不需特别处理
皮疹	原因不明	不需特别处理
青铜症	结合当红素超过 68μmol/L 且有肝功能损害	停止光疗，缓慢恢复
维生素 B_2（核黄素）减少	蓝光可分解体内维生素 B_2（核黄素）	用药补充

（5）注意事项：光照强度定期检测，护士在蓝光下护理患儿时需戴墨镜，经培训后才能使用光疗箱，使用中严格按照操作常规以保证安全。

（田 甜）

第六节 新生儿溶血病

新生儿溶血病（hemolytic disease of newborn，HDN）指由于孕妇和胎儿之间血型不合而产生的同族血型免疫疾病，可发病于胎儿和新生儿的早期。当胎儿从父方遗传下来的显性抗原恰为母亲所缺少时，通过妊娠、分娩，此抗原可进入母体，刺激母体产生免疫抗体，当此抗体又通过胎盘进入胎儿的血液循环时，可使其红细胞凝集破坏，引起胎儿或新生儿的免疫性溶血症。

在我国以 ABO 血型不合者占多数，其次为 Rh 血型不合者，其他如 MN 血型系统等相对少见。

【病因】

1. ABO 新生儿溶血病

（1）ABO 血型系统引起的新生儿溶血病的比例比其他血型系统如 Rh 系统为多。

（2）ABO 新生儿溶血病是母子 ABO 血型不合引发的新生儿溶血病。主要是由于胎儿红细胞抗原 A 或 B 与来自母体的抗 A 或抗 B 抗体反应的结果；O 型人具有 IgG 抗 A（B）抗体的人数比 A 型或 B 型人具有 IgG 抗 B 或抗 A 抗体的人数明显为多。所以 ABO 新生儿溶血病以母亲为 O 型、子女为 A 型或 B 型的发病率为最高。

（3）A 型（或 B 型）母亲的抗 B（或抗 A）主要为 IgM，故很少引起新生儿溶血病。

2. ABO系统外的新生儿溶血病

（1）Rh不合新生儿溶血病一般在第二胎以后发病，且母亲多为Rh阴性而怀有Rh阳性的胎儿时发生。分娩时，少量的Rh抗原阳性的胎儿血液可以进入母体，刺激母体产生抗体。这种抗体在再一次怀Rh阳性胎儿时通过胎盘进入胎儿血液循环，使胎儿红细胞大量破坏而发生溶血，并引发贫血、水肿、肝脾大和出生后短时间内出现进行性高胆红素血症等临床表现。

（2）其他血型抗原系统：MN等。

【病理及临床表现】

1. 因红细胞破坏增加，多数溶血患儿生后24小时内出现黄疸且迅速加重。

2. 骨髓及髓外造血组织呈代偿性增生，肝脾肿大，镜检在肝、脾、肺、胰、肾等组织内可见散在髓外造血灶。

3. Rh溶血可引起胎儿重度贫血，继而导致心脏扩大、心力衰竭，还可导致血浆蛋白低下，全身苍白、水肿胸腔积液，腹水等。

4. 过高的未结合胆红素可透过血脑屏障，使基底核等处的神经细胞黄染、坏死，发生胆红素脑病。核黄疸多发生在基底核、海马沟回及苍白球、视丘下核、尾状核、齿状核等处，胆红素的神经毒性作用可引起慢性、永久性损害及后遗症，包括椎体外系运动障碍、感觉神经性听力丧失和牙釉质发育异常。

5. 并发症　胆红素脑病是新生儿溶血病最严重的并发症，早产儿更易发生，多于生后4～7天出现症状，临床分为4期：

（1）警告期：表现为嗜睡、反应低下、吸吮弱、拥抱反射减弱、肌张力降低等，偶有尖叫及呕吐，症状持续12～24小时。

（2）痉挛期：出现发热、抽搐及角弓反张（发热与抽搐多同时发生）。轻者仅有双眼凝视，重者出现肌张力增高、呼吸暂停、双手紧握、双臂伸直内旋。此期持续12～48小时。

（3）恢复期：吃奶及反应好转，抽搐次数减少，角弓反张逐渐消失，肌张力逐渐恢复至正常。此期约为2周。

（4）后遗症期：出现胆红素脑病四联症：①手足徐动：经常出现不自主、无目的、不协调的动作；②眼球运动障碍：眼球向上转动障碍，形成落日眼；③听觉障碍：耳聋，对高频音失听；④牙釉质发育不良：牙呈绿色或深褐色。此外，也可留有脑瘫、智能落后、抽搐、抬头无力等后遗症。

【辅助检查】

1. 检查母子血型　查母子 ABO 和 Rh 血型，证实有血型不合的存在。

2. 确定有无溶血　溶血时红细胞和血红蛋白减少；网织红细胞增高；血清总胆红素及未结合胆红素明显增高。

3. 致敏红细胞和血型抗体测定　改良直接抗人球蛋白试验，即 Coombs 试验，为新生儿溶血病的确诊试验。

4. 头部 MRI 检查　有助于胆红素脑病的诊断。头部 MRI 表现为急性期基底神经节苍白球 T1WI 高信号，数周后可改变为 T2WI 高信号。

5. 脑干听觉诱发电位（BAEP）　可见各波潜伏期延长，甚至听力丧失。早期改常变呈可逆性。

【诊断】

1. 产前诊断　凡既往有不明原因的死胎、流产、新生儿重度黄疸史的孕妇及其丈夫均应进行 ABO、Rh 血型检测。

2. 出生后诊断　新生儿娩出后黄疸出现早、且进行性加重，有母子血型不合，Coombs 或抗体释放试验中有一项阳性者即可诊断。

【治疗】

1. 药物疗法　药物加速胆红素的正常代谢和排泄。

1）白蛋白：1g/kg 或血浆每次 10～20ml/kg，促进游离胆红素转化为结合胆红素，减少胆红素脑病的发生。

2）静脉注射丙种球蛋白：1g/kg，6～8 小时内静脉滴注阻断溶血的过程，减少胆红素的形成。

3）苯巴比妥：酶诱导作用，5mg/(kg·d)，分 2～3 次口服，共 4～5 天，可以促使肝葡萄糖醛酸转移酶活性增高。

4）维生素 B_2（核黄素）：蓝光可分解体内维生素 B_2（核黄素），光疗超过 24 小时可引起维生素 B_2（核黄素）减少，因此，光疗时应补充维生素 B_2（核黄素），每日 3 次，5mg/次；光疗后每日 1 次，连服 3 日。

2. 光照疗法　光照疗法变更胆红素排泄途径。

3. 换血疗法　换血疗法机械性地去除胆红素、致敏红细胞和抗体。

【护理】

1. 护理评估

（1）评估患儿意识及精神状况，为患儿进行生命体征、体重的测量，了解患儿家属对疾病的认知情况。

（2）询问患儿的既往史：了解其母孕期健康状况，家族史、过敏史、分娩方式、患儿出生后有无窒息史、胎龄及出生体重等。

（3）评估患儿的营养状况、大小便情况、睡眠情况及皮肤完整性等。

（4）评估患儿的病情

1）患儿的生命体征、有无嗜睡、发热、腹胀、呕吐、惊厥等，哭声有无异常及拥抱、吞咽、吸吮等反射有无异常。

2）注意观察患儿的皮肤黄染程度，黄染程度变化的情况，随时给予评估，及时发现情况及时处理。

（5）了解患儿的相关检查及结果，主要用于诊断的实验室检查，包括：胆红素、血红蛋白、红细胞计数、网织红细胞计数、脑电图等。

（6）心理-社会状况：了解患儿家属对患儿疾病拟采取的治疗方法、对治疗及可能导致并发症的认知程度、家庭经济承受能力，以提供相应的心理支持。

2. 护理措施

（1）一般护理

1）休息：保持病房安静，减少噪声，一切必要的治疗、护理操作集中进行，动作要轻、稳、准，尽量减少对患儿移动和刺激，静脉穿刺最好采用留置针，减少反复穿刺。

2）监测体温的变化：维持蓝光箱的温度在29～31℃，每2小时给予患儿监测一次体温，并观察生命体征的变化，患儿体温若升高，应降低蓝光箱的温度，若体温持续高热，应考虑暂停光疗，待体温正常后再继续光疗。

3）保证足够的水分及能量：由于在光照治疗下的患儿进入一个较封闭的环境，易哭闹、出汗，不显性失水增加约40%，而且，由于光照治疗分解产物经肠道排出时刺激肠壁，引起稀便，使水分丧失更多。

4）加强皮肤护理：光疗时需要将患儿裸露于光疗箱内，防止哭闹时抓破皮肤。箱内四周用布类与周围的玻璃分隔好，以免患儿哭闹时撞到箱内硬物而损伤皮肤。

5）预防呕吐：光疗下的患儿易哭闹及手足舞动，加上新生儿胃的解剖位置呈水平的关系，易造成呕吐，再者，患儿反射能力差，呕吐时的胃内容物易呛入气管，引起窒息，所以给予患儿喂奶时应采取头部抬高45°角，喂食的速度不能太快，进食后30分钟内给予患儿头部稍抬高。

6）合理喂养：提早喂养有利于肠道菌群的建立，促进胎便排出，减少胆红素的肝肠循环，减轻黄疸的程度。

7）预防感染：患儿免疫力低下，易受其他细菌感染，因此，在光疗中预防感染尤为重要。工作人员在接触患儿前后要洗手，有上呼吸道感染者尽量不要接触患儿，必须接触者需戴好口罩。做好患儿臀部、脐部护理，防止皮肤破损后细菌侵入引起感染。患儿使用的光疗暖箱要做好清洁和消毒工作。

（2）密切观察病情

1）观察黄疸出现的时间、颜色、范围及程度，以协助医师判断病因，并评估血清胆红素浓度，判断其发展情况。

2）监测生命体征：体温、吸吮能力、有无呕吐、肌张力和肝脏大小、质地变化等。

3）观察大小便次数、量、性质、颜色的变化。有无大便颜色变浅，若胎便排出延迟，应给予患儿通便或灌肠，促进大便及胆红素的排出。

（3）用药护理

1）合理安排补液计划，及时纠正酸中毒。根据不同补液内容调节相应的速度，切忌过快输入高渗性药物，以免血脑屏障暂时开放，使已与白蛋白联结的胆红素可进入脑组织。

2）白蛋白心衰者禁用，贫血者慎用；使用过程中注意观察患儿有无寒战、发热、恶心、弥散性荨麻疹等不适反应。

3）苯巴比妥不适用于急重症患儿，对确诊及高度怀疑溶血者应尽早使用免疫球蛋白。用药后注意观察患儿有无腹泻、恶心、呕吐、呼吸困难、皮疹等不良反应。

（4）心理护理：做好心理护理，多对患儿进行抚摸，给予一定的安慰，缓解家属焦虑及紧张情绪，使其配合治疗，促进患儿康复。

（5）健康教育：嘱家属继续观察患儿皮肤黄染的情况，患儿出院后以母乳喂养为主，要观察患儿是否出现母乳性黄疸，若肉眼观察不确定是否黄染应去医院测血微量胆红素。

告知家属消毒隔离的重要性，接触患儿前后要用流动水洗手。

指导家属如何观察患儿精神反应以及吃奶的情况，喂奶拍奶嗝后给予患儿右侧卧位。

指导家属如何给予患儿更换纸尿裤以及如何进行脐部护理。已发生核黄疸的患儿告知家属继续康复治疗，每月复查和随访。

（田 甜）

第七节 新生儿缺氧缺血性脑病

新生儿缺氧缺血性脑病（hypoxic-ischemic encephalopathy，HIE）是由于各种围产期因素引起的缺氧和缺血，脑血流减少或暂停而导致胎儿和新生儿的脑损伤，是新生儿窒息后的严重并发症，足月儿多见。HIE 是引起新生儿急性死亡和慢性神经系统损伤的主要原因之一。

【病因】

围产期窒息是本病的主要病因。凡是造成母体和胎儿间血液循环和气体交换障碍使血氧浓度降低者均可造成窒息。大部分由宫内窒息引起，次之为娩出过程中窒息，少部分为先天疾病所致。

【临床表现】

1. 多为足月适于胎龄儿、具有明显宫内窘迫史或产时窒息史（Apgar 评分 1 分钟 <3 分，5 分钟 <6 分，经抢救 10 分钟后始有自主呼吸，或需用气管内插管正压呼吸 2 分钟以上者）。

2. 意识障碍是本病的重要表现。出生后即出现异常神经症状并持续 24 小时以上。轻型仅有激惹或嗜睡；重型意识减退、昏迷或木僵。

3. 脑水肿征候是围产儿 HIE 的特征，前囟饱满、骨缝分离、头围增大。

4. 惊厥　多见于中、重型病例，惊厥可为不典型局灶或多灶性，阵挛型和强直性肌阵挛型。

5. 肌张力增加、减弱或松软。可出现癫痫。

6. 原始反射异常，如拥抱反射过分活跃、减弱或消失。吸吮反射减弱或消失。重症病例出现中枢性呼吸衰竭，有呼吸节律不齐、呼吸暂停，以及眼球震颤、瞳孔改变等脑干损伤表现。

【辅助检查】

1. 血清肌酸磷酸激酶同工酶脑组织受损时升高。

2. B 超对脑水肿、脑室及其周围出血有较好的诊断价值。

3. 头颅 CT 有助于了解脑水肿、颅内出血的位置、范围及性质，对预后判断有一定的意义。

4. 脑电图可客观地反映脑损害的严重程度。有助于惊厥的诊断，轻度 HIE 可无异常，对中重度脑损伤的程度及判断预后有帮助。

【诊断】

有明确的可导致胎儿宫内窘迫的异常产科病史，以及严重的胎儿宫内窘迫表现（胎心 <100 次/分，持续 5 分钟以上；和（或）羊水Ⅲ度污染）或者在分娩过程中有明显窒息史。

出生时有严重窒息，Apger 评分 1 分钟时≤3 分，并延续至 5 分钟时仍≤5 分；和（或）出生时脐动脉血气 pH≤7. 00。

出生后不久出现神经系统症状，并持续 24 小时以上。如出现意识改变（过度兴奋、嗜睡、昏迷）、肌张力改变（增高或减弱）、原始反射异常（吸吮、拥抱反射减弱或消失）。

【治疗要点】

1. 支持疗法　选择适当的方法供氧，维持良好的通气功能支持疗法的核心，保持 $PaO_2 > 60 \sim 80mmHg$，$PaCO_2$ 和 pH 在正常范围。维持血糖在正常高值，以供神经细胞代谢所需能量，血糖维持在 4.16 ~ 5.55mmol/L。

2. 镇静　首选苯巴比妥，顽固性抽搐选择地西泮或水合氯醛。控制惊厥首选苯巴比妥，负荷量 20mg/kg 肌内注射；若不能控制惊厥，1 小时后可加 10mg/kg 肌内注射，12 ~ 24 小时后维持给量 3 ~ 5mg/(kg · d) 口服。肝功能不良者改用苯妥英钠；对顽固性抽搐者加用地西泮（地西泮每次 0.1 ~ 0.3mg/kg）静脉注射或水合氯醛（水合氯醛每次 0.5ml/kg）灌肠。

3. 保持和恢复脑血流的灌注，维持良好的循环功能，使心率和血压保持在正常范围，低血压时可用多巴胺，也可同时加用多巴酚丁胺。

4. 纠正酸中毒代谢性酸中毒可酌情使用碳酸氢钠。

5. 减轻脑水肿控制液体量，每日液体总量 < 60 ~ 80ml/kg，可首先选用呋塞米和白蛋白脱水，严重者可给予 20% 甘露醇。颅内压增高时，选用呋塞米每次 0.5 ~ 1mg/kg 静脉注射，严重者可用 20% 甘露醇每次 0.25 ~ 0.5g/kg 静脉注射，4 ~ 6 小时一次，连用 3 ~ 5 日。

6. 一般不主张使用糖皮质激素。

7. 酌情给予脑细胞营养药——神经节苷脂。

【护理】

1. 护理评估

（1）评估患儿意识及精神状况，为患儿进行生命体征、体重的测量，了解患儿家属对疾病的认知情况。

（2）询问患儿的既往史：了解其母孕期健康状况，家族史、过敏史、分娩方式、患儿生后有无窒息史、胎龄及出生体重等。

（3）评估患儿的营养状况、大小便情况、睡眠情况及皮肤完整性等。

（4）评估患儿的病情：观察患儿有无意识障碍、肌张力异常、是否抽搐、原始反射以及自发活动等。

（5）了解患儿的相关检查及结果，主要用于诊断的实验室检查，包括：血常规、血生化、头颅 CT、B 超、脑电图等。

（6）心理-社会状况：了解患儿家属对患儿疾病拟采取的治疗方法、对治疗及可能导致并发症的认知程度、家庭经济承受能力，以提供相应的心理支持。若患儿致残，家属可能会出现悲观、失望、焦虑的情绪。

2. 护理措施

（1）一般护理

1）休息：保持病房安静、减少噪声，一切必要的治疗、护理操作集中进行，动作要轻、稳、准，尽量减少对患儿移动和刺激，静脉穿刺最好采用留置针，减少反复穿刺。

2）给氧：及时清除呼吸道分泌物，选择适当的给氧方法。

3）合理喂养：根据病情选择合理的喂养方式，必要时鼻饲喂养或静脉营养，保证热量供给。静脉营养者，匀速输液，预防低血糖。

4）保持静脉通路通畅，保证药物及时、正确的应用。加强巡视，备齐抢救物品，及时抢救。

5）预防感染：患儿免疫力低下，易受其他细菌感染。工作人员在接触患儿前后要洗手，有上呼吸道感染者尽量不要接触患儿，必须接触者需戴好口罩。做好患儿臀部、脐部护理，防止皮肤破损后细菌侵入引起感染。

(2) 密切观察病情变化：监测患儿的意识状态、肌张力、呼吸、心率等情况，以及惊厥有无发生，发生的时间、表现等，做好记录并及时与医师取得联系。

(3) 用药护理

1）首选苯巴比妥负荷量，12 小时后给维持量。用药后注意患儿有无反常的兴奋，镇静、昏睡、错位兴奋，胃肠道不适，共济失调和皮疹。

2）减轻脑水肿：首选呋塞米和白蛋白，严重者可用 20% 甘露醇静脉推注。使用后注意观察患儿尿量，记录 24 小时出入量，监测体重。甘露醇会导致患儿水、电解质紊乱，尤其是大剂量或长期应用时，导致如体位性低血压、休克、低钾血症、低氯血症、低氯性碱中毒、低钠血症、低钙血症致心律失常等。定时监测血生化值，与医师做好沟通。

3）纠正酸中毒：酌情使用 5% 碳酸氢钠。每次 2～3ml/kg，以纠正酸中毒。

(4) 心理护理：注重对患儿父母的人文关怀，缓解家属焦虑及紧张情绪，指导其配合治疗，促进患儿康复。

(5) 头部亚低温治疗的护理：①亚低温治疗时采用循环水冷却法进行选择性头部降温，起始水温为 10～15℃，直至体温降至 35.5℃时开启体温保暖。②维持：亚低温治疗是使头颅温度维持在 34～35.5℃，由于头部的降温体温亦会相应下降，可引起新生儿硬肿症等并发症。因此，在亚低温治疗的同时必须注意保暖。可给患儿置于远红外辐射台保暖。皮肤温度控制在 35～35.5℃，皮肤温度探头放置于腹部。给予患儿监测肛温，以了解患儿体温波动情况。一般维持肛温为 36～37℃。③复温：亚低温治疗结束后，必须予以复温。复温宜缓慢，一般选择自然复温的方法，每 4 小时复温 1℃，至体温升至 35℃，可维持 2～3 小时再继续复温。需在 12 小时以上使患儿体温恢复至 37℃左右。④病情观察：监测生命体征，尤其是心率变化，监测肛温、血压每小时测一次。同时观察患儿的面色、反应、末梢循环。并总结 24 小时出入液量，做好护理记录。护理过程中如出现心率过缓或心律失常及时与医师联系是否停止亚低温治疗。观察患儿是否有诸如新生儿硬肿症、呼吸暂停、少尿、新生儿坏死性小肠结肠炎、肺部感染等并发症的症状。⑤根据患儿情况，给予患儿吸氧，若缺氧严重，可考虑气管插管及机械辅助通气。及时清理呼吸道分泌物，保持呼吸道通畅。⑥保持静脉通畅。亚低温治疗的同时，会使用多巴胺加多巴酚丁胺，少数患儿使用静脉营养治疗。因此需观察血管情况，如有外渗及时处理。⑦喂养：亚低温治疗中一般不提倡喂奶，需保持患儿安静及热量供给。⑧亚低温治疗后护理：治疗后仍需观察患儿生命体征及神经系统的症状。

【健康教育】

新生儿由于身体功能尚未发育完善，因此出院后随时观察患儿的精神反应、面色、呼吸，如有异常及时就诊。

注意大小便和睡眠情况，减少人员探望，避免交叉感染。

告知家属早期给予患儿动作训练和感知刺激，母亲多怀抱患儿，多看五颜六色的玩具，多听轻音乐。向家属耐心细致的解答病情以取得理解，恢复期指导家属掌握康复干预措施。

早期干预及评估

新生儿期的干预内容：

视觉刺激看红球、人脸

听觉刺激听音乐、说话声

触觉刺激抚触、按摩、前庭运动

婴儿期再加上的干预内容：

运动训练扒、抬头、爬、转头

语言训练

感知能力和社交能力训练

（阚玲玲）

第八节　新生儿颅内出血

新生儿颅内出血（intracranial hemorrhage of the newborn）主要是因缺氧、产伤、早产引起的脑损伤，以早产儿多见，病死率高，预后较差。新生儿颅内出血是新生儿期最严重的脑损伤性疾病。

【病因】

1. 缺氧缺血　一切在产前、产程中和产后可以引起胎儿或新生儿缺氧、窒息、缺血的因素都可导致颅内出血。缺氧缺血性脑病常导致缺氧性颅内出血，早产儿多见，胎龄越小，发生率越高，可因宫内窘迫、产时和产后窒息、脐绕颈、胎盘早剥等，缺氧缺血时出现代谢性酸中毒，致血管壁通透性增加，血液外溢，多为渗血或点状出血，出血量常不大而出血范围较广和分散，导致室管膜下出血，脑实质点状出血，蛛网膜下腔出血。

2. 产伤　胎儿头部受到挤压是产伤性颅内出血的重要原因，以足月儿，巨大儿多见，可因胎头过大、产道过小、头盆不称、臀位产、产道阻力过大、急产、高位产钳、吸引器助产等，使头部受挤压，牵拉而引起颅内血管撕裂、出血，出血部位以硬脑膜下多见。

3. 其他　颅内先天性血管畸形或全身出血性疾病，如某些凝血因子表达减少也可引起颅内出血或加重 IVH，如维生素 K 依赖的凝血因子缺乏、血小板减少等，均可引起颅内出血，快速扩容、输入高渗液体、血压波动过大、机械通气不当、吸气峰压或呼气末正压过高等医源性因素也在一定程度上促使颅内出血的发生。

【临床表现】

（一）颅内出血的临床表现与出血部位、出血程度有关，主要表现为中枢神经系统的兴奋、抑制症状，多在出生后 3 日内出现

1. 兴奋症状　早期常见颅内压增高表现，如前囟隆起，颅缝增宽，头围增加；意识形态改变，易激惹，过度兴奋，烦躁，脑性尖叫，惊厥等；眼症状如凝视，斜视，眼球上转困难，眼球震颤；肌张力早期增高等。

2. 抑制状态　随着病情发展，意识障碍则出现抑制状态，如淡漠，嗜睡，昏迷，肌张力低下，拥抱反射减弱或消失；常有面色苍白，青紫，前囟饱满或隆起，双瞳孔大小不等或对光反射消失和散大；呼吸障碍改变，呼吸节律由增快到缓慢，不规则或呼吸暂停等；原始反射减弱或消失等表现。

3. 其他　如贫血和无原因可解释的黄疸等。

（二）各类型颅内出血的特点

1. 硬膜下出血　多见于产伤引起的颅内出血，以足月巨大儿多见，生后 24 小时可出现惊厥、偏瘫和斜视等神经系统症状。

2. 原发性蛛网膜下腔出血　典型症状是在生后第 2 天发作惊厥，发作间歇情况良好，大多数预后良好，个别病例可因粘连而出现脑积水后遗症。少量出血者可无症状；大量出血者常于短期内死亡。

3. 脑室周围-脑室内出血　常见于早产儿，24～72 小时出现症状。

4. 小脑出血　多发生在胎龄<32 周的早产儿，常合并肺透明膜病、肺出血，临床症状不典型，大多数有频繁呼吸暂停、心动过缓，最后因呼吸衰竭而死亡。

【辅助检查】

（1）颅脑 CT：是确诊 ICH 的首选检查，可精确判断出血部位、范围，并可估计出血量及查见出血后的脑积水。

（2）颅脑 B 超：对 ICH 的诊断率较高，可以随时了解血肿及脑室大小的变化。

（3）磁共振血管成像或脑血管造影：是明确出血原因和病变部位最可靠的方法。尤其是脑血管造影即刻确定诊断，还可进行介入治疗。

（4）脑电图：脑出血时行脑电图检查，可发现出血侧有局限性慢波灶，但无特异性。

【诊断】

对早产儿，特别是存在围产期存在高危因素的早产儿，应高度重视。对这类高危儿提倡常规的颅脑超生筛查，以发现不同程度的出血。颅脑超生对此类出血具有特异性的诊断价值，优于 CT 与 MRI。

【治疗要点】

1. 止血　维生素 K_1，静脉推注 1mg/kg。

2. 降低颅内压　呋塞米（速尿）每次 0.5～1ml/kg，1～2 次/日，静脉注射或肌内注射。对脑水肿者应限制液体入量在 60～80ml/(kg·d)

3. 镇静　苯巴比妥，负荷量 20～30mg/kg，肌内注射；维持量 3～5mg/(kg·d)，12 小时一次，口服。

【护理】

1. 护理评估

（1）评估患儿意识及精神状况，为患儿进行生命体征、体重的测量，了解患儿家属对疾病的认知情况。

（2）询问患儿的既往史：了解其母孕期健康状况，家族史、过敏史、分娩方式、患儿出生后有无窒息史、胎龄及出生体重等。

（3）评估患儿的营养状况、大小便情况、睡眠情况及皮肤完整性等。

（4）评估患儿的病情：观察患儿有无烦躁不安，易激惹，脑性尖叫、惊厥，拥抱反射亢进，双眼凝视前囟紧张、饱满，眼球震颤或斜视、凝视、瞳孔大小不等，呼吸不规则，拒奶或喷射性呕吐等表现。

（5）了解患儿的相关检查及结果，主要用于诊断的实验室检查，包括：脑脊液检查、影像学检查 MRI、CT 和 B 超等。

（6）心理-社会状况：了解患儿家属对患儿疾病拟采取的治疗方法、对治疗及可能导致并发症的认知程度、家庭经济承受能力，以提供相应的心理支持。

2. 护理措施

（1）一般护理

1）休息：保持病房安静、减少噪声，一切必要的治疗、护理操作集中进行，动作要轻、稳、准，尽量减少对患儿移动和刺激，静脉穿刺最好采用留置针，减少反复穿刺，避免头皮穿刺，以防止加重颅内出血。

2）合理用氧：根据缺氧程度给予用氧，注意用氧的方式和浓度。病情好转及时停用。

3）保持呼吸道通畅，改善呼吸功能：及时清除呼吸道分泌物，避免物品压迫胸部，影响呼吸。

4）合理喂养：惊厥发作时应给予禁食，避免呕吐引起误吸。惊厥控制后：如母乳喂养不足或有医学指征禁忌者，进行非母乳喂养需遵医嘱进行喂养。保证患儿液量摄入为150～180ml/(kg·d)。保证患儿体重增长量为15～20g/(kg·d)。

5）预防感染：患儿免疫力低下，易受其他细菌感染。①工作人员在接触患儿前后要洗手，有上呼吸道感染者尽量不要接触患儿，必须接触者需戴好口罩。②做好患儿臀部、脐部护理，防止皮肤破损后细菌侵入引起感染。

（2）严密观察病情

1）生命体征的变化体温过高时应予物理降温，体温过低时用远红外辐射床、暖箱保暖。避免操作后包被松开。

2）严密观察神经系统的症状

①密切观察双侧瞳孔的大小及对光反应：如双侧瞳孔大小不等，边缘不规则常提示颅内压增高；双侧瞳孔扩大，对光反应消失提示病情危重。

②中枢神经系统症状的观察：中枢神经系统症状常以兴奋和抑制状态相继出现为特征。常见的兴奋症状有：患儿烦躁不安，易激惹，脑性尖叫、惊厥，拥抱反射亢进，双眼凝视等。抑制症状常表现为患儿嗜睡、昏迷、肌张力下降、全身肌肉呈松弛性瘫痪、各种反射减弱或消失等。

③颅内压增高的观察：患儿颅内压增高时，前囟紧张、饱满，眼球震颤或斜视、凝视、瞳孔大小不等，呼吸不规则，拒奶或喷射性呕吐等表现。

（3）用药护理

1）苯巴比妥：某些患儿使用后可出现反常的兴奋，镇静、昏睡、错位兴奋，胃肠道不适，共济失调和皮疹。

2）呋塞米：会导致患儿水、电解质紊乱、尤其是大剂量或长期应用时，如体位性低血压、休克、低钾血症、低氯血症、低氯性碱中毒、低钠血症、低钙血症及心律失常等。定时监测血生化值，与医师做好沟通。

（4）心理护理：对于患儿家属恐惧、无助、失望等不良情绪，一定要做好和家属的解释和知情同意工作，取得患儿家属的理解与信任。耐心解答患儿家属关于患儿病情的疑问，减轻家属的恐惧和焦虑心理。

(5) 健康教育

1) 耐心细致地解答病情，介绍有关的医学知识，减轻家属的恐惧心理，取得家属理解和配合。

2) 鼓励坚持治疗和随访，有后遗症时，教会家属对患儿进行功能训练，增强战胜疾病的自信心。

3) 加强围生期保健工作，减少异常分娩所致的产伤和窒息。

(阚玲玲)

第九节 新生儿感染性疾病

一、B 族链球菌感染

在新生儿期因 B 族链球菌（简称 GBS）感染引起的疾病称为新生儿 B 族链球菌感染。其感染与围生期有关，是新生儿败血症、脑膜炎等感染性疾病的一个重要病因。

【病因】

GBS 寄居于母亲生殖道和胃肠道，带菌的孕产妇通常无临床症状，但也可以引起绒毛膜羊膜炎、子宫内膜炎等。新生儿感染多通过母婴传播，如羊膜早破可致上行感染，或接触了产道的细菌，而羊膜完整者胎儿吸入了受羊膜炎污染的羊水，也可致病。少数晚发的 GBS 感染可能为母婴之间、新生儿之间或新生儿与看护人员之间的接触感染。

【临床表现】

1. 早发型感染　多为宫内感染，可在出生后不久发病，尤其是早产儿，在生后 6 ~ 12 小时发病，足月儿则晚至 24 小时以后。感染轻者为无症状的菌血症，重者表现为肺炎、败血症和脑膜炎。宫内感染严重者可表现为出生时窒息、昏迷或休克，常合并呼吸窘迫综合征和持续肺动脉高压。呼吸道症状包括皮肤青紫、呼吸暂停、急促、鼻塞、三凹征等，X 线胸片有网状颗粒影、肺斑点浸润，少见胸膜渗出、肺水肿、心脏增大和肺血增多。有脑膜受累者可有拒奶、惊厥、嗜睡、昏迷、前囟隆起等，凡疑有早发或晚发新生儿败血症者均应做脑脊液检查。

2. 晚发型感染　主要表现为脑膜炎，败血症和局部感染。表现为发热、呕吐、昏睡及惊厥。其他可合并有骨髓炎、关节炎、蜂窝织炎、泌尿系感染等。

【辅助检查】

1. 确定诊断需靠细菌培养，阳性（自血液、脑脊液、尿液、局部病灶中）可确诊，而皮肤和黏膜的阳性只表示带菌。

2. 肺炎需要有胸部X线检查。

3. 血常规监测白细胞分类以及C反应蛋白。

4. 行X线检查、心电图，了解肺部及心脏情况，脑电图、头颅CT、头颅B超、腰穿等检查，了解神经系统情况。

【诊断要点】

1. 有肺炎、败血症和脑膜炎相关症状。

2. 早发型有母亲链球菌感染的证据，如母亲发热、血白细胞增高、阴道拭子培养阳性。

3. 从患儿血液、脑脊液或感染病灶处采集的体液标本分离或培养出B族链球菌感染可以确诊。

【治疗】

1. 抗感染治疗　可选择大剂量青霉素或氨苄西林。GBS对青霉素敏感，可作为首选药。青霉素耐药者可依据药物敏感试验选择抗生素。

GBS脑膜炎的治疗是青霉素每天30万U/kg，氨苄西林（氨苄青霉素）每天300mg/kg，分2～4次静脉给药，治疗48小时后再查脑脊液是否仍有细菌（90%在36小时内无菌），若仍有细菌生长，或提示有硬膜下积脓、脑脓肿、脑室炎、硬脑膜窦化脓性栓塞，有的学者建议继续使用青霉素（或氨苄西林），加庆大霉素持续治疗2～3周。

GBS对万古霉素、半合成青霉素、第三代头孢菌素和β内酰胺类抗生素等均有效，但不能证明比青霉素和氨苄西林（氨苄青霉素）更好。

2. 支持疗法　注意保暖、静脉补液、纠正酸中毒和电解质紊乱。监测胆红素，及时给予光疗预防胆红素脑病。有休克者可选用血管活性药物。

【护理】

1. 护理评估

（1）评估患儿意识及精神状况，为患儿进行生命体征、体重的测量，了解患儿家属对疾病的认知情况。

（2）询问患儿的既往史：了解其母孕期健康状况，家族史、过敏史、分娩方式、患儿出生后有无窒息史、胎龄及出生体重等。

（3）评估患儿的营养状况、大小便情况、睡眠情况及皮肤完整性等。

（4）评估患儿的病情：注意观察患儿有无皮肤青紫、呼吸暂停、急促、鼻塞、三凹征、拒奶、惊厥、嗜睡、昏迷、前囟隆起等症状。

（5）了解患儿的相关检查及结果，主要用于诊断的实验室检查，包括：尿便培养、血培养、血常规、血生化等。

（6）心理-社会状况：了解患儿家属对患儿疾病拟采取的治疗方法、对治疗及可能导致并发症的认知程度、家庭经济承受能力，以提供相应的心理支持。

2. 护理措施

（1）一般护理

1）休息：保持病房安静，减少噪声，一切必要的治疗、护理操作集中进行，动作要轻、稳、准，尽量减少对患儿移动和刺激，静脉穿刺最好采用留置针保留，减少反复穿刺。

2）合理喂养：根据患儿的每日所需热量计算奶量，保证机体营养所需。

3）预防感染：建立并严格执行消毒隔离制度，护理每个新生儿前后均应洗手，治疗器具使用后消毒液擦拭。每季度对工作人员进行咽拭子培养，带菌者和患感染性疾病者调离新生儿室。

（2）病情观察：一般预后良好。即使病情较严重的脑膜炎、脑炎，大多数病例也于数日内迅速恢复。

1）观察患儿生命体征及吃奶情况，奶后有无喷射状呕吐。

2）观察患儿精神反应，有无拒乳、嗜睡的表现。

（3）用药护理：严格执行医嘱，准确输注抗生素。使用前行过敏试验，阳性患儿禁用。使用后注意有无皮疹，寒战等不良反应。

（4）心理护理：对于患儿家属恐惧、无助、失望等不良情绪，一定要做好家属的解释和知情同意工作，取得患儿家属的理解与信任。耐心解答患儿家属关于患儿病情的疑问，减轻家属的恐惧和焦虑心理。

（5）健康教育：新生儿由于身体功能尚未发育完善，因此出院后应随时观察宝宝的精神反应、面色、呼吸，如有异常及时门诊就诊。注意大小便和睡眠情况，减少人员探望，避免交叉感染。

延续护理做好对家属的健康指导工作，耐心细致地解答病情，介绍有关的医学知识，减轻家属的恐惧心理，取得家属理解和配合，指导家属掌握恢复期康复护理的方法，坚持定期随访。

二、柯萨奇病毒感染

柯萨奇病毒感染是由柯萨奇病毒引起的病毒性感染性疾病。粪-口传播是主要的传播途径，拥挤的居住条件和密切的接触可促进病毒的传播。

【病因】

柯萨奇病毒是一种肠病毒，分为 A 和 B 两类，是一类常见的经呼吸道和消化道感染人体的病原体，感染后患儿会出现发热、打喷嚏、咳嗽等感冒症状。妊娠期感染可引起非麻痹性脊髓灰质炎性病变，并致胎儿宫内感染和畸形。

【临床表现】

1. 柯萨奇病毒 A 型感染潜伏期为 1～3 天，临床为上呼吸道感染，起病急，包括流涕、咳嗽、咽痛、发烧、全身不适等症状。典型症状为疱疹性咽峡炎，即在鼻咽部、会厌、舌和软腭部出现小疱疹，黏膜红肿，淋巴滤泡增生、渗出，扁桃体肿大，伴吞咽困难，食欲下降。皮疹可为疱疹和斑丘疹，主要分布于躯干外周侧、背部、四肢背面，呈离心性分布，尤以面部、手指、足趾、背部皮疹多见，故称手、足、口三联症。柯萨奇病毒A型感染儿童多见。临床表现除上述外，主要特点为急性发热、皮疹。脑膜脑炎伴有Guillain-Barré综合征和急性病毒性心肌病。

2. 柯萨奇病毒B型感染引起特征性传染性胸肋痛即所谓Bornholm's病。可合并脑膜脑炎、心肌炎、发热、肝炎、溶血性贫血和肺炎。

【辅助检查】

1. 血清学检查　血清学检查并不是所有的血清型都适合的，只有属于以下情况之后的血清型才适合：

（1）用于某一特定血清型的血清流行病学调查时。

（2）已发现特征性临床表现如流行性胸痛，明显指示采用某些特定抗原（如B组病毒）来检测抗体时；或手、足、口病通常由柯萨奇A16型病毒所引起时。

（3）已分离出病毒，作为确定血清型时。

（4）正在发生由单一血清型病毒引起流行时。

在所有的血清学检查方法中，中和试验是鉴定已分离病毒血清型最特异的方法。

2. 血常规检查　血常规大多显示为白细胞总数正常或稍增多。

3. 病毒分离法　病毒分离法是确诊的主要方法。其优点是节省、快速和准确。

【诊断】

当新生儿有任何流行性的严重疾病，以及新生儿突然发生心肺功能严重障碍时，均应考虑柯萨奇病毒感染的可能，在夏秋季遇原因不明的发热和（或）皮疹，特别当患儿为婴幼儿时，也应怀疑柯萨奇病毒感染。因健康人群的肠道内常有此类病毒，如仅在患儿的粪便或肛拭中分离出柯萨奇病毒时，不能凭此而下结论，宜以下列几点为确诊依据：

1. 从患儿的各种体液或分泌物如脑脊液、血液、心包液、胸腔积液等，或尸检脏器如心、脑、肝、脾等中分离出病毒。

2. 用双份血清做中和试验（或其他血清学检查），抗体效价上升4倍以上。

3. 在患儿中的病毒分离率远高于未接触患儿的正常对照组。

4. 无其他已知病原体能引起此类综合征，而从患儿的咽洗液、咽拭、粪便、肛拭中能重复分离到同一病毒，并从周围接触者中也检出相同的病毒。

【治疗要点】

目前尚缺乏特效治疗，包括一般及支持疗法。

1. 一般情况下，可试用利巴韦林或干扰素。

2. 新生儿心肌炎的进展迅速，应给吸氧并保持安静，出现心力衰竭时及早应用快速洋地黄化疗法。

3. 有惊厥及严重肌痛者给予镇静剂或普鲁卡因局部封闭，如吗啡、哌替啶等麻醉剂不宜轻易采用。

4. 给予适当的抗菌药物以防止继发细菌感染。

5. 如果有心肌炎伴心力衰竭、心源性休克、严重心律失常（如高度房室传导阻滞、病态窦房结综合征等）、心包炎患儿，则可以考虑肾上腺皮质激素。值得注意的是，激素可抑制机体免疫功能，有利于病毒的复制，因此一般病例不宜采用。

【护理】

1. 护理评估

（1）评估患儿意识及精神状况，为患儿进行生命体征、体重的测量，了解患儿家属对疾病的认知情况。

（2）询问患儿的既往史：了解其母孕期健康状况，家族史、过敏史、分娩方式、患儿出生后有无窒息史、胎龄及出生体重等。

（3）评估患儿的营养状况、大小便情况、睡眠情况及皮肤完整性等。

（4）评估患儿的病情：食欲下降、嗜睡、腹胀、腹泻、呕吐、黄疸、肝脾增大，全身红疹鼻塞、流涕、呼吸增快等症状。惊跳、抽搐或全身强直性痉挛，肌张力增高或减低，腱反射亢进等。

（5）了解患儿的相关检查及结果，主要用于诊断的实验室检查，包括：尿便培养、血培养、血常规、血生化等。

（6）心理-社会状况：了解患儿家属对患儿疾病拟采取的治疗方法、对治疗及可能导致并发症的认知程度、家庭经济承受能力，以提供相应的心理支持。

2. 护理措施

（1）一般护理

1）休息：保持病房安静，减少噪声，一切必要的治疗、护理操作集中进行，动作要轻、稳、准，尽量减少对患儿移动和刺激，静脉穿刺最好采用留置针，减少反复穿刺。

2）合理喂养：根据患儿的每日所需热量计算奶量，保证机体营养所需。

3）预防感染：患儿全身性感染、心肌炎、肺炎等预后较差，病死率较高。新生儿严重感染病死率可达80%～90%。

（2）病情观察：一般预后良好。

1）观察患儿生命体征及吃奶情况，奶后有无喷射状呕吐。

2）观察患儿精神反应，有无拒乳、嗜睡的表现。

（3）用药护理：严格执行医嘱，准确输注抗生素。使用前行过敏试验，阳性患儿禁用。使用后注意观察有无皮疹，寒战等不良反应。

（4）心理护理：对于患儿家属恐惧、无助、失望等不良情绪，一定要做好对家属的解释和知情同意工作，取得患儿家属的理解与信任。耐心解答患儿家属关于患儿病情的疑问，减轻家属的恐惧和焦虑心理。

（5）健康宣教

1）指导患儿家属喂养时，若患儿出现呛咳或发绀时，要暂停进食，观察患儿面色及呼吸，待症状缓解后，可继续进食，喂奶结束后给予患儿轻拍背部，减少呕吐的情况。

2）新生儿由于身体功能尚未发育完善，因此出院后应随时观察宝宝的精神反应、面色、呼吸，如有异常及时就诊。

3）本病一般预后良好：向患儿家属介绍有关的医学知识，减轻患儿家属的恐惧心理，取得家属理解和配合，坚持定期门诊随访。

三、李斯特菌感染

李斯特菌在自然界普遍存在，不易被冻融、强光等环境因素所杀灭。土壤、烂菜、污水、江河水道、饲料中均可发现该菌存在，因此常被人和动物所携带。污染的动物性食品如牛奶、鸡肉、冷藏食物可致感染暴发流行。该菌属中，仅有单核细胞增多性李斯特菌，可引起人类脑膜炎、败血症、流产及新生儿感染等疾病，如果免疫缺陷者合并李斯特菌感染，其病情严重，病死率高达33%。

【病因】

李斯特菌为胞内寄生菌，可直接累及胎盘、羊水和宫腔或胎儿，造成死胎、早产或新生儿感染，感染部位常能分离到细菌，以婴儿胃肠道和呼吸道细菌密度最高，提示感染由吸入羊水而致。是否得病与含菌量及宿主的年龄免疫状态有关，因该菌是一种细胞内寄生菌，宿主对它的清除主要靠细胞免疫功能，因此，易感者为新生儿、孕妇、40岁以上的成人、免疫功能缺陷者。

【临床表现】

新生儿在宫内获得感染，分娩后发病。表现为肝、脾、肺、肾、脑等脏器内播散性脓肿或肉芽肿。早期常表现为败血症，后期表现为足月产后

2 周发生新生儿脑膜炎。常伴有结膜炎、咽炎，躯干及肢端皮肤红丘疹。患儿可出现呼吸或循环衰竭，病死率高达 33% ~100%，早期治疗可提高存活率。

【辅助检查】

除临床表现外，确诊主要依据为病原学检查，如：血及其他标本的培养、脑脊液涂片与培养等。

【诊断】

下列情况应怀疑本菌感染：

1. 新生儿败血症与脑膜炎。

2. 母孕期发热的患儿白细胞计数及中性粒细胞增高，且单核细胞超过 8%。脑脊液涂片检查应注意勿误认为肺炎球菌、流感杆菌或类白喉杆菌。本菌所致的脑脊液变化与其他细菌性脑膜炎相似，白细胞分类的变异甚大。

【治疗要点】

多数抗菌药均具有抗菌作用，其中氨苄西林与青霉素疗效最佳。红霉素、利福平、克林霉素、万古霉素、头孢噻吩等也有效，尚无耐药菌出现。败血症患儿宜用药 2 周以上，脑膜脑炎疗程 3 周以上，心内膜炎 4 ~6 周，脑脓肿的疗程应超过 6 周。青霉素或氨苄西林联合氨基糖苷类对本菌常呈协同作用，治疗延误及严重新生儿败血症或脑炎患儿常导致治疗失败。

【护理】

1. 护理评估

（1）评估患儿意识及精神状况，为患儿进行生命体征、体重的测量，了解患儿家属对疾病的认知情况。

（2）询问患儿的既往史：了解其母孕期健康状况，家族史、过敏史、分娩方式、患儿出生后有无窒息史、胎龄及出生体重等。

（3）评估患儿的营养状况、大小便情况、睡眠情况及皮肤完整性等。

（4）评估患儿的病情：有无食欲下降、发热、皮疹等。

（5）了解患儿的相关检查及结果，主要用于诊断的实验室检查，包括：尿便培养、血培养、脑脊液等。

（6）心理-社会状况：了解患儿家属对患儿疾病拟采取的治疗方法、对治疗及可能导致并发症的认知程度、家庭经济承受能力，提供相应的心理支持。

2. 护理措施

（1）一般护理

1）休息：保持病房安静，减少噪声，一切必要的治疗、护理操作集中进行，动作要轻、稳、准，尽量减少对患儿移动和刺激，静脉穿刺最好采用留置针，减少反复穿刺。

2）合理喂养：根据患儿的每日所需热量计算奶量，保证机体营养所需。

3）预防感染：新生儿属于易感人群，为了避免和减少交叉感染，将患儿进行隔离，防止疾病传播。严格无菌原则，对床单及使用物品使用含氯消毒剂消毒（500mg/L）；暖箱每日含氯消毒液进行擦拭消毒；湿化液每日更换，每周彻底消毒1次。患儿所用物品做到一婴一用一消毒，避免患儿间交叉使用。各项操作及接触患儿前后，严格手卫生消毒。加强患儿眼部、口腔、脐部、肛门等与外界相通部位的护理管理，避免继发感染。

（2）病情观察

1）观察患儿生命体征及吃奶情况，奶后有无呕吐。

2）观察患儿精神反应，有无拒乳、嗜睡的表现。

（3）用药护理：严格执行医嘱，准确输注抗生素。使用前行过敏试验，阳性患儿禁用。使用后注意观察有无皮疹、寒战等不良反应。

（4）心理护理：给予各项治疗检查前应做好解释工作，以取得患儿家属的配合。做好疾病的宣教，使患儿家属积极配合各项治疗护理工作。

（5）健康宣教

1）指导患儿家属喂养时，若患儿出现呛咳或发绀时，要暂停进食，观察患儿面色及呼吸，待症状缓解后，可继续进食，喂奶结束后给予患儿轻拍背部，减少呕吐的情况。

2）新生儿由于身体功能尚未发育完善，因此出院后随时观察患儿的精神反应、面色、呼吸，如有异常及时就诊。

3）向患儿家属介绍有关的医学知识，减轻患儿家属的恐惧心理，取得家属的理解和配合，指导家属掌握恢复期康复护理的方法，定期门诊随访。

四、新生儿先天性梅毒

先天性梅毒（congenital syphilis）是由于母亲患有梅毒螺旋体感染，尤其是早期梅毒或菌血症期，梅毒螺旋体通过胎盘传播使胎儿受到感染，故又称为胎传梅毒。母亲也可在分娩时把梅毒传给婴儿，但大多数是宫内感染。先天性梅毒死亡率极高，2岁以内发病者为早期梅毒，2岁以后发病者为晚期梅毒。

【病因】

主要原因是性道德观念薄弱，对梅毒的危害认识不足，感染梅毒后未能进行及时有效的正规治疗，最终祸及胎儿。妊娠6周感染梅毒螺旋体可引起胎儿流产，妊娠16～20周梅毒螺旋体可通过胎盘损害胎儿的各个脏器，包括肝、脾、骨骼病变，引起死胎、死产、早产。

【临床表现】

胎儿期表现为肝脏肿大、胎盘增厚、胎儿水肿、宫内生长迟缓、非免疫性溶血、早产、死胎等。

先天性梅毒临床表现多样，从无症状感染到致死性并发症，可累及骨骼、肝脏、胰腺、肺、皮肤、脑等一个或多个脏器。根据胎儿感染程度的轻重可出现各种临床症状，临床表现可分为两类：①出生时或生后4周内出现肝脾肿大、皮疹、黄疸、贫血等症状。②出生时或新生儿期无症状，在生后数月至数年出现关节肿胀，假性肢体麻痹等。主要表现在头部、臀部及四肢出现斑丘疹，手掌、足底皮肤硬化、发红而且有光泽，全身或局部水肿，头发、眉毛和睫毛脱落。还可以发现由梅毒性骨髓炎和骨膜炎导致的手指或足趾发生梭形肿胀、肢体假性瘫痪。

其他症状还有低热、哺乳欠佳、体重不增加、虚弱无神、呕吐及腹胀，常伴出血和贫血等。少数先天性梅毒病例在5~6岁以后发生间质性角膜炎、军刀腿、马鞍鼻、梅毒齿、膝关节肿痛、智力落后、耳聋及视神经萎缩等。

【辅助检查】

血清学检查为快速反应素试验（RPR）、梅毒螺旋体血凝试验（TPHA）和梅毒特异性IgM抗体。

【诊断】

1. 有症状先天性梅毒的诊断　新生儿和母亲梅毒血清学检查阳性，且新生儿具有2个以上提示新生儿早期先天性梅毒的临床特征及表现，这些特征依次是：皮疹及脱皮，特别是肢端掌趾脱皮，肝脾大、低体重、呼吸困难、腹胀、梅毒性假麻痹、贫血、病理性黄疸、血小板减少和水肿。

2. 无症状先天性梅毒的诊断　母有梅毒病史或不洁性生活史，且梅毒血清学阳性；新生儿无临床表现，但梅毒血清学RPR和（或）TPHA阳性。由于新生儿期先天梅毒超过50%的患儿在出生时表现为无症状的隐性感染，即新生儿期先天潜伏梅毒，这类患儿出生时或新生儿期无临床表现，但梅毒血清学检查RPR及TPHA阳性，多见于母亲孕期筛查出梅毒且予以驱梅治疗或妊娠晚期感染梅毒所生的新生儿。

【治疗要点】

目前青霉素仍是治疗先天性梅毒的首选药物，其用量宜从小剂量开始，5万U/kg，12小时一次，1周后增至5万U/kg，每8小时一次，必要时10万U/kg，每12小时一次；10~14日为1个疗程。开始时宜静脉滴注，3~5日后改为静脉注射，如此既可达到彻底治愈的目的，又可避免因短时间内大量梅毒螺旋体裂解释放异体蛋白而导致吉海反应。头孢曲松钠可很好地通过血脑屏障，减少治疗的失败率和（或）神经梅毒的可能性。梅毒的全身症状反应严重者，应常规加用肾上腺皮质激素和丙种球蛋白。

【护理】

1. 护理评估

（1）评估患儿意识及精神状况，为患儿进行生命体征、体重的测量，了解患儿家属对疾病的认知情况。

（2）询问患儿的既往史：了解其母孕期健康状况，家族史、过敏史、分娩方式、患儿生后有无窒息史、胎龄及出生体重等。

（3）评估患儿的营养状况、大小便情况、睡眠情况及皮肤完整性等。

（4）评估患儿的病情：有无食欲下降、嗜睡、腹胀、腹泻、呕吐、黄疸、肝脾增大，全身红疹鼻塞、流涕、呼吸增快等症状。有无惊跳、抽搐或全身强直性痉挛肌张力增高或减低，腱反射亢进等。

（5）了解患儿的相关检查及结果，主要用于诊断的实验室检查，包括：尿便培养、血培养、血常规、血生化等。

（6）心理-社会状况：了解患儿家属对患儿疾病拟采取的治疗方法、对治疗及可能导致并发症的认知程度、家庭经济承受能力，以提供相应的心理支持。

2. 护理措施

（1）一般护理

1）休息：保持病房安静，减少噪声，一切必要的治疗、护理操作集中进行，动作要轻、稳、准，尽量减少对患儿移动和刺激，静脉穿刺最好采用留置针，减少反复穿刺。

2）合理喂养：提倡母乳喂养，增强抗病能力。需注意的是不能让患儿吸吮其他母亲的乳头，因先天性梅毒患儿可传给健康的人乳供应者，使乳头发生硬下疳。应由患儿母亲哺乳，因为先天性梅毒患儿的母亲早已染上梅毒，已有免疫力，就不会发生这种现象。无母乳者采用早产儿配方奶粉及适龄配方奶粉喂养，补充多种维生素。有吸吮能力者，可自己吸吮，吸吮无力及吞咽功能不良者，可用滴管或鼻饲喂养。准确记录24小时出入量，每日测体重1次并记录，以调整营养的补充量，必要时补充静脉营养液。

3）预防感染：落实消毒技术规范是切断传染病传播途径，也是控制传染病流行、阻止疫情蔓延的有效预防措施。加强床边隔离，定期开窗通风，保持空气新鲜、流通，温度适宜，每日空气消毒，避免继发感染。患儿的血液、皮屑、黏液等分泌物均具有传染性，所有用物均专人专用，医护人员在为不同患儿实施诊疗和护理前后均要洗手或双手消毒，若手上皮肤有破损时戴橡胶手套加以保护。患儿所用衣物、被服送洗衣房经消毒液浸泡后高温清洗。梅毒螺旋体对普通消毒剂如漂白粉、含氯消毒液均敏感，煮沸100℃时即可死亡。指导家属对患儿所用奶具煮沸消毒，其余器械如听诊器、婴儿暖箱、蓝光箱用浓度为2000mg/L的含氯消毒液擦洗两遍。患儿用过的一次性物品要集中焚烧处理。

4）皮肤护理：患儿皮肤脱屑较多，注意保持床单整洁、干燥、舒适，及时更换脏湿衣物、尿布，保持皮肤清洁，每日进行温水擦浴2次，病情允许时可采用沐浴，加强臀部及皮肤护理，每次便后用温水清洗臀部，并外涂鞣酸软膏或婴儿护臀霜加以保护，以防粪便直接与皮肤接触，防止尿布性皮炎的发生。对全身水肿患儿在床铺上加用海绵垫，每2～3小时更换一次体位，并轻轻按摩皮肤受压处，以防发生压疮。皮肤有破损及皲裂者，以碘伏消毒后莫匹罗星软膏（百多邦）外涂。

（2）病情观察：观察患儿的神志、反应、生命体征、肌肉张力等情况。如患儿出现有低热、不安、尖叫、呕吐、吸吮困难、前囟隆起、颈项强直、角弓反张、惊厥等情况，应及时报告医师。

（3）用药护理：治疗首选青霉素，每次5万U/kg，每12小时一次，静脉滴注或静脉推注，每8小时给药一次，疗程为10～14日。青霉素过敏者，可用红霉素每日20mg/kg，先予每日1mg/kg，逐渐增加，总量分3次/日，疗程10～15日。

（4）心理护理：梅毒是一种性传播疾病。一旦知道患儿患先天性梅毒，家属往往会产生怀疑、逃避现实的心理，甚至家属相互抱怨，影响夫妻感情，引起家庭纠纷。因此，做好家属的心理护理及健康宣教，以取得其配合治疗极为重要。首选要尊重其人格，为他们做好保密工作，在与其谈话时要注意方式、方法以取得家属信任。患儿住院期间多给予关爱，不对他产生歧视，给睡暖箱和蓝光箱的患儿做鸟巢让他有安全感。

（5）并发症的观察与护理

1）骨损害：X线表现为骨、软骨骨膜炎改变。注意患儿肢体置于功能位置，平卧位时肢体应保持成屈外展姿势，侧卧位时应用一小枕承托位于上方的肢体。治疗护理操作时动作要轻柔，尽量减少不必要的刺激，避免强力牵拉，以防止发生关节脱位及骨折。

2）肝脾肿大及全身淋巴结肿大的护理：肝脾肿大常伴有黄疸、肝损害等，注意观察患儿腹部情况，肝脾肿大程度、质地、黄疸程度、部位、出现及持续时间等，并做好记录，按医嘱定时采血检验肝功能、血常规，动态监测经皮胆红素及血清胆红素浓度变化，以便了解肝损害程度，并按医嘱使用护肝药及蓝光治疗。

3）中枢神经系统：梅毒在新生儿期虽罕见，但仍需密切观察患儿神志、反应、生命体征、肌肉张力等情况。如患儿出现有低热、不安、尖叫、呕吐、吸吮困难、前囟隆起、颈项强直、角弓反张、惊厥等情况，应及时报告医师，按医嘱使用镇静剂及脱水剂，并做好记录，防止病情恶化。

（6）健康教育：做好家属的思想工作，梅毒是可治之症，应积极配合医师治疗。孩子是无辜的，在生活中应洁身自爱，做好防护措施，防止小儿再次受累。指导定期回院复诊，进行追踪观察血清学实验，以保证患儿得到正确、全程、彻底的治疗，在治疗后的1、2、3、6、12个月时回院随访检查血清VDRL滴度，以了解疾病的痊愈程度。

（龚庆南　周燕霞）

第十节　新生儿坏死性小肠结肠炎

新生儿坏死性小肠结肠炎（necrotizing enterocolitis of newborn，NEC）为一种获得性疾病，肠黏膜甚至为肠深层因多种原因缺氧缺血导致坏死。主要在早产儿或患病的新生儿中发生，以腹胀、呕吐、便血为主要症状，最常发生在回肠远端和结肠近端，小肠很少受累，腹部X线平片部分肠壁囊样积气为特点，本症是新生儿消化系统极为严重的疾病。

【病因】

引起坏死性小肠结肠炎的原因尚未完全阐明，但一般认为是由多种原因联合所致，其中以早产和感染最为重要。多数医学工作者认为，NEC的发生主要与消化道的缺氧缺血、不当饮食喂养及细菌感染有关。发生病变的肠道可能只有几厘米，也可能很广泛，有可能从食管到肛门的整个消化道都可发生坏死，最常受到损害的部位是回肠和结肠。症状表现为肠壁充气、充血、水肿、僵硬、斑点状淤血、出血及坏死。病变多呈节段性。

1. 早产　是NEC的重要发病因素，因免疫功能差，肠蠕动差，加之出生时易发生窒息，造成肠壁缺氧损伤，使细菌侵入。

2. 缺氧与缺血　在新生儿窒息、呼吸疾病、休克等情况时，均可使心排血量减少，机体应急需先满足心、脑等重要器官的需要而压缩肠道、皮肤和肾脏等处的供血，出现肠道缺氧缺血，导致肠黏膜缺血缺氧、发生坏死，随着恢复供氧，血管扩张充血，扩张时的再灌注会增加组织损伤。在呼吸暂停、心动过缓、青紫或苍白窒息时，可见伴有肠鸣音消失。新生儿红细胞增多症，血液黏稠度增加，低血压及循环障碍等均引起肠黏膜分泌物减少、肠黏膜失去了保护层，直接暴露于消化道细菌和消化酶中，而造成损伤和细菌的入侵。

（1）肠壁缺氧和炎症损伤：早产儿免疫功能差、肠蠕动差，食物停留时间长，易使细菌生长；牛乳渗透压较高，感染、窒息的早产儿过早、过量喂牛乳，可加重肠壁黏膜损伤，诱发 NEC。出生时窒息造成肠壁缺氧损伤，使细菌得以侵入，过多细菌生长及其毒素可使缺氧的肠壁发生炎症。炎症时组织释放的细胞因子，如血小板活化因子、α-肿瘤坏死因子、前列腺素等，加重炎症反应，促使 NEC 的发生。克雷伯杆菌对食物中的乳糖有较强的发酵作用，产生的氢气使肠壁产生囊样积气。

（2）缺氧与再灌注损伤：缺血性损害可由于缺氧性损害，如新生儿窒息、呼吸系统疾病，所触发的原始潜水反射，引起的肠系膜动脉痉挛，导致肠道的血流明显减少；在换血过程中，败血症时期或用高张力配方奶喂养时，肠道血流减少，导致肠缺血性损害。同样，休克、先天性心脏病等缺血情况时，可减少体循环血流，或动脉血氧饱和度的降低，导致肠黏膜缺血缺氧、发生坏死；恢复供氧、进食和交换输血时的再灌注，增加了组织损伤。

（3）感染：感染是 NEC 的主要原因之一，大多为克雷白杆菌、大肠埃希杆菌、铜绿假单胞菌等肠道细菌。由于新生儿开始进食（母乳或牛奶等），在体内创造了一个适合细菌繁殖的环境，为肠道内细菌的繁殖提供了物质基础。各类细菌过度繁殖，侵入肠黏膜造成损伤，或引起败血症及感染中毒性休克加重肠道损伤。进食和交换输血都可增加肠壁的再灌注，成为诱发疾病的原因，导致肠道受细菌的侵袭。肠道喂养一直被认为是 NEC 的发病因素，感染、窒息的早产儿过早、过量喂牛乳，可诱发 NEC。但喂养导致 NEC 的观点仍然存在争议，有报道延迟至2 周开始喂养的早产儿 NEC 发生率反而高于早喂养者。

（4）其他：脐动脉或静脉插管、换血疗法、红细胞增多症、动脉导管开放、低体温等情况时，NEC 发生率较高。

【临床表现】

男婴多于女婴，以散发病例为主，无明显季节性。出生后胎粪正常，常在生后 2 ~ 3 周内发病，以 2 ~ 10 日为高峰。在新生儿腹泻流行时 NEC 也可呈小流行，流行时无性别、年龄和季节的差别。

1. 腹胀和肠鸣音减弱患儿先有胃排空延迟、胃潴留，随后出现腹胀。轻者仅有腹胀，严重病例症状迅速加重，腹胀如鼓，肠鸣音减弱，甚至消失，早产儿 NEC 腹胀不典型。腹胀和肠鸣音减弱是 NEC 较早出现的症状，对高危患儿要随时观察腹胀和肠鸣音次数的变化。

2. 呕吐患儿常出现呕吐，呕吐物可呈咖啡样或带胆汁。部分患儿无呕吐，但胃内可抽出含咖啡或胆汁样胃内容物。

3. 腹泻和血便开始时为水样便，每天 5 ~ 6 次至 10 余次不等，1 ~ 2 日后为血样便，可为鲜血、果酱样或黑便。有些病例可无腹泻和肉眼血便，仅有大便隐血阳性。

4. 全身症状 NEC 患儿常有反应差、神萎、拒食，严重患儿面色苍白或青灰、四肢厥冷、休克、酸中毒、黄疸加重。早产儿易发生反复呼吸暂停、心率减慢。体温正常或有低热，或体温不升。

【辅助检查】

1. 腹部立位 X 线检查　是诊断本病的重要手段。典型可见肠腔充气、液平面增多。

2. 粪便检查　大便潜血实验是否阳性。

3. 血培养、血常规　血红细胞增高，有核左移的现象；血小板多减低，镜检可见大量红细胞、白细胞。血培养阳性率为6%～7%。

【治疗要点】

主要治疗：包括禁食、胃肠减压、维持水电解质平衡和给予有效抗生素（氨苄西林、妥布霉素或克拉霉素）。禁食期间须用肠外营养维持热量需要，同时应严密观察病情变化，注意有无外科问题。不少病例经过上述处理情况逐渐改善直至痊愈。

【护理措施】

1. 护理评估

（1）评估患儿意识及精神状况，为患儿进行生命体征、体重的测量，了解患儿家属对疾病的认知情况。

（2）询问患儿的既往史：了解其母孕期健康状况，家族史、过敏史、分娩方式、患儿出生后有无窒息史、胎龄及出生体重等。

（3）评估患儿的营养状况、大小便情况、睡眠情况及皮肤完整性等。

（4）评估患儿的病情：评估患儿有无体温波动、心率减慢、呼吸暂停，密切观察肤色变化，有无面色苍白、瘀斑、腹胀、呕吐、腹泻、便血、肠鸣音等症状。

（5）了解患儿的相关检查及结果，主要用于诊断的实验室检查，包括：血常规、血生化、便常规、立位 X 线检查等。

（6）心理-社会状况：了解患儿家属对患儿疾病拟采取的治疗方法、对治疗及可能导致并发症的认知程度、家庭经济承受能力，以提供相应的心理支持。

2. 护理措施

（1）一般护理

1）环境安静，病室温度湿度适宜；禁食患儿注意口腔护理；每日 2 次。皮肤护理、脐部护理，防止感染。

2）治疗护理集中操作，减少移动，避免刺激哭闹。

3）合理喂养：绝对禁食7～14天，恢复喂养从新鲜母乳为宜，或早产儿配方奶开始，逐渐增加奶量及浓度。

4）预防感染：建立和严格执行消毒隔离制度，护理患儿前后洗手，治疗器具使用后消毒液擦拭。

（2）密切观察病情变化：观察患儿有无腹胀和肠鸣音减弱、呕吐以及呕吐物的性质及量，腹泻和血便做好记录及时与医师取得联系。

（3）用药指导

1）禁食期间以静脉维持能量及水电解质平衡。腹胀消失、大便潜血转阴性后逐渐恢复饮食。

2）恢复喂养应严格按医嘱执行，并注意腹部体征。保证静脉通路通畅，由输液泵按医嘱严格输入，并详细记录每日出入量。

（4）心理护理：向患儿家属做好病情解释，允许家属表达其感受和需要，理解其焦虑心情，因坏死性小肠结肠炎是一种威胁生命的疾病。

【专科护理】

1. 护理要点

（1）绝对禁食7～14日，恢复喂养从新鲜母乳为宜，或早产儿配方奶开始，逐渐增加奶量及浓度。

（2）促进患儿舒适度，防止腹胀、维持水电解质平衡、预防感染。

（3）做好并发症观察，及时发现早期征象。

（4）给予接触性隔离。

2. 护理措施

（1）一般护理

1）休息：保持病房安静、减少噪声，一切必要的治疗、护理操作集中进行，动作要轻、稳、准，尽量减少对患儿移动和刺激，静脉穿刺最好采用留置针，减少反复穿刺。

2）维持水电解质平衡：严格记录24小时出入量，每日监测体重变化，定时观察患儿皮肤黏膜及前囟张力。

3）加强营养支持：满足机体需要量，体重保持稳定增加，能耐受静脉补充必要的营养。

4）预防并发症：腹膜炎、肠穿孔。减轻消化道负担，促进其恢复正常功能，住院期间不发生严重并发症。

5）合理喂养：绝对禁食7～14日，待患儿状况好转，允许进食时，应严格遵照循序渐进的原则进行喂养，严禁过快过多，避免病情反复及加重。

6）观察病情：观察患儿有无腹胀，如有应立即行胃肠减压，做好胃肠减压护理，观察引流胃内容物的量及性状；观察患儿有无血便，以及大便性质及量。

（2）预防感染：维持患儿体温正常，观察有无坏死性肠炎的症状和体征，如：胃引流液增多、严重腹胀、呼吸暂停、昏睡、苍白或休克症状、血糖不稳定、大便隐血或肉眼血便等。

（3）用药指导

1）用药目的：长时间禁食，需要营养支持以及抗感染治疗。

2）用药方法：肠外营养支持：通过静脉输入营养液。抗感染：根据细菌培养及药敏试验结果选择敏感抗生素。

3）用药注意事项及药物不良反应：营养液为高渗液体，在征得家属同意后给予患儿放置中心静脉导管。外周输注营养液容易引起外渗，严重者造成局部组织坏死。定时巡视，防止药液外渗。监测患儿血糖和体重。抗感染治疗注意足量、足疗程。

（4）心理护理：向患儿家属做好病情解释，允许家属表达其感受和需要，理解其焦虑心情，因坏死性小肠结肠炎是一种威胁生命的疾病。

（5）健康教育

1）饮食指导①开奶后，鼓励母乳喂养。②如母乳喂养不足或有医学指征禁忌者，进行非母乳喂养需遵医嘱进行喂养。③合理喂养：加强对早产儿、小于胎龄儿及低出生体重儿的喂养，喂养以少量多次，合理配制奶的浓度，鼓励母乳喂养；在母婴分离情况下，鼓励母亲用挤出的母乳喂养。

2）病因预防：针对相应病因采取预防措施，加强对高危儿的监护和观察，预防肠道感染。

3）早期症状观察：注意患儿腹部情况，及时发现胃潴留、腹胀等症状。

4）出院随访：电话随访，两周后门诊复查。

（刘云璐）

第十一节　糖尿病母亲婴儿

糖尿病母亲（infants of diabetic mothers，IDMS）因其糖代谢紊乱，致使新生儿容易发生低血糖、低血钙、高胆红素血症、红细胞增多症、肺透明膜病等，严重危害新生儿生命。糖尿病母亲婴儿低血糖发生率为31.6%。合并其他疾病的发生率为61.6%。

【病因】

糖尿病是遗传因素和环境因素共同作用的结果，其发病与糖尿病家族性、不良的饮食习惯、体力活动少、大量饮酒、精神长期紧张、多次妊娠、药物等因素有关。

【临床表现】

1. 低血糖症　低血糖是IDMs最常见的并发症，多于生后24小时尤其出生后1~12小时内发生，常表现为喂养困难、少动、嗜睡、呼吸暂停、青紫、惊厥等，及时纠正能防止智力落后及神经系统的永久性损害。

2. 高胆红素血症　多发生于生后48~72小时内，期间黄疸较深，持续时间较长。对出现黄疸患儿及时监测血总胆红素，并观察有无拒奶、嗜睡、尖叫、惊厥、角弓反张等核黄疸症状。

3. 低钙血症　观察有无抽搐症状。

4. 红细胞增多症　由于髓外造血功能增强，IDMs常伴有红细胞增多症，所以在出生后1小时和24小时采静脉血或毛细血管血做红细胞压积测定，并观察有无气急、青紫、呼吸暂停及心衰，有无血尿、腹胀、腹泻、血便、多血质外貌等。

5. 肺透明膜病　出生后在4小时内出现呼吸困难呈进行性加重伴呼气性呻吟。

【辅助检查】

血糖测试：可以进行有关的血糖测试，检查患儿是否并发低血糖或高血糖的症状。

脑电图检查：部分患儿容易发生脑损伤，可以通过脑电图进行确诊。

CT检查、头颅B超：可以观察患儿是否有颅内病变等征兆。

血液检查：包括白细胞计数，血红蛋白浓度和红细胞计数，血液电解质和是否低钙。出现感染性血象，白细胞计数和中性粒细胞增高；有失血、贫血时，血红蛋白浓度和红细胞计数下降；出现异常情况时，应注意有无低氧血症和高磷酸血症等。

X线胸片检查：呼吸系统是否出现异常。了解肺部情况。

血气分析：血pH值，二氧化碳分压及氧分压情况。

【诊断】

孕母期间母亲患有妊娠期糖尿病。

【护理】

1. 护理评估

（1）评估患儿意识及精神状况，为患儿进行生命体征、体重的测量，了解患儿家属对疾病的认知情况。

（2）询问患儿的既往史：了解其母孕期健康状况，家族史、过敏史、分娩方式、患儿出生后有无窒息史、胎龄及出生体重等。

（3）评估患儿的营养状况、大小便情况、睡眠情况及皮肤完整性等。

（4）评估患儿的病情：定时监测患儿血糖变化，观察有无喂养困难、少动、嗜睡、呼吸暂停、青紫、惊厥等症状。

（5）了解患儿的相关检查及结果，主要用于诊断的实验室检查，包括：末梢血糖、血常规、血生化等。

（6）心理-社会状况：了解患儿家属对患儿疾病拟采取的治疗方法、对治疗及可能导致并发症的认知程度、家庭经济承受能力，以提供相应的心理支持。

2. 护理措施

（1）一般护理

1）巨大儿的护理：入院后即给予心电监护，保持呼吸道通畅，如有缺氧窒息表现立即给予吸痰，吸氧，严重者给予心肺复苏。体查要全面仔细，检查有无产伤及发育异常。立即测微量血糖，建立静脉通道。为预防皮肤受压，给予2小时改变体位及受压部位皮肤按摩，用柔软的物品如毛巾置于巨大儿受压部位，以改善局部血液循环。皮肤皱褶处勤观察，溢奶后及时清理，保持干燥。

2）低血糖的护理：低血糖是糖尿病母亲新生儿最常见的并发症，多于生后1～12小时内发生。患儿入院立即测微量血糖，当血糖值≤2.1mmol/L时，必须立即报告医师，遵医嘱给予静脉输注葡萄糖，静脉输注葡萄糖时注意有无渗漏，严格执行输注量，应用微量输液泵控制输液滴速。定时监测微量血糖，及时调整葡萄糖输注量及速度，预防治疗过程中发生医源性高血糖症。因新生儿低血糖多无症状，我们在监测微量血糖同时，要严密观察新生儿有无疲倦、震颤、呼吸暂停、肌张力改变、体温不升等不典型的低血糖表现。

3）呼吸窘迫综合征的护理：新生儿呼吸窘迫综合征多在出生后6小时内发生，表现为进行性呼吸困难和青紫，吸氧不能缓解。持续的心电监护，随时观察患儿的呼吸次数与节律，观察有无进行性呼吸困难。急救用物：气管插管用物、复苏囊、吸痰器、氧气、呼吸机等处于完好的备用状态。

4）新生儿缺氧缺血性脑病护理：给予患儿保暖、镇静、吸氧，应用能量合剂，遵医嘱给予促进脑细胞代谢的药物。

5）低血钙的护理：严密观察患儿有无惊厥及抽搐的表现，遵医嘱及时补充钙剂，输注时应严格控制速度，以免输注过快引起心脏骤停导致死亡等毒性反应。如心率<80次/分，应停用。在静脉用药过程中应保证输液通畅，以免药液外渗造成局部组织坏死，一旦发生药液外渗应立即拔针停止注射，局部用50%硫酸镁溶液湿敷。

6）新生儿高胆红素血症护理：每天监测患儿胆红素指数，早期应用蓝光疗法，根据黄疸轻重程度，给予持续光疗6～12小时，并口服酶诱导剂，必要时输注白蛋白，预防核黄疸的发生。在光疗过程中，密切观察患儿的体温、生命体征、神志等变化，发现异常及时报告医师并处理。

(2) 用药护理：外周输注营养液容易引起外渗，严重者可造成局部组织坏死，应定时巡视，防止药液外渗。静脉推钙：静脉注射由两人协作完成，静脉注射后测量患儿的血压、心率，静脉注射时两人同时分别静注及测心率。观察患儿有无呕吐，面色苍白等表现发生，避免药液外渗，防止局部组织钙化或坏死等。

(3) 心理护理：对于患儿家属恐惧、无助、失望等不良情绪，一定要做好对家属的解释和知情同意工作，取得患儿家属的理解与信任。耐心解答患儿家属关于患儿病情的疑问，减轻家属的恐惧和焦虑心理。

(4) 健康教育：

1) 首选母乳。无母乳或母乳不足，早产儿坚持吃早产儿配方奶，足月儿可选择各种适合年龄段的配方奶粉。

2) 及时添加辅食，一般生后半个月至1个月开始添加鱼肝油（伊可新，每日1粒）在医师的指导下补充钙剂，防止佝偻病的发生。出院后2周及出生后42日到儿科门诊接受专业医师的指导。

3) 按时预防接种。

4) 窒息、呼吸窘迫、抽搐、早产患儿，应进行康复治疗，定期随访，对有中枢神经系统后遗症的婴儿，在医师的指导下进行功能锻炼。

（周燕霞）

第十二节 新生儿脐炎

新生儿脐炎（omphalitis）是指断脐残端被细菌入侵、繁殖所引起的急性炎症。常见致病菌为金黄色葡萄球菌，其次为大肠杆菌、铜绿假单胞菌、溶血性链球菌等。

【病因】

多为断脐时或出生后处理不当而引起的细菌感染。常见病原菌为金黄色葡萄球菌，其次为大肠杆菌、铜绿假单胞菌、溶血性链球菌等。

【临床表现】

1. 轻者脐轮与脐部周围皮肤轻度发红；可有少量浆液。体温及食欲均正常。

2. 重者脐部及脐周皮肤明显红肿发硬，脓性分泌物多并带有臭味；可向周围皮肤或组织扩散引起腹壁蜂窝组织炎，如细菌经脐动脉侵入血液可引起腹膜炎、肝静脉血栓、肝脏脓肿、脓毒血症等，并出现相应的症状。重症者则有发热、吃奶少等非特异性表现。

【诊断】

1. 脐带脱落后伤口迁延不愈，有渗液或脓性分泌物。

2. 脐周皮肤红肿，深及皮下，重则蔓延形成蜂窝织炎或脐周脓肿，甚至继发腹膜炎。

3. 可有发热，血白细胞数增加。

【治疗要点】

清除局部感染灶，局部用3%过氧化氢溶液及75%乙醇擦拭；有脓肿形成者应切开引流。根据细菌药物敏感试验结果，选用适宜抗生素。

【护理】

1. 护理评估

（1）评估患儿意识及精神状况，为患儿进行生命体征、体重的测量，了解患儿家属对疾病的认知情况。

（2）询问患儿的既往史：了解其母孕期健康状况、家族史、过敏史、分娩方式、患儿生后有无窒息史、胎龄及出生体重等。

（3）评估患儿的营养状况、大小便情况、睡眠情况及皮肤完整性等。

（4）评估患儿的病情观察患儿有无体温发热、脐部周围皮肤有无红肿，脐部有无脓性分泌物。

（5）了解患儿的相关检查及结果，主要用于诊断的实验室检查，包括：血常规、血生化、血培养等。

（6）心理-社会状况：了解患儿家属对患儿疾病拟采取的治疗方法、对治疗及可能导致并发症的认知程度、家庭经济承受能力，以提供相应的心理支持。

2. 护理措施

（1）一般护理

1）休息：保持病房安静，减少噪声，一切必要的治疗、护理操作集中进行，动作要轻、稳、准，尽量减少对患儿移动和刺激，静脉穿刺最好采用留置针，减少反复穿刺。

2）严格执行无菌操作技术，局部有脓性分泌物者，彻底清除感染伤口，从脐的根部由内向外环形彻底清洗消毒。轻者可用安尔碘或0.5%碘伏及75%乙醇消毒，每日2～3次；重度感染者，可用3%过氧化氢溶液清洗后以碘伏涂抹。如有脓肿形成，需切开引流。

3）脐炎经久不愈者，要注意除外是否存在脐窦、脐茸等病灶，并进行相应处理。

4）合理喂养：遵医嘱喂养，避免喂奶后呛吐。

5）病情观察：①监测体温；②观察脐部红肿、脓肿分泌物好转与进展情况；③如出现体温异常、少吃、少哭、少动等可能为败血症；腹胀、腹肌紧张、腹部触痛可能为腹膜炎。

（2）预防感染，洗澡时，注意不要洗湿脐部，洗澡完毕，用消毒干棉签吸干脐窝内的水，并用75%乙醇消毒，保持局部干燥。

（3）用药护理：严格执行医嘱，准确输注抗生素。使用前行过敏试验，阳性患儿禁用。使用后注意有无皮疹、寒战等不良反应。

（4）心理护理：对于患儿家属恐惧、无助、失望等不良情绪，一定要做好对家属的解释和知情同意工作，取得患儿家属的理解与信任。耐心解答患儿家属关于患儿病情的疑问，减轻家属的恐惧和焦虑心理。

（5）健康教育：①保持脐部清洁、干燥，不要把尿不湿或尿布盖在肚脐上。②预防感染，勤换尿布，避免尿液污染脐部。③清理脐部方法：使用75%医用乙醇，每日2～3次，从脐的根部由内向外环形彻底清洗消毒。

（张 超）

第十三节 新生儿惊厥

新生儿惊厥（convulsion）是中枢神经系统疾病或功能失常的一种临床表现。是指全身性或身体某一局部肌肉运动性抽搐，由骨骼肌不自主的强烈收缩而引起。是新生儿期常见急症之一，其临床表现很不典型。若惊厥反复发作或持续时间长，往往导致脑水肿、脑损伤、呼吸衰竭，甚至威胁生命。应加强病情观察与护理，及时发现症状并立即控制，防止病情恶化。主要护理措施为：惊厥的紧急处理，病因治疗，精心细致的护理和病情观察。

【病因】

婴幼儿大脑皮层发育未完善，因而分析鉴别及抑制功能较差；神经纤维外面的包裹层医学上称为“髓鞘”的部分还未完全形成，绝缘和保护作用差，受刺激后，兴奋冲动易于泛化，如同电话线的串线；免疫功能低下，容易感染诱发惊厥；血脑屏障功能差，各种毒素和微生物容易进入脑组织；某些特殊疾病如产伤、脑发育缺陷和先天性代谢异常等也常见于该期，这些都是造成婴幼儿期惊厥发生率高的原因。

【临床表现】

新生儿惊厥临床发作缺乏特征性，可为不典型的、多变的、各种各样的发作表现。传统的新生儿惊厥临床发作类型主要有下列几种：

1. 微小发作　又称轻微发作，是指不出现肢体的强直或阵挛性抽搐的几种临床发作形式。临床表现包括眼的斜视、短暂而固定的凝视、眼球震颤及转动、眨眼、瞳孔散大、面部肌肉抽搐、咀嚼、吸吮、吞咽动作，或伴流涎。

2. 阵挛性发作　是由肌群有节律的抽动而造成。分为局限性和多灶性阵挛性发作。

3. 强直性发作　是以轴性或附属肌群的屈曲或伸展为特征。强直性发作可以是全面性或局限性发作。

4. 肌阵挛发作　是以单一的、反复的、快速的肌肉抽搐为特征。分局限性、多灶性和全面性发作形式。

【辅助检查】

1. 脑电图对预后评估很重要。评价新生儿惊厥预后的三个主要指标是背景活动，阵发性活动和电持续状态。其中背景活动主要反映脑功能状态和脑损伤严重程度，是判断预后的重要指标。

2. 头颅B超、头颅CT、头颅MRI、正电子断层扫描（PET）、单光子发射计算机扫描（SPECT）影像学对判定有无颅内出血、脑水肿、脑积水、脑萎缩极为重要。

【诊断】

1. 通过病史、查体及辅助检查协助诊断。

2. 鉴别新生儿尤其是早产儿是否惊厥有时很难，任何奇异的一过性现象或细微的抽动反复性、周期性出现，尤其伴有眼球上翻或活动异常，又有惊厥的原因时应考虑是惊厥发作。

【治疗要点】

1. 止惊　首选苯巴比妥，对窒息和局部缺血引起的脑损伤有保护作用，主要有降低脑代谢，能量消耗和减轻脑水肿作用。苯巴比妥负荷量20～30mg/kg，肌内注射，如未止惊，每隔10～15分钟加5mg/kg，直至惊厥停止，维持量3～5mg/(kg·d)，如果累计负荷量达到30mg/kg仍未止惊，改用苯妥英钠。苯妥英钠负荷量20mg/kg，分次给予，首次10mg/kg，如未止惊，每隔10～15分钟加5mg/kg，直至惊厥停止，维持量5mg/kg，如果累计负荷量达到20mg/kg仍未止惊，改用地西泮。地西泮每次0.3～0.5mg/kg静脉推注，从小剂量开始，如无效逐渐加量，止惊后以苯巴比妥维持。

2. 防止脑水肿　反复惊厥发作者或发作呈惊厥持续状态者，常有继发性脑水肿，应加用20%甘露醇减轻脑水肿。

3. 药物不良反应

（1）地西泮（安定）有苯甲酸钠，可影响胆红素与白蛋白的结合，故新生儿黄疸明显时不用，由于地西泮半衰期短，肌内注射在肌肉中有沉淀，作为抗惊厥治疗在美国已不使用。

（2）氯硝西泮静脉给药速度过快可对心血管和呼吸产生抑制作用。

（3）使用苯妥英钠时应注意血药浓度。

【护理】

1. 护理评估

（1）评估患儿意识及精神状况，为患儿进行生命体征、体重的测量，了解患儿家属对疾病的认知情况。

（2）询问患儿的既往史：了解其母孕期健康状况，家族史、过敏史、分娩方式、患儿出生后有无窒息史、胎龄及出生体重等。

（3）评估患儿的营养状况、大小便情况、睡眠情况及皮肤完整性等。

（4）评估患儿的病情：定时监测患儿血糖的变化，精神反应，观察有无喂养困难、口周发绀、面色青紫、神志异常，有无惊厥发作等症状。

（5）了解患儿的相关检查及结果，主要用于诊断的实验室检查，包括：末梢血糖、血气分析、血常规、血生化、脑电图、头颅B超等。

（6）心理社会状况：了解患儿家属对患儿疾病拟采取的治疗方法、对治疗及可能导致并发症的认知程度、家庭经济承受能力，以提供相应的心理支持。

2. 护理措施

（1）一般护理

1）休息：确保病室清洁安静，光线柔和，尽量减少一切不必要的刺激，各种操作尽量集中进行，减少或消除惊厥的诱发因素。

2）新生儿惊厥的临床表现与婴幼儿及儿童不同，其表现为复杂多变的无定型发作，有时难以与足月新生儿的正常活动区别。因此，儿科护士不仅要有高度的责任心，而且要有丰富的临床经验，仔细区别惊厥发作与新生儿正常动作，及时发现惊厥并详细记录表现、部位、次数、持续时间及伴随症状。

3）观察并详细记录惊厥首次发作的日龄，对鉴别诊断严重的颅内出血、低血糖、维生素B_6依赖等，明确病因有一定意义。

4）确保呼吸道通畅：有惊厥先兆或惊厥发作多采取平卧，头偏向一侧，防误吸引起窒息。及时清除口鼻腔的分泌物，及时吸痰。

5）氧气吸入：无论患儿有无发绀，有惊厥先兆就应立即给予吸氧，惊厥发作时应提高氧浓度以减轻脑组织缺氧。

6）合理喂养：①惊厥发作时应给予禁食，避免呕吐引起误吸；②惊厥控制后，如母乳喂养不足或有医学指征禁忌者，需遵医嘱进行非母乳喂养。

7）预防感染：①工作人员在接触患儿前后要洗手，有上呼吸道感染者尽量不要接触患儿，必须接触者需戴好口罩；②做好患儿臀部、脐部护理，防止皮肤破损后细菌侵入引起感染。

（2）观察病情

1）观察意识水平、肌张力、反射、自主功能的变化。患儿意识可以表现为过度激惹、嗜睡及迟钝、昏迷等。颅内器质性病变则常有前囟门张力增高、饱满及骨缝裂开、肌张力变化、原始反射减弱或消失。

2）观察惊厥发作类型。由于新生儿大脑皮层发育不成熟，局限性异常电活动不易向邻近部位传导，而皮层下结构发育相对较成熟，能兴奋邻近组织，故新生儿易呈皮层下动作，如口颊部抽动、眼球转动、反复吸吮、眨眼、咀嚼、四肢呈游泳式或踏车样运动等，如果发现某一动作反复出现，应考虑微小发作型惊厥，立即报告医师，争取早期发现，尽早诊断及治疗。

（3）用药护理

1）地西泮对呼吸和心血管系统有抑制作用，故与苯巴比妥药物合用时应十分谨慎，切忌快速静脉推注。

2）苯妥英钠的有效血浓度与中毒血浓度极为接近，中毒症状不易察觉，出现药物体内蓄积，可诱发心律紊乱，故应定时监测血药浓度。且不要长期使用，不能用肌内注射，因吸收慢，不稳定，口服吸收不好，应静脉用药，同时进行心电监护。

3）氯硝西泮每12～24小时可重复一次，缓慢静脉注射。

4）药物不良反应：①地西泮溶媒有苯甲酸钠，可影响胆红素与白蛋白的结合，故新生儿黄疸明显时不用，由于地西泮半衰期短，肌内注射在肌肉中有沉淀，作为抗惊厥治疗在美国已不使用；②氯硝西泮静脉速度过快可对心血管和呼吸产生抑制作用；③应用苯妥英钠时注意血药浓度。

（4）心理护理：做好心理护理，缓解家属焦虑及紧张情绪，使其配合治疗，促进患儿康复。

（5）健康教育：①惊厥发作时，不能喂水和进食，以免发生窒息和吸入性肺炎。遵医嘱给予鼻饲喂养或静脉营养。②耐心细致地与家属沟通，向家属详细交代患儿病情及转归、预后，解释惊厥的病因和诱因。经常和患儿家属交流，解除其焦虑，建立战胜疾病的信心，配合治疗，提高抢救成功率，减少神经系统等后遗症的发生。③定期电话、门诊随访等。

第十四节　专科技术操作
——新生儿换血疗法

【目的】

1. 清除血清中过高的胆红素。

2. 清除血液中致敏的红细胞及抗体。

3. 提供可供胆红素结合的白蛋白。

4. 纠正贫血。

【评估】

1. 评估患儿

（1）双人核对医嘱。

（2）核对床号、姓名、病历号和腕带。

（3）患儿的病情、血清总胆红素水平、有无核黄疸表现。

（4）与家属讲解换血的目的和方法及重要性，取得患儿家属的知情同意。

2. 评估环境安静整洁，宽敞明亮。

（1）准备一间单独的病室，清洁桌面、台面、地面，并用消毒液擦拭。

（2）病室需经紫外线照射1小时。

（3）室内温度24～26℃。

【操作前准备】

1. 人员准备仪表整洁，符合要求。洗手，戴口罩。

2. 物品准备

（1）大治疗车一个（放物品），两个床头桌对齐，码放在抢救台尾端，以供外科操作。

（2）急救车。

（3）远红外抢救台，上铺清洁的床单和看护垫

（4）监护仪（血压袖带要合适）、输血泵、输液泵、时钟。

（5）氧气、负压吸引器、吸氧管、吸痰管、蒸馏水。

（6）一次性口罩及帽子。

（7）绑手带4条（带子要长）、头罩。

（8）安慰奶嘴2个（放在清洁的盒子里）。

（9）尿裤、纸巾。

（10）脐静脉插管2根（5F、6F）。

（11）换血包、静切包、无菌手术衣、无菌套袖、消毒碗2包、治疗巾3包、治疗盘、消毒剪刀。

（12）无菌手套6（1/2）号、7（1/2）号、8号各4副。

（13）无菌纱布5包、棉签、无菌棉球2袋、安尔碘2瓶（新）。

（14）输血器4个、三通2个、采血管（紫管、绿管各3个）、胶布（绸布）。

（15）50ml注射器10个；5ml注射器10个；10ml注射器10个；1ml注

射器5个。

（16）温水桶、水温计、暖壶（内装开水）。

（17）感染性医疗垃圾桶2个、利器盒。

3. 药物的准备

（1）血浆和血细胞或全血从血库取回后要经两人核对（患儿姓名、性别、年龄、病历号、科室、床号、血型、血液编号、血液有效期、配血试验结果等），在电子秤上称量每一袋血的重量，并在外包装袋上注明。注意减掉血袋的重量，200ml血袋约20g；400ml血袋约30g。

（2）鱼精蛋白1支。

（3）苯巴比妥100mg 1支。

（4）2%普鲁卡因1支、利多卡因1支。

（5）10%葡萄糖酸钙1支。

（6）肝素钠12500U 1支。

（7）生理盐水500ml一瓶。

（8）1U/ml的肝素盐水500ml 2瓶（生理盐水500ml内加肝素钠0.08ml）。

（9）盐酸肾上腺素。

（10）5%葡萄糖100ml一袋，生理盐水100ml一袋。

4. 患儿的准备

（1）若时间允许，换血前禁食4小时。患儿术前停喂奶一次，或抽空胃中奶液，并保留胃管。以防呕吐后再吸入。

（2）选择2根粗而直的血管进行留置针穿刺，最好是一个在上肢，一个在下肢，或者一个在头部，一个在上肢。保证有一侧上肢可以测量血压。

（3）常规给予苯巴比妥10mg/kg，肌内注射。

（4）将患儿放在远红外抢救台上，取仰卧位，头部朝向内侧（抢救台控制板的那一侧）。

（5）暴露患儿脐部的穿刺部位，四肢分别用约束带固定，注意松紧适宜。

（6）连接好监护仪，绑好血压袖带，固定好血氧探头（一定要出波形、数值）。

（7）给患儿罩好头罩，戴上安慰奶嘴。

（8）输血器用生理盐水排气，连接在套管针上。输血前用输血泵以5ml/h的速度静脉滴注生理盐水。

【操作程序】

1. 外科医师进行脐静脉插管。护士准备好插管用物。

2. 根据医嘱将血浆与血细胞混合，轻轻摇匀，放入温水中升温（水温35~37℃）。

3. 换血开始，医师穿无菌手术衣、戴无菌手套从脐静脉插管处抽血；护士将血液连接输血器以200ml/h的速度输入。

4. 术中医师负责应急处理整个换血过程的操作和指导；护士负责穿刺、控制速度、测血压；观察记录者负责准备器材、协助穿刺、记录操作和出入血量、观察患儿状态、照料血袋、供应其他药物器械、接送标本等工作。

5. 换血前、换血中、换血后各取血测血胆红素、白蛋白、血糖、钾、钠、氯、钙、二氧化碳结合力及血细胞分析。换血总量按150~160ml/kg，总量400~600ml。输注速度要均匀，每分钟3~4ml，即200ml/h，总换血时间为2~3小时。可换出85%~90%的致敏红细胞及60%的胆红素和抗体。

6. 换血过程中枸橼酸盐保养液可结合游离钙，引起低钙血症，故每换100ml血应缓慢推注10%葡萄糖酸钙1ml，换血结束时再缓慢推注2~3ml。

7. 每15分钟测一次体温、呼吸、心率、血压、血氧饱和度。正确记录换血结束时间、出入量、注射的药物、患儿的反应、生命征象、肤色。

8. 每换50ml血轻轻摇动血袋，使血细胞与血浆混合均匀，以免红细胞下沉。

9. 换血即将结束时，将光疗箱打开预热。

【注意事项】

1. 换血时必须严格执行无菌操作，防止引起脓毒症。

2. 保持血液温度为27~37℃，>37℃可造成溶血。

3. 换血过程中从脐静脉推注钙剂时要注意心率、血压的变化。

4. 因镇静剂可抑制患儿的呼吸和心率，故换血时一般不用镇静剂。患儿哭闹时最好用安慰奶嘴加以安慰。

5. 巡视输血针有无外渗，四肢的约束带是否过松或过紧，末梢循环是否良好等。

6. 出现突发情况配合抢救。

【换血的并发症】

换血过程中5%~10%发生急性并发症，包括一过性心动过缓、苍白、一过性血管痉挛、血栓、需要复苏的呼吸暂停伴心动过缓及猝死、窒息、青紫、低体温、空气栓塞、心力衰竭和心脏停搏、感染、高血糖症、低钾血症并代谢性碱中毒、低钙血症、低血糖症、贫血、酸中毒、低镁血症。

晚期并发症：贫血、胆汁淤积、轻度移植物抗宿主反应（腹泻、皮疹、肝炎、嗜酸性粒细胞增多）。换血过程中频繁的血压和心排血量波动，影响各脏器的灌注；易引起肠管缺血和坏死，并发坏死性小肠结肠炎；尤其是脑血流变化易出现颅内高压或缺血。

【换血后的处理】

1. 给予特级护理密切观察病情，每30分钟测一次生命体征，共4次，以后改每2小时一次，共4次。若无特殊情况可按常规进行。

2. 密切观察伤口有无出血征象（脐部出血、血尿、便血）；皮肤的颜色；有无青紫、水肿、嗜睡、肌张力低下等胆红素脑病的早期症状；有无并发症征象，如心功能不全、低血糖、低血钙、酸中毒、休克等。如有异常应及时与医师联系。

3. 保持创口清洁，防止感染。

4. 维持静脉输液通畅，每小时测血糖，直至稳定。

5. 换血后6小时试喂糖水，若吸吮正常无呕吐可进行正常喂养。

6. 经常变换患儿体位，防止肺不张或肺部感染。

7. 遵医嘱给予抗生素药物，预防感染。

8. 建立健康的家庭亲子关系。在情况允许下，可让父母抚摸、照顾、拥抱和哺喂患儿。给予其父母以医学知识指导，帮助他们了解患儿的问题，并给予出院后护理的指导。

（刘雪娇　周燕霞）

第五章　消化系统疾病

第一节　小儿消化系统特点

一、小儿消化系统的解剖

小儿消化系统由口腔、咽、食管、胃、小肠、大肠组成的消化道以及肝脏、胰腺等消化腺两部分组成。小儿的消化功能不完善，极易发生消化紊乱及水、电解质、酸碱失衡，从而影响小儿生长发育。

二、小儿消化系统解剖生理特点

（一）口腔

口腔是消化道的起端，具有吸吮、吞咽、咀嚼、消化、味觉、感觉和语言等功能。足月新生儿出生时已具有较好的吸吮吞咽功能，颊部有坚厚的脂肪垫，有助于吸吮活动，早产儿则较差。吸吮动作是复杂的先天性反射，严重疾病可影响这一反射，使吸吮变得弱而无力。新生儿及婴幼儿口腔黏膜薄嫩，血管丰富，唾液腺发育不够完善，唾液分泌少，口腔黏膜干燥，易受损伤和细菌感染。3～4个月时唾液分泌开始增加，5～6个月时明显增多。3个月以下小儿唾液中淀粉酶低下，不宜喂淀粉类食物。婴儿口底浅，不能及时吞咽所分泌的全部唾液，常发生生理性流涎。

（二）食管

食管有两个主要功能：一是推进食物和液体由口入胃；二是防止吞咽期间胃内容物反流。新生儿和婴儿的食管呈漏斗状，黏膜纤弱、腺体缺乏、弹力组织及肌层尚不发达，食管下段贲门括约肌发育不成熟，控制能力差，常发生胃食管反流，绝大多数在8～10个月时症状消失。婴儿吸奶时常吞咽过多空气，易发生溢乳。

（三）胃

新生儿胃容量为30～60ml，后随年龄而增大，1～3个月时90～150ml，

1岁时250~300ml，5岁时为700~850ml，成人约为2000ml。故年龄愈小每日喂食的次数应较年长儿多。婴儿胃呈水平位，当开始行走时其位置变为垂直。胃平滑肌发育尚未完善，充满液体食物后易使胃扩张，由于贲门括约肌肌张力低，幽门括约肌发育较好，且自主神经调节差，故易引起幽门痉挛出现呕吐。胃黏膜有丰富的血管，但腺体和杯状细胞较少，盐酸和各种酶的分泌均较成人少且酶活力低，消化功能差。胃排空时间随食物种类不同而异，稠厚含凝乳块的乳汁排空慢，水的排空时间为1.5~2小时，母乳为2~3小时，牛乳3~4小时。早产儿胃排空更慢，易发生胃潴留。

（四）肠

小儿肠管相对比成人长，一般为身长的5~7倍，或为坐高的10倍，有利于消化吸收。肠黏膜细嫩，富有血管和淋巴管，小肠绒毛发育良好，肌层发育差。肠系膜柔软而长，黏膜下组织松弛，尤其结肠无明显结肠带与脂肪垂，升结肠与后壁固定差，易发生肠扭转和肠套叠。肠壁薄，通透性高，屏障功能差，肠内毒素、消化不全产物和过敏原等可经肠黏膜进入体内，引起全身感染和变态反应性疾病。

（五）肝

年龄愈小，肝脏相对愈大。婴儿肝脏结缔组织发育较差，肝细胞再生能力强，不易发生肝硬化，但易受各种不利因素的影响，如缺氧、感染、药物中毒等均可使肝细胞发生肿胀、脂肪浸润、变性坏死、纤维增生而肿大，影响其正常生理功能。婴儿时期胆汁分泌较少，故对脂肪的消化、吸收功能较差。

（六）胰腺

分为内分泌和外分泌两部分，前者分泌胰岛素控制糖代谢，后者分泌胰腺液，内含各种消化酶，与胆汁及小肠的分泌物相互作用，共同参与对蛋白质、脂肪及碳水化合物的消化。婴幼儿时期胰腺液及其消化酶的分泌极易受炎热天气和各种疾病影响而被抑制，容易发生消化不良。

（七）肠道细菌

在母体内，胎儿的肠道是无菌的，生后数小时细菌即从空气、奶头、用具经口、鼻、肛门入侵至肠道。一般情况下胃内几乎无菌，十二指肠和上部小肠也较少，结肠和直肠细菌最多。肠道菌群受食物成分影响，单纯母乳喂养儿以双歧杆菌占绝对优势，人工喂养和混合喂养儿肠内的大肠杆菌、嗜酸杆菌、双歧杆菌及肠球菌所占比例几乎相等。正常肠道菌群对侵入肠道的致病菌有一定的拮抗作用。消化功能紊乱时，肠道细菌大量繁殖可进入小肠甚至胃内而致病。

(八) 健康小儿粪便

1. 胎粪　新生儿出生24小时内即会排出胎粪，3~4日排完，胎粪色为黑绿或深绿，黏稠，无臭，是由脱落的上皮细胞、浓缩消化液及胎儿时期吞入的羊水所组成。若喂乳充分，2~3日后即转为正常婴儿粪便。

2. 母乳喂养儿粪便　为黄色或金黄色，多为均匀糊状，或带少许粪便颗粒，或较稀薄，绿色、不臭，呈酸性反应（pH 4.7~5.1）。每日排便2~4次，一般在增加辅食后次数即减少，1周岁后减至1~2次/日。

3. 人工喂养儿粪便及牛、羊乳喂养的婴儿粪便　为淡黄色或灰黄色，较干稠，呈中性或碱性反应（pH 6~8）。因牛乳含蛋白质较多，粪便有明显的蛋白质分解产物的臭味，大便1~2次/日，易发生便秘。

4. 混合喂养儿粪便　喂母乳加牛乳者的粪便与喂牛乳者相似，但较软、黄。添加淀粉类食物可使大便增多，稠度稍减，稍呈暗褐色，臭味加重。添加各类蔬菜、水果等辅食时大便外观与成人相似，每日1~2次。

（白 玫　胡程晨）

第二节　小儿腹泻

小儿腹泻（infantile diarrhea），又称腹泻病，是由多病原、多因素引起的以大便次数增多伴性质改变为主要表现的一组疾病，也可伴有发热、呕吐、腹痛等症状。腹泻严重时患儿可出现不同程度的水、电解质、酸碱平衡紊乱，是儿科最常见疾病之一。6个月以内的婴儿，出生后不久即出现腹泻，仅表现大便次数增多，患儿食欲好，生长发育正常，当增加辅食后，大便次数可自行好转，这类腹泻称为生理性腹泻，多见于母乳喂养儿。小儿腹泻发病年龄以6个月~2岁婴幼儿多见，一年四季均可发病，但夏秋季发病率最高。

【病因及发病机制】

(一) 易感因素

1. 婴幼儿消化系统特点　婴幼儿消化系统发育不完善，胃酸和消化酶分泌不足且活性低，患儿消化道的负担较重，易引起消化功能紊乱。

2. 婴幼儿防御能力较差　婴幼儿血清免疫球蛋白及胃肠道SIgA较低，易出现肠道感染引起腹泻。

3. 人工喂养　母乳中含有SIgA、巨噬细胞及粒细胞等免疫因子，有抗肠道感染作用，人工喂养患儿不能从中获得，易出现肠道感染引起腹泻。

(二) 感染因素

1. 肠道内感染

（1）病毒感染：寒冷季节婴幼儿腹泻80%由病毒感染引起。其中轮状病毒是病毒性肠炎最主要病原，其次为星状和杯状病毒、柯萨奇病毒、诺沃克病毒、冠状病毒等。

（2）细菌感染：以可致泻的大肠杆菌为主要病原，包括致病性大肠杆菌、产毒性大肠杆菌、侵袭性大肠杆菌、出血性大肠杆菌和黏附性-集聚性大肠杆菌。其他细菌有空肠弯曲菌、沙门氏菌、金黄色葡萄球菌等。

（3）真菌感染：婴儿以白色念珠菌多见，其他包括曲菌、毛霉菌等。婴幼儿长期应用广谱抗生素引起肠道菌群失调或激素引起免疫功能的降低，易发生肠道真菌感染导致腹泻。

（4）寄生虫感染：以阿米巴原虫、蓝氏贾第鞭毛虫、隐孢子虫多见。蓝氏贾第鞭毛虫、阿米巴原虫和隐孢子虫蓝氏贾第鞭毛虫、阿米巴原虫和隐孢子虫蓝氏贾第鞭毛虫、阿米巴原虫和隐孢子虫常见为蓝氏贾第鞭毛虫、阿米巴原虫和隐孢子虫等。常见为蓝氏贾第鞭毛虫、阿米巴原虫和隐孢子虫等。常见为蓝氏贾第鞭毛虫、阿米巴原虫和隐孢子虫等。

2. 肠道外感染如中耳炎、上呼吸道感染、泌尿系感染、皮肤感染或急性传染病等疾病的病原菌直接感染患儿肠道引起腹泻。

（三）非感染因素

1. 饮食因素　由于喂养不当，包括喂养次数、食量、种类的改变太快，给予过多脂肪类、纤维素类食物或高果糖的果汁，均可引起腹泻。部分患儿对牛奶、豆类或某种食物过敏也可引起腹泻。

2. 气候因素　由于天气突然变冷或天气过热，导致腹部受凉或消化酶分泌降低均可导致腹泻。

【临床表现】

（一）症状与体征

1. 大便次数增多、性质及气味改变　根据腹泻轻重每日排便数次至数十次不等。呈黄色或黄绿色稀水便、蛋花汤样便，可混有黏液、泡沫或奶瓣，严重患儿可伴有少量血便。大便气味可出现腥臭味或酸味。

2. 腹泻伴随症状　患儿腹泻时可伴恶心、呕吐或溢乳，食欲减退等。

3. 全身中毒症状　由肠道内感染所致腹泻，可出现全身中毒现象。表现为体温低热或高热、烦躁、精神差或嗜睡等。

4. 电解质紊乱

（1）代谢性酸中毒：主要表现为呼吸深快、精神萎靡、嗜睡、面色苍白、口唇樱红。

（2）低钙血症：主要表现为手足搐搦、惊厥等。

（3）低钾血症：多随酸中毒的纠正，出现低钾血症。主要表现为全身乏力、反应迟钝、哭声低、吃奶无力、肌张力低下等表现。

5. 脱水腹泻　严重患儿可出现脱水，表现为消瘦，体重不增或降低。脱水程度的判断见表5-1。

表5-1　脱水程度判断

脱水程度	轻度	中度	重度
失水占体重（%）	<5	5-10	>10
精神状态	正常	烦躁或萎靡	昏睡或昏迷
前囟眼窝下陷	不明显	较明显	明显
皮肤干燥	略有	明显	极显
皮肤弹性	稍差	差	极差
眼泪	有	少	无
尿量	稍少	少	极少或无

（二）小儿腹泻分型

1. 按病程分类

（1）急性腹泻：腹泻病程<2周。

（2）迁延性腹泻：腹泻病程2周~2月。

（3）慢性腹泻：腹泻病程>2月。

2. 按病情分类

（1）轻型腹泻：多由饮食及肠道外感染引起。一般无全身症状，精神尚可，失水不明显，主要为胃肠道症状，偶有伴随症状恶心、呕吐等，大便次数每日10次左右，量少，呈黄色或黄绿色稀糊状伴有奶瓣或泡沫。

（2）重型腹泻：多为肠道内感染引起。表现为严重的胃肠道症状，常伴呕吐，严重者可见咖啡渣样液体，大便次数每日多至数十次，量多，多呈水样便或蛋花汤样便伴有少量黏液或血便。除此之外还可出现明显脱水、电解质紊乱及全身中毒症状。

【辅助检查】

1. 血液检查包括血常规及血生化检查。白细胞总数及中性粒细胞增多提示细菌感染；淋巴细胞计数增多提示病毒感染；嗜酸性粒细胞增多提示有寄生虫感染或接触过敏原。血清钠的浓度提示脱水性质，根据血钾、血钙、血镁浓度提示患儿是否出现电解质紊乱。

2. 粪便检查包括便常规、便潜血，便培养。肠炎患儿大便可见红细胞、白细胞；消化不良或脂肪泻可见脂肪滴；便潜血可了解患儿大便是否出现便血；便培养可检验出致病菌。

【诊断】

1. 症状体征患儿每日大便次数超过正常排便习惯，且出现大便性质改变，水分增多，粪质减少，可伴奶瓣、黏液、血便等。伴随症状可表现为呕吐、腹痛或不同程度发热。可出现不同程度脱水、电解质紊乱、酸中毒。

2. 实验室检查：轮状病毒肠炎 患儿大便行电镜检测可发现轮状病毒颗粒。便常规镜检可见红、白细胞等。细菌培养可见致病菌。

3. 过敏性腹泻患儿摄入牛乳48小时内出现症状，若停止摄入，腹泻症状好转。

【治疗】

1. 调整饮食 除严重呕吐患儿外，均可继续进食。母乳喂养患儿继续母乳喂养，暂停辅食，人工喂养患儿可喂米汤或稀释的牛奶或其他代乳品，少食多餐，病毒性肠炎患儿可以改喂免乳糖配方奶。随病情的好转，逐渐从流食、半流食过渡到正常饮食。

2. 对症处理 纠正水电解质紊乱及酸碱失衡。

（1）脱水：口服补液盐（ORS）用于腹泻预防轻、中度脱水。轻度脱水给予50～80ml/kg，中度脱水给予80～100ml/kg。静脉补液治疗，适用于重度脱水、呕吐及腹泻严重的患儿，需补充累积损失量、继续损失量及生理需要量。

（2）电解质紊乱：及时纠正低钾、低钙和低镁血症。

（3）代谢性酸中毒：纠正酸中毒，静脉补充碱性溶液，首选碳酸氢钠溶液。

3. 止泻治疗应用微生态制剂补充肠道菌群，蒙脱石散保护消化道黏膜。

4. 控制感染根据病原菌选择适宜抗生素进行治疗。

【护理】

（一）护理评估

1. 评估患儿意识及精神情况，为患儿进行生命体征、身高、体重的测量，了解患儿基本生长发育情况。

2. 询问家属患儿有无既往史、过敏史、手术史及家族史等。

3. 评估患儿营养情况，有无食欲不振，进食后有无呕吐，呕吐物的性质、量，询问患儿的大小便情况，尿量有无减少，腹泻的次数、颜色、性质、量，以及有无伴随症状如腹痛、呕吐等。

4. 评估患儿目前病情，精神有无烦躁或萎靡，是否全身乏力，面色有无苍白或发灰发暗，评估患儿皮肤的弹性及干燥程度，呼吸是否平稳，有无抽搐、惊厥等表现。

5. 评估患儿是否有饮食不卫生史，询问喂养的时间、食量及成分情况；患儿腹部有无受凉；有无其他感染性疾病，如上呼吸道感染、肺炎、中耳炎等；有无滥用药物的现象，如广谱抗生素或肾上腺糖皮质激素等。

6. 了解患儿目前相关检查，关注患儿便常规、便潜血、便培养结果，以及血常规、血生化的结果。

7. 心理-社会状况　了解家属对疾病采取的治疗、护理的配合程度，以及家属对此疾病的知识缺乏程度。评估患儿及家属的心理状态和家庭经济承受能力。

（二）护理措施

1. 一般护理

（1）休息与活动。根据患儿腹泻病情程度，适当安排活动，急性期可卧床休息，家属需予患儿定时翻身，避免身体局部受压，出现压疮。

（2）饮食护理

1）饮食调整原则上由少到多，由稀到稠，根据患儿食欲、腹泻等情况进行调整，尽早恢复正常饮食。

2）母乳喂养患儿，不可突然中断喂养，可采用少量多次喂养的方法，患儿母亲同时需要限制饮食，少食脂肪类、纤维素高的食物，多饮水，以稀释母乳。若为人工喂养，可喂养与奶等量的米汤或稀释后的牛奶或其他代乳品，保证奶类的质量。腹泻严重时，患儿需暂停辅食，当患儿腹泻次数减少时，按增加辅食的原则逐渐增加。

3）年长儿饮食上以流质食物为主，食物种类宜选用清淡、易消化、高蛋白、高热量食物，避免多食糖类及脂肪，忌油腻、刺激、生冷，需保证充分营养供给。待病情好转后，给予半流质食物如粥、面条等，逐渐过渡到正常饮食。

4）鼓励患儿多饮水，保证患儿每日出入量平衡。

（3）预防感染：做好消毒隔离，预防交叉感染。腹泻患儿自身抵抗力低下，易受外界病毒、细菌等病原微生物感染。所以护理或接触每位患儿前后需认真洗手，避免患儿之间交叉感染。轮状病毒主要经粪-口传播及接触传播，也可通过呼吸道传播，为了预防婴幼儿轮状病毒的感染，接触已感染患儿后，需严格执行床旁隔离，用物专人专用，病室环境及物品定时消毒；接触患儿呕吐物、排泄物需戴手套，把污物扔在医疗垃圾中；接触后按“六步洗手法”洗手。对于母乳喂养的患儿，母亲需注意乳房卫生，每次喂养前后用清水清洗乳房，保持内衣清洁干燥。人工喂养的患儿，家属需进行餐具、奶瓶的清洗及消毒，可采取煮沸消毒的方法。对于年长儿，家属需帮助患儿进食及大小便前后要用肥皂洗手，勤剪指甲。

2. 病情观察

（1）观察及记录患儿生命体征，包括体温、呼吸、心率、血压。关注患儿体温是否出现低热或高热，及时发现感染征象，观察患儿呼吸、心率是否平稳，血压是否正常。

（2）严格记录患儿出入量，关注患儿进食情况，进食后有无呕吐，呕吐物的性质、量，记录患儿尿量及大便情况，包括大便次数、颜色、性质、量，是否伴有泡沫、奶瓣、黏液及脓血。

（3）观察患儿臀部皮肤情况，有无发红、破损。

（4）观察患儿有无脱水征象，观察患儿的精神状态、面色、皮肤弹性、皮肤黏膜干燥程度及尿量情况。

（5）观察患儿有无休克先兆，如患儿面色和皮肤发灰或发花、四肢发冷、出冷汗、精神极度萎靡、脉搏细数、尿少等。

（6）观察患儿是否出现低钾、低钙血症以及代谢性酸中毒的表现。

3. 用药护理

（1）口服补液盐：对于轻中度脱水患儿，要遵循少量多次的原则，以免造成呕吐；服用ORS期间应让患儿照常饮水，防止出现高钠血症；高钠血症的患儿，禁止服用ORS；若脱水纠正，应立即停服ORS；患儿心、肾功能不全，腹胀明显的患儿，忌服ORS。

（2）静脉治疗：对于重度脱水患儿，应立即建立有效的静脉通路，保证液体输入，及时补充血容量；补液原则按照先盐后糖、先浓后淡、先快后慢、见尿补钾，补钾溶液浓度应小于0.3%；根据脱水程度调整输液速度，注意患儿尿量变化；护理人员需定时观察患儿输液局部皮肤情况，防止静脉炎及渗液情况发生，保证患儿输液安全。

（3）微生态制剂：常用制剂有双歧三联活菌、金双歧等。药物应低温保存至2～8℃；口服时用温水冲服，水温不宜超过40℃；避免与抗菌药同服。

（4）消化道黏膜保护剂：它是一种天然的硅铝酸盐。口服时应注意空腹服用，温水冲服；治疗急性腹泻时，止泻同时需注意纠正脱水；注意观察药物不良反应，如便秘。

4. 臀部皮肤护理

（1）尿裤选用质地柔软的吸水布料，勤更换，避免排泄物刺激臀部皮肤，导致破损。

（2）患儿每次大便后温水擦拭，动作轻柔，肛周尽量保持干燥，若已出现臀红，可涂抹5%鞣酸软膏或40%氧化锌油给予保护。

（3）臀部皮肤破损严重患儿，可适当暴露皮肤或遵医嘱给予红光治疗。

（4）慢性腹泻患儿常伴营养不良，皮下脂肪含量少，需予患儿定期翻身，对皮肤受压部位进行按摩，防止压疮发生。

5. 心理护理腹泻患儿大多身体虚弱、无力，且由于大便次数增多以及性状改变，患儿家属常出现焦虑、担心、恐惧的心理。护理人员首先应尽快帮助患儿及家属适应医院环境，用温柔、可亲的语言与患儿及家属交流，及时给予疾病指导，告知家属护理方法和治疗要点，以消除家属的焦虑、恐惧心理。在进行每项护理操作前取得家属或年长患儿同意，做好解释工作，操作完成后给予适当鼓励和表扬，可以促进护患之间关系，取得家属对医护人员的信任，以提高患儿的治疗效果。

6. 健康教育

（1）生活指导：对于腹泻患儿，需营造安静、舒适的环境，以使其休眠充足。指导家属进行出入量的记录以及脱水表现的观察。

（2）饮食指导：给予患儿易消化、高热量，富含丰富蛋白质的食物，以保证患儿营养需求，避免进食刺激患儿消化道的食物，如过冷、过热、油腻等食物。

（3）用药指导：指导患儿家属按时按量给予患儿服药，告知家属所用药物的不良反应，同时观察患儿大便改变情况，有无减轻或加重。

（4）疾病相关知识：小儿腹泻是由多病因、多因素引起的患儿大便次数增多及性质改变，多见于夏秋季节，所以提前预防就尤为重要。在易发病季节注意饮食及饮食卫生，避免肠道感染，以减少患儿发病率。注意天气变化，合理增减衣服。避免滥用广谱抗生素，导致患儿肠道菌群失调引起腹泻。

（胡程晨）

第三节 鹅 口 疮

鹅口疮（thrush，oral candidiasis）又称急性假膜型念珠菌性口炎，又名雪口病，是由白色念珠菌感染所引起口腔黏膜表面形成白色斑膜，为真菌感染。多见于新生儿、营养不良、腹泻、长期应用抗生素或激素的患儿。病程严重的患儿可引起下呼吸道、消化道真菌感染，最后发展为真菌性败血症。

【病因及发病机制】

1. 产道感染　婴儿出生时通过产道接触母体分泌物所引起的真菌感染。

2. 哺乳不洁　婴儿使用的奶具消毒不彻底，母亲乳房不洁或喂奶者手指污染，患儿经口进食后感染。

3. 滥用药物　患儿长期应用抗生素或激素，致患儿体内正常菌群失调，抵抗力下降，易造成真菌感染。

4. 其他因素　患儿因营养不良、腹泻等致机体免疫功能降低时，也可发生真菌感染。

【临床表现】

（一）症状及体征

1. 口腔黏膜改变　患儿口腔黏膜表面出现乳白色、高于黏膜表面的乳凝块物，可呈点状或片状，除去斑膜，可见红色黏膜创面。最常见于颊黏膜，其次舌、齿龈、上颚，严重时蔓延到咽部及以下，表现为整个口腔均被白色斑膜覆盖。

2. 疼痛　轻症患儿患处不痛，不影响进食。重症患儿出现烦躁、哭闹、拒食、食欲下降等表现。

3. 低热　严重患儿可出现感染表现，可伴低热。

（二）并发症

1. 念珠菌性食管炎　白色念珠菌侵袭食管引起食管炎症，患儿可表现为吞咽困难、恶心等症状。

2. 肺念珠菌病　口腔内真菌侵袭呼吸道从气管入肺部，导致肺部感染，患儿可表现为咳嗽、咳痰等症状，严重患儿可出现咳血、呼吸困难。

3. 败血症　白色念珠菌侵入血液系统，引起真菌败血症。患儿临床表现不典型，可出现高热、精神反应差等表现，新生儿可出现呼吸暂停等表现。

【辅助检查】

口腔黏膜涂片：可见霉菌丝及念珠菌孢子，以确定致病菌种类，作为诊断依据。

【诊断】

1. 症状体征　患儿口腔黏膜可见白色乳凝块状物，点状或片状，略突起，不易拭去。

2. 实验室检查　口腔黏膜涂片可见白色念珠菌菌丝及孢子。

【治疗】

1. 保持口腔清洁　喂奶前后用2%碳酸氢钠溶液清洁口腔，避免奶液残留。

2. 局部用药　用制霉菌素片1片（每片50万U）溶于10ml生理盐水中，然后涂口腔，每天2~3次。

【护理】

（一）护理评估

1. 评估患儿意识及精神情况，为患儿进行生命体征、身高、体重的测量，了解患儿基本生长发育情况。

2. 询问家属，了解患儿的既往史、过敏史、用药史、手术史及家族史等。

3. 评估患儿营养情况，有无食欲不振、拒食、吞咽困难等表现，进食时有无哭闹，询问患儿的大小便情况，尿量有无减少，有无便秘或腹泻等。

4. 评估患儿口腔黏膜情况，口腔黏膜有无白色片状物，能否拭去，出现的部位及范围，有无流涎、口臭，有无破损。

5. 询问患儿有无饮食不洁情况，出生时有无产道感染，有无滥用药物的情况。

6. 心理-社会状况 了解家属对疾病采取的治疗、护理的配合程度，以及家属对此疾病的知识缺乏程度。评估患儿及家属的心理状态和家庭经济承受能力。

（二）护理措施

1. 一般护理

（1）休息与活动：患儿需保证每日睡眠充足，适当活动，增强患儿机体免疫力。

（2）饮食护理：给予患儿高热量、高蛋白、含丰富维生素的流食或半流食，避免食物过冷、过热或过硬，以免刺激患儿口腔黏膜引起疼痛或破损。每次喂奶后再给患儿喂服少量温开水，避免奶液在口腔中存留以促进真菌生长。

（3）预防感染：①患儿使用的餐具或奶具应给予彻底消毒，且一人一用，避免交叉感染；②指导家属正确喂养，加强个人卫生，接触患儿前后注意手卫生；③母乳喂养前后用温水将乳头清洗干净并擦干，保持内衣清洁干燥。

2. 病情观察

（1）观察患儿生命体征变化，注意体温的变化，及时发现患儿感染征象。

（2）观察患儿精神状态变化，有无哭闹明显、拒食、吞咽困难以及食欲下降等表现。

（3）观察患儿口腔黏膜情况，注意口腔黏膜白斑有无扩大、破损等表现。

3. 口腔护理

（1）保持口腔清洁，哺乳前后给予患儿用2%碳酸氢钠溶液涂口腔，用棉签轻轻擦拭，使口腔成为碱性环境，可以抑制白色念珠菌的生长与繁殖。

（2）用制霉菌素片1片（每片50万U）溶于10ml生理盐水中，然后涂口腔，擦于患处，每天2～3次。

（3）给予患儿口腔上药时，需避开进食时间，宜在奶后进行，涂抹在口腔内白色斑膜上，动作要轻、快、准，以免患儿因疼痛或恶心出现哭闹从而影响护理操作。

4. 心理护理鹅口疮患儿年龄一般较小，且由于口腔黏膜的改变以及患儿哭闹、拒食易引起家属焦虑、担心及恐惧，医护人员应及时给予帮助，告知此病的病因、护理方法及治疗要点，以减轻家属的不良情绪。护理人员常与家属进行沟通，告知家属目前患儿所存在的问题，积极指导家属正确喂养，以增进护患关系，取得家属的信任，从而提高依从性。

5. 健康教育

（1）生活指导：保持患儿周围环境的清洁，注意个人卫生。保证患儿营养充足，增强患儿机体免疫力，避免出现营养不良情况发生。

（2）饮食指导：母乳喂养需注意乳头的清洁，喂奶者注意手卫生，哺乳者勤换内衣，防止奶渍留在内衣上，引发细菌繁殖。患儿奶具及用物需进行严格消毒。保证患儿营养充足，注意饮食卫生。

（3）用药指导：教会家属给予患儿口腔黏膜上药的方法和注意事项，应避开进食时间，以便使药物长时间发挥作用。同时避免长期滥用广谱抗生素及激素类药物。

（张海岩　胡程晨）

第四节　消化性溃疡

消化性溃疡（peptic ulcer）是指发生在胃和十二指肠的慢性溃疡，包括胃溃疡（gastric ulcer，GU）和十二指肠溃疡（duodenal ulcer，DU）。小儿消化性溃疡分为两类：一类原发性（特发性）溃疡，好发于学龄儿童及青少年，大多为慢性，以十二指肠溃疡多见；另一类为继发性（应激性）溃疡，多见于新生儿及婴幼儿，大多为急性，主要为胃溃疡。

【病因及发病机制】

1. 侵袭因素　其中侵袭因素包括胃酸和胃蛋白酶的分泌异常导致过强的消化作用、幽门螺旋杆菌感染、应用非甾体类抗炎药以及其他消化腺分泌的胆盐、胰酶等。幽门螺旋杆菌感染及非甾体类抗炎药是损害胃、肠黏膜屏障最常见的病因。

2. 防御因素　胃和十二指肠的黏液、黏膜屏障，上皮细胞更新，黏膜上皮细胞分泌的前列腺素以及表皮生长因子等为防御因素。当侵袭因素超过防御因素，或因某些原因损害了这一防御因素，则胃液及胃蛋白酶可侵袭胃、肠黏膜导致溃疡发生。

3. 易感因素

（1）遗传因素：家庭中同为幽门螺杆菌感染，溃疡发生的发病率高。

（2）精神心理因素：患儿长期精神紧张、焦虑等，可能通过神经影响胃酸及胃蛋白酶的分泌，可致溃疡的发生及加重。

【临床表现】

（一）按病因分类

1. 原发性消化性溃疡

（1）新生儿期：患儿多为急性起病。早发症状多为上消化道出血或穿孔，表现为呕血、便血、腹胀及腹膜炎。

（2）婴幼儿期：表现为食欲减退、反复呕吐、烦躁不安，也可出现呕血及黑便。

（3）学龄前期和学龄期：患儿可自诉腹痛，疼痛部位多位于上腹部或脐周，多伴恶心、反酸、食欲不振等表现。

2. 继发性消化性溃疡　多与应激因素或服用非甾体类抗炎药有关。小儿常见的应激因素有严重全身性感染、休克、败血症、手术、外伤等。患儿病情较重，可表现为消化道出血、穿孔、休克等。

（二）症状

1. 腹痛主要症状为上腹部疼痛（表5-2）。

表5-2　胃溃疡与十二指肠溃疡的腹痛特点

疾病	胃溃疡（GU）	十二指肠溃疡（DU）
疼痛性质	烧灼或痉挛感	钝痛、灼痛或剧痛
疼痛部位	剑突下正中或偏左	上腹正中或稍偏右
疼痛发生时间	进食后半小时到1小时，少见夜间疼痛	进食后1~3小时，午夜到凌晨疼痛
疼痛持续时间	1~2小时	饭后2~4小时，到下次进食后停止
疼痛规律	进食—疼痛—缓解	疼痛—进食—缓解

2. 其他表现反酸、嗳气、恶心、呕吐、食欲减退等。

（三）体征

溃疡活动期可出现上腹部压痛。

（四）并发症

1. 出血　是消化性溃疡最常见的并发症。轻者表现为黑便、呕血，重者可出现失血性休克。

2. 穿孔　可引起急性腹膜炎表现。

3. 幽门梗阻患儿表现为反复大量呕吐。

【辅助检查】

1. 内镜检查　诊断消化性溃疡首选方法。能直观观察溃疡及周围炎症的轻重，估计病灶大小，也可进行组织活检。

2. 上消化道钡餐造影　大多表现为胃滞留增多，胃蠕动增强、幽门痉挛梗阻等。小儿溃疡病变较浅，钡剂显影不明显。

3. 血常规及粪便潜血试验　注意血红蛋白进行性下降提示有活动性出血。粪便潜血试验阳性提示怀疑有消化道出血。

4. 胃液分析　部分患儿胃酸增加，以十二指肠溃疡多见。

【诊断】

1. 症状体征　患儿出现反复呕吐，且与进食有关。年长儿可表现为上腹部剑突下周期性、节律性疼痛，常夜间痛醒、晨起疼痛。

2. 纤维胃镜　提示溃疡。

3. X线钡餐检查　有溃疡直接或间接征象。

4. 严重患儿有失血性贫血、呕吐、便血、穿孔等表现。

【治疗】

（一）一般治疗

养成良好的生活习惯，减少精神刺激，合理饮食，避免进食刺激性强的食物，避免服用损伤消化道黏膜的药物。注意出血情况，必要时积极补充血容量，防止失血性休克的发生。

（二）药物治疗

1. 根除幽门螺杆菌　存在幽门螺杆菌（Hp）感染的消化性溃疡，采用2～3种药物联合用药，如胶体铋剂、阿莫西林、甲硝唑、呋喃唑酮、克拉霉素等。

2. 抑制胃酸分泌

（1）H_2-受体拮抗剂，常用药物有西咪替丁、雷尼替丁、法莫替丁。

（2）质子泵抑制剂，常用药物为奥美拉唑。

3. 保护胃黏膜主要有硫糖铝、枸橼酸铋钾。

（三）手术治疗

一般不需要手术治疗，如出现穿孔或出血严重不易控制及幽门完全梗阻时需进行紧急手术。

【护理】

（一）护理评估

1. 评估患儿意识及精神情况，为患儿进行生命体征、身高、体重的测量，了解患儿基本生长发育情况。

2. 询问家属患儿有无既往史、过敏史、用药史、手术史及家族史等。

3. 评估患儿营养情况，询问患儿进食情况，进食种类、食量，有无不良饮食习惯，有无腹胀，食欲不振等表现，进食后有无呕吐，呕吐物的性质、量等。评估患儿尿量及大便情况，大便次数、性质、量，有无便血，是否出现腹痛，腹痛的性质、程度和规律。

4. 评估患儿目前病情，精神有无烦躁或萎靡，面色是否苍白，有无剧烈腹痛、反复大量呕吐的表现。

5. 了解患儿目前相关检查，关注患儿便常规、便潜血结果以及血常规中血红蛋白的改变，及时发现出血征象。

6. 心理-社会状况 了解家属对疾病采取的治疗、护理的配合程度，以及家属对此疾病的知识缺乏程度。评估患儿及家属的心理状态和家庭经济承受能力。

（二）护理措施

1. 一般护理

（1）休息与活动：急性期患儿需卧床休息，避免情绪紧张。

（2）饮食护理

1）饮食要规律、定时、适当，给予足够的热量、蛋白质、维生素，以及低脂肪、易消化的食物，如粥，鸡蛋、面食等。避免过硬、过冷、粗糙的食物及有刺激性成分的食物，如油炸、煎炒的食物以及酒、茶、咖啡等，避免餐间进食及睡前进食。

2）进食应细嚼慢咽，急性活动期，需少量多餐。

3）出血严重的患儿应遵医嘱予禁食。出血停止后，应试进食，食量宜少，需要逐渐过渡，由流质食物过渡到半流质再到正常的饮食。

4）牛奶需选择脱脂牛奶，避免多饮。

（3）预防感染：阻断 Hp 传染源，若家庭中有明确感染者，应实行分餐制，家属勿通过咀嚼食物后喂养患儿。Hp 阳性患儿的呕吐物或排泄物需放入医疗垃圾中，护理人员接触时需戴手套，操作前后做好手卫生。

2. 病情观察

（1）观察患儿生命体征变化，包括体温、血压、脉搏、呼吸。

（2）观察患儿胃肠道症状，有无腹胀、食欲不振、嗳气反酸的现象。

（3）观察患儿腹痛发生的时间，注意疼痛与进食的关系，疼痛的性质、部位以及规律。

（4）观察患儿大便、呕吐物的次数、性质、性状，注意是否出现呕血及黑便，注意观察患儿面色、口唇的颜色、精神状态及尿量的情况。

3. 腹痛的护理

（1）祛除病因，帮助患儿及家属减少或祛除引起腹痛的因素，停用损伤胃黏膜的药物。

（2）指导患儿缓解疼痛，根据疼痛的规律及特点，指导家属如何缓解疼痛，如 DU 为空腹痛或夜间痛，可在疼痛前进食适量食物。也可采取局部热敷等方法。

(3) 患儿腹痛时，要注意对其疼痛进行干预。可以通过与患儿聊天、放映卡通片等形式，转移患儿注意力，以缓解其疼痛的程度。对于腹部疼痛剧烈的患儿，则应及时通知医师，并协助医师进行对症处理。

4. 并发症的护理

(1) 呕吐、呕血的护理

1) 当出现呕吐、呕血时，患儿头部应立即偏向一侧，尽可能保证胃内容物或血块顺利吐出，以免因堵塞呼吸道而导致窒息。

2) 呕血后做好口腔护理，避免因异味刺激引起恶心、呕吐。

3) 注意患儿的神志、脉搏、血压、呼吸的变化，记录每小时尿量。

4) 大出血者应立即建立 2 条静脉通道，及时补液扩容，及时应用止血药、制酸药，尽快为失血过多患儿配血，随时准备输血，注意观察患儿有无输血反应。

5) 输液过程中掌控输液速度，扩容后，需放慢输液速度，避免肺水肿发生以及血压过高诱发出血。

6) 认真记录出入量，包括呕吐的性质、次数及量，及时报告医生，以便采取有效治疗措施。

7) 对于失血性休克的患儿还应对心、脑、肾等重要脏器进行保护，如脉压缩小，说明循环血量不足；如患儿出现烦躁、反应低下，甚至昏迷，说明可能出现脑部缺血、缺氧，需立即通知医生给予处理。

(2) 穿孔的护理：急性穿孔是消化性最严重的并发症，应立即禁食，给予胃肠减压，建立静脉通路，做好术前准备。

(3) 幽门梗阻的护理：轻度梗阻可进少量流食，重度应予禁食、胃肠减压，记录胃内潴留物颜色、性质、量，积极予补液治疗，避免水电解质紊乱及酸碱失衡。

5. 药物护理　对于应用抗生素患儿，用药前注意询问有无青霉素过敏史，用药中注意有无迟发过敏反应。甲硝唑需餐后半小时服用，不良反应有恶心、呕吐等胃肠道症状。西咪替丁若口服给药需餐中或餐后即刻口服，也可睡前顿服；若静脉治疗，速度要缓慢，避免速度过快引起低血压和心律失常；若同时服用抗酸药，需间隔 1 小时以上；注意观察药物不良反应，头痛、头晕、皮疹等表现。奥美拉唑若口服给药，需晨起顿服，注意不良反应，头晕、口干、恶心、腹胀等。硫糖铝需餐前 1 小时口服，注意便秘、口干、皮疹等不良反应。枸橼酸铋钾需餐前半小时服用，口服可使齿、舌变黑或出现便秘和大便发黑。

6. 心理护理　消化性溃疡患儿常表现为腹痛、恶心等腹部症状，严重可出现便血、呕血，所以患儿及家属常出现恐惧、焦虑的情绪。护理人员需用通俗易懂的语言进行安抚，并用温和的态度告知家属出血的处理对策及减轻腹痛的方法。每日需关注患儿情绪变化，用温柔的话语与患儿沟通，给予安慰及鼓励，以增强家属及患儿的信心。协助患儿完善相关检查，提前做好解释工作，以减轻家属紧张情绪。

7. 健康教育

（1）生活指导：指导患儿合理安排生活，保持充足的睡眠时间，急性期患儿需卧床休息，避免情绪紧张。

（2）饮食指导：给予易消化、高热量的食物，保证充足的营养摄入，培养良好的饮食习惯，避免进食对胃黏膜有刺激性的食物，注意饮食卫生。

（3）用药指导：指导家属予患儿按医嘱规律服药，并解释其重要性。慎用或勿用致溃疡药物如阿司匹林、泼尼松等。指导家属观察药物不良反应，若出现上腹疼痛节律改变并加剧，或出现呕血，黑便，及时通知医师。

（马 傲 胡程晨）

第五节 胃食管反流

胃食管反流（gastroesophageal reflux，GER）是指胃内容物，以及从十二指肠流入胃的胆盐和胰酶等反流至患儿食管甚至口咽部，可分生理性和病理性两种。生理情况下，由于婴幼儿食管下括约肌（LES）发育不成熟或神经肌肉协调功能差导致的反流，常出现于日间餐时或餐后，又称“溢乳”。病理性反流是由于 LES 的功能障碍或与其功能有关的组织结构异常，以致 LES 压力低下而出现的反流，多发生于睡眠、仰卧位及空腹时，引起一系列临床症状和并发症，即胃食管反流病（GERD）。

【病因及发病机制】

1. 食管下括约肌（LES）压力降低　是引起胃食管反流的重要原因。患儿吞咽时 LES 反射性松弛，使食物入胃，当腹压增高时，LES 同时张力增高以抗反流。

2. 食管酸清除能力下降　当食管蠕动作用减弱，唾液的冲洗、中和作用降低，使食管不能及时清除反流物，引起反流或黏膜损伤。

3. 胃排空能力降低　由于胃动力异常等因素使胃排空减慢，导致反流。

4. 其他因素　遗传、神经、社会心理因素等。

【临床表现】

1. 呕吐　为胃食管反流患儿的主要表现。呕吐大多发生在进食后，也可发生在夜间或空腹时，严重患儿呈喷射状。呕吐物为胃酸、食物，有时含少量胆汁，也有表现为溢奶或吐泡沫。年长儿多出现反胃、反酸、嗳气等症状。

2. 烧灼感　胸骨后烧灼感，由胸骨下段向上延伸，甚至达咽喉部。服用抗酸剂症状减轻。见于有表达能力的年长儿。

3. 吞咽疼痛　婴幼儿表现为烦躁哭闹、喂奶困难、拒食。年长儿诉咽下疼痛。

4. 相关呼吸道症状　反流物的误吸及刺激易致肺部症状，出现支气管肺炎、哮喘，严重患儿出现窒息和呼吸暂停。

5. 生长发育迟缓　由于长期呕吐摄入不足所致，患儿体重不增或下降。

6. 并发症

（1）反流性食管炎：内镜下可见远端食管黏膜破损。

（2）上消化道出血：当反流物刺激食管，导致糜烂或溃疡，可出现呕血或黑便症状。

（3）食管狭窄：患儿典型症状为持续性吞咽困难，可有呕吐、胸痛等。

（4）Barrette 食管：由于患儿长期胃食管反流，导致食管下端的鳞状上皮被增生的柱状上皮替代，易发生溃疡、狭窄和癌变，严重出现食管气管瘘。

【辅助检查】

1. 食管钡餐造影　观察食管的形态、运动状况，通过造影剂的反流，能观察到是否存在食管裂孔疝等先天性疾患。

2. 食管 pH 值动态监测　反映胃食管反流发生的频率、时间、反流物在食管内停留状态以及反流与患儿活动、症状之间的关系，可区分生理或病理性反流。

3. 食管内镜检查及黏膜活体组织检查　内镜检查可以直接观察食管炎症，可见黏膜红斑、糜烂、溃疡。食管黏膜活体组织检查可作出食管黏膜组织的病理诊断。

【诊断】

1. 症状体征　患儿出现呕吐、溢奶、反酸、嗳气、烧心、胸骨后疼痛等表现，常发生于进食后，平卧位时症状加重。

2. 内镜检查　确定有 Barrette 食管、反流性食管炎等表现可诊断。

3. 食管 pH 值监测　记录食管内及胃内的 pH 值的变化，证实反流的发生。

【治疗】

1. 体位治疗　床头抬高 20～30°，头偏向一侧，有助于减少反流发生。

2. 饮食治疗　以稠厚食物为主，少量多餐，避免过饱，睡前避免进食。

3. 药物治疗　促进胃肠动力、抑酸及保护胃黏膜药物。

4. 手术治疗　适用于内科治疗无效，且伴有严重消化道出血、溃疡、狭窄或呼吸道梗阻者。

【护理】

(一) 护理评估

1. 评估患儿意识及精神情况，为患儿进行生命体征、身高、体重的测量，了解患儿基本生长发育情况。

2. 询问家属患儿有无既往史、过敏史、用药史、手术史及家族史等。

3. 评估患儿进食情况，喂养的体位、食物种类、食量，进食时有无青紫、吞咽困难，进食后有无呕吐，呕吐的次数、性质、量，以及患儿尿量及大便情况。

4. 评估患儿有无影响胃内括约肌功能的疾病或长期应用影响胃动力的药物。胃食管反流病量表（Gerd Q），总分18分，根据患儿过去7天内出现的症状进行评分，若评分≥8分，可进行初步诊断（表5-3）。

表5-3 Gerd Q量表（分）

项目	0天	1天	2~3天	4~7天
灼热感	0	1	2	3
反流	0	1	2	3
上腹部疼痛	3	2	1	0
恶心	3	2	1	0
睡眠障碍	0	1	2	3
使用OTC药物	0	1	2	3

5. 了解患儿目前相关检查，关注患儿便常规、便潜血结果，以及血常规、血生化的结果，遵医嘱给予及时处理。

6. 心理-社会状况 了解家属对疾病采取的治疗、护理的配合程度，以及家属对此疾病的知识缺乏程度。评估患儿及家属的心理状态和家庭经济承受能力。

(二) 护理措施

1. 一般护理

(1) 休息与活动：新生儿和小婴儿以抬高床头和仰卧位为宜，喂奶时保持患儿上身抬高30°，睡眠时也可左侧卧位，头偏向一侧，患儿清醒时可采取直立或半直立的方法。

(2) 饮食护理

1) 少食多餐，对于新生儿及小婴儿可增加喂奶次数。

2) 人工喂养患儿可在牛奶中加入米粉或谷类食物等，以增加食物稠度。

3) 喂奶前检查奶嘴大小及奶温。喂奶时快慢适宜，使患儿嘴中完全充满奶液，防止患儿吸入空气而引起咳嗽或呕吐。

4）年长儿饮食以蛋白质及低脂类食物为主，睡前避免进食；避免进食刺激胃酸分泌的食物，例如：酸性饮料、高脂食物、辛辣食物等；避免过饱、饭后平卧及剧烈运动。

2. 病情观察

（1）观察患儿生命体征情况，包括心率、呼吸以及血氧饱和度，加强巡视，观察患儿心率、呼吸有无增快，血氧饱和度有无降低。

（2）观察患儿有无反流先兆，例如：恶心、异常哭闹等。

（3）观察患儿面色，是否出现异常哭闹烦躁、心率增快、呼吸困难或伴呕吐，口角有无奶溢出。

（4）记录患儿呕吐、溢奶的次数、性质、量以及发生呕吐的时间。

3. 呕吐的护理对于呕吐的患儿保持呼吸道通畅至关重要，以免造成吸入性肺炎或窒息。当患儿出现呕吐时，立即将患儿取侧卧位或仰卧位，头偏向一侧，即刻清除口腔及鼻腔分泌物或奶液，必要时遵医嘱吸痰、吸氧。

4. 药物护理

（1）促胃肠动力药

1）多潘立酮片：口服给药，饭前半小时或睡前服用；多潘立酮主要在肝脏代谢，用药期间应监测肝功能。

2）西沙必利：口服给药，饭前服用；禁与橘子汁同服；心律失常患儿慎用，用药过程中注意患儿心率及心律的变化。

（2）制酸制剂：常用药物有氢氧化铝、碳酸钙口服混悬液。口服给药，饭前1小时服用；注意便秘、腹胀等不良反应。

（3）H_2受体阻滞剂：常用药物有西咪替丁。口服或静脉给药，餐后服用；常见不良反应有腹泻、乏力、头晕、头痛、嗜睡及皮疹；与制酸剂同服，两者的服用时间间隔至少1小时。

（4）质子泵抑制剂：常用药物有奥美拉唑。口服或静脉给药，口服需整片吞服，不可咀嚼，可用水分散后服用；避免与其他制酸剂同用；常见不良反应有头痛及胃肠道症状。

（5）黏膜保护剂：常用药物有硫糖铝、硅酸铝盐、磷酸铝。口服给药，饭前服用；服药期间注意不良反应，如便秘、恶心；如需同服制酸剂，两者的服用时间间隔至少1小时。

5. 心理护理

（1）护士应真诚地关心、理解患儿，同时给予他们鼓励。对于新生儿及小婴儿，在操作过程中经常呼唤他们的名字，给予轻柔地抚摸，多与他们交流，告诉他们“你很棒”、“你很乖”等话语加以鼓励。对于年长儿来说，我们需更加有耐心，多听患儿的倾诉，多与他们交流，告诉他们不要担心，我们所有医护人员都会帮助你，以减轻患儿焦虑不安的情绪。

（2）护士同时需关注患儿家属的心理状态，认真倾听家属主诉，分析他们的心理需求，及时帮助他们，满足他们的需求，消除家属住院期间的不良情绪。

（3）护士也需要定期给予家属进行相关疾病知识宣教，告知家属患儿目前患病情况，属于生理性还是病理性的。对于生理性反流，告知家属体位和饮食干预是治疗此病的重要手段。对于病理性反流，告知家属预防措施以及目前患儿的治疗方案，以减轻患儿家属焦虑的情绪。

6. 健康教育

（1）生活指导：指导患儿家属采取正确体位进行喂养、休息，取前倾俯卧位、上身抬高的体位，避免患儿反流发生。

（2）饮食指导：给予患儿高蛋白、低脂肪的稠厚食物的喂养，注意少食多餐，避免过饱，睡前不予进食。

（3）用药指导：指导患儿家属所需药物的用药方法、剂量及注意事项。指导家属遵医嘱定时给予患儿服药。

（胡程晨　白　玫）

第六节　溃疡性结肠炎

溃疡性结肠炎（ulcerative colitis，UC）是一种病因未明、慢性非特异性结肠炎症，是炎症性肠病（inflammatory bowel disease，IBD）其中之一。病变主要累及结肠黏膜及黏膜下层，多位于乙状结肠和直肠。小儿发病率低，主要发生在青春期及学龄期儿童，小婴儿也可发病，但更少见。主要表现为腹泻、黏液脓血便及腹痛，病程长且反复发作。

【病因及发病机制】

结肠炎目前病因未明，可能与自身免疫因素、感染因素、食物过敏因素、遗传因素、精神因素有关。

【临床表现】

（一）症状

1. 腹泻　为最主要症状，表现为大便次数增多及性质的改变。黏液脓血便是本病活动期的重要表现。轻者每日排便 2～4 次，大便呈糊状，可混有黏液、脓血、少量便血。重者每日排便 10 余次以上，大量脓血，呈血水样便。

2. 腹痛　局限于左下腹或下腹部，为阵痛。特点为先出现疼痛，后有便感，便后疼痛缓解，常有里急后重的现象。

3. 全身表现　精神状态差、贫血、低蛋白血症、脱水、电解质紊乱等。

（二）体征

1. 腹部压痛 轻、中型溃疡性结肠炎患儿仅有左下腹轻压痛，可触及痉挛的降结肠或乙状结肠，重型患儿常有明显腹部压痛感。

2. 发热 一般体温正常，急性期可有低中度热，重症患儿可有高热、心率加快等症状。发热提示患儿可能合并感染。

3. 体重下降 患儿慢性腹泻导致脱水，消瘦。

（三）并发症

1. 中毒性巨结肠 是本病最严重的并发症之一。结肠扩张，易引起急性肠穿孔与全身脓毒血症。最常见表现是腹胀明显。

2. 肠穿孔 多与中毒性巨结肠有关。可出现腹膜炎、休克、败血症等。

3. 肛周炎甚至癌变 多见于幼年起病且病程漫长。

【辅助检查】

1. 纤维结肠镜检查 此法可确定病变范围、程度。直接观察病变肠黏膜并可进行活检。乙状结肠镜检可见直肠及乙状结肠黏膜充血水肿、增厚、溃疡形成。

2. X线气钡双重灌肠检查 可观察到结肠黏膜表面肉芽改变或息肉形成。

3. 粪便检查 包括便常规、便潜血，便培养。排除感染性结肠炎。判断消化道是否出现出血的现象。便培养是为了找出致病微生物。

【诊断】

1. 症状体征 患儿长期反复腹泻，急性期伴有黏液及脓血，且有里急后重、腹痛等。也可表现不规则发热、贫血、营养不良。

2. 结肠镜检 可见黏膜充血、水肿、糜烂、溃疡等。

【治疗】

1. 支持治疗 急性期纠正水电解质紊乱，改善贫血及低蛋白血症。

2. 饮食治疗 缓解期给予易消化含丰富蛋白质，少量纤维素的饮食。

3. 药物治疗 给予患儿解痉、镇痛、止泻、抗感染。

4. 手术治疗 适用于非手术治疗症状不缓解，影响患儿生长发育，或出现结肠狭窄、穿孔等并发症。

【护理】

（一）护理评估

1. 评估患儿意识及精神情况，为患儿进行生命体征、身高、体重的测量，了解患儿基本生长发育情况。

2. 询问家属患儿有无既往史、过敏史、用药史、手术史及家族史等。

3. 评估患儿营养情况，询问患儿进食情况，有无不良饮食习惯，有无腹胀，食欲不振等表现，进食后有无呕吐。评估患儿尿量及大便情况，大便次数、性质、量，有无便血、脓液等，是否出现腹痛，腹痛的性质、程度和规律。

4. 评估患儿目前病情，精神有无烦躁或萎靡，面色是否苍白，有无剧烈腹痛、大量脓血便等。判断溃疡性结肠炎病情的指标见表5-4。

表5-4 判断溃疡性结肠炎病情指标

项目	轻度	重度
粪便（次/天）	<4	>6
便血	轻或无	黏液血便
体温（℃）	正常	>37.5
脉搏	正常	>90
血红蛋白	正常	<100g/L
血沉	正常	>300mm/h

5. 了解患儿目前相关检查，关注患儿便常规、便潜血结果以及血常规，及时发现感染及出血。

6. 心理-社会状况　了解家属对疾病采取的治疗、护理的配合程度，以及家属对此疾病的知识缺乏程度。评估患儿及家属的心理状态和家庭经济承受能力。

（二）护理措施

1. 一般护理

（1）休息与活动：急性发作患儿应充分休息，腹泻停止后可逐渐恢复活动，避免疲劳和精神过度紧张。

（2）饮食护理

1）进食高热量、高蛋白、高维生素、低脂肪、柔软的饮食，保证蛋白质、维生素及矿物质的供给。

2）年长儿禁冷饮、水果、含纤维素过多的蔬菜及刺激性食物，忌浓茶、牛奶，限制乳制品的摄入。

3）急性发作时，患儿应予流质或半流质饮食。

4）重症患儿常伴贫血、营养不良等，及时补充维生素以防止贫血、水电解质紊乱、低蛋白血症的发生。

2. 病情观察

（1）观察患儿体温、脉搏、心率、血压等情况，及时发现感染。

（2）观察及记录患儿腹泻的次数、性质、量，以及伴随症状，如发热、腹痛等，注意有无出血。

（3）观察患儿腹痛表现，记录疼痛的部位、性质、程度，与腹泻之间的关系，注意腹部体征变化，及时发现异常情况，防止并发症发生。

（4）观察患儿精神状态及皮肤弹性有无脱水表现。

3. 腹泻护理

（1）腹泻是小儿溃疡性结肠炎的主要症状，处在急性期患儿时腹泻次数较多，年长儿应选择带有厕所的病室。

（2）新生儿及小婴儿应勤换尿裤，尿裤质地需吸水、柔软，避免刺激臀部皮肤。

（3）患儿每次大便后用温水擦拭，肛周尽量保持干燥，若有臀红出现，可涂抹鞣酸软膏。

（4）长期腹泻伴营养不良患儿要定期翻身，对皮肤受压部位进行按摩，防止压疮发生。

（5）记录患儿出入量，以便及早发现水、电解质紊乱或失血性休克。

4. 腹痛的护理

（1）祛除病因，帮助患儿及家属减少或祛除引起腹痛的因素。

（2）指导患儿缓解疼痛，帮助患儿及时排便，也可采取热敷等方法。

（3）患儿腹痛时，要注意对其疼痛进行干预。可以通过与患儿聊天、放映卡通片等形式，转移患儿注意力，以缓解其疼痛的程度。对于腹部疼痛剧烈的患儿，则及时报告医生，并协助医生进行对症处理。

5. 用药护理

（1）柳氮磺吡啶（SASP）：为本病的首选药，是减少复发唯一有效的药物。它可以抑制局部炎症，清除自由基对组织损伤及抑制免疫反应。可口服用药或肛门给药。

注意事项：口服给药宜饭后服用，需注意观察有无恶心、呕吐等胃肠道症状，过敏反应如皮疹、发热、关节肌肉疼痛，中性粒细胞减少或血小板减少而出现出血倾向，肾、肝脏损害等不良反应。肛门栓剂可避免肝脏的首过作用破坏，减少药物对肝脏的不良反应。用药时为排便后应用，晚间给药最好在睡前。对磺胺类药物过敏患儿禁用，2 岁以下小儿禁用。用药期间应多饮水，保证每日尿量，防止结晶尿发生。

（2）糖皮质激素：口服药物包括泼尼松或泼尼松龙。静脉滴注药物为氢化可的松或甲泼尼龙，适用于口服皮质激素无效的重症或暴发型。

注意事项：用药时注意药物不良反应，可出现胃肠道症状、电解质紊乱、骨质疏松、心律失常、血压高、向心性肥胖等。激素用药同时需补充钙剂、钾剂等药物。

（3）免疫抑制剂：适用于激素治疗无效或长期依赖激素达 6 个月以上的

患儿。常用药物有硫唑嘌呤。

注意事项：用药期间定时检查血象，不良反应有骨髓抑制、肝功能损害等。

6. 灌肠药物护理

1）保留灌肠是治疗溃疡性结肠炎常用的方法。灌肠前向患儿及家属解释灌肠的目的，以消除紧张情绪，灌肠过程中注意保暖。

2）插管时动作轻柔，药物温度在37℃左右，注入药液应缓慢，以利于肠黏膜的吸收。

3）灌肠后嘱患儿卧床休息取左侧卧位，臀部抬高，尽量保留患儿药液2小时以上再排便。

7. 心理护理　由于疾病容易复发，护理人员要耐心细致讲解原因和预防坚持用药的目的，保持患儿及家属稳定情绪，减轻精神压力，防止紧张情绪。患儿出现腹泻或腹部疼痛较为严重时，患儿及其家属都会出现紧张、焦虑、恐惧的情绪。此时护理人员要对患儿及家属应进行态度温和语言通俗易懂的安抚，并告知腹泻处理对策及减轻腹痛的方法。

8. 健康教育

（1）生活指导：避免精神紧张，避免感染，防止复发。适当的加强锻炼，增强身体素质，提高免疫力。

（2）饮食指导：指导家属给予患儿合理饮食，养成良好饮食习惯，按时就餐，注意饮食卫生。

（3）用药指导：遵医嘱按时按量服药，告知所服药物的用法、作用及不良反应等。

（胡程晨　白　玫）

第七节　婴儿肝炎综合征

婴儿肝炎综合征（infantile hepatitis syndrome）指婴儿期或新生儿期起病，表现为肝细胞性黄疸、肝肿大以及肝功能损害的一组临床症候群。主要病因有感染、先天性遗传代谢病、肝内胆管发育异常等。

【病因及发病机制】

1. 感染　主要为病毒感染，如乙型肝炎病毒、巨细胞病毒、EB病毒、风疹病毒、单纯疱疹病毒、肠道病毒等；细菌感染及其毒素；原虫感染如弓形体等。

2. 先天性遗传代谢异常　患儿体内酶缺陷，导致碳水化合物、氨基酸及蛋白质、脂质、胆汁酸及胆红素代谢异常。

3. 肝胆发育异常　患儿胆道闭锁、先天性胆总管囊肿等。

【临床表现】

1. 症状

（1）黄疸：为最主要临床表现。表现为黄疸持续不退或逐渐加重。患儿皮肤及全身黄染，可伴瘙痒。

（2）胃肠道症状：可出现纳差、恶心、呕吐、腹胀、腹泻。

2. 体征

（1）发热：表现为全身中毒症状。

（2）大便性质改变：大便呈浅黄或呈白陶土色，常伴脂肪泻。

（3）尿色改变：尿色随黄疸加深而逐渐变深，严重时呈浓茶色。

（4）肝脾大：多为轻到中度大，严重时可见明显的腹壁静脉怒张，随病情发展可导致肝硬化、腹水、下肢水肿。

（5）出血倾向：皮肤可见出血点、瘀斑等，也可表现为患儿注射部位出血不止。

【辅助检查】

1. 血常规、肝功能检查　细菌感染时白细胞增高；巨细胞病毒感染时，可有单核细胞增多，血小板减少等；结合胆红素和非结合胆红素增高，以结合胆红素升高明显；谷丙转氨酶升高提示肝细胞受损程度；凝血因子和纤维蛋白原、血清白蛋白可降低。

2. 病原学检查　病毒感染标记物和病毒抗原检测以及血培养、中段尿培养、血抗弓形虫抗体检查等。

3. 影像学检查肝、胆、脾 B 超及肝脏 CT 或肝胆磁共振胆管成像（MRCP）可显示畸形或占位病变。

【诊断】

1. 症状体征　患儿黄疸持续加重，同时伴有肝脾大。

2. 相关检查　血清胆红素增高，肝功能检查以转氨酶增高为主。有代谢异常的血生化改变，或胆道闭锁的检查证据。

【治疗】

查明病因后积极治疗原发病，未查明病因前应先予对症治疗为主。主要包括利胆退黄、保肝、改善肝细胞功能等。若疑为胆道闭锁，则需尽早进行外科手术治疗。

【护理】

（一）护理评估

1. 评估患儿意识及精神情况，为患儿进行生命体征、身高、体重的测量，了解患儿基本生长发育情况。

2. 询问家属患儿有无既往史、过敏史、手术史及家族史等。

3. 评估患儿进食情况，询问患儿的大小便情况，尿色及大便颜色改变情况。

4. 评估患儿目前病情，精神有无烦躁或萎靡，注意患儿皮肤情况，黄染程度，有无出血倾向及破损。

5. 了解患儿目前相关检查，关注患儿血常规、肝功能、血生化的结果，遵医嘱给予及时处理。

6. 心理-社会状况　了解家属对疾病采取的治疗、护理的配合程度，以及家属对此疾病的知识缺乏程度。评估患儿及家属的心理状态和家庭经济承受能力。

（二）护理措施

1. 一般护理

（1）休息与活动：指导家属予患儿卧床休息，避免患儿哭闹，以减少能量消耗，以利于肝功能恢复。可予患儿取平卧位，以增加肝、肾血流量，改善肝细胞的营养。

（2）饮食护理

1）支持母乳喂养患儿，除母亲乳汁 CMV 阳性者需暂停哺乳外，其余均继续哺乳。

2）人工喂养以配方奶粉喂养为主，科学添加各种辅食。

3）进食困难患儿遵医嘱调整饮食量和次数。

4）使用合适柔软奶嘴，避免损伤口腔黏膜。

5）给予患儿优质蛋白质摄入，如牛奶、鸡蛋等。

6）补充多种维生素，如西红柿、苹果等。

7）适当给患儿喂水，使患儿多排尿，以利于直接胆红素的排泄。

（3）预防感染

1）患儿需实施保护性隔离，专病专治，不与其他感染性疾病收治在一起，患儿之间需注意防止交叉感染。

2）控制陪伴人员，每位患儿留陪 1～2 人，减少探视。

3）定时对病房空气进行消毒。病房地面应每天消毒，床头柜、椅子应每天用消毒液擦拭。定时更换床单被套。

4）由于患儿抵抗力差，医护人员应严格遵守无菌操作原则，护理每位患儿前后要求严格洗手。

5）患儿的生活用具应一婴一用。每次调配饮食前应洗手，消毒餐具，母乳喂养的母亲每次喂养时应清洗乳头。

2. 病情观察

（1）观察患儿生命体征，包括体温、心率、呼吸、血压，及时发现感染征象。

（2）观察患儿精神状态、反应、吸吮力、肌张力情况，患儿有无纳差、腹胀及腹泻表现。注意观察神经系统症状，及时发现胆红素脑病早期。

（3）观察患儿黄染程度及持续时间，注意患儿皮肤黄染的部位及范围。

（4）观察患儿尿便性质及颜色改变情况。

（5）注意观察患儿皮肤出血情况，有无出血点、瘀斑，观察出血点的多少，出现的位置、性状，瘀斑的大小及变化，前囟是否饱满、隆起、面色是否出现贫血貌。

3. 黄疸的护理

（1）观察黄疸消退情况。

（2）观察患儿尿便颜色及性质的变化。

（3）预防核黄疸的发生，关注患儿精神状态及有无神经系统症状出现，针对病因及时进行处理。

4. 出血倾向的护理

（1）注意患儿皮肤黏膜出血情况，及时与医生沟通，给予相应的处理，同时延长针刺部位按压时间。

（2）尽量减少深静脉穿刺，若为股静脉采血，护士应亲自给予局部按压止血，防止形成血肿。

（3）遵医嘱给予止血药物。

（4）患儿应避免哭闹，必要时给予头部制动，减少活动，避免创伤，避免接触尖锐的玩具和物品。

（5）患儿进食柔软的食物，防止损伤口腔黏膜。

（6）保持大便通畅，防止过度用力诱发颅内出血。

5. 皮肤的护理

（1）定期对患儿修剪指甲，或为患儿戴防护手套，避免抓破皮肤，加重感染。

（2）注意保持皮肤清洁、干燥。每天给患儿洗澡，特别是皮肤皱褶处要清洗干净。

（3）指导家属给患儿穿宽松、柔软的棉布内衣。

（4）及时更换尿布，每次大便后用温水清洗臀部并擦干，局部涂抹护臀膏，防止发生臀红。

6. 用药护理　主要包括利胆退黄、护肝、抗病毒、改善肝细胞功能和必要的支持疗法。

（1）利胆退黄：给予熊去氧胆酸等药物促进胆汁排泄。

注意事项：注意观察患儿有无头晕、乏力等不良反应；观察药物耐受性，是否出现依赖。

（2）护肝、改善肝细胞功能：保肝药物包括葡醛内酯、还原型谷胱甘肽、多烯磷脂酰胆碱（易善复）、丁二磺酸腺苷蛋氨酸（思美泰）及门冬氨酸钾镁等。

注意事项：使用药物前及用药过程中应密切观察患儿血电解质等的变化，尤其是血钾、镁的变化。使用多烯磷脂酰胆碱注射液时要严格掌握药物的配伍禁忌，静脉注射前应保证血管通畅，避免药物渗出血管外引起组织坏死；用药后还需注意观察有无皮疹及腹泻等药物不良反应。丁二磺酸腺苷蛋氨酸冻干粉针须在使用前用所附溶剂溶解。丁二磺酸腺苷蛋氨酸注射剂不可与高渗溶液（如10%葡萄糖液）配伍使用，也不可与含钙离子的液体或碱性液体（如5%碳酸氢钠）混合；静脉滴注丁二磺酸腺苷蛋氨酸时，还要注意药物之间的配伍禁忌，用丁二磺酸腺苷蛋氨酸与多烯磷脂酰胆碱先后滴注会出现浑浊现象，所以在静脉滴注这2种药物时，应间隔其他溶液或用5%葡萄糖冲管，避免结晶的发生，切勿用0.9%氯化钠注射液冲管；严格控制输液速度，静脉注射必须非常缓慢；观察注射部位外周血管情况；注意观察丁二磺酸腺苷蛋氨酸的不良反应，如睡眠紊乱等。

（3）抗病毒治疗：本病多见于巨细胞病毒感染，因此抗病毒治疗是治疗本病的重要方法。临床常用更昔洛韦。

注意事项：静脉给药，大于1小时静脉滴注，使用药物时严格按时间给药以保证药物的血药浓度；使用过程中还要注意预防脉络膜、视网膜炎及白细胞、血小板减少，肝功能损害等不良反应。

7. 心理护理　建立良好的护患关系，使用亲切的话语与家属进行交流，经常呼唤患儿的名字。责任护士定时巡视患儿，多倾听患儿家属的主诉，分析家属目前的心理状态，给予适当的安慰及鼓励。促进家属之间的交流，组织新入院患儿家属与治疗效果良好患儿家属进行知识分享，以增强家属信心，积极配合医护人员工作。

8. 健康教育

（1）生活指导：予卧床休息，避免患儿剧烈哭闹，以减少能量消耗，可予患儿取平卧位，以增加肝、肾血流量，改善肝细胞的营养。

（2）饮食指导：给予患儿优质蛋白饮食，适当补充维生素，保证饮水量充足。

（3）用药指导：遵医嘱按时按量服药，注意观察患儿是否出现药物不良反应。

（胡程晨　白　玫）

第六章　呼吸系统疾病

第一节　小儿呼吸系统解剖生理特点

1. 上呼吸道

（1）鼻：小儿鼻腔短小，鼻道狭窄，无鼻毛，黏膜柔嫩，血管丰富，易于堵塞感染。

（2）鼻窦：上颌窦及筛窦最易发生感染。

（3）咽鼓管：较宽、短、直，呈水平位，故鼻咽炎易侵及中耳而致中耳炎。

（4）咽部：咽部狭窄且垂直。扁桃体炎1岁以内少见。

（5）喉部：垂直狭窄呈漏斗型，喉炎时易发生梗阻而致窒息、痉挛及吸气性呼吸困难和声音嘶哑。

2. 下呼吸道

（1）气管、支气管：管腔弹力纤维组织发育不良，黏膜比较柔弱，难以将废物有效排出。

（2）肺：肺中含有丰富的结缔组织，含气量相对较少，而含血量相对较多，这使得其气体交换面积较小，易于感染。

3. 胸廓

（1）胸廓较短且呈桶状，肋骨呈水平位，膈肌位置较高，使心脏呈横位。

（2）胸腔较小回缩能力差。

（3）呼吸肌发育差，肺的扩张受到限制，不能充分通气和换气。

（4）小儿纵隔相对较大，纵隔周围组织松软、富于弹性，胸腔积液或积气时易致纵隔移位。

小儿血液中各种免疫球蛋白的含量较低，导致其呼吸道免疫功能偏低，综合以上因素，小儿呼吸系统疾病的发病率显著提高。

第二节 小儿上呼吸道感染

上呼吸道感染（upper respiratory infection，URI）是婴幼儿常见的疾病，指上部呼吸道的鼻、咽和喉部的呼吸道炎症。发病多在冬春季节交界时，婴幼儿多见。

【病因及发病机制】

1. 病因　急性上呼吸道感染大多由病毒引起，少数为细菌或肺炎支原体、衣原体等引起。常见病毒有呼吸道合胞病毒、柯萨奇病毒、腺病毒、副流感或流感病毒等。细菌有溶血性链球菌、肺炎球菌、葡萄球菌及嗜血流感杆菌等，多继发于病毒感染。肺炎支原体介于病毒和细菌之间。

2. 发病机制　全身或呼吸道局部防御功能降低，原已存在的上呼吸道或从外界侵入的病毒和细菌可迅速繁殖发病。

【临床表现】

1. 症状

（1）轻症流涕、鼻塞喷嚏、咽部不适、轻咳与不同程度的发热。

（2）重者畏寒、高热、头痛、纳差、乏力。婴幼儿可伴有呕吐、腹泻、腹痛、烦躁，甚至高热惊厥。

2. 体征　咽部充血红肿，扁桃体肿大，颌下淋巴结肿大、触痛。部分患儿出现不同形态皮疹。肺部体征阴性。

3. 临床分型　普通感冒，急性病毒性咽炎和喉炎，急性疱疹性咽峡炎，急性咽结膜炎，急性扁桃体炎。

【辅助检查】

1. 血常规　病毒性感染白细胞计数多为正常或偏低，淋巴细胞比例升高；细菌感染有白细胞计数与中性粒细胞增多和核左移现象。

2. 病原学检查　可确定病原类型，区分病毒和细菌感染。

【诊断】

根据病史，流行情况，鼻咽部症状和体征，结合血常规及胸部X线即可作出诊断。

【治疗】

1. 药物疗法　体温在38℃以上时，可服用药物退热，4小时可重复一次。如发生高热时，可用乙醇擦浴等物理方法降温，防止惊厥。有高热惊厥时使用止惊药，如苯巴比妥钠肌内注射。

2. 有细菌感染或有并发症时可选用青霉素G、红霉素等。

【护理】

（一）一般护理

1. 护理评估

（1）评估患儿神志与精神状况；生命体征，如体温、呼吸状况、脉搏快慢、节律、有无血压降低或升高等；营养及饮食情况；液体摄入量、尿量、近期体质量变化；睡眠情况（有无呼吸困难的发生）。

（2）评估患儿的呼吸情况，记录性质、频率、形态、深度，有无鼻翼煽动、三凹征、端坐呼吸等，听诊患儿的呼吸音，监测患儿生命体征。必要时监测、记录患儿的动脉血气分析值。

（3）评估患儿本次发病的诱因、咳嗽、咳痰的情况；观察患儿有无发绀，监测体位改变对患儿缺氧的影响。有无其他伴随症状，如胸痛、呼吸困难。

（4）询问患儿目前服用药物的名称、剂量及用法，评估患儿有无药物不良反应，询问患儿有无明确药物过敏史。

（5）评估患儿心理、精神因素，有无焦虑、恐惧。评估患儿及其家属心理-社会状况。

（6）评估患儿及其家属对疾病知识的了解程度、对治疗及护理的配合程度、经济状况等。

（7）评估采用北京大学第一医院患儿压疮 Braden 评分表判断患儿发生压疮的危险程度。

2. 保持室内空气新鲜，开窗通风，保持高湿度和适宜温度，保证患儿充足的休息。与其他患儿分开居住，避免交叉感染。告诉患儿此为爱心病房，待病情稳定就可与其他小朋友一起玩耍。

3. 病情观察

（1）观察体温变化：在降温 30 分钟后复测体温，一般腋温降至 37.5℃时可逐渐撤除物理降温，同时应注意观察有无体温骤降、大量出汗、体弱无力等虚脱表现。如有应及时通知医师并给予保温。还应注意孩子夜间的体温变化，避免体温骤然升高引起惊厥。

（2）观察病情变化：如患儿出现烦躁不安、剧烈咳嗽、呼吸困难、高热持续不退或退而复升、淋巴结肿大、耳痛或外耳道流脓等，均为并发症的早期表现，应及时通知医师。

（3）观察口腔黏膜及皮肤：观察有无皮疹，以便能早期发现麻疹、猩红热、百日咳及流行性脑脊髓膜炎等急性传染病。在疑有咽后壁脓肿时，应及时报告医师，同时要注意防止脓肿破溃后脓液流入气管引起窒息。

（二）专科护理

1. 各种治疗及护理操作集中时间完成，保证患儿充足的休息。

2. 维持呼吸道通畅，及时清除口鼻分泌物，痰液黏稠者给予雾化，必要时给予吸痰。

3. 用药护理

（1）用降温药过程中保证患儿水分摄入。

（2）用雾化吸入药物后指导患儿有效咳嗽、排痰。

（3）滴鼻药宜于饭前15分钟或睡前给予，滴药后使患儿头向后仰，以免药物进入咽喉被吞下，为避免鼻黏膜损伤不应连续用药超过3天。

4. 化验及检查护理指导　由于患儿对静脉采血等检查存在恐惧与反感心理，应给予安慰开导，告诉患儿做勇敢的孩子，以奖励小花的方式给予表扬和鼓励。

5. 专科指导

（1）鼻塞：鼻塞严重时应先清除鼻腔分泌物后用0.5%麻黄碱液滴鼻，每天2～3次，每次1～2滴，对因鼻塞而妨碍吸吮的婴儿，宜在哺乳前15分钟滴鼻，使鼻腔通畅，保证吸吮。在呼吸道感染时，鼻腔、气管分泌物很多，会造成呼吸不畅，鼻孔内如果干痂太多，可以用棉签蘸凉开水，慢慢湿润后轻轻掏出来，如果小儿有俯卧睡眠习惯，此时应保持侧卧，以免引起呼吸困难。在护理小儿过程中，多注意观察他的精神、面色、呼吸次数、体温的变化。

（2）咽痛：适时可给予润喉含片或雾化吸入。

（3）高热：体温超过38.5℃以上时，给予合理的物理降温，如头部冷湿敷、枕冰袋，在颈部、腋下及腹股沟处放置冰袋，或用乙醇擦浴，冷盐水灌肠，或按医嘱给予解热药，预防高热惊厥。出汗后及时给患儿用温水擦净汗液。注意保证患儿摄入充足的水分。及时更换汗湿衣服。

6. 心理护理

（1）首先护理人员应与患儿建立良好关系。

（2）在护理过程中尽量使用简短、通俗易懂的言语，并且语气应保持温和，脸部保持微笑，多用肢体动作来表达患儿无法理解的言语。

（3）护理实施过程中可多用肢体接触来给予患儿安抚，比如轻抚患儿头部、小手及脸部等，消除患儿内心对治疗、医院环境等各方面的恐惧情绪，从而让小儿更配合治疗。

（4）缓解家属担忧的心理，护理人员做好对家属的心理沟通，沟通内容应主要围绕治疗的基本现状、治愈情况等，应多以正面积极的态度宣传治疗成功案例，并且为患儿家属讲解康复过程及如何最大力度配合治疗、促进患儿早日康复，解除家属思想包袱，以达到患儿家属配合支持治疗的目的。

【健康教育】

1. 饮食　宜清淡，营养丰富，少食多餐，给予易消化的高蛋白、高热量、高维生素的流质或半流质饮食。多喝水，增加机体新陈代谢速度，以促进呼吸道异物的排出。

2. 休息与活动　提高自身免疫力是防护措施的第一步，平时加强儿童的身体锻炼，增强体质。

3. 外出活动　穿衣要适当，关注天气的变化，避免过热沙尘天气尽量减少户外停留时间；在沙尘天气中进行户外活动应戴口罩，活动后及时漱口和清洗鼻腔和口腔（双手捧清水至鼻，将水轻轻吸入鼻腔或者口腔，然后把水擤出，反复数次），减少细菌感染的风险。避免去人多的地方，以免造成交叉感染。

4. 用药　白细胞及血小板减少，一般发生在治疗完后2~3周，随后可自然回升至用药前水平。

5. 化验及检查注意事项

（1）外周血检查：先与患儿耐心沟通交流，静脉穿刺操作时，动作要轻、准、稳，以免损伤血管。

（2）病原学检查：教会患儿咳痰方法或指导患儿配合留取保本，保证标本合格并及时送检。

（3）胸部X线检查：必要时及时行胸部X线检查。

6. 疾病相关知识

（1）急性上呼吸道感染常见病因为病毒或细菌感染，为避免反复病情发作应提高患儿免疫力，避免去人多、人挤、环境差的地方。

（2）与其他患儿分开居住，避免交叉感染。告诉患儿此为爱心病房，待病情稳定就可与其他小朋友一起玩耍。

向家属介绍预防上呼吸道感染的知识：增加营养，加强体格锻炼，避免受凉；在上呼吸道感染的流行季节避免到人多的公共场所，有流行趋势时给易感儿服用板蓝根等中药汤剂预防。反复发生上呼吸道感染的小儿应积极治疗原发病，改善机体健康状况。

（3）告知家属雾化的意义及注意事项：可比特可使平滑肌松弛并减轻支气管炎症。使支气管平滑肌扩张，并使气道内分泌物减少。松弛气道平滑肌，降低气道阻力，增强纤毛清除黏液的能力，抑制气道神经降低血管通透性减轻气道黏膜水肿，从而缓解喘憋。能迅速有效地解除气道痉挛。普米克对呼吸道局部抗炎作用具有抗过敏作用，并可收缩气道血管，减少黏膜水肿及黏液分泌可以达到平喘、改善通气的效果缓解喘息的症状。因此先做复方异丙托溴铵（可比特）雾化扩张支气管，再做普米克对局部抗炎平喘达到改善通气消除炎症的效果。应用后用清水漱口防止咽部真菌感染。

7. 出院指导

（1）夜间孩子的体温容易骤然升高，一定要加强体温监测，防止高热惊厥。

（2）饮食应选择清淡、易消化的食物，如米粥、面条等。

（3）平时应适当增加户外活动，提高机体免疫力。

（4）父母要注意天气变化，及时帮宝宝增减衣服，沙尘天气尽量不要外出。

（5）居室应保持适宜的湿度和温度，经常通风换气。

（6）感冒流行时，应尽量少带婴幼儿去公共场所。应尽量避免婴幼儿与感冒患儿一起玩耍，防止交叉感染。

第三节 小儿肺炎

肺炎（pneumonia）是指肺的一部分或全部发炎，包括气管和肺泡。全年均可发病，北方多发于冬、春寒冷季节及气候骤变时。3 岁以内的婴幼儿在冬、春季节患肺炎较多。临床表现为发热、咳嗽、气促、呼吸困难和肺部细湿啰音，也有不发热而咳喘重者。小儿肺炎有典型症状，也有不典型的，新生儿肺炎尤其不典型。由细菌和病毒引起的肺炎最为多见。

【病因及发病机制】

1. 细菌感染　以肺炎链球菌常见。如新生儿因败血症或脐炎、肠炎，通过血液循环感染肺炎，这种感染可以由细菌引起。

2. 病毒感染　以支原体、衣原体及流感病毒常见。

3. 细菌与病毒混合感染。

【临床表现】

（一）症状

1. 发热大多数为高热。

2. 咳嗽初期为频繁的刺激性干咳，随之发展为咽喉部出现痰鸣音，咳嗽时可伴有呕吐、呛奶。

3. 气促。

4. 耳部不适。

5. 全身症状　患儿可伴有精神萎靡，烦躁不安，食欲缺乏，寒战，腹泻。

（二）体征

1. 呼吸　增快，40～80次/分，鼻翼翕动，吸气性凹陷。

2. 发绀部分　患儿口周、指甲轻度发绀，呼气呻吟，颜面部及四肢末端明显发绀，甚者面色苍白或青灰。

3. 肺部　细小湿啰音或捻发音。

（三）临床分型

1. 解剖学分类　大叶性肺炎、小叶性肺炎、间质性肺炎、支气管肺炎。

2. 病因学分类　细菌性肺炎、非细菌性肺炎、非感染性肺炎。

3. 病程分类　急性肺炎、迁延性肺炎、慢性肺炎。

【辅助检查】

1. 血常规检查

细菌性肺炎时，白细胞总数增高，为（15～20）$\times 10^9$/L；重症金黄色葡萄球菌肺炎和流感杆菌肺炎，有时白细胞总数反而减低；病毒性肺炎的白细胞正常或减少，淋巴细胞比例增加，中性粒细胞无增高。

2. C反应蛋白试验

在细菌性感染、败血症等疾病时此值上升，升高与感染的严重程度成正比，病毒感染时不增高。

3. 细菌病原学检查　在使用抗菌药物前可行咽拭子培养。

4. 病毒病原学检查　有病毒分离和血清学试验，可检测相关抗原、抗体。

5. 胸部X线检查　必要时及时行胸部X线检查。常见为斑片状阴影，毛细支气管炎还常有肺透明度增加；大叶性肺炎呈节段或大片阴影；支原体肺炎可表现为多种形态，分为4种类型：①以肺门阴影增重为主；②支气管肺炎；③间质性肺炎；④均一的肺突变。

【诊断】

根据临床表现及相关检查可确诊。

【治疗】

肺炎的治疗原则是改善通气，控制炎症，杀灭病原菌。同时还应对症治疗如发热时服用退热剂，咳嗽应给予化痰止咳药物，对重症肺炎应及时到医院进行相应的治疗。

1. 药物治疗

（1）抗生素治疗：用于细菌性肺炎。选用青霉素治疗。

（2）抗病毒治疗：利巴韦林。

2. 对症治疗

（1）吸氧：有发绀者予吸氧。

（2）清除呼吸道分泌物，改善通气功能，给予化痰、镇咳，雾化吸入。

【护理】

（一）一般护理

1. 护理评估

（1）评估患儿神志与精神状况；生命体征，如体温、呼吸状况、脉搏快慢、节律、有无血压降低或升高等；营养及饮食情况；液体摄入量、尿量、近期体质量变化；睡眠情况（有无呼吸困难的发生）。

（2）评估患儿皮肤完整性，有无皮肤黏膜发绀，有无压疮、破溃等；有无静脉通路，并评估穿刺时间、维护情况、是否通畅、有无管路滑脱的可能。

（3）评估患儿的呼吸情况，记录性质、频率、形态、深度，有无鼻翼翕动、三凹征、端坐呼吸等，听诊患儿的呼吸音，监测患儿生命体征。必要时监测、记录患儿的动脉血气分析值。

（4）评估患儿本次发病的诱因、呼吸困难的程度、咳嗽、咳痰的情况；观察患儿有无发绀，监测体位改变对患儿缺氧的影响。有无其他伴随症状，如胸痛、呼吸困难。

（5）询问患儿目前服用药物的名称、剂量及用法，评估患儿有无药物不良反应，询问患儿有无明确药物过敏史。

（6）评估患儿心理、精神因素，有无焦虑、恐惧。评估患儿及其家属心理-社会状况。

（7）评估患儿及其家属对疾病知识的了解程度、对治疗及护理的配合程度、经济状况等。

（8）评估采用北京大学第一医院患儿压疮 Braden 评分表判断患儿发生压疮的危险程度。

2. 健康教育

（1）保持病房环境安静、整洁、温度适宜，最佳室温为 20～24℃，最佳湿度为 55%～60%，每天定时通风换气，保持室内空气新鲜，每天用消毒液拖地消毒 2 次，并用湿布揩抹室内用具和地板，以保持干燥和清洁，严禁使用具有刺激性的消毒剂进行消毒。

（2）定期用紫外线消毒患儿衣物，为避免出现不安、出汗、呼吸不畅等现象，患儿应着适量且宽松的衣服。

（3）分开急性期和恢复期患儿，以免导致交叉感染。

（4）护理人员应熟练掌握急救药品和医疗物品的性能和使用方法，随时治疗和抢救病情出现变化的患儿。

（5）嘱患儿进食后多饮水，及时清洁口腔，以防口腔炎、鹅口疮等口腔疾病的发生。

（6）保持患儿皮肤清洁干燥，定时翻身并检查皮肤受压情况，以防发生压疮。

（7）病情观察

1）密切观察患儿病情，及时监测生命体征。

2）患儿若突然出现面色苍白、气喘加剧、呼吸暂停等异常情况，应让其端坐或高枕卧位，进行吸氧治疗，并及时向医师报告。

3）患儿若出现剧烈头痛、呼吸不规则、惊厥、瞳孔变化等异常情况，脑脊液检查显示压力、蛋白轻度增高，但其他指标均正常，应进行中毒性脑病治疗：及时使用甘露醇降低颅内压，同时还需给予镇静、吸氧等处理。

4）患儿若出现不同程度腹胀、肠鸣音减弱等异常情况，应及时禁食，并进行胃肠减压，情况严重的患儿需给予适量改善胃肠动力的药物。

（二）专科护理

1. 高热 详见急性上呼吸道感染。

2. 气体交换受损 置患儿于半卧位或抬高床头，尽量避免患儿哭闹，减少耗氧量。遵医嘱给氧，给予抗感染药物。及时处理腹胀，可用毛巾热敷腹部、肛管排气等方法。若是引起低钾血症者可按医嘱适量补钾。

3. 用药护理

（1）雾化吸入时取半卧位，教患儿用嘴吸气鼻子出气，结束后拍背，方法为：五指并拢、稍向内合掌成空心状，由下向上，由外向内地轻拍背部。痰多者可进行体位引流。

（2）防止药物损害肝脏，注意肝功能的检查。

（3）根据患儿情况和所输入药物采用输液泵严格控制输液速度，最佳速度为8～10滴/分均匀输入，以免输入过快增加患儿心脏负担。观察输液中的反应，及时观察局部有无渗出、皮疹等。记好出入量，避免诱发心力衰竭。

4. 化验及检查护理指导

（1）外周血检查：先与患儿耐心沟通交流，静脉穿刺操作时，动作要轻、准、稳，以免损伤血管。晨起空腹抽血检查。儿童可能会对检查害怕，在检查前与检查时要给予安抚和引导。抽完血后，用棉签或止血工具按压针孔部位3分钟以上，以压迫止血。不要按揉针孔部位，以免造成皮下血肿。抽血后出现晕血症状如：头晕、眼花、乏力等应立即平卧。

（2）病原学检查：教会患儿咳痰方法或指导患儿配合留取保本，保证标本合格并及时送检。

（3）胸部X线检查：必要时及时行胸部X线检查。检查前需脱去较多的衣物，只留单层棉质内衣（不带橡皮筋、印花），务必取下饰物、手机、硬币、金属钮扣、拉链、膏药贴等。青春期女患儿作胸部检查需脱去胸罩，婴幼儿由医师开具镇静药或给予相应的处置，镇静后行X线检查。摄片时听从医师吩咐，积极配合摆好体位完成照片。并由家属陪伴。

5. 并发症护理　心力衰竭：突然心率超过180次/分，呼吸超过60次/分，极度烦躁不安，明显发绀，面色发灰，指（趾）甲微血管再充盈时间延长，心音低钝，奔马律，颈静脉怒张，肝迅速增大，可有尿少或无尿，颜面眼睑或双下肢水肿。应立即通知医师，并嘱患儿卧床休息，采取半卧位抬高床头15°~30°，减少刺激，必要时应用镇静药物，严格控制输液速度，给予氧气吸入，记录24小时出入量。

6. 心理护理　深入了解患儿的心理状态和情绪波动情况。护理人员以微笑服务为先，给患儿营造轻松、愉悦、舒适的治疗环境；护理人员与患儿及其家属建立友好关系，营建护理人员全程陪护、家属全程关注、患儿全程配合的三者一体化的护理氛围。

【健康教育】

1. 饮食　患病期间，患儿应多饮水，补充足够水分，而且由于发热、呕吐、腹胀等患儿食欲易受影响，在其能进食时，需给予富含维生素、蛋白质的易消化流质、半流质食物，如稀粥、鸡蛋羹、菜泥等，宜少量多次进食，有需要可静脉补充营养。此外，严格控制钠盐摄入量，最佳摄入量为0.5~1.0g/d。

2. 休息与活动　注意加强锻炼，可根据年龄选择适当的锻炼方法。户外活动时，注意适当增加衣服。社会上感冒流行时，不要带孩子到公共场所去。家里有人患感冒时，不要与孩子接触。教育小儿养成良好的卫生习惯，不随地吐痰，让婴幼儿多晒太阳。

3. 用药　遵医嘱按时服药，监测不良反应。

4. 化验与检查讲解

（1）胸部X线检查：小儿呼吸系统疾病检测中，最为常用的仪器检测方法就是X线胸片检测。早期示肺纹理增粗，以后出现大小不等的斑片状阴影，可融合成一片，可伴有肺不张或肺气肿。

（2）血常规：病毒性肺炎白细胞总数大多正常或降低；细菌性肺炎白细胞总数及中性粒细胞升高，并有核左移。

（3）病原学检查：可作病毒分离或细菌培养，以明确病原体。血清冷凝实验50%~70%的支原体肺炎患儿中可呈阳性。

5. 疾病相关知识的治疗原则是改善通气，控制炎症，杀灭病原菌。同时还应对症治疗，如发热时服用退热剂、咳嗽应给予化痰止咳药物，对重症肺炎应及时到医院进行相应的治疗。让患儿家属简单了解小儿呼吸系统特点，普及肺炎基本知识，规范患儿家属对小儿疾病预防、保健、救治过程中的行为。护理人员通过现场的演示及普及资料的发放来解答患儿及其家属的疑问。

6. 告知家属雾化的意义及注意事项 复方异丙托溴铵（可比特）可使平滑肌松弛并减轻支气管炎症。使支气管平滑肌扩张，并使气道内分泌物减少。松弛气道平滑肌，降低气道阻力，增强纤毛清除黏液的能力，抑制气道神经降低血管通透性减轻气道黏膜水肿，从而缓解喘憋。能迅速有效地解除气道痉挛。普米克对呼吸道局部抗炎作用具有抗过敏作用，并可收缩气道血管，减少黏膜水肿及黏液分泌可以达到平喘、改善通气的效果缓解喘息的症状。因此先做可比特雾化扩张支气管，再做普米克对局部抗炎平喘达到改善通气消除炎症的效果。应用后用清水漱口防止咽部真菌感染。

7. 出院指导

（1）室内空气新鲜，要保持室内空气新鲜、安静，让孩子休息好。

（2）饮食及排痰：在饮食上要吃易消化、高热量和富有维生素的食物，以软的食物最好，有利于消化道的吸收。咳嗽时要拍拍孩子的背部，有利于痰液的排出，拍背时从下往上拍，从外向内、房间内不要太干燥，孩子要适当地饮水，以稀释痰液，有利于痰的排出。

（3）加强锻炼，注意适当增加衣服：预防上呼吸道感染，注意加强锻炼，可根据年龄选择适当的锻炼方法。户外活动时，注意适当增加衣服。社会上感冒流行时，不要带孩子到公共场所去。家里有人患感冒时，不要与孩子接触。

（4）增强婴幼儿的抗病能力：坚持锻炼身体，增强抗病能力，同时注意气候的变化，随时给小儿增减衣服，防止伤风感冒。合理喂养，防止营养不良。教育小儿养成良好的卫生习惯，不随地吐痰，让婴幼儿多晒太阳。不断地增强婴幼儿的抗病能力是预防该病的关键。

第四节 小儿支气管哮喘

支气管哮喘（bronchial asthma）是一种表现为反复发作性咳嗽、喘鸣和呼吸困难，并伴有气道高反应性的可逆性、梗阻性呼吸道疾病。哮喘可在任何年龄发病，但多数始发于4～5岁以前。

【病因及发病机制】

1. 过敏原过敏物质大致分为三类：

（1）引起感染的病原体及其毒素：小儿哮喘发作常和呼吸道感染密切相关，婴幼儿哮喘中95%以上是由于呼吸道感染所致。

（2）吸入物：通常自呼吸道吸入。引起哮喘最主要过敏原为尘螨、屋尘、霉菌、花粉、羽毛等。

（3）食物：主要为异性蛋白质，如牛奶、鸡蛋、鱼虾、香料等，食物过敏以婴儿期为常见，4～5岁以后逐渐减少。

2. 非特异性刺激物质　如灰尘、烟、气味等。其可刺激支气管黏膜感觉神经末梢及迷走神经，引起反射性咳嗽和支气管痉挛，长期持续可导致气道高反应性。

3. 气候　儿童患儿对气候变化很敏感，如气温突然变冷或气压降低，常可激发哮喘发作，因此，一般春秋两季儿童发病明显增加。

4. 精神因素　如大哭大笑或激怒恐惧后可引起哮喘发作。情绪激动或其他心理活动障碍时常伴有迷走神经兴奋。

5. 遗传因素　哮喘具有遗传性，父母有气道高反应性的，则子女哮喘发病率明显增加。患儿多有其他过敏病史，如婴儿湿疹、荨麻疹、过敏性鼻炎等。

6. 运动　文献报道约90%哮喘患儿可由运动激发，又称运动性哮喘，多见于较大儿童，剧烈持续（5～10分钟以上）的奔跑后最易诱发哮喘，其发生机制是免疫性的。

7. 药物药物引起的哮喘也较常见。主要有两类药物：

（1）阿司匹林及类似的解热镇痛药，可造成所谓内源性哮喘，如同时伴有鼻窦炎及鼻息肉，则称为阿司匹林三联症。

（2）作用于心脏的药物，如普萘洛尔、氧烯洛尔等可阻断β受体而引起哮喘，其他如碘油造影，磺胺类药物过敏也常可诱发哮喘发作。

【临床表现】

1. 症状

（1）发作时症状：患儿烦躁不安，出现呼吸困难，以呼气困难为主，往往不能平卧，坐位时耸肩屈背，呈端坐样呼吸困难。患儿面色苍白、鼻翼翕动、口唇、指甲发绀，甚至冷汗淋漓，面容惊恐不安，往往显示危重状态，应予积极处理。

（2）发作间歇期症状：此时虽无呼吸困难，表现如正常儿童，但仍可自觉胸部不适。由于导致支气管易感性的病理因素依然存在，在感染或接触外界变应原时可立即触发哮喘发作。

（3）慢性反复发作症状：哮喘本身为一慢性疾病，由于长期支气管痉挛，气道阻力增加而致肺气肿。无急性发作时，活动后亦常感胸闷气急，严重者有程度不等的心肺功能损害，甚至发生肺源性心脏病。

2. 体格检查　可见胸部呈桶状，前后径加大，肺底下移，心脏相对浊音界缩小。肺部常可闻及哮鸣音。

3. 临床分期

（1）急性发作期：以喘息为主，患儿烦躁不安，出现呼吸困难，以呼气困难为著，往往不能平卧，坐位时耸肩屈背，呈端坐样呼吸困难。有时喘鸣音可传至室外。患儿面色苍白、鼻翼翕动、口唇、指甲发绀，甚至冷汗淋漓，面容惊恐不安，往往显示危重状态，应予积极处理。

（2）慢性持续期：此时虽无呼吸困难，表现如正常儿童，但仍可自觉胸部不适。在感染或接触外界变应原时可立即触发哮喘发作。

（3）临床缓解期：症状消失，并维持4周以上。

【辅助检查】

1. 胸部X线检查　有合并感染时，可出现肺部浸润，有助于排除其他原因引起的哮喘。

2. 外周血检查

（1）嗜酸性粒细胞计数：大多数过敏性鼻炎及哮喘患儿血中嗜酸性粒细胞计数超过300×10^6/L（300/mm^3）。

（2）血常规：红细胞、血红蛋白、白细胞总数及中性粒细胞一般均正常，但应用β受体兴奋剂后白细胞总数可以增加。若合并细菌感染，两者均增加。

3. 肺功能检查　用来估计哮喘严重程度及判断疗效。一般包括肺容量、肺通气量、弥散功能、流速-容量图和呼吸力学测验，但均需较精密的仪器，也不能随时监测。哮喘患儿常表现为肺总量（TLC）和功能残气量（FRC）增加，而残气量（RV）、肺活量（VC）可正常或降低；更重要的改变为呼吸流速方面的变化，表现为用力肺活量（FVC）、第一秒用力呼气流速（FEF 25%-75%）和最大呼气流速率（PF）变化。

4. 血气分析　测量哮喘病情的重要实验室检查，特别对合并低氧血症和高碳酸血症的严重病例，可用来指导治疗。

5. 皮肤变应原检查　目的是了解哮喘病儿发病因素和选择特异性脱敏疗法。皮肤试验是用致敏原在皮肤上所做的诱发试验，一般在上臂伸侧进行。主要有三种方法：①斑贴试验用于确定外源性接触性皮炎的致敏物；②划痕试验主要用于检测速发反应的致敏物，于试验部位滴一滴测试剂，然后进行划痕，划痕深度以不出血为度，20分钟后观察反应，阳性反应表现为红晕及风团；③皮内试验敏感性较高，皮内试验注射变应原浸液的量为0.01～0.02ml。一般浸液浓度用1∶100（W/V），但花粉类多用1∶1000～1∶10000浓度。皮试前24～48小时应停用拟交感神经类、抗组胺类、茶碱类、皮质类固醇类药物，以免干扰结果。

【诊断】

（一）哮喘的诊断

主要依据呼吸道症状、体征及肺功能检查，证实存在可变的呼气气流受限，并排除可引起相关症状的其他疾病。

1. 反复喘息、咳嗽、气促、胸闷，多与接触变应原、冷空气、物理、化学性刺激、呼吸道感染、运动以及过度通气（如大笑和哭闹）等有关，常在夜间和（或）凌晨发作或加剧。

2. 发作时双肺可闻及散在或弥漫性，以呼气相为主的哮鸣音，呼气相延长。

3. 上述症状和体征经抗哮喘治疗有效，或自行缓解。

4. 除外其他疾病所引起的喘息、咳嗽、气促和胸闷。

5. 临床表现不典型者（如无明显喘息或哮鸣音），应至少具备以下1项：

（1）证实存在可逆性气流受限：①支气管舒张试验阳性：吸入速效 β_2 受体激动剂（如沙丁胺醇压力定量气雾剂200～400μg）后15分钟第一秒用力呼气量（FEV1）增加≥12%；②抗炎治疗后肺通气功能改善：给予吸入糖皮质激素和（或）抗白三烯药物治疗4～8周，FEV1增加≥12%；

（2）支气管激发试验阳性；

（3）最大呼气峰流量（PEF）日间变异率（连续监测2周）≥13%。

符合第1～4条或第4、5条者，可诊断为哮喘。

（二）咳嗽变异性哮喘（CVA）的诊断

CVA是儿童慢性咳嗽最常见原因之一，以咳嗽为唯一或主要表现。诊断依据：

1. 咳嗽持续>4周，常在运动、夜间和（或）凌晨发作或加重，以干咳为主，不伴有喘息；

2. 临床上无感染征象，或经较长时间抗生素治疗无效；

3. 抗哮喘药物诊断性治疗有效；

4. 排除其他原因引起的慢性咳嗽；

5. 支气管激发试验阳性和（或）PEF日间变异率（连续监测2周）≥13%；

6. 个人或一、二级亲属过敏性疾病史，或变应原检测阳性。

以上第1～4项为诊断基本条件。

【治疗】

治疗原则为急性发作时采用多种措施缓解支气管痉挛，改善肺通气功能，控制感染。急性发作的治疗主要包括吸氧、支气管扩张药和皮质类固醇。

【护理】

（一）一般护理

1. 护理评估

（1）评估患儿营养及饮食情况有无喂养困难；液体摄入量、尿量、近期体重变化；睡眠情况（有无呼吸困难的发生）。

（2）评估患儿咳嗽、咳痰的程度和性质。观察患儿有无发绀，监测体位改变对患儿缺氧的影响。有无其他伴随症状，如胸痛、呼吸困难。

（3）评估患儿的呼吸情况，记录性质、频率、形态、深度，有无鼻翼翕动、三凹征、端坐呼吸等，听诊患儿的呼吸音，监测患儿生命体征。必要时监测、记录患儿的动脉血气分析值。

（4）评估患儿心理、精神因素，有无焦虑、恐惧。评估患儿及其家属心理-社会状况：评估患儿及其家属对疾病知识的了解程度、对治疗及护理的配合程度、经济状况等。

（5）评估采用北京大学第一医院患儿压疮 Braden 评分表判断患儿发生压疮的危险程度。

2. 消除呼吸窘迫，维持气道通畅

（1）体位：采取半坐卧位或坐位以利肺部扩张。

（2）保证休息：给患儿提供一个安静、舒适的环境以利于休息，护理操作应尽可能地集中进行。

3. 病情观察　监测患儿是否有烦躁不安、气喘加剧、心率加快、肝短时间内急剧增大及血压变化等情况，警惕心力衰竭及呼吸骤停等合并症的发生。呼吸困难加重时，注意有无呼吸音及哮鸣音的减弱或消失、心率加快等。患儿活动前后，监测其呼吸和心率，活动时如有气促、心率加快可给予持续吸氧并给予休息。根据病情逐渐增加活动量。

（二）专科护理

1. 吸氧　患儿哮喘时大多有缺氧现象，故应给予氧气吸入，以减少无氧代谢，预防酸中毒。氧气浓度以40%为宜。

2. 呼吸道护理　给予雾化吸入，应用支气管扩张剂后立即进行吸痰处理，吸痰过程中保持动作轻柔，技巧娴熟，若呼吸严重不畅，应用无创正压通气治疗。

3. 用药护理

（1）支气管扩张剂：使用时可嘱患儿充分摇匀药物，在按压喷药于咽喉部的同时，然后闭口屏气 10 秒后，用鼻缓缓呼气，最后清水漱口，将获得较好效果。

（2）用药无缓解应停用，常见不良反应主要有心动过速、血压升高、虚弱、恶心、过敏反应及反常的支气管痉挛。

（3）急性发作者，如口服无效，可由静脉推注，以 5%～10% 葡萄糖液稀释，在 30 分钟内缓慢注入。如已运用氨茶碱治疗（在 6 小时内），应将剂量减半，以后可给予维持量。1～9 岁小儿，可选择氨茶碱静脉滴注，有条件时应测氨茶碱血浓度，治疗哮喘的有效血浓度为 10～20μg/ml。每 6～8 小时给药一次。有条件的单位应监测氨茶碱血浓度的峰值与谷值，寻找最佳投药方案。病情稳定后，可每隔2~3个月监测浓度一次。

（4）肾上腺皮质激素类：长期使用可产生较多不良反应，如二重感染、肥胖、高血压等。当患儿出现身体形象改变时要做好心理护理。

4. 化验及检查护理

（1）外周血检查：检查前准备及注意事项晨起空腹抽血检查。

（2）肺功能检查：适用于5岁以上的儿童。检查时要求：儿童可能会对检查害怕，在检查前与检查时要给予安抚和引导。

（3）检查后注意事项：抽完血后，用棉签或止血工具按压针孔部位3分钟以上，以压迫止血。不要按揉针孔部位，以免造成皮下血肿。抽血后出现晕血症状，如头晕、眼花、乏力等应立即平卧。放于空腹抽血之后。

5. 并发症护理

（1）呼吸衰竭：重度哮喘时因气道严重痉挛，气流出入受阻，同时因为哮喘发病时患儿紧张、用力呼吸等导致体力消耗，耗氧量和二氧化碳产生量增加，吸入气体量减少可引起低氧血症，而呼出气体量降低则导致体内二氧化碳潴留，出现Ⅱ型呼吸衰竭。密切观察患儿的呼吸变化，呼吸>40次/分或心率突然减慢，原有的哮鸣音减弱或消失，血压降低等症状，应立即通知医师。

（2）气胸：哮喘急性发作时因肺泡内压力增高，对于有肺大泡或严重肺气肿的患儿，有时会导致肺泡破裂，气体进入胸膜腔而出现气胸。患儿出现烦躁不安，发绀，大汗淋漓，气喘加剧，心率加快，呼吸音减弱等情况，应立即报告医师并积极配合抢救。

6. 心理护理　哮喘患儿年龄尚小，患儿家属多伴有紧张、焦虑心理，护理人员应充分与患儿家属沟通，缓解其悲伤、焦虑情绪，让其做好思想准备，沟通过程中应掌握好语言技巧和语速，切忌急躁处理。要帮助患儿保持愉快的心情，比如给年幼的患儿讲故事、玩玩具、听音乐、分散其注意力，对年龄较大的患儿要根据其心理活动讲道理，争取患儿的配合，以达到最佳治疗状态。若患儿身体状况许可，应鼓励其在户外活动，加强体育锻炼，增强抗病能力。特别对首次哮喘发作的患儿应耐心解释，通过护理干预缓解患儿的紧张心理。精神紧张是诱发小儿哮喘的因素之一，所以心理护理是小儿支气管哮喘护理中不可忽视的内容之一。

【健康教育】

1. 饮食　给予富含维生素易消化的食物，应尽量避免食用诱发哮喘的食品，如鱼、虾、蛋、奶等含蛋白质丰富的食物。应少食多餐。保证营养均衡搭配，以利病情康复，家属要经常细心观察患儿的饮食，找到对哮喘致敏的食品。随着患儿年龄的增长，病情的好转，尤其是机体免疫功能逐渐增强，食物过敏的种类也就随之减少。因此，也要不断地解除某些限吃的食品。

2. 休息与活动　协助患儿的日常生活。指导患儿活动，避免情绪激动及紧张的活动。

3. 用药知识　告知家属雾化的意义及注意事项：复方异丙托溴铵（可比特）可使平滑肌松弛并减轻支气管炎症。使支气管平滑肌扩张，并使气道内分泌物减少。松弛气道平滑肌，降低气道阻力，增强纤毛清除黏液能力，抑制气道神经降低血管通透性减轻了气道黏膜水肿，从而缓解喘憋。能迅速有效地解除气道痉挛。布地奈德（普米克）对呼吸道局部抗炎作用具有抗过敏作用，并可收缩气道血管，减少黏膜水肿及黏液分泌可以达到平喘、改善通气的效果缓解喘息的症状。因此先做复方异丙托溴铵雾化扩张支气管，再做布地奈德对局部抗炎平喘达到改善通气消除炎症的效果。

喷剂应用后用清水漱口防止咽部真菌感染。糖皮质激素口服，应于饭后，减少对胃肠道刺激。用药勿自行减药停药。

4. 疾病相关知识　哮喘发作分为三度：①轻度 pH 正常或稍高，PaO_2 正常，$PaCO_2$ 稍低，提示哮喘处于早期，有轻度过度通气，支气管痉挛不严重，口服或气雾吸入平喘药可使之缓解；②中度 pH 值正常，PaO_2 偏低，$PaCO_2$ 仍正常，则提示患儿通气不足，支气管痉挛较明显，病情转重，必要时可加用静脉平喘药物；③重度 pH 值降低，PaO_2 明显降低，$PaCO_2$ 升高，提示严重通气不足，支气管痉挛和严重阻塞，多发生在哮喘持续状态，需积极治疗或给予监护抢救。

5. 出院指导

（1）患儿居住的环境要空气清新，室温恒定，杜绝一切过敏原，如花草，猫狗等小动物；蚊香、真菌类等过敏原及刺激性气味，如气温寒冷也易引起哮喘。

（2）加强锻炼，增强机体抗病能力，坚持户外锻炼，如跑步、跳绳等运动，增加肺活量，对预防哮喘的发作具有积极的作用。

（3）哮喘在发作前多有前驱症状，最常见眼鼻发痒、打喷嚏、流涕、流泪、咳嗽等，一旦出现上述症状时，应及时就诊及用药，避免诱发哮喘发作。

（4）指导呼吸运动：指导进行腹式呼吸、向前弯曲运动及胸部扩张运动。

（5）防护知识

1）增强体质，预防呼吸道感染。

2）协助患儿及家属确认或哮喘发作的因素，避免接触过敏原，祛除各种诱发因素。

3）患儿及家属能辨认哮喘发作先兆、症状，并能简单及时自我护理（哮喘发作时家属要镇静，给小孩有安全感，立即吸入支气管扩张剂—万托林气雾剂，室内通风，避免烟雾刺激，给患儿坐位或半卧位）。

4）提供出院后使用药物资料。

5）指导患儿和家属使用长期预防及快速缓解的药物，并做到正确安全的用药。

6）及时就医，以控制哮喘严重发作。哮喘的随访计划：急性发作期（住院或留院观察）；慢性持续期（1 个月随访一次，检查指导用药）；缓解期（3 个月随访一次，复查肺功能）。

第五节　专科技术操作——纤维支气管镜检查及护理

【目的】

纤维支气管镜检查主要是对患儿肺部疾病进行诊断和治疗，留取痰液标本及活检标本。

【适应证】

1. 清除呼吸道分泌物，留取痰标本做细菌培养。
2. 支气管肺泡灌洗。
3. 摘取异物。
4. 支气管胸膜瘘及气管食管瘘的诊断和治疗。
5. 咯血的治疗。
6. 通过纤支镜进行气管插管。
7. “支架”的应用。

【禁忌证】

1. 严重心、肺功能不全，呼吸衰竭，严重高血压及心律失常者。
2. 严重肝、肾功能不全，全身状态极度衰竭。
3. 出凝血机制障碍者。
4. 哮喘发作或大咯血者。
5. 主动脉瘤有破裂危险者。

【检查前准备】

1. 患儿准备

（1）评估患儿病情，家属签署知情同意书。

（2）术前化验：感染筛查、出凝血时间。

（3）留置套管针。

（4）患儿术前禁食水 4 ~ 6 小时，防止术中呕吐引起窒息。

2. 房间准备

（1）术前准备室、内镜诊疗室。

（2）诊室内设有氧气装置、吸引装置、诊疗床、纤维支气管镜工作站。

（3）连接各种仪器设备，保证其正常使用。

（4）术前1小时清洁消毒房间。

3. 物品准备

（1）病历、X线片、CT片、干纸巾。

（2）吸引管、吸痰管、氧气管。

（3）心电监护仪、心电电极、血氧探头。

（4）无菌手术衣、帽子、口罩、无菌手套、清洁手套。

（5）急救器械、喉镜、气管插管、复苏球囊。

（6）治疗车、治疗盘（内有安尔碘，乙醇，棉签，砂轮，胶布，1ml、10ml和20ml注射器）。

（7）一次性中单、小枕头、包被或约束带。

4. 药品准备2%利多卡因（10ml×2支）、咪达唑仑（5mg×3支）、氯胺酮（0.1×1支）、硫酸阿托品（1mg×1支）、生理盐水（100ml×2袋、500ml×1瓶）；备用药品：消毒石蜡油、氯麻滴鼻液、抗生素、吸入用布地奈德混悬液（普米克令舒）、吸入用复方异丙托溴铵溶液（可必特）、肾上腺素。

【检查中护理】

1. 做好心理护理，增加亲切感，减少恐惧感。

2. 遵医嘱予阿托品以减少支气管分泌物。

3. 患儿采取仰卧位，肩下垫软枕，用被单约束四肢，松紧适宜。

4. 连接心电监护仪。

5. 鼻导管低流量氧吸入，一般小儿氧流量0.5～1L/min，鼻导管插入的深度为5cm。

6. 遵医嘱静脉注射咪达唑仑、氯胺酮，以减轻患儿痛苦，也可为术者提供良好的操作条件，减少术中并发症。

7. 操作者站在患儿的头前，另一位医务人员站在患儿的一侧，用双手扶持患儿头的两旁保持固定。

8. 术者一般选择经鼻腔进镜，护士协助注入2%利多卡因2ml，患儿出现呛咳现象属正常。

9. 及时准确地留取支气管肺泡灌洗液送病原学检查。

10. 灌洗时应采用生理盐水（37℃）以免刺激气管内黏膜加剧咳嗽，每次灌洗量根据年龄、部位、病情决定，一般10～20ml/次。注入速度要适中，注入后立即吸引，注意吸出量应与注入量基本相同，随时观察痰的量及颜色。

11. 遵医嘱选用敏感抗生素灌洗。

12. 术中给药操作需经两人核对药名及药量后再注入。

13. 及时清除口腔分泌物，保持呼吸道通畅。

14. 检查过程中，密切观察生命体征的变化，$SaO_2 < 85\%$ 时应立即提醒医师，并增加吸氧浓度，必要时用面罩加压吸氧，氧流量约 5L/min。

15. 钳检配合

（1）将活检钳在闭合的状态下插入活检孔，待其活检钳伸出 3mm 后，张开活检钳，靠近活检部位，钳口紧贴病变部位后，进行钳夹，当看清已咬住病变组织后，将钳子拉出，将标本放在一小片滤纸上放入 10% 甲醛溶液小瓶内固定送病理科。

（2）钳检时偶见大出血，对抽吸、刷检或触之易出血的组织、活检时应特别小心。可先注入少量肾上腺素或冰盐水收缩血管后再活检，以减少出血。

16. 刷检配合将毛刷从活检孔中插入气管内的病变部位进行刷检，采取标本。

【检查术中常见症状及护理】

1. 缺氧　为新生儿的主要症状，如发现患儿发绀明显应暂停操作，加大吸氧流量，待缺氧缓解后再继续操作。

2. 出血　是检查中最常见的并发症，如小量出血可给予麻黄碱滴鼻，以收缩鼻腔黏膜血管，减轻鼻腔部的出血；出血较多时，使用 1∶10000 的肾上腺素盐水喷洒局部止血。

3. 喉气管痉挛　由于气管狭小受纤支镜刺激，气道高反应等多种因素都可诱发气管痉挛，如不及时正确处理，可致严重缺氧和二氧化碳蓄积，甚至危及生命。轻抬下颌或点按喉结下方 6. 7cm 处，必要时纯氧正压通气，直至喉痉挛消失。

4. 手术过程中，出现心率、氧饱和度的轻度波动属于正常情况，如出现严重生命体征的波动，立即告知医师，停止操作，及时处理。

【检查后护理】

1. 患儿症状观察及处理　术后患儿需观察 15 分钟，由医师陪伴送回病房，以免途中发生意外。根据病情给予短期氧气吸入。

2. 3 小时内禁止饮食、饮水，以免麻醉作用尚未消失，误吸入气管内。进食前，先喝少量温水，观察无呛咳时再进流食。

3. 继续心电监护，监测生命体征至患儿麻醉完全清醒。

4. 密切观察是否鼻腔出血、发热、咳嗽、咳血、气胸、喉痉挛等并发症发生。

5. 观察有无胸闷、气短、喘息，由于操作时气管黏膜损伤，加上出血与分泌物增多导致气管痉挛，此时应及时给予吸氧，予、吸入用布地奈德混悬液（普米克令舒）、吸入用复方异丙托溴铵溶液（可必特）雾化吸入。

（刘 平　陈 铮）

第七章　循环系统疾病

第一节　儿童心血管专业概述

一、专业概述

儿科心血管专业经医疗和护理各位老前辈的共同努力于1958年成立。心血管专业发展至今拥有多位国内外知名的老专家教授，包括李树政、李万镇、马郁文、杜军保、陈永红等，以及多位中青年专家教授，包括刘雪芹、齐建光、张清友、金红方等。专家教授们孜孜不倦、刻苦钻研、勤于实践，在小儿疑难、危重症的诊治方面积累了丰富的经验，在儿科临床水平的提高与医疗安全的保障方面发挥了重要作用。2006年至今，杜军保教授为中华医学会儿科学分会心血管学组组长。该专业专家、中青年骨干、医、护、研、技各系列人员团结一致、齐心协力，使专业不断发展壮大，全面开展小儿功能性心血管疾病、先天性心脏病、肺动脉高压、心肌炎、心肌病、川崎病、心律失常、儿童晕厥、心力衰竭等多种心血管疾病的诊治，特别是在小儿功能性心血管疾病的诊治与研究方面已形成突出的学术优势与特色，在国内外具有重要学术影响，引领全国该领域的发展。我们在护理方面：坚持“以患儿为中心”，牢记“基础护理是根基，护理安全是关键；专科护理是价值，优质护理是内涵”的理念，进一步规范临床护理工作，切实加强基础护理，改善护理服务，突出专科护理，提高护理质量，保障医疗安全。儿科心血管病房开展以家庭为中心的护理模式优质护理。充分结合“五心工程”，根据“优质护理服务链”，即：18字诀“责任到”——“热心接、耐心讲、细心观、诚心帮、温馨送、爱心访”，护士的责任心最终让每一位患儿家属都能放心，让每一位患儿都能舒心。病房根据护理专科提升专业品质，打造护理特色的“一病一品”：“一病”就是川崎病，“一品”就是川崎病的随访。从患儿入院、病情观察、专科护理、基础护理、健康教育、出院以及随访的每一个环节。我们为了满足患儿的基本生活需要，制定出本病房优质护理服务护士的工作职责、对患儿进行连续、全程的护理服务。优化服务流程，从患儿入院接诊流程、用药流程、检查前后流程、出院、复诊流程等制定人性化、优质护理服务措施。全方位的贯彻于患儿的护理。以我们的热心、关心、细心、耐心让患儿舒心、放心、安心、欢心。

二、护理专业特色及护理管理特色

病房收治病如先天性心脏病、儿童晕厥、心肌炎、心肌病、川崎病、心力衰竭、心律失常、肺动脉高压等心血管疾病。我们针对功能性心血管病，在全国开创了儿童晕厥的客观诊断技术-儿童直立倾斜试验，首先发现并报道我国儿童血管迷走性晕厥、体位性心动过速综合征以及直立性高血压等儿童功能性心血管疾病。在国际上首先开展了儿童硝酸甘油激发直立倾斜试验，显著提高了儿童晕厥的诊断率。本专业的突出特色，已在国内外该领域具有重要学术影响和地位。杜军保教授等针对功能性心血管病，首先创建了国内首家儿童晕厥专业门诊。在全国创建了儿童晕厥的客观诊断技术-儿童直立倾斜试验，首先发现并报道我国儿童血管迷走性晕厥（1997 年）以及体位性心动过速综合征（2005 年）。在国际上首先开展了儿童硝酸甘油激发直立倾斜试验，进一步提高了儿童晕厥的诊断率。在护理方面我们协助医师进行实验，使其顺利完成。通过医护双方的共同努力，心血管专业形成了全国儿童晕厥及其相关疾病的诊治网络，使我国儿童功能性心血管疾病研究和临床诊治整体水平跻身于世界先进行列。此外心血管专业在儿科领域较早开展心导管术（包括婴儿），与全院协作开展先天性心脏病手术。在国内率先开展心内电生理检查，继而在 1991 年医护合作率先在国内利用射频消融导管术（RFCA）治疗小儿快速心律失常。

我们在护理方面，开展川崎病的“一病一品”，体现出病房一站式爱心传递，将我们的优质护理服务稳步提升。

儿童心血管疾病具有复杂性、疑难性、合并症多、病情重，易发生突变的特点，因此做好全方位护理服务工作，牢固树立以满足患儿需求为中心的服务理念，让每一位患儿感到温馨、满意，是护理管理工作的首要任务。在心血管病房收治疾病复杂，我们在工作中尤其要做好院内感染管理工作，通过限制探视陪住人数，安放消毒设备，强调规范培训医护人员院内感染知识等，大大降低了院内感染率。

护理工作中，我们实施岗位责任制、责任护士制度，实施整体化护理，坚持“以患儿为中心、以家庭为中心”的护理理念，以患儿满意、家属满意为目标。促进护理服务“贴近患儿、贴近临床、贴近社会”为重点，坚持以改善护理服务，提高护理质量，丰富护理内涵，拓展服务领域为重点，开展儿科心血管的护理工作。我们的重点主要是提高护理质量，改善服务态度，我们除具备较强的管理能力和领导艺术外，同时要更新观念，顺应形势，培养和引导护理人员全身心地，人性化、个性化地做好医疗服务。因人施护，为患儿提供满意的护理服务。

三、发展趋势

北京大学第一医院儿科心血管全体同仁在新的平台上，正在以严谨的治学精神、精湛的医学技术、饱满的工作热情奋发努力。

在临床护理、教学、科研、人才梯队、管理体系等方面开展了战略性的“顶层设计”，促进护理核心竞争力不断提升。强化护理服务，强调管理制度，持续护理质量，改进项目推进。儿科心血管医疗与护理同仁继续发展我们本着仁者之心、患儿至上的原则，努力提高学术水平、专业技能，一步一步有计划地科学发展，不断提高综合实力。力争不断为我国儿科心血管事业的发展作出新的贡献。

（刘 平 陈 铮）

第二节 小儿循环系统解剖生理特点

一、心脏血管解剖特点

（一）心脏重量

小儿的心脏相对比成人的重。新生儿心脏重量 20～25 克，占体重的 0.8%，青春后期增至 12～14 倍，达到成人水平。除青春早期外，各年龄男孩的心脏均比女孩重。

（二）房室增长速度

出生后第一年心房增长速度比心室快，第二年两者增长速度相接近，10 岁之后心室生长超过心房。左、右心室增长也不平衡。胎儿期右室负荷大，左室负荷小而右心占优势。

（三）心腔容积

自出生至成人四个心腔容积发展的速度是不均衡的。初生时心腔容积为 20～22ml。

（四）心脏位置与形态

小儿心脏的位置随年龄增长而发生变化。2 岁以下幼儿心脏多呈横位，2 岁以后随着少儿的起立行走、肺及胸部的发育和横膈的下降等，心脏由横位逐渐转为斜位。小儿心脏的形状，婴幼儿期为球形、圆锥形或椭圆形；6 岁后跟成人心脏的形状相接近，为长椭圆形。

（五）血管特点

小儿的动脉比成人相对较粗，婴儿期肺、肾、肠及皮肤的微血管口径较成人粗大，故对以上器官的血液供给比成人佳。

二、心脏生理特点

（一）心率

年龄愈小，心率愈快。心率较快的原因是小儿新陈代谢旺盛，身体组织需要更多的血液供给，但心脏每次搏出量有限，只有增加搏动次数来补偿不足。另外，婴幼儿迷走神经未发育完善，中枢紧张度较低，对心脏收缩频率和强度的抑制作用较弱，而交感神经占优势，故易有心率加速。因此，应在小儿安静时测定心率才为准确。一般体温每增高 1℃，心率每分钟增加约 15 次。睡眠时心率每分钟可减少 20 次左右。

（二）动脉血压

其高低主要取决于心搏出量和外周血管阻力。小儿年龄愈小，动脉压力愈低。新生儿血压较低，不易测定，新生儿收缩压为 53 ~ 71mmHg（7.05 ~ 9.44kPa），平均为 65mmHg（8.65kPa）。不同年龄的血压不同，为便于推算，小儿上肢血压正常值可按下列公式计算：

1 岁以上收缩压 = 80 + （2 × 年龄）mmHg，相当于 104 + （0.26 × 年龄）kPa，舒张压为收缩压的 2/3。高于此标准 20mmHg（2.6kPa）以上考虑为高血压，低于此标准 20mmHg（2.6kPa）以下可考虑为低血压。正常下肢比上肢血压高 20 ~ 40mmHg（2.6 ~ 5.2kPa）。脉压为收缩与舒张压之差，正常为 30 ~ 40mmHg（4.0 ~ 5.2kPa）小儿血压受诸多外界因素的影响，如哭叫、体位变动，情绪紧张皆可使血压暂时升高。故应在安静时测量血压。

（一）静脉压

其高低与心搏出量，血管功能及循环血容量有关。上、下腔静脉血返回右心室受阻也影响静脉压。

静脉压一般 3 ~ 5 岁时为 40 ~ 50mmH_2O（0.39 ~ 0.49kPa），5 ~ 10 岁时为 50 ~ 60mmH_2O（0.49 ~ 0.58kPa）。正常小儿坐位或立位时看不到饱满的颈静脉，若看到则提示静脉压高。在右心衰竭、心包积液、缩窄性心包炎时，或小儿哭叫、体力活动、变换体位时，可以看到颈静脉饱满的体征，即提示有病理性的或暂时性的静脉压升高。

（二）循环时间

小儿常用的循环时间测定方法为5%荧光素静脉注射法。正常婴儿循环时间平均为7秒。儿童为11秒。在充血性心力衰竭则时间延长，先天性心脏病中有右向左分流臂至唇的循环时则缩短。

（刘平 陈铮 周燕霞）

第三节 先天性心脏病

先天性心脏病（congenital heart disease）简称先心病，是胎儿期心脏及大血管发育异常所致的先天畸形。我国每年出生的婴儿先心病发病率为5‰~8‰在各种先心病中以室间隔缺损最常见，占所有先心病例的25%~30%，其次为房间隔缺损、动脉导管未闭及法洛四联症等。先天性心脏病主要有：心衰、青紫、杵状指（趾）、红细胞增多症、蹲踞、肺动脉高压、发育障碍以及一些其他的症状。其中有60%在满1周岁之前死亡。

【病因及发病机制】

一般认为妊娠早期（5~8周）是胎儿心脏发育最重要的时期，先天性心脏病发病原因很多，遗传因素仅占8%左右，而占92%的绝大多数则为环境因素造成，如妇女妊娠时服用药物、病毒感染、环境污染、射线辐射等都会使胎儿心脏发育异常。尤其妊娠前3个月感染风疹病毒，会使孩子患上先天性心脏病的风险急剧增加。

（一）胎儿周围环境因素

妊娠早期子宫内病毒感染以风疹病毒感染后，多见常引起动脉导管未闭及肺动脉口狭窄，其次为柯萨奇病毒感染，可引起心内膜弹力纤维增生症。

（二）遗传因素

5%先心病患儿发生于同一家族，其病种相同或近似可能由于基因异常或染色体畸变所致。这也是主要的导致先天性心脏病的原因。

（三）环境因素

高原地区，动脉导管未闭及房间隔缺损发病率较高。先天性心脏病的原因可能与缺氧有关，有些先心病有性别倾向性。

【临床表现】

先天性心脏病主要取决于畸形的大小和复杂程度。

（一）主要症状与体征

1. 经常感冒、反复呼吸道感染，易患肺炎。

2. 生长发育差、消瘦、多汗。

3. 吃奶时吸吮无力、喂奶困难，或婴儿拒食、呛咳，平时呼吸急促。

4. 儿童诉说易疲乏、体力差。

5. 口唇、指甲青紫或者哭闹或活动后青紫，杵状指趾。

6. 喜欢蹲踞，易晕厥、咯血。

7. 听诊发现心脏有杂音。

（二）临床分类

根据血液动力学结合病理生理变化，可发为三类：

1. 无分流型　左、右两侧无分流，无发绀，如肺动脉口狭窄、主动脉狭窄、主动脉缩窄、原发性肺动脉扩张、原发性肺动脉高压或右位心等。

2. 左向右分流型　在左、右心腔或主、肺动脉间有异常通道，左侧压力高于右侧，左侧动脉血通过异常通道进入右侧静脉血中，如心房间隔缺损、室间隔缺损、动脉导管未闭。一般无发绀，若在晚期发生肺动脉高压，有双向或右到左分流时，则出现发绀。

3. 右向左分流型　右心腔或肺动脉内压力异常增高，血流通过异常通道流入左心腔或主动脉。一般出生后不久即有发绀，如法洛四联症、三尖瓣闭锁、永存动脉大动脉转位等。

【辅助检查】

（一）检查项目

心脏超声心动、心电图、X 线检查、心脏导管检查、CT。

（二）检查目的

了解心脏内结构，为疾病诊断提供依据。

1. 心脏超声心动检查　可了解心房、心室和大血管的位置、形态、轮廓、搏动。超声心动图为一种非损伤，无痛检查法，可精确显示心脏内部结构及血流方向，是目前最常用的先天性心脏病的诊断方法之一。

2. 心电图　可准确反映心脏位置，心房、心室有无肥厚，以及心脏传导系统的情况。

3. X 线检查　可有肺纹理增加或减少、心脏增大。但是肺纹理正常，心脏大小正常，并不能排除先天性心脏病。

4. 心脏导管检查　是先天性心脏病进一步明确诊断和决定手术前的重要检查方法之一。通过导管检查，了解心腔及大血管不同部位的血氧含量和压力变化，明确有无分流及分流的部位。

5. CT　目前常用的有非创伤性的多排螺旋 CT 有助于诊断。

6. 心血管造影　通过导管检查仍不能明确诊断而又需考虑手术治疗的患儿，可做心血管造影。观察心房、心室及大血管的形态、大小、位置以及有无异常通道或狭窄、闭锁不全等。

【诊断】

一般通过症状、体征、心电图、X线和超声心动图即可作出诊断，并能估计其血流动力学改变、病变程度及范围，以制定治疗方案。对合并多种畸形、复杂疑难的先天性心脏病，专科医师会根据情况，有选择地采取三维CT检查、心导管检查或心血管造影等检查手段，了解其病变程度、类型及范围，综合分析作出明确的诊断，并指导制定治疗方案。

【治疗】

有手术治疗、介入治疗和药物治疗等多种。根据病情选择何种治疗方法以及选择正确的手术时机，主要取决于先天性心脏畸形的范围及程度。无分流类或者左到右分流类，经过及时通过手术，效果良好，预后较佳。右至左分流或复合畸形者，病情较重者，手术复杂困难，部分患儿由于某些心脏结构发育不完善而无法完全矫正，只能行姑息性手术减轻症状、改善生活质量。先心病的外科手术方法主要根据心脏畸形的种类和病理生理改变的程度等综合因素来确定，手术方法可分为：根治手术、姑息手术、心脏移植三类。

【护理】

（一）一般护理

1. 护理评估

（1）评估患儿出生后各阶段的生长发育状况以及常见表现：喂养困难、哭声嘶哑、易气促、咳嗽、潜伏性青紫或持续性青紫，青紫的程度及与活动的关系。

（2）评估患儿身体状况，患儿的一般情况与心脏畸形的部位和严重程度有关。检查患儿是否有体格发育落后、皮肤发绀、苍白、杵状指（趾），脉搏增快，呼吸急促，鼻翼扇动和三凹征等。

（3）评估患儿心功能的情况。对≥3岁的患儿进行6分钟步行试验（6MWT）：要求患儿在平直的走廊里尽可能快地行走，测定其6分钟的步行距离。根据观察6MWT步行距离（6MWD）及做功（体重与6MWD乘积），以及6MWT前后呼吸频率（RR）、心率（HR）、收缩压（SBP）和舒张压（DBP）等指标变化；同时进行平板运动试验（TET），分析6MWD、6MWT做功与TET代谢当量（METs）之间的相关性。将心衰划分为轻、中、重3个等级。

（4）询问患儿目前服用药物的名称、剂量及用法，评估患儿有无药物不良反应，询问患儿有无明确药物过敏史。

（5）评估患儿当前实验室检查结果以及是否行心电图、24小时动态心电图检查，超声心动及其结果等。

（6）心理-社会状况：评估患儿及家属的心理-社会状况及患儿对疾病的认知状况，经济情况、合作程度，有无焦虑、悲观情绪。

（7）评估采用北京大学第一医院患儿压疮 Braden 评分表判断患儿发生压疮的危险程度。

2. 根据病情适当活动，集中操作，避免情绪激动过度哭闹，有心功能不全者应卧床休息，取半卧位。

3. 给予高蛋白、高热量、多维生素、易消化饮食，少食多餐，水肿期控制钠的摄入。

4. 病情观察

（1）持续心电监护，密切观察心律及心率变化，如发现心律紊乱、异位心律、室颤等，应立即报告医师。

（2）密切观察患儿的血压变化。先天性心脏病常因血容量不足、心肌缺血、心肌收缩无力和外周阻力改变而引起血压异常。血容量不足引起的低血压需及时补充血容量，心肌收缩无力引起的低血压可应用洋地黄、多巴胺等药物增强心肌收缩力，支持心功能。血压过高，易增加心脏负荷及心肌耗氧量，可酌情应用血管扩张。

（3）每 24 小时评估心电监护电极贴附部位皮肤情况，必要时予以更换电极部位，以免造成皮肤损伤。

（4）密切观察并记录周围循环情况，观察患儿周身皮肤的颜色、温度、湿度、动脉搏动情况以及口唇、甲床、毛细血管和静脉充盈情况。

（5）体温监测：体温对心血管影响较大，先天性心脏病术后需持续监测体温变化，术后体温 <35℃应保暖复温，以免耗费体力，增加心率和加重心脏负担。待体温逐渐回升至正常体温时，及时撤除保暖措施。若体温高热达 39℃，可使心肌耗氧量增加，常是术后心动过速的原因，故患儿体温 >38℃，应立即采取预防性降温措施。

（6）记录出入量，维持每天出入量的均衡。术后患儿一般不严格限制水的摄入，但对于应用洋地黄类、利尿剂的患儿及心衰的患儿仍应限制水的摄入。室间隔缺损较大的患儿控制液体入量尤为重要，这对于减轻心脏前负荷，防止肺水肿有重要意义。具体的，液量应控制在 80～100ml/(kg·d)，儿童应控制在约 1000～1200ml/(m^2·d)。水肿者每日清晨空腹测体重。责任护士向患儿及家属详细讲解出入量的记录方法。责任护士用量杯校正患儿水杯及尿杯的刻度。尿量的记录，告知患儿要把每次尿量用校正后的尿杯准确测量后记录下来，如患儿使用纸尿裤，病房提供电子称，纸尿裤使用前后均要称重，相减后就是患儿的尿量。入量的记录，告知患儿每次用校正的水杯喝水并记录，经口的食物如米饭、菜、水果等要分开用电子称称重，责任护士在根据食物含水量表把患儿记录的食物克数核算成含水量并记录。

（二）专科护理

1. 根据心功能，每2～4小时测量脉搏一次，每次1分钟，注意脉搏节律、节率、必要时听心率、心音。

2. 呼吸困难时，给予氧气吸入。

3. 注意保护性隔离，避免交叉感染。

4. 保持大便通畅，排便时不宜过力。

5. 用药护理指导

（1）服用强心苷类药物后，应注意观察药物的作用，如：呼吸平稳、心音有力、脉搏搏动增强。观察强心苷毒性反应，如胃肠道、神经、心血管反应。服用利尿剂，注意患儿的尿量的变化。

（2）退烧药：一般体温 >38.5℃使用，发热及服用退烧药后注意适当增加饮水量。

（3）当患儿有痰时，除服用化痰药外，还应鼓励其自行咳嗽排痰，

（4）抗生素药物：出院后根据病情服用3～5天，若出现鹅口疮，可用2.5%碳酸氢钠涂口腔，制霉菌素片研磨调糊状涂口腔。

（5）利尿药：氢氯噻嗪、呋塞米、布美他尼、螺内酯（安体舒通）。按医嘱服用，注意尿量。根据心功能情况决定增减量。不能突然停药。停用利尿药后应定期请医师复查，避免出现心功能不全。长期服用利尿药，应注意定期复查血电解质。

（6）补钾药：10%枸橼酸钾。遵医嘱服用，不能多服。钾的用量一定要随时关注，如果出现特殊情况如肢体麻木、乏力、精神淡漠等一定要及时就医。

6. 检查护理指导

（1）心电图：运动、饱餐、吸烟、浓茶等对心电图检查结果有影响应避免，检查前请安静休息10分钟以上；检查时请平躺在检查床上，露出手腕、脚踝、胸部，双手自然放在身体两侧，全身放松，心情平静，选择需要穿易于穿脱的宽松衣服，去除装饰物，有电极片患儿应将其摘除。检查中切勿讲话或改变体位。

（2）超声心动：患儿取左侧卧位或平卧位。危重患儿检查应在床旁进行。小儿哭闹或不配合时，需镇静，如患儿1～3岁，需药物镇静，如静脉推注地西泮（安定），或口服水合氯醛等。

（3）心导管检查：尽量消除患儿的顾虑和紧张不安的情绪。检查前6小

时内不宜进食，以防在检查过程中发生呕吐。检查前半小时适当给予镇静药，青紫重的病儿还应吸氧、根据检查的需要备皮，一般为双侧锁骨上和或双侧腹股沟。全麻患儿术前当日晨禁食、水。术后卧床休息24小时，观察血压、脉搏，呼吸、体温、心率及心律变化。观察伤口有无疼痛、肿胀、渗血及感染等并发症发生

7. 并发症护理

（1）肺炎：详见肺炎护理。

（2）心力衰竭：详见心力衰竭护理。

8. 心理护理对患儿关心爱护、态度和蔼，建立良好的护患关系，消除患儿的紧张心理。对家属和患儿解释病情和检查、治疗经过，取得他们的理解和配合。

【健康教育】

1. 指导家属给予高热量、清淡易消化的乳类、瘦肉、鱼虾等食品，饮食以普食、半流质、高蛋白、低盐、高纤维素饮食为主，少量多餐，勿暴饮暴食，避免食用刺激性食物。优质食物，如菜汤、蒸蛋、肉末、各种水果，进食量要控制，少食多餐。心功能低下及术后持续有充血性心力衰竭者，应少钠盐。

2. 重症患儿不宜过度的运动，以免额外增加心脏负担。

3. 要避免感染，避免孩子到人多拥挤的环境，家中经常开窗通风，空气消毒。

4. 青紫型先心病孩子喜欢屈曲或下蹲体位，这是代偿缺氧的表现，不可强行改变，以免发生危险。

5. 检查前准备及注意事项

（1）选择易于穿脱的宽松衣服。

（2）去除装饰物，有电极片患儿应将其摘除。

（3）年龄小患儿尽量选择饱餐及睡眠时行检查，避免哭闹，必要时给予药物镇静。

6. 减少去人多场所，外出时戴口罩，并随天气变化及时增减衣服应及时就医。

7. 遵医嘱服药，每次服用强心药前测量脉搏数，根据年龄若出现心率降低者应停服。

8. 术后定期称体重，短期内体重增加明显者要加用利尿药。

9. 疾病相关知识：如何预防先天性心脏病

（1）适龄婚育：医学已经证明，35岁以上的孕妇发生胎儿基因异常的风险明显增加。因此最好在35岁以前生育。如果无法做到这一点，那么建

议高龄孕妇必须接受严格的围产期医学观察与保健。

（2）备孕前要做好心理、生理状态的调节。如果女性有吸烟、饮酒等习惯，至少在怀孕前半年就要戒烟酒。

（3）加强对孕妇的保健特别是在妊娠早期积极预防风疹、流感等风疹病毒性疾病。孕妇应尽量避免服用药物，如必须使用，必须在医师指导下进行。

（4）孕期尽量少接触射线、电磁辐射等不良环境因素。

（5）孕期避免去高海拔地区旅游。因为已经发现高海拔地区的先天性心脏病发生率明显高于平原地区，可能与缺氧有关。

10. 出院指导

（1）饮食调养：一般的先天性心脏病患儿手术后回到家中，饮食除注意补充营养、合理搭配、易消化外，不必限制钠盐。复杂畸形、心功能低下及术后持续有充血性心力衰竭者，应控制盐的摄入，每天控制在2～4g。家属应给予患儿少食多餐，不可过饱，更不可暴饮暴食，尽量控制零食、饮料，以免加重心脏负担。

（2）生活调理

1）患儿的住房应阳光充足，清洁干净，温暖舒适，定期开窗通风换气，床铺要保持清洁干净、舒适，患儿要勤更衣，防止皮肤感染。

2）患儿切口结痂自行脱落后可擦澡或洗澡，但不要用刺激性的肥皂，不要用力摩擦切口处皮肤。若发现切口有红、肿、胀痛的感觉或有流水，出现发热时，应尽快去医院检查有无切口感染。

3）半年内不能有剧烈活动，并注意保暖，防止感冒，减少到公共场所活动，防止感染疾病。

4）父母要尽快纠正过于保护和溺爱的亲子行为，增加其自信心，鼓励其多与同龄人接触，通过玩耍，建立正常的人际关系，消除自卑、孤独心理，降低孩子对家人的过分依赖。

5）患儿家属带患儿定期复查，有异常情况及时随诊，或及时咨询我科医师，出院带药给患儿按时按量服用。

（3）用药护理：先天性心脏病手术后心功能恢复较好者一般不需要用强心利尿剂。复杂畸形及重度肺动脉高压或心功能差的患儿遵医嘱使用强心、利尿或扩血管药。出院前应问清楚所服药物的名称、剂量、服药时间、可能出现的不良反应及处理方法，不可随意乱服药，以免发生危险。服用地高辛的患儿，家属在给患儿服药前测脉搏、心率，遵医嘱，定期复查，不得擅自服药。

（4）特殊护理：出院1年内，尽量平卧位，不宜侧卧，以免影响胸骨的正常愈合。家属要注意纠正患儿不正确姿势。

（5）功能锻炼

1）一般的先天性心脏病患儿手术后回到家中的活动应避免过度活动，家属根据具体病情限制活动量，切不可放任不管，以免过度活动，加重心脏负担。

2）术前心功能三级及以上、心脏重度扩大和重症动脉高压的患儿心脏恢复需较长时间，出院后不要急于活动，随病情恢复，适当增加活动量，要避免剧烈的体育活动，活动量以不出现疲劳为度。

3）要练习扩胸运动，防止鸡胸。婴幼儿有时难以避免，但是不要慌张，因为胸骨愈合过程受到心脏跳动影响形成，随年龄增长和胸肌发育会明显改善。

（6）出院后也要定期到医院复查X线胸片、心电图等以了解其恢复情况。

（刘平　陈铮）

第四节　心律失常

心律失常（cardiac arrhythmia）是指是指心脏冲动的频率、节律、起源部位、传导速度与激动次序的异常。心律失常是心血管疾病中重要的一组疾病。它可单独发病亦可与心血管疾病伴发。可突然发作而致猝死，亦可持续累及心脏而衰竭。心律失常产生的基本原理包括有激动起源异常、传导异常以及两者兼之。新生儿及婴儿期的心律失常以窦性心动过速和窦性心律不齐最为常见，亦可发生室性心动过速及各种期前收缩。儿童期以期前收缩、房室传导阻滞、室上性心动过速多见，期前收缩以室性期前收缩占首位。

【病因及发病机制】

1. 病因　可以分为先天性和后天获得性心源性疾病，常见的后天获得性疾病有各种心肌病、病毒性心肌炎、风湿性心脏病、先天性心脏病为主。非心源性疾病：常见有支气管肺炎、上呼吸道感染、胃肠道感染、小儿肺炎。

2. 发病机制　①激动起源失常；②激动传导失常：包括有传导阻滞和折返；③激动起源失常伴传导失常。

【临床表现】

1. 症状　年龄较小的婴幼儿主要表现为烦躁不安、多汗、哭闹、喂养困难、气促及面色苍白等；病情较重的婴幼儿表现为面色青紫、出大量冷汗及惊厥、昏迷等休克的临床表现；年龄较大的患儿主要表现为头晕、乏力、胸闷、胸痛、心悸、精神疲软、萎靡不振等；有的患儿可无明显的自觉症状。

2. 体征 心率过快、心率过慢、心音低钝、心律不齐、期前收缩频发。

3. 临床分型

按发生原理将心律失常分为：

（1）冲动起源引起的心律失常，包括窦性心律失常（窦性心动过速、过缓，窦性心律不齐等），异位心律失常，包括各种期前收缩、阵发性心动过速、心房扑动或颤动等。

（2）冲动传导所致，包括各种传导阻滞。此分类可简化为快速性心律失常和缓慢性心律失常两种。

临床上常根据心律失常的发生机制、起源或发生部位、频率快慢而进行分类（表7-1）。

表7-1 心律失常的综合性分类

起源部位	过速	过缓	逸搏
窦性心律失常	窦性心动过速 阵发性 非阵发性	窦性心动过缓 窦性停搏 窦房阻滞	逸搏及逸搏心律 房性 房室交界性 室性
房性心律失常	房性期前收缩 房性心动过速 心房扑动或颤动		
房室交界性心律失常	房室交界性期前收缩 阵发性房室交界性期前收缩 非阵发性	房室传导阻滞（希氏束分叉以上）	逸搏及逸搏心律 房室交界性 室性
室性心律失常	室性期前收缩 室性心动过速 心室扑动或颤动	房室传导阻滞（希氏束分叉以下） 室内传导阻滞	逸搏及逸搏心律 室性
综合征	预激综合征 Brugada 综合征 LQTS	病窦综合征	
其他	起搏相关心律失常		

1）期前收缩

①房性期前收缩

期前出现的房性异位 P 波，其形态与窦性 P 波略异。

P-R 间期在正常范围（>0.10 秒）或有干扰性延长。

异位 P 波之后的 QRS 波与窦性 QRS 波相同，如发生差异传导，其 QRS 波形态有变异，或未下传。

代偿间歇多不完全。

②交界性期前收缩

期前出现的 QRS 波，其形态与窦性 QRS 波相同，伴有差异传导时可变形。

逆行 P 波，在Ⅰ、Ⅲ、aVF 倒置，aVR 直立。逆行 P 波可出现在 QRS 波之前，其 P-R 间期 <0.10 秒，如在 QRS 波之后，则 P-R 间期 <0.20 秒，也可嵌入 QRS 波之中，而无逆行 P 波。

代偿间歇多为不完全性。

③室性期前收缩

提前出现的 QRS 波，其前无 P 波。

期前的 QRS 波增宽（年长儿 >0.12 秒，婴幼儿 >0.10 秒）、畸形，其后的 T 波方向与之相反。如起搏点邻近房室束，则 QRS 波接近正常。

代偿间歇为完全性。

小儿室性期前收缩最为常见。部分是没有任何心脏疾患的良性期前收缩：单源性期前收缩或期前收缩很频繁，甚至出现二联律，但不伴有任何心脏疾患，亦无 R-T 重叠现象，做运动试验期前收缩消失，像这样的期前收缩属于良性期前收缩，无须限制活动。运动试验时可使心率达 150～160 次/分，良性期前收缩可完全消失或明显减少。

室性期前收缩的分级：

0 级：无室性期前收缩。

Ⅰ级：偶发，每小时小于 30 次。

Ⅱ级：偶发，每小时大于等于 30 次。

Ⅲ级：多源性室性期前收缩。

ⅣA 级：重复室性期前收缩，呈二联律。

ⅣB 级：三联律或短阵室上性心动过速。

Ⅴ级：R on T 现象。

2）阵发性室上性心动过速（PSVT）

突然发作快速型心律失常。儿童心率多达 200 次/分以上。有突发骤止的特点。一次发作可持续数秒至数日之久，多数为数小时。发作时常有恶心、呕吐、烦躁、气促、出汗、脸色苍白、四肢凉等症状。较大儿童可有心悸、心前区不适、心绞痛及头晕等。心电图表现：3 个或 3 个以上连续而迅速出现的 QRS 波群，节律绝对均齐，QRS 波群的时间和形态正常（如有差异性传导，可出现变异）。每个 QRS 波群之前或之后均有 P 波或均无 P 波。

3）阵发性室性心动过速

①连发 3 个以上的室性期前收缩，常有器质性心脏病。

②有突然发作和突然终止的特点。

③可有头晕、晕厥、抽搐或休克和心衰等表现。

④心室率多在 140~220 次/分以上。

⑤QRS 波增宽、畸形，可出现室性融合波或心室夺获。食道电极见到房室分离是室速诊断特异性指标。

⑥额面电轴左偏，尤其在右束支传导阻滞时；窦性心律时有束支传导阻滞，心动过速时电轴有明显变化，这提示为室速。

4）心室扑动和心室颤动

QRS 波及 T 波无法分辨或完全消失，呈连续、快速和匀齐的大波或完全不规则的颤动波，频率每分钟 200 次左右或 250 次以上的颤动波。发作时心跳停止，心室已无收缩能力。

5）房室传导阻滞

分为一、二、三度，其中二度又分为 3 型。

1. 一度房室传导阻滞

（1）成人 P-R 间期 >0.21 秒。

（2）儿童 P-R 间期 >0.18 秒。

2. 二度房室传导阻滞

（1）二度Ⅰ型文氏型房室传导阻滞，莫氏Ⅰ型。

①P-R 间期逐渐延长，直至 R 波被阻滞。

②R-R 间期逐渐缩短，直至 R 波被阻滞。

③最长的 R-R 间隔大于最短的 R-R 间隔的 2 倍。

④QRS 波形正常，除非合并束支传导阻滞。

（2）二度Ⅱ型（莫氏Ⅱ型）

①所有传导的 P-R 间期相等，间有 R 波被阻滞。

②房室传导比例可恒定或不固定。

③QRS 波形可正常，但合并束支传导阻滞时则增宽、畸形。

（3）高度房室传导阻滞

①房室传导比例在 3:1 以上。

②传导的 P-R 间期恒定。

③QRS 波形常增宽。

④常有逸搏出现。

3. 三度（完全性）房室传导阻滞

（1）房室分离，P-P 与 R-R 各有其固定频率，心房率较快，心室率慢而规则（30～60 次/分），P 波与 ORS 波群无关。

（2）QRS 形态可正常（房室束分支以上阻滞）或畸形增宽（房室束分支以下阻滞）。

长 Q-T 间期综合征

1. Q-T 间期或 QTc 延长，儿童达 0.44～0.48 秒以上为延长。

2. T 波宽大、有切迹、双向或倒置。

3. 晕厥发作时心电图示室性心动过速或心室颤动。

【辅助检查】

1. 心电图检查　是诊断心律失常的主要方法。

2. 24 小时动态心电图　又称 Holter 监测，是一种在活动情况下连续 24～72 小时记录心电图的方法，应用于心律失常的诊断及观察药物治疗效果。

3. 运动心电图　可诱发安静时未能出现的心律失常，或使静息时的心律失常加重。

（1）检查窦房结功能：病态窦房结综合征患儿即使安静时心率不慢，但运动后心率不能增加到正常水平。

（2）评估完全性房室传导阻滞的部位：完全性房室传导阻滞患儿运动后心室率提高低于 10 次/分，提示阻滞部位在房室束以下；如运动诱发室性期前收缩，则为发生晕厥的征兆，均需用起搏器治疗。

（3）评价室性期前收缩的性质：心脏正常，安静时出现频发，单源室性期前收缩，运动后随心率增快而消失，运动停止后又立即出现，并可较运动前增多，这种期前收缩为良性，无需用抗心律失常药，相反，随心率增加，期前收缩频繁出现，或呈多形性为病理性期前收缩，应及时治疗。

（4）诊断长 Q-T 综合征：安静时 Q-T 间期正常的患儿，运动后可致 Q-T 间期明显延长，并有 T 波畸形，有时运动可诱发室性心动过速，引起晕厥，应加注意。

4. 心内电生理检查　采用电极导管插入心腔内记录和（或）刺激心脏不同部位，进行电生理研究，可判断传导阻滞的精确位置和心动过速的发生机制。

【诊断】

心律失常主要通过心电图检查来确定诊断，但大部分病例通过病史及物理检查可作出初步诊断。心律失常心电图诊断分析方法，心电图对诊断心律失常有重要意义，往往起决定性的确诊作用。

窦性心动过速婴儿心率 >140 次/分；1 ~6 岁 >120 次/分；6 岁以上 >100 次/分。

窦性心动过缓婴儿低于 100 次/分；1 ~6 岁低于 80 次/分；6 岁以上低于 60 次/分。

【治疗】

1. 一般治疗　心电监护、卧床、休息、限制活动、低流量吸氧。

2. 药物治疗抗快速心律失常的药物分为四种：Ⅰ类、Ⅱ类、Ⅲ类、Ⅳ类。

Ⅰ类又分为ⅠA、ⅠB、ⅠC 三类。

ⅠA：以奎尼丁和普鲁卡因胺为代表。

ⅠB：此类药物有利多卡因、苯妥英钠等。

ⅠC：包括普罗帕酮、劳卡尼等。

Ⅱ类抗心律失常药：β 受体阻滞剂。以普萘洛尔、美托洛尔等为代表。

Ⅲ类抗心律失常药：该类药以胺碘酮等为代表。

Ⅳ类抗心律失常药：为钙拮抗剂。以维拉帕米为代表。

其他治疗快速心律失常的药物：洋地黄类药物。还有去甲肾上腺素、氯化钾、硫酸镁、腺苷、三磷酸腺苷以及有抗心律失常作用的中药等。

3. 手术治疗　预激综合征并发阵发性室上性心动过速的患儿，通过射频消融术不能取得成功或副束在心外膜下时，也可采用手术方法。

4. 电学治疗方法　近年来电学的治疗方法发展很快。电学方法治疗心律失常具有较安全、起效迅速、不良反应少的优点。因而电学方法有补偿抗心律失常药不足之处。电学治疗方法主要有三种：电击复律、射频消融和电起搏。

电击复律的适应证：

（1）心室颤动，可用非同步除颤。

（2）室性心动过速。

（3）持续室上性心动过速伴有休克、酸中毒或肺水肿。

（4）心电图无法辨明的快速异位心律，病情危急时。

（5）心房扑动伴有低血压或休克，洋地黄及奎尼丁复律失败后。

（6）心房颤动伴有肺水肿、低血压或休克。

预激综合征伴发的室上性心动过速。电击复律后应继续服用一段时间抗心律失常药。

射频消融术经导管射频消融（RFCA）治疗儿童及婴幼儿快速型心律失

常的技术不断完善，成功率提高，并发症减少，现已成为治疗快速型心律失常的首选治疗方案。

电起搏对抗药性异位心动过速可用。有分级递增超速起搏抑制；程控期前收缩刺激法。

人工心脏起搏器人工心脏起搏分为临时性起搏及永久性起搏。

5. 疗效标准

异位心律失常：

（1）治愈异位心动过速发作终止，期前收缩消失。

（2）显效异位心动过速发作基本控制，期前收缩消失。

（3）有效异位心动过速发生减少，期前收缩减少50%以上。

（4）无效异位心律无变化，期前收缩减少不足50%。

缓慢性心律失常：

（1）显效心率正常稳定，症状消失，三度传导阻滞变为一度。

（2）有效心率大致正常、基本稳定，症状明显缓解，一度阻滞P-R间期缩短0.04秒以上，二度阻滞变为一度，三度变为二度，或心率增快20%以上。

（3）无效用药后无变化，症状无缓解。

（4）恶化：用药后传导阻滞更明显或心率较前减慢20%以上。

【护理】

（一）一般护理

1. 护理评估

（1）评估评估患儿既往史，有无器质性心脏病。

（2）评估患儿神志、血压、心律、心率的情况生命体征：评估患儿体温、血压、脉搏、呼吸、意识、末梢循环情况等。

（3）评估是否伴随胸闷、气促、晕厥等症状。患儿心律失常的类型、发作频率、持续时间等；询问患儿有无心悸、胸闷、乏力、头晕、晕厥等伴随症状。

（4）评估心律失常发生的时间、频率和类型。患儿实验室检查结果以及心电图、24小时动态心电图检查结果。询问患儿目前服用药物的名称、剂量及用法，有无药物不良反应，询问患儿有无明确药物过敏史。

（5）评估患儿饮食习惯与嗜好、饮食量和种类。评估患儿有无水肿，水肿部位、程度；评估患儿皮肤有无破溃、压疮、手术伤口及外伤等。

（6）评估患儿及其家属心理-社会状况：评估患儿及其家属对疾病知识的了解程度、对治疗及护理的配合程度、经济状况等。

（7）评估采用北京大学第一医院患儿压疮Braden评分表判断患儿发生压疮的危险程度。

2. 休息　创造适宜的病房环境将患儿安排在单独的病房，保持病房环境清洁、安静和空气流通，维持合适的室温和相对湿度；配备好各种监测设备、抢救药品及设备。患儿心律失常发作引起心悸、胸闷、头晕等症状时应保证患儿充足的休息和睡眠，休息时避免左侧卧位，以防左侧卧位时影响心输出量而加重不适。

3. 饮食　给予富含纤维素的食物，以防便秘；避免饱餐及摄入刺激性食物如咖啡、浓茶等。

4. 预防跌倒　病态窦房结综合征的患儿可出现与心动过缓有关的心、脑等脏器供血不足的症状，严重者可发生晕厥，属于跌倒高危患儿。对跌倒高危患儿悬挂跌倒高危标志，定时巡视患儿，将呼叫器置于患儿随手可及之处，协助完成生活护理。嘱患儿避免剧烈运动、情绪激动、快速变换体位等，应有专人（家属）陪护。

5. 病情观察　连接心电监护仪，连续监测心率、心律变化，及早发现危险征兆如出现面色苍白、心慌、气短、无头晕、头痛、乏力、心悸等症状，及时测量生命体征，测脉搏时间为 1 分钟，同时听心率。

患儿出现频发多源性室性期前收缩、R-on-T、室性期前收缩、室性心动过速、二度Ⅱ型及三度房室传导阻滞时，及时通知医师并配合处理。

监测电解质变化，尤其是血钾。

准备抢救仪器（如除颤器、心电图机、心电监护仪、临时心脏起搏器等）及各种抗心律失常药物和其他抢救药品，做好抢救准备。

（二）专科护理

1. 当发生严重心律失常时，嘱患儿卧床休息，精神放松，给予吸氧以及改善因心律失常造成血流动力学改变而引起的机体缺氧。将安全用氧温馨提示牌挂于患儿床头，告知患儿不可自行调节氧气流量。

2. 迅速建立静脉通路，准备好纠正心律失常的药物，常用抢救药品及除颤仪等，对于突发的室扑和室颤的患儿，应立即实施非同步电除颤。

3. 密切观察患儿的意识状态、脉搏、心率、呼吸及血压等。观察患儿有无严重发绀，短暂意识丧失，四肢抽搐等，发现异常应立即进行抢救，如心脏按压、人工呼吸等。

4. 遵医嘱　给予抗心律失常药物，注意给药途径、剂量、速度，观察药物的作用及不良反应，并严密观察心电图、血压的变化，及时发现因用药引起的新的心律失常。

5. 用药护理　应用抗心律失常药物时，密切观察药物的效果及不良反应，防止毒副反应的发生。长期口服者应教会家属自测心率。定期复查血药浓度及心电图。

（1）阿托品：为抗心动过缓药物，其不良反应表现为面色潮红、心率过快、高热、腹胀、烦躁、惊厥，应立即停药给予处理。

（2）利多卡因：注意滴速，静脉滴注过快或用量过大可致惊厥或是呼吸心跳停止。

（3）普罗帕酮：注意监测血压、心功能及血药浓度。易致恶心、口干、头痛等，故宜饭后服用。

（4）胺碘酮（可达龙）：静脉用药时易引起静脉炎，注意严密观察穿刺部位的皮肤血管情况，预防药物外渗。口服后可能出现恶心、呕吐、便秘、房室传导阻滞、窦性心动过缓，服药后应密切观察患儿心律及心率的变化，如有不适，及时通知医师。

6. 检查护理指导

（1）心电图检查：检查前请安静休息10分钟以上；检查时请平躺在检查床上，露出手腕、脚踝、胸部，双手自然放在身体两侧，全身放松，心情平静，检查中切勿讲话或改变体位。

（2）动态心电图：佩戴记录仪后，日常起居应与佩戴前一样，受检者应做适量运动。将24小时内身体不适和运动时间详细登记。①检查前准备：清洁胸前皮肤无汗液污渍。青春期女孩勿佩戴文胸，穿宽松衣物。②检查时准备及注意事项：保持记录器开机记录状态。电极片无松脱，如果有电极片脱落情况及时通知医护人员。远离电子产品如手机、电脑、IPAD、电视等，避免电磁干扰。将24小时内身体不适和运动时间详细登记。检查日不能洗澡、避免出汗。以免造成电极与皮肤的接触不好，甚至造成电极脱落。

（3）运动试验：检查的患儿需签署知情同意书，在运动试验场所必须配备硝酸甘油、利多卡因、除颤仪等急救设备及药品。应进行心电图、心率和血压的严密监测，停用洋地黄药物3周以上方可考虑进行运动试验；试验前24～48小时停用心脏活性药物。

（4）电生理检查：消除患儿的紧张心理，使患儿主动配合治疗。并做好介入治疗的相应护理。

7. 并发症护理

（1）猝死：严密监测心电监护，一旦发现下面情况，应立即通知医师做好抢救准备。

1）频发室性期前收缩>5次/分

2）连续出现2个以上多源性室性期前收缩或反复发作的短阵室上性心动过速成对或成连律的室性期前收缩：连续出现二、三联律或R-on-T现象。

3）二度Ⅱ型房室传导阻滞：P-R 间期固定，P 波后有 ORS 脱落。

4）阵发性室上性心动过速。

5）心房颤动。

6）室速、室颤、三度房室传导阻滞。

（2）阿-斯综合征：即心源性脑缺血综合征，是指突然发作的严重的、致命的缓慢性或快速性心律失常，引起心排血量在短时间内锐减，产生严重脑缺血、神志丧失和晕厥等症状。患儿意识丧失，昏迷或抽搐，此时大动脉搏动消失，心音消失，血压测不到，呼吸停止或发绀，瞳孔放大。

阿-斯综合征抢救配合：①叩击心前区和进行胸外心脏挤压，通知医师，并备齐各种抢救药物及用品；②静脉推注异丙肾上腺素或阿托品；③心室颤动时积极配合医师做电击除颤，或安装人工心脏起搏器。

（3）心脏骤停：突然意识丧失、昏迷或抽搐，此时大动脉搏动消失，心音消失，血压为0，呼吸停止或发绀，瞳孔放大。

心脏骤停抢救配合：①同阿-斯综合征抢救配合；②保证给氧，保持呼吸道通畅，必要时配合医师行气管插管及应用辅助呼吸器，并做好护理；③建立静脉通道，准确、迅速、及时地遵医嘱给药；④脑缺氧时间较长者，头部可置冰袋或冰帽；⑤注意保暖，防止并发症；⑥监测记录24 小时出入量，必要时留置导尿；⑦严密观察病情变化，及时填写特别护理记录单。

8. 心理护理给予及时适当的解释和安慰是必要的消除其焦虑和悲观情绪，增加对疾病治疗的信心，积极配合治疗。

【健康教育】

1. 改变不良饮食习惯，戒烟、酒，避免浓茶、咖啡、可乐等刺激性食物。保持大便通畅，向患儿讲解心律失常的原因及常见诱发因素，如情绪紧张、过度劳累、急性感染、寒冷刺激、不良生活习惯（吸烟、饮浓茶和咖啡）等。

2. 指导患儿劳逸结合，有规律生活。无器质性心脏病者应积极参加体育锻炼。严重心律失常患儿应绝对卧床休息。保持情绪稳定，避免精神紧张、激动。嘱患儿多食纤维素丰富的食物，保持大便通畅。避免排便用力而加重心律失常。

3. 说明患儿所用药物的名称、剂量、用法、作用及不良反应，嘱患儿坚持服药，不得随意增减药物的剂量或种类。

4. 教会患儿及家属测量脉搏的方法，心律失常发作时的应对措施及心肺复苏术，以便于自我监测病情和自救。对安置心脏起搏器患儿，讲解自我监测与家庭护理方法。告诉患儿或家属用药后可能出现的不良反应，做好出院后的病情自我观察，如有异常、不适应及时到医院就诊。

5. 定期复查心电图和随访，发现异常及时就诊。

6. 化验及检查注意事项

（1）心电图检查：运动、饱餐、吸烟、浓茶等对心电图检查结果有影响。

（2）动态心电图：检查日不能洗澡、避免出汗，以免造成电极与皮肤的接触不良，甚至造成电极脱落。远离电磁场，避免接触手机、电视等。

（3）运动试验：运动试验应在餐后1～2小时后进行，不吸烟，不饮浓茶、酒、咖啡、可乐等兴奋性饮料，同时准备一瓶饮用水。运动试验前12小时不要进行剧烈的体力活动，运动试验前应安静休息10分钟以上。

（4）电生理检查：向患儿家属介绍介入治疗如心导管射频消融术或心脏起搏器安置术的目的及方法。

7. 疾病相关知识　由于小儿的心脏传导系统发育未成熟、生理功能不健全和自主神经不稳定，更易发生心律失常。有些无器质性心脏病的患儿期前收缩可持续多年，不少患儿期前收缩最终消失，个别患儿可发展为更严重的心律失常，如室性心动过速等。应该指出，小儿时期绝大多数期前收缩预后是良好的。

（刘平　陈铮）

第五节　心力衰竭

心力衰竭（heart failure）简称心衰，是指各种心脏结构或功能性疾病导致心室充盈或射血能力受损而引起的一组综合征。即心脏的收缩功能和（或）舒张功能发生障碍，使心排血量不能满足机体代谢需要，器官、组织血液灌注不足，同时出现肺循环和（或）体循环淤血的表现。心力衰竭在胎儿期即可发生，婴儿期较儿童期多见。

【病因及发病机制】

1. 婴儿期　引起心力衰竭的主要病因为先天性心血管畸形，常见有室间隔缺损、完全性大血管转位、主动脉缩窄、动脉导管未闭及心内膜垫缺损。出生后即发生心力衰竭者以左室发育不良综合征、完全性大动脉转位最常见。心肌炎、重症肺炎、心内膜弹力纤维增生症及阵发性室上性心动过速为婴儿期发生心力衰竭的主要病因。近年川崎病发病数增多，为婴幼儿心力衰竭主要病因之一。

2. 儿童期

（1）常见病因：4岁以后儿童引起充血性心力衰竭的原因主要为风湿热及心肌病。风湿热引起心力衰竭的主要病变有2种：①急性心肌炎或心脏炎；②遗留的慢性瓣膜病。

（2）心衰诱因

1）感染：特别是呼吸道感染，左向右分流的先天性心血管畸形常因并发肺炎而诱发心力衰竭；风湿热为引起风湿性心脏病心衰的主要诱因。

2）过度劳累及情绪激动。

3）贫血。

4）心律失常：以阵发性室上性心动过速为常见。

5）钠摄入量过多。

6）用洋地黄过早或洋地黄过量。

【临床表现】

（一）心肌功能障碍

1. 心脏扩大　发生心力衰竭时多出现心脏增大，但急性心力衰竭和舒张性心力衰竭早期心脏可以不扩大。

2. 心动过速心率　显著增快：其对心力衰竭的诊断有较大意义，也是重要的诊断指标之一。

3. 第一心音低钝，重者可出现舒张期奔马律，但新生儿时期很少听到；外周灌注不良，脉压小，少部分患儿出现交替脉，四肢末端发凉。

（二）肺淤血

1. 呼吸急促　重者有呼吸困难与发绀。新生儿与小婴儿吸乳时，多表现为气急加重、吸奶间断。

2. 肺部啰音　肺水肿可出现湿啰音。肺动脉和左心房扩大压迫支气管，可出现哮鸣音。

3. 咯泡沫血痰系肺泡和支气管黏膜淤血所致，但婴幼儿少见。

（三）体循环淤血

1. 肝大伴触痛，短时间内增大更有意义；颈静脉怒张，可见颈外静脉膨胀（半坐位），肝、颈静脉回流征阳性。婴儿此体征不明显，但可见头皮静脉明显显露等表现。

2. 水肿　小婴儿水肿常为全身性，眼睑与骶尾部较明显，体重较快增长，但极少表现为周围凹陷性水肿。

临床分型：

1. 按机制　收缩功能（心室泵血）衰竭、舒张功能（心室充盈）衰竭。

2. 按解剖部位　左心衰——为肺淤血、肺水肿、及组织灌注不足；右心衰——为体循环淤血、全心衰。

3. 按心排血量　低排血量心衰：组织灌注不足，心脏负荷过重为心脏本身疾病所致；高排血量心衰：原发病使静脉回流过多，前负荷过重为心外疾病所致。

4. 按发病情况 急性心力衰竭、慢性心力衰竭。

【辅助检查】

1. 血气及 pH 值 患儿不同血流动力学改变可有相应的血气及 pH 值变化。容量负荷过重，严重肺静脉充血，由于肺内右向左分流及通气-灌注功能障碍，使 PaO_2 轻度下降。病情严重者，有肺泡水肿，出现呼吸性酸中毒；病情较轻者，只有肺间质水肿，代偿性呼吸增快则发生呼吸性碱中毒。体循环血量严重降低者组织灌注不良，酸性代谢产物尤其乳酸积蓄，导致代谢性酸中毒，动脉血氧减低如肺血流梗阻、大动脉转位畸形等，无氧代谢增加，虽然体循环血量不少，但氧释放到组织不足也可导致代谢性酸中毒。

2. 血清电解质 婴儿心力衰竭常出现低钠血症，血钠低于 125mmol/L，反映水潴留。低氯血症见于用袢利尿药后。酸中毒时血钾水平可升高。用强效利尿药可致低钾血症。

3. 血常规 严重贫血可导致心力衰竭。

4. 可有轻度蛋白尿及镜下血尿。

5. 血糖及血钙 新生儿患儿应测定血糖、血钙，低血糖或低血钙均可引起心力衰竭。

6. 心肌酶 心肌炎及心肌缺血者，肌酸磷酸激酶（CK）、同工酶（CK-MB）可升高。

7. 肾功能检查 尿常规、尿素氮、血肌酐检验，肾超声检查，肾功能降低可以加速心衰的进展。

8. X 线 X 线胸片对于评价心脏大小及肺血情况十分重要。根据房、室大小肺血增多或减少，可协助作出病因诊断，并可显示肺淤血、肺水肿、胸腔积液及因肺动脉与心房扩大压迫支气管引起的左下肺不张，或继发性肺炎。婴儿正常的胸腺影，可被误诊为心脏扩大，应予注意。

9. 心电图 对心律失常及心肌缺血引起的心力衰竭有诊断及指导治疗意义。

10. 超声心动图 心脏超声技术用于观察心脏大小、心内结构、大血管位置、血流方向和速度、心包积液及心功能测定。对于病因诊断及治疗前后心功能评估十分重要。

11. 心脏核磁 可以准确评价心脏结构功能，并且能够提供心肌病变信息。

【诊断】

1. 具备以下 4 项考虑心力衰竭

（1）呼吸急促：婴儿 > 60 次/分钟；幼儿 > 50 次/分钟；儿童 > 40 次/分钟。

（2）心动过速：婴儿 > 160 次/分钟；幼儿 > 140 次/分钟；儿童 > 120 次/分钟。

（3）心脏扩大：体检、X 线或超声心动图表现。

（4）烦躁、哺喂困难、体重增加、尿少、水肿、多汗、青紫、呛咳及阵发性呼吸困难（2 项以上）。

2. 确诊条件　具备以上 4 项，加以下 1 项或以上 2 项加以下 2 项，即可确诊心力衰竭：

（1）肝大：婴幼儿在肋下 ≥3cm；儿童 > 1cm；进行性肝大或伴触痛者更有意义。

（2）肺水肿。

（3）奔马律。

【治疗】

治疗原则是消除病因及诱因，改善血流动力学，维护衰竭的心脏。目前合理的治疗可达到 2 个目标：①提高生活质量；②延长寿命。

1. 病因治疗　在治疗心力衰竭的同时，应初步确定病因。可消除的病因必须根治或使之减轻。

2. 一般治疗　保证患儿休息、防止躁动，必要时用镇静药、采取半卧位、供给湿化氧，并做好护理工作，避免便秘及排便用力。婴儿吸吮费力，宜少量多次喂奶。给予营养丰富、易于消化的食品。急性心力衰竭或严重水肿者，应限制入量及钠盐，每天摄入量约为 1000 ~ 1200ml/m^2 体表面积，或 80 ~ 100ml/kg。

3. 药物治疗

（1）洋地黄类药物：儿科以地高辛为首选药物。地高辛可供口服及静脉注射；口服吸收良好起始作用快，蓄积少，为儿科治疗心力衰竭的主要药物。

（2）转换酶抑制药（ACEI）：其血流通动力学效应有：扩小动脉和静脉，减轻心室前、后负荷，心肌耗氧和冠状动脉阻力降低增加冠状动脉血流和心肌供氧，改善心功能。

（3）扩张血管药：主要通过扩张静脉容量血管和动脉阻力血管，减轻心室前、后负荷提高心排血量；并可使室壁应力下降，心肌耗氧量减低，改善心功能。

（4）抗心律失常药：严重心衰患儿常伴有症状性或无症状性心律失常，主要为室性期前收缩、室性心动过速等室性心律失常。一般认为胺碘酮较安全、有效，但用量宜小。心衰伴低血镁是引起心律失常的原因。心衰患儿用利尿药及饮食不佳，易发生低血镁。镁不足也是地高辛中毒心律失常的重要原因。

【护理】

（一）一般护理

1. 护理评估

（1）评估患儿神志与精神状况；生命体征：如体温、呼吸状况、脉搏快慢、节律、有无交替脉和血压降低等；体位：是否采取半卧位或端坐位；水肿的部位及程度：有无胸水征、腹水征；营养及饮食情况；液体摄入量、尿量、近期体质量变化；睡眠情况（有无呼吸困难的发生）。

（2）评估患儿皮肤完整性，有无皮肤黏膜发绀，有无压疮、破溃等；有无静脉通路并评估穿刺时间、维护情况、是否通畅、有无管路滑脱的可能。

（3）评估患儿本次发病的诱因、呼吸困难的程度、咳嗽、咳痰的情况；劳累及水肿的程度；消化系统症状如食欲减退、腹胀、恶心、呕吐、上腹痛；泌尿系统症状如夜尿增多、尿少、血肌酐升高等；有无发绀、心包积液、胸水、腹水等。

（4）评估患儿心功能的情况。对≥3 岁的患儿行 6 分钟步行试验（6MWT）：要求患儿在平直的走廊里尽可能快地行走，测定其 6 分钟的步行距离。根据 6MWT 步行距离（6MWD）及做功（体重与 6MWD 乘积），以及 6MWT 前后呼吸频率（RR）、心率（HR）、收缩压（SBP）和舒张压（DBP）等指标变化，同时进行平板运动试验（TET），分析 6MWD、6MWT 做功与 TET 代谢当量（METs）之间的相关性，将心衰划分为轻、中、重 3 个等级。

（5）心理-社会状况：评估患儿及家属的心理-社会状况及患儿对疾病的认知状况，经济情况、合作程度，有无焦虑、悲观情绪。

（6）评估采用北京大学第一医院患儿压疮 Braden 评分表判断患儿发生压疮的危险程度。

2. 健康教育

（1）病室要安静，空气新鲜，温湿度适宜，每日消毒，用紫外线灯照射，治疗、护理操作尽量集中，动作轻柔，避免一切不良刺激，防止患儿情绪激动、哭闹。烦躁不安者及时给予镇静剂，因缺氧引起不安者，立即面罩吸氧。

（2）患儿取半卧位，以减轻腹内容物对腹肌的压力，使呼吸困难减轻，同时也可减少下肢静脉血回流。伴胸水或腹水者宜采取半卧位。下肢水肿者可抬高下肢，促进下肢静脉回流。保证患儿体位的舒适性，必要时加床档防止坠床、跌倒的发生，定时改变体位，防止发生压疮。

（3）对长期卧床患儿，应帮助和鼓励其时常做深呼吸，并做下肢主动和被动运动。保持床铺平整干净，避免潮湿和摩擦的刺激。应严格掌握输液速度，以防发生肺水肿。

（4）饮食护理：给予充足营养，清淡易消化，采用高蛋白、高维生素、低盐饮食，高热者应给营养丰富的流质或半流质饮食，宜少量多餐。控制水盐摄入，轻者可给予少盐饮食，指每日饮食中钠盐不超过 0.5～1g，重者无盐饮食，指在食物烹调时不加钠盐或其他含盐食物。

（5）由于患儿长期卧床，采用北京大学第一医院患儿压疮 Braden 评分表对患儿发生压疮的危险程度进行评估。保持床单位清洁、干燥、平整。指导并告知患儿变换体位的方法、间隔时间及其重要性。膝部及踝部、足跟、背部等骨隆突处可垫软枕以减轻局部压力，必要时可用减压敷料保护局部皮肤。翻身及床上使用便器时动作轻巧，避免拉、拽等动作，防止损伤皮肤。

（二）病情观察

1. 体温　因为大多数患儿合并呼吸道感染，体温的监测与记录尤为重要，感染往往是诱发心力衰竭常见诱因，以呼吸道感染占首位，感染后加重肺淤血，是诱发或加重心衰。护理中按时测量患儿的体温，密切观察体温变化，体温超过 38.5℃时，应给予物理降温，物理降温 30 分钟后复测体温，若物理降温无效，或体温超过 39℃时，按医嘱进行药物退热。

2. 呼吸　密切观察患儿的呼吸情况，注意其呼吸的频率、节律和深浅度，以及伴随的症状。若患儿呼吸急促，不能平卧，咳粉红色泡沫痰，是急性左心衰的表现。

3. 血压　观察血压变化，监测病情变化，及时调整用药。血压过高会加重患儿的心力衰竭症状，要定时监测患儿的血压，保持血压在正常范围内波动。血压过高时，按医嘱及时给予降压处理；血压过低时按病情给予输血、补液和（或）多巴胺等升压药治疗。

4. 心电监护　心衰患儿一般有脉搏不规则，快、弱、细的特点。处于 72 小时心电监护下，心率加快是急性心衰最早代偿表现，30% 的心衰患儿有房颤。在心电监护中要注意观察有无 ST-T 的改变、异常 Q 波、期前收缩、阵发性心动过速、房颤和房扑等表现，在出现高度房室传导阻滞时要立即通知医师，备好抢救药品，尽快完成心脏起搏前的准备。持续监测患儿的心电图，注意患儿心率和心律的变化，有异常变化及时告知医师并及时处理。

5. 限制入量　准确记录出入量（尿量），心脏病患儿一旦尿量减少及体重增加，是心衰早期征象。短时间内体重增加是液体潴留的可靠指标。心衰患儿出现尿少、入量过多、体重增加，提示心衰加重。治疗后尿量增加，体重下降，水肿减轻，提示心衰改善。准确记录患儿的进食水量、输入液量、尿量、大便量、出汗液量等，每班总结、24 小时总结，保证患儿每日的出入液量基本平衡。入多出少时，按医嘱及时利尿，以防发生急性心衰。若经利尿后，患儿仍然少尿或无尿，在排除尿潴留的情况下，警惕肾衰竭的发生。入少出多时，观察患儿的血压及有无脱水症状，必要时给予补充液体，以防发生失液性休克，加重各器官的进一步损伤。水肿者每日清晨空腹测体重。尽量减少静脉输液或输血，每日总量宜控制在 75ml/kg 以下，输入速度宜慢，以每小时 >5ml/kg 的速度为宜。责任护士向患儿及家属详细讲解出入量的记录方法。责任护士会用注射器校正患儿水杯及尿杯的刻度。告知患儿要把每次尿量用校正后的尿杯准确测量后记录下来，如患儿使用尿不湿，病房会提供电子称，尿不湿使用前后均要称重，相减后就是患儿的尿量。关于入量的记录，告知患儿每次用校正的水杯喝水并记录，经口的食物如米饭、菜、水果等要分开具体用电子称称重，责任护士再根据食物含水量表把患儿记录的食物克数核算成含水量并记录。

6. 吸氧在心衰治疗过程中正确吸氧是重要环节，不同的病因给予不同的流量。有呼吸困难、发绀、低氧血症者给予供氧。湿化瓶可改盛 20% ~30% 乙醇，高流量 6 ~8L/min 间歇吸入，每次 10 ~20 分钟，间隔 15 ~30 分钟，重复 1 ~2 次。

（三）专科护理

1. 用药护理

（1）用药剂量要准确。

（2）用药速度宜缓慢［60 ~80ml/(kg · d)］，速度不能过快（10 ~15 滴/分）。防止药液外渗，操作中应仔细找血管，以保证穿刺成功率。

（3）每次用洋地黄前测脉搏或心率，低于 100 次/分时应立即与医师联系，了解患儿症状、体征、脉搏、心率和心律，血电解质、肝肾功能、心电图表现，以及近 2 ~3 周洋地黄使用情况。

（4）观察患儿有无洋地黄毒性反应，如恶心、呕吐、头痛、心动过缓等。

（5）观察患儿面色、心率、呼吸，判断心衰是否纠正。

（6）需要补充钙剂时应注意与洋地黄的协同作用，必须用时，间隔时间 ≥6 小时。

（7）应用利尿剂应准确记录用药时间及开始利尿的时间，详细记录尿量，并观察有无低钾现象。尽量在早晨及上午给药，避免夜间排尿过多而影响休息。

2. 化验及检查护理指导

（1）多普勒超声心动图

目的：检测心脏和大血管的解剖结构、血流动力学改变、心功能及心包情况，有助于病因诊断及对收缩和舒张功能的评估。

注意事项：患儿取左侧卧位或平卧位。危重患儿检查应在床旁进行。小儿哭闹或不配合时，需镇静，如1～3岁患儿尽量选择饱餐及睡眠时检查，避免哭闹，必要时给予药物镇静，如需药物镇静，给予肌注苯巴比妥或口服水合氯醛等。

（2）胸部X线片

目的：有助于确定心脏增大及肺充血。根据房、室大小，肺血增多或减少，可协助作出病因诊断，并可显示肺淤血、肺水肿、胸腔积液及因肺动脉与心房扩大压迫支气管引起的左下肺不张。

注意事项：检查前需脱去较多的衣物，只留单层棉质内衣（不带橡皮筋、印花）务必取下饰物、手机、硬币、金属钮扣、拉链、膏药贴等。青春期女患儿做胸部检查需脱去胸罩，婴幼儿由医师开具镇静药或给予相应的处置，镇静后行X线检查。摄片时听从医师吩咐，积极配合摆好体位完成照片。并由家属陪伴。

（3）心电图

目的：可提示房室肥厚、复极波及心律的改变，有助于病因的诊断及指导洋地黄的应用。

注意事项：运动、饱餐等对心电图检查结果有影响应避免，检查前请安静休息10分钟以上；检查时请平躺在检查床上，露出手腕、脚踝、胸部，双手自然放在身体两侧，全身放松，心情平静，选择易于穿脱的宽松衣服，去除装饰物，有电极片患儿应将其摘除。检查中切勿讲话或改变体位。

（4）心脏生物学标志物检测：在心力衰竭时血浆去甲肾上腺素、脑利钠肽、内皮素、心肌蛋白（肌球蛋白、肌钙蛋白）均可升高。

3. 并发症护理

（1）呼吸道感染：较常见，由于心力衰竭时肺部淤血，易继发支气管炎和肺炎，必要时可给予抗生素。

（2）血栓形成和栓塞：长期卧床可导致下肢静脉血栓形成，脱落后可引起肺栓塞。长期卧床的患儿应注意及时翻身按摩肢体做被动活动，预防血栓形成。

（3）电解质紊乱：常发生于心力衰竭治疗过程中，尤其多见于多次或长期应用利尿剂后，其中低血钾和失盐性低钠综合征最为多见。

4. 心理护理　恐惧几乎是每例患儿共有的心理问题，为防止患儿治疗时抵抗，哭闹，加重心衰，我们根据幼儿情感表现直接、比较单纯的特点，心理给予心理护理：

①对自尊心较强，表现较好的患儿，治疗后及时给予鼓励和表扬；②在

同一病室中开展评比，比谁勇敢、不落泪；③对胆小、恐惧感强的患儿要多抚慰，同时以娴熟的技术赢得患儿的信赖，使患儿乐于接受并能主动配合。

【健康教育】

1. 心衰的患儿饮食应少油腻，多蔬菜水果。对于已经出现心力衰竭的患儿，一定要控制盐的摄入量。盐摄入过多会加重体液潴留，加重水肿。通常食物应选择优质蛋白，如牛奶、瘦肉、淡水鱼等，热量勿过高。避免饮用刺激性的饮料，如浓茶、咖啡、汽水等。注意盐的控制，摄入量每天不超过2g（相当于1个牙膏盖的量或酱油10～15ml）。注意避免隐性高盐食品，如皮蛋、酱菜、腌肉等。勿暴饮暴食，宜少食多餐，尤其是晚餐勿吃的过饱，以免增加心脏负担。注意饮食卫生，防止肠道感染。

2. 注意劳逸结合，睡眠充足。休息原则视心力衰竭程度而定，Ⅰ度：可起床活动，增加休息时间。Ⅱ度：限制活动延长卧床休息时间。Ⅲ度：绝对卧床休息病情好转后逐渐增加活动量，以不出现症状为限。

3. 防止继发感染　由于体循环及肺循环淤血，患儿机体抵抗力低下，应视病情而定建立合理的生活制度，协助做好生活护理和身体的清洁卫生，长期卧床及有水肿者，定时翻身按摩受压部位，预防压疮。感染与非感染患儿分室居住，避免呼吸道传染。

4. 用药护理

（1）洋地黄类药物

1）向家属讲解洋地黄类药物治疗的必要性及洋地黄中毒的表现。

2）给药前应检查心率、教会家属自测脉搏。若发生节律改变，应暂停给药，并通知医师或及时就诊。

3）毒性反应的观察及护理：胃肠道症状最常见，表现为厌食、恶心、呕吐；神经精神症状，常见有头痛、疲乏、烦躁易激动；视觉异常，表现为视力模糊，黄、绿视症。心脏表现主要有心律失常，常见室性期前收缩呈二联律或三联律、房性期前收缩、心动过速、心房颤动、房室传导阻滞等。用药后注意观察疗效及有无上述毒性反应，发现异常时应及时就医，并进行相应的处理。

4）洋地黄中毒的处理：包括停药、补充钾盐及镁盐、针对心律失常及特异性抗体的治疗。立即停用洋地黄是治疗洋地黄中毒的首要措施。

（2）利尿剂：应用利尿剂前测体重，时间应尽量在早晨或日间，以免频繁排尿而影响休息；用药后准确记录出入量，以判断利尿效果。

5. 化验检查注意事项　选择易于穿脱的宽松衣服，去除装饰物，有电极片患儿应将其摘除，年龄小患儿尽量选择饱餐及睡眠时行检查，避免哭闹，必要时给予镇静。

6. 疾病知识指导

（1）心衰诱因：①感染：特别是呼吸道感染，左向右分流的先天性心血管畸形常因并发肺炎而诱发心力衰竭；风湿热为引起风湿性心脏病心衰的主要诱因；②过度劳累及情绪激动；③贫血；④心律失常：以阵发性室上性心动过速为常见；⑤钠摄入量过多；⑥过早停用洋地黄或洋地黄过量。

所以要求家属对于儿童，特别是新生儿及婴儿期，要加强对心功能的评估，并且要对呼吸系统疾病、贫血、感染等心力衰竭常见诱因加以预防和控制。

（2）心功能分级：据纽约心脏病学会（NYHA）提出的儿童心脏病患儿心功能分级方案可评价心衰程度，主要按患儿症状和活动能力分为4级：

Ⅰ级：体力活动不受限制。学龄期儿童能够参加体育课，并且能和同龄儿童一样活动。

Ⅱ级：体力活动轻度受限。休息时无任何不适，但一般活动可引起疲乏、心悸或呼吸困难。学龄期儿童能够参加体育课，但活动量比同龄儿童小。可能存在继发性生长障碍。

Ⅲ级：体力活动明显受限。少于平时一般活动即可出现症状，例如步行1个街区，就可感到疲乏、心悸或呼吸困难。学龄期儿童不能参加体育活动，存在继发性生长障碍。

Ⅳ级：不能从事任何体力活动，休息时亦有心衰症状，并在活动后加重。存在继发性生长障碍。

心功能分级活动原则：

Ⅰ级：不限制患儿一般的体力活动，但要避免剧烈运动和重体力劳动。应动静结合，循序渐进增加活动量。告诉患儿若活动中有呼吸困难、胸痛心悸、疲劳等不适时应停止活动，并以此作为限制最大活动量的指征。

Ⅱ级：体力活动应适当限制，增加午睡时间，强调下午多休息，可做轻体力工作和家务劳动。

Ⅲ级：一般的体力活动应严格限制，每天休息时间要充分，增加卧床休息的时间，可以自理日常生活或在他人协助下自理。

Ⅳ级：绝对卧床休息。生活由他人照顾，对卧床休息的患儿需加强床边护理，照顾患儿日常生活。

（刘 平　陈 铮）

第六节　病毒性心肌炎

病毒性心肌炎（viral myocarditis）是指由病毒侵犯心脏所引起的以心肌炎性病变为主要表现的疾病。其病理特征为心肌细胞坏死与变性。以学龄前及学龄儿童多见，好发于夏、秋季。

【病因及发病机制】

多种病毒都可以引起病毒性心肌炎，以肠道病毒最常见。如柯萨奇病毒B（1-6型）、埃可病毒、脊髓灰质炎病毒、细小病毒B19，其他为流感病毒、副流感病毒、腮腺炎病毒及麻疹、风疹和单纯疱疹病毒等。最近研究资料表明，柯萨奇是病毒性心肌炎的主要病因之一。过度运动劳累、受凉导致细菌和病毒混合感染以及营养不良、高热、寒冷、缺氧过度等均可诱发病毒性心肌炎。

【临床表现】

病毒性心肌炎临床表现取决于病变的广泛程度和部位，轻者可无症状，重者可出现严重的心律失常、心源性休克和猝死。

（一）症状

1. 病毒感染的症状半数患儿发病前1~3周出现病毒感染前驱症状，如发热、全身倦怠等“感冒”样症状或恶心、腹痛、腹泻等消化道样症状。新生儿会出现高热，反应低下。

2. 心脏受累症状心悸、胸闷、呼吸困难、胸痛、乏力等表现。严重的出现阿-斯综合证、心源性休克和猝死。

（二）体征

心率增快或减慢、心律不齐。心音减弱，第一心音低钝，可有奔马律。重症弥漫性心肌炎患儿可出现急性心力衰竭，属于心肌泵血功能衰竭，左右心同时发生衰竭，引起心排血量过低，易合并心源性休克。

【临床分期】

1. 急性期　新发病确诊为病毒性心肌炎，病程在半年以内。

2. 恢复期　症状及客观检查好转，但尚未治愈，病程一般在半年以上。

3. 迁延期　临床症状反复出现，临床检查指标迁延不愈，病程一年以上。

4. 慢性期　进行性心脏扩大，反复心力衰竭或心律失常，病情时轻时重，病程在1年以上。

【辅助检查】

1. 心肌酶学改变

（1）肌酸激酶（CK）及肌酸激酶同工酶（CK-MB），心肌炎早期升高。

（2）乳酸脱氢酶（LDH）及乳酸脱氢酶同工酶（LDH1与LDH2），病毒性心肌炎时升高，尤其LDH1升高明显。

（3）心肌肌钙蛋白（cTnT或cTnI）是评价心肌损害特异性、敏感性指标。

2. 心电图检查　急性期心电图异常改变，常见ST-T改变，T波平坦、低平或倒置，期前收缩，经常出现二联律、三联律，房室传导阻滞及 Q-T 间期延长。

3. 心内膜及心肌活检　自心内膜、心肌、心包或心包穿刺液检查。为有创检查，主要用于病情危重、治疗反应差、病因不明的患儿。

4. 病毒学检查　双份血清检测特异性抗体效价 4 倍升高或下降有意义。

5. 胸部 X 线　病情轻者可正常；病情重者可有心影增大。

6. 超声心动图　病情轻者可正常；病情重者可有左心室增大、室壁运动减低、心脏收缩功能异常、心室充盈异常等。

【诊断】

（一）临床诊断依据

（1）心功能不全、心源性休克或心脑综合征。

（2）心脏扩大（X 线、超声心动图检查具有表现之一）。

（3）心电图改变：以 R 波为主的 2 个或 2 个以上主要导联（Ⅰ、Ⅱ、aVF、V5 的 ST-T 改变持续 4 天以上伴动态变化，窦房传导阻滞、房室传导阻滞，完全性右或左束支阻滞，成联律、多形、多源、成对或并行性期前收缩，非房室结及房室折返引起的异位性心动过速，低电压（新生儿除外）及异常 Q 波。

（4）肌酸激酶同工酶 CK-MB 升高或心肌肌钙蛋白（cTnI 或 cTnT）阳性。

（二）病原学确诊依据

心内膜及心肌活检，分离到病毒，用病毒核酸探针查到病毒核酸。特异性病毒抗体阳性，阳性结果是诊断心肌炎的可靠证据。

（三）病原学参考依据

1. 分离到病毒　自患儿粪便、咽拭子或血液中分离到病毒，且恢复期血清同抗体滴度较第一份血清升高或降低 4 倍以上。

2. 从患儿血中查到病毒核酸。

3. 病毒特异性 IgM 抗体阳性。

（四）确诊依据

1. 具有临床诊断依据 2 项，可临床诊断为病毒性心肌炎。发病同时或发病前 1 ~3 周有病毒感染者，同时具备病毒学确诊之一，可确诊为病毒性心肌炎。同时具备病原学参考依据之一，可临床诊断为病毒性心肌炎。

2. 凡不具备确诊依据的患儿，应给予必要的治疗和随诊，依病情变化确诊或除外。

【治疗】

1. 一般治疗　卧床休息；急性期卧床休息 3 ~4 周，心脏功能不全者卧床休息 3 个月。恢复期应继续限制活动，待病情稳定，再逐步增加活动量。病情较重，心脏扩大者，卧床 6 个月左右，如心脏未明显缩小，应适当延长卧床时间。

2. 增强心肌营养改善心肌代谢

(1) 大剂量维生素C静脉滴注，每日1次，疗程3~4周。

(2) 1，6-二磷酸果糖，静脉滴注，每日1次，疗程2周。

(3) 辅酶Q10口服。

3. 抗心力衰竭治疗必须及时控制心衰，洋地黄类药物起效快、排泄快的地高辛或西地兰。

4. 抗心律失常治疗

(1) 室性心动过速：首选利多卡因，静脉滴注，有效后加入葡萄糖100~200ml稀释后静脉滴注维持。

(2) Ⅲ度房室传导阻滞：首先异丙肾上腺素葡萄糖静脉滴注。出现阿-斯综合征者需考虑安装起搏器。

5. 危重患儿可短期应用泼尼松或泼尼松龙。

6. 免疫调节　剂静脉注射免疫球蛋白。

7. 中西医结合治疗近年来使用中西医结合治疗逐渐得到人们的认可，如玉丹荣心丸、黄芪颗粒等。

【护理】

(一) 一般护理

1. 护理评估

(1) 评估患儿神志、面色、生命体征（特别是体温）；目前饮食及营养状况；睡眠及排泄形态是否改变；患儿是否留置静脉通道，管路是否通畅，有无红肿及药物渗出；评估患儿活动耐力。

(2) 评估患儿本次发病的病因，有无胸痛、气短、心律失常症状及患儿体温变化；有无家族史，病毒感染史及引起或加重不适的因素，如劳累、紧张等；了解患儿的相关辅助检查，日常用药情况及用药后的效果；评估患儿的生活习惯及工作环境，对疾病的认知、经济能力、配合及心理情况；有无焦虑、抑郁等。

(3) 评估患儿心功能的情况。对≥3岁的患儿行6分钟步行试验(6MWT)：要求患儿在平直的走廊里尽可能快地行走，测定其6分钟的步行距离。根据6MWT步行距离（6MWD）及做功（体重与6MWD乘积），以及6MWT前后呼吸频率（RR）、心率（HR）、收缩压（SBP）和舒张压（DBP）等指标变化，同时进行平板运动试验（TET），分析6MWD、6MWT做功与TET代谢当量（METs）之间的相关性，将心衰划分为轻、中、重3个等级。

(4) 心理-社会状况：评估患儿及家属的心理-社会状况及患儿对疾病的认知状况，经济情况、合作程度，有无焦虑、悲观情绪。

（5）评估患儿的自理能力及日常生活能力、压疮等风险。参照北京大学第一医院患儿压疮 Braden 评分表。

2. 急性期需严格卧床休息。卧床休息至热退后 3～4 周，病情基本稳定后，逐渐增加活动量，但休息不得少于 6 个月。有心脏扩大的患儿，卧床休息半年至 1 年以上。

3. 给予高热量、高蛋白、高维生素、清淡易消化、营养丰富的饮食，少量多餐，多食新鲜蔬菜及水果（含维生素 C），但不要暴饮暴食，以免胃肠道负担过重。应保持患儿大便通畅，防止诱发心力衰竭，可进食润肠的水果，如香蕉等。增强机体抵抗力，避免外感风寒，引发疾病。避免过食辛辣刺激性饮料、食物。心功能不全时，适当限制钠盐和水分的摄入。

4. 由于患儿需严格卧床休息，采用北京大学第一医院患儿压疮 Braden 评分表对患儿发生压疮的危险程度进行评估。保持床单位清洁、干燥、平整。指导并告知患儿变换体位的方法、间隔时间及其重要性。膝部及踝部、足跟、背部等骨隆突处可垫软枕以减轻局部压力，必要时可用减压敷料保护局部皮肤。翻身及床上使用便器时动作轻巧，避免拉、拽等动作，防止损伤皮肤。

（二）病情观察

1. 定时测量体温、脉搏，其体温与脉率增速不成正比。

2. 密切观察患儿呼吸频率、节律的变化，及早发现是否心功能不全。

3. 定时测量血压，观察记录尿量，以及早判断有无心源性休克的发生。

4. 密切观察心率与心律，及早发现有无心律失常，如室性期前收缩、不同程度的房室传导阻滞等，严重者可出现急性心力衰竭、心律失常等。

5. 如突然发现患儿面色苍白、恶心、呕吐、烦躁不安、呼吸困难、脉搏异常，立即通知医师，进行抢救。对有缺氧的给予氧气吸入。对严重心律失常应持续进行心电监护。密切注意示波器上心电图的变化，发现多源性期前收缩、心动过速过缓、完全性房室传导阻滞或扑动、颤动等，需立即通知医师并采取紧急措施。

6. 对于需要静脉输液的患儿我们尽量使用静脉留置针，减少患儿痛苦及抵触情绪。静脉给药速度宜慢，应根据病情及儿童的年龄来调节输液速度，有条件可采用输液泵。

（三）用药护理

1. 应用洋地黄类药物治疗心力衰竭时，应注意由于心肌炎引起的对洋地黄制剂较敏感，导致中毒，在用药期间应密切观察心率、心律。若心率过缓或其他不良反应出现时，应及时报告医师妥善处理。

2. 对心源性休克应积极做好输液准备，及时有效的扩充血容量，改善微循环。需要静脉输液治疗时，应注意控制输液速度，防止发生心力衰竭。

（四）化验及检查护理指导

1. X线胸片检查　选择易于穿脱的宽松衣服，检查前需脱去较多的衣物，只留单层棉质内衣（不带橡皮筋、印花），务必取下饰物、手机、硬币、金属钮扣、拉链、膏药贴等。青春期女患儿做胸部检查需脱去胸罩，婴幼儿由医师开具镇静药或给予相应的处置，镇静后行X线检查。摄片时听从医师吩咐，积极配合摆好体位完成照片。并由家属陪伴。

2. 心电图检查　去除装饰物，有电极片患儿应将其摘除。为行动态心电图检查，检查前不能饱饮、饱食、吃冷饮，需要平静休息20分钟。检查时要平卧，全身肌肉放松，平稳呼吸，保持安静，切勿讲话或移动体位。过去做过心电图的，应把以往报告或记录交给医师。如正在服用洋地黄、钾盐、钙类及抗心律失常药物，应告诉医师。

3. 超声心动图检查　年龄小的患儿尽量选择饱餐及睡眠时进行检查，避免哭闹，必要时给予药物镇静。患儿取左侧卧位或平卧位。危重患儿检查应在床旁进行。小儿哭闹或不配合时，需镇静，如患儿1～3岁，需药物镇静，如肌注苯巴比妥或口服水合氯醛等。

4. 血液学检查及免疫学检查　晨起空腹抽血检查，抽完血后，用棉签或止血工具按压针孔部位3分钟以上，以压迫止血。不要按揉针孔部位，以免造成皮下血肿。抽血后出现晕血症状如头晕、眼花、乏力等应立即平卧。

（五）并发症护理

1. 心悸、胸闷　保证患儿休息，急性期卧床。按医嘱及时使用改善心肌营养与代谢的药物。

2. 心律失常　当急性病毒性心肌炎患儿出现Ⅲ度房室传导阻滞或窦房结病变引起窦房阻滞、窦房停搏而致阿-斯综合征时，应就地进行心肺复苏，并积极配合医师进行药物治疗或紧急做临时心脏起搏处理。

3. 心力衰竭　按心力衰竭护理常规。

（六）心理护理

病毒性心肌炎患儿大部分为青少年和儿童，以学生居多，易产生孤独心理，应多与患儿及家属沟通，反复向患儿及家属宣教急性期积极治疗的重要性，向患儿家属介绍病理、治疗、预后，护士要亲切、热情地与患儿交谈向患儿介绍病区环境及同室病友，使患儿有家的感觉，以取得患儿感情的信任感、亲切感、安全感，使患儿能够主动安心地接受治疗和护理，增强战胜疾病的信心。同时使患儿及家属理解，摆正学习和治疗的关系，以调整患儿的心态，积极乐观地配合治疗。

【健康教育】

1. 指导患儿进食营养丰富、易消化的食物，尤其是补充富含维生素C

的食物，如新鲜蔬菜、水果，以促进心肌代谢与恢复。

2. 急性心肌炎病情稳定后即可带药出院。需继续休息，一般为3~6个月，强调休息的重要性，避免劳累。

3. 鼓励患儿适当锻炼身体，以增强抵抗力；注意避免受凉，预防呼吸道感染。

4. 应用洋地黄药物时要教会患儿及家属测量脉搏的方法，发现异常或有胸闷、心悸等不适情况时应及时复诊。

5. 保持大小便通畅，防止便秘发生。

6. 保持情绪稳定，避免情绪紧张及激动，调动机体的免疫系统，发挥自身的抗病能力，使疾病得以恢复。

7. 保护性隔离，应积极预防各种感染，避免去人多的公共场所，防止各种感染的发生。

8. 疾病相关知识

病因：各种病毒都可引起心肌炎，其中以引起肠道和上呼吸道感染的病毒多见。临床上绝大多数病毒性心肌炎由柯萨奇病毒和埃可病毒引起。当机体处于细菌感染、营养不良，劳累，寒冷，缺氧等情况下，机体抵抗力下降，更易导致病毒感染发病。

病毒性心肌炎的发生常和病毒感染、自身免疫能力、饮食结构、生活环境及心理情况等因素紧密联系。如能早发现、早诊断、早治疗，该病预后大多较好。但如不及早治疗，可发生心律失常、心力衰竭、心源性休克，甚至猝死。

9. 出院指导遵医嘱给予营养心肌的药物，向患儿及家属讲明药物治疗的重要性，嘱患儿按时服药，坚持服药，不能因自觉症状好转，认为疾病痊愈，而放松治疗，使疾病复发。患儿出院后需继续休息，避免劳累，3~6个月后可逐渐恢复学习。如发现异常后有胸闷、心悸等症状及时就诊。出院后1个月、3个月、6个月、1年到医院检查。

（刘平　陈铮）

第七节　皮肤黏膜淋巴结综合征

皮肤黏膜淋巴结综合征（muco cuta meous lymphonode syndrome，MCLS）又称川崎病（Kawasaki diseaes），是以全身中小动脉系统血管炎为主要病变的急性热性发疹性疾病，多侵犯冠状动脉，部分患儿形成冠状动脉瘤，其中少部分患儿冠状动脉可发生狭窄或血栓，甚至导致心肌梗死。临床表现：发热、皮疹、颈部非化脓性淋巴结肿大、眼结合膜充血、口腔黏膜弥漫充血、杨梅舌、掌跖红斑、手足硬性水肿等。最严重的危害是冠状动脉损伤所引起的冠脉扩张和冠状动脉瘤，是儿童期后天性心脏病的主要病因之一。川崎病男多于女，男:女比例约为5:1，以婴幼儿多见，发病高峰期为1~2岁。川崎病的发病具有一定的种族差异，2000年美国进行的多中心研究提示，5岁以下的小儿中亚太地裔的发病率最高，白种人最低。

【病因及发病机制】

病因及发病机制尚未清楚。但发病有一定的流行性、地方性，临床表现有发热、皮疹等，推测与感染有关。临床上又有许多表现酷似急性感染，提示病原体存在。

其基本病理变化为全身性血管炎，可累及主动脉及其分支，好发于冠状动脉。

病理表现：

Ⅰ期：1~2周，大、中、小血管炎和血管周围炎，白细胞浸润和水肿；以T淋巴细胞为主。

Ⅱ期：2~4周，主要影响中动脉，弹力纤维及肌层断裂和坏死，血栓形成，发生动脉瘤。

Ⅲ期：4~7周，中动脉发生肉芽肿，冠脉部分或完全阻塞。

Ⅳ期：7周~数年，血管内膜增厚，出现瘢痕，阻塞的动脉可再通。

【临床表现】

1. 发热持续5天以上，抗生素治疗无效，体温39~40℃以上，呈稽留热或弛张热，持续7~14天。

2. 眼结膜充血，无脓性分泌物。

3. 口唇充血皲裂，口腔黏膜弥漫充血，舌乳头明显突起、充血、呈杨梅舌。

4. 急性期表现为掌跖红斑，指（趾）硬性水肿，第2周开始自指（趾）甲和皮肤交界处出现膜状脱皮。恢复期为指（趾）甲皮肤脱皮。

5. 多形性皮疹，可呈弥漫性红斑，或麻疹样皮疹，躯干部多见，发热后2~3天出疹，持续1周后消退。肛周皮肤发红、脱皮。

6. 颈部淋巴结非化脓性肿大，单侧多见，直径在1.5cm以上，有触痛，表面不红，非化脓，常为一过性。

7. 系统表现　神经系统、消化系统、心血管系统（可有心包炎、心肌炎，心内膜炎、心律失常，冠状动脉扩张、冠状动脉瘤、冠状动脉血栓形成甚至心肌梗死等）。

【临床分期】

1. 急性期　患儿以发热为主要症状，后期可出现各种临床表现，一般病程为1~11天，绝大多数患儿入院时都处于该时期。

2. 亚急性期　一般为病程的11~21天，多数体温下降，症状缓解，指（趾）端及肛周可出现膜状脱皮及血小板增多。重症病例仍可持续发热，在该时期易发生冠状动脉瘤，从而导致心肌梗死、动脉瘤破裂。

3. 恢复期 一般为病程的21～60天，临床症状消失，如无明显冠状动脉病变即可进入恢复期，但少数严重冠状动脉瘤患儿可进入慢性期，迁延数年。

【辅助检查】

1. 血液学检查 外周血白细胞增高，以粒细胞为主，伴核左移，轻中度贫血，血小板早期正常，第2～3周增多；红细胞沉降率明显增快，C反应蛋白、ALT和AST可以升高。血液呈高凝状态。抗链球菌溶血素O滴度正常。

2. 免疫学检查 血清IgG、IgM、IgA、IgE和血液循环免疫复合物升高。

3. 心电图 早期示窦性心动，非特异性ST-T变化；心包炎时可有广泛S-T段抬高和低电压；心肌梗死时相应导联有S-T段明显抬高，T波倒置及异常Q波。

4. 胸部X线平片示肺部纹理增多、模糊或有片状阴影，心影可扩大。

5. 超声心动图 急性期可见心包积液，左室内径增大，二尖瓣、主动脉瓣或三尖瓣反流；可有冠状动脉异常，如冠状动脉扩张、冠状动脉瘤、冠状动脉狭窄等。

6. 冠脉造影 超声波检查如有多发性冠状动脉瘤或心电图有心肌缺血表现者，应进行冠状动脉造影，以观察冠状动脉病变程度，指导治疗。

【诊断】

典型川崎病的诊断：

满足下述6项中的5项及以上即可诊断；或具备4项者，若超声或冠脉造影发现冠状动脉瘤或冠状动脉扩张者亦可诊断：①发热≥5日（包括对治疗有反应而发热不足5日的病例）；②双侧眼结膜充血，无渗出物；③口腔及咽部黏膜充血，口唇潮红、干燥皲裂，杨梅舌；④急性期掌跖发红、指（趾）端硬肿，恢复期指（趾）端甲床及皮肤移行处膜样脱皮；⑤躯干部多形皮疹，斑丘疹、多形红斑样或猩红热样；⑥颈部非化脓性淋巴结大，常为单侧，直径超过1.5cm。

非典型川崎病见于以下两种情况：

①诊断标准6项只符合4项或3项，但在病程中经超声心动图或心血管造影证实有冠状动脉瘤者（多见于<6个月的婴儿或>8岁的年长儿），属重症。②诊断标准6项中只有4项符合，但超声心动图检查可见冠状动脉壁辉度增强（提示冠状动脉炎，此型冠状动脉扩张少见）；应除外其他感染性疾病。

非典型川崎病诊断的参考项目：

（1）卡介苗（BCG）接种处再现红斑。

（2）血小板数显著增多。

（3）C反应蛋白（CRP）、红细胞沉降率（ESR）明显增高。

（4）超声心动图示冠状动脉扩张或动脉壁辉度增强。

（5）出现心脏杂音（二尖瓣关闭不全或心包摩擦音）。

（6）伴低白蛋白血症、低钠血症。

冠状动脉扩张性病变的诊断标准见表 7-2。

表 7-2　冠状动脉扩张性病变的诊断标准

分型	0～3 岁	3～9 岁	9～14 岁
正常	<2. 5mm	<3mm	<3. 5mm
小型冠脉瘤	≤4mm	正常 1. 5 倍内	
中型冠脉瘤	>4mm，<8mm	正常 1. 5～4 倍	
巨大冠脉瘤	>8mm	正常	

【治疗】

治疗原则：控制炎症，抗血小板聚集，对症治疗。

1. 川崎病的主要治疗方法是急性期明确诊断后口服肠溶阿司匹林。在病程 10 天内（多主张 7 天内）及时进行大剂量丙种球蛋白静脉滴注。建议本病急性期患儿均采用丙种球蛋白静脉滴注。丙种球蛋白静脉滴注（IVIG）剂量为 2g/kg，分 1～2 天输入。

2. 阿司匹林，急性期每日 30～50mg/(kg·d)，每 6 小时一次（不超过 2 周），热退后 3～5 天开始减量，3～5mg/kg 维持 2～3 月，至血沉或血小板正常。如有冠脉病变延长至冠脉正常。

3. 糖皮质激素一般情况下不用。当合并心肌炎、无法得到大剂量丙种球蛋白或对 IVIG 治疗无反应且病情难以控制时，可考虑与阿司匹林和双嘧达莫合并应用。常选用泼尼松。

4. 有冠状动脉病变患儿的血栓预防　川崎病患儿冠状动脉病变的治疗随病变严重程度而不同，其包括抗血小板药物阿司匹林的应用，双嘧达莫或氯吡格雷的应用，抗凝治疗用华法林或低分子肝素，或抗凝、抗血小板治疗合用，通常为华法林加阿司匹林。

5. 冠状动脉血栓的治疗　治疗川崎病患儿的急性冠状动脉栓塞应针对血栓形成中的多个步骤进行，包括抗血小板凝聚、抗凝及溶栓，治疗的目标是使冠状动脉再通、抢救存活心肌和改善生存率。

6. 对症治疗及支持疗法，补充液体、护肝、控制心力衰竭、纠正心律失常等，有心肌梗死时应及时进行溶栓治疗。应用抗生素治疗合并感染。冠状动脉病变持续时可选择介入治疗。

（1）补充液体　高热时密切观察患儿有无脱水征象，若出现皮肤干燥、眼窝凹陷、尿量减少等表现，必要时应遵医嘱给予静脉补液治疗，防止脱水。

（2）护肝　根据患儿肝功情况，遵医嘱给予护肝治疗。

（3）控制心力衰竭静　脉输注丙种球蛋白可增加心脏前负荷，输注过快易诱发心力衰竭。应缓慢滴注。严密观察病情，积极治疗，减轻心脏前后负荷。

（4）纠正心律失常　密切观察患儿有无心律失常现象，一旦出现立即将患儿平卧，吸氧，即刻行心电图检查，心电图可见心律失常、P-R间期延长和非特异性ST波及T波改变。通知医师，积极治疗，准备好抢救物品。

（5）合并感染控制感染灶，遵医嘱应用抗生素。

【护理】

（一）一般护理

1. 护理评估

（1）评估患儿发热程度，并判断热型。评估患儿意识状态，观察脉搏、呼吸、血压有无异常。询问患儿饮食习惯与嗜好、饮食量和种类。评估患儿皮肤状况：有无手足肿胀，肿胀部位、程度；评估患儿皮肤有无破溃、脱皮，压疮。评估患儿出疹时间，分布和类型。口腔黏膜病损情况及眼球结膜有无红肿充血。

（2）评估抗生素治疗是否有效。询问患儿目前服用药物的名称、剂量及用法，评估患儿有无药物不良反应，询问患儿有无明确药物过敏史。

（3）评估患儿有无心血管损害的表现，如面色、精神状态、心率、心律、心音、心电图异常等，及时做心电图，超声心动图检查以明确心脏损害程度。

（4）心理-社会状况：评估患儿及家属对疾病知识的了解程度、对治疗及护理的配合程度、经济状况等。

（5）评估采用北京大学第一医院患儿压疮Braden评分表判断患儿发生压疮的危险程度。

2. 休息保持病室内空气清新，温湿度适宜。急性期应绝对卧床休息。

3. 饮食护理患儿由于发热、口腔黏膜充血糜烂而影响食欲，甚至不肯进食。患儿饮食要给予美味可口、蛋白质含量较高、营养丰富、易消化的低盐流质或半流质。食物宜温凉，不会自己进食的患儿请家属给予耐心喂食。尚在哺乳期的患儿，则要求其母亲多进营养丰富的食品，特别要增加每天所进的液体量（肉汤、鸡汤、鱼汤等），以求增加奶量和提高奶的质量。患儿体温恢复正常后，食欲多有改善，此时给予高热量、高蛋白、高维生素饮食，有利于机体迅速康复。

4. 皮肤护理

（1）四肢末端变化　患儿在1周内可能出现手指、足趾硬肿、手掌面皮肤发红，部分患儿指趾关节呈梭形肿胀、触痛，肢端、肛周、躯干等处脱皮，指甲脱落。应对患儿加强护理，注意局部皮肤黏膜清洁，避免搔抓皮肤，注意防止发生皮肤撕伤。

（2）皮疹　发病后1～5天部分患儿可出现皮肤多形性红斑，以猩红热样皮疹最常见，但无水泡及结痂，约1周左右可消退，在此期间应注意与其他传染病性皮疹及药物引起的过敏皮疹现象相鉴别，应对患儿加强皮肤护理：衣被质地柔软而清洁；剪断指甲，以免抓伤和擦伤；每次便后清洗臀部；对半脱皮的痂皮用消毒剪刀剪除，切忌强行撕脱，防止出血和继发感染。

5. 黏膜护理

（1）观察口腔黏膜病损情况，口腔及口唇潮红、干燥、皲裂、出血、结痂。口腔咽部黏膜弥漫性充血，舌乳头突出，呈杨梅舌，扁桃体呈轻度或重度肿大。要协助家属做好口腔护理，注意口腔卫生。每日口腔护理2～3次，口唇干裂者涂润唇油。尽量避免食用生、硬类食物，以流食、软食为主。

（2）眼部改变　发病后1～6天患儿有眼结膜充血或球结膜充血，避免直接强光刺激、用眼疲劳过度。

（二）专科护理

1. 高热护理　发热与免疫功能失调有关。患儿体温呈稽留热或弛张热，体温达38～40℃，入院后测体温4次/日，直到体温正常后改为2次/日。由于该病反复高热不退，患儿常出现烦躁不安，不易安抚。家属易急躁、焦虑、情绪不稳定，应耐心劝说解释。出现高热时不应自己给患儿服退热药，应向医师报告。主张体温38.5℃以下采用物理降温，温水擦浴、冰袋降温、多饮温开水，如体温不降，持续升高达38.5℃以上应采用药物治疗，按医嘱用药并注意观察应用阿司匹林有否出血倾向和静脉滴注丙种球蛋白有无过敏反应，一旦发生及时处理。

2. 冠状动脉改变　部分患儿心脏彩超检查出现冠状动脉扩张，冠状动脉瘤样扩张，冠状动脉狭窄、血栓，较重时可出现猝死，必须减少心脏负荷，密切观察生命体征，监测患儿有无心血管损害的表现，如面色、精神状态、心率、心律、心音、心电图异常等，及时做心电图、超声心动图检查以明确心脏损害程度。并根据心血管损害程度采取相应的护理措施。及时通知医师，准备好抢救物品。

3. 减少刺激、集中护理　由于疾病特点，患儿较烦躁、易激惹，在护理过程中为患儿营造温馨的环境，减少恐惧感，故应做到注意集中护理，力争做到穿刺一针见血，减少对患儿不必要的刺激。

4. 用药护理

（1）丙种球蛋白静脉滴注（IVIG）：静脉输注丙种球蛋白可增加心脏负荷，输注过快易诱发心力衰竭。应严格控制滴速，注意观察有无过敏反应及心力衰竭的发生。最初30分钟内应缓慢滴注，0.6~1.2ml/(kg·h)，若无不适，可增加到2.4ml/(kg·h)，并注意观察反应。如连续输注，第2瓶起滴速可加至4.8ml/(kg·h)。如出现心动过速、胸闷、出汗、恶心等症状，应暂停或减慢滴速，待症状消失后再缓慢滴注，调整至患儿能耐受的速度。在输注血液制品时，一定要严格执行“三查七对”，严格执行无菌操作原则，药品开启后，应一次输注完毕，不得分次输用。应单独输注，不得与其他药物混合输用。

（2）阿司匹林：嘱患儿在饭后服用本药，并服用制酸剂或胃黏膜保护剂。注意观察应用阿司匹林后是否有出血倾向。指导家属注意观察患儿大便颜色、性状，以及有无皮肤黏膜、牙龈出血，并定期复查血常规。对于婴幼儿应碾碎溶解后服用，若有呕吐应遵医嘱给予补服，确保药物剂量。

（3）糖皮质激素：使用后应注意有无血栓形成的危险。观察其药物疗效及不良反应：应用糖皮质激素时，要密切观察，长时间服用激素容易出现肥胖、满月脸、多毛等不良反应，上述不良反应现象在合理停药后自行消失。还会出现高血压、高血糖、骨质疏松、感染、诱发或加重溃疡，抑制儿童生长发育，白内障或青光眼，精神症状等。应加强护理，防止受凉和感染，注意血压、血糖、电解质及体重变化；适当控制进食量，注意患儿安全，防止外伤引起骨折。糖皮质激素的给药时间最好在上午8~10时，尽可能符合它的生理分泌规律。可在饭后服用或与牛奶同服，以减少对胃肠道的刺激。

（4）联系药源：由于川崎病患儿治疗中需应用大剂量血液制剂（如丙种球蛋白），药源紧缺，需及时进行调药，故在得到确定的治疗方案后可立即进行调药。因丙种球蛋白价格较高，排气过程中应避免浪费，输注前先用0.9%氯化钠注射液排除输液管中的空气，输毕应用0.9%氯化钠注射液滴注冲管，使药物剂量更加准确。

5. 化验及检查护理指导

（1）检查前准备及注意事项

1）血液学检查及免疫学检查：晨起空腹抽血检查。

2）心电图：为行动态心电图检查，检查前不能饱饮、饱食、吃冷饮，需要平静休息20分钟。检查时要平卧，全身肌肉放松，平稳呼吸，保持安静，切勿讲话或移动体位。过去做过心电图的，应把以往报告或记录交给医师。如正在服用洋地黄、钾盐、钙类及抗心律失常药物，应告诉医师。

3）胸部X线平片：检查前均要去除影响诊断的一切衣物、钱、钥匙、发夹、腰带、金属饰物、手表等，检查胸部时一般要将胸罩取下。

4）超声心动图：小儿哭闹或不配合时，需镇静，如患儿1~3岁，多数情况需药物镇静，如肌注苯巴比妥或口服水合氯醛等，否则患儿哭闹无法检查。

5）冠脉造影：术前通常要做心脏二位片、心电图、心脏彩超等检查，还需要抽血化验血常规、凝血常规、肝肾功能电解质、血脂、血糖、血型，还有传染病等的筛查。术前应进行青霉素皮试、碘过敏试验、双侧腹股沟备皮（备皮后洗澡并更换干净的衣服）、训练床上大、小便（为防止术后排便困难，因为术后需要平卧24小时，不能下床活动）。术前需要禁食6小时，禁水2小时，但是除停服手术当日降糖药及阻滞剂外，要照常服用日常的口服药（服用巴米尔（阿司匹林泡腾片）需用温开水泡服）。术前半小时排空大小便，取下身上所有饰物。

（2）检查后注意事项

1）血液学检查后及免疫学检查：抽完血后，用棉签或止血工具按压针孔部位3分钟以上，以压迫止血。不要按揉针孔部位，以免造成皮下血肿。抽血后出现晕血症状如头晕、眼花、乏力等应立即平卧。

2）冠脉造影：术后股动脉穿刺局部要用沙袋压迫8小时，手术一侧肢体在24小时内限制活动，以利于伤口恢复。24小时后伤口换药并解除限制，可以在床边进行轻微活动。因为冠脉造影剂从肾排泄，所以术后应该多喝水，使造影剂能尽快排出体外。

6. 并发症预防　急性期患儿绝对卧床休息，每4小时检测生命体征1次。注意心率、心律、心音改变及有无心包摩擦音等。发现异常及时通知医师。协助做好心电图、超声心动图及心肌酶谱等检测。密切观察患儿有无乏力、心悸、头晕、胸闷、烦躁不安等症状。护士做好观察记录。年长儿如果自诉心前区疼痛并有恐惧感应怀疑心肌梗死的可能，如同时伴有神智障碍、四肢湿冷、心率增快、血压下降则提示心源性休克，应立即通知医师给予积极抢救。

7. 心理护理　由于川崎病起病急，病情重，家属因患儿心血管受损及可能发生猝死而产生不安、紧张、恐惧、焦虑情绪。应给予心理支持，多主动亲近患儿，同时要取得家属的配合，善于沟通，耐心、细心向其介绍与本病相关的医学知识、治疗及护理、预后、注意事项，消除紧张心理，使家属配合我们，共同促进患儿早日康复。我们需要了解每个患儿家属受教育的程度、文化风俗背景、家庭经济情况等，对其提供个性化健康指导，及时解释病情给予心理支持。在进行治疗护理时操作熟练，动作轻柔，从而减轻家属的顾虑，使其积极配合治疗。

【健康教育】

1. 饮食指导　给予高热量、易消化、清淡饮食，易少渣食物，以软食为主，避免进食硬性食物时损伤胃，引起肠黏膜出血。嘱多饮水。

2. 休息与活动　生活要有规律，制定活动和休息计划，避免剧烈活动。

3. 用药及化验检查：遵医嘱服用阿司匹林，避免漏服。不可随意停药，减量。必须在医师指导下进行。注意观察药物不良反应并定期复查血常规、超声心动图等。

4. 出院指导 由于本病的病程较长，常需要回家后继续服药。向家属说明服药的长期性，树立信心，按正规疗程、剂量服药，遵医嘱按时、按量服药，不可随意停药、减量。要指导家属高度重视防治心血管系统并发症，随时观察用药的反应，强调复查的重要性，定期来院复诊。复查血常规、心脏彩超以观察冠状动脉病变情况。对患儿回家的饮食、活动、休息、个人卫生、护理要点要全面指导，以确保患儿早日康复。预防感染，保持规律生活节奏，制定患儿活动及休息原则。合理饮食，给予高蛋白，高热量，易消化食物。接受丙种球蛋白治疗的患儿如需预防接种麻风疹疫苗应至少间隔11个月。其余的预防接种可在3个月后正常进行。合并冠状动脉瘤者长期服用阿司匹林，需限制活动，每月复诊一次，半年检查一次超声心动图，直至冠状动脉扩张消失。

（刘 平 陈 铮）

第八节 传染性单核细胞增多症

传染性单核细胞增多症（infectiousmononucleosis）是一种单核-巨噬细胞系统急性增生性传染病。本病多见于学龄前与学龄儿童，主要经口密切接触传播，飞沫与唾液经呼吸道传播。此外该病也可经输血、器官移植或骨髓移植感染传播。患儿或隐性感染者、携带者是主要的传染源。临床特点为不规则发热、咽峡炎、颈淋巴结肿大，此为该病的三联征，可合并肝肿大。主要发生于年长儿及青少年，6岁以下儿童多呈隐性或轻型感染，15岁以上感染后多出现典型症状。男性患儿比女性多见。患病后一般可终身免疫。该病流行特征为发病多见于秋末冬初。流行多呈散发，也可呈一定规模的流行。病后可获得持久性免疫。病程2~3周，常有自限性，预后良好。

【病因及发病机制】

本病多由EB病毒感染所致，少数可由巨细胞病毒、弓形虫、腺病毒、肝炎病毒等引起。EB病毒从口进入，感染扁桃体环的B淋巴细胞复制繁殖。机体表现出的症状为咽峡炎及颈部的淋巴结肿。病理为全身淋巴组织增生，以淋巴结、扁桃体、增殖体及肝脾最明显。呈局灶性以及血管周围的异常淋巴细胞浸润。

【临床表现】

（一）症状与体征

1. 发热热度、热型不规则，热程不定，发热维持约5~10日。中毒症状不重。

2. 咽峡炎　80%以上患儿出现咽痛及咽峡炎症状。悬雍垂、扁桃体充血、肿大，50%的扁桃体有分泌物，其上覆盖灰白色假膜，严重者可因局部水肿而导致喉部梗阻。

3. 淋巴结肿大　是本病的特征之一，占80%～100%。主要在双侧前后颈部（环绕胸锁乳突肌的上段），且后颈部常较前颈部先出现，两侧可不对称，无压痛，质地中等，互不粘连，也不化脓，直径1～4cm。

4. 肝脾肿大　病程第2周脾急骤增大而引起左上腹胀满及触痛，2～3周后脾即渐次缩小。75%显示不同程度的肝功能损害。

5. 皮疹　病程的第4～10天出现。可呈猩红热样、麻疹样、水疱样或荨麻疹样皮疹等多型性皮疹。3～7天即消退，消退后不脱屑不留色素。（应用氨苄西林后使皮疹的发生率提高到80%以上，且较广泛而持久，应予避免。）

6. 此外还会出现鼻塞、打鼾、眼睑浮肿，呼吸系统、神经系统、心血管系统、血液系统、泌尿系统等少见表现。

（二）临床分期

1. 潜伏期　5～15天，大多为10天。

2. 发病期　前驱症状：倦怠，头痛，鼻塞，恶心，腹痛，食欲不振，持续2～3天，发病1周后方完全出现典型症状。

3. 恢复期　全身症状渐退，淋巴结和脾大一般消退较慢，可自数周至数月不等，甚至数年。

【辅助检查】

（一）血常规

白细胞数正常或轻度增高，早期中性粒细胞增加，随后淋巴细胞、单核细胞增高，可达60%～97%。异型淋巴细胞>10%或绝对值>1×10^9/L有诊断意义。异型淋巴细胞可在病后4～5天开始出现，7～10天达高峰。2周后逐渐减少，少数慢性病程者仍可在数周后被检出。年龄越小（尤其5岁以下），异型淋巴细胞阳性率越高。

（二）血清噬异凝集试验

于起病5天后即可呈阳性反应，一般在疾病的第2～3周达高峰，持续数月。总之，嗜异抗体的出现与消失在时间上的变异很大，故需重复检查以便获得阳性标本。

（三）EB病毒特异性抗体测定

EB病毒特异性抗体包括：壳抗原抗体、膜抗原抗体、早期抗原抗体和核抗原抗体，壳抗原（VCA）抗体临床意义最大，分为IgM、IgG 2型，其IgM部分在早期增高，数周后消失；IgG部分在2周时达高峰，终身存在。

两者阳性率为100%。抗 VCA-IgM 的测出即属本病急性感染的指征。

（四）其他

此外还可行肝脾 B 超检查。出现并发症时，可进行相应的检查，如 X 线 X 线胸片、心电图等。

【诊断】

1. 临床症状

以下症状至少 3 项以上阳性：①发热；②咽炎、扁桃体炎；③颈部淋巴结肿大（大于 1cm）；④肝大；⑤脾大；⑥眼睑水肿。

2. 血常规检查

异型淋巴细胞≥10%或总数≥1.0×10^9/L。

3. 血清嗜异凝集反应阳性；EB 病毒 VCA 抗体阳性。

【治疗】

本病常为自限性，若无并发症，则大多预后良好，病程 1~2 周，但也可反复，少数患儿恢复缓慢，可达数周甚至数月之久。目前本病尚缺乏特异性治疗。

1. 一般治疗　急性期应卧床休息，加强护理，避免发生严重并发症。脾显著肿大时应避免剧烈运动，以防破裂。抗生素治疗无效，若出现继发细菌感染可使用抗生素。

2. 药物治疗

（1）对症治疗：高热患儿可用退热剂。咽痛者给予生理盐水漱口或西瓜霜润喉片含服。对发热高、咽痛剧烈者，应注意咽部继发细菌感染，可做咽拭子培养并使用抗生素。并发心肌炎、严重肝炎、溶血性贫血或因血小板减少并有出血者可考虑使用糖皮质激素。

（2）抗病毒治疗：早期治疗可缓解症状及减少口咽部排毒量，但对 EB 病毒潜伏感染无效。也可应用阿昔洛韦或 EB 病毒特异性免疫球蛋白进行治疗。

（3）对症：退热，止惊，镇静，保肝治疗。对重症并发心肌炎、咽喉严重病变或喉头水肿、神经系统病发症、溶血性贫血或血小板减少性紫癜时，可短期应用激素。应用肾上腺皮质激素、中枢神经系统并发症时，激素应用可延至2周并加大剂量。方法：①轻症：第 1 次用泼尼松 1~2mg/(kg·d) 口服，第 2 天起减量，用 5~7 天。②重症：甲泼尼龙静脉滴注能抑制机体的免疫反应，可暂时减轻症状，缩短病程，咽喉严重水肿致气道阻塞或脾肿痛宜短期应用 3~7 天。并发心肌炎、严重肝炎、溶血性贫血、严重血小板减少。

（4）经济条件好者可用支持疗法给予丙种球蛋白，400mg/(kg·d)，连用5天。伴发细菌感染时可使用抗生素，忌用氨苄西林（因用后皮疹发生率可达95%），可选用青霉素。

【护理】

（一）一般护理

1. 护理评估

（1）评估患儿神志、面色、生命体征（特别是体温）；目前饮食及营养状况；睡眠及排泄形态是否改变；患儿是否留置静脉通道，管路是否通畅，有无红肿及药物渗出；评估患儿活动耐力。

（2）评估患儿目前服用药物的名称、剂量及用法，评估患儿有无药物不良反应，询问患儿有无明确药物过敏史。

（3）评估患儿肝功能及脾肿大情况。评估患儿院外有无撞击腹部的情况。有无脾破裂的发生，密切观察患儿面色、神志、脉搏、呼吸、血压情况。

（4）评估患儿心理-社会状况：评估患儿及家属对疾病知识的了解程度、对治疗及护理的配合程度、经济状况等。

（5）评估采用北京大学第一医院患儿压疮 Braden 评分表判断患儿发生压疮的危险程度。

2. 护理措施

（1）保持室内通风，室温18～22℃，湿度50%～60%。保持床单平整、干燥、清洁、无渣屑。衣服和盖被要适中，避免影响机体散热。出汗后及时更换衣服，注意保暖。遵医嘱给予补液、抗生素、退热剂，观察记录效果。

（2）休息：急性期绝对卧床休息，限制活动量。发病初期应卧床休息2～3周，减少机体耗氧量，避免心肌受累。避免剧烈运动，防止脾破裂。

（3）饮食护理：给予清淡、易消化的高热量、高蛋白、高维生素的流质或半流质饮食。保持口腔清洁，口唇干裂时涂石蜡油或唇膏。进食时使患儿半坐卧位或坐卧位，并嘱患儿不要说话，以免引起误吸。

（4）皮肤的护理：注意保持皮肤清洁，每天用温水清洗皮肤，及时更换衣服，衣服应质地柔软、清洁干燥，避免刺激皮肤。保持手的清洁更重要。勤剪指甲，每周1～2次；患儿皮肤瘙痒时嘱患儿勿搔抓，防止皮肤破溃感染。

（二）专科护理

1. 体温超过38.5℃时根据病情选择不同的降温方法，如冰袋外敷、温水擦浴、冷盐水灌肠。衣服和盖被要适中，避免影响机体散热。出汗后及时更换衣服，注意保暖。遵医嘱给予补液、抗生素、退热剂，观察记录效果。

2. 预防脾破裂应保证患儿生活需要，避免病房地面过湿，以免患儿滑倒而致肿大的脾发生破裂。急性期绝对卧床休息；将呼叫器开关置患儿易拿之处，并及时应接。查体时轻按腹部，防止用力过猛。避免过度弯腰，避免撞击腹部的因素，向患儿家属讲述其重要性。脾破裂应行紧急外科手术。

3. 遵医嘱定期抽血查肝功能，避免使用损害肝的药物。

4. 病情观察

（1）观察生命体征：患儿面色、神志、脉搏、呼吸、血压体温情况，发现异常，及时报告医师。

（2）脾破裂的观察：密切观察患儿面色、神志、脉搏、呼吸、血压情况，发现异常，及时报告医师。病房准备好抢救器械、备用药品、氧气、止血药品等。保持患儿留置针通畅，避免抓脱。

5. 用药指导

（1）高热：解热镇痛药，口服阿司匹林 5～10mg/kg、对乙酰氨基酚 10～15mg/kg、必要时用赖氨酸阿司匹林，根据患儿公斤体重静脉滴注治疗。

（2）抗生素：只用于伴发细菌感染。例如继发细菌性咽峡炎、肺炎者可根据咽拭子培养选择药物，给予敏感抗生素（一般不用易致皮疹的氨苄西林或阿莫西林，以免引起皮疹，加重病情）。

（3）咳嗽时给予化痰止咳剂。肝功能损害予护肝治疗。

（4）保持静脉通道的通畅，合理调节滴速。更昔洛韦的不良反应如头痛、头晕、恶心、呕吐、骨髓抑制。使用时应密切观察，若发现不适及时通知医师给予处理。

（5）用药注意事项：①应用退热剂时嘱患儿多饮水，或及时补液避免脱水。②应用抗生素时应询问过敏史，输入过程中注意有无过敏反应。③应用激素类药物应注意补钙，防止低血钙发生。④对人免疫球蛋白过敏或有其他严重过敏史者禁止使用免疫球蛋白。输注时应控制滴速，在输注的全过程定期观察患儿的一般情况和生命体征，必要时减慢或暂停输注。药品开启后，应一次输注完毕，不得分次输用。应单独输注，不得与其他药物混合输用。

（6）药物不良反应；观察静脉滴注丙种球蛋白有无过敏反应，一旦发生及时处理。

6. 化验及检查护理指导

（1）外周血检查

检查前准备及注意事项：

①血常规检查：晨起空腹抽血检查；②腹部 B 超时：小儿哭闹或不配合时，需镇静，如患儿 1～3 岁，多数情况需药物镇静，如肌注苯巴比妥或口服水合氯醛等，否则患儿哭闹无法检查。

检查时配合及注意事项：患儿安静平卧。

检查后注意事项：抽完血后，用棉签或止血工具按压针孔部位 3 分钟以上，以压迫止血。不要按揉针孔部位，以免造成皮下血肿。抽血后出现晕血症状如头晕、眼花、乏力等应立即平卧。

7. 并发症预防脾破裂的预防　保证患儿生活需要，避免病房地面过湿，以免患儿滑倒而致肿大之脾发生破裂。急性期绝对卧床休息；将呼叫器开关置患儿易拿之处，并及时应接。查体时轻按腹部，防止用力过猛。避免过度弯腰，避免撞击腹部的因素，向患儿家属讲述其重要性，防止脾破裂。脾破裂应行紧急外科手术。

8. 心理护理　针对患儿家属紧张，急切和焦虑的心理，护理人员应积极进行沟通。针对治疗过程中可能出现的患儿进入陌生环境而恐惧，情绪紧张的心理，注意观察患儿哭闹和不配合治疗的情况，先从家属心理护理开始，及时调整患儿心理状况，尽量减轻家属心理负担，避免精神紧张而造成的精神萎靡不振、食欲缺乏，为患儿及其家属营造一个温馨的家庭式住院环境，注意根据患儿自身情况选择合适的卡通、玩具、动画片，调节患儿心理状况，积极与患儿沟通，建立良好的护患关系，积极与患儿家属沟通及时交代病情及治疗情况。消除家属紧张、恐惧、急躁心理。最终达到患儿愉快接受治疗，家属积极配合的目的。

【健康教育】

1. 饮食指导　鼓励患儿进食，少吃多餐，食物温度可偏凉，以减少进食疼痛。选择容易吞咽的流质、半流质或软饭，避免干硬、粗糙和辛辣酸咸等刺激性食物。鼓励患儿多饮水或饮料。

2. 休息与活动　急性期绝对卧床休息。避免心肌受累。避免剧烈运动，避免过度弯腰，避免撞击腹部，防止脾破裂。

3. 用药及化验检查　吞咽困难时口服药片应碾碎成糊状。定期复查血常规，了解肝功能恢复情况。复查腹部 B 超了解肝、脾恢复情况。

4. 出院指导　告知患儿家属交代出院后注意事项，如加强锻炼，增强体质，生活要有规律，注意休息，加强营养，避免过度劳累、受寒，淋巴结肿大的要注意定期复查血常规，因淋巴结消退比较慢，可达数月之久。如发现颈部淋巴结肿痛、体温升高等情况，及时去医院就诊。

5. 预后　本病的预后大多良好，病程一般 2～4 周。部分患儿低热、淋巴结肿大、乏力，病后软弱可持续数周或数月，极个别者病程迁延可达数年之久。因本病死亡者较少，死因有脾破裂、脑膜炎、心肌炎等。

（刘 平　陈 铮）

第九节　专科技术操作——直立倾斜试验

直立倾斜试验（head-up tilt testing，HUT）是一项用于检查静脉血管是否正常的辅助检查方法。在血管迷走性晕厥患儿，由平卧位变成倾斜位时，身体下部静脉的血流淤积程度较健康人更为显著，回心血量突然过度减少，左室强力收缩，刺激左室后下区的机械感受器C纤维，由此感受器产生强烈冲动传至脑干，反射性引起交感神经活性减低，迷走神经兴奋亢进，导致心率减慢和外周血管扩张，心排血量减少，血压下降，发生晕厥。通过此项检查可以判断相应的病症。

【目的】

明确诊断，判断预后，指导治疗。

【适应证】

1. 临床怀疑血管迷走性晕厥、体位性心动过速综合征、直立低血压或直立性高血压，经其他方法未能确诊者；

2. 需与“假性晕厥”发作（如癫痫、精神心理因素导致TLOC）鉴别诊断者。

【禁忌证】

1. 主动脉瓣狭窄或左心室流出道狭窄所致晕厥；
2. 重度二尖瓣狭窄伴晕厥；
3. 肺动脉高压或右室流出道梗阻所致晕厥；
4. 已知有冠状动脉近段严重狭窄；
5. 脑血管疾病。

其他已知的器质性心脏病患儿亦应慎重选择HUTT检查。

【检查前准备】

告知患儿直立倾斜试验的目的，行检查前宣教化解患儿及家属恐惧，焦虑的心情，详细讲解试验过程和方法。试验过程由医师和护士全程监护以及相应的预防措施。解除患儿的担心，使患儿尽量精神放松，配合检查完成试验。嘱患儿试验时不要紧张，全身放松。

1. 试验前完善各项检查

（1）查血糖：遵医嘱要求检测血糖。

（2）心电图：未行心电图检查，检查前不能饱饮、饱食、吃冷饮，需要平静休息20分钟。检查时要平卧，全身肌肉放松，平稳呼吸，保持安静，切勿讲话或移动体位。过去做过心电图的，应把以往报告或记录交给医师。如正在服用洋地黄、钾盐、钙类及抗心律失常药物，应告诉医师。

（3）脑电图：遵医嘱检查前剥夺睡眠。

（4）24小时尿钠：留取前用灭菌注射用水清洁尿桶，告知患儿留取时间及方法。

（5）动态心电图：佩戴记录仪后，日常起居应与佩戴前一样，受检者应做适量运动。将24小时内身体不适和运动时间详细登记。

2. 告知患儿及其家属试验前3天停用一切影响自主神经的药物，为防止试验中呕吐，试验前12小时禁食。检查时患儿平卧于倾斜床上，安静状态下平卧10分钟，连接好血压心电监测，备以抢救药物物品。

3. 签署知情同意书，告知家属试验的注意事项及可能出现的危险。

4. 试验环境一般要求是要安静。光线暗淡、温度适宜，以尽量减少患儿受试时的外来干扰。

5. 在试验中会应用心电监护仪监测心电图及血压变化，以便出现晕厥或晕厥先兆症状时连续记录。

【检查后护理】

1. 检查完毕患儿卧床休息20分钟，继续监测血压、心率直至恢复正常。告诉患儿家属检查结果，结果阳性的患儿嘱其避免长时间站立及体位变化时动作宜缓，并遵医嘱进一步采取诊疗措施。

2. 发现小儿晕厥，要立即将患儿平卧，使其脑部得到较充分的血液供应，可适当喂服一些温开水，补充血容量，同时可触摸患儿脉搏，注意有否脉搏跳动异常。如果是因为情绪紧张、害怕等还应做好思想工作，稳定情绪。如晕厥很快恢复，只要适当休息就能恢复正常。

（刘 平 陈 铮）

第八章　泌尿系统疾病

第一节　儿童肾脏专业概述

一、专业概述

北京大学第一医院儿科肾脏病专业组由我国小儿肾脏病创始人王宝琳教授于20世纪70年代组织筹建，规模逐渐扩大，经医疗和护理各位老前辈的共同努力，终于在1978年正式创建。1979年被原卫生部指定为全国小儿肾脏病科研协作组的牵头单位。儿科肾脏专业发展至今拥有多位国内外知名的老专家教授，包括王宝琳、杨霁云、白克敏、卢义侠、赵季琳和刘景城等，以及多位中青年专家教授，包括丁洁、肖慧捷和姚勇等。专业组自成立以来，一直担任全国儿科肾脏病学组的组长，王宝琳、杨霁云以及丁洁教授曾经或正在担任中华医学会儿科学分会肾脏病学组组长，是国内儿科肾脏病领域的带头人。在国内率先与国际儿科肾脏病学会（IPNA）接触联络、积极交流多年，王宝琳、杨霁云、丁洁教授是历任及现任亚洲儿科肾脏病学会理事，杨霁云、丁洁教授以及姚勇主任医师还先后任国际儿科肾脏病学会理事，率先在国内引进国际儿科肾脏病学会继续医学教育培训项目，举办国内首个儿科国际性肾脏病会议即第9届亚洲小儿肾脏病大会（ACPN），为促进我国儿科肾学界与国际同行的沟通与交流作出了极大努力和贡献。积极进行国际交流、合作的同时，始终坚持走有中国特色的专业发展道路，根据我国实际情况坚持临床与基础、临床与病理结合。既学习国外先进经验、方法，又注意结合我国国情。

北京大学第一医院儿科肾脏病专业组始终以给患儿提供正确诊断、积极治疗及全方位护理等为服务宗旨。以临床为根本，是国内最早开展了小儿肾脏活体组织检查以及肾脏病理工作的单位之一，坚持临床与病理的结合，提高诊断水平。积极开展各种治疗方法，还包括腹膜透析和血液透析、滤过等肾脏替代治疗，定期进行联合大查房，讨论疑难患儿的诊断和治疗，定期举办家属俱乐部，进行健康宣教，加强患儿的家庭护理等。以早期正确诊断为目标，首先在国内建立了简单易行、重复性好的尿红细胞形态学光镜检测方法，广泛用于血尿患儿的鉴别诊断。率先在国内开设小儿遗传性肾脏病咨询门诊，首先在国内建立了“检测皮肤基底膜Ⅳ型胶原α链进行 Alport 综合征诊断”、“检测皮肤成纤维细胞 cDNA 确定 Alport 综合征 COL4A5 基因突变”技术，为众多遗传性肾炎家系进行遗传咨询、临床和基因诊断。首先在国内开展多种遗传性、先天性肾病综合征相关基因如 NPHS1、NPHS2 和 WT1 等的突变分析、肾小管疾病、Dent 病的基因诊断、肾单位肾痨的基因诊断等技术。首先在国内开展 Alport 综合征及其他单基因遗传性肾脏疾病的产前基因诊断等。重视基础医学教育和人才培养，出版我国第一部儿童肾脏病专著《小儿肾脏病学》（王宝琳教授主编，1988 年）以及另一部小儿肾脏病专著《小儿肾脏病基础与临床》（杨霁云、白克敏教授主编，2000 年）。首先在国内组织并多年坚持举办全国儿肾学习班，长期承担全国各地及北京市全科、专科进修医师的儿科肾脏病教学及临床学习，为我国儿童肾脏病专业的前进积蓄可持续发展的力量，最近又成为国内首家国际儿科肾脏病学会（中国）培训中心，将有助于进一步加强我国与国际儿科界的交流。

总之，专业组力量雄厚、技术全面，以临床为中心，注重临床、科研、教学、护理全面发展，尤其在疑难重症肾脏疾病、遗传性肾脏疾病等的诊断、治疗等方面更具特色和优势。

二、护理特色

医疗水平飞速发展，护理同样也以自身的勇于进取、不断创新的精神，紧紧跟随着医疗发展的步伐。早在 1988 年，在马兰艳护士长的带领下，病房积极配合医疗，成功开展了首例人工腹膜透析。这是一项肾脏护理专科化程度非常高的治疗项目，是儿肾护理走向专业化的良好开端。在 90 年代初，我们再接再厉，又成功完成了第一例肾穿护理，并制定了在当时已较为完善的护理流程。2002 年病房派护士外出学习后，首次独自承担了肾活检穿刺术的病理分析检验工作，包括图像采集、冰冻切片及染色等标本制作，标志着儿肾护理水平迈上了一个新台阶。

尤其值得一提的是，在全体医护人员的共同努力下，1995 年获评我院第一批部级“青年文明号”。

不仅如此，我们在护理科研方面也取得了令人瞩目的成绩，例如：多年以来，凡是做肾活检的患儿，为了防止肾活检穿刺术后出血，患儿肾穿术后回到病房需要腰下垫枕俯卧 6 小时，这对于平时活泼好动的孩子来说无疑是非常痛苦的，由于焦虑和不适，使患儿肾穿术后的高血压发生率增加。我们经过不断地研究与实践，于2001年发表护理科研论述，成功地取消了长期以来这种令患儿感到痛苦的强迫体位，直接转变为平卧位，使患儿得到最大程度的舒适感，并且无一例术后因卧位发生伤口出血。这一护理科研成果得到了儿肾专家的充分肯定。为日后肾活检在临床的广泛开展提供了不可或缺的条件。为了加强专业学习，护士还参加国内外学术会议，比如2005年病房三名护士参加了第九届亚洲慢性疾病患儿护理大会，学习最新的护理理念及知识，加强了国内外护理的交流。为了构筑医患交流平台，使患儿更好的治疗，2005年成立了“肾宝宝乐园”，为医护与患儿更好的交流沟通搭建了新的平台，也成为了儿肾专科护理品牌及护理亮点。

进入21世纪以来，我们儿肾的专业化护理更是得到了突飞猛进的发展，2010年10月成功进行了第一例CRRT护理专科，同年的12月又成功进行了第一例血浆置换护理专科，充分标志着儿肾护理在专业化的道路上又上升了一个新的高度。

三、护理管理特色

为了儿肾专业更好的发展，我们制定了自己的科训，“关爱肾脏，关注健康，为美好生活护航”，鞭策我们更好地为肾脏病患儿服务，从1984年最初的责任制护理到目前的优质护理，护理模式的转变，使儿肾的护理工作更准确全面。开展了“以家庭为中心”的儿科优质护理模式，制定护士的岗位职责，包括专业照顾、协助治疗，健康指导等，制作疾病相关的健康教育手册，建立出院患儿的随访和支持系统，保持与患儿的联系进行家庭指导。以精、细、准为原则，加强慢性病患儿的护理。为了给患儿提供全程优质的护理服务，我们开展了“一病一品”，“一病一品”是指以患儿为中心，以循证护理为基础，以“优质护理服务链”为主线，为每种疾病患儿制定最佳的护理服务流程和护理方案，建设专科疾病护理品牌。首先为肾病综合征的患儿制定了“一病一品”，建立了“肾穿24小时爱心陪伴”及“肾宝宝乐园”的护理品牌，为患儿提供“科学、系统、优质、高效、满意、规范、专业”的优质专科护理服务，满足患儿的生理、心理、社会需求，全面提升护理质量，提高患儿与社会的满意度。环境设施的改善，使我们病房更加温馨，具有童趣，使患儿感受到家的温暖。医用设备不断更新，更加体现了专科发展，比如增加了动态血压仪、骨密度机、眼压仪、自动腹膜透析机、连续性血液净化设备等。由专科护士操作，为患儿提供更丰富、更便捷、更全面的检查和治疗。使护理队伍也逐渐向专科化、高学历化方向发展。

四、护理发展趋势

儿肾病房的不断扩大，收治的病种繁多复杂。就要求护理队伍更大的专业化。因此我们会延续目前特色护理内容，如承担肾穿的病理检验，开展“肾穿24小时爱心陪伴”，“肾宝宝乐园”等，并使护理内容更加丰富。还会延续开展更多种“一病一品”，全面提高护理质量。加强健康宣教，如制作宣传海报、发放宣传册、建立网络平台等。加强延续护理，如电话随访、居家访问、建立微信圈等。重点开展新的特色内容，如开展肾移植、血液净化中心、腹膜透析中心等，使儿肾病房更专业化、特色化。为了美好的明天，我们共同努力，关爱肾脏，关注健康，为儿童美好生活护航。

第二节 小儿肾脏系统解剖生理特点

泌尿系统由肾、输尿管、膀胱、尿道组成。肾位于腹膜后间隙、脊柱两侧。肾下面接输尿管，肾所形成的尿液通过输尿管输送到膀胱，最后由尿道排出体外。肾是由肾单位、近血管球复合体以及肾间质、血管、神经等组成。两肾位置基本相同，只因右肾上方有肝脏，故位置略低于左肾。成年人左肾上极一般平第11胸椎，下极平第2腰椎，右肾的上下极则低于左肾的一个胸椎和腰椎（第12胸椎至第3腰椎），所以，背部12肋骨下方与骶棘肌外缘之间，是肾脏的触诊区。小儿肾脏大小因年龄而有所不同，年龄越小，肾位置越低一些。婴儿肾下极甚至可低至髂嵴以下第4腰椎水平，通常到2岁后才达髂嵴以上。所以，2岁以内消瘦的儿童在腹部容易触及肾。

肾脏的表面自内向外由三层被膜包绕，即纤维膜、肾周脂肪层、肾筋膜。肾脏实际是由皮质和髓质组成。皮质位于表面，占肾实质的外1/3，内2/3为髓质。髓质由8～18个肾锥体组成，呈圆锥状，尖端朝向肾窦，形成肾乳头，底部朝向外侧，与皮质相连，据其结构特点，髓质可分为内带和外带。皮质和髓质并非截然分开，皮质中有许多条髓质呈放射状插入皮质，称皮质髓放线，髓放线之间的肾皮质称皮质迷路。部分肾皮质伸入肾锥体之间，称为肾柱。

肾实质由肾单位和集合管组成。肾间质为少量结缔组织，内有血管、淋巴管及神经。肾单位是肾脏的基本结构和功能单位，是产生尿液的主要场所，每个肾脏有100多万个肾单位。肾单位由肾小体及其下属的近端肾小管、髓袢的降支和升支、远端肾小管组成。集合管分皮质集合管、外髓段集合管及内髓部集合管三部分组成，由数个肾单位的远端肾小管汇集而成，不属于肾单位的组成部分。肾脏的生理功能非常重要，可以排泄代谢产物及调节水、电解质、酸碱平衡，通过上述功能维持机体内环境稳定。

肾脏内缘中部凹陷，称为肾门，是血管、神经和输尿管出入的门户。肾门以内是肾实质围成的腔隙，称为肾窦，肾窦包括肾盂、肾盏、肾动脉及肾静脉的主要分支及它们周围的疏松结缔组织和脂肪组织。

肾脏的生理功能至关重要，是体内排污清毒的重要器官。我们前面说过，肾脏是由肾单位、近血管球复合体以及肾间质、血管、神经等组成。其主要生理功能包括三个方面：肾小球的滤过功能，肾小管的重吸收、稀释和浓缩功能以及肾脏的内分泌功能。

1. 肾小球的滤过功能　肾小球产生尿液的场所，通过排出尿液而排除由体外摄入或由体内代谢所产生的废物，其中含氮类废物如：尿素、肌酐等多数由肾小球滤过排出。肾脏这一重要的生理功能维持了机体内环境的稳定。婴儿的肾小球的滤过功能2岁时才达成人水平。

2. 肾小管的生理功能　①重吸收功能：经肾小球滤过出的物质并不是全部排出体外，还要经过肾小管选择性的重吸收过程，肾小管会选择性的重吸收对机体“有用”的水、离子、葡萄糖及氨基酸等物质，从而维持人体正常的电解质平衡。②分泌功能：钾离子的排出基本不依赖于肾小球的滤过，可以从肾小球自由滤出，在近端小管几乎全部重吸收，又在远端小管和集合管分泌出来，从而保证钾离子水平的稳定。③尿液的稀释和浓缩功能：健康的肾脏能保持体液总量的恒定，尽管肾小球每日的滤过量很大，但近端肾小管却能够有选择性地对滤过液进行重新收。因此，即使我们每天水的摄入量变化很大，但不论饮水多少，我们的体液量总能维持在一个恒定的水平。其中，主要是下丘脑分泌的抗利尿激素起着重要作用。当体内缺水时，血液浓缩，渗透压升高，刺激下丘脑释放抗利尿激素，经血循环到达远端肾小管和集合管，增加水的重吸收，造成尿浓缩。直接导致尿量减少而颜色加深。反之，当体内水分过多时，血渗透压下降，抗利尿激素分泌减少，肾小管和集合管对水的重吸收减少，导致尿稀释，导致尿量增多而颜色变浅。因此可以说，维持体内液体量稳定的这一重要环节基本上都是由肾小管来完成的。④维系机体的酸碱平衡：正常人体细胞外液 pH 为7.35~7.45，低于此值低限称酸中毒，高于此值高限称碱中毒。肾小管可通过重吸收碱性的 HCO_3^-，分泌酸性的 H^+ 和 NH_3 来调节机体代谢产生的酸性物质，保持机体的酸碱平衡。

3. 肾脏的内分泌功能　肾脏可产生许多内分泌激素，这些内分泌激素有着重要的生理作用。主要有：①肾素-血管紧张素系统：肾小球旁器可以产生肾素，通过肾素-血管紧张素系统（RAS）调节血压。②肾脏合成的前列腺素（PG）具有调节神经内分泌及心、肾、消化、呼吸、血液、生殖等系统的多种生理功能，并能调节糖、脂肪、蛋白质、水盐代谢，参与各种疾病的发病机制。③激肽释放酶-激肽系统来维持血压平衡中降压系统的重要组成部分，它还具有调节肾血流量和水盐排泄的作用，并可通过与RAS以及一氧化氮之间的相互作用参与血压及肾脏功能的调节。④肾脏可分泌促红细胞生成素，其主要功能是促进红细胞的生成，当肾实质丧失，导致红细胞生成素减少时，可引起正细胞、正色素性贫血，称为肾性贫血，常见于慢性肾衰竭。相反，若患有多囊肾、良性肾囊肿和肾癌时，可因红细胞生成素增多导致红细胞增多症。肾脏还可分泌活化维生素 D_3，对调节人体钙磷代谢，促进成骨起重要作用。总之，肾脏是机体内的重要器官，对维持生命内环境的稳定起着至关重要的作用。

第三节　肾小球疾病的临床分类

肾小球疾病（glomerular diseases）指两侧肾的非化脓性疾病，疾病变化主要在肾小球，其发病与免疫、遗传和凝血机制等因素密切相关。

【临床表现】

蛋白尿、血尿、管型尿、水肿、高血压和肾功能损害等，不同疾病的症状不尽相同。

【临床分类】

按全国儿科肾病协作组2000年制定的分类方案进行分类。

1. 原发性肾小球疾病

（1）肾小球肾炎：主要包括急性肾小球肾炎（AGN）、急进性肾小球肾炎（RPGN）、迁延性肾小球肾炎（PGN）、慢性肾小球肾炎（CGN）。

（2）肾病综合征（NS）。

（3）孤立性血尿或蛋白尿。

2. 继发性肾小球疾病　继发于全身性疾病，如紫癜性肾炎、狼疮肾炎、乙肝病毒相关肾炎等。

3. 遗传性肾小球疾病　指先天性肾病综合征、遗传性进行性肾炎、家族性再发性血尿及甲-膑综合征等。

【病理分类】

原发性肾小球疾病：

1. 肾小球轻微异常

2. 局灶性/节段性损伤，包括局灶性肾炎

3. 弥漫性肾小球肾炎

（1）膜性肾病

(2) 增生性肾小球肾炎

1) 系膜增生性肾炎

2) 内皮毛细血管增生性肾炎

3) 系膜毛细血管性肾炎（膜增生性肾炎）

4) 新月体（毛细血管外）和坏死性肾炎

(3) 未分类的肾小球肾炎

第四节 急性肾小球肾炎

急性肾小球肾炎（acute glomerulo nephritis，AGN）简称急性肾炎，广义上是指一组病因不一，临床表现为急性起病，以水肿、血尿、高血压，并伴有少尿、肾小球滤过减少为特点的肾小球疾病，所以又称为急性肾炎综合征。其中绝大多数属急性链球菌感染后肾小球肾炎。患儿发病前往往有感冒、扁桃体炎或皮肤化脓感染等前驱疾病，本病是小儿时期最常见的一种肾脏疾病。常见于3~8岁儿童，2岁以下极少见。预后一般良好，病程为6个月~1年，发展为慢性肾炎者仅极少数。少数患儿可在发病的头1周出现严重症状，如高血压脑病、肾功能不全、心衰等。

【病因及发病机制】

本病为A组β溶血性链球菌引起的上呼吸道感染或皮肤感染后的一种免疫反应。

目前认为必须是具有特殊M蛋白的某些菌株感染后方能发生免疫反应而致病。病原体作为抗原，刺激机体产生相应抗体，形成循环免疫复合物，沉积于肾小球，并激活补体，引起一系列免疫损伤和炎症。近年还提出了其他机制，有学者认为链球菌中的某些阳离子抗原，先置入于肾小球基膜，通过原位复合物方式致病。还有学者认为感染后通过酶的作用改变了机体正常的IgG，从而使其具有了抗原性，导致发生抗IgG抗体，即自身免疫机制也参与了发病。

【临床表现】

1. 前驱感染　约90%病例有链球菌的前驱感染，以呼吸道及皮肤感染为主。

2. 水肿　约70%的病例有水肿，一般仅累及眼睑及颜面部，重者2~3日遍及全身，呈非凹陷性。

3. 血尿　50%~70%患儿有肉眼血尿，持续1~2周即转镜下血尿。

4. 高血压　30%~80%病例有血压增高。一般学龄前儿童>120/80mmHg，学龄儿童>130/90mmHg即为高血压。

5. 尿量减少，肉眼血尿，严重者可伴有排尿困难。

6. 急性期常有全身不适、乏力、食欲缺乏、发热、头痛、头晕、咳嗽、气促、恶心、呕吐、腹痛及鼻出血等。

7. 高血压脑病 部分严重病例可因血压急剧增高伴发神经系统症状，如头痛，呕吐，惊厥甚至视力障碍。

8. 急性肾衰竭 急性肾炎时可有程度不一的少尿性氮质血症，发展为急性肾衰竭者较少数。

【辅助检查】

1. 尿常规

（1）尿沉渣 RBC > 5 个/HP，相差显微镜下尿中红细胞 60% 以上是外形扭曲变形的。沉渣中红细胞管型有诊断意义。最常见的是透明管型和颗粒管型。

（2）尿蛋白定性常为 + ~ + +，75% 患儿定量 < 3g/d，50% 患儿 < 500mg/d。尿中蛋白以白蛋白为主，一般持续 3 ~ 4 周，恢复先于血尿的消失。

2. 血常规 可见轻度贫血。白细胞计数可正常或增高，此与原发感染灶是否存在有关。红细胞沉降率加速，常提示肾炎病变活动。

3. 肾功能检查 BUN 和 Scr 一般在正常范围，Ccr 下降。

4. 培养及血清学检查 血清学检查可作为判断近期有链球菌感染的证据，包括：抗链球菌溶菌素“O”（ASO），抗链球菌激酶、抗透明质酸酶、抗 DNA 酶 B 及抗二磷酸吡啶核苷酸酶。

5. 血清抗体测定。

【诊断】

诊断依据是链球菌感染后，经 1 ~ 3 周的无症状间歇期，然后出现水肿、高血压、血尿（可伴有不同程度的蛋白尿），再加上血清补体的动态变化即可明确诊断。但因本病症状轻重不一，且多种病因的肾脏疾患均可表现为急性肾小球肾炎，故有时应与其他疾患鉴别。

【治疗】

1. 一般治疗 急性期常需卧床休息 2 ~ 3 周，直到肉眼血尿消失、水肿减退、血压下降。急性期对有水肿高血压者限制水分及钠盐的摄入。有氮质血症者应限制蛋白的摄入，给予优质的动物蛋白。应用青霉素或敏感抗生素 10 ~ 14 天清除体内感染灶。

2. 对症治疗

（1）利尿：经控制水盐入量仍水肿少尿者可用噻嗪类利尿剂如氢氯噻嗪（双氢克尿噻），剂量 1 ~ 2mg/(kg · d)，每日分 2 ~ 3 次口服。重者用呋塞米（速尿），口服2～5mg/(kg·d)，注射剂量1～2mg/(kg·d)，每日1～2次。

（2）降压：凡经休息，控制水盐，利尿后高血压控制仍不满意时，可加用钙通道阻滞剂，如硝苯地平。可舌下含服或口服。

（3）循环充血状态的治疗：矫正水钠潴留，恢复正常血容量，可使用呋塞米，而不在于应用针对加强心肌收缩力的洋地黄类。对难治患儿可采用腹膜透析或血液滤过治疗。

（4）高血压脑病的治疗：首选硝普钠。小儿用5～20mg/100ml中，依每分钟1μg/kg速度静脉滴注，血压下降后再调节滴速。此药作用快，但停止滴注数分钟后即失效。对高血压脑病有惊厥者应及时止惊。

【护理】

（一）护理评估

1. 评估患儿的意识、精神状况，测量生命体征、身高、体重。
2. 询问患儿的既往史、过敏史、手术史、家族史。
3. 询问患儿的饮食情况、大小便状况、睡眠情况。
4. 评估患儿水肿的情况（部位、程度、时间），了解患儿尿量、尿色、腹围及体重变化。评估患儿血压的情况，有无头晕、头痛、眼花、耳鸣等。评估患儿有无感染，询问患儿有无咳嗽、咳痰等不适。询问患儿用药治疗的情况。
5. 了解实验室检查结果，如尿常规、血常规、肝肾功能及免疫学检查。
6. 评估患儿及家属的心理-社会支持状况。

（二）护理措施

1. 一般护理　保持病房内干净、整齐、舒适，保持室内的空气流通、新鲜，每日开窗通风，2次/天，每次15～30分钟。温度最好保持在18～22℃，湿度最好保持在50%～70%，同时注意保暖，避免上呼吸道感染以及受潮受凉，因为潮湿的环境很容易使溶血性链球菌迅速生长、繁殖，加重感染，而寒冷的环境可能会引起肾小球痉挛，加重肾缺血。病房内要进行紫外线照射消毒，2次/天，以及用10‰含氯的消毒液拖地。患儿要进行口腔护理，2次/天，根据患儿的实际情况来选择不同的漱口液，如生理盐水、制霉菌素、西吡氯铵含漱液等。要保持皮肤清洁、完整，定时翻身，防止发生压疮，每日最好用温水给患儿擦浴，对于水肿严重的患儿，最好在受压部位垫棉垫或气垫圈，防止皮肤损伤，尽量避免在患儿水肿部位进行肌内注射治疗。

2. 病情观察　严密观察患儿生命体征的变化，尤其是血压的情况，同一时间同一血压计测量，并做好详细记录。每日准确记录出入量，每8小时记录一次。每周测量2次空腹体重，用同一体重秤，穿同样的衣服，水肿严重的患儿每日测量空腹体重，以观察患儿水肿的变化。每周留晨尿2次，以进行尿常规检查，同时准确记录尿液的颜色、性质及量。若发现患儿尿量增加，肉眼血尿消失，则提示病情好转，可以进行适当的活动。若发现患儿尿量持续减少，出现头痛、恶心、呕吐等，可能是发生了急性肾衰竭，需要马上通知医生。若发现患儿体温在37.2℃以上，可以采用物理方法降温，若体温在38.5℃以上，遵医嘱给予药物降温，若降温效果不明显，患儿仍然持续高热不退或体温持续升高且腰痛加剧时，可能是肾周脓肿、肾乳头坏死等并发症，应及时报告医生并做好相应的护理措施。

3. 用药护理

（1）按医嘱正确使用药物，观察药物的疗效及不良反应。

（2）应用利尿剂时，要准确记录出入量，观察患儿用药前、后尿量及水肿的变化，注意利尿剂的不良反应，如低钾血症、低钠血症等。

（3）应用降压药时，要定时测量血压，以便了解降压效果，注意降压药的不良反应。应用硝普钠时的注意事项，要避光使用，现用现配，4小时更换一次，使用过程中严格控制输液速度，注意监测血压，防止发生低血压。

4. 留取尿常规的护理

（1）通常送检晨尿。所谓晨尿，即起床后空腹状态下第一次排出的尿液。因晨尿受食物及其他因素干扰最少，各种成分的含量最稳定。

（2）注意避免外物混入干扰检测结果：如女孩应避开经期留尿，留尿前注意清洁外阴及尿道口，留取中段尿，最好将尿液直接排入送检的专用小瓶内并及时送检。

5. 并发症的护理

（1）严重循环充血

1）主要是因为体内水、钠潴留，血浆容量增加所致。主要表现为呼吸急促、肺部听诊可听到湿啰音。病情进一步加重，可出现呼吸困难、面色苍白、烦躁、咳粉红色泡沫痰、颈静脉怒张、心率增快、可闻及奔马律、水肿加重等表现。

2）护理：绝对卧床休息，尽量保持病房安静，限制钠盐和水的摄入。密切观察生命体征的变化，如患儿出现上述严重循环充血的表现时，应立即让患儿取半卧位，减慢输液速度，吸氧。同时可使用呋塞米利尿。

（2）高血压脑病

1）主要是由于血压急剧增高所致。主要表现为血压突然升高，剧烈头痛、呕吐、复视或一过性失明，有的甚至突然出现惊厥、昏迷等。

2）护理：绝对卧床休息，尽量保持病房安静，限制钠盐和水的摄入。

密切监测生命体征的变化，可进行动态血压监测。遵医嘱给予止惊、降压和脱水的治疗。降压首选硝普钠，减轻脑水肿可静脉注射呋塞米，惊厥者可给予地西泮止惊。

（3）急性肾衰竭

1）主要是由于少尿导致机体的代谢产物不能顺利通过尿液排出体外而潴留于体内，引起血中肌酐、尿素氮增高，高血钾，代谢性酸中毒等表现。通常少尿持续1周左右，然后尿量增加，病情好转，肾功能也逐渐恢复。

2）护理：限制钠盐、水、蛋白质食物及含钾丰富的食物的摄入，及时处理高钾血症和酸中毒，如经保守治疗无效，应及早进行透析治疗。

6. 心理护理　护士应与患儿及家属建立良好的关系，关心、体贴患儿，态度和蔼、亲切，使其消除紧张心理。对患儿及家属耐心讲解病情及治疗情况，使其了解病情进展及治疗方案，及时解决患儿及家属的疑问，消除顾虑，使其更好的配合医护人员的治疗及护理。

（三）健康教育

1. 饮食

（1）应给予清淡、易消化、高热量、高维生素、低盐饮食。严重水肿时应限制钠盐的摄入，一般钠盐每日1～2g，水肿消退后每日3～5g。

（2）伴有氮质血症者则应限制蛋白质的入量，一般以0.5g/(kg·d)摄入，且以优质蛋白（如牛奶、鸡蛋、瘦肉等）为主，以补充体内必需氨基酸，并减轻肾脏负担，也有利于减轻氮质血症。

（3）根据患儿的尿量适当控制液体摄入，一般计算方法是每日进入体内的液体量为前一天的出量加500ml。发生严重水肿、少尿或无尿者液体摄入量应更少。要准确记录24小时液体的出入量。

2. 休息与活动　急性期患儿起病2～3周内应卧床休息，减轻心脏负担，改善心脏功能，还可以增加心排血量及肾血流量，提高肾小球滤过率，减少水钠潴留，预防严重循环充血、高血压脑病、急性肾功能不全的发生。待水肿消退、肉眼血尿消失及血压接近正常后，可下床在室内活动或到户外散步。然后逐渐增加活动量，但1～2个月内应限制活动量，3个月内避免剧烈活动和劳累，以及体育运动。

3. 出院指导

（1）向患儿及家属介绍有关药物的作用、用法、疗程、注意事项以及不良反应等，叮嘱其不可以随意停用或增减药物。

（2）告知患儿及家属要定期到医院接受复查，出院后每周复查尿常规一次，2个月后改为每月一次，直至正常。

（3）告知患儿及家属强调预防急性肾小球肾炎的关键是防治感染，一旦出现呼吸道感染、皮肤感染等症状时，要及时到医院接受治疗。

（4）告知患儿及家属休息及饮食的重要性，在出院后的1～2个月内活动量要加以限制，3个月内避免剧烈活动，1年之后才可以进行正常的活动。

第五节 肾病综合征

肾病综合征（Nephrotic Syndrome，NS）简称肾病，是由多种病因引起的肾小球基膜通透性增加，导致大量蛋白自尿中丢失的一种临床综合征。

肾病按病因可分为原发性、继发性和先天性三大类。小儿时期多为原发性肾病，病因不明。按目前国内临床分型分为单纯性和肾炎性肾病两种类型，其中以单纯性肾病多见。继发性肾病是指在诊断明确的原发病基础上出现肾病表现，病因广泛而复杂。先天性肾病属常染色体隐性遗传。

【病因及发病机制】

目前病因尚未阐明。可能与免疫机制和遗传因素有关。

【临床表现】

1. 主要临床表现　①大量蛋白尿；②低蛋白血症；③高脂血症；④不同程度的水肿。

2. 单纯性肾病临床表现　全身凹陷性水肿，以颜面、下肢、阴囊明显，严重者可有腹水、胸水。

3. 肾炎性肾病临床表现　除具备肾病四大特征外，尚有明显血尿、高血压、血清补体下降和氮质血症四项之一或者多项者。

4. 并发症　①感染；②高凝状态及血栓形成；③钙及维生素D代谢紊乱；④低血容量；⑤急性肾衰竭；⑥肾小管功能紊乱。

【辅助检查】

1. 尿蛋白定性多在+++以上，24小时尿蛋白定量≥50mg/(kg·d)。

2. 血清总蛋白及白蛋白降低，白蛋白<25g/L。

3. 血清胆固醇>5.7mmol/L。

4. 高凝状态和血栓形成的检查　血小板增多，纤维蛋白原及凝血因子增加等。疑有血栓形成可做B超检查。

5. 肾功能检查　部分病例可有轻重不等的肾功能障碍和氮质血症。

【诊断】

诊断标准：①大量蛋白尿：1周内3次尿蛋白定性（+++）～（++++），或随机晨尿尿蛋白/肌酐（mg/mg）≥2.0，24小时尿蛋白定量≥50mg/kg；②低蛋白血症：血浆白蛋白<25g/L；③高脂血症：血浆胆固醇>5.7mmol/L；④不同程度水肿。

以上四项中以①和②为诊断的必要条件。

【治疗】

1. 一般治疗　注意休息与饮食，一般无需严格限制活动，给予低盐低脂优质蛋白的饮食。水肿患儿要适当限水。防止感染，应用抗生素，但不作为预防性用药。利尿消肿，可给予氢氯噻嗪或低分子右旋糖酐。在应用糖皮质激素和（或）免疫抑制剂过程中应避免与水痘等患儿接触，病程中一般不接受疫苗接种。

2. 激素治疗　糖皮质激素（简称激素）是目前治疗肾病综合征的首选药物，目前多采用泼尼松2mg/(kg·d)，最大量60mg/d，分次口服，减量顿服，逐渐减量至停药。

（1）短程疗法：总疗程8周。

（2）中程疗法：总疗程6个月。

（3）长程疗法：总疗法9个月。

（4）按糖皮质激素反应可分以下3型：①激素敏感型NS（steroid-sensitive NS，SSNS）：以泼尼松足量［2mg/(kg·d)或60mg/(m^2·d)］治疗≤4周尿蛋白转阴者；②激素耐药型NS（steroid-resistant NS，SRNS）：以泼尼松足量治疗>4周尿蛋白仍阳性者；③激素依赖型NS（steroid-dependent NS，SDNS）：指对激素敏感，但连续2次减量或停药2周内复发者。

（5）肾病复发与频复发：①复发（relaps）：连续3日，晨尿蛋白由阴性转为（+++）或（++++），或24小时尿蛋白定量≥50mg/kg或尿蛋白/肌酐（mg/mg）≥2.0；②频复发（frequently relaps，FR）：指肾病病程中半年内复发≥2次，或1年内复发≥3次。

3. 难治性肾病的治疗

（1）延长激素治疗时间：在疗程结束后，继续用泼尼松2.5~5mg隔日口服来预防复发，用药可达1.5~2年。

（2）免疫抑制剂治疗：适用于激素部分敏感、耐药、依赖及频繁复发的患儿，常用药物为环磷酰胺（CTX）、环孢素A（CsA）、霉酚酸酯（MMF）、他克莫司（FK506）。

（3）甲泼尼龙冲击治疗。

（4）抗凝治疗。

【护理】

（一）护理评估

1. 评估患儿的意识、精神状况，测量生命体征、身高、体重。

2. 询问患儿的既往史、过敏史、手术史、家族史。

3. 询问患儿的饮食情况、大小便状况、睡眠情况。

4. 评估患儿水肿的情况，如水肿开始时间，发生部位、发展顺序及程度。了解患儿尿量、尿色、腹围及体重变化。评估患儿有无感染征象，如呼吸道、皮肤等。询问患儿起病的情况，有无诱因，病程长短，是首次发病还是复发，治疗情况等。

5. 了解实验室检查结果，如尿蛋白定性定量的情况，尿沉渣镜检有无红细胞。血清白蛋白、胆固醇、凝血功能等，以及肌酐、尿素氮等。

6. 评估患儿及家属的心理-社会支持状况。

（二）护理措施

1. 一般护理　保持病房内干净、整齐、舒适，保持室内的空气流通、新鲜，每日开窗通风，2 次/日，每次 15 ~ 30 分钟。温度最好保持在 18 ~ 22℃，湿度最好保持在 50% ~70%，同时注意保暖，避免上呼吸道感染以及受潮受凉。病房内要进行紫外线照射消毒，2 次/日，以及用 10‰含氯的消毒液拖地。患儿还要进行口腔护理，2 次/日，根据患儿的实际情况来选择不同的漱口液，如生理盐水、制霉菌素、西吡氯铵含漱液等。要保持皮肤清洁、完整，定时翻身，防止压疮，每日最好用温水给患儿擦浴，对于水肿严重的患儿，最好在受压部位垫棉垫或气垫圈，防止皮肤损伤，尽量避免在患儿水肿部位进行肌内注射治疗。

2. 病情观察

（1）观察水肿的情况：若全身水肿明显，特别注意皮肤护理，协助患儿勤翻身，防止发生压疮。严格记录出入量。每日测量空腹体重，观察水肿消退情况。检查水肿的部位，注意分布和程度的变化。观察尿量、尿色，定期送检尿常规。

（2）观察感染的情况：最常见的是呼吸道感染，其次为皮肤疖疮和蜂窝织炎及自发性腹膜炎，注意监测体温及血常规的情况。

（3）观察药物疗效及不良反应

1）糖皮质激素：长时间服用激素容易出现肥胖、满月脸、多毛等不良反应，上述不良反应在合理停药后可自行消失。还会出现高血压，高血糖，骨质疏松，感染、诱发或加重溃疡，抑制儿童生长发育，白内障或青光眼，精神症状等。加强护理防止受凉和感染，注意血压、血糖、电解质及体重变化，注意患儿安全，防止外伤引起骨折。

2）CTX：主要不良反应有胃肠道反应（恶心、呕吐）、肝功能损伤、脱发（暂时性、停药后复生）、骨髓抑制（白细胞减少、偶有血小板减少）、出血性膀胱炎和对细菌和病毒感染的易感性增高。

3）CsA：令人瞩目的不良反应是肾毒性，急性肾毒性作用为肾前性氮质血症，此为可逆性变化，与剂量有关。慢性肾毒性作用为肾间质小管损伤，可引起不可逆的肾功能减退，表现为高血压、高尿酸血症、钠潴留、高血钾、肌酐清除率下降。除肾毒性外还可致多毛、齿龈增生、胃肠不适、肝功能损害、感觉异常、震颤、碱磷酶增高、低血镁等。

4）MMF：不良反应有消化道反应、白细胞减少、感染，偶有胰腺炎、肺纤维化者。

5）FK506：肝肾毒性、高血压、胰腺炎、惊厥、头痛、失眠、寒战和感觉异常。

（4）观察血栓形成的情况：临床上以肾静脉血栓最常见，应注意观察患儿是否有腰疼、腹疼、肉眼血尿等表现。

3. 用药护理

（1）激素治疗的护理

1）糖皮质激素的给药时间最好在上午 8～10 时，尽可能符合人的生理分泌规律。可在饭后服用或与牛奶同服，以减少对胃肠道的刺激。

2）观察患儿有无感染、定时监测血压、血糖的情况及电解质等。

3）加强饮食护理，给予低盐低脂优质蛋白的饮食。肾病患儿存在血浆蛋白不同程度的降低和水肿，饮食上既要保证生长发育的需要，减轻水肿，又不能增加肾脏的负担，故控制蛋白质和钠盐摄入量是关键。每日摄入钠盐 2～3g（相当于 1 个牙膏盖的量）或酱油 10～15ml，饮食中忌用一切用盐腌制的食品，如酱菜、咸肉、腊肠等。蛋白质的摄入量应以 1.2～1.5g/(kg · d) 为宜，且以优质蛋白为主，占总蛋白量 50% 以上。优质蛋白饮食指的是其所含的必需氨基酸含量和比例与人体的蛋白质较为接近，能被人体充分利用、产生废物较少的蛋白质，能有效地减少肾负荷。主要包括牛奶、鸡蛋白（蛋清）、鱼、瘦肉、豆类等。由于肾病患儿本身已存在脂代谢紊乱，即高脂血症，再进食高脂饮食，不仅易发生动脉粥样硬化，缺血性心脏病及脑血管意外等疾病，还可加重蛋白尿和肾小球损害，促进肾小球硬化。因此应给予低脂饮食，即限制膳食中的脂肪含量，主要是要限制脂肪中的胆固醇含量。脂肪含量每日不超过 50g，应限制动物内脏、肥肉、油炸食品等胆固醇含量高的食物摄入。多选用富含 ω-3 多不饱和脂肪酸的海产品、鱼类及富含 ω-6 多不饱和脂肪酸的核桃、芝麻等食物。除此之外，还要多进食新鲜蔬菜、水果和杂粮，以补充钙、维生素 D 和其他微量元素。

4）准确记录出入量：护士发放出入量记录单，并向患儿及家属详细讲解出入量的记录方法。护士会用注射器校正患儿水杯及尿杯的刻度。尿量的记录，告知患儿及家属要把每次尿量用校正后的尿杯准确测量后记录下来，如患儿使用尿不湿，病房会提供电子称，尿不湿使用前后均要称重，相减后就是患儿的尿量。入量的记录，告知患儿及家属每次用校正的水杯喝水并记录，经口的食物如米饭、菜、水果等要分开后在用电子称称重，责任护士在根据食物含水量表把患儿记录的各种食物的克数核算成含水量并记录。

5）预防感染

①向患儿及家属解释预防感染的重要性，肾病患儿由于免疫力低下易发生感染，而感染又可导致病情加重或复发，严重甚至可危及患儿生命。

②保持病室清洁干净，定时开窗通风，定时紫外线消毒。

③注意个人卫生，应用“六步洗手法”洗手，加强口腔、皮肤护理。每日饭后给予西吡氯铵含漱液漱口，预防口腔感染。每日给予3%硼酸坐浴，预防泌尿系统感染。水肿的患儿，衣服被褥要干净松软，经常翻身，可给予骨突部位人工皮保护，阴囊水肿要用棉垫托起，防止压疮。

④严重水肿患儿尽量避免肌内注射治疗，因水肿严重，药物不易吸收而外渗，导致局部潮湿、糜烂或感染等。

⑤患儿外出要戴口罩，防止交叉感染。

（2）水肿较重伴少尿者可配合使用利尿剂，常用药物：氢氯噻嗪、呋塞米、低分子右旋糖酐、人血白蛋白。利尿剂的护理：记录每日尿量，注意观察患儿用药前、后尿量及水肿的变化。同时，还要注意利尿剂的不良反应，如低钾血症、低钠血症等，定期查血钾、血钠等电解质。尿量过多时及时告知医生，因大量利尿可加重血容量不足，有出现低血容量性休克或静脉血栓形成的危险。

（3）降压药的护理：持续大量蛋白尿可致肾小球高滤过，加重损伤，促进肾小球硬化。应用ACEI类药物和其他降压药，可通过有效控制高血压达到不同程度地减少尿蛋白的作用。应定时测量血压，以便了解降压效果。每日在同时间、同体位、同部位、同血压计进行测量，避免连续多次测量。做好血压记录，为进一步治疗提供参考。服药期间要限制饮用咖啡、浓茶及可乐类可引起血压升高、诱发心律失常的饮料。

（4）抗凝剂的护理：当血液出现高凝状态时应给予抗凝剂如肝素，并辅以血小板解聚药如双嘧达莫。观察有无肾静脉血栓，如腰疼、肾脏肿大、肾功能恶化等。观察有无肺栓塞，如咯血、喘憋及心肌梗死、脑梗死等。应用抗凝剂时应观察有无出血倾向，定时监测凝血时间及凝血酶原。

（5）免疫抑制剂的护理：主要用于对肾病综合征频繁复发，激素依赖，对激素无效应或激素治疗出现严重不良反应者。常用药物：环磷酰胺，环孢素A，霉酚酸酯，他克莫司。如环磷酰胺冲击治疗过程中遵医嘱给予患儿心电监护，观察患儿生命体征的变化，患儿有无胃肠道反应，治疗过程中嘱患儿多饮水，以减少环磷酰胺对肾脏的毒副作用。环孢素A疗效与进食时间、含脂肪食物、高胆固醇血症及部分药物的影响有密切关系。因此，要求在进食前1小时或进食后2～3小时服药，减少高脂饮食，部分高脂血症患儿需进行降脂治疗，如他汀类药物的影响。CsA的血药浓度受部分药物影响，如钙离子拮抗剂、甲泼尼龙、雄激素、四环素、酮康唑能增加CsA浓度，而利福平、苯巴比妥、复方磺胺甲噁唑可减低CsA血药浓度，在同时使用时应考虑其协同还是消减其治疗作用。免疫抑制剂可使患儿抵抗力下降，因此应注意预防感染。

4. 留取24小时尿标本的护理

留取24小时尿标本的方法：首先要弃去留尿当日清晨第一次尿，因为当日清晨第一次尿代表的是前一天夜间的尿液，所以从当日清晨第二次排尿开始留取尿液，一直留到第二日清晨第一次排尿后为止。将所留取的24小时尿液全部置于一个容器内并混匀，再从中留取10ml尿液送检即可。要记住在化验单上标明24小时尿液总量，以供医生换算尿蛋白定量所用。

注意事项：①要保证每次排尿均要全部保留，尤其是婴幼儿，家属稍不注意就有可能随意排在外面（地上或衣裤上）。②收集24小时尿期间不可同时留取其他项目的尿标本，以免影响尿量及蛋白质含量的精确度。③收集24小时尿期间注意妥善存放尿液，应放置在较为凉爽及通风较好的地方，一般情况下室温存放即可。若夏季室温过高可放在有空调的房间，切忌阳光直射，以免尿液变质。④注意留取尿液过程中不要被患儿大便及阴道分泌物所污染，年龄过小的儿童必要时可以适当使用尿液收集器。⑤当患儿正在进行某种特殊治疗（如环磷酰胺冲击治疗）时，需要大量饮水或从静脉额外补充液体以降低血药浓度，此时尿液会被稀释，不宜在此时留取24小时尿标本。⑥女孩月经期不宜留取24小时尿标本。

5. 心理护理（详见第四节急性肾小球肾炎的心理护理）。

（三）健康教育

1. 饮食（详见本节用药护理的激素治疗护理中的饮食护理）。

2. 休息与活动　合理安排休息，患儿在急性发作期应卧床休息。休息可降低能量代谢，减少代谢产物生成，从而减轻肾脏负担。卧位时还可使肾血流量增加，有利于机体恢复。对严重水肿、高血压的患儿，应严格限制其活动，绝对卧床休息2～3周，待水肿消退、血压控制后可适当活动。定时抬高下肢，以利于血液循环，避免过度劳累及体育活动等，待完全恢复后可逐渐增加活动量。

3. 出院指导

(1) 向患儿及家属讲解激素是治疗本病的首选药物，但不良反应比较多，有些可以在停药后自行恢复，为了治疗效果，一定要遵医嘱坚持按计划用药，遵医嘱逐渐减量，切忌骤然停药，以免发生反跳现象。

（2）告知患儿及家属要定时复查尿常规，定期到医院复查。

（3）告知患儿及家属强调预防肾病复发的关键是防治感染，一旦出现呼吸道感染、皮肤感染等症状时，要及时到医院接受治疗。

（4）告知患儿家属预防接种应在病情完全缓解且停用糖皮质激素3个月后方可进行，否则可能引起复发。

（5）指导患儿合理饮食，注意劳逸结合。

第六节 泌尿道感染

泌尿道感染（urinary tract infection，UTI）俗称尿路感染，指病原体直接侵入尿路，在尿液中生长繁殖，并侵犯尿路黏膜或组织而引起损伤。

【病因及发病机制】

1. 致病菌 泌尿道感染的致病菌多数为革兰阴性菌，其中80%～90%由大肠杆菌所致，其次为变形杆菌、克雷伯杆菌，少数为粪链球菌和金黄色葡萄球菌。

2. 感染途径

（1）上行感染。

（2）血型感染。

（3）淋巴感染。

（4）直接感染。

3. 易感因素

（1）小儿解剖生理特点：小儿输尿管长而且弯曲，管壁弹力纤维发育不全，容易扭曲而发生尿液潴留，女婴尿道短，尿道口接近肛门，易被粪便污染，膀胱输尿管反流使细菌易于进入肾实质。

（2）泌尿道抵抗感染功能缺陷，如SIgA生成不足，使尿中SIgA浓度减低，增加发生泌尿道感染的机会。

【临床表现】

1. 急性尿路感染 因年龄，感染部位及病情轻重临床表现不同，小儿时期尿路感染症状多不典型，且年龄越小全身症状越明显。

（1）新生儿期：以全身症状为主，如发热或体温不升、苍白、食欲不振、呕吐、腹泻及体重不增等，伴有黄疸者较多见，部分患儿可有嗜睡、烦躁甚至惊厥，尿路刺激症状不明显。

（2）婴幼儿期：发热为最突出表现，拒食、呕吐、腹泻等全身症状也较为明显，常伴有排尿时哭闹，尿布有臭味和顽固性尿布疹，尿路刺激症状随年龄增长而趋明显。

（3）儿童期：与成人症状相近。上尿路感染时，有发热、寒战、腹痛，多伴有尿路刺激症状，部分患儿可有血尿或蛋白尿；下尿路感染时，全身症状多缺乏，主要表现为尿频、尿急、尿痛等尿路刺激症状，可有终末血尿及遗尿。

2. 慢性尿路感染　病程多在6个月以上，症状轻重不等，可从无明显症状直至肾衰竭。反复发作者可表现为面容憔悴、倦怠无力、食欲不振、体重减轻、间歇性低热和进行性贫血，尿路刺激症状可无或间歇出现，部分患儿常以血尿、高血压、长期低热就诊，易误诊，女孩还可表现为无症状菌尿，易漏诊，但B超、静脉肾盂造影或核素肾图检查都会发现肾脏有瘢痕形成，该类患儿多合并有尿路畸形。

3. 无症状菌尿　是指临床无症状，中段尿培养菌落数≥10^5/ml的有意义菌尿。

【辅助检查】

1. 尿常规。

2. 尿培养及菌落计数是诊断泌尿道感染的重要证据，两者须在抗生素应用之前同标本送检。

3. 尿涂片找菌。

4. 肾功能测定包括血尿素氮、肌酐、肌酐清除率等。

5. X线检查如静脉肾盂造影、排泄性膀胱造影等。

6. 超声波检查如腹部B超及泌尿系B超。

7. 其他如肾核素造影和CT扫描等。

【诊断】

1. 尿路感染的临床症状，如尿频、尿急、尿痛或高热、腰痛等。

2. 离心尿白细胞大于或等于5个/高倍镜或见大量白细胞及脓细胞，蛋白微量，可见管型。

3. 中段尿培养菌落计数大于或等于10万/ml。

4. 膀胱穿刺尿培养阳性。

5. 离心尿沉渣涂片革兰染色，细菌大于1个/油镜视野。

具有典型的尿路感染症状加白细胞尿/脓尿加一次真性菌尿检出即可确诊泌尿道感染。

【治疗】

1. 控制症状，根除病原体，祛除诱发因素，预防复发。

2. 急性期应卧床休息，鼓励多饮水，勤排尿，以利于细菌和炎性分泌物的排出。

3. 正确选用有效抗菌药物。注意在应用抗生素前，需做尿细菌培养，待培养结果出来后针对性选用抗生素。

【护理】

（一）护理评估

1. 评估患儿的意识、精神状况，测量生命体征、身高、体重。

2. 询问患儿的既往史、过敏史、手术史、家族史。

3. 询问患儿的饮食情况、大小便状况、睡眠情况。

4. 评估患儿有无发热、排尿哭闹、腰痛等表现，男孩有无包皮过长等。

5. 了解实验室检查结果，如尿常规及尿培养的情况，以及X线检查结果等。

6. 评估患儿及家属的心理-社会支持状况。

（二）护理措施

1. 一般护理　保持病房内干净、整齐、舒适，保持室内的空气流通、新鲜，每日开窗通风，2次/日，每次15～30分钟。温度最好保持在18～22℃，湿度最好保持在50%～70%，同时注意保暖，避免上呼吸道感染以及受潮受凉。病房内要进行紫外线照射消毒，2次/日，以及用10‰含氯的消毒液拖地。患儿进行口腔护理，2次/日，要根据患儿的实际情况来选择不同的漱口液，如生理盐水、制霉菌素、西吡氯铵含漱液等。要保持皮肤清洁、完整，定时翻身，防止压疮。

2. 病情观察

（1）观察体温的变化：若患儿体温在37.2℃以上，可以采用物理方法降温，若体温在38.5℃以上，遵医嘱给予药物降温。退热处理后如有大量出汗、虚脱等表现，应及时通知医生，给予相应的处理。

（2）观察患儿有无恶心、食欲减退等消化道症状，以及有无血尿、尿少、药物疹等。有无头痛、腰痛等不适。及时通知医生，给予相应处理。

3. 用药护理根据药物敏感试验结果选择抗生素，应注意抗生素的毒副作用，尤其是肾毒性作用。如细菌耐药或存在尿路畸形，应及时调换药物，必要时联合用药。遵医嘱用药，注意药物的不良反应，如服用磺胺类药物时应多饮水，并口服碳酸氢钠以碱化尿液，减轻药物的不良反应，增加疗效。

4. 留取尿培养的护理尿培养标本通常采集清晨首次新鲜中段尿。在留尿的前一天晚上睡觉前用清洁温水清洗尿道口后，给患儿换上干净内裤。第二天清晨排尿前再用3%硼酸溶液清洗尿道口后，让患儿排尿，将准备好的无菌容器打开瓶盖准备留尿，刚开始的一段尿弃去，留取排尿过程中中间的一段清洁尿液（即清洁中段尿）10～20ml于无菌容器中，即可加盖后送检。在此过程中，家属尤其要注意操作，不能污染无菌容器，否则会影响化验结果。对于不能配合的婴幼儿可用无菌尿袋收集尿标本，收集到的尿标本应在30分钟内送检。如不能马上送检，应放置在4℃冰箱内，以防细菌在尿液中繁殖，影响尿培养结果。

5. 心理护理（详见第八章第三节急性肾小球肾炎的心理护理）。

（三）健康教育

饮食应给予易消化、含足够热量、蛋白质和维生素的饮食，以增强机体抵抗力。发热患儿宜给予流质或半流质饮食。鼓励患儿多饮水，以促进细菌及毒素从尿中排出。向家属及患儿介绍本病的特点及预防知识，指导家属为婴儿勤换尿布，保持臀部清洁。女婴清洗外阴时从前向后擦洗，单独使用洁具。幼儿不穿开裆裤。男孩注意包茎的污垢积存，勤换内裤。清洗最好用流动水清洗。根治蛲虫病，减少感染因素。急性期需卧床休息，待病情好转可适量活动。

按时用药，定期复查，防止复发与再感染。在抗生素治疗疗程结束后每月随访1次，复查尿常规及尿培养，连续3个月，如无复发可认为治愈。反复发作的患儿每3~6个月复查一次，检查2年或更长时间。

第七节　肾小管性酸中毒

肾小管酸中毒（renal tubular acidosis，RTA）是指因近端小管重吸收HCO_3^-和（或）远端小管排H^+功能障碍引发的一组临床综合征。其主要特征是血清HCO_3^-浓度低、高氯血症，而尿呈碱性、中性或弱酸性。与肾小球性酸中毒不同，肾小管酸中毒时阴离子间隙正常、肾小球功能相对正常。本症可单独存在，也可合并于其他多发性肾小管功能障碍如Fanconi综合征。主要分为四型：近端肾小管酸中毒（RAT-Ⅱ）、远端肾小管酸中毒（RAT-Ⅰ）、混合型肾小管酸中毒（RAT-Ⅲ）、高钾型肾小管酸中毒（RAT-Ⅳ）。

【病因及发病机制】

凡可使近端小管和远端小管的酸化功能受到影响的疾病均可致肾小管酸中毒。其病因多样，包括肾脏疾病、免疫性疾病、药物中毒性肾病、肿瘤及遗传性疾病等。此外，乙肝、肝硬化也可诱发本病。

【临床表现】

1. 代谢性高氯性酸中毒。
2. 电解质紊乱，如低钾血症或高钾血症、低钠血症、低钙血症。
3. 骨病，如肾性佝偻病或骨软化症。
4. 多尿、肾结石、肾钙化等尿路症状。

【辅助检查】

1. 血液生化检查 ①血 pH、HCO_3^- 或 CO_2 结合力；②血氯、血钾、血钠、血钙、血磷、阴离子间隙。

2. 尿液检查 ①尿比重；②尿 pH；③尿钠、钾、钙、磷；④尿氨。

3. HCO_3^- 排泄分数（$FeHCO_3^-$）。

4. 氯化铵负荷试验。

5. 肾功能检查。

6. 影像学检查 泌尿系 B 超，X 线检查。

【治疗】

近端肾小管酸中毒和远端肾小管酸中毒的治疗要点纠正酸中毒，主要是碱性药物治疗。纠正电解质紊乱，低钾血症给予补充钾盐，不宜用氯化钾，以免加重高氯血症；高血钾性肾小管酸中毒的治疗要点主要是针对病因治疗，如停用保钾药物、纠正容量缺失等。

【护理】

（一）护理评估

1. 评估患儿的意识、精神状况，测量生命体征、身高、体重。

2. 询问患儿的既往史、过敏史、手术史、家族史。

3. 询问患儿的饮食情况、大小便状况、睡眠情况。

4. 评估患儿有无厌食、恶心、呕吐、易疲劳、多饮、多尿、烦渴、生长发育迟缓等表现。

5. 了解实验室检查结果，如血生化、尿生化的情况。

6. 评估患儿及家属的心理-社会支持状况。

（二）护理措施

1. 严密观察生命体征及精神的变化，监测血电解质、动脉血气分析等，并给予对症的卧床休息、吸氧等相应护理。

2. 观察低血钾表现，如有无恶心、呕吐、肌无力和软瘫腹胀等表现，并给予相应的护理。

3. 观察低钙的表现，如骨痛、抽搐、骨发育不良等表现。

4. 观察尿量和尿的酸碱度的变化。

5. 营养不良的观察 尤其是处在生长期的患儿，及时给予补充营养物质，若不能口服可给予鼻饲或静脉营养。

6. 用药的观察与护理 由于患儿需要用碱剂治疗且必须坚持长期治疗数年甚至终身治疗，故在服用碱剂的过程中，要密切注意临床表现和血气分析、24 小时尿钙的检测结果，及时调整药物的剂量。枸橼酸钾剂量大时会出现尿的异常，应预防肾结石的形成，应嘱患儿多饮水以达到冲洗尿路防止尿路结石的目的。

（三）健康教育

患儿若为遗传性的必须坚持终身服药，定期复查，使酸中毒完全纠正才能使患儿正常发育，否则可能致残。若为肾小管转运功能先天发育不成熟的，经过治疗自愈后可停药观察，不必长期服药治疗，特别是患儿不得自行停药而致病情反复。

定期门诊随访，定期带患儿到医院检查尿常规、血气分析、血电解质，在医师指导下正规服药。指导正确的喂养方法，保证患儿摄入足够的热量和优质蛋白。并叮嘱家属专人照顾患儿，能独立行走的患儿更应小心跌伤，以防止发生骨折。这样可以有效地提高治疗效果，以减少并发症的发生。

第八节 溶血尿毒综合征

溶血尿毒综合征（hemolytic uremic syndrome，HUS）是一种以微血管病性溶血性贫血、消耗性血小板减少和急性肾功能不全三联征为特点的疾病，是儿童期常见的导致肾功能不全的病因之一。根据起病时临床表现及病因可分为典型（腹泻后 HUS，D + HUS）、非典型（无腹泻 HUS，D- HUS），根据其发病时临床表现是否包含全部三联征分为完全型（即表现上述 3 项）、部分型（只表现其中 2 项）。

【病因及发病机制】

感染是诱发溶血尿毒综合征的首要因素，细菌感染及病毒感染均可诱发此病。此外还可能与药物、遗传因素、免疫因素有关。

【临床表现】

1. 前驱期　本期持续数日至 2 周，其后 5～10 日的无症状间歇期，发病前大都有胃肠道症状，如发热、腹痛、腹泻，可有血便，少数可表现呼吸道症状。

2. 急性期　以溶血性贫血、出血和急性肾衰竭为突出表现。

（1）溶血性贫血：是本病早期的重要指征，发展迅速，在数小时内血红蛋白可降至 30～50g/L，患儿突现面色苍白、头晕、乏力伴肝脾大和血红蛋白尿。

（2）急性肾衰竭：一般与贫血同时发生，出现蛋白尿、血尿、少尿、甚至无尿，水肿、血压增高、代谢性酸中毒、电解质紊乱及氮质血症。

（3）出血：几乎所有患儿有出血倾向，主要为消化道出血如血便、呕血，少数患儿伴发硬脑膜下血肿或视网膜出血，皮肤瘀斑少见。

（4）其他：有神经系统症状如易激惹、嗜睡、震颤、抽搐、昏迷、肢体瘫痪和心力衰竭、心律失常等。

3. 慢性期　肾功能的恢复程度与急性病情严重程度一致，表现为重型者可发展为慢性肾衰竭及高血压，或遗留神经系统的后遗症，如智力减退、行为异常、癫痫发作和偏瘫等。

【辅助检查】

1. 血液学改变　血红蛋白下降，末梢血网织红细胞增高，血涂片可见红细胞形态异常，血小板减少，Coomb 试验阴性，但肺炎链球菌感染引起者 Coomb 试验常呈阳性。

2. 尿常规　可见不同程度的血尿、红细胞碎片、严重溶血者可有血红蛋白尿，还可有不同程度的蛋白尿、白细胞及管型。

3. 大便培养或病原学检查。

4. 肾活检。

【诊断】

患儿常有先驱感染，临床出现溶血性贫血、血小板减少以及急性肾衰竭，表现为面色苍白，尿量减少，尿检红细胞、蛋白及管型，血常规显示贫血、血小板下降，涂片见异型红细胞和碎片，血生化示急性肾衰竭改变，即可诊断本病。

【治疗】

1. 一般治疗　积极防治感染，注意补充营养，对症支持治疗。维持水、电解质平衡。

2. 急性肾衰竭的治疗　严格控制入量，积极治疗高血压及补充营养、维持水、电解质平衡外，目前主张早期进行透析治疗。一般无尿超过 24 小时即进行血液透析或腹膜透析。

3. 溶血性贫血的治疗　当血红蛋白低于 60g/L 时应及时输血，宜选用新鲜洗涤红细胞，按 2.5～5ml/kg 计算输入量，于 2～4 小时内缓慢输注。血小板明显减少者可输注血小板，有高钾血症者应先行透析治疗后再输血。

4. 其他疗法　抗凝、溶栓、抗血小板聚集药物对 HUS 疗效不肯定，且有导致加重出血的倾向。输注新鲜冰冻血浆以恢复前列环素活性。但肺炎链球菌所致的 HUS 患儿禁输血浆。血浆置换与新鲜冰冻血浆联合使用疗效较好，对补体调节异常所致的非典型 HUS 患儿，更建议早期应用，以改善预后。

【护理】

（一）溶血性贫血的观察与护理

1. 氧疗的护理　溶血尿毒综合征患儿早期溶血重，红细胞破坏出现异常，血红蛋白急剧下降，其携氧能力下降，患儿易出现精神反应差、面色苍白、活动费力、发绀、呼吸浅促等缺氧表现。遵医嘱给予不同方式、浓度的吸氧，以改善缺氧状况，同时保持环境安静，操作集中进行，减少对患儿的不良刺激和不必要的氧耗。

2. 输血的护理　由于溶血尿毒综合征患儿早期溶血进展快，血红蛋白迅速下降，遵医嘱输血，严格控制输血量和输血速度，在2～4小时内缓慢输入。需行血液透析的患儿，最好在血液透析时输入，因患儿有贫血、少尿，输血后血容量增加，容易诱发心功能衰竭，而血液透析时可以有效控制容量负荷。

（二）出血的观察与护理

溶血尿毒综合征患儿存在代偿性纤溶亢进倾向及血小板减少，易出现全身各部位的出血，应定期采集血标本送检，动态观察凝血功能、血小板变化等。注意观察皮肤、黏膜、消化道等出血情况，保持患儿安静，避免剧烈哭闹。注意安全，加强陪护，防止撞伤、跌倒加重出血的危险。给予流质或半流质饮食，注意大便的情况并定期做潜血试验。如出现黑便、呕血应给予重视，及时报告医生，给予处理。动态观察出血量，做好患儿安抚工作，以防患儿出现大出血。

（三）急性肾衰竭的观察与护理

1. 少尿或无尿的护理　绝对卧床休息，严格控制液体入量，遵循量出为入原则。密切观察患儿生命体征、尿量、尿色、水肿情况，同时严密监测肾功能、电解质及血pH值的变化。每日清晨空腹测体重，给予无盐或低盐、优质低蛋白、高热量、易消化饮食，避免摄入含钾高的食物如香蕉、桃子、菠菜、蘑菇、木耳等。

2. 多尿期的护理　当患儿进入多尿期，每日尿量 $>250ml/m^2$ 时，由于肾功能尚未得到恢复，可引起电解质的紊乱，因此仍需进一步监测血生化、尿量、体重变化以调整补液量。当尿素氮和肌酐结果降至正常，及时调整饮食，可给予正常量蛋白质饮食。

（四）高血压的观察与护理

溶血尿毒综合征患儿由于肾脏受损，出现水钠潴留，还可出现高血压，如不及时控制血压，有些患儿可进展为高血压脑病，因此积极有效地控制血压不仅可以避免高血压脑病造成的中枢神经系统永久性损害，也是延缓肾衰竭进展的重要措施。避免引起血压升高的因素，如过量摄入水分、哭闹、频繁刺激患儿，保证病房安静，要求患儿卧床休息。如患儿血压升高，应告知医生，给予相应处理。

（五）预防感染

尽量安排单间病室，保持病室清洁、舒适，空气清新，定时开窗通风，每日通风2次，紫外线消毒每日2次，地面、物体表面使用10‰的含氯消毒液消毒。保持床单位清洁、干净，做好皮肤护理，尤其是水肿时的皮肤护理，及时修剪患儿及家属指甲防止抓破皮肤。定时改变体位，必要时给予水垫以缓冲皮肤受压情况。注重口腔护理，保持患儿口气清新，黏膜完整，每日用漱口液漱口。做好保护性隔离，减少人员探视，严格无菌操作，加强洗手，防止交叉感染。

（六）营养支持

营养支持可维持机体的营养状况和正常的代谢，以提高急性肾功能不全期的存活率。急性肾衰竭少尿期未行透析前，予以高热量、高维生素、低盐、易消化、优质蛋白饮食，要求蛋白质0.5g/(kg·d)。行透析治疗后给予优质高蛋白饮食，要求蛋白质1.2～1.5g/(kg·d)，根据血电解质水平调节钾、钠的摄入。

（七）健康教育

患儿肾脏功能完全康复仍需很长时间，部分患儿可发展为慢性肾衰竭，因此做好出院指导和进行长期的随访具有重要的意义。出院时告知家属注意保证患儿休息和充足睡眠、避免劳累、按时服药的重要性。合理调整饮食结构及避免生活中一些可成为溶血发作的诱因，如呼吸道和消化道的感染，避免接触一些化学物质、不滥用药物等，告知患儿定期复查的意义和要求，讲解长期自我尿液监测的方法和意义，平时注意观察尿液颜色和尿量的情况，如出现尿色加深、泡沫多、尿量减少等情况要及时去医院就诊。教会患儿及家属如何预防感染的措施。通过详细的出院指导提高患儿预防感染及自我保健能力，帮助患儿掌握自我监护的方法，从而促进康复，防止复发。

第九节　急性肾衰竭

急性肾衰竭（acute renal failure，ARF）简称急性肾衰，是指肾脏因各种原因在短期内（几天或几周）发生显著的功能损害，肾小球滤过率（GFR）低于每分钟30ml/1.73m^2，临床表现为水电解质紊乱、酸中毒和氮质血症等。急性肾衰可见于各科疾病，急性肾衰与慢性肾衰不同，如能早期诊断，及时抢救，则肾功能可完全恢复，如延误诊治，则可致死。预后与原发病、年龄、诊治早晚、是否合并多脏器衰竭等因素有关。

【病因及发病机制】

1. 肾前性病因（肾灌注不足）　血容量急速降低，肾血流减少，致使GFR显著降低，及时补充血容量，肾功能迅速恢复。若延误治疗则可转化为急性肾小球坏死（ATN），严重的可导致肾皮质坏死。常见原因有：呕吐、腹泻所致严重脱水，大出血，大面积烧伤，大手术等。

2. 肾性病因（肾实质性疾病） 由各种肾实质病变所致ARF。发病机制各不相同。

3. 肾后性病因（尿路梗阻） 系泌尿道阻塞，近端小管尿流停滞，肾小球囊内压升高，GRF降低。

【临床表现】

1. 少尿期 有少尿或无尿，氮质血症，水过多（体重增加、水肿、高血压、肺水肿、脑水肿），电解质紊乱（高钾血症、低钠血症、高磷血症、低钙血症、少数表现低钾血症），代谢性酸中毒，并出现循环系统、神经系统、血液系统等多系统受累的表现。

2. 多尿期 尿量逐渐增多（24小时＞$250ml/m^2$），水肿减轻，早期氮质血症未见改善，甚或继续升高，可伴水电解质紊乱等表现。

3. 恢复期 各种临床表现逐渐消失，肾功能逐渐恢复，但肾小管的浓缩功能尚未完全恢复，需数月之久才能完全恢复。

【辅助检查】

1. 尿常规、尿比重、尿渗透压、尿素氮和肌酐、尿钠等。

2. 血生化检查。

3. 血常规及凝血指标。

4. 抗核抗体和抗双链DNA抗体，补体C3和C4，抗中性粒细胞胞浆抗体和抗肾小球基底膜抗体，抗链菌酶等。

5. 影像学检查，如肾脏超声及多普勒检查。

6. 肾活检。

【诊断】

既往无肾脏病史，急性起病，有致肾衰因素，如氨基糖苷类抗生素的应用或手术及休克等诱因，临床有少尿或无尿，水、电解质紊乱、血尿素氮及血肌酐升高，尿常规及尿指标检查异常，典型病例诊断不难，但要注意非少尿性肾衰及不典型或轻型病例的诊断。

【治疗】

治疗原则是祛除病因、积极治疗原发病、减轻症状、改善肾功能，防止并发症的发生。

1. 少尿期

(1) 严格控制水分入量，坚持“量出为入”的原则，每日液量＝尿量＋显性失水（呕吐、大便、引流量）＋不显性失水－内生水（食物代谢和组织分解所产生的）。

(2) 饮食应选择高糖、低蛋白、富含维生素的食物，尽可能供给足够的热量。供给热量 210 ~ 250J/(kg · d)，脂肪占总热量的 30% ~ 40%，蛋白质 0.5g/(kg · d)，应选择优质动物蛋白。

（3）纠正电解质紊乱。

（4）纠正代谢性酸中毒：轻中度代谢性酸中毒一般无需处理，当纠正酸中毒时应注意防止低钙性抽搐。

（5）透析治疗：凡保守治疗无效的患儿，应尽早进行透析治疗。

2. 多尿期　伴随着多尿，会出现低钾和低钠血症等电解质紊乱，应注意监测尿量、电解质和血压的变化，及时纠正水、电解质紊乱，当血浆肌酐接近正常水平时，应增加饮食中蛋白质的摄入量。

3. 恢复期　肾功能逐渐恢复正常，但可遗留营养不良、贫血和免疫力低下，少数患儿遗留不可逆性肾功能损害，应注意休息和加强营养，防止感染。

【护理】

（一）护理评估

1. 评估患儿的意识、精神状况，测量生命体征、身高、体重。

2. 询问患儿的既往史、过敏史、手术史、家族史。

3. 询问患儿的饮食情况、大小便状况、睡眠情况。

4. 评估患儿水肿的情况（部位、程度、时间），了解患儿尿量、尿色、腹围及体重变化。评估患儿血压的情况，有无头晕、头痛、眼花、耳鸣等。评估患儿有无感染，询问患儿有无咳嗽、咳痰等不适。询问患儿起病的情况，有无诱因，病程长短，治疗情况等。

5. 了解实验室检查结果，如尿常规、血常规、肝肾功能等。

6. 评估患儿及家属的心理-社会支持状况。

（二）护理措施

1. 少尿期的护理　少尿期主要威胁生命的是高钾血症、体液过多、继发感染及尿毒症。少尿期一般持续 2 ~ 3 日至 3 ~ 4 周，平均约 10 日左右。少尿期持续时间越长，病情越严重，预后越差，可遗留永久性肾损害。因此护理上应严密观察病情变化，观察有无高血压、急性左心衰、脑水肿、感染等的先驱症状，观察鼻腔、口腔、皮肤黏膜等有无出血倾向，观察血钾、钠的变化情况，发现异常及时报告医生，给予处理。保证体液平衡，按患儿排出量来决定摄入量，摄入量原则为量出为入，严格控制入量。静脉输液时要严格掌握输液量及速度，防止心衰及肺水肿。做好口腔及皮肤护理，严格执行无菌操作。遵医嘱检测电解质、酸碱平衡、肌酐、尿素氮等，做好血液透析、血液滤过、腹膜透析的准备工作。

2. 多尿期的护理　少尿期过后，尿量逐渐增加，多数患儿尿量成倍增加，一般6~7日后，尿量达高峰。因此也要准确记录出入量，特别是尿量。做好保护性隔离，室内空气要清新，避免与易感人群接触，严格控制探视人员，各种介入性操作要严格执行无菌操作原则。患儿应以安静卧床休息为主，供给足够热量和维生素，给予含钾多的食物。

3. 恢复期的护理　注意补充营养及加强锻炼。因为患儿肾功能恢复常需数周或数月，若只注意营养不注意锻炼，则仅增加体重而体质差，易患感冒。同时要注意劳逸结合，促进早日康复。

（三）健康教育

1. 少尿期　绝对卧床休息，保持病房干净整洁，患儿体位舒适。饮食既要限制出入量又要适当补充营养，原则上给予低钾、低钠、高热量、高糖、高维生素及适当的优质低蛋白饮食，严格控制含钾的食物或水果摄入。少尿期由于水肿皮肤血液循环发生障碍、营养差抵抗力低加之体内的代谢产物也需要皮肤排泄，这样，很有可能发生皮肤完整性受损，因此要保持皮肤清洁，定时更换床单，保持床铺干净整洁，防止压疮发生。并且定时翻身拍背防止发生坠积性肺炎。少尿期的患儿口腔易感染，每日三餐后要用漱口液漱口，加强口腔护理，既可增进食欲又可以保持口腔的清洁舒适，防止口腔感染等并发症的发生。

2. 多尿期　饮食给予高热量、高营养、高维生素饮食，可让患儿补充适量的含钾、钠的食物，适当增加蛋白质，以保证组织需要。及时调整电解质的补充，补液原则是量出为入。补液量应少于尿量，大致相当于尿量的1/2~2/3，防止低钾血症和低钠血症。做好保护性隔离预防感染发生，以安静卧床休息为主。

3. 恢复期　应鼓励其逐渐恢复活动，防止出现肌肉无力现象，同时可增强机体抵抗能力，预防感冒和其他感染。饮食恢复期要特别注意营养的补充，给予高热量、高维生素、高蛋白、易消化饮食，避免使用对肾脏有害的药物，无医生护士指导勿乱用药，以免加重肾脏负担。

（四）出院指导

指导患儿出院后加强营养，规律生活，规律进食，注意休息，防止感冒，避免过度劳累。指导患儿正确合理用药，避免使用肾毒性药物。另外，注意保暖，避免劳累，预防感冒。因恢复期时间较长，应告知患儿和家属有充分的准备，定期到医院复查肾功能。

第十节　慢性肾功能不全

慢性肾功能不全（chronic renal failure，CRF）是由多种肾脏疾患引起的慢性持久性肾功能减退，导致含氮代谢废物在体内潴留、水电解质及酸碱平衡失调，呈现全身多系统症状的一个临床综合征。当进展到需肾透析或移植方可维持生命时称为终末期肾病（end stage renal disease，ESRD），小儿发生率国内尚无确切数据，国外报道为16岁以下百万人口中有4～5人。

慢性肾功能不全，不是一种独立的疾病，是各种病因引起肾脏损害并进行性恶化，当发展到终末期，肾功能接近于正常10%～15%时，出现一系列的临床综合症状。

由于肾功能损害多是一个较长的发展过程，不同阶段，有其不同的程度和特点，参考2000年珠海会议有关小儿肾功能诊断的指标，具体如下：

1. 肾功能正常期　血尿素氮（BUN）、血肌酐（SCr）及内生肌酐清除率（Ccr）正常。

2. 肾功能不全代偿期　血BUN、SCr值正常，Ccr为50～80ml/(min·1.73m^2)。

3. 肾功能不全失代偿期　血SCr和BUN增高，Ccr为30～50ml（min·1.73m^2)。

4. 肾衰竭期（尿毒症期）　Ccr为10～30ml/(min·1.73m^2)，SCr > 353.6μmol/L，并出现临床症状，如疲乏、不安、胃肠道症状、贫血、酸中毒等。

5. 终末肾　Ccr < 10ml/(min·1.73m^2)，如无肾功能替代治疗难以生存。

【病因及发病机制】

慢性肾功能不全是肾功能不可避免地进行性恶化，直至达到终末期改变。确切原因不详，但某些因素起重要作用。如免疫损伤、饮食中蛋白质及磷的摄入、持续性蛋白尿和全身性高血压等。

【临床表现】

1. 消化系统，是最早、最常见症状。

（1）厌食（食欲缺乏常较早出现）。

（2）恶心、呕吐、腹胀。

（3）舌、口腔溃疡。

（4）口腔有氨臭味。

（5）上消化道出血。

2. 血液系统

（1）贫血：是尿毒症患儿必有的症状。贫血程度与尿毒症（肾功能）程度相平行，促红细胞生成素（EPO）减少为主要原因。

（2）出血倾向：可表现为皮肤、黏膜出血等，与血小板破坏增多、出血时间延长等有关，可能是毒素引起的，透析可纠正。

（3）白细胞异常：白细胞减少，趋化、吞噬和杀菌能力减弱，易发生感染，透析后可改善。

3. 心血管系统　是肾衰最常见的死因。

（1）高血压：大部分患儿有不同程度高血压，可引起动脉硬化、左室肥大、心功能衰竭。

（2）心功能衰竭：由水钠潴留、高血压、尿毒症性心肌病等所致。

（3）心包炎：尿素症性或透析不充分所致，多为血性，一般为晚期的表现。

（4）动脉粥样硬化和血管钙化：进展迅速，血透者更甚，冠状动脉、脑动脉、全身周围动脉均可发生，主要是由高脂血症和高血压所致。

4. 神经、肌肉系统

（1）早期：疲乏、失眠、注意力不集中等。

（2）晚期：周围神经病变，感觉神经较运动神经显著。

（3）透析失衡综合征：与透析相关，常发生在初次透析的患儿。尿素氮降低过快，细胞内外渗透压失衡，引起颅内压增加和脑水肿所致，表现恶心、呕吐、头痛，严重者出现惊厥。

5. 肾性骨病　是指尿毒症时骨骼改变的总称。低钙血症、高磷血症、活性维生素 D 缺乏等可诱发继发性甲状旁腺功能亢进。上述多种因素又导致肾性骨营养不良（即肾性骨病），临床上可表现为：①可引起自发性骨折；②有症状者少见，如骨酸痛、行走不便等。

6. 呼吸系统

（1）酸中毒时呼吸深而长。

（2）尿毒症性支气管炎、肺炎、胸膜炎等。

7. 皮肤症状　皮肤瘙痒、色素沉着、尿毒症面容，透析不能改善。

8. 内分泌功能失调主要表现有：

（1）肾脏本身内分泌功能紊乱，如 1，25（OH)$_2$ 维生素 D_3、红细胞生成素不足和肾内肾素-血管紧张素Ⅱ过多。

（2）外周内分泌腺功能紊乱，大多数患儿均有继发性甲状旁腺功能亢进症（血 PTH 升高）、胰岛素受体障碍、胰高血糖素升高等。部分患儿有轻度甲状腺素水平降低，还可能有性腺功能减退。

9. 并发严重感染　易合并感染，以肺部感染多见。

【辅助检查】

1. 尿液检查　尿常规示蛋白尿，尿沉渣镜检有不同程度的血尿，管型尿，粗大宽阔的蜡状管型对慢性肾衰有诊断价值，尿比重降低至 1.018 以下，或固定在 1.010 左右，尿渗透压在 450mOsm/kg·H_2O 以下。

2. 血常规检查 血红蛋白降低，为正常形态正色素性贫血，白细胞计数正常或降低，感染或严重酸中毒时白细胞计数可升高，血小板正常或降低，红细胞沉降率增快。

3. 血生化检查 血浆总蛋白 <60g/L，白蛋白 <30g/L，血钙降低，血磷升高，血钾、钠、氯等随病情而变化。

4. 肾功能检查血肌酐（SCr）及血尿素氮（BUN）升高，及尿液浓缩-稀释功能减退等。

5. 其他检查 X 线腹部平片、B 超检查、放射性核素肾扫描、CT 和磁共振检查等对确定肾脏的外形、大小及有无尿路梗阻、积水、结石、囊肿和肿瘤等都很有帮助，慢性肾衰晚期肾体积缩小（多囊肾，肾肿瘤除外）为其特征性改变。

【诊断】

1. 根据长期慢性肾脏病史，临床显示有生长发育迟缓或停滞、乏力、纳差、恶心、呕吐、多尿、夜尿、高血压、贫血、出血倾向，化验尿比重低，尿常规轻度异常，血生化呈氮质血症，代谢性酸中毒，即可作出临床诊断。

2. 尽量明确导致 CRF 的原发病，因某些原发病仍具有某些特异治疗方法，且其中少数经治疗有可能恢复到肾功能代偿期。且有助于估计是否于移植肾上复发。

【治疗】

1. 早期发现肾脏疾病并及时治疗。

2. 治疗原发病及诱发加剧的因素。

3. 饮食及营养 适当的饮食和营养是慢性肾衰非透析疗法中的重要组成部分，尤其在生长发育迅速的小儿时期。适当的营养可起到如下三个方面的作用：一是有助于缓解尿毒症症状，主要是通过减轻氮质血症、纠正水电解质及代谢紊乱、减轻继发性甲状旁腺功能亢进而实现；二是延缓病情进展，可减轻残存肾小球的高滤过和肾小管的高代谢状态及由之致成的肾小球硬化过程、可减轻肾组织中钙、磷的沉积、减轻肾小管的代谢负荷、减轻高血脂对肾单位的损伤、减少或减轻某些并发症；三是维持小儿的生长发育，主要应提供足够的热量、适量的蛋白、低磷饮食，必要时辅以氨基酸或 α-酮酸。

4. 水过多的治疗

（1）严格限制水、钠摄入。

（2）试用利尿剂。

（3）当出现循环充血、心力衰竭、肺水肿或脑水肿时，应及时予以透析。

5. 定期监测血钙、血磷，并防止甲状腺功能亢进及骨骼钙化。控制高血磷，使用磷结合剂。补充钙剂同时加用活性维生素 D_3。

6. 及时有效地控制高血压，不仅防止某些靶器官的损伤及其合并症，也有利于延缓 CRF 的进展。

7. 控制高脂血症。

8. 代谢性酸中毒的治疗　轻中度酸中毒不必急于补碱，以免增加水钠潴留。严重者可予5%碳酸氢钠5ml/kg静脉滴注，速度宜慢。

9. 贫血的治疗　应用重组人红细胞生成素，注意此药可使血黏度增加，血压升高。治疗期间需监测血清铁、转铁蛋白饱和度等参数。及时补充铁剂、叶酸、维生素 B_{12} 等。

10. 腹膜透析、血液透析、肾移植治疗。

【护理】

（一）护理评估

1. 评估患儿的意识、精神状况，测量生命体征、身高、体重。

2. 询问患儿的既往史、过敏史、手术史、家族史。

3. 询问患儿的饮食情况、大小便状况、睡眠情况。

4. 评估患儿水肿的情况（部位、程度、时间），了解患儿尿量、腹围、体重变化。评估患儿血压的情况，有无头晕、头痛、眼花、耳鸣等。评估患儿有无面色苍白、乏力、纳差等表现。询问患儿起病的情况，有无诱因，病程长短，治疗情况等。

5. 了解实验室检查结果，如尿常规、血常规、肝肾功能等。

6. 评估患儿及家属的心理-社会支持状况。

（二）护理措施

1. 饮食　针对患儿食欲差、营养不良等状况，首先要掌握和评估患儿的饮食情况及营养摄入情况，向患儿解释营养失调的原因及危害，给予优质低蛋白和低盐饮食，合理安排饮食、用餐量和用餐时间。

2. 休息与活动　拥有健康合理的生活习惯才能拥有高品质的生活，运动是生命力的源泉，肾功能不全患儿更需要通过适量的运动来帮助恢复病情。告知患儿及家属可以选择有氧运动，如散步、慢跑、骑自行车、游泳等，散步最为简单方便。运动量和运动持续时长可根据个人情况和个人需求来定。

3. 用药指导　根据患儿的具体病情来指导用药。比如针对糖尿病肾病患儿，给予口服降糖药治疗和注射胰岛素，告知需要注意的事项。针对高血压肾病患儿，指导其服用降压药的种类、剂量、用药时间等。

4. 皮肤护理　慢性肾功能不全患儿伴有皮肤瘙痒和全身水肿的情况，护士应当指导患儿应用酸碱度平衡的肥皂和沐浴露来清洁肌肤，防止皮肤瘙痒。并且，要指导患儿定期修剪指甲，避免挠抓皮肤时造成伤害进而伤口发生感染，若有必要，给予患儿止痒药。水肿的患儿可抬高水肿部位，每2小时更换一次体位，保护水肿的皮肤，防止水肿皮肤破溃。

5. 心理护理　由于慢性肾功能不全患儿伴有全身浮肿、食欲差、恶心呕吐、贫血等症状，需要长期进行肾脏替代治疗，需要很高费用的经济支持，要忍受肉体、精神等多方面的痛苦，出现焦虑、紧张、抑郁等心理症状。护士应帮助患儿及家属了解更多与疾病有关的知识，消除焦虑情绪，更好的配合医护治疗。

（三）健康教育

向患儿解释慢性肾功能不全是一种慢性疾病，在医护人员的治疗和指导下是能得到有效的控制的，关键是要定期监测肌酐、尿素氮、血糖、血脂、血压、尿蛋白等相关指标，必要时予血液透析或腹膜透析治疗。告知患儿要按医嘱、按时、按量服用药物，注意个人卫生，减少感染的发生，按时复查。

第十一节　Alport综合征

Alport综合征（Alport syndrome，AS）是以血尿、感音神经性耳聋以及眼部疾病为主要临床表现的进行性的遗传性肾脏疾病。

Alport综合征存在三种遗传方式，即X连锁显性遗传、常染色体隐性遗传和常染色体显性遗传。其中X连锁显性遗传最常见，占80%～85%；常染色体隐性遗传型次之，约占Alport综合征的15%；常染色体显性遗传型Alport综合征非常少见，约占5%。

【病因及发病机制】

Alport综合征的病因是由于编码Ⅳ型胶原不同α链的基因突变所致。Ⅳ型胶原是一种主要分布于基底膜的细胞外基质蛋白成分。目前已知Ⅳ型胶原分子结构的α链至少有6种，分别命名为α1（Ⅳ）～α6（Ⅳ）链。

【临床表现】

1. 肾脏表现　以血尿最常见，多为肾小球性血尿。受累男性患儿表现为持续镜下血尿，其中许多人在10～15岁前可因上呼吸道感染或劳累后出现阵发性肉眼血尿。受累女性患儿可表现为间歇性血尿，但也有10%～15%的女性基因携带者从无血尿。

2. 听力障碍　约50%伴有双侧感音神经性耳聋，耳聋为进行性，可以不完全对称，但尚无报道耳聋为先天性。

3. 眼部病变　Alport 综合征伴有眼部异常者占 15%～30%，多为男性患儿。

4. 血液系统异常　与肾脏病相关的巨血小板减少症，患儿外周血涂片还可见粒细胞或巨噬细胞内包涵体等。

5. 弥漫性平滑肌瘤　平滑肌显著肥大，常见受累部位为食管，气管和女性生殖道。

【辅助检查】

1. 肾穿刺活检　以往认为，肾活检组织的电镜检查是确诊 Alport 综合征金标准。

2. 免疫荧光学检查　应用抗Ⅳ型胶原不同 α 链的单克隆抗体，在肾活检以及简单易行的皮肤活检组织进行免疫荧光学检查，可用于诊断 X 连锁型 Alport 综合征的患儿，也可助于筛查基因携带者，因为 X 连锁型 Alport 综合征女性携带者的基底膜（皮肤或肾脏）与抗Ⅳ型胶原 α5 链的抗体的反应为间断阳性。另外，抗Ⅳ型胶原不同 α 链单克隆抗体与肾小球基底膜的反应结果还可用于鉴定 Alport 综合征的常染色体隐性遗传型。

3. 基因诊断　各种遗传型 Alport 综合征致病基因的发现和基因结构的确定，为 Alport 综合征的诊断开辟了新的思路和途径，特别是基因诊断技术。筛查、分析 X 连锁型 Alport 综合征家系的 COL4A5 基因，可以提供确切的遗传学信息，不但服务于遗传咨询，也是目前唯一确定无症状的基因携带者的方法，并使 X 连锁型 Alport 综合征的产前诊断成为可能。而筛查、分析 COL4A3 和 COL4A4 基因，可以从基因水平诊断常染色体隐性和显性遗传型 Alport 综合征，并且有助于和薄基底膜肾病进行鉴别，该病也是因 COL4A3 和 COL4A4 基因突变所致，为常染色体显性遗传，预后较好。

【诊断】

以往典型的 Alport 综合征主要根据临床表现、阳性家族史以及电镜下肾组织的特殊病理变化可作出诊断，其中肾组织的电镜检查一直被认为是确诊该病的重要和唯一的依据。国外专家曾提出“四项诊断指标”，如果血尿或慢性肾衰或两者均有的患儿，符合如下四项中的三项便可诊断：①血尿或慢性肾衰家族史；②肾活检电镜检查有典型病变；③进行性感音神经性耳聋；④眼病变。

现在，出现一些新的诊断依据，如基因突变分析、皮肤和（或）肾脏Ⅳ型胶原表达分析等。

【治疗】

至今，对于 Alport 综合征出现终末期肾脏病的患儿，有效治疗措施之一是施行肾移植术。尽管有各种试图延缓或阻止 Alport 综合征患儿终末期肾病的发生和发展的尝试，如应用环孢霉素 A、血管紧张素酶抑制剂等，但因缺严格的实验对照，对其疗效尚无定论。

【护理】

（一）护理评估

1. 评估患儿的意识、精神状况，测量生命体征、身高、体重。

2. 询问患儿的既往史、过敏史、手术史、家族史。

3. 询问患儿的饮食情况、大小便状况、睡眠情况。

4. 评估患儿尿色情况，了解患儿听力情况。详细询问患儿家族史的情况。

5. 了解实验室检查结果，如尿常规、血常规、肾功能等。

6. 评估患儿及家属的心理-社会支持状况。

（二）护理措施

1. 饮食护理　如果患儿仅为血尿和（或）轻度蛋白尿，饮食无特殊，正常饮食。如果明显蛋白尿和（或）肾功能减退时，应该给予优质低蛋白饮食。如果合并高血压，应低盐饮食。如果明显肾功能不全、透析状态，应该咨询营养专家给予个体化饮食，饮食目标为适当的能量和微量元素，并且调节蛋白质、磷、钠、钾和液体的量。如果移植后，自由摄入饮食但特别重点限制脂肪和胆固醇的摄入，以避免或降低高脂血症。

另外，药物血管紧张素转换酶抑制剂、血管紧张素受体阻断剂、环孢素 A 可以导致高钾血症，服用此类药物时应避免摄入含钾量高的饮食，如莲藕、韭菜、南瓜、菠菜、蘑菇类、香蕉、榴莲、椰子和各种干果等。服用环孢素 A 时不要进食葡萄柚。

2. 休息与活动　如果 Alport 综合征患儿病情稳定、肾功能正常，可以适当活动，但要避免剧烈体育活动和过度劳累，以免加重病情。预防感染以免加重病情。

3. 针对不同临床表现给予对症护理。

（三）健康教育

因为目前尚没有有效的根治手段，因此对于 Alport 综合征患儿进行定期随访尤为重要。随访项目包括尿常规、肾早损、尿蛋白定量（24 小时尿蛋白或尿蛋白/肌酐比）、肾功能（血肌酐、尿素氮及血肌酐清除率）、血压、听力、视力以及药物不良反应等。

一般每 2～4 周检测一次尿常规、尿蛋白定量和（或）肾早损，每 1～3 个月检测一次肾功能，每 6～12 个月检测一次听力、视力。如果病情有明显变化，随时就诊。

第十二节 专科技术操作

一、肾活检的护理

【目的】

肾活检穿刺术 目前主要为经皮肾活检穿刺术，即在B型超声引导下，用肾穿针经背部皮肤，选定穿刺点刺入肾下极取材，送检病理检查（光镜、免疫荧光、电镜），了解肾脏病变性质，以明确诊断，指导治疗和判断预后。

随着近代显微镜和免疫荧光、免疫技术的发展，肾穿刺活检的意义已不限于肾脏疾病的诊断，还包括对肾脏疾病的病因探讨，免疫发病机制的研究，疾病活动性和肾脏受损程度的了解，病理分型，指导合理治疗方案的制定，观察疾病的演变及估计预后等多方面的价值。

【适应证】

1. 原发性肾脏病 ①急性肾炎综合征，按急性肾炎治疗2～3个月病情不见好转，肾功能急剧转坏，可疑急进性肾炎时；②肾病综合征，单纯型经激素规律治疗8周无效，肾炎型可先用激素治疗或先穿刺根据病理类型进行有针对性的治疗；③无症状血尿，变形红细胞血尿，临床诊断不清；④无症状蛋白尿，诊断不清时；⑤血尿伴蛋白尿，诊断不清，原则上应进行肾活检。

2. 继发性或遗传性肾脏病 临床怀疑，但无法确诊或虽已诊断，但肾脏病理资料对指导治疗及判断预后有重要意义。

3. 急性肾衰竭 临床及实验室检查无法确定病因时，应及时穿刺（包括慢性肾脏病肾功能急剧转坏时）。

4. 移植性病变 肾功能明显减退，病因不明，移植肾疑有原肾脏病复发。

【禁忌证】

1. 绝对禁忌证 ①有明显出血倾向；②重度高血压；③精神病患儿；④抗凝治疗中；⑤孤立肾；⑥小肾；⑦肾内肿瘤；⑧肾动脉瘤；⑨患儿不合作。

2. 相对禁忌证 ①活动性肾盂肾炎、肾盂积水；②肾周围脓肿；③多囊肾或肾囊性病变；④游走肾；⑤肾位置过高；⑥高血压；⑦慢性肾功能不全；⑧重度贫血、心功能衰竭；⑨显著肥胖、腹水；⑩全身性感染疾病等。

【术前护理】

1. 嘱家属应配合医生，提供详细病史，为医生判断是否有必要做肾活检提供依据，特别注意有无出血性疾病（如特发性血小板减少性紫癜）。

2. 征求家属及患儿同意并在知情同意书上签字。

3. 监测血压，血压升高者应术前服降压药，使血压得到控制后方可行肾活检。

4. 术前检查出凝血时间、血小板计数、凝血酶原时间及纤维蛋白原、血型，必要时配血以备急用。同时检测血尿素氮及血肌酐，以了解肾功能状况。

5. 预先做肾超声检查，了解肾大小。

6. 术前禁食6小时，术前30分钟~1小时注射止血药。并放置留置针。

7. 术前训练儿童在俯卧位时控制呼吸，吸气并憋气达10秒以上即可，尽量屏气30秒以上最好，争取术中充分配合；训练屏气时应让患儿俯卧位，并在腹下垫一个枕头。婴幼儿不会屏气且术中不易配合，必要时可给予镇静剂。由于肾活检术后需要卧床观察24小时，因此对于年龄较大、已经习惯去卫生间排尿的儿童还要在术前3天就开始训练床上排尿，为术后卧床排尿做准备。

8. 应保持皮肤清洁，术前1天为患儿洗澡、更衣（注意保暖、避免受凉）。

9. 因为肾活检术后需要卧床观察24小时，因此应提醒家属让患儿在术前至少排一次大便，以减少卧床时排大便的不适和痛苦。

10. 术前应停用所有的抗凝血药物。

11. 准备大量白开水（无水肿的患儿），肾活检术后鼓励患儿多饮水。

12. 如不能配合的患儿，术前遵医嘱剥夺睡眠，术前30分钟应用镇静药物。

【术后护理】

1. 肾活检术后患儿在医生及护士的帮助下，可保持俯卧位，用担架或平车送回病房，然后平卧在病床上24小时，儿童不要翻身或坐起，但四肢可适当活动。

2. 密切观察患儿的血压、心率和呼吸。患儿安全返回病房后，给予患儿心电监护，密切监测生命体征，于术后0、15、30、45分钟，以及1、2小时各记录一次，平稳后改为4小时一次。如有异常，及时报告医生，给予处理。有下列情况时通知医生：腹痛、腰痛、生命体征（脉搏、呼吸、血压、体温）变化、持续肉眼血尿、呕吐等不适。

3. 在病情允许的情况下，嘱患儿多饮水，以排出输尿管中的残留血块。观察尿液情况，主要观察有无肉眼血尿，密切观察患儿的面色、脉搏、体温、血压等，观察有无出血症状，如面色苍白、脉搏细弱、血压下降，如有应通知医生及时处理。

4. 保持皮肤清洁、干燥，注意伤口无渗血、渗液。

5. 术后卧床休息 24 小时，伤口沙袋加压 6 ~ 8 小时，术后 24 小时后撤腹带，可下地轻微活动。

6. 术后次日晨留取尿常规一次。

7. 遵医嘱给患儿静脉输注抗生素，防止术后感染。

8. 饮食应给易消化食物。无水肿的患儿，可多饮水，多食蔬菜、水果，有利于软化粪便，防止便秘。可顺时针方向轻轻按摩腹部，增加肠蠕动，促进排便，防止便秘致腹压增高而诱发出血。

9. 手术当日不要进食大量甜食，因术后要给予腹带加压预防出血，而甜食易引起腹胀，会加重患儿的不适感。

10. 术后 1 周内，患儿应以卧床休息为主，避免剧烈活动，如奔跑、跳跃、打闹等。

二、腹膜透析的护理

【目的】

腹膜透析（peritoneal dialysis，PD）是利用人体自身的腹膜作为透析膜的一种透析方式。能有效地清除尿毒症毒素及水分，纠正水电解质紊乱及代谢性酸中毒，并为患儿创造了等待肾脏移植的机会。

腹膜透析是儿童终末期肾病的主要替代治疗方法，其优点为：

1. 腹膜透析无需体外循环，避免了反复血管穿刺给患儿带来的恐惧心理和血液透析时发生的急性并发症。

2. 与成人相比，儿童腹膜的表面积相对较大，能较好清除溶质和过多的水分。

3. 腹膜透析技术简单，易进行操作和培训，可在家中进行家庭透析。

4. 不影响患儿正常上学，有利于患儿正常的心理健康。

5. 充分的腹膜透析可改善食欲，提供充分营养，保证患儿正常生长发育。

【适应证】

1. 慢性肾衰竭腹膜透析指征

（1）美国国家肾脏病基金会肾脏疾病预后与生存质量指导中推荐当残余肾肌酐清除率减退至 9 ~ 14ml/（min · 1. 73m^2）时，或每周尿素清除指数小于 2. 0 时应开始透析。

（2）当患儿出现持续的难以控制的营养不良、水潴留、高血压、高钾血症、高血磷、酸中毒和生长障碍或尿毒症所致的神经症状，应及早透析。

2. 急性肾衰竭或肾损伤腹膜透析指征

(1) 少尿或无尿的急肾衰，需要清除多余的水分及电解质以利药物及营养供给。

(2) 过度水钠潴留导致充血性心力衰竭、肺水肿、脑水肿、严重高血压。

(3) 严重代谢紊乱，血钾 >6.5mmol/L，难治性的代谢性酸中毒、高磷血症。

(4) 肌酐清除率较正常下降超过 50%，或高分解代谢。

(5) 有明显尿毒症症状，伴有精神神经症状或出血。

(6) 异型输血，游离血红蛋白 >800mg/L。

(7) 急性药物、毒物中毒。

【禁忌证】

1. 绝对禁忌证

(1) 脐疝。

(2) 腹裂。

(3) 膀胱外翻。

(4) 膈疝。

(5) 腹膜腔缺失或腹膜无功能。

2. 相对禁忌证

(1) 即将进行/最近进行的大型腹部手术。

(2) 缺乏适合的看护者。

【腹膜透析术前护理】

1. 透析前一天患儿应清淡饮食，避免油腻食物。

2. 皮肤准备　术前一天沐浴，给予患儿备皮：从剑突至大腿上 1/3 前内侧及外阴部，两侧到腋后线。注意肚脐的清洁：用石蜡油去除表面污垢，安尔碘棉球擦洗肚脐。

3. 术前一天遵医嘱给予患儿开塞露通便，排空肠道，排空膀胱。术前禁食、水 6 小时。

4. 术前遵医嘱给予抗生素，带抗生素入手术室。

5. 鼻拭子检查患儿及其看护者是否携带金黄色葡萄球菌。若阳性，用莫匹罗星（百多邦）软膏涂双侧鼻孔，每日 2 次。

6. 术前给予患儿更换床单位，用含氯消毒液擦洗地面及桌椅，并于腹膜透析前紫外线消毒房间 40 分钟。

7. 准备用物，包括合适的腹膜透析管、腹膜透析短管、钛接头、蓝夹子、一次性碘伏帽、导丝、腹膜透析液等，一同带入手术室。另外还要嘱家属准备以下物品：电子秤、腹透液恒温袋、腹膜透析记录本。

8. 向患儿及家属讲解腹膜透析的相关知识，消除紧张情绪，以配合医护的工作，尤其对于年长的患儿更要加强心理护理，以减轻其恐惧心理。

9. 决定导管出口处的位置与患儿看护者、外科医生、肾脏科医生讨论。出口处位置应考虑大年龄儿童自行操作时手路的顺畅性。

【腹膜透析术后短期护理（术后6周内）】

1. 术后卧床休息24小时，第二天可轻微活动，避免剧烈运动。

2. 保持大便通畅，避免用力过度。

3. 合理镇痛，以利于伤口愈合。

4. 在愈合阶段避免淋浴。

5. 注意个人卫生，勤换贴身衣裤，衣物要宽松、舒适。

6. 根据出血情况选用止血药，根据手术时间酌情延长抗生素预防。

7. 确保导管妥善固定，防止牵拉打折。

8. 保持出口处敷料干净、干燥和完整。一般于置管术5天后开始更换出口处敷料，每周2次，如果渗血、渗液严重，报告医生及时处理。

9. 伤口愈合前，用无菌生理盐水清洁出口处，导管周围皮肤用碘伏消毒，纱布或者防水自贴敷料（美敷）覆盖。操作时保持无菌技术操作。

10. 更换敷料时观察出口处是否愈合良好及有无感染征象，若有感染征象，立即通知医生。

11. 出现以下情况时需要频繁更换敷料：伤口愈合延迟、感染，敷料被粪便污染，敷料潮湿，大量出汗，敷料移位。

12. 一旦出口愈合，每日用碘伏棉签清洁（由接近导管的内侧环形向外消毒，重复2次），出口处清洁后，等待干燥或用纱布擦干局部。

13. 遵医嘱给予患儿腹透的治疗，注意观察透出液的颜色性状，有无血性液体及絮状物。

14. 未行腹膜透析前需每日肝素盐水通管一次，以肝素钠8mg加生理盐水20ml的浓度通管。然后盖上碘伏帽。

15. 首次透析：透析前换药一次，用少量（10ml/kg）透析液（1.5% PD）立即冲洗导管，直至透出液清亮或至少3个循环。如果发现纤维蛋白或血凝块，加肝素500~1000U/L至PD液。留取腹透液常规、生化、培养。

16. 避免不必要的触碰隧道口。

17. 术后患儿病室每日紫外线消毒，开窗通风，减少感染机会。

【腹膜透析术后长期护理】

1. 保持导管在自然位置，不要弯折导管和接口的连接处，以免形成裂纹引起腹膜炎。

2. 使用固定装置（腰带），避免导管接触锐器及血管钳反复夹管。

3. 钛接头处用无菌纱布加以包扎固定，每周消毒更换一次。

4. 腹膜透析短管每半年更换一次，如发生腹膜炎，待感染控制后立即更换并记录更换时间。

5. 每次腹膜透析结束后更换碘伏帽。

6. 拆线后每日换药一次。

7. 正常出口处使用碘伏棉球消毒，干纱布擦拭，无菌干燥敷料覆盖。

8. 保持身体皮肤清洁，无感染患儿置管术后6周可淋浴，指导患儿及家属正确淋浴。可用肛门造瘘袋保护，避免污染伤口。

9. 出口处观察

（1）正常出口：导管周围皮肤肉色或轻微发红，没有疼痛、硬结、发红、流液和肉芽肿。

（2）可疑感染的出口：每日结痂或敷料上有干燥的分泌物，不要强行揭掉结痂，可用生理盐水软化。

（3）感染的出口：脓性分泌物，疼痛，硬结或红肿。

10. 既往金黄色葡萄球菌携带者若没有规范应用莫匹罗星软膏，在随访就诊时需常规检测鼻拭子。

11. 若发生出口处感染，护士应全面检查患儿或其看护者出口处的护理技术，应用抗生素前透出液应做细菌培养。

12. 如有分泌物需做出口处分泌物培养，根据敏感菌局部用莫匹罗星软膏涂，同时做鼻腔金黄色葡萄球菌培养。

13. 观察记录透出液的色、质、量，注意有无浑浊、血性、淘米水色的透出液，有无絮状物，如透出液有异常，立即通知医生。

14. 注意记录超滤量及24小时尿量，注意有无水肿。

【注意事项】

1. 为患儿设置单人房间，保证房间内的空气流通、光线充足、温湿度适宜。有条件的话，每日紫外线照射2次（上、下午各一次），每次至少40分钟。每日用10‰的含氯消毒液擦拭用物及拖地至少两次。每日更换内衣、内裤。透析用物放在房间内的专门位置，且要做到只有能熟练帮助患儿操作的人员才能动用，家里其他人不能随便触碰。帮助患儿操作的人员应尽量固定，并经过医护人员的正规培训。

2. 经常查看腹膜透析物品，做到保存得当，没有潮湿、破损。视情况及时购买腹膜透析液及其他透析物品，不要因为缺少物品或药品导致腹膜透析被迫暂时中断。

3. 加强对患儿的饮食管理，给予高热量、易消化的食物，以提高机体的抵抗力。注意饮食的清洁。严密观察患儿的生命体征变化，包括体温、脉搏、呼吸、血压，还要注意患儿的精神状态。

4. 每日清洁口腔和会阴部1～2次，预防感染。

5. 进行腹膜透析操作时，应洗净双手、戴口罩，严格按无菌操作规程操作。

6. 透析时可根据情况让患儿采取卧位、半卧位或适当抬高床头，排液时帮助转换体位，有利于引流通畅，亦可预防压疮发生。

7. 年长儿腹膜透析治疗时，每次输入时间以15分钟为宜，幼儿则可根据透入量的多少及孩子的耐受程度来决定，但也不能过长。透入液的温度应考虑季节变化，冬季一般为36～37℃，夏季一般为35～36℃即可。

8. 及时发现感染征象，密切观察体温变化，注意腹部有无压痛，并仔细观察流出液的颜色、性状及量，观察有无混浊及絮状物，应定期留取标本做细菌培养。

9. 透析的患儿应设立专用透析记录单，需详细记录透入和透出的时间、透入量和透出量、两者的差量、透析液中所加入的药物种类和剂量。同时记录出入量和病情变化。

10. 每日清晨空腹（引流出透析液后）测量体重。注意有无水肿。

11. 家属应在医护人员的帮助下尽快学会并熟练掌握透析的操作流程和注意要点，如透析液怎样正确加温，透析时开放、夹闭管道的顺序，如何保证管路不被人为污染等要点。

12. 每次透析结束时，一定要记住夹闭管道，管端处套上一次性无菌碘伏帽，外部短管用无菌纱布包扎，根据不同患儿的特点将外部短管妥善固定在孩子腹壁上（用胶布或缝制适宜的兜肚、腰带都可以）。

三、连续性肾脏替代治疗的护理

【目的】

连续性肾脏替代治疗（CRRT），是采用每日连续24小时或接近24小时的一种连续性血液净化疗法以替代受损肾脏功能。

CRRT的优越性，包括：①血流动力学稳定，血浆渗透压变化小；②对氮质血症和电解质、酸碱平衡紊乱的控制更稳定；③对液体的超滤更有效；④对肠道外营养物质的给予限制更少。

【适应证】

1. 肾性疾病

(1) 重症急性肾损伤（AKI）

1）合并严重电解质紊乱。

2）酸碱代谢失衡。

3）心力衰竭。

4）脑水肿。

5）肺水肿。

（2）慢性肾衰竭（CRF）

1）合并急性肺水肿。

2）尿毒症脑病。

3）心力衰竭。

4）血流动力学不稳定。

2. 非肾性疾病

（1）全身炎症反应综合征和多器官功能障碍综合征。

（2）急性呼吸窘迫综合征。

（3）心肺体外循环手术。

（4）急性肝衰竭。

（5）急性重症胰腺炎。

（6）药物或毒物中毒。

（7）严重水、电解质和酸碱代谢紊乱。

（8）挤压综合征、肿瘤溶解综合征。

（9）先天性代谢性疾病、乳酸酸中毒。

（10）过高热或体温不升。

【禁忌证】

无绝对禁忌证，但存在以下情况时使用应慎重：

1. 无法提供或建立适当的血管通路。

2. 无法获得适合于小婴儿的滤器。

3. 严重的凝血功能障碍及活动性出血，特别是颅内出血。

4. 恶性肿瘤等疾病的终末期。

【CRRT 前的护理】

1. 评估

（1）评估患儿的神志、生命体征、各项检查指标等，设置的治疗参数。

（2）评估血管通路的状态，及时发现相关并发症，确保通路的通畅。

2. 物品准备

（1）准备 CRRT 机、滤器、管路、生理盐水、肝素、达肝素钠注射液（法安明）、注射器、无菌纱布等物品。

（2）检查并连接电源，打开机器电源开关。

（3）操作者按卫生学要求着装，然后洗手、戴帽子、口罩、手套。

（4）CRRT机自检通过后，检查显示是否正常，发现问题及时对其进行调整。

（5）检查滤器及管路有无破损、外包装是否完好，查看有效日期。

3. 液体的配制遵医嘱正确配制所需的透析液和（或）置换液，完全无菌操作。

4. 正确安装管路及密闭式预充

（1）选择正确的治疗模式，根据机器显示屏提示步骤，逐步安装CRRT滤器及管路，安放置换液和（或）透析液，连接置换液和（或）透析液、肝素盐水预冲液、废液袋，打开各管路夹。

（2）进行密闭式管路预冲，冲洗完毕后关闭动脉夹和静脉夹。

（3）设置血流量、置换液流速、透析液流速、超滤液流速等参数。

（4）打开患儿留置导管封冒，消毒导管口，抽出导管内封管溶液并注入生理盐水冲洗管内血液，确认导管通畅。

（5）将管路动脉端与患儿导管动脉端连接，管路静脉端与导管静脉端连接，打开管路动脉夹及静脉夹，开始进行CRRT治疗。

【CRRT中的护理】

1. 严密观察生命体征，认真填写CRRT治疗单。及时发现病情变化告知医生，给予相应处理。

2. 检查管路是否紧密、牢固连接，管路上各夹子松开，固定所有管路。核对患儿治疗参数设定是否正确，准确执行医嘱。

3. 血管通路的维护

（1）保证血管通路妥善固定，无脱落、打折等发生。

（2）保证血管通路通畅，无贴壁、漏血等发生。

（3）保持置管口清洁干燥，如有渗血、渗液、红肿等要及时给予换药。

（4）预防血管通路并发症（感染、血栓、出血等）。

4. 监测电解质及肾功能。根据检测结果随时调整置换液和（或）透析液配方，现用现配，保证患儿内环境稳定。

5. 常见报警的处理。如出现机器报警，应迅速根据机器提示进行操作，解除报警，保证CRRT的正常运转。如报警无法解除且血泵停止运转，则立即停止治疗，手动回血，并速请维修人员到场处理。

6. 并发症的观察及预防

（1）出血：观察穿刺点有无渗血，皮肤黏膜、引流液、大便、牙龈等出血情况，并做好记录，告知医生，遵医嘱及时调整抗凝剂的使用或给予止血药治疗。

（2）凝血：由于CRRT治疗时间长，极易发生体外凝血，因此要密切观察各压力的变化，观察滤器和管路凝血情况，及时告知医生，给予相应处理，如有严重凝血时，要更换滤器或血液管路。

（3）感染：严格无菌操作，加强感染管理。

【CRRT 后的护理】

1. 生命体征的观察　护士应继续观察患儿的生命体征，病情变化，观察治疗效果，预防相关并发症。

2. 血管通路的管理　保证血管通路的固定、通畅，置管处敷料干燥无渗出，定时通管换药，常规每周 2 次，为下一次的 CRRT 治疗做准备。

3. 做好基础护理　由于患儿病情重，治疗时间长，活动受限，生活不能自理，因此要做好口腔、皮肤等基础护理，防止口腔感染、皮肤压伤等。

4. 做好健康宣教。

【注意事项】

1. 控制置换液及透析液的温度，防止造成低体温的不良反应。

2. 婴幼儿和心功能差的患儿转流时应密切关注血压变化，防止血流太快或疾病严重而加重休克。

3. 小儿对液体失衡的耐受性差，应严格计算出入液量，保证液体平衡。

4. 注意营养成分的丢失，及时补充氨基酸及水溶性维生素等成分。

5. 注意抗凝剂的用量，随时调整剂量，防止凝血或出血。

6. 注意观察血管穿刺部位，防止出血或感染。

7. 针对患儿的不同病情、年龄、体重和血压情况，正确设定血流量和超滤量，根据病情变化及时调整设置。

（李盼盼　贾玉静）

第九章　血液系统疾病

第一节　儿童血液肿瘤专业概述

一、专业概述

北大医院儿科血液肿瘤专业在儿科奠基人秦振庭教授的领导下，于1960年成立，是儿科较早创立的专业之一，也是我国较早建立的一个儿科血液肿瘤专业病房。秦振庭教授组织创刊的《中国小儿血液杂志》（现更名为《中国小儿血液与肿瘤杂志》）对国内小儿血液临床工作的发展起到了积极的作用，她编著了全国第一本儿童血液病细胞图谱，即《小儿血液细胞图谱》，并以教科书的形式一直沿用至今。于载泺教授于20世纪70年代建立了全国第一个儿科血液肿瘤专业的实验室，在全国率先领导开展了儿童白血病的系统化、规范化化疗，提高了白血病患儿的长期存活率，同时建立了骨髓造血干细胞培养等一系列血液肿瘤实验技术。在李齐岳教授、孙桂香教授、卢新天教授的陆续领导下，专业组开展了儿童实体瘤、淋巴瘤的化疗，以及化疗药物大剂量甲氨蝶呤的药代学、药物动力学研究。到目前为止，由赵卫红、华瑛医师负责，已建立了儿童白血病、各种恶性实体瘤、淋巴瘤的个性化化疗及综合诊疗体系，白血病儿童的慈善救助及病房学校，使白血病患儿的长期无病生存率达到80%以上，淋巴瘤及各种实体瘤长期无病生存率达80%以上，居全国领先水平。

二、护理专业特色

伴随着专业组诊疗技术的不断提高，护理上随之不断完善发展创新。早在1985年，曹岩护士长赴上海学习层流净化病房的护理管理，并于学成归来后与科主任一起创建了儿科血液肿瘤层流病房，率先实现了层流净化技术在儿科临床护理中的应用。白血病患儿免疫功能下降，化疗常致骨髓抑制，极易发生感染，感染是导致白血病患儿死亡的重要原因之一。在历任护士长的带领和护士的积极努力下，通过逐步完善和细化各种化疗方案、护理常规以及个性化的护理方案，加强化疗间歇骨髓抑制期预防感染的护理管理，从而大大提高了患儿的长期无病生存率。以循证护理为依据，对肿瘤患儿实施术前及术后更具针对性的护理方案，使手术及化疗效果实现最大化。随着科技的不断发展，护理上不断学习新技术，培养了PICC专科资质护士，并将PICC技术广泛应用于临床，大大降低了化疗药物对外周血管的刺激损伤。近年来与小儿外科合作引进输液港技术，为患儿的安全用药增加了选择的途径。新技术的应用，在保证患儿安全完成治疗的同时，减轻了患儿生理及心理上的痛苦，提高了患儿的生活质量，提高了患儿及其家属的满意度。经过几代人的传承，儿科血液肿瘤专业组的护理队伍已经形成了严谨、细致、规范、人性化的护理工作作风，在专业理论知识及临床护理技术上不断进步，积累了丰富的临床护理经验，为患儿的美好未来不懈努力。

三、护理管理特色

根据血液肿瘤患儿治疗周期长、费用高、心理活动变化大等专业特点，我们多年来秉承“以患儿为中心”的原则，对每一个住院患儿及其家属无论是在疾病诊治、治疗护理、生活护理及心理护理上都力求精益求精。

夯实基础护理，提高专业技能，护理上充分贯彻责任制，树立“一病一品”护理品牌，更好地为患儿及其家属提供优质护理服务，同时推广家庭护理模式的延续护理，为患儿治疗间歇回家后的日常护理打下基础。

感染是血液肿瘤患儿死亡的重要原因之一，因此正确的消毒隔离以及手卫生意识尤为重要。加强院感的培训、宣教及工作落实，做到以医师、护士、家属、患儿、护理员、保洁员多位一体的管理特点，有效降低院感的发生率。

2010年我们成立了病房学校，不仅丰富了患儿的生活，分散了患儿对于疾病所带来痛苦的注意力，减轻了家属的心理负担，更拉近了护患之间的关系，提高了满意度。在多方的努力下，我们与基金会一起建立了白血病患儿的慈善救助通道，让更多的患儿得到救治的机会，得到了家属和社会各界的广泛认可及好评。

四、护理发展趋势

儿科血液肿瘤专业组具有悠久的历史，经过几代人的传承，已经形成了严谨、细致、规范、人性化的护理工作作风。随着病房的不断扩大，更需要有更加专业化的护理队伍，努力成为临床护理、教学、科研全面发展的团队，为血液肿瘤疾病的患儿保驾护航。

第二节 小儿造血及血象特点

造血器官起源于中胚叶。造血系统由肝、脾、骨髓、胸腺和淋巴结等造血器官组成。血液系统疾病包括原发于造血系统的疾病（如白血病原发于骨髓组织等）和主要累及造血系统的疾病（如缺铁性贫血等）。

1. 小儿造血特点 小儿造血分为胚胎期造血和出生后造血。

（1）胚胎期造血首先在卵黄囊出现，然后在肝，最后在骨髓。

（2）中胚叶造血期（mesoblastichemopoiesis）：胚胎第3周开始卵黄囊造血，之后在中胚叶组织中出现广泛的原始造血成分，主要是原始有核红细胞。胚胎第6周后，中胚叶造血开始减退，到第10周时停止，代之以肝脏造血。

（3）肝造血期（hepatic hemopoiesis）：胚胎第6~8周，肝出现活跃的造血组织，成为胎儿中期主要造血部位。至胎儿期4~5个月时达高峰，至6个月后，肝脏造血功能逐渐减退，肝造血主要产生有核红细胞，也有少量粒细胞和巨核细胞，在此期间胎盘也是一个造血部位。胚胎第8周，脾脏开始造血，主要造红细胞、粒细胞、淋巴细胞及单核细胞，5个月后逐渐停止造红细胞和粒细胞，至出生时仅保留造淋巴细胞功能。胚胎6~7周已出现胸腺，开始生成淋巴细胞。胚胎第11周淋巴结开始生成淋巴细胞。

（4）骨髓造血期（medullary hemopoiesis）：胚胎第6周开始出现骨髓，至胎儿4个月时开始造血活动，从胚胎第5个月起骨髓成为造红细胞和白细胞的主要场所，并迅速成为主要的造血器官，直至生后2~5周后成为唯一的造血场所。

（5）生后造血为胚胎造血的继续，主要是骨髓造血，产生各种血细胞，淋巴组织产生淋巴细胞，在特定条件下可出现骨髓外造血（extramedullary hematopoiesis）。

（6）骨髓造血：为生后造血的主要部位。3岁以内所有骨髓均为红骨髓，全部参与造血，以满足生长发育的需要，因此造血的潜在代偿能力差。5~7岁时，长骨中的红骨髓逐渐转变为黄骨髓，随年龄增长，黄骨髓逐渐增多，到了年长儿和成人期红骨髓仅限于肋骨、胸骨、脊椎、颅骨、锁骨和肩胛骨。黄骨髓具有潜在造血功能，当造血需要增加时，则转变为红骨髓，重新发挥造血功能。

（7）骨髓外造血：正常情况下，骨髓外造血极少，其为小儿时期造血器官的一种特殊反应。当婴幼儿处于感染、急性失血、溶血等需要造血代偿时，肝、脾、淋巴结可随时适应需要，恢复到胎儿时的造血状态，临床表现为肝、脾、淋巴结肿大，外周血象中出现有核红细胞及幼稚中性粒细胞。病因祛除后又恢复至病前状态。

2. 血象特点小儿各年龄期的红细胞数、血红蛋白量、白细胞数及血容量各不相同。

（1）红细胞数和血红蛋白：由于胎儿在子宫内处于相对缺氧状态，因此红细胞计数及血红蛋白均较高，出生时红细胞数为（5.0～7.0）$\times 10^{12}$/L，血红蛋白量为150～220g/L，早产儿与足月儿基本相等，少数可稍低。生后随着自主呼吸的建立，血氧含量增加，在生后几日内有较多的红细胞自行破坏（生理性溶血），出生后10日左右，红细胞数和血红蛋白量下降约20%，因婴儿生长发育迅速，循环血量增加较快，而此时红细胞生成素减少，骨髓造血功能暂时下降，至2～3个月时（早产儿较早）达最低水平，红细胞数降至3.0×10^{12}/L，血红蛋白降至100g/L左右，出现轻度贫血，称为“生理性贫血”（physiologic anemia）。“生理性贫血”呈自限性，3个月以后，红细胞生成素增加，红细胞数和血红蛋白量缓慢增加，于12岁达成人水平。

网织红细胞计数在出生3天内为4%～6%，于出生后第7天迅速下降至2%以下，并维持在较低水平，约0.3%，以后随生理性贫血恢复而短暂上升，婴儿期以后约与成人相同。

（2）白细胞数与分类：初生时白细胞数为（15～20）$\times 10^{9}$/L，生后6～12小时达（21～28）$\times 10^{9}$/L，然后逐渐下降，1周时平均为12×10^{9}/L，婴儿期白细胞数维持在10×10^{9}/L左右，8岁后接近成人水平。白细胞分类（2次交叉）主要是中性粒细胞与淋巴细胞比例的变化，出生时中性粒细胞约占0.65，淋巴细胞约占0.30，生后4～6天时两者比例约相等，形成第一次交叉，1～2岁时淋巴细胞约占0.60，中性粒细胞约占0.35，至4～6岁时两者比例约再次相等，形成第二次交叉。7岁以后白细胞分类与成人相似。

（3）血小板数：小儿血小板与成人相似，为（150～300）$\times 10^{9}$/L。

（4）血红蛋白：血红蛋白分子由2对多肽链组成，在胚胎、胎儿、儿童和成人的红细胞中，正常情况下可发现6种不同的血红蛋白分子。胚胎期为Gower1（$\zeta_2\varepsilon_2$）、Gower2（$\alpha_2\varepsilon_2$）和Portland（$\zeta_2\gamma_2$）；胎儿期为HbF（$\alpha_2\gamma_2$）；成人为HbA（$\alpha_2\beta_2$）和HbA_2（$\alpha_2\delta_2$）两种。胎儿6个月时HbF占0.90，HbA：0.05～0.10；出生时HbF：0.70，HbA0.30；$HbA_2<0.01$；1岁时HbF＜0.05，2岁时HbF＜0.02。成人：HbA：0.95，HbA_2：0.02～0.03，HbF＜0.02。

（5）血容量：小儿血容量相对成人多，新生儿血容量约占体重的10%，平均300ml；儿童占体重的8%～10%；成人血容量占体重的6%～8%。

第三节　小儿贫血

贫血（anemia）是小儿时期最为常见的一种综合征，主要是指单位容积内外周血中红细胞数、血红蛋白量低于正常，血细胞压积也可减少，但不一定平行。任何年龄段均可发病，但以6个月~2岁的患儿最为常见，并且起病比较隐匿，不少患儿因其他疾病就诊时才被诊断，耽误了治疗时机。根据世界卫生组织（WHO）的资料，6个月~6岁的小儿血红蛋白（Hb）低限为110g/L，6~14岁为120g/L，海拔每升高1000m，血红蛋白上升4%，低于此值称为贫血。6个月以下婴儿由于生理性贫血等因素，血红蛋白值变化较大，我国小儿血液学会议（1989年）建议：血红蛋白在新生儿<145g/L，1~4个月时<90g/L，4~6个月时<100g/L为贫血。

1. 贫血的分类

（1）按程度分类：根据外周血血红蛋白含量或红细胞数可分为4度：①血红蛋白从正常下限至90g/L者为轻度；②60~90g/L者为中度；③30~60g/L者为重度；④<30g/L者为极重度。新生儿血红蛋白为120~144g/L者为轻度，90~120g/L者为中度，60~90g/L者为重度，<60g/L者为极重度。

（2）按病因分类：根据导致贫血的原因不同将其分为以下类别：①红细胞和血红蛋白生成不足；②缺乏特异性造血物质：如营养性缺铁性贫血、营养性巨幼红细胞性贫血；③骨髓造血功能障碍：如再生障碍性贫血；④感染性及炎症性贫血：如流感嗜血杆菌、金黄色葡萄球菌、链球菌感染；⑤其他：慢性肾病所致贫血、铅中毒所致贫血、癌症性贫血等。

2. 溶血性贫血

（1）红细胞内在异常：①红细胞膜结构缺陷：如遗传性球形红细胞增多症；②红细胞酶缺乏：如葡萄糖-6-磷酸脱氢酶（G6PD）缺乏、丙酸激酶（PK）缺乏症等；③血红蛋白合成或结构异常：如地中海贫血、血红蛋白病。

（2）红细胞外在因素：①免疫因素：体内存在破坏红细胞的抗体，如新生儿溶血症、自身免疫性溶血性贫血等；②非免疫因素：如感染、物理化学因素、毒素、脾功能亢进、弥散性血管内凝血等。

3. 失血性贫血包括急性失血性贫血和慢性失血性贫血。

4. 按形态分类根据红细胞数、血红蛋白量和血细胞压积计算平均红细胞容积（MCV）、平均红细胞血红蛋白量（MCH）、平均红细胞血红蛋白浓度（MCHC），将贫血分为4类（表9-1）。

表 9-1 贫血的细胞形态分类

	MCV（fl）	MCH（pg）	MCHC（%）
正常值	80~94	28~32	32~28
大细胞性	>94	>32	32~38
正细胞性	80~94	28~32	32~28
单纯小细胞性	<80	<28	32~28
小细胞低色素性	<80	<28	<32

一、营养性缺铁性贫血

营养性缺铁性贫血（nutritional iron deficiency anemia，NIDA）是由于体内铁缺乏致使血红蛋白合成减少而引起的小细胞低色素性贫血，又称营养性小细胞性贫血。临床上以小细胞低色素性贫血、血清铁及铁蛋白减少和铁剂治疗有效为特点。缺铁性贫血是小儿最常见的一种贫血，好发于6个月~2岁的婴幼儿，严重危害小儿健康，是我国儿童重点防治的“四病”之一。

【病因及发病机制】

铁是构成血红蛋白的必需原料。在生长发育最旺盛的婴幼儿时期，如果体内贮存的铁被用尽而饮食中铁的含量不足，消化道对铁的吸收不足以补充血容量和红细胞的增加即可导致贫血。NIDA的病因主要是由于体内铁物质缺乏。造成缺铁的原因较多，其主要原因是由于：①铁摄入不足（其为主要原因）；②先天储铁不足；③生长发育过快导致需铁量增加；④铁吸收障碍；⑤铁丢失过多。

【临床表现】

任何年龄均可发病，以6个月~2岁最多。大多数起病缓慢，早期症状不明显，发病时间不易确定。

1. 一般表现 食欲减退和皮肤黏膜逐渐苍白，以口唇黏膜、眼睑和甲床最明显，常有烦躁不安或精神不振、不爱活动、易疲乏、食欲减退等症状。学龄前和学龄期患儿可自诉乏力，年长患儿可诉头晕、眼前发黑、耳鸣等。

2. 髓外造血的表现 肝、脾和淋巴结可轻度肿大，年龄越小、病程越长、贫血越重，肝、脾大越明显，其中淋巴结肿大较轻。

3. 非造血系统表现 人体肌红蛋白和一些酶（如细胞色素C、单胺氧化酶、核糖核酸还原酶等）均含有与蛋白质结合的铁，这些酶与生物氧化、组织呼吸、神经介质的分解与合成有关。缺铁可使这些酶的活性降低，细胞功能紊乱而引起一系列临床表现。

（1）神经系统：在贫血尚不严重时，即可出现烦躁不安或萎靡不振，对周围环境不感兴趣。智力测试发现患儿注意力不集中、记忆力减退、理解力降低、学习成绩下降等，智力多低于同龄儿，婴幼儿可出现呼吸暂停现象。

（2）消化系统：食欲减退，呕吐，腹泻，少数患儿有异食癖，如喜食泥土、墙皮等，还可出现口腔炎、舌炎或舌乳头萎缩，重者可出现萎缩性胃炎或吸收不良综合征。

（3）心血管系统：明显贫血患儿可出现心率加快、心脏扩大，此为贫血的一般表现而非缺铁性贫血的特有体征。但由于缺铁性贫血发病缓慢，机体耐受力强，重度贫血后心率增快时，可出现心功能不全的表现；合并呼吸道感染后可诱发心力衰竭。

4. 其他如皮肤干燥，毛发枯黄无光泽易脱落，指甲薄脆、不光滑甚至出现反甲，重度贫血患儿因免疫功能降低易患感染性疾病。

【辅助检查】

1. 血常规　血红蛋白降低比红细胞数减少明显，呈小细胞低色素性贫血。外周血涂片可见红细胞大小不等，以小细胞为多，中央淡染区扩大。网织红细胞数正常或轻度减少。白细胞、血小板一般无改变。

2. 骨髓象　骨髓红细胞呈增生活跃，以中、晚幼红细胞增生为主。各期红细胞均较小，细胞质少，细胞质成熟程度落后于细胞核（即老核幼浆）。白细胞和巨核细胞系一般无明显异常。

3. 有关铁代谢的检查　血清铁蛋白（SF）$<12\mu g/L$提示缺铁；红细胞游离原卟啉（FEP）$>0.9\mu mol/L$（$>500\mu g/L$），而SF值降低且临床未出现贫血时，是红细胞生成缺铁期典型表现；血清铁（SI）正常值为12.8～31.3μmol/L（75～175μg/dl），血清铁（SI）<9.0～10.7μmol/L（50～60μg/dL）有意义；总铁结合力（TIBC）$>62.7\mu mol/L$（350μg/dl）有意义。

【诊断】

小儿缺铁性贫血的诊断并不困难，根据喂养史、临床表现和血象特点，一般可作初步诊断。首先了解病史特点，是否存在营养缺乏的因素以及贫血的临床表现，再对患儿进行血常规和血细胞形态检查。由于小儿特殊的生理性贫血期，不同年龄段贫血的血红蛋白诊断标准及分度不同，详见表9-2。

表9-2　小儿不同年龄段贫血的血红蛋白诊断标准及分度

年龄（天）	贫血	轻度贫血	中度贫血	重度贫血	极重度贫血
0～29	<145	90～144	60～89	30～59	0～29
30～119	<90	——	60～89	30～59	0～29

续表

年龄（天）	贫血	轻度贫血	中度贫血	重度贫血	极重度贫血
120～179	<100	90～99	60～89	30～59	0～29
180～6岁	<110	90～109	60～89	30～59	0～29
>6岁	<120	90～119	60～89	30～59	0～29

铁代谢及骨髓穿刺检查是具有诊断意义的检查，铁剂治疗有效也可证实诊断。

【治疗】

治疗原则：祛除病因，一般治疗，药物治疗，输红细胞。

1. 祛除病因根据不同病因，采取相应措施积极治疗。制止慢性失血，如驱除寄生虫、治疗胃溃疡等；纠正不合理饮食习惯和食物组成。

2. 一般治疗加强护理，避免感染，有感染灶者应积极控制感染，重度贫血者注意保护心脏功能；适当增加含铁质丰富的食物，注意饮食的合理搭配。

3. 药物治疗铁剂是治疗缺铁性贫血的特效药。

（1）口服铁剂：选用二价铁盐易吸收，常用的有硫酸亚铁（含铁20%）、富马酸亚铁（含铁30%）、葡萄糖酸亚铁（含铁11%）等。每次铁元素1～2mg/kg，每日2～3次。对婴儿为方便服用，可应用蛋白琥珀酸口服液（15ml∶40mg）。口服铁剂至血红蛋白达正常水平后2个月左右再停药，以补充铁的贮存。

（2）注射铁剂：一般在以下情况时可考虑应用：①诊断肯定，但口服铁制剂治疗无效；②口服后胃肠反应严重，虽改变制剂种类，剂量及给药时间仍无效者；③因患胃肠道疾病不能口服或口服后吸收效果不良者。常用的注射用铁剂有右旋糖酐铁、山梨醇枸橼酸铁复合物（均含铁50mg/ml），因刺激性较强需深部肌内注射。

4. 输红细胞　一般不必输血治疗。若重度贫血伴心功能不全、明显感染者或急需外科手术者可予以输血，输血量不宜过多，速度要慢，以防加重心功能不全，同时使用快速利尿剂，如呋塞米。

【护理】

1. 护理评估

（1）评估患儿的意识及精神状况，为患儿进行生命体征、身高、体重的测量，了解患儿及其家属对疾病的认知情况。

（2）询问患儿的既往史、有无过敏史、手术史及家族史。

（3）评估患儿的营养状况、自理能力；了解患儿大小便情况，有无血尿、血便等；了解患儿睡眠情况。

（4）了解患儿的病情，内容包括：患儿有无疲乏的症状及体征，有无缺氧症状，如乏力、嗜睡、面色苍白、呼吸急促、心动过速及中枢神经系统的相关症状（头痛、易激惹、意识障碍和情绪低落）。对于长期贫血的患儿，应注意其心功能的变化及充血性心力衰竭的表现，如烦躁、胸闷、气促、呼吸困难、咳粉红色泡沫痰、水肿等；评估导致患儿贫血的原因，进行及时干预；了解患儿目前的治疗方案。

（5）了解患儿的相关检查及结果，主要是用于诊断的实验室检查，包括：血红蛋白、红细胞计数、网织红细胞计数、血清铁蛋白、血清铁、总铁结合力等。

（6）心理社会状况：了解患儿家属对患儿疾病拟采取的治疗方法、对治疗及可能导致的并发症的认知程度、家庭经济承受能力，以提供相应的心理支持。

2. 护理措施

（1）一般护理

1）休息与活动：创造气氛和谐、舒适、愉快的生活和学习环境。居室应安静、整洁、阳光充足、空气新鲜，室内温湿度要适宜。贫血程度较轻的患儿不需卧床休息，避免剧烈活动，生活要有规律，保证足够睡眠；贫血严重者应根据其活动耐力下降的情况制订活动强度，以患儿不感到疲乏为宜。

2）饮食：指导患儿合理膳食并纠正不良饮食习惯（如偏食、挑食），在营养师的配合下帮助患儿家属制订饮食计划；积极创造良好的进餐环境，进食时保持患儿心情愉快，进食前避免剧烈的活动及进行不愉快的说教；提倡母乳喂养，因母乳中铁的吸收利用率较高，但由于婴儿期是体格发育最快的阶段，对铁的需要量大，单纯母乳中铁的含量相对不足，若未及时添加辅食或铁剂易导致贫血。因此也应及时添加含铁丰富的辅食，如动物的肝脏、肾、血、瘦肉、蛋黄、黄豆、紫菜及木耳等；鲜牛乳必须加热处理后才能喂养患儿，以减少因过敏而导致的肠道出血；指导合理搭配患儿的饮食，适当变换花样，并注意饮食色、香、味、形的调配，以增加患儿的食欲；告知患儿家属含铁丰富且易吸收的食物如精肉、动物血、内脏、鱼等。维生素C、稀盐酸、氨基酸、果糖等有利于铁的吸收，可与铁剂或含铁丰富的食品同时进食；而茶、咖啡、牛奶、蛋类、麦麸、植物纤维等可抑制铁的吸收，应避免与铁剂及含铁丰富的食品同食；宜用铁锅炒菜可吸收无机铁，少用铝锅，以防铝中毒引起的非缺铁性小细胞贫血；进食前不安排过于剧烈的活动及不舒适的检查及治疗护理操作；必要时遵医嘱服用助消化药物。

3）预防感染：注意环境卫生，避免到人多的公共场所；指导患儿早晚用软毛牙刷刷牙、餐后漱口、多饮水、保持口腔清洁湿润，做好口腔护理；便后用清水清洗臀部或遵医嘱每日用硼酸坐浴 10～15 分钟，预防肛周感染；养成良好的饮食、卫生习惯；保持皮肤清洁。

（2）病情观察：观察患儿贫血的表现时，应在自然光线下观察口唇、眼结膜及甲床等的颜色；重症贫血患儿应密切观察其呼吸、脉搏、血压及尿量变化，注意患儿有无心悸、气促、发绀、肝大等症状和体征。若活动后有明显心悸、气短、缺氧等表现者，应严格限制活动量，必要时卧床休息，给予患儿吸氧。警惕发生心力衰竭，注意观察有无感染，如皮肤及口腔黏膜有无损伤及炎症、呼吸系统及其他系统有无感染等。

（3）用药护理

1）口服铁剂的注意事项：为减轻胃肠道反应，宜从小剂量开始，逐渐增加至全量，并在两餐之间服用；可与促进铁吸收的食物和药物同服，忌与抑制铁吸收的药物或食物同服；服用铁剂时，为防止牙齿变黑，最好用吸管服药，且服药后应漱口；服用铁剂后，排出的大便呈黑色，停药后可恢复正常；铁剂应按医嘱剂量服用不可服食过多，以免引起铁中毒。

2）及时补锌：缺铁性贫血容易合并锌缺乏，锌对于维持食欲是非常必要的，缺锌使味蕾功能减退，食欲下降。因此，必要时根据化验结果及时补锌，可以在某种程度上减少缺铁性贫血的产生。

3）疗效观察：铁剂治疗有效者，用药后 3～4 天网织红细胞开始上升，7～10 天达高峰，1～2 周后血红蛋白逐渐上升，说明治疗有效，若 3～4 周仍无效，应查明原因。

4）注射铁剂的注意事项：需要注射铁剂者，注射前应精确计算补铁剂总量，避免致铁中毒；选用深部肌内注射，每次更换注射部位，抽药与给药必须使用不同的针头，并以“Z”字形注射方式进行，以防铁剂渗入皮下组织造成注射部位疼痛硬结；注射铁剂的不良反应除局部肿痛外尚可发生面部潮红、恶心、头痛、肌肉关节痛、淋巴结炎及荨麻疹等，严重者可发生过敏性休克，注射时最好准备盐酸肾上腺素以便抢救。偶见注射右旋糖酐铁引起过敏性休克，因此，首次注射应至少观察 1 小时。

（4）输血治疗：对于血红蛋白 <30g/L 者，应立即进行输血，但必须采取少量多次的方法，或输入浓缩的红细胞，每次 2～3ml/kg。输血速度过快、量过大，可引起心力衰竭。若心力衰竭严重者，可用换血法，以浓缩红细胞代替全血，一般不需要洋地黄治疗。输血前严格执行输血查对制度，认真校验血型及交叉配血；输血过程中应严格执行无菌操作技术；年龄越小贫血程

度越重者，每次输血量应越小，速度一般不宜太快，以免发生心力衰竭；密切观察有无输血反应，输注血制品时，给予患儿行心电监护，准确记录患儿的出入量，加强巡视，出现问题及时告知医生，以便紧急处理。

（5）心理护理：用通俗易懂的语言与患儿及其家属进行沟通，讲解缺铁性贫血的病因、临床表现、治疗方案等。随时评估患儿及其家属有无焦虑、恐惧、抑郁等心理问题，并积极实施心理干预，做好疾病知识的宣教。注意年长患儿有无因学习时注意力不易集中，理解力、记忆力较差，学习成绩下降，而产生自卑、抑郁及焦虑等心理问题；评估家属对本病的病因、危害性及防治知识的了解程度。分析导致心理问题产生的原因，通过心理上的安慰、支持、疏导、环境调整及疾病知识指导等方式缓解其心理压力，树立战胜疾病的信心。

（6）健康教育

1）饮食指导：提倡母乳喂养，做好喂养指导，及时（早产儿从 2 个月开始，足月儿从 4 个月开始）添加含铁丰富且吸收率高的辅助食品。婴幼儿食品如谷类制品、牛奶制品等应加入适量铁剂予以强化；贫血纠正后，仍应坚持合理安排小儿膳食、培养良好的饮食习惯，这是防止复发的关键；告知家属及年长患儿不良饮食习惯（如偏食、挑食）会导致此病，并帮助纠正；指导家属合理搭配患儿饮食，其中动物血、黄豆、肉类含铁较丰富，是防治缺铁的理想食品；及时补锌。

2）用药指导：服用铁剂宜从小剂量开始选用两餐间给药，以降低胃肠道的刺激；服铁剂后牙齿黑染，大便呈黑色，停用后可恢复正常。应告知患儿家属给予患儿服用水剂时宜选用吸管；服用铁剂可与维生素 C、肉类、氨基酸、果糖、脂肪酸等同服，可促进铁的吸收；禁止服用茶、咖啡、麦麸、植物盐等抑制铁吸收的食物；铁剂治疗时间：至血红蛋白正常后仍需继续服用铁剂 2 个月，目的是补足体内贮存铁；指导家属观察患儿用药后的反应及临床症状，总结规律特点，为以后积累经验；指导患儿及家属遵医嘱用药，不可滥用药物。

3）休息与活动：了解患儿的血红蛋白结果，判断其贫血程度。注意观察患儿有无活动后头晕、气促等贫血症状，有无面色、口唇、甲床等苍白，评估其活动耐受能力；保持安静舒适的环境，居室应安静整洁，干湿度适宜；在生命体征允许的情况下，适量运动，增加机体抵抗力。

4）根据患儿病情按时门诊复查血常规、生化、出凝血功能、铁代谢等。

二、营养性巨幼红细胞性贫血

营养性巨幼红细胞性贫血（nutritional megaloblastic anemia）又称大细胞

性贫血，是由于缺乏维生素 B_{12} 和（或）叶酸所引起的一种贫血。临床上以贫血、神经精神症状、红细胞的胞体变大、骨髓中出现巨幼红细胞、用维生素 B_{12} 和（或）叶酸治疗有效为特点。多见于2岁以下的婴幼儿。

【病因及发病机制】

人体所需的维生素 B_{12} 主要来自于动物性食物，如肉类、肝、肾含量较多，蛋、乳类含量少。植物性食物中含量甚少。食物中维生素 B_{12} 进入胃内后，与内因子结合成复合物在回肠吸收入血，主要贮存于肝脏。

人体所需的叶酸在绿叶蔬菜、水果、果仁、酵母、谷类和动物内脏等均含量丰富，若经加热食用叶酸可被破坏。叶酸的生理需要量为 20～50μg/d，人乳和牛乳可提供足够的叶酸，但羊乳中叶酸则明显不足。叶酸在体内大部分贮存于肝脏，正常贮存总量可供机体约4个月之需，因此短期缺乏叶酸不易引起巨幼红细胞性贫血。

引起维生素 B_{12} 和叶酸缺乏的常见原因有以下几方面：

1. 摄入量不足　胎儿可从母体获得维生素 B_{12} 和叶酸，并贮存于肝内。如孕母缺乏维生素 B_{12}、出生后单纯母乳喂养或奶粉、羊乳喂养而未及时添加辅食的婴儿易致维生素 B_{12} 和（或）叶酸缺乏；年长儿偏食、挑食者更易缺乏。

2. 吸收不良　严重营养不良、慢性腹泻或吸收不良综合征可使维生素 B_{12} 和叶酸吸收减少而引起本病。

3. 需要量增加　新生儿、未成熟儿和婴儿生长发育迅速，对维生素 B_{12} 和叶酸的需要量增加。当维生素C缺乏时，叶酸替代维生素C参与代谢，可诱发本病。严重感染时维生素 B_{12} 和叶酸在体内消耗增加，如摄入不足可诱发本病。

4. 药物影响　长期或大量应用某些药物，如广谱抗生素可抑制肠道细菌合成叶酸；抗叶酸制剂（甲氨蝶呤）及某些抗癫痫药（苯妥英钠、苯巴比妥）等可致叶酸缺乏。另外，先天性叶酸代谢障碍可致叶酸缺乏。

5. 排泄增加　肝病、心脏疾病、慢性透析以及维生素 B_{12} 缺乏时，可增加叶酸排泄。

【临床表现】

由于肝脏内贮存一定量的维生素 B_{12}，因而起病缓慢，多见于婴幼儿，发病患儿低于2岁者占96%以上。全身症状与贫血不一定成正比。

1. 一般表现　多呈虚胖或颜面轻度水肿，毛发稀疏枯黄，严重者皮肤有出血点或瘀斑。

2. 贫血表现　皮肤常呈蜡黄色，睑结膜、口唇、指甲等处苍白，偶有轻度黄疸；疲乏无力，常伴有肝、脾大；贫血重者可出现心脏扩大，甚至心力衰竭（循环系统症状较缺铁性贫血症状严重）。

3. 神经、精神症状　维生素 B_{12} 缺乏的患儿表现为面无表情、反应迟钝、表情呆滞、目光发直、少哭不笑、条件反射不易形成，智力运动发育落后，可出现倒退现象。重症者可出现不规则性震颤，手足无意识运动，甚至抽搐、感觉异常、共济失调、踝阵挛和 Babinski 征阳性等。叶酸缺乏不发生神经系统症状，但可导致精神神经异常。

4. 消化系统症状　症状出现较早，如厌食、纳差、恶心、呕吐、腹泻、舌炎和口腔炎等。

【辅助检查】

1. 外周血象　呈大细胞性贫血，平均红细胞容积（MCV）>94fl，平均红细胞血红蛋白量（MCH）>32pg。血涂片可见红细胞大小不等，以大细胞为多，可见巨幼变的有核红细胞，中性粒细胞呈分叶过多现象。网织红细胞、白细胞、血小板计数常减少。

2. 骨髓象　增生明显活跃，以红系增生为主，粒系、红系均出现巨幼变，表现为胞体变大、核染色质粗而松、副染色质明显。中性粒细胞的胞质空泡形成，核分叶过多。巨核细胞的核有过度分叶现象，巨大血小板。

3. 血清维生素 B_{12} 和叶酸测定血清　维生素 B_{12} 正常值为 200～800ng/L，<100ng/L 为缺乏。血清叶酸水平正常值为 5～6μg/L，<3μg/L 为缺乏。

4. 其他　血清乳酸脱氢酶水平明显升高，维生素 B_{12} 缺乏者血清胆红素水平中等程度升高，尿甲基丙二酸含量增高。

【诊断】

根据临床表现、血象和骨髓象可诊断为巨幼细胞性贫血。在此基础上，如神经精神症状明显，则考虑为维生素 B_{12} 缺乏所致。有条件时测定血清维生素 B_{12} 或叶酸水平可进一步协助确诊。

1. 维生素 B_{12} 缺乏所致巨幼红细胞性贫血的诊断标准如下：

（1）婴幼儿有维生素 B_{12} 摄入量不足病史。

（2）多于出生后 6 个月以后发病，贫血貌，有明显的精神神经症状（如表情呆滞、对外界反应迟钝、智力运动发育落后甚至倒退等），重症者出现不规则性震颤。

（3）血红蛋白降低，红细胞计数按比例较血红蛋白降得更低，呈大细胞性贫血，平均红细胞容积（MCV）>94fl，平均红细胞血红蛋白量（MCH）>32pg。红细胞大小不等，以大细胞多见，中性粒细胞胞体增大，分叶过多。骨髓增生活跃，红细胞系统巨幼变显著。

（4）血清维生素 B_{12} 含量<100ng/L。

具有上述第（1）～（3）项可临床诊断为本病，如同时具有第（4）项可确诊本病。

2. 叶酸缺乏所致巨幼红细胞性贫血的诊断标准如下：

（1）有叶酸摄入量不足（羊乳喂养等）、长期服用抗叶酸药或抗癫痫药或有长期腹泻史。

（2）发病高峰年龄为 4～7 个月，严重贫血貌，易激惹，体重不增，慢性腹泻等。

（3）血象和骨髓象改变与维生素 B_{12} 缺乏性贫血相同。

（4）血清叶酸含量 <3μg/L。

具有上述第（1）～（3）项可临床诊断为本病，如同时具有第（4）项可确诊本病。

【治疗】

治疗原则：祛除病因，补充维生素$_{12}$和叶酸。

1. 一般治疗　注意营养，及时添加辅食；加强护理，防止感染；震颤明显而不能进食者可鼻饲喂养，注意补钾。

2. 祛除病因　对引起维生素 B_{12} 和叶酸缺乏的原因应予祛除。

3. 维生素 B_{12} 和叶酸治疗

（1）补充维生素 B_{12}：维生素 B_{12} 500～1000μg 一次肌内注射；或每次肌内注射 100μg，每周 2～3 次，连用数周，直至临床症状好转、血象恢复正常为止；当有神经系统受累表现时，每日 1mg，连续肌内注射 2 周以上；由于维生素 B_{12} 吸收缺陷所致的患儿，每月肌内注射 1mg，长期应用。

（2）补充叶酸：口服叶酸每次 5mg，每日 3 次，连续数周至临床症状好转、血象恢复正常为止；因使用抗叶酸代谢药物而致病者，可用亚叶酸钙治疗；先天性叶酸吸收障碍者，口服叶酸剂量应增至每日 15～50mg 才有效；同时口服维生素 C 有助叶酸的吸收。

4. 对症治疗　重度贫血者可输注红细胞制剂；肌肉震颤者可给予镇静剂。

【护理】

1. 护理评估

（1）评估患儿的意识及精神状况，为患儿进行生命体征、身高、体重的测量，了解患儿家属对疾病的认知情况。

（2）询问患儿的既往史、有无过敏史、手术史及家族史。

（3）评估患儿的营养状况、自理能力；了解患儿大小便情况；了解患儿睡眠情况，有无入睡困难、烦躁等情况。

（4）了解患儿病情，包括患儿的面色、甲床、皮肤黏膜等处的色泽；有无乏力；有无出血症状；有无精神神经系统症状，包括：烦躁不安、呆滞、嗜睡、反应迟钝、少哭、不哭，智力运动发育落后，肢体乃至全身有无震颤，甚至抽搐，Babinski 征阳性等。

（5）了解患儿的相关检查及结果，主要是用于诊断的实验室检查，包括：血红蛋白、红细胞计数、网织红细胞计数、血清维生素 B_{12} 及血清叶酸等。

（6）心理-社会状况：了解患儿家属对患儿疾病拟采取的治疗方法、对治疗及可能导致并发症的认知程度、家庭经济承受能力，以提供相应的心理支持。

2. 护理措施

（1）一般护理

1）休息与活动：一般不需要卧床休息，根据患儿的活动耐受情况安排休息与活动。严重贫血者适当限制活动，协助满足其日常生活所需。

2）饮食：①改善哺乳母亲营养，及时给予患儿添加富含叶酸及维生素 B_{12} 的食物，如新鲜绿叶蔬菜、水果、果仁、酵母、谷类和肉类及动物肝、肾、海产食物及蛋类等，注意饮食均衡，合理搭配食物；②年长患儿养成良好的饮食习惯，防止偏食、挑食；③设法改变烹调方法，注意食物的色、香、味调配，以增进患儿的食欲；④若患儿舌肌震颤致吮乳或吞咽困难时，需耐心喂养，并耐心细微地训练患儿的进食能力，应少食多餐，必要时可改用鼻饲喂养，以保证机体营养需要。

3）预防感染：加强保护性隔离，与感染性疾病的患儿分室居住，注意口腔护理和皮肤护理，冬季注意保暖以防上呼吸道感染；舌炎、口腔溃疡患儿，需进温凉软食，饭前后用生理盐水（复方氯己定含漱液、康复新漱口液）漱口。

（2）病情观察：观察患儿贫血症状，结合实验室检查结果，判断患儿贫血程度，评估患儿活动耐受能力；观察患儿有无维生素 B_{12} 缺乏导致的神经、精神症状及心力衰竭、感染等并发症。震颤严重时，可使用牙垫，保护舌和口唇不被咬伤；注意安全，防止摔伤、碰伤。若伴有抽搐时，必要时遵医嘱给予镇静剂。

（3）用药护理

1）遵医嘱使用维生素 B_{12} 和（或）叶酸，注意疗效观察：一般用药 2～4 日网织红细胞开始增加，6～7 日达高峰，2 周后降至正常。神经、精神症状大多恢复较慢，少数患儿须经数月后才完全恢复。

2）维生素 C 能促进叶酸利用，同服可提高疗效。在恢复期须加用铁剂，防止红细胞生成增加，造成铁的缺乏。

3）单纯维生素 B_{12} 缺乏时，不宜加用叶酸治疗，以免加剧神经、精神症状。

4）若口服给药困难或胃肠吸收障碍可采用肌内注射。

5）药物不良反应：肌内注射维生素 B_{12}偶有过敏反应，表现为皮疹、药物热，罕见过敏性休克。注射后注意观察患儿反应，当发生过敏时及时处理。

6）长期严重维生素 B_{12}缺乏的患儿可出现局部或全身震颤甚至抽搐、感觉异常、共济失调等，应限制患儿活动，必要时遵医嘱给予镇静剂，以免发生外伤。

（4）心理护理：用通俗易懂的言语与患儿及其家属进行沟通，注意年长患儿有无因学习时注意力不易集中，理解力、记忆力较差，学习成绩下降，而产生自卑、抑郁及焦虑等心理问题；评估患儿家属对本病的病因、危害性及防治知识的了解程度。分析导致心理问题产生的原因，通过心理上的安慰、支持、疏导、环境调整及疾病知识指导等方式缓解心理压力，树立战胜疾病的信心。

（5）健康教育

1）饮食指导：婴幼儿喂养应及时添加辅食，孕妇、哺乳期妇女要保证每日食用新鲜绿色蔬菜、水果，必要时可口服叶酸；遵医嘱进行贫血治疗饮食，及时添加辅食，给予患儿富含蛋白质和叶酸、维生素 B_{12}及维生素 C 的饮食；因震颤不能吞咽者可鼻饲；叶酸缺乏者应多食绿色新鲜蔬菜、水果、酵母（经发酵的食品），烹饪不宜过度，以防叶酸被破坏；维生素 B_{12}缺乏者应多吃动物肝脏、肾和瘦肉；贫血纠正后嘱患儿要坚持合理饮食，纠正偏食、挑食的不良饮食习惯。

2）用药指导：告知患儿及其家属，遵医嘱口服叶酸和（或）维生素 B_{12}，定时服药，不可擅自停药。具体护理详见本节用药护理。

3）活动与休息：轻度贫血患儿一般不需要卧床休息，日常活动不受影响，严重贫血者，适当限制活动，协助满足其日常生活需求；对智力和运动发育落后甚至出现倒退现象的患儿，应多给予触摸、爱抚，耐心教育，同时进行相应的感觉综合训练，促进智力和体能的发育。

4）定时门诊复查，监测维生素 B_{12}及叶酸的浓度，必要时进行调药，出现不适，随时门诊就诊。

三、再生障碍性贫血

再生障碍性贫血（aplastic anemia，AA）简称再障，是由于化学、物理、生物等因素或原因不明引起骨髓造血组织显著减少，导致骨髓造血功能衰竭的一类贫血。主要表现为骨髓造血功能低下，进行性贫血、出血、感染及全血细胞减少（红细胞、粒细胞和血小板减少）的综合征。按病程及表现分为急性再障（又称重型再障-Ⅰ型）及慢性再障。慢性再障病情恶化时似急性再障又称重型再障-Ⅱ型。

【病因及发病机制】

多数患儿患病原因不明，称为原发性再障，能查出原因的称为继发性再障。现分述引发继发性再障的相关因素：

1. 药物及化学物质　药物引起再障者多见为氯霉素，其毒性可引起骨髓造血细胞受抑制及损害骨髓微环境。苯是重要的骨髓抑制毒物，长期与苯接触危害性较大（表9-3）。

2. 物理因素　电离辐射主要是X线、γ射线等可干扰DNA的复制，使造血干细胞数量减少，骨髓微环境也受损害。

3. 病毒感染　各种肝炎病毒均能损伤骨髓造血，EB病毒、流感病毒、风疹病毒等也可引起再障。

表9-3　引起再障的常见药物和化学物质

药物	抗微生物药：氯霉素、磺胺药、四环素、链霉素、异烟肼等
	解热镇静药：保泰松、吲哚美辛、阿司匹林、安乃近等
	抗惊厥药：苯妥英钠、三甲双酮等
	抗甲状腺药：甲巯咪唑、卡比马唑、甲硫氧嘧啶等
	其他：异丙嗪、米帕林、氯喹、甲苯磺丁脲、乙酰唑胺、白消安、
	抗肿瘤药：中氮芥类、环磷酰胺等
化学物质	苯及其衍生物、有机磷农药、染发剂等

【临床表现】

主要表现为进行性贫血、出血、反复感染而肝、脾、淋巴结多无肿大。脸色苍白、容易疲倦、体力变差，面容易自发性出现淤青、紫癜、出血点、鼻血不止等。临床根据病情、病程、起病缓急将再障分为急性和慢性两种类型。

1. 急性再障（重型再障-Ⅰ型）　起病急、发展快，病情凶险。早期以出血和感染表现为主。贫血呈进行性加重，输血频度高，且常出现即使大量输血仍难以纠正的重度贫血，感染和出血又可加重贫血。由于贫血难以纠正，临床多有面色苍白、头晕、心悸、乏力等明显缺血缺氧和心功能不全的表现。急性再障患儿常见口腔血泡，鼻腔黏膜及全身皮肤广泛出血，内脏出血以消化道、呼吸道多见。部分患儿可能会有眼底出血，严重者出现颅内出血。常见咽部黏膜、皮肤及肺部发生感染，严重者可合并败血症，表现为高热中毒症状。多见病原菌有大肠杆菌、铜绿假单胞菌、金黄色葡萄球菌及真菌，感染多不易控制。严重感染和颅内出血多为急性再障致死的原因。贫血早期较轻，但进展快。如果不能及时给予联合免疫抑制治疗或造血干细胞移植，而采用一般药物治疗和支持治疗，急性再障的平均生存期只有3个月，半年内死亡率为90%。

2. 慢性再障　此型较多见，起病及进展较缓慢。贫血和血小板减少往往是首发和主要表现。感染及出血均较轻，出血以皮肤黏膜为主。少数病例病情恶化可演变为急性再障（又称重型再障-Ⅱ型），预后极差。

【辅助检查】

1. 血常规　红细胞、粒细胞和血小板减少，校正后的网织红细胞 $<1\%$。至少符合以下3项中的2项：①血红蛋白 $<100g/L$；②血小板 $<100\times10^9/L$；③中性粒细胞绝对值 $<1.5\times10^9/L$（如为两系减少则必须包含血小板减少）。

2. 骨髓穿刺检查　骨髓有核细胞增生程度活跃或减低，骨髓小粒造血细胞减少，非造血细胞（淋巴细胞、网状细胞、浆细胞、肥大细胞等）比例增高；巨核细胞明显减少或缺如，红系、粒系可明显减少。由于儿童不同部位造血程度存在较大差异，骨髓穿刺部位推荐首选髂骨或胫骨（年龄小于1岁者）。

3. 骨髓活检　骨髓有核细胞增生减低，巨核细胞减少或缺如，造血组织减少，脂肪和（或）非造血细胞增多，无纤维组织增生，网状纤维染色阴性，无异常细胞浸润。如骨髓活检困难可行骨髓凝块病理检查，除外可致全血细胞减少的其他疾病。

【诊断】

依据全血细胞减少，网织红细胞低于正常，骨髓增生活跃或低下，均伴有巨核细胞减少，一般无肝、脾、淋巴结肿大。中华医学会于1987年修订了我国再障诊断和分型标准，基本与国外通用的Camitta标准接轨，沿用至今，现简要介绍和归纳如下。

1. 再障诊断标准　需要符合下列五项条件：①全血细胞减少，网织红细胞绝对计数减少；②一般无脾大；③骨髓至少1个部位增生减低或重度减低（如增生活跃，须有巨核细胞明显减少），骨髓小粒非造血细胞增多（骨髓活检等检查显示造血组织减少，脂肪组织增多）；④能除外引起全血细胞减少的其他疾病，如阵发性睡眠性血红蛋白尿、骨髓异常增生综合征、急性造血功能停滞、骨髓纤维化、恶性组织细胞病等；⑤一般抗贫血药治疗无效。

2. 再障分型　同时符合下列3项血象标准中的2项者，应诊断为重型再障（SAA）：①网织红细胞 $<1\%$，绝对计数 $<15\times10^9/L$。②中性粒细胞绝

对计数 $<0.5\times10^9/L$。③血小板 $<20\times10^9/L$。如病情进展迅速，贫血进行性加剧，伴有严重感染和内脏出血者，为急性再障（重型再障-Ⅰ型，SAA-Ⅰ）；如病情缓慢进展到上述 SAA 标准者，为慢性重型再障（重型再障-Ⅱ型，SAA-Ⅱ）；如血象未达到 SAA 标准者，则为一般慢性再障（CAA）。

【治疗】

治疗原则：

1. 祛除病因　首先找到再障的病因，然后祛除，如不再接触致病的有害物质和其他化学物质，积极治疗肝炎，禁用对骨髓有抑制作用的药物。

2. 支持治疗

（1）贫血治疗：严重贫血者可输血，慢性贫血患儿症状不明显者，尽量减少输血，避免输血并发症的产生。

（2）止血治疗：对皮肤、黏膜出血者，可用肾上腺皮质激素；对颅内、内脏出血应输浓缩血小板液或新鲜血浆。

（3）防治感染：保持个人卫生及病室清洁，严格限制探视人员，减少感染机会。发生感染时，检查感染部位并做细菌培养，同时应用广谱抗生素，必要时输入白细胞混悬液。

3. 造血干细胞移植治疗　造血干细胞移植是治疗 AA 的有效方法，具有起效快、疗效彻底、远期复发和克隆性疾病转化风险小等特点。移植时机与疾病严重程度、供体来源、白细胞抗原（HLA）相合度密切相关，应严格掌握指征。造血干细胞的来源：骨髓是最理想的造血干细胞来源；外周血干细胞次之；脐带血干细胞移植治疗 AA 的失败率较高，应慎重选择。

适应证：SAA 或 IST 治疗无效的输血依赖性非重型再障（NSAA）。

4. 免疫抑制治疗（immunosuppressive therapy，IST）　IST 是无合适供者获得性 AA 的有效治疗方法。目前常用方案包括抗胸腺/淋巴细胞球蛋白（antithymocyte/lymphocyte globulin，ATG/ALG）和环孢素 A（cyclosporine，CsA）。其他 IST 如大剂量环磷酰胺（HD-CTX）、他克莫司（FK506）或抗 CD52 单抗，对于难治、复发的 SAA 患儿可能有效，但应用经验多来源于成人 SAA，且仍为探讨性治疗手段。

5. 其他药物治疗　雄激素有促造血作用，主要不良反应为男性化。如能被患儿及其家属接受则推荐全程应用。用药期间应定期复查肝肾功能。

【护理】

1. 护理评估

（1）评估患儿的意识及精神状况，为患儿测量生命体征、身高、体重，了解患儿其家属对疾病的认知情况。

（2）询问患儿既往史、过敏史、手术史、家族史。

（3）评估患儿营养状况及自理能力，大小便情况，有无血尿、血便；了解患儿的睡眠情况。

（4）评估患儿的病情，有无精神萎靡、乏力倦怠；患儿口唇、面色、睑结膜、甲床等部位有无苍白；周身有无出血点及瘀斑；有无皮下血肿；有无发热；评估患儿有无心率增快，心前区收缩期杂音，有无心功能不全的体征；评估患儿有无颅内出血，若存在应评估患儿有无颅内压升高和神经系统体征。长期使用皮质激素的患儿应评估其有无药物性库欣综合征的体型和面容。了解患儿的治疗方案。

（5）了解患儿的相关检查及结果，主要是用于诊断的实验室检查，包括：血红蛋白、红细胞计数、网织红细胞计数、骨髓穿刺检查等。

（6）心理-社会状况：了解患儿家属对患儿疾病拟采取的治疗方法、对治疗及可能导致并发症的认知程度、家庭经济承受能力，以提供相应的心理支持。

2. 护理措施

（1）一般护理

1）休息与活动：创造气氛和谐、舒适、轻松的病室环境，每日定时开窗通风，患儿尽量卧床休息，适量运动，避免碰伤，重症贫血者可置于层流床中，预防感染。

2）饮食：给予患儿新鲜、煮透、合理营养的易消化饮食。避免辛辣、刺激、过冷和市售熟食。慎食易损伤口腔黏膜的食物，以免口腔黏膜损伤造成感染途径。血小板减少期间，有出血倾向的患儿，宜给予稍凉的流质、半流质饮食或软食，避免进食粗糙、坚硬、带刺、过烫及刺激性强的食物，以免引起消化道出血；骨髓抑制期，中性粒细胞计数$\leqslant 0.5\times10^9/L$时需进行饮食双消毒；有口腔溃疡的患儿可在进食前给予2%的利多卡因含漱，以减轻疼痛，给予患儿富含蛋白质及维生素的流质饮食，避免过热，粗糙、坚硬及酸性强的食物。

3）预防感染：避免接触上呼吸道感染患儿，探视时控制人数和时间。陪护家属应注意卫生，接触患儿前应先用流动水洗手，并佩戴口罩。嘱患儿进食后漱口，预防口腔感染，常用的漱口液有：康复新、西吡氯铵含漱液、复方氯己定含漱液等，婴幼儿也可用淡盐水漱口。每日给予患儿3%硼酸坐浴2次，以预防肛周感染。每日紫外线消毒病室。

4）预防出血：为防止皮肤黏膜出血，避免患儿抠鼻孔，嘱患儿使用软毛牙刷进行口腔清洁，避免牙龈出血，不可用牙签剔牙。保持大便通畅，避免大便干燥，血小板明显减少期间如有便秘，应及时告知医师进行处理。

（2）病情观察：再障常见症状的观察与护理。

1）感染：测量体温4次/日，观察患儿呼吸道、消化道和皮肤黏膜等常见感染部位的感染症状与体征。

2）出血：各种穿刺术后延长按压时间直至彻底止血，如有鼻出血、牙龈出血要及时通知医师进行处理；密切观察患儿周身皮肤黏膜有无出血点，淤斑等，集中医疗护理操作，尽量避免患儿剧烈哭闹。

3）鼻出血的处理：及时通知医师，让患儿采取坐位，用拇指和示指捏住鼻子的前部并用手指将鼻翼向鼻中隔处挤压，同时让患儿低头，张口呼吸，嘱其不要将血液咽下，可用盐酸肾上腺素棉球进行填塞，如按压3分钟后仍无法止血则遵医嘱请五官科急会诊，进行油纱条填塞。

4）贫血：结合患儿外周血象变化，及时发现因重度贫血所致的以心血管和中枢神经系统为主的症状与体征。给予患儿行心电监护，准确记录患儿出入量，观察患儿有无颅内压增高的体征，有无心率增快、心前区收缩期杂音、甚至有无心功能不全，一旦出现上述症状，及时通知并配合医生积极治疗。

（3）用药护理

1）输血护理：再障患儿常需进行各种成分输血，如浓缩红细胞、单采浓缩或多采血小板、各类血浆蛋白等。严格遵守输血管理制度和操作规程，输血前及时执行有关预防输血反应的医嘱。输血时控制适当的滴速，期间密切观察患儿生命体征变化，给予患儿行心电监护，准确记录患儿的出入量，及时发现和处理输血反应，必要时给予患儿应用利尿剂。

2）环孢素A：2次/日口服，间隔12小时，护士按时发药，看服到口。因服药时间长达6个月以上，住院期间密切关注患儿有无肝肾功能损害、高血压等症状。每日给予患儿测血压，必要时可加用降压药，口服环孢素A时前后应空腹1小时，每日按时口服。告知患儿及其家属不可擅自停药，需遵医嘱调药。口服免疫抑制剂期间，患儿机体抵抗力偏低，应注意预防感染，增加机体抵抗力，可口服匹多莫德或多抗甲素。

（4）心理护理：儿童SAA治疗时间长、费用高昂，患儿及其家属易失去耐心和信心，产生悲观消极情绪，甚至放弃治疗。护士要与患儿及其家属进行有效的沟通，为他们解决实际问题。让其与疗效好的患儿和家属交友，吸取经验和信心。在病情许可的情况下，组织病情稳定的患儿举办各种娱乐活动，如庆祝生日、欢度“六一”儿童节、建立患儿微型图书馆、外出参观游览等，让这些特殊的患儿与正常儿童一样，感受到社会的关爱，享受到生活的乐趣。科室建立了患儿家属与医务人员定期座谈会制度，及时了解患儿的需求，消除有关治疗的困惑。患儿出院后与患儿家属保持电话联系渠道通畅，使患儿与家属都能够树立信心，积极配合长期规范治疗和随访。

（5）健康教育

1）饮食指导：进食高蛋白、高热量、丰富维生素清淡易消化的新鲜饮食，避免食用辛辣、刺激性食物。合理营养膳食，不吃剩饭。鼓励患儿进食，保持餐具清洁，食品食具应消毒，食用水果前应洗净、去皮。指导家属经常更换烹调方式，注意食物色、香、味的调配，以增强患儿食欲。避免进食过硬的食物，从而减少口腔黏膜损伤，进餐后用漱口液（康复新、复方氯己定、西吡氯胺等）漱口，保持口腔清洁。

2）用药指导：嘱患儿和家属出院回家后要严格按时按量服用环孢素 A，为了提高医嘱的依从性，定期电话随访，定期来院监测药物血浓度，并根据血药浓度酌情调整口服药剂量，使环孢素血清峰浓度在 200ng/ml。服药期间密切观察有无肝肾损害、高血压、多毛症、齿龈肿胀等，告知患儿和家属出现上述症状时不要惊慌，不要随意擅自停药和减量，要在医生的指导下对症处理，同时告知此类症状均具有可逆性，治疗结束后将逐渐消失。此时特别要加强与即将进入或已进入青春期女孩的交流沟通，因为她们对外貌的改观比较敏感，进行积极的心理疏导对她们坚持完成治疗是有积极意义的。

3）休息与活动：根据患儿的病情，贫血程度及目前活动耐力情况，制定活动计划，决定患儿的活动量，重度贫血患儿应以卧床休息为主，间断床上及床边活动。保持室内空气清新，每日定时开窗通风。

4）根据患儿病情按时门诊复诊，定时复查血常规、生化、出凝血功能、环孢素浓度等。

5）特殊处理：①保持大便通畅，便后用清水清洗或遵医嘱每日用硼酸坐浴 10～15 分钟，预防肛周感染；②保持鼻腔湿润，不可抠鼻子，避免鼻出血发生。

第四节　血　友　病

血友病（hemophilia）是一组由于血液中某些凝血因子的缺乏而导致患儿产生严重凝血障碍的遗传性出血性疾病，男女均可发病，但绝大部分患儿为男性。包括血友病 A（甲）、血友病 B（乙）和因子Ⅺ缺乏症（曾称血友病丙）。前两者为 X- 连锁隐性遗传性疾病，后者为常染色体不完全隐性遗传。血友病 A（hemophilia A）是凝血因子Ⅷ缺乏所导致的出血性疾病，约占先天性出血性疾病的 85%。其共同特点为终生在轻微损伤后发生长时间的出血。我国的发病率较低，其中约有 80% 为血友病 A，以幼年发病、自发或轻度外伤后出血不止、血肿形成及关节出血为特征。血友病目前还无法根治，为终身性疾病，只能对症治疗，但及早诊治可预防严重并发症的发生，提高患儿的生活质量。

【病因及发病机制】

血友病甲、乙为X-连锁隐性遗传，由女性传递，男性发病。多数有家族史，血友病丙为常染色体显性或不完全性隐性遗传，两性均可发病，双亲均可传递，是一种罕见的血友病。

因子Ⅷ、Ⅸ、Ⅺ缺乏，使凝血过程第一阶段中的凝血活酶生成减少，引起血液凝固障碍，导致出血倾向。

【临床表现】

1. 出血症状　为本病的主要表现，终身轻微损伤或手术后有持久出血倾向。血友病A和血友病B的出血症状较重，血友病丙的出血症状一般较轻；血友病发病早晚及出血症状轻重与Ⅷ和Ⅸ因子活性水平有关（表9-4）。

表9-4　血友病出血症状与因子浓度关系

ⅧC/Ⅸ浓度	临床分型	出血症状
0～1%	重型	自发性出血、肌肉、关节
2%～5%	中型	偶有自发出血、小手术后严重出血
5%～30%	轻型	外伤及手术后出血
30%～50%	亚临床型	一般无出血倾向
>50%	正常	

2. 关节出血　是血友病A患儿的特殊表现之一，约见于75%的血友病A患儿。常发生在运动及创伤后，婴儿多为踝关节受累，儿童以膝关节受累常见。出血前有轻度不适，继而关节局部红、肿、热、痛，活动受限。

3. 血友病肌肉出血和血肿　以下肢、前臂、臀部多见。深部血肿有相应部位疼痛、压迫症状。如出血量多，可引起休克、贫血、黄疸及全身发热。皮下、齿龈、口腔及鼻黏膜易于受伤故为出血多发部位，但皮肤黏膜出血并非为本病的特征，皮肤瘀点、瘀斑少见。如出血发生在咽、喉易引起窒息。消化道出血、血尿较少出现。轻型患儿出血症状不多，多在损伤或手术后出血时间延长才被发现，如拔牙后有不停渗血数日者才被诊断，通常并无自发性出血。若患儿头痛、腹痛伴休克、咽喉痛伴呼吸困难，应尽早给予因子治疗。颅内出血少见，可以是自发性，但通常由外伤引起，常危及生命。对伴有剧烈头痛的血友病患儿应警惕颅内出血或硬膜下出血的可能。颅内出血、腹膜后大量出血、咽后壁出血，此三种情况出血可引起死亡。

4. 血友病丙较为少见，杂合子患儿无出血症状，只有纯合子者才有出血倾向。出血多发生于外伤或手术后，自发性出血少见。患儿的出血程度与Ⅺ

因子的活性高低并不相关，有些患儿的因子Ⅺ活性虽≥20%，却可有严重出血。本病患儿常合并Ⅴ、Ⅶ等其他因子缺乏。

5. 血友病发病年龄越早，程度越重，预后越差，重症患儿多于5岁内死亡。随着年龄增大，逐渐知道保护自己，受伤机会减少，可使病情好转。

【辅助检查】

1. 凝血时间　凝血时间延长为本病的特征。但是，仅在Ⅷ：C浓度低于1%～2%时，才延长，轻型病例可正常。出血时间及凝血酶原时间皆正常。

2. 凝血酶原消耗试验　该试验较凝血时间敏感，但敏感度不如部分凝血活酶时间。部分轻型病例可正常。

3. 白陶土部分凝血活酶时间　敏感度较高，是目前本病最简便实用的过筛试验。当因子Ⅷ、Ⅸ的活性减少至正常的30%时，即可延长，可检测轻型病例。

4. 凝血活酶生成试验　是一项敏感的检查方法，有助于诊断轻型病例，但操作方法较复杂，目前已少用。

5. 纠正试验　用于鉴别各类血友病。凝血酶原消耗及凝血活酶生成试验不正常时，可做纠正试验。正常血浆经硫酸钡吸附后，尚含有因子Ⅷ及Ⅸ；正常血清中含有因子Ⅸ、Ⅺ。患儿血浆的部分凝血活酶时间仅被正常硫酸钡吸附血浆纠正时，为因子Ⅷ缺乏症；仅被正常血清纠正时，为因子Ⅸ缺乏症；如两者皆可纠正，则为因子Ⅺ缺乏症。

6. 因子Ⅷ、Ⅸ、Ⅺ活性测定　采用凝血酶原时间一期法，将已知有关因子缺乏的血浆作为基质血浆，加入白陶土悬液、氯化钙及不同稀释度血浆或血清后，按凝固时间制成有关因子活性曲线后，对受检标本进行换算。

7. ⅧR：Ag的测定　采用不同的免疫学方法测定，血友病甲患儿血浆中含量正常或增高。

8. Ⅷ：CAg的测定　在血友病甲患儿中，血浆Ⅷ：CAg与ⅧRC平行减少。

9. 基因分析有助于诊断和产前诊断。

【诊断】

1. 诊断要点

（1）生后最初6个月并无出血症状，学走路时开始出现肌肉及关节出血。

（2）多有家族史，尤其是母系家族男性成员。

（3）手术或拔牙后发现出血时间延长，应做凝血功能检查。本病是X-连锁隐性遗传，几乎所有患儿均是男性。

2. 鉴别诊断

（1）血友病甲与乙的鉴别：可由因子活性检查分辨。

（2）血管性假性血友病（Von Willebrand's disease，VWD）：是常染色体显性或隐性遗传性疾病，男女均可发病，为最常见的先天性出血性疾病。一般出血症状较血友病轻，轻微碰撞可诱发瘀斑，黏膜出血亦常见，如鼻出血和牙龈出血，青春期少女有大量经血。

（3）其他先天性凝血因子缺乏症：如凝血酶原时间（PT）延长可由于因子Ⅱ、Ⅴ和Ⅹ缺乏，部分凝血酶原时间（APTT）延长见于因子Ⅺ缺乏，诊断需做个别因子测定。

【治疗】

治疗原则：预防出血，局部止血，替代疗法，药物治疗，基因治疗。

1. 出血处理　肢体出血应做局部冷敷，及早作替代疗法。关节或肌肉肿痛应给予镇痛药，但应避免使用阿司匹林类药物。

2. 替代疗法　皮下出血一般不需替代治疗，但关节、肌肉或内脏出血应尽快提高因子水平以止血。

（1）新鲜冰冻血浆（fresh frozen plasma，FFP）：每1ml血浆含因子Ⅷ或因子Ⅸ 1IU，因子Ⅷ半衰期仅8～12小时，因子Ⅸ半衰期为24小时。治疗内脏或关节出血需提高因子至30%，即每8～12小时给30ml/kg的FFP，患儿一般不能承受如此大容量的FFP治疗。

（2）冷沉淀物（cryoprecipitate）：可由新鲜冰冻血浆分离出，每袋容量20～30ml，含因子Ⅷ 80～100IU，因容量少和含量高，若需大量因子治疗，较FFP好。但不含因子Ⅸ。

（3）因子Ⅷ和因子Ⅸ浓缩剂。

3. 药物治疗

（1）轻型血友病甲：可使用1-脱氧-8-精氨酸加压素（desmopressin，DDAVP），将体内贮存的因子Ⅷ释放入循环血中，在小手术或拔牙前给予，可减少患儿接受血制品的机会。

（2）抗纤溶制剂：黏膜出血（如拔牙后），可先给予因子治疗止血，再给予抗纤溶剂，如6-氨基己酸以稳固血块，减少重复性给予血制品。

4. 综合治疗　血友病为慢性疾病并伴有出血及治疗引起的并发症，除医师与护士给予急诊治疗外，心理支持亦甚重要。在出血停止后应做适量物理治疗以加强肌肉力量，防止关节变形及预防再次关节出血。关节出血严重者或需骨科医师做骨膜切除术，以减低重复出血的可能性。

【护理】

1. 护理评估

（1）评估患儿的意识及精神，为患儿进行生命体征、身高、体重的测量，了解家属对疾病的认知情况。

（2）了解患儿的既往史、过敏史、手术史及家族史。

（3）评估患儿的营养状况及自理能力，了解患儿大小便情况及睡眠情况。

（4）评估患儿有无出血症状，周身有无瘀斑、瘀点或出血点；有无关节出血、关节畸形或局部肿胀；口腔黏膜、胃肠道、尿道有无出血；是否伴有颅内出血症状等；了解患儿目前的治疗方案。

（5）了解患儿的相关检查及结果，主要是用于诊断的实验室检查结果，如凝血酶原时间、部分凝血酶原时间、血常规等。

（6）心理-社会状况：了解患儿家属对患儿疾病拟采取的治疗方法、家庭经济承受能力，以提供相应的心理支持。

2. 护理措施

（1）一般护理

1）活动与休息：患儿平时在无出血的情况下，做适当的运动，对减少该病复发有利。但有活动性出血时要限制活动，以免加重出血。

2）饮食：给予患儿清淡易消化的软食，注意营养搭配，少吃热、硬食物，以免损伤牙龈或烫伤口腔黏膜，避免进食辛辣食品和边缘锐利的食物，避免使用吸管。口腔出血吞咽后可引起恶心、呕吐、腹痛等不适，并伴有大便色泽的改变，应密切观察大便的颜色及性状，以评估出血情况。

3）预防感染：做好口腔护理，进食后予以漱口液漱口，刷牙时使用软毛牙刷，避免损伤口腔黏膜。每日给予患儿3%硼酸坐浴，预防肛周感染。

（2）病情观察

1）密切观察患儿生命体征变化，精神反应等，有无周身乏力、低血压等症状；密切关注患儿大小便的改变；密切观察患儿有无神经、精神症状，瞳孔有无变化，有无头痛、头晕、呕吐等症状，以防颅内出血，若有颅内出血倾向，立即停止活动，禁止搬动患儿，立即告知医生，遵医嘱及时给予患儿心电监护、降颅压、按严重出血剂量输注Ⅷ凝血因子、止血药应用及吸氧。

2）出血的预防与护理：①预防出血：学龄前儿童应防止剧烈运动，家属随时陪伴；②防止外伤，尽量避免不必要的穿刺或注射，注射后按压穿刺部位5分钟以上，直至出血停止；③出血期间严禁热敷，因热敷会促使血管扩张，不利于止血；④患儿发现关节腔出血时，早期应给予局部冰敷并抬高患肢及固定关节并制动，抬高患肢要保持功能体位，以减少疼痛，减少出血；⑤消化道出血：早期给予患儿禁食，腹部冰敷，可减轻疼痛、呕吐，减少出血，按医嘱予以输注Ⅷ凝血因子或冷沉淀物；⑥口腔出血时要保持安静，应尽量分散患儿的注意力，给予患儿吃些冰冻食品，或用冷敷疗法，用毛巾包裹医用冰袋置于患侧颌面，使局部血管收缩，禁用抗凝及影响血小板功能的药物。

（3）用药护理：因患儿体内缺乏凝血因子Ⅷ，应在生活中慎吃对凝血功能有影响的药物或事物，如生姜、大蒜、西红柿、阿司匹林、保泰松、双嘧达莫（潘生丁）、右旋糖酐等。如患儿有发热，严禁用75%乙醇擦浴，以免加重出血。人凝血因子Ⅷ是正常血浆的组成成分，在血液凝固过程中起着必不可少的作用。人凝血因子Ⅷ（拜科奇）对纠正和预防因因子Ⅷ缺乏而致的严重出血有疗效。输入每kg体重1个单位的人凝血因子Ⅷ，可使循环血液中的因子Ⅷ水平增加2%~25%。使用注射用重组人凝血因子Ⅷ（拜科奇）时要严格无菌操作，未开盖的稀释液和浓缩剂进行加温，温度不能超过37℃。注射速度应根据患儿的反应，5~10分钟或更短时间注射完。输冷沉淀物时冷沉淀于37℃水浴（不能超过37℃）进行快速融化，融化后必须在4小时内输注完毕。输注的速度以患儿可耐受的最快速度输入。婴幼儿应掌握ABO同型输注。冷沉淀黏度较大，如经静脉推注，最好在注射器内加入少量枸橼酸钠溶液，以免注射时发生凝集而阻塞针头。如若病情许可，每袋可用少量生理盐水（10~15ml）稀释后经输血器静脉输注。输注时要注意预防过敏反应，如荨麻疹、发热、头痛及背痛等。

（4）输血护理：输血时应预防输血反应保证静脉输注血制品的安全。首先评估患儿既往输入血液制品有无过敏情况。遵医嘱在输入血液制品前给予抗过敏药，如氯雷他定（开瑞坦）或地塞米松等。输入血液制品时，开始需慢点，观察15分钟后无过敏反应，可酌情将速度调快。如出现过敏反应或可疑过敏反应，即刻停止输入，通知医师给予相应处理。保留血液制品及输血器送检。

（5）心理护理：血友病是一种终身性疾病，病程时间长，费用高，给患儿及家属带来一定的经济及心理压力。除了向家属和患儿讲解血友病相关知识，使其充分了解治疗、护理，积极配合，协助医护人员共同完成好治疗、护理工作。

（6）健康教育

1）饮食指导：给予患儿清淡易消化的软食，注意营养搭配，少吃热、硬食物，以免损伤牙龈或烫伤口腔黏膜，避免进食辛辣食品和边缘锐利的食物，避免使用吸管；保证食品食具的清洁，养成良好的饮食习惯。

2）用药指导：禁服阿司匹林、双嘧达莫等影响血小板功能的药物，以防出血加重。

3）休息与活动：平时在无出血的情况下，患儿应做适当的运动，对减少该病复发有利；但若有活动性出血时要限制活动，以免加重出血；平日活动要适量，避免受伤；嘱患儿不做剧烈的运动，如排球、篮球、跳高、跳远，避免玩尖锐的玩具，为患儿创造安全环境，尽可能使用保护器具，避免持重关节如髋、踝、肘、腕关节出血或深部组织血肿，一旦碰伤应及时就医。

4）根据患儿病情按时门诊复查，定期检测各项指标，出现不适，及时就诊。

5）家庭治疗：最主要的手段还是注射凝血因子Ⅷ（拜科奇），指导家属掌握注射的方法及正确计算注射的剂量，并指导家属一旦发现出血倾向应去当地医疗机构注射注射用重组人凝血因子Ⅷ。还要指导家属正确保存药品，确保药品在有效期内，能正确记录家庭治疗过程和效果，及时向血友病治疗中心反馈，定期向血友病治疗中心进行咨询，接受定期随访。家庭治疗和护理能达到快速治疗止血，避免延误时间，减少住院，保证患儿正常的学习和生活。更易于进行预防治疗，不仅降低血友病患儿的死亡率及致残率，而且还能提高血友病患儿的生活质量。

6）出血的预防及护理详见本节出血的护理。

第五节 原发性免疫性血小板减少症

原发性免疫性血小板减少症（immune thrombocytopenic purpura）是小儿最常见的出血性疾病。国内统计占出血性疾病住院患儿总数的25%～40%。其主要临床特点是：皮肤、黏膜自发性出血，血小板减少，骨髓巨核细胞数正常或增多，出血时间延长，血块收缩不良，束臂试验阳性。ITP发病率很高，无明显的地域和种族区别。本病为自限性疾病，绝大多数患儿在几个月内自行恢复，少数患儿可因严重出血引起死亡。本病分为急性型及慢性型两种类型。免疫性血小板减少性紫癜急性期多见于2～6岁儿童，病程≤6个月，起病前常有上呼吸道感染史，起病急骤，但痊愈后很少复发。慢性型多见于20～40岁的女性，病程≥6个月，起病缓慢，出血症状相对较轻，常反复发生皮肤黏膜瘀点、瘀斑，每次发作常持续数周或数月、甚至数年。

【病因及发病机制】

目前ITP的病因和发病机制尚未完全阐明，可能与多种原因引起的机体免疫紊乱有关，发病前常有急性病毒感染病史。病毒感染或其他因素使机体T淋巴细胞功能缺陷，促使B淋巴细胞产生血小板相关抗体（PAIgG），PAIgG与血小板膜发生交叉反应，使血小板受到损伤而被单核-巨噬细胞系统破坏，导致血小板减少。PAIgG的含量与血小板数呈负相关关系；但也有少数患儿的 PAIgG 含量不增高，其原因尚待研究。此外，在病毒感染后，体内形成的抗原-抗体复合物可附着于血小板表面，使血小板易被单核-巨噬细胞系统吞噬和破坏而导致血小板减少。补体在 ITP 的发病也起一定作用，补体 C_3、C_4 可与血小板表面 IgG 结合，使 PAC_3、PAC_4 增加，导致血小板被破坏。

其他可能的诱因包括：支原体感染、细菌感染、药物介导（如利巴韦林、肝素、萘普生、卡马西平等）；疫苗相关（如乙肝病毒疫苗、卡介苗、白百破三联疫苗、脊髓灰质炎糖丸、麻疹、腮腺炎、风疹混合疫苗、流感疫苗等），少数患儿也可无任何诱因而发病。

【临床表现】

本病见于小儿各年龄期，分为急性型和慢性型。

1. 急性型　此型较为常见，多见于 2 ~ 8 岁小儿，男女发病率无差异。患儿于发病前 1 ~3 周常有急性病毒感染史，如上呼吸道感染、腮腺炎、麻疹等，偶亦见于接种某些疫苗之后发生。起病急骤，常有发热；以自发性皮肤和黏膜出血为突出表现，多为针尖大小的皮内或皮下出血点，或为瘀斑和紫癜，分布不均，通常以四肢较多，躯干则较少见；常伴有鼻出血或牙龈出血，也可有便血，胃肠道大出血少见，偶见肉眼血尿。青春期女性患儿可有月经量过多。少数患儿可有结膜下和视网膜出血。颅内出血少见，如一旦发生，则预后不良。出血严重者可致贫血。淋巴结不肿大，肝脾偶见轻度肿大。血小板数 $<20 \times 10^9/L$。本病呈自限性经过，85% ~90% 的患儿于发病后 1 ~6 个月内能自愈。约有 10% 的患儿转变为慢性型。病死率小于 1%，主要致死原因为颅内出血。

2. 慢性型　此型病程超过 6 个月，多见于学龄期儿童，男女发病比例约为 1:3。起病缓慢，出血症状较急性型轻，主要表现为皮肤黏膜自发性出血，可为持续性出血或反复发作出血，每次发作可持续数月至数年，病程呈发作与间歇缓解交替出现。间歇期的长短不一，在间歇期可全无出血或仅有轻度鼻出血。血小板数一般在（30 ~ 80）$\times 10^9/L$。约 30% 的患儿于发病数年后自然缓解。反复发作者脾常轻度肿大。

【辅助检查】

1. 血象　血小板计数通常 $<100 \times 10^9/L$，血小板 $\geq 30 \times 10^9/L$ 时可无出血症状。急性 ITP 血小板计数通常低于 $20 \times 10^9/L$，慢性 ITP 血小板一般为（30 ~80）$\times 10^9/L$。失血较多时，可有贫血；白细胞数正常，出血时间延长，凝血时间正常，血块收缩不良，血清凝血酶原消耗不良。

2. 骨髓象　国外学者不建议将其作为常规检查项目，而国内专家仍充分肯定骨髓检查对于 ITP 的鉴别诊断价值。骨髓巨核细胞数正常或增多，慢性型显著增多。巨核细胞的胞体大小不一，以小巨核细胞较为多见；幼稚巨核细胞增多，核分叶减少，且常有空泡形成、颗粒减少和细胞质少等现象。

3. 血小板抗体测定　主要是 PAIgG 增高，可用荧光标记或酶联免疫等方法测定。但 PAIgG 增高并非 ITP 的特异性改变，其他免疫性疾病亦可增高；如同时检测 PAIgM 和 PAIgA，以及测定结合在血小板表面的糖蛋白、血小板内的抗 GP Ⅱ b/Ⅲ a 自身抗体和 GPIb/Ⅸ自身抗体等可提高临床诊断的敏感性和特异性。

4. 血小板寿命测定　血小板存活时间缩短，甚至只有数小时（正常为 8～10 天），一般不作为常规检查。

5. 其他　束臂试验阳性，慢性 ITP 患儿的血小板黏附和聚集功能可以异常。

【诊断】

根据病史、临床表现和实验室检查即可作出诊断。美国血液学会（ASH，2011）根据临床病程的长短将本症分为三型（不适用于继发性 ITP）：①新诊断的 ITP：确诊后 <3 个月；②持续性 ITP：确诊后 3～12 个月；③慢性 ITP：确诊后 >12 个月以上。ASH 还界定，重型 ITP 患儿发病时需要紧急处理的出血症状或病程中新的出血症状必须应用提升血小板的药物治疗，包括增加原有药物的剂量；难治性 ITP 是指脾脏切除术后仍为重型 ITP 的患儿。

【治疗】

治疗原则：避免外伤，皮质激素治疗，大剂量丙球，输血或血小板，必要时脾切除。

1. 一般治疗　在急性出血期以住院治疗为宜，应避免外伤；明显出血时应卧床休息。

2. 药物治疗

（1）大剂量静脉丙种球蛋白：常用剂量为每日 0.8g/kg，根据情况使用 1～2 日。

（2）肾上腺皮质激素：常用泼尼松，每日 1.5～2mg/kg，顿服或分 3 次口服。出血严重者可用冲击疗法：地塞米松每日 1.5～2mg/kg，或甲泼尼龙每日 30～50mg/kg，静脉滴注，连用 3 日，症状缓解后改服泼尼松。血小板数回升至接近正常水平即可逐渐减量，疗程一般不超过 4 周。停药后如有复发，可再用泼尼松治疗。

（3）血小板及红细胞输注：出血严重、危及生命时可输注血小板，同时用较大剂量的肾上腺皮质激素，以减少输入的血小板被破坏；因出血而致贫血时，可输红细胞。

(4) 免疫抑制剂治疗：激素和丙种球蛋白治疗无效及慢性难治性病例者，主要用于治疗慢性 ITP。环孢素 A（CsA）单用或与泼尼松合用。初起 4~9mg/(kg·d)，疗程 2~3 个月，病情稳定后逐渐减量。必要时联合化疗。免疫抑制剂的不良反应多，用药期间应严密观察，定时检查患儿血常规和肝、肾功能。

3. 脾切除：指征病程 >1 年，年龄 >5 岁，反复出血药物治疗无效或需长期服用糖皮质激素出现严重的不良反应者，有效率约 70%，术前必须做骨髓检查，巨核细胞数减少者不宜做脾切除。术前 PAIgG 极度增高者，脾切除的疗效亦较差。

【护理】

1. 护理评估

(1) 评估患儿的意识及精神状态，为患儿测量生命体征、身高、体重，了解患儿家属对疾病的认知情况。

(2) 询问患儿的既往史、过敏史、手术史及家族史。

(3) 评估患儿的营养状况及自理能力，了解患儿的大小便情况及睡眠情况。

(4) 评估患儿的病情，询问患儿发病前有无急性病毒感染史；有无发热；有无自发性皮肤黏膜出血；周身有无出血点、瘀斑或紫癜；询问患儿有无鼻出血或牙龈出血；有无胃肠道出血、肉眼血尿；评估患儿有无结膜下或视网膜出血，警惕患儿是否存在颅内出血，有无头晕、呕吐、失语、烦躁不安、神志改变等症状。了解患儿目前的治疗方案。

(5) 了解患儿的相关检查结果，主要是与诊断有关的实验室检查结果，如血小板计数、血小板抗体测定、骨髓穿刺检查等。

(6) 心理-社会状况：了解患儿家属对患儿疾病拟采取的治疗方法、家庭经济承受能力，以提供相应的心理支持。

2. 护理措施

(1) 一般护理

1) 休息与活动：保持病室安静整洁，温湿度适宜，定时开窗通风，使用紫外线消毒，每日至少 1 次；患儿血小板减少时，嘱尽量减少活动，血小板 $\leqslant 20 \times 10^9$/L 时，患儿需卧床休息，并嘱其头部制动，避免剧烈哭闹，防止颅内出血；避免体力消耗，减少和避免发生损伤。

2) 饮食：①一般给予患儿高热量、高蛋白、高维生素，清淡易消化的食物，避免进食生硬、粗糙带刺的食物；②多饮水，以补充热量和水分的消耗，若伴有贫血应选用含铁丰富的食物；③血小板低于 50×10^9/L 的患儿应进食清淡易消化软食或半流质软食，禁食过硬、难消化的食物，以防消化道出血；④口腔、牙龈出血时应鼓励患儿进食清淡、少渣软食，以防口腔黏膜损伤，加强口腔护理，进食后用漱口水漱口；⑤对继发感染的患儿应选用高蛋白、高热量、富含维生素的食物，以加强营养，提高机体抵抗力；⑥对发热的患儿则进食高热量、高维生素、蛋白质丰富、清淡、易消化食物。

3）预防感染：①环境舒适，注意保护性隔离，与感染患儿分病室居住，有条件的安排单间；②病房内定时开窗通风，每日2次，保持空气新鲜。每日使用紫外线消毒房间30分钟；③限制陪护，减少探视，尤其是患有呼吸道感染或其他传染病者谢绝探视，以免交叉感染；④每日地面使用10‰含氯消毒剂进行清扫；⑤养成良好的个人卫生习惯，加强手卫生意识，防止病从口入；⑥进食后使用康复新、复方氯己定、淡盐水等漱口液进行漱口，预防口腔感染。

4）皮肤的护理：保持床单平整，避免皮肤摩擦及肢体受压，保持皮肤清洁，尽量避免人为创伤，如进行各种穿刺时必须快速、准确，严格执行无菌操作。发生出血时，应定时检查出血部位，注意出血点、瘀斑情况。

（2）病情观察

1）密切关注患儿生命体征变化，注意观察患儿有无出血倾向，观察患儿全身皮肤黏膜有无出血点或瘀斑，观察患儿有无鼻出血、血尿、血便、咯血以及烦躁不安、头痛及神志改变。如有上述症状及时告知医师，予以相应处理。

2）出血的护理：①避免损伤：急性期应减少活动，避免创伤，尤其是头部外伤，明显出血患儿应卧床休息；为患儿提供安全的环境，床头、床栏及家具的尖角用软物包扎，禁忌玩锋利的玩具，限制剧烈运动，如篮球、足球、爬树等，以免碰伤、刺伤或摔伤；尽量减少肌内注射或深静脉穿刺抽血，必要时应延长压迫时间，以免形成深部血肿；禁食坚硬、过热、油炸、多刺及刺激性的食物，防止损伤口腔黏膜及牙龈出血；刷牙时选用软毛牙刷，或盐水漱口，以保护口腔黏膜；天气干燥时可用液状石蜡油滴鼻，湿润鼻腔，告知患儿及其家属不可用手挖鼻孔，以防鼻出血发生；保持大便通畅，防止用力排便时腹压增高而诱发颅内出血。②消化道出血的护理：消化道少量出血患儿，可进食温凉的流质饮食；大量出血患儿应禁食，待出血停止24小时后方可给予流质饮食，建立静脉输液通道、配血、做好输血准备，保证液体入量，准确记录出血的量、性质、颜色；③鼻出血的护理：指导患儿勿用手挖鼻孔和用力擤鼻。鼻腔干燥时，可用棉签蘸少许石蜡油或抗生素软膏轻轻涂擦，防止干裂出血，少量出血时可用棉球或明胶海绵填塞，局部冷敷。出血严重时，尤其是后鼻腔出血可用凡士林油纱条做后鼻孔填塞术。

（3）用药护理

1）激素：按时按量服用激素，不可随意加减药量，当服用激素时血小板回升至接近正常值时，应遵医嘱逐渐减量，不可突然停药，以免引起不良后果。注意激素不良反应，避免感染。

2）丙种球蛋白：严格控制输液速度，注意操作流程，输注过程中，密切关注患儿生命体征变化，出现不适应暂停输注，告知医师，给予相应处理后再酌情进行输注。

3）免疫抑制剂：口服环孢素A时，应按时按量口服，不可擅自将药物减停或改量，定期检测血药浓度（200～300ng/ml），疗程2～3个月，有效率60%～80%。口服环孢素A前后各1小时内应禁食，不可与其他药物同时服用；药物不良反应：肝肾功损害、多毛及牙龈增生等。

（4）心理护理：良好的心理状态对配合临床治疗及疾病的康复起着积极重要的促进作用。当患儿发生出血症状时，常常恐惧不安，这时在护理上应加强与患儿及其家属沟通交流，消除其对病症的恐惧心理。在护理中必要的精神安慰可以使患儿避免因情绪过度紧张而激发加重出血，必要时还应遵医嘱给予镇静剂。因此，要求护理人员要予以高度的同情心和责任感，关心体贴患儿。进行各种检查及特殊治疗时，应向其做好解释工作。经常巡视病房，与患儿及其家属沟通，讲解疾病的相关知识，鼓励患儿树立战胜疾病的信心。

（5）健康教育

1）饮食指导：根据出血情况选用流食、半流食或普食，富含高蛋白、高维生素，少渣饮食。饮食上不吃过硬、油炸、过热、刺激性强的食物，避免消化道黏膜损伤出血。

2）用药指导：大剂量糖皮质激素服用5～6周易出现库欣综合征、高血压、感染、血糖增高等，停药后可恢复；定期复查血压、血糖、白细胞计数，及早发现可疑的不良反应；患儿服药期间，不与感染患儿接触，忌用抑制血小板功能的药物如阿司匹林等；应用环孢素A治疗的患儿，服药期间应定期检测环孢素的血药浓度，服药前后1小时应禁食，不与其他药物同服；遵医嘱口服药物，不可擅自停药或改药。

3）休息与活动：血小板偏低时需卧床休息，进行间断床上运动；症状缓解后可进行适当运动，以增加机体抵抗力，外出戴口罩。注意避免磕碰，不玩尖利的玩具、不使用锐利的工具，不做剧烈运动，常剪指甲，避免搔抓皮肤，刷牙时使用软毛牙刷。

4）密切关注患儿病情变化，有无新发出血点等，根据患儿病情，按时复诊，定期检测血常规、生化、出凝血功能，口服环孢素A患儿定时监测血药浓度，出现不适及时门诊就诊。

第六节 过敏性紫癜

过敏性紫癜（anaphylactoidpurpura）又称亨-舒综合征，是以毛细血管变态反应性炎症为病理基础的结缔组织病，以小血管炎为主要病变的系统性血管炎。临床上以血小板不减少性紫癜、关节肿痛、腹痛、便血、血尿和蛋白尿为特征。多发生于2~8岁的儿童，男孩多于女孩，一年四季均可发病，以春秋两季居多。

【病因及发病机制】

1. 病因　不明确，目前认为本病是一种免疫反应性疾病，其发病可能与以下因素有关：感染（细菌、病毒、寄生虫等）、食物（牛奶、鸡蛋、鱼、虾、蟹等）、药物（安乃近、氯霉素、磺胺类、异烟肼、阿司匹林等）、花粉、疫苗接种、蚊虫叮咬等。患儿在发病前1~3周有上呼吸道感染史，约50%的患儿有链球菌感染，且具有家族遗传倾向。

2. 发病机制　主要是具有敏感素质的机体对上述致敏因素发生不恰当的免疫应答，形成免疫复合物，沉积于全身小血管壁，引起血管炎。严重时可发生坏死性小动脉炎，血管壁通透性增加导致皮肤、黏膜和内脏、器官出血及水肿。

组织损伤的免疫反应有两种方式：一种为速发型变态反应，无补体参与，体内产生的抗体与再次进入体内的抗原发生免疫反应，使组织和器官损伤；另一种是有补体参与的免疫反应，机体产生自身抗原，形成抗原抗体复合物，从而造成组织和器官损伤。

【临床表现】

多为急性起病，各种症状可以不同组合，出现顺序先后不一，首发症状以皮肤紫癜为主，少数病例以腹痛、关节炎或肾脏症状首先出现。起病前1~3周常有上呼吸道感染史，可伴有不规则发热、乏力、食欲减退、头痛、腹痛及关节痛等非特异性表现。

1. 皮肤紫癜　反复出现皮肤紫癜为本病特征，多见于四肢及臀部，呈对称性，分批出现，伸侧较多，面部及躯干较少。初起呈紫红色斑丘疹，高于皮面，压之不褪色，数日后转为暗紫色，最终呈棕褐色而消退。少数重症患儿紫癜可融合成大疱伴出血性坏死。部分病例可伴有荨麻疹和血管神经性水肿。皮肤紫癜一般在4~6周后消退，部分患儿间隔数周、数月后又复发。

2. 胃肠道症　状约见于2/3的患儿出现消化道症状。一般以阵发性剧烈腹痛为主，伴恶心、呕吐或血便。腹痛位于脐周和下腹部。此型临床称为“腹型”。少数患儿偶尔并发肠套叠、肠梗阻或肠穿孔及出血性坏死性小肠炎，均需外科手术治疗。但应注意若腹痛出现在皮肤症状之前，易误诊为外科急腹症，甚至误行手术治疗。

3. 关节症状　约1/3患儿可出现膝、踝、肘、腕等大关节肿痛，表现为关节及关节周围肿胀、疼痛及触痛，同时伴有活动受限。此型临床称为“关节型”。关节腔有浆液性积液，但一般无出血。关节病变常为一过性，多在数日内消失，不遗留关节畸形。

4. 肾脏症状　30%～60%患儿有肾脏受损的临床表现。多发生于起病1个月内，亦可在过敏性紫癜的全过程，甚至皮疹消退后的静止期。症状轻重不一，呈肾炎、肾病综合征或慢性肾衰竭表现。可见血尿、蛋白尿和管型，甚至可有水肿和高血压。此型临床称为“肾型”。虽然半数以上患儿可自行痊愈，但少数患儿的血尿、蛋白尿及高血压可持续很久。

5. 其他表现　偶尔发生颅内出血、肺出血、鼻出血、牙龈出血、心肌炎、睾丸炎等。

【辅助检查】

无特异性试验指标，以下检查多以鉴别诊断为目的。

1. 白细胞正常或增加，中性粒细胞可增高，嗜酸性粒细胞增加并不多见；除非严重出血，一般无贫血；血小板计数正常甚至升高，出血时间和凝血时间正常，血块收缩试验正常，部分患儿毛细血管脆性试验阳性。

2. 尿常规　可有红细胞、蛋白、管型，重症有肉眼血尿。

3. 消化道受累时大便潜血可呈阳性。

4. 红细胞沉降率（ESR）正常或增快；血清IgA可升高，IgG和IgM正常或轻度升高；C3、C4正常或升高；ANA及RF阴性；重症者血浆黏度增高。

5. 腹部B超声检查　有利于早期诊断肠套叠；有中枢神经系统症状患儿可行头颅MRI检查；肾脏症状较重和迁延者可行肾活检病理检查，以了解病情并给予相应治疗。

【诊断】

皮肤症状典型者，如紫癜在大腿伸侧和臀部分批出现，对称分布，大小不等，诊断并不困难；若有临床表现不典型，皮肤未出现紫癜时，容易误诊为其他疾病，需与免疫性血小板减少性紫癜、风湿性关节炎、败血症、其他肾脏疾病和外科急腹症等鉴别。

【治疗】

1. 一般治疗积极寻找和祛除致病因素，卧床休息；控制感染，补充维生素。腹痛时应用解痉剂，消化道大出血时应禁食，可静脉滴注西咪替丁，必要时输血；有荨麻疹或血管神经性水肿时，应用抗组胺药物及钙剂进行抗过敏治疗。

2. 糖皮质激素和免疫抑制剂内脏受累时可予以激素治疗；急性期对腹痛和关节痛可缓解，但预防肾脏损害的发生疗效不确切，亦不能影响预后。泼尼松，每日 1～2mg/kg，分次口服，或用地塞米松、甲泼尼龙，每日 5～10mg/kg，静脉输注，症状缓解后即可停用。严重过敏性紫癜肾炎可加用免疫抑制剂，如雷公藤多苷片、环磷酰胺、硫唑嘌呤等。

3. 抗凝治疗阻止血小板聚集和血栓形成的药物（双嘧达莫、阿司匹林）口服，必要时可应用肝素和尿激酶静脉滴注。

4. 其他利于血管炎恢复方面，可应用钙拮抗剂，如硝苯地平，每日 0.5～1.0mg/kg，分次服用；非甾体抗炎药，如吲哚美辛，每日 2～3mg/kg，分次服用。中成药，如贞芪扶正冲剂、复方丹参片、银杏叶片，口服 3～6 个月，可补肾益气，活血化瘀。

【护理】

1. 护理评估

（1）评估患儿的意识及精神状况，为患儿测量生命体征、身高、体重，了解患儿家属对疾病的认知情况，特别是本病易复发以及肾脏损害问题。

（2）询问患儿既往史、发病前是否接触过敏原如用药、食物、花粉和蚊虫叮咬等，有无家族史、手术史。

（3）评估患儿的营养状况及自理能力，了解患儿的大小便情况，有无血尿或血便，评估患儿的睡眠状况。

（4）评估患儿病情，询问患儿皮疹出现的时间及分布；了解患儿是否有出血症状及有无关节肿胀情况；有无皮肤紫癜，周身出血点；有无胃肠道症状如恶心、呕吐、腹痛等；有无关节疼痛和活动受限、有无肾脏症状如水肿、血尿、蛋白尿等；评估患儿有无法乏力、发热、食欲减退等。

（5）了解患儿的相关检查结果，主要包含用于诊断的实验室检查结果，如血常规、出凝血时间、束臂试验结果、尿常规等。

（6）心理-社会状况：了解患儿家属对患儿疾病拟采取的治疗方法、家庭经济承受能力，家属有无紧张、焦虑等心理，从而以提供相应的心理支持。

2. 护理措施

（1）一般护理

1）活动与休息：保持室内空气新鲜，经常通风，温湿度适宜，急性期患儿绝对卧床休息，待病情稳定后可适当活动。

2）饮食护理：饮食护理尤为重要，饮食治疗在本病的康复中起重要作用，应给予患儿维生素丰富，尤其多食富含维生素C及维生素K的食物，如新鲜蔬菜、水果。维生素C是保护血管和降低血管通透性的必需物质；维生素K可增加凝血因子的水平，有利于凝血和止血。进食清淡、少渣或无渣，易消化的流质饮食或软食，少食多餐，禁食动物蛋白，如鱼、虾、鸡蛋、牛奶等；忌食辛辣、油腻、粗糙、硬质食物，以免损伤消化道黏膜；肾型紫癜患儿还应给予低盐饮食；腹型紫癜患儿如出现剧烈腹痛时应禁食；有消化道出血时，应给予无渣流食，严重者应禁食水，必要时给予患儿静脉营养治疗。

3）预防感染：注意保护性隔离，凡有感冒或其他感染性疾病的患儿应避免与患儿接触，预防交叉感染。患儿进食后用复方氯己定、康复新或淡盐水漱口，以防口腔感染。使用3%硼酸坐浴，预防肛周感染。

（2）病情观察

1）一般观察：密切观察患儿生命体征变化，注意患儿尿色、尿量，大便的颜色及性状，避免大便干燥，准确记录出入量。

2）皮肤护理：皮疹及皮肤紫癜是本病的主要特征之一，多发生在四肢，下肢及臀部尤多。应密切观察皮疹形态、颜色、数量、部位、是否有新出血点，每日详细记录皮疹变化。患儿应剪短指甲，嘱其勿搔抓皮疹处，如有破溃应及时处理，防止出血和感染；如无破溃瘙痒明显，可用炉甘石洗剂外涂瘙痒处；保持皮肤清洁、干燥，勤洗澡，勤更换柔软干净的内衣，不可用肥皂擦洗皮肤，注射时要避开皮肤紫癜处。除去可能存在的致敏原。

3）腹痛护理：患儿多为阵发性剧烈性腹痛，以脐周或下腹部明显。应给予患儿卧床休息，并观察患儿有无呕吐、便血等。注意观察患儿疼痛的部位、性质、程度及持续时间，当患儿呕吐时，取侧卧位，保持呼吸道通畅，防止窒息发生，并详细记录呕吐物的颜色，性质和量。腹痛时严禁腹部热敷，以及强行按摩，防止意外发生。必要时遵医嘱给予解痉剂缓解疼痛，正确应用止血药。腹痛缓解后应给予患儿无动物蛋白、无渣流质饮食少许，待激素使用2～3日后腹痛、关节痛消失，无新发的皮肤紫癜出现时，饮食可开始增加至有渣食物，再添加少许青菜泥2日内病情无反复，再加另一种蔬菜，若病情严重者应给予患儿禁食，经静脉供给营养。

4）关节疼痛护理：嘱患儿卧床休息，观察疼痛部位，性质，程度及肿胀情况，保持患肢功能位置，协助患儿取舒适体位，分散患儿注意力缓解疼痛，避免在患肢进行静脉输注。膝关节疼痛的患儿可在膝下垫一小枕，使关节处于放松位，以减轻疼痛。

（3）用药护理

1）避免接触致敏原，积极控制感染。

2）使用肾上腺皮质激素时首选泼尼松，应按时按量服药逐渐减量，不可擅自停药。

3）应用甲泼尼龙冲击治疗时注意监测血压、心率、呼吸的变化，防止血压突变，控制滴速，最好泵入。

4）应用钙剂时应加强巡视，防止药物外渗，钙剂易与多种药物发生反应，应单独进行静脉输注。

5）因静脉留置针常采用肝素封管，过量可致自发性出血加重，应严格观察患儿有无皮肤黏膜、消化道出血、伤口出血加重的情况，应控制推注肝素的剂量，避免超量使用。

（4）心理护理：由于患儿家属对过敏性紫癜知识了解比较缺乏，致敏原因复杂，一部分患儿不能马上找到致病原因；再加上皮肤出血点，腹痛、关节痛等多种复杂症状，家属十分焦急，会产生过度恐惧以及绝望等心理反应。积极应对患儿的需求，对家属进行发病机制和治疗方案的详细解释。进行床头交接班，并与家属进行良好的沟通，及时发现患儿的异常行为。生活上主动关心患儿，取得其信任，增加其安全感。关心、爱护患儿，鼓励家属尽量保持乐观情绪，树立治愈的信心。

（5）健康教育

1）饮食指导：注意饮食，因过敏性紫癜多由过敏原引起，应禁食葱、蒜、辣椒、酒等刺激性食物，可适当地逐渐增加蔬菜品种，给予患儿清淡、少渣或无渣，易消化的流质饮食或软食，食物中应含有大量的维生素 C 及维生素 K 的食物。

2）用药指导：嘱患儿家属按医嘱用药，尤其是激素应按要求逐渐减量，不可擅自将药物减停或更改药量。慎用能诱发本病的食物、药物等。详见本节治疗及用药护理。

3）活动与休息：患儿需注意休息，尤其发作期 3 个月左右，不能过于劳累，尽量减少活动，避免磕碰，以防出血，以免加重病情。避免情绪波动及精神刺激；控制和预防感染，积极清除感染灶，避免造成疾病的反复或加重，不去人群密集的地方，预防呼吸道、消化道等疾病，若感冒应给予患儿隔离；患病后不宜进行预防接种，避免与花粉等过敏原相接触，防止过敏。

4）患儿 3 个月内每 1～2 周查一次尿常规，3 个月后每月查一次尿常规。根据患儿病情，按时复查相应指标，预防感染，出现不适，随时门诊就诊。

第七节 急性白血病

白血病（leukaemia）是儿童肿瘤中最常见的恶性疾病，约占所有儿童恶性肿瘤的30%。是骨髓内某一系造血细胞，出现克隆性扩增而不受控制地增生，破坏正常造血系统，并由血液输送到全身各器官组织，引起各种症状。儿童白血病主要为急性白血病（acute leukaemia），约占95%，15岁以下儿童发病率为（3～4）/10万，慢性白血病在儿童较罕见。男性发病率高于女性。目前病因尚不完全明了，临床可见有不同程度的贫血、出血、感染发热及肝、脾、淋巴结肿大和骨骼疼痛等。

【病因及发病机制】

1. 病因　经过大量的研究工作，病因尚不完全清楚，可能与以下因素有关：

1）化学因素　接触苯及其衍生物、重金属、氯霉素、保泰松和细胞毒药物的人群，其白血病发病率高于一般人群。化学物质与药物诱发白血病的机制不明，可能是这些物质破坏了机体免疫功能，使免疫监视功能降低，而诱发白血病。

2）病毒因素　病毒感染与白血病产生的关系，很多研究在进行中，但至今尚无一种病毒被证实与儿童白血病有密切关系。成人T细胞白血病，与人类T细胞白血病病毒（HTLV1，2）是有关系，但在儿童白血病却无此发现。急性淋巴白血病较常见于发达地区及国家，有理论提出在那些地区的儿童，在初生的数年因较少受到感染，故此免疫能力相对较为幼稚，因而可能出现对普通感染产生一种罕有的反应，继而出现基因转变的癌细胞。

3）遗传因素　有染色体畸变的人群白血病的发病率高于正常人。当家庭中一个成员发生白血病时，其近亲白血病的发生率较一般人高4倍，单卵孪生儿中一个患白血病，另一个患病率为20%～25%。染色体数量的增加或减少等数目异常，以及易位、倒置、缺失等结构异常，使基因的结构、表达异常，基因表达和（或）基因的失活是细胞恶变的基础之一。

4）放射因素　电离辐射、放射、核辐射等可能激活隐藏在体内的白血病病毒，使癌基因畸变或因抑制机体的免疫功能而致白血病。接受过量放射线诊断和治疗也可能导致白血病发生率增加。

2. 发病机制　尚未完全明确，下列机制可能在白血病的发病中起重要作用。

1）原癌基因的转化：当机体受到致癌因素作用时，原癌基因可发生突变、染色体重排或基因扩增，转化为肿瘤基因，从而导致白血病的发生。

2）抑癌基因畸变：近年研究发现正常人体存在着抑癌基因，当这些抑癌基因发生突变、缺失等变异时，失去其抑癌活性，造成癌细胞异常增殖而发病。

3）细胞凋亡受抑：细胞凋亡是在基因调控下的一种细胞主动性自我消亡过程，是人体组织器官发育中细胞清除的正常途径。当细胞凋亡通路受到抑制或阻断时，细胞没有正常凋亡而继续增殖导致恶变。

4）"二次打击"学说：患儿具有两个明显的间隔或大或小的短暂接触窗，一个在子宫内（白血病可有染色体重排）；另一个在出生后，以致产生第二个遗传学改变，从而导致白血病细胞的全面爆发。

5）临床分类：根据白血病细胞的分化程度、自然病程的长短，可将白血病分为急性和慢性两大类。急性白血病的分类与分型对其诊断、治疗和提示预后都有一定意义。目前，常采用形态学（M）、免疫学（I）、细胞遗传学（C）及分子生物学（M），即MICM综合分型，更有利于指导治疗和判断预后。形态学分型（FAB分型）将急性白血病分为急性淋巴细胞白血病（简称急淋，acute lymphoblastic leukemia，ALL）和急性非淋巴细胞白血病（简称急非淋，acute non-lymphoblastic leukemia，ANLL），其中急性淋巴细胞白血病分为L1、L2、L3三个亚型；急性非淋巴细胞白血病分为原粒细胞白血病未分化型（M1）、原粒细胞白血病部分分化型（M2）、颗粒较多的早幼粒细胞白血病（M3）、粒-单核细胞白血病（M4）、单核细胞白血病（M5）、红白血病（M6）、急性巨核细胞白血病（M7）和微小分化型（M0）八个亚型。小儿时期以急性淋巴细胞白血病发病率最高，约占小儿白血病的75%以上，急性非淋巴细胞白血病占20%～25%。

【临床表现】

各型白血病的临床表现虽有一定差异但大致相同，症状一般由以下三种原因引起：骨髓功能丧失，白血病细胞浸润，癌症一般症状。

1. 骨髓功能丧失　症状视骨髓受癌细胞破坏程度而定，早期诊断者可能只有一系不正常，但多数患儿发病时骨髓三系功能均受影响。

（1）贫血：患儿面色苍白，虚弱无力及容易疲倦、欠活泼，食欲不振、精神不振等；出现较早，进行性加重。以皮肤和口唇黏膜较明显，随着贫血的加重可出现活动后气促、虚弱无力等症状。主要是由于骨髓造血干细胞受抑制所致。

（2）出血：骨髓内巨核细胞受抑制，正常血小板数量急剧下降，出现瘀斑、紫癜及出血点，当发生在不常见的部位，如腰及胸前等，常显示有出血性疾病。黏膜出血亦比较常见，如鼻出血及牙龈出血。偶见颅内出血，出血的原因除血小板的质与量异常外，亦可由于白血病细胞对血管壁的浸润型损害，使渗透性增加。

2. 发热及感染粒细胞减少，同时免疫系统受抑制，患儿发生感染的机会较多，如肺炎、肠胃炎等，这些均可引起发热。但白血病亦可发热，不需伴有任何感染，持续时间超过 1 ~ 2 周颇为常见。白血病热型不定，可低热或高热，间伴有寒战，可呈间断性，抗生素治疗一般无效。

（1）白血病细胞浸润白血病是一种全身性疾病，其癌细胞随血液流致全身各处，故影响甚广。

（2）淋巴组织肿大：较常见于 ALL，局限于颈、颌下、腋下、腹股沟等处淋巴结肿大，无压痛，感觉较硬，数量亦较多，而感染引起的反应性肿大常有压痛，如有腹腔淋巴结浸润者常诉腹痛。纵隔淋巴结肿大多见于 10 岁以上男孩，可引起压迫症状，如静脉回流受阻使面部肿胀，气管受压而引起呼吸困难，应尽早治疗。

（3）肝脾大：甚为普遍，尤其是 ALL。肝脾表面光滑，质软并无压痛，一般未达脐下。

（4）骨及关节：白血病为骨髓病，癌细胞浸润引起骨及关节疼痛甚为普遍，约有 1/4 的患儿以骨或关节疼痛为首发症状，这是由于白血病细胞浸润骨膜或骨膜下出血所致，四肢长骨、背部等较常见，部分呈游走性关节痛，一般无红肿。

（5）中枢神经系统：白血病细胞可经血液扩散至中枢神经系统，但发病时少有症状。即使脑脊液有异常白细胞出现，患儿极少有头痛或呕吐等颅内压增高症状。当白血病细胞侵犯脑实质和（或）脑膜时即导致中枢神经系统白血病（central nervous system leukemia，CNSL），出现头痛、呕吐、嗜睡、视盘水肿、惊厥甚至昏迷，以及脑膜刺激征等颅内压增高的表现。

（6）浸润脊髓可致截瘫，脑脊液中可发现白血病细胞。白血病细胞浸润眶骨、颅骨、胸骨、肋骨或肝、肾、肌肉等组织，局部呈块状隆起，形成绿色瘤。白血病细胞也可浸润皮肤、睾丸、心脏、肾脏等组织器官而出现相应的症状、体征。

3. 癌症一般症状可有发热、体重下降、食欲不振、盗汗等。

【辅助检查】

1. 血常规　红细胞及血红蛋白均减少，大多为正细胞正血色素性贫血。网织红细胞数大多较低，少数正常，偶在外周血中见到有核红细胞。白细胞数增高者约占 50% 以上，以原始细胞和幼稚细胞为主。血小板大多减少。

2. 骨髓象　骨髓检查是确立诊断和评定疗效的重要依据。典型的骨髓象为该类型白血病的原始及幼稚细胞极度增生，少数患儿表现为骨髓增生低下。

3. 组织化学染色　有助于鉴别细胞类型，如过氧化酶、酸性磷酸酶等。

4. 其他　白血病免疫分型（流式）、融合基因、染色体检查，有助于完善白血病 MICM 诊断，指导个体化治疗。

5. 其他检查　出血时间、凝血酶原时间、肝功能、胸部 X 线等检查。

【诊断】

典型病例根据临床表现、血象和骨髓象的改变即可作出诊断。其诊断要点为：①持续发热，兼有贫血或出血，应考虑白血病；②淋巴结及肝脾大常见于急淋；③有持续骨痛或关节痛，应小心查看血常规有否异常；④怀疑白血病者，应做骨穿确定。其中 CNSL 的诊断标准为：①治疗前有或无中枢神经系统症状或体征；②脑脊液中白细胞计数 $>5\times10^9/L$，并且在脑脊液沉淀制片标本中，其细胞形态为确定无疑的原始白细胞、幼稚白细胞；③能排除其他原因引起的中枢神经系统表现和脑脊液异常。而睾丸白血病（TL）的诊断标准为：①单侧或双侧睾丸肿大，质地变硬或呈结节状，缺乏弹性感，透光试验阴性；②睾丸超声波检查可发现非均质性浸润灶；③活组织检查可见白血病细胞浸润。早期症状不典型，特别是血象中白细胞数正常或减少者，其血涂片不易找到幼稚细胞时，应做好鉴别诊断。

【治疗】

白血病的治疗主要是以化疗为主的综合疗法，其原则是早期诊断、早期治疗、严格区分白血病类型、按类型选用不同方案、争取尽快完全缓解；同时要早期预防中枢神经系统白血病和睾丸白血病；重视支持疗法和造血干细胞移植等；化疗采用联合（3~5 种）、足量、间歇、交替及长期的治疗方针。

1. 对症、支持疗法　包括加强营养、防治感染、成分输血、给予集落刺激因子、防治高尿酸血症等。

2. 联合化疗　目的是杀灭白血病细胞，解除白血病细胞浸润引起的症状，使病情缓解，直至治愈。通常按次序、分阶段进行：①诱导缓解：联合数种化疗药物，最大限度杀灭白血病细胞，使其达到完全缓解；②巩固、强化治疗：在缓解状态下最大限度杀灭微小残留的白血病细胞，防止早期复发；③防治髓外白血病：积极预防髓外白血病，如中枢神经系统白血病、睾丸白血病是防止骨髓复发和治疗失败的关键；④维持及加强治疗：巩固疗效，达到长期缓解或治愈。持续完全缓解 2.5~3.5 年者方可停止治疗。停药后尚须继续追踪观察数年。

3. 造血干细胞移植　不仅可提高患儿的长期生存率，而且还可能根治白血病。目前造血干细胞移植多用于急非淋（ANLL）和部分高危、复发急淋（HR-ALL）患儿，而标危急淋（SR-ALL）一般不采用此方法。

4. 白血病的缓解标准①完全缓解：临床无贫血、出血、感染及白血病细胞浸润表现；血象示血红蛋白 >90g/L，白细胞正常或减低，分类无幼稚细胞，血小板 $>100\times10^9$/L；骨髓象示原始细胞加早幼阶段细胞（或幼稚细胞）<5%，红细胞系统及巨核细胞系统正常。②部分缓解：临床、血象及骨髓象 3 项中有 1 项或 2 项未达到完全缓解标准，骨髓象中原始细胞加早幼细胞 <20%。③未缓解：临床、血象及骨髓象三项均未达到完全缓解标准，骨髓象中原始细胞加早幼细胞 >20%，其中包括无效者。

【护理】

1. 护理评估

（1）评估患儿的意识及精神状态，为患儿测量生命体征、身高、体重，了解患儿家属对疾病的认知情况。

（2）询问患儿既往史，过敏史，手术史，有无放射线、辐射及化学物质接触史，家族史，非首次入院患儿应评估患儿既往化疗过程等。

（3）评估患儿的营养状况及自理能力，了解患儿大小便及睡眠情况。

（4）评估患儿病情，了解患儿本次发病的时间、主要症状和体征，观察有无感染的征象；观察患儿有无乏力、面色苍白、精神食欲差等贫血的表现；观察患儿有无出血点及瘀斑、有无鼻出血、出血倾向；有无肝、脾、淋巴结肿大情况。

（5）了解患儿的相关检查及结果，主要包括与诊断有关的实验室检查，如血常规、骨髓穿刺检查、组织化学染色等。

（6）心理-社会状况：了解患儿家属对患儿疾病拟采取的治疗方法、对治疗及可能导致并发症的认知程度、家庭经济承受能力，以提供相应的心理支持。

2. 护理措施

（1）一般护理

1）休息与活动：急性白血病有发热及出血倾向时，患儿应卧床休息，减少消耗，防止出血。长期卧床者，应经常更换体位，预防压疮。

2）饮食护理：患儿应进食新鲜易消化的高蛋白、高维生素、高热量饮食，避免进食高脂、高糖、产气过多和辛辣刺激性的食物，尽量满足患儿的饮食习惯以及对食物的要求；应鼓励患儿进食，以保证各种营养素的摄入，提高机体抵抗力；外购熟食应先蒸透后再食用，不吃生、冷、剩、过硬食品、不易消化及不洁食品，水果应洗净、去皮；养成良好的饮食卫生习惯，防止病从口入。化疗期间的患儿必须供给充足的水分，防止高尿酸血症的发生，促进患儿体内化疗药物的排泄。

3）预防感染：白血病患儿免疫功能下降，化疗常致骨髓抑制，极易发生感染。感染是导致白血病患儿死亡的重要原因之一。①保护性隔离：应与其他病种患儿分室居住，粒细胞数极低（$<0.5\times10^9/L$）和免疫功能明显低下者应住单间、空气层流室或无菌层流床；尽量减少探视的人员和次数，进入病室的工作人员及探视者应更换戴口罩、洗手，有感染者禁止进入病室；病室每日紫外线照射消毒，定时开窗通风，以保持室内空气新鲜。②严格执行无菌操作技术，遵守操作规程，进行任何穿刺前，必须严格消毒；各种管道或伤口敷料应定时更换。

4）皮肤、黏膜护理：化疗期间最易发生呼吸道、皮肤、黏膜感染，尤其是口腔、鼻、外耳道及肛周部位的感染。故应在进餐前后、睡前以温开水或漱口液漱口；每日沐浴，勤换内衣、内裤；保持大便通畅，保持肛周、会阴皮肤清洁，每日进行3%硼酸坐浴，避免发生肛周感染。

5）口腔黏膜并发症的预防和护理：①一般餐后用生理盐水或淡盐水漱口。②应用化疗药物期间需改变口腔 pH 值以抑制微生物繁殖，日常漱口可用复方氯己定含漱液，年龄较小的患儿不会漱口可用棉签蘸康复新液涂抹于口腔黏膜；如出现鹅口疮等真菌感染，用制霉菌素涂口腔治疗，必要时可用氟康唑涂口；抗厌氧菌感染时用甲硝唑漱口；双氧水具有强氧化离子可广谱杀菌；颊黏膜增厚时产生的白膜，可先用甲硝唑或双氧水嘱患儿含 15～20分钟，去除白膜后可用重组人表皮生长因子（金因肽）喷口腔，促进表皮生长。应用大剂量甲氨蝶呤后易引起的口腔溃疡，可用亚叶酸钙加入甲硝唑内嘱患儿漱口。

6）避免部分疫苗接种：避免接种麻疹、风疹、水痘等减毒活疫苗和口服脊髓灰质炎糖丸，以防发病。

（2）病情观察

1）密切观察患儿生命体征：如神志、体温、脉搏、呼吸、血压等的变化，发现问题及时告知医师，并予以相应处理。

2）观察患儿贫血的程度，观察患儿面色、甲床、口腔黏膜等；周身有无出血点、瘀斑等。

3）并发症：观察患儿有无感染的早期表现如牙龈肿胀、咽红、吞咽疼痛感、皮肤破损、外阴肛周红肿等；观察患儿有无出血倾向，注意监测呼吸、脉搏、血压等变化。

4）维持正常体温：观察患儿体温变化，患儿出现体温升高时，给予患儿物理降温，若温度超过38.5℃，且物理降温效果不佳时，应遵医嘱给予患儿口服降温药（对乙酰氨基酚），24 小时之内单一退热剂口服不可超过 4 次，必要时可给予患儿两种退热剂交替口服；患儿出现体温升高后还应给予患儿静脉采血（血常规、快速 C 反应蛋白、血培养、血生化），根据血象给予患儿加用抗生素治疗；保证患儿的入量，根据患儿的食欲情况，必要时给予患儿静脉补液治疗；物理降温时忌用安乃近和75%乙醇擦浴，以免降低白细胞及增加出血倾向。密切观察患儿降温效果，避免体温骤降，以免引起虚脱，体温未降至38.5℃以下时，每半小时测量体温一次，注意观察患儿生命体征的变化。

（3）出血的护理：出血是白血病患儿的又一主要死因之一，重要脏器出血可危及患儿生命，需注意以下几点：血小板低于$20\times10^9/L$时要求患儿绝对卧床休息；避免进食过硬、刺激性强的食物，以避免消化道黏膜损伤、出血；保持大便通畅，不要用力排便；勿用手挖鼻孔，防止鼻出血，一旦出现可用止血纱布填塞鼻腔；若止血效果欠佳，可用盐酸肾上腺素棉球进行止血；必要时请耳鼻喉科会诊，予以油纱条填塞；注射或穿刺结束后按压穿刺部位5～10分钟，减少出血的发生；使用软毛牙刷进行口腔清洁，牙龈出血时局部可用止血纱布、明胶海绵等压迫止血；胃肠道出血时注意禁食，记录呕血、便血量；保证患儿每日所需入量，遵医嘱给予患儿静脉营养治疗；颅内出血时要求患儿绝对卧床休息，开放静脉通路，以备治疗用药及输血之用，做好一切抢救准备。

（4）用药护理：熟悉各种化疗药物的特性、药理作用及给药途径，了解化疗方案。

1）正确给药：化疗药物多为静脉给药，且有较强的刺激性，药液渗漏可致局部疼痛、红肿甚至坏死。因此，应首选使用中心静脉，以减轻反复穿刺给患儿带来的痛苦，降低因化疗药物刺激或外渗造成皮肤组织红肿、坏死的几率。如使用外用静脉，则应选择较为粗直的血管，尽量一次穿刺成功，避免反复穿刺，输液前先用生理盐水冲管，确定留置针在血管内后再开始输液。操作中护士要注意自我保护，如戴好一次性手套，以防药液污染。

2）使用外周静脉进行化疗药物输注，出现化疗药物外渗时，应立即给予患儿停止化疗药物的输注，用注射器回抽外渗的药物后拔针，按比例配制20%利多卡因、5%碳酸氢钠及地塞米松封闭液，给予患儿外渗部位局部封闭治疗。待穿刺部位停止出血后，避开针眼部位，给予患儿20%硫酸镁局部湿敷及多磺酸粘多糖（喜辽妥）外涂；根据外渗药物的种类使用冷敷或热敷；抬高患肢及避免局部受压评估并记录外渗的穿刺部位、面积，外渗药液的量，皮肤的颜色、温度，疼痛的性质。

3）由于白血病患儿化疗时间较长，长期静脉输注化疗药物，对外周血管损伤较大，根据患儿的家庭状况，可给予患儿静脉输液港的植入或进行PICC置管，以减少患儿化疗期间穿刺带来的疼痛，保护外周血管。

4）使用外周静脉进行发泡剂化疗药物包括蒽环类（阿霉素、表柔比星、吡柔比星、柔红霉素)，植物碱类（长春新碱、长春碱、长春地辛、长春瑞滨）等输注时，需重新选择血管，穿刺成功后进行输注。输注蒽环类药物结束后，需用生理盐水及地塞米松静推后拔针，穿刺点周围用20%硫酸镁局部湿敷。

5）告知患儿及其家属，患儿在输注化疗药物期间，尽量减少输液侧肢体活动，避免碰伤。

6）输液时遵医嘱准确调节输液速度，告知患儿及其家属切勿自行调节输液速度，护士加强巡视。

7）注意药物间的配伍禁忌，避免因药物间的相互反应增加药物毒性引起静脉炎。

8）熟悉药物的特性

①某些药（如门冬酰胺酶）可致过敏反应，用药前应询问患儿用药史及过敏史，停药7日以上者，再次用药时应重新进行皮试，用药过程中要观察有无过敏反应，用药后对患儿的血糖进行监测，并调整成低糖饮食。

②环磷酰胺（CTX）及异环磷酰胺（IFO）可致出血性膀胱炎，应保证患儿入液量，用药期间密切关注患儿出入量变化，并给予患儿使用泌尿系统保护剂（美司钠）静脉推注，若患儿出现血尿时，应立即告知医生，予以患儿停用CTX或IFO。

③长春新碱可引起末梢神经炎导致手脚麻木感，停药后可自行消失，应用此药物时应重新进行外周静脉穿刺。

④柔红霉素、阿霉素、表柔比星、依达比星、米托蒽醌等可引起心脏毒性，用药前行心电图、心脏彩超检查，输注时速度宜慢并给予患儿行心电监护，观察患儿面色、心律等情况。输注此类药物时可给予患儿加用心脏保护剂右丙亚胺，应用此药物时应重新进行外周静脉穿刺。

⑤甲氨蝶呤可引起口腔黏膜炎，应用甲氨蝶呤化疗时，应加强患儿口腔护理，给予患儿加用甲硝唑漱口。行大剂量甲氨蝶呤化疗时，可在甲硝唑中加入亚叶酸钙进行漱口；若患儿浓度下降不理想，可加用碳酸氢钠口服，并停用联磺甲氧苄啶口服。少数患儿应用甲氨蝶呤时可出现过敏反应，用药前可给予患儿加用抗过敏药物，如氯雷他定（开瑞坦）、地塞米松等。

⑥阿糖胞苷进行化疗时可引起患儿体温升高，患儿用药期间，应密切关注患儿体温变化。

⑦泼尼松和地塞米松口服均可出现免疫抑制、高血压及库欣综合征等，患儿服药期间，应密切关注患儿血压变化，注意保护性隔离，预防感染。

⑧因化疗药物的特殊性，大多数化疗药物光照后可导致药物成分分解，静脉滴注时需使用避光输液器并用黑布包裹输液袋。

⑨骨髓抑制的防护：应用化疗药物后骨髓抑制最低点在第7～14天，患儿极易发生感染，如出现粒缺或粒零状态时，需及时进行重组人粒细胞集落刺激因子（特尔津）皮下注射升白细胞必要时，应用丙种球。

⑩尿酸性肾病的防护：化疗早期由于大量白血病细胞破坏分解而引起高尿酸血症，导致尿酸结石、少尿或急性肾衰竭，因此保证患儿每日充足饮水，准确记录出入量。

⑪观察及处理药物毒性反应：使用化疗药物后可引起骨髓抑制而使患儿易感染和出血，故应监测血象，及时防治感染及出血；引起胃肠道反应，如恶心、呕吐，严重者应给予止吐药盐酸昂丹司琼注射液（枢丹）或注射用盐酸托烷司琼（罗亭），监测电解质，避免电解质紊乱；口腔有溃疡者，加强口腔护理，积极用漱口水漱口；给清淡、易消化的流质或半流质饮食；脱发者应先告知患儿及其家属脱发现象是可逆的，停药后可长出新头发，脱发后可戴假发、帽子或围巾，年幼儿用药前可先将头发剃光；应用糖皮质激素后可出现满月脸及情绪改变等，应告知年长患儿及其家属停药后症状会消失，并多关心患儿，勿嘲笑或讥讽患儿。

（5）输注血制品的护理：白血病患儿在治疗过程中往往需要输注成分血或全血进行支持治疗。所有血制品输注均应严格执行输血查对制度及无菌操作技术原则，同时应注意观察输血引起的不良反应，书写护理记录单。

（6）心理护理：家属的心态对孩子起着至关重要的作用。患儿被确诊白血病时，很多家属不能接受，持怀疑态度，抱侥幸心理，成为事实后，表现为恐惧不安、不知所措甚至出现精神障碍。我们应该耐心向家属解释疾病的情况，怎么治疗、护理等，鼓励他们在孩子面前要保持乐观，消除孩子的恐惧，增强战胜疾病的信心；关注患儿的心理反应，由于不同年龄阶段，对疾病有不同的认识，调查研究显示，11岁以下的患儿对白血病的诊断认识肤浅，表现不出恐惧感，疾病的诊断对患儿的心理行为影响不大，主要受住院治疗，尤其是穿刺疼痛、化疗药物所致的胃肠道反应，会出现恐惧、烦躁不安，对于这些我们可以通过玩耍、讲故事等分散其注意力，减轻患儿痛苦。年长儿知道自己的病情和预后情况时会产生悲观、绝望、甚至拒绝接受治疗，这时我们应该为其讲解一些白血病的相关知识，解除患儿的忧虑，宣传随着医学的发展，白血病已不是不治之症，有很多白血病成功医治的案例，鼓励他们积极配合，增强其战胜疾病的信心。

（7）健康教育

1）饮食指导：①鼓励患儿进食，食品食具应消毒，食用水果前应洗净、去皮；②进食高蛋白、高热量、丰富维生素清淡易消化饮食；避免油腻、煎炸及辛辣食物；③指导家属经常更换烹调方式，注意食物色、香、味的调配，以增强患儿食欲。

2）用药指导：向患儿家属详细讲解白血病的有关知识，化疗药的作用和毒副作用，护理要点、注意事项及操作方法；指导家属观察患儿用化疗药后的反应及临床症状，总结规律特点，为下个疗程积累经验；指导患儿及家属遵医嘱用药，不可滥用药物。详见本节用药护理。

3）休息与活动指导：生命体征平稳的情况下，应根据患儿身体状况，酌情尽早参加户外活动，注意劳逸结合，与外界接触，加强心理调节，尽早回归社会。

4）注意患儿病情变化：①指导患儿早晚用软毛牙刷刷牙，餐后漱口，多饮水，保持口腔清洁湿润。保持大便通畅，便后用清水清洗或遵医嘱每日用硼酸坐浴 10～15 分钟，预防肛周感染；②鼻出血的处理：让患儿采取坐位，用拇指和示指捏住鼻子的前部并用手指将鼻翼向鼻中隔处挤压，同时让患儿低头，张口呼吸，嘱其不要将血液咽下。如按压数分钟后仍无法止血则应立即前往医院进行处理。③体温升高的处理：患儿化疗结束后进入骨髓抑制期，抵抗力偏低，易发生感染，应密切关注患儿体温变化，患儿出现体温变化时，应立即携患儿至医院进行血常规检查，加用抗生素治疗，以控制感染，若中性粒细胞计数偏低时，可给予患儿皮下注射升白药（重组人粒细胞集落刺激因子（特尔津）。

5）指导家属制定出家庭护理程序、服药顺序、饮食营养和复查时间。教会家属如何预防感染和观察感染及出血征象，出现异常如发热、心率呼吸加快、鼻出血或其他出血征象，及时就诊。

第八节 淋 巴 瘤

淋巴瘤（lumphoma）是原发于淋巴结和淋巴组织免疫系统的恶性肿瘤，本病发生多与免疫反应过程中淋巴细胞增殖分化产生的某种免疫细胞恶变有关。淋巴瘤可发生在任何部位，其中以淋巴结、扁桃体、脾及骨髓最易受累。累及血液、骨髓时可形成淋巴细胞白血病。组织病理学将淋巴瘤分为霍奇金淋巴瘤（hodgkin lymphoma，HL）和非霍奇金淋巴瘤（non hodgkin lymphoma，NHL）两大类。临床以无痛性、进行性淋巴结肿大及局部肿块为典型表现，伴发热、消瘦、盗汗等，偏中晚期常有肝脾大，晚期有恶液质。淋巴瘤在儿童时期比较多见，约占该时间所有肿瘤的13%左右。近些年随着诊断及治疗方案的不断改进，使 HL 的 5 年存活率由 25% 升至 80%～90%，NHL 的5 年存活率提高至50%～60%，使以前认为不治之症成为可以治疗并有长期存活的希望。

【病因及发病机制】

1. 霍奇金淋巴瘤（HL） 又称霍奇金病，是一种慢性进行性、无痛的淋巴组织肿瘤，其原发瘤多呈离心分布，起源于一个或一组淋巴结，以原发于颈淋巴结者多见，逐渐蔓延至邻近的淋巴结，然后侵犯脾、肝、骨髓和肺等组织。5岁以前很少发病，5岁以后逐渐增多，青春期发病率明显增多，15～34岁为高峰。发病者男性多于女性，5～11岁男女比例在3∶1，11～19岁男女比例在1.5∶1。

病因尚未阐明，病毒学说最受重视，尤其是EB病毒感染可能与发病有密切关系，此外，免疫缺陷状态、辐射、药物及遗传因素等均为促发因素。Order和Hellman认为本病是以能诱导肿瘤的病毒感染开始，使淋巴组织持久增生，并引起胸腺系统淋巴细胞的表面抗原性改变。这种淋巴细胞又和正常T淋巴细胞相对抗，相互作用后导致肿瘤网状细胞和终末期的多核巨网细胞形成，最后淋巴免疫耗竭而发生肿瘤。

2. 非霍奇金淋巴瘤（NHL）的特点 沿海地区和中部的发病和死亡率高于内地；发病年龄曲线呈一单峰；NHL所占比例低于欧美国家；NHL中弥漫型占绝大多数；我国T细胞淋巴瘤远多于欧美国家，其中淋巴母细胞型淋巴瘤较多；病因与病毒、免疫抑制、环境因素、某些先天性免疫缺陷等有关，长期应用免疫抑制剂治疗结缔组织病亦可并发淋巴瘤。长期服用某些药物亦可诱发淋巴瘤。

【临床表现】

淋巴瘤细胞增生引起淋巴结肿大和压迫症状，侵犯组织器官引起各系统症状，是HL和NHL临床表现的共同之处，但两者的病理组织学变化也各自形成了不同的临床特点。

儿童HL的临床表现与成年人相似，主要表现为如下：

1. 全身症状 非特异性全身症状包括发热、乏力、厌食、轻度消瘦、瘙痒。原因不明38℃以上发热或周期性发热、6个月内体重减轻10%以上、大量盗汗被定义为HL的全身症状，又称B症状，与不良预后相关。

2. 淋巴结肿大 无痛性锁骨上、颈部或其他部位淋巴结肿大最常见，淋巴结质硬有橡皮样感觉。约2/3的患儿就诊时有不同程度的纵隔淋巴结浸润，引起咳嗽等支气管受压症状。

3. 可合并免疫功能紊乱 合并免疫性血小板减少症时，有血小板减少、出血倾向、血小板相关抗体增高、骨髓巨核细胞成熟障碍。

NHL临床表现差异大，一些患儿仅有外周淋巴结无痛性肿大，几乎无全身症状，因此在病理活检后即明确诊断。但有部分患儿临床表现复杂而危重，而且病理标本的获得与病理诊断均十分困难。各种病理亚型常见表现有非特异性全身症状，如发热、浅表淋巴结肿大、盗汗。晚期患儿出现消瘦、贫血、出血倾向、发热、肝大、脾大、浆膜腔积液、恶病质等症状和体征。

NHL可在诊断时和病程中出现中枢神经系统浸润，并有相应症状与体征，各型NHL均可发生，与骨髓浸润同时存在较为多见，包括脑膜、脑神经、脑实质、脊髓旁硬膜外及混合性浸润，临床上出现头痛、呕吐等颅高压症状，或面瘫、感觉障碍、肌力改变、截瘫等神经受损症状。如不给予中枢浸润预防性措施，病程中中枢浸润机会很高，眼神经与面神经受累机会较多。少数患儿因中枢浸润所致的临床表现而首诊。

【辅助检查】

1. 血象　早期一般无特别。贫血见于晚期或合并溶血性贫血者。白细胞除骨髓受累之外一般正常。约有1/3HL患儿淋巴细胞绝对值减少。浆细胞和R-S细胞偶可见于周围血。血小板下降提示有骨髓受累，或继发于脾功亢进。

2. 骨髓象　骨髓未受淋巴瘤侵犯之前，一般无异常。在HL的骨髓涂片中找到R-S细胞对明确诊断有价值。这种细胞体积大、直径为15～20μm，胞核大，可为分叶状、双核（镜影细胞）或多核。染色质分布不均、浓集成块。核膜厚而深染。核仁大而圆，可达81μm。核仁周围有空晕区。

3. 生化检查　红细胞沉降率加快提示病情处于活动；乳酸脱氢酶升高反映瘤细胞增殖速度快，>500U/L提示NHL的预后不良。病情进展时血清铜及铁蛋白升高，缓解期则下降；锌与之相反。碱性磷酸酶升高可能有肝或骨骼受累。肝受累者同时可伴有5-核苷酸酶升高。高钙血症提示有骨侵犯，此种变化可出现于X线改变之前。脑脊液β2微球蛋白升高提示有中枢神经系统受累。

4. 影像学检查　胸部、腹部、盆腔影像学检查（以增强CT检查为主）、疑有骨髓浸润时全身骨扫描可确定疾病范围。

【诊断】

1. HL必须通过病理检查确诊，目前尚无其他可替代的确诊方法，诊断必须包括病理亚型诊断、分期诊断和临床分型诊断（即有无全身症状）。

2. NHL的诊断必须依据于病理（细胞）形态学、免疫学和细胞/分子遗传学。病理（细胞）形态学满足NHL的基本诊断，免疫学已成为当今NHL诊断分型的必要手段，有条件时应尽可能进行相关亚型分子生物学特征检测。

【治疗】

1. HL目前的主要治疗手段是化疗和放疗，手术主要目的为病理活检明确诊断。

2. NHL根据不同的类型和分期选择化疗方案，依照诱导、巩固和维持以及间歇、强化进行。放疗、手术等作为辅助治疗。

3. 常用化疗药物包括：环磷酰胺、异环磷酰胺、长春新碱、多柔比星、阿糖胞苷、依托泊苷、甲氨蝶呤、顺铂、达卡巴嗪等。

【护理】

1. 护理评估

（1）评估患儿意识及精神状况，为患儿测量生命体征、身高、体重，了解患儿家属对疾病的认知情况。

（2）询问患儿的既往史、有无过敏史、手术史及家族史，了解患儿淋巴瘤的分型及相应的化疗方案。

（3）评估患儿的营养状况、自理能力；了解患儿大小便情况，有无血尿、血便等；了解患儿睡眠情况。

（4）评估患儿的病情，了解患儿有无外周淋巴结肿大，有无贫血、出血倾向、发热、肝脾大等全身症状，了解患儿的化疗方案及进展。

（5）了解患儿的检查结果，主要是与疾病有关的检查结果，如胸部、腹部、盆腔影像学检查（以增强 CT 检查为主），组织病理学检查结果、血常规等。

（6）心理-社会状况：了解患儿家属对患儿疾病拟采取的治疗方法、对化疗及可能导致并发症的认知程度、家庭经济承受能力，以提供相应的心理支持。

2. 护理措施

（1）一般护理

1）休息与活动：根据患儿自身情况制定活动计划，在血象允许的范围内，鼓励患儿做适量运动，以增加机体抵抗力。保持病室环境安静舒适，为患儿创造良好的就医环境。

2）饮食：给予患儿高热量、高热量、清淡易消化饮食，避免进食辛辣、刺激性食物；注意饮食卫生及个人卫生，注意洗手，保证食具的清洁，不吃隔夜的、坚硬的食物。

3）预防感染：可将患儿置于层流床内，避免感染，粒细胞低时，注意保护性隔离，必要时遵医嘱给予患儿输注抗生素治疗。进食后用康复新、复方氯己定含漱液或淡盐水漱口，避免口腔感染。每日紫外线消毒病室，并使用含氯消毒剂对使用的物品进行消毒，每日开窗通风 1 ~2 次。

（2）病情观察：密切观察患儿生命体征变化，注意患儿精神反应状况，注意患儿周身有无肿痛、发热、乏力、呼吸困难等症状，必要时遵医嘱给予对症处理。

（3）用药护理

1）激素的护理：告知用药的目的、剂量、方法及不良反应。如长期服用可能出现高血压、高血糖、骨质疏松、感染、满月脸、向心性肥胖及多毛等现象，长期使用激素将影响钙的吸收，按医嘱补充钙剂，指导家属给患儿口服激素时遵医嘱按时按量服用，不可擅自停药、减药、漏服，避免肾上腺危象的发生。

2）化疗药物的护理：多数抗肿瘤药物不良反应大，用药期间常发生恶心、呕吐、食欲减退、头晕乏力等症状，护士应按时巡视病房，多与患儿及其家属沟通，做好家属和患儿的思想工作。患儿出现呕吐时，及时清除患儿的呕吐物，并给予对症处理，鼓励患儿饮水，准确记录患儿出入量，密切关注患儿24小时尿量变化，以防高尿酸血症和高血钾的发生。化疗药物多需静脉注射给药，要注意防止药物外渗。如有外渗应及时处理根据情况局部进行封闭治疗。具体用药护理详见第九章第七节急性白血病的用药护理。

（4）心理护理：患儿中大多为学龄期和学龄前期，对自己的病情较敏感，思想负担比较重。因此在护理中要注意稳定患儿的情绪，以高度的同情心和责任感，热诚关怀患儿，为患儿解除思想负担，想办法减轻痛苦，多深入病房和患儿交谈，了解患儿的心理变化，给患儿讲故事，讲治疗好的病例，鼓励患儿增强配合治疗的信心。使用化疗药物后注意药物的不良反应和对患儿的安慰，使患儿对护士有信任感和安全感。除做好患儿心理护理外，还要做患儿家属的工作，使他们不当着患儿的面询问和谈论与病情有关的事，并需要取得他们共同的配合，使患儿树立战胜疾病的信心，争取取得好的效果，避免患儿家属的急躁紧张情绪影响患儿。

（5）健康教育

1）饮食指导：给予患儿高蛋白低脂饮食，多进食新鲜蔬菜、水果，少食高糖食物，避免进食生冷硬质食物及鱼类，防止口唇划伤，注意口腔卫生，预防感染。

2）用药指导：遵医嘱口服治疗药品，不可擅自停药调整药物剂量。

3）休息与活动：依据患儿的血小板情况，制定活动计划，血小板偏低时应减少活动，避免磕碰，以防出血，外出时佩戴一次性口罩，避免交叉感染。

4）根据患儿病情及治疗方案定时复诊，定期复查血常规、生化、出凝血功能，注意预防感染，出现不适，随时门诊就诊，与医师沟通交流，了解患儿下一步的治疗计划。

第九节 实 体 瘤

一、肾母细胞瘤

肾母细胞瘤（nephroblastoma，Wilms'tumour）来源于肾胚基，是典型的胎儿型肿瘤。是小儿泌尿系统中最常见的恶性肿瘤，其发病率仅次于白血病、中枢神经系统肿瘤和淋巴瘤，肾母细胞瘤诊断时的平均年龄为3~4岁，1岁或<1岁的患儿占所有肿瘤的15%，男女发病率无差别。肾母细胞瘤患儿可伴发各种先天性畸形，最常见的有先天性无虹膜、生殖泌尿器畸形、精神神经发育迟缓等。最常见的临床表现为腹部肿块、血尿、高血压，腹痛和肠梗阻也可为首发症状。肿瘤生长迅速，相当数量的病例初诊时，肾的大部分已被肿瘤占据或已经转移到肺。目前由于手术放疗化疗的综合治疗，患儿的预后得到了很大的改善。

【病因及发病机制】

本病病因不清，一般认为肿瘤起源于未分化的后肾细胞，这些原始后肾细胞有多种分化能力，导致复杂的组织学形态，如不完整的肾小球、肾小管等。在妊娠36周后仍持续存在肾胚基者，它们可汇合，侵入肾脏并逐渐扩大，称为肾母细胞增生复合体，有可能发展成恶性肿瘤。但肾母细胞瘤与之关系如何，尚不清楚。

肿瘤可发生于肾脏的任何部位，但多见于肾脏的上下极处，呈圆形、椭圆形。肿瘤压迫周围肾组织形成纤维性假包膜。其切面呈均一灰白色或棕褐色、质地柔软。大岁数标本有继发性改变，包括坏死、囊性变、出血等。肿瘤向内生长，突破肾盂，临床出现血尿。肿瘤向外生长，可广泛侵及肾周围组织和器官，向后常侵及腰大肌，向前侵及结肠等。另外瘤细胞可通过淋巴和血行转移。

【临床表现】

肾母细胞瘤最常见的表现是腹部膨隆并扪及肿块，有些患儿以血尿、腹痛或发热就诊，约25%因肾素分泌异常而合并高血压。腹部膨隆也可造成横膈上升而出现气促。肿瘤增大压迫肠道时，出现便秘、呕吐、腹部不适、呼吸困难、体重减轻、苍白、食欲不振等。部分患儿合并有先天畸形，如虹膜缺损、泌尿生殖系统畸形、精神发育迟缓综合征、半身肥大等。肺、淋巴结和肝是肾恶性肿瘤最常见的转移部位。

【辅助检查】

当患儿尤其是婴幼儿，以腹部包块就诊者，并且是无痛性包块，应首先怀疑肾母细胞瘤。若伴有血尿，更应高度怀疑本病。

辅助检查：

1. B超检查　为首选方法，多数患儿即可确诊。可以显示肿块位置、大小、形态及周围脏器关系，淋巴结是否肿大等。

2. 静脉肾盂造影（IVP）　可以显示肾盂肾盏系统受压和变平的情况。当肿瘤浸润性生长及出现继发性血管阻塞时可致肾脏不显影。

3. CT或MRI　能显示肿瘤大小、与周围组织关系、病变的范围，明确肿瘤与邻近器官的关系，肿瘤浸润的程度和周围淋巴结转移情况，腔静脉有无瘤栓等。

【治疗】

现在公认综合疗法是治疗肾母细胞瘤的最佳方法，即选用手术与化疗联合治疗，手术方法为 Wilm'S 瘤切除术，少数病例加放疗。要结合肿瘤分期和组织学分型确定治疗方案。

儿童肾母细胞瘤治疗手段及计划与病理型别、分期相关。原则上需要手术、化疗和放疗联合作为基本治疗手段。完全切除的早期预后良好型（Ⅰ期和Ⅱ期）可仅采用手术和简单化疗，但Ⅲ、Ⅳ期和预后不良型常需要联合放疗。对于就诊时手术不能完全切除的肿瘤，在病理活检明确诊断后先化疗约5周，使肿瘤缩小、转移灶消失、估计肿瘤可完全切除时再手术切除肿瘤，术后再放疗和化疗。对预后极差型则要多次手术加化疗和放疗，若仍无效，则考虑做两侧肾切除术，化疗加同种异体肾移植。

化疗方案根据不同分型各不相同，常用的化疗药物包括：放线菌素 D、长春新碱、卡铂、依托泊苷、环磷酰胺、异环磷酰胺、多柔比星等。

二、肝母细胞瘤

肝母细胞瘤（hepatoblastoma，HB）好发于婴幼儿，是儿童时期最为常见的原发性肝脏恶性肿瘤。4% 的肝母细胞瘤见于新生儿，90% 发生于5岁以内。男孩略多于女孩。最常见转移部位是肺，也可至骨、脑、眼和卵巢。肝母细胞瘤可伴有各种畸形、综合征，如马蹄肾、腭裂、Beckwith-Wiedemann 综合征及其他儿科肿瘤，包括肾母细胞瘤、肾上腺癌和性腺母细胞瘤。20世纪70年代以前，肝母细胞瘤的治疗以单纯手术切除为主，术后没有辅以强力有效的化疗，使肝母细胞瘤患儿的生存率仅为 20% ~30%，而在20世纪80年代以后，由于强力有效的化疗药物，尤其是以铂类药物为主的化疗方案的实施，使肝母细胞瘤患儿的预后得到极大改善，5年生存率达75%，甚至更高。

【病因及发病机制】

与其他类型儿童癌症相同，肝母细胞瘤的病因不明，肝母细胞瘤起源于成熟肝细胞的前体细胞，因而显示许多组织学改变图像类似于6~8孕周的胎儿肝脏。与正常的胎儿肝细胞无法区分，具有多潜能特征。组织学类型主要为上皮型、间叶型和混合型。按细胞分化程度分为高分化型（胎儿型）、低分化型（胚胎型）及未分化型。

【临床表现】

肝母细胞瘤属一种胚胎性肿瘤，常见于6个月以下婴儿，一般3岁前多见。性别差异不大。绝大多数儿童肝脏肿瘤主要表现为腹胀、无症状的右上腹肿块或“肝大”，当出现腹痛、体重下降、腹泻、发热、纳差、恶心、呕吐时往往已是恶性或进行性恶化的体征。根据肿瘤生长部位不同临床表现各异，如位于左内叶或第4、5段肝肿瘤，出现进行性阻塞性黄疸，常因大便异常改变被家属发现而就医。偶见因肿瘤破裂出血而致急腹症和（或）出血性休克而就诊。

罕见情况下，小儿肝细胞肿瘤中有性早熟的表现。

【辅助检查】

1. B超检查是本病首选的无损伤性、准确率高的检查方法。在声像图上可表现为在肿瘤处有明显的反射光点或光团的癌瘤实体性暗区，及范围不等、稀疏不一的光团和光点。且可将肿瘤的部位、形态、大小显示出来，对肝母细胞瘤的定位诊断有很大帮助。

2. 血清甲胎蛋白（AFP）测定　肝母细胞瘤患儿血清AFP值显著增高，2/3的肝母细胞瘤患儿甲胎蛋白显著升高是诊断的重要标志。同时通过测定对比也可作为预后的评估方法之一。

3. CT扫描　目前已被列入常规诊断肝母细胞瘤的手段。

4. 放射性核素肝扫描　用放射性物质静脉注射后，积聚在肝内，利用其发出的射线脉冲，经一定的仪器装置显示出肝图形，放射性核素肝扫描时，如在图像上发现肝脏体积不规则增大，形态改变，有稀疏或缺损区，则提示肝内可能有占位性病变。

5. 细胞学诊断　开放性外科活检作细胞学诊断，可保证组织块来源准确，且能同时作分子生物学检查。

6. X射线胸部平片　排除肺的转移癌，本病经血道早期转移。

肝母细胞瘤根据好发年龄、无痛性上腹部包块特点、血清AFP值升高的综合结果，一般诊断不难，为治疗方法的选择提供重要的参考。

【治疗】

根据患儿年龄、肿瘤部位、肿瘤的分期及治疗条件，采取适当的治疗方法。主要的治疗包括手术治疗、化疗及肝移植。既要切除原发灶，控制转移灶，又要考虑病变部位的功能维持。

手术切除是治疗肝肿瘤的最重要的治疗方法，但其具有限制性，化疗有助于将不能手术的肿瘤转化为手术可切除的肿瘤，而放疗在治疗肝母细胞瘤中不起主要作用，常规治疗方案中不推荐使用放疗。

治疗肝母细胞瘤的常用化疗药物包括：长春新碱、氟尿嘧啶、多柔比星、顺铂等。

三、神经母细胞瘤

神经母细胞瘤（neuroblastoma）属于交感神经系统肿瘤，是最常见的儿童实体瘤之一。神经母细胞瘤系由未分化的交感神经细胞所组成，恶性程度高，死亡率较高，主要原因是诊断过晚。凡是有交感神经元的部位都可发生神经母细胞瘤，如颅内、眼眶内和颈后侧部，但均少见，常见部位为胸脊柱旁，尤其是在腹膜后肾上腺处，偶尔亦发生在盆腔。

【病因及发病机制】

神经母细胞瘤细胞基因证实80%病例有异常，最常见的异常是染色体短臂缺失或再排列，其次是染色质改变。大体检查示早期尚规则，随后发展为多结节，质地较硬，色泽灰紫，带有许多出血坏死区，甚至呈假囊肿状，组织脆弱，极易破裂。早期有菲薄的包膜，较晚者，多已突出包膜，无明显界线，浸润邻近淋巴结、结缔组织间隙及大血管。

光镜下，密集成巢或小叶的未分化原始细胞，细胞质极少，核染色较深，可见到或多或少的分化较好的细胞，肿瘤细胞和原纤维突可排列成菊花状。

电子镜下可见含有纵行排列微小管的外围齿状突起，其特点是有电子致密核心的有包膜的小圆颗粒，此即其细胞质内聚集的儿茶酚胺，称为分泌颗粒。

神经母细胞瘤具有分泌功能，可合成儿茶酚胺，其代谢产物（VMA和HVA）则从尿中排出。

【临床表现】

该病多发生在2～3岁，病初可无任何症状，当疾病发展后可有食欲不振、恶心、呕吐、消瘦、体重下降、发热、贫血、局部或肢体疼痛及腹部肿块等。

1. 局部肿块　当肿瘤发生在腹部，可以偶然在腹部发现肿块，一般不痛，肿块生长较快，表面光滑，多有结节，质地坚硬。胸部肿瘤位于后纵隔，可有咳嗽、呼吸困难等症状。

2. 转移症状　因神经母细胞瘤转移出现“熊猫眼”伴斜视、眼阵挛、眼震颤，影响到颈部星状神经节可形成Homer综合征，有骨髓转移时可出现贫血、血小板减少或出血倾向，侵入椎管内会引起偏瘫，同样膀胱肿物可导致膀胱或血管受压。新生儿病例还可有肝大，腹胀和皮下结节。

【辅助检查】

腹膜后神经母细胞瘤的诊断可根据上述临床表现和X线表现基本确定，生物学诊断VMA、HVA显著增高可确立无疑。

1. X线检查　表现为一软组织密度肿块、阴影，多数病例可见散在性钙化斑点，有时呈螺旋状集中在脊柱旁区。侧位片可见含气的胃肠道阴影向前移位，含钙化斑点肿块在腹膜后间隙。

2. 静脉肾盂造影　显示肾受压下降，肾盂向下移位，肾盏呈横行，输尿管扭曲，下腔静脉常向前移位。

3. CT和MRI 见到肿瘤的原发部位、大小以及与邻近器官、血管、周围脏器及椎管的关系。

4. B超检查 可在多个平面上将肾上腺肿块与肝、脾、胰等分开，并可确定周围淋巴结的大小。

5. 骨髓穿刺活检和骨扫描 可了解有无骨浸润情况。

【治疗】

根据其病理分期选择治疗方案。

根据预后分组进行治疗，可分为三组。低危组可单手术切除肿瘤，或手术后轻度化疗。中危组可先化疗，再做原发灶切除，然后再给予化疗或加用放疗。高危组则先进行化疗，待骨髓转移灶基本消失，原发肿瘤缩小50%左右，即可考虑手术切除，再化疗；如不能完全切除者则局部放疗，然后再化疗；此时有条件者，可考虑化疗后行自体骨髓移植。

治疗神经母细胞瘤的化疗药物包括：顺铂、多柔比星、依托泊苷、环磷酰铵、长春新碱等。

【护理】

因实体瘤患儿多为手术与化疗相结合，以下仅介绍有关患儿化疗期间的护理。

1. 护理评估

（1）评估患儿的意识及精神状态，为患儿测量生命体征、身高、体重，了解患儿家属对疾病的认知情况。

（2）询问患儿既往史，过敏史，手术史，有无放射线、辐射及化学物质接触史，家族史，非首次入院患儿应评估患儿既往化疗过程等。

（3）评估患儿的营养状况及自理能力，了解患儿大小便及睡眠情况。

（4）评估患儿病情，了解患儿的主要症状和体征，观察有无感染的征象；观察患儿有无乏力、面色苍白、精神食欲差等贫血表现；观察患儿有无肝、脾、淋巴结肿大情况；有无呼吸困难等。

（5）了解患儿的相关检查及结果，主要包括与诊断有关的实验室检查，如血常规、骨髓穿刺检查、B超、CT等。

（6）心理-社会状况：了解患儿家属对患儿疾病拟采取的治疗方法、对治疗及可能导致并发症的认知程度、家庭经济承受能力，以提供相应的心理支持。

2. 护理措施

（1）一般护理

1）休息与活动：营造良好的病室环境，保证室内的温湿度，病室每日开窗通风，并进行紫外线消毒；化疗期间应注意保护性隔离，尽量卧床休息，化疗结束后可进行适量运动。

2）饮食：患儿应进食新鲜易消化的高蛋白、高维生素、高热量饮食，避免进食高脂、高糖、产气过多和辛辣刺激性的食物，尽量满足患儿的饮食习惯以及对食物的要求，应鼓励患儿进食，以保证各种营养素的摄入，提高机体抵抗力；外购熟食应先蒸透后再食用，不吃生、冷、剩、过硬食品、不易消化及不洁食品，水果应洗净、去皮；养成良好的饮食卫生习惯，防止病从口入。化疗期间的患儿必须供给充足的水分，防止高尿酸血症的发生，促进患儿体内化疗药物的排泄。

3）预防感染：实体瘤患儿免疫功能下降，化疗常致骨髓抑制，极易发生感染。①保护性隔离：应与其他病种患儿分室居住，粒细胞数极低（$<0.5\times10^9/L$）和免疫功能明显低下者应住单间、空气层流室或无菌层流床；尽量减少探视的人员和次数，进入病室的工作人员及探视者应更换/戴口罩、洗手，有感染者禁止进入病室；病室每日紫外线消毒，定时开窗通风，以保持室内空气新鲜。②严格执行无菌操作技术，遵守操作规程：进行任何穿刺前，必须严格消毒；各种管道或伤口敷料应定时更换。

4）皮肤、黏膜日常护理：化疗期间最易发生呼吸道、皮肤、黏膜，尤其是口腔、鼻、外耳道及肛周部位的感染。故应在进餐前后、睡前以温开水或漱口液漱口；每日沐浴，勤换内衣、内裤；保持大便通畅，保持肛周、会阴皮肤清洁，每日进行3%硼酸坐浴，避免发生肛周感染。

5）口腔黏膜并发症的护理：患儿进行化疗期间，易发生口腔感染，因此应加强口腔护理。①一般餐后用生理盐水或淡盐水漱口；②应用化疗药物期间需改变口腔pH值以抑制微生物繁殖，日常漱口可用复方氯己定含漱液，年龄较小的患儿不会漱口可用棉签蘸康复新液涂抹于口腔黏膜；如出现鹅口疮等真菌感染，用制霉菌素涂口腔治疗，必要时可用氟康唑涂口；抗厌氧菌感染时用甲硝唑漱口；③给予患儿用软毛牙刷刷牙，避免进食过冷、过热、过硬的食物，以减少口腔黏膜损伤，预防口腔溃疡。

（2）病情观察

1）密切观察患儿生命体征变化，注意患儿腹部肿物的大小是否改变，关注患儿各项检查指标有无改变，准确记录患儿的出入量，化疗期间注意患儿体温变化。

2）维持正常体温：观察患儿体温变化，患儿出现体温升高时，给予患儿物理降温，若温度超过38.5℃，且物理降温效果不佳时，应遵医嘱给予患儿口服降温药（对乙酰氨基酚），24小时之内单一退热剂口服不可超过4次，必要时可给予患儿两种退热剂交替口服；患儿出现体温升高后还应给予患儿静脉采血（血常规、快速C反应蛋白、血培养、血生化），根据血象给予患儿加用抗生素治疗；保证患儿的入量，根据患儿的食欲情况，必要时给予患儿静脉补液治疗；物理降温时忌用安乃近和75%乙醇擦浴，以免降低白细胞及增加出血倾向。密切观察患儿降温效果，避免体温骤降，以免引起虚脱，体温未降至38.5℃以下时，每半小时测量体温一次，注意患儿生命体征的变化。

（3）用药护理：熟悉化疗药物的特性。

1）卡铂、顺铂、放线菌素D常易引起胃肠道反应，化疗前可给予患儿静脉输注盐酸昂丹司琼注射液（枢丹）、注射用盐酸托烷司琼（罗亭）等止吐药，以缓解患儿的胃肠道不适症状。严重呕吐者，应记录患儿呕吐的次数、量、性质，呕吐后给予患儿漱口。必要时给予静脉补液治疗。

2）氟尿嘧啶（5-Fu）属于抗代谢药，常见不良反应为恶心、呕吐、食欲减退、外周血白细胞减少、脱发、色素沉着，偶见神经系统反应，本药禁与酸性药物配伍，与地高辛、氨基糖苷类抗生素合用，本品在肠道吸收减少，作用降低；与西咪替丁合用，可使本品的首过效应降低；用药期间不宜与阿司匹林类药物同用，以防消化道出血。

3）多柔比星可引起心脏毒性，用药前行心电图、心脏彩超检查，输注时速度宜慢，给予患儿行心电监护，观察患儿面色、心律等情况，输注此类药物时可给予患儿加用心脏保护剂右丙亚胺等。

4）依托泊苷（VP16）可引起体位性低血压，嘱患儿卧床休息，必要时缓慢改变体位；此药可引起恶心、呕吐不良反应，故应选择午休时或进食2～4小时后静脉滴注或使用止吐药以减少恶心呕吐的发生；VP16为周期特异性的细胞毒性药物，输液外渗可导致组织坏死和血栓性静脉炎，使用前先输注生理盐水确保静脉通道通畅有回血，局部无红肿疼痛方可使用，输液速度宜慢，以减轻局部刺激，用药过程中严密观察有无外渗现象，一旦发生药物外渗，立即停药并进行局部处理。

其余护理内容详见第九章第七节急性白血病的护理。

（4）心理护理：良好的心理状态是保证化疗过程顺利的基础，实体瘤多为恶性肿瘤，化疗患儿及其家属大多会出现疑虑、恐惧及紧张等心理，护士应根据患儿性格、年龄特征，以及患儿家属的文化层次，应对能力，向其介绍药物的作用、疗程，同时向患儿及其家属说明可能出现的并发症，指导家属观察需要注意的临床征象，及时了解患儿的化疗反应，体会患儿心理，增强信心，鼓励患儿树立战胜疾病的信念。

（5）健康教育

1）饮食指导：患儿应进食新鲜易消化、高蛋白、高维生素、高热量饮食，避免进食高脂、高糖、产气过多和辛辣的食物，尽量满足患儿的饮食习惯或对食物的要求，应鼓励患儿进食，以保证各种营养素的摄入，提高机体抵抗力；外购熟食应先蒸透后再食用，不吃生、冷、剩、过硬、不易消化及不洁食品，水果应洗净、去皮；养成良好的饮食卫生习惯，防止病从口入。化疗期间必须供给患儿充足的水分，防止高尿酸血症的发生，促进患儿体内化疗药物的排泄。

2）用药指导：遵医嘱口服药物，不可私自停药，化疗间歇期注意预防感染，外出戴口罩。具体内容详见第九章第七节急性白血病以及第八节实体瘤的用药护理。

3）休息与活动指导：生命体征平稳的情况下，根据患儿身体状况，酌情尽早参加户外活动，注意劳逸结合，与外界接触，加强心理调节，尽早回归社会。

4）定期复查血常规，密切关注患儿腹部变化，出现腹部膨隆等不适时，及时到医院就诊，行 B 超检查。

5）根据患儿病情与医师商议制定下一步治疗措施，按时回医院化疗。

第十节 噬血细胞综合征

噬血细胞综合征（hemophagocytic syndrome）又名噬血细胞性淋巴组织细胞增生症（hemophagocyticlymphohistiocytosis，HLH），或称噬血细胞性网状细胞增生症（hemophagocyticreticulosis），一种罕见的小儿血液病，是一组由多种病因诱发细胞因子“瀑布”释放，组织病理学以组织细胞增生伴随其吞噬各种造血细胞为特征的临床综合征。临床以持续高热，肝脾、淋巴结肿大，肝脏严重损害，全血细胞减少，低纤维蛋白原血症，高三酰甘油（TG）血症以及巨噬细胞吞噬血细胞现象等为主要特征。本病病因和临床表现复杂，起病后进展迅速，儿童 HLH 常易合并多脏器功能不全综合征，病死率较高。

【病因及发病机制】

HLH 按病因可分为遗传性和继发性两大类。遗传性与基因缺陷或免疫缺陷有关，继发性与后天感染自身免疫性疾病或肿瘤有关。

遗传性 HLH：家族性 HLH，由穿孔素基因、MNC13D 及 STX11 等基因缺陷所致；免疫缺陷相关性噬血综合征，如 Chediak Higashi 综合征、Griscelli 综合征，X 性连锁淋巴增生综合征。

继发性 HLH：感染相关性噬血细胞综合征，大多有病毒感染所致，最常见的是 EB 病毒，也可由细菌、真菌、支原体、原虫感染所致；自身免疫性疾病相关性噬血综合征，如幼年特发性关节炎、系统性红斑狼疮等疾病；恶性肿瘤相关性噬血细胞综合征，如淋巴瘤。

【临床表现】

发病年龄与病因相关，一般好发于婴幼儿，1 岁以内占 70%，2 岁前发病者多为家族性 HLH，而 8 岁后发病者多为继发性 HLH。

1. 早期多表现为持续发热，时间常 >7 天，最高体温 >38.5℃，可伴有一过性皮疹。

2. 肝脾、淋巴结呈进行性肿大，脾大明显，并出现肝功能异常和黄疸。

3. 皮肤出血点、瘀斑、紫癜、鼻出血、消化道出血及其他内脏出血。

4. 肺部感染，由于肺部淋巴细胞及巨噬细胞浸润所致，呈间质性肺炎表现。

5. 中枢神经系统病变，表现为：神经兴奋性增高、前囟饱满、颈强直、肌张力增高或降低、抽搐等，也有脑神经麻痹、共济失调、偏瘫或全瘫、失明、意识障碍、颅内压增高等。

【辅助检查】

1. 血象　多为全血细胞减少，以血小板减少为明显，白细胞减少程度较轻；观察血小板变化，可作为本病活动性的一个指征。病情缓解时，首先可见血小板上升；而在病情恶化时，亦首先见血小板下降。

2. 骨髓象　骨髓在疾病早期表现为中度增生性骨髓象，噬血现象不明显，常表现为反应性组织细胞增生，无恶性细胞浸润，应连续多次检查骨髓，以便发现吞噬现象，疾病晚期骨髓增生程度低下。

3. 高细胞因子血症　家族性及继发性 HLH 的活动期常见 IL-1 受体拮抗因子、可溶性 IL-2 受体、干扰素-γ、TNF 等因子增多。

4. 血脂三酰甘油升高，可在疾病早期出现，脂蛋白电泳常见极低密度及低密度脂蛋白胆固醇升高，高密度脂蛋白胆固醇降低。当病情缓解时，脂蛋白胆固醇可恢复正常。

5. 肝功能　转氨酶及胆红素可增高，其改变程度与肝受累程度一致。全身感染时可有低钠血症、低清蛋白血症及血清铁蛋白增多。

6. 凝血功能　疾病活动时常有凝血异常，特别是在疾病活动期，有低纤维蛋白原血症，部分凝血活酶时间延长，肝受损时其凝血酶原时间可延长。

7. 免疫学检查　家族性 HLH 常有自然杀伤细胞及 T 细胞活性降低。

8. 影像学检查　部分患儿 X 线胸片可见间质性肺浸润，晚期患儿头颅 CT 或 MRI 检查可发现异常，其改变为陈旧性或活动性感染，脱髓鞘、出血、萎缩和（或）水肿。有时亦可通过 CT 检查发现脑部钙化。

【诊断】

1. 体温 >38.5℃，持续 7 天以上。

2. 脾大。

3. 外周血细胞减少（二系或三系减少），小儿时期血红蛋白<90g/L，新生儿期血红蛋白<100g/L；血小板<100×10^9/L；中性粒细胞<1×10^9/L。

4. 高三酰甘油血症和（或）低纤维蛋白原血症［（禁食后三酰甘油≥3mmol/L或≥相应年龄正常值的3SD）、纤维蛋白原≤1.5g/L或≤3SD］。

5. 骨髓、脾或淋巴结找到噬血细胞，无恶性肿瘤的证据。

6. 自然杀伤细胞的活性降低或完全缺如。

7. 血清铁蛋白>500mg/L。

8. 可溶性CD25（白介素-2受体）≥2400U/L。

9. 诊断家族性HLH时要求符合以上诊断条件，并且有阳性家族史，基因诊断明确，父母近亲婚配为支持条件。

【治疗】

1. 支持疗法

（1）积极防治感染，包括抗细菌、病毒、真菌等。每4周一次静脉注射丙种球蛋白（0.5g/kg），可提高患儿的抗感染能力，“中和”炎性细胞因子，从而减轻细胞因子损伤各器官。

（2）输血支持治疗，输注血浆、血小板、浓缩红细胞等予以对症支持治疗，补充凝血因子，防止弥漫性血管内凝血。

（3）营养支持，补充能量，纠正酸碱失衡及电解质紊乱。

2. 化学疗法　化学治疗药物主要包括地塞米松、依托泊苷（足叶乙甙，VP16）、环孢素A。化疗分诱导缓解阶段（1～8周）和维持治疗阶段（9～52周），疗程共52周。

对于初发患儿、有中枢神经系统症状者及复发者均需行脑脊液检查以及头颅MRI检查，治疗过程中至少每4周复查脑脊液一次。

3. 造血干细胞移植　是治疗HLH的重要手段，主要适用于家族性HLH诱导缓解后；HLH诱导缓解治疗后8周后仍未达到缓解者，继续进行巩固治疗直至造血干细胞移植；HLH停药后复发者，应重新进行诱导缓解及巩固治疗直至造血干细胞移植。

家族性HLH患儿的自然病情进展非常迅速，存活期一般仅2个月，需行造血干细胞移植才有治愈的希望。继发性HLH的预后取决于治疗原发病的疗效。

【护理】

1. 护理评估

（1）评估患儿意识及精神状况，为患儿进行生命体征、身高、体重的测量，了解患儿家属对疾病的认知情况。

（2）询问患儿的既往史、过敏史、手术史及家族史。

（3）评估患儿的营养状况及自理能力，了解患儿大小便及睡眠情况。

（4）评估患儿病情，了解患儿的主要症状及体征，观察患儿有无感染的征象；观察贫血及其程度；观察有无出血点、瘀斑、鼻出血等出血倾向；有无肝、脾、淋巴结肿大情况。了解患儿目前的治疗方案。

（5）了解患儿的相关检查结果，主要是与诊断有关的实验室检查结果，如血常规、出凝血功能、影像学检查结果及手术病理报告等。

（6）心理-社会状况：评估患儿及家属的心理状态，对突发事件的应对能力，对病情的认识程度和对护理的要求。

2. 护理措施

（1）一般护理

1）休息与活动：血小板作为本病的活动性指征，采取每周监测血小板2次，必要时每日监测。血小板 $<50\times10^9/L$ 时应卧床休息，血小板 $<20\times10^9/L$ 有出血倾向时应给予患儿绝对卧床休息，头部制动，每2小时更换体位1次，防止压疮的发生。安抚患儿，避免剧烈活动、跌倒及碰撞等。

2）饮食指导：患儿应进食含钙丰富的食物，如牛奶、鱼肉。禁食生冷、辛辣刺激性饮食，所有食品、食具均用高温灭菌，指导患儿勿吃生冷水果等，预防消化道感染和出血。晨起、睡前、饭后用淡盐水或漱口液漱口（年龄较小的患儿可蘸康复新漱口液涂抹口腔），预防口腔感染。

3）预防感染

①保护性隔离措施：HLH患儿给予层流床病房，行保护性隔离。病房每日用含氯消毒水拖地及擦桌面和日用品表面2次，用紫外线消毒房间空气1小时，谢绝探视。本科采用患儿最熟悉的亲人24小时陪护患儿，接触患儿前一律戴口罩，洗手或用消毒凝胶擦拭双手。指导患儿集中于层流床出风口一端活动；床尾备有专用血压计、听诊器、皮尺等查房用品。

②预防皮肤黏膜感染：保持皮肤清洁，穿着宽松的棉质衣服。每日观察皮肤是否完整，以及皮疹的消长情况。特别留意有无肛裂、肛周脓肿及感染症状。有皮疹的患儿，指导家属勿让患儿搔抓皮肤，勤剪指（趾）甲。

（2）病情观察：严密观察病情变化，监测生命体征，观察患儿全身黄疸情况，有无各种出血倾向，以及是否有中枢神经系统的病变等。

1）皮肤护理：噬血细胞综合征患儿长期反复发热，应在治疗中加强皮肤护理。体温≤38.5℃，可采用物理降温，如温水擦浴、降温贴等，但不宜使用75%乙醇擦浴，防止血管扩张引起出血；体温>38.5℃者应在物理降温的基础上给予退热剂。也可应用亚低温治疗仪，但应注意观察患儿循环情况应避免局部温度过低而引起冻伤。降温30分钟后观察降温效果。注意观察患儿出汗情况，及时更换衣物、床单，减少汗液对皮肤的刺激，保持患儿皮肤清洁。

2）密切注意出血征象：密切观察患儿有无鼻出血、呕血、便血、全身皮肤有无出血点、瘀斑及颅内出血等出血征象，如有异常应立即报告医师给予相应处理。对患儿实施各种护理操作时应动作轻柔，尽量减少各种穿刺，穿刺后应压迫止血5~10分钟，避免血肿的形成，禁止各种深静脉穿刺。

3）腹部护理：由于患儿有肝脾中重度肿大，肝功能受损，出现脾破裂的患儿，应予卧床休息，避免撞击腹部，腰带勿过紧，查体时动作轻柔，防用力按压。腹胀明显者，应抬高双下肢或取头低脚高位，减轻腹压，严密观察小便情况。

（3）用药护理

1）激素的护理：告知患儿及其家属用药的目的、剂量、方法及不良反应。如长期服用可能出现高血压、高血糖、骨质疏松、感染、满月脸、向心性肥胖及多毛等现象，长期使用激素将影响钙的吸收，按医嘱补充钙剂，指导家属给患儿口服激素时遵医嘱按时按量服用，不可擅自停药、减药、漏服，避免肾上腺危象的发生。

2）VP16的注意事项：VP16可引起体位性低血压，嘱患儿卧床休息，必要时缓慢改变体位；此药可引起恶心、呕吐不良反应，故应选择午休时或进食2~4小时后静脉滴注或使用止吐药以减少恶心呕吐的发生；VP16为周期特异性的细胞毒性药物，输液外渗可导致组织坏死和血栓性静脉炎，使用前先输注生理盐水确保静脉通道通畅有回血，局部无红肿疼痛方可使用，输液速度宜慢，以减轻局部刺激，用药过程中严密观察有无外渗现象，一旦发生药物外渗，立即停药并进行局部处理。

3）使用环孢素A的护理：不能吞服胶囊的患儿，按医嘱给予滴剂口服，可自行吞服胶囊的患儿，遵医嘱给予患儿胶囊口服，于餐前1小时或饭后2小时口服。定期监测患儿肝肾功能，定时监测血压，定时抽血查环孢素A血药浓度，防止肝肾毒性的发生。环孢素A易引起多毛等容貌改变，用药之前向患儿及其家属进行解释，减轻家属及患儿的心理负担。

（4）心理护理：噬血细胞综合征患儿临床诊断困难，在确诊之前可能已经到各家医院诊断治疗过，同时由于对该病的疗效和病情恢复信心不足，骨穿和反复的血液检查往往进一步加重了患儿的紧张恐惧的心理。此时护理人员应耐心细致地向患儿和家属讲解病情发展变化规律、治疗效果、可能出现的并发症、疾病的预后。经常与患儿沟通交流，帮助其解决问题，打消其恐惧感和思想顾虑，鼓励患儿保持乐观情绪，积极配合检查和治疗。

（5）健康教育

1）饮食指导：给予患儿高蛋白低脂饮食，多进食新鲜蔬菜、水果，少食高糖食物，避免进食生冷硬质食物及鱼类，防止口唇划伤，注意口腔卫生，预防感染。

2）用药指导：遵医嘱口服治疗药品，不可擅自停药调整药物剂量，患儿在输注化疗化疗药物时应减少输液侧肢体活动，避免因活动导致的输液外渗，口服环孢素时应注意服药前后1小时空腹，定时监测环孢浓度，遵医嘱调整药物剂量。

3）休息与活动：依据患儿的血小板情况，制定活动计划，血小板偏低时应减少活动，避免磕碰，以防出血。

4）根据患儿病情及治疗方案定时复诊，定期复查血常规、生化、出凝血功能及环孢浓度，注意预防感染，出现不适，随时门诊就诊。

第十一节　专科技术操作——大剂量甲氨蝶呤化疗患儿的护理

【目的】

甲氨蝶呤（MTX）属于抗叶酸代谢药可抑制二氢叶酸还原酶，阻止胸嘧啶核苷酸的辅酶N-Ⅱ甲基四氢叶酸的形成。甲氨蝶呤也影响一碳单位代谢的其他代谢过程，但其主要是因为其具有细胞毒性，阻断肿瘤细胞DNA的合成。

【评估】

1. 进行大剂量甲氨蝶呤（HDMTX）治疗的前一日，对未进行PICC或输液港植入治疗的患儿进行留置针穿刺，尽量选择较粗较直的血管，以减少输液外渗的发生；若已行输液港置港的患儿应在治疗前一日进行输液港穿刺，并确认输液港通畅。

2. 告知患儿及其家属，次日即将进行HDMTX治疗，治疗过程中应密切关注患儿的出入量情况，治疗首日正常饮水，自治疗第二天起应多饮水。

3. 由于MTX可致患儿口腔溃疡，用药期间应助患儿家属，给予患儿加强口腔护理。

4. 评估患儿及其家属的理解能力，对其进行宣教，告知MTX的不良反应。

5. 进行输液前检查输液泵是否处于完好备用状态。

【操作前准备】

输液泵、避光输液器、三升袋、注射器若干、生理盐水、棉签、安尔碘、输液巡视卡等。

【操作流程】

1. 双人核对医嘱、所用药物剂量、时间、速度、输液量准确无误。

2. 严格按照无菌技术进行静脉输液的配制。

3. 配制化疗液体时，注意自我防护，佩戴手套、护目镜及隔离衣，使用生物安全柜配制。

4. 检查输液泵是否处于完好备用状态。

【注意事项】

1. 遵医嘱准时开始进行静脉输液，要求8：00AM（0小时）准时输注冲击量MTX（30分钟入），8：30AM准时输注维持量MTX（23.5小时入）。

2. 加强巡视，确保输液过程中静脉通路通畅，液体无外渗。

3. 责任护士督促主管医生及时抽取1小时（9：00AM）、6小时（2：00PM）、23小时（次日7：00AM）、48小时（第三天8：00AM）血药浓度（红管1ml）。

4. 提醒医师冲击量MTX输入后2小时内行三联鞘注（IT）一次。

5. 责任护士督促医生开长期医嘱口服药物6-MP QN ×7天及记录出入量。

6. 各班做好交接班，12小时挪动输液管一次避免长时间受压影响输液速度。

7. 如药液提前走完未到23小时护士应提前告诉医生在药液走完前将血药浓度抽好。

8. 化疗第二天开始鼓励患儿多饮水、多交谈、唱歌增加口腔活动。

9. 进行MTX化疗期间，应加强患儿的口腔护理，可给予患儿加用甲硝唑漱口，若浓度下降不理想时，可给予患儿在甲硝唑漱口液中加入四氢叶酸进行漱口。

10. 告知患儿及其家属应准确记录患儿的出入量，于患儿静脉输注MTX 48小时后常规进行四氢叶酸肌内注射，进行解救，随后根据患儿的血药浓度决定是否再次应用；若浓度降低不理想时，给予患儿增加水化液并加用碳酸氢钠片口服，暂停联磺甲氧苄啶的口服。待浓度降低后，给予患儿停止水化液及碳酸氢钠片的治疗。

11. 少数患儿应用MTX时可有过敏反应，用药前应遵医嘱给予患儿加用抗过敏药物，如氯雷他定（开瑞坦）或地塞米松。

12. 加强患儿心理护理，以缓解患儿用药时的紧张、焦虑情绪。

（石晶晶　刘 阳）

第十章　神经系统疾病

第一节　儿童神经专业概述

一、专业概述

儿科神经专业组在左启华教授领导下于1961年成立，是国内儿科第一个设立的神经专业组，在国内外具有重要学术影响，始终处于全国的领先地位，一直是中华医学会儿科学分会神经学组组长所在单位。

我科多位专家在国内外具有重要学术影响，多名教授先后、现任中华医学会儿科学分会及青年委员会主任、副主任委员，教育部国家重点学科负责人，中国抗癫痫协会副会长、理事，亚太小儿神经协会理事，国际抗癫痫联盟名词术语委员会委员，中华医学会医学遗传学分会常委等。

经过近50年的建设，小儿神经专业逐渐建成了具有自身特色的小儿神经系统疾病现代化综合诊治体系。在癫痫的临床与电生理诊断、分型、病因诊断与药物治疗等方面开展了系统而深入的临床和应用研究，引领国内该领域的发展方向；在国内儿科首先开展动态脑电图检查，并率先报道了一些国际上新命名的癫痫综合征；建立了部分遗传性癫痫的基因诊断方法；建立了抗癫痫药的浓度监测和群体药代动力学模型并已应用于临床。在神经遗传病的诊治方面也一直位居国内前列。小儿神经康复门诊，可以提供发育评估与监测、智力测验、行为评定、康复以及早期发育干预训练与家庭训练指导。

2011年10月24日北京大学第一医院癫痫儿童活动中心正式成立，这是中国抗癫痫协会在我国成立的首家国家级癫痫患儿活动中心。中心作为患儿及其家属与医疗机构互动与交流的平台，定期会有专业医护人员和相关工作者为患儿及其家庭开展各种公益活动，包括与疾病相关的科普宣教活动和形式多样的预防和康复指导，倡导正规诊断和治疗的理念，帮助患儿早日康复并重新融入社会，得到了癫痫患儿家属及社会的好评。2014年与小儿外科合作成立了专门的儿科癫痫中心，这是我国首家专门服务于儿科患儿的内外科结合的专业儿科癫痫中心。

随着医疗水平的飞速发展，小儿神经护理也以自身不断创新、勇于进取的精神紧随医疗发展。创建出具有自身特色的护理品牌，希望可以更好地服务患儿，配合医疗为小儿神经事业发展作出更大的贡献。

二、护理专业特色和管理特色

在护理部的领导下，我们实施了优质护理，为患儿提供全方位、无缝隙的优质服务，大大提高了患者满意度。病房还相继开展了多种“一病一品”服务，把具有专业特色的护理内容做成自身品牌服务，更好地服务患儿。

2005年我们开展了生酮饮食治疗难治性癫痫的护理，在全国处于前列。经过几年的经验累积，我们总结了一套系统的、完善的护理流程及方法，将其应用于临床。每位生酮饮食患儿都会有专科责任护士在其生酮期间全程护理，责任护士配合医生和营养师帮助患儿更好地完成生酮饮食计划，并在此期间给予专业的健康教育指导，还会以家庭为中心做好患儿的出院后随访及延续性护理工作，并建立了生酮饮食微信群，为患儿家属及难治性癫痫患儿带来新的希望。

在护理管理方面，平时工作中我们规范护理常规，总结护理经验，归纳出了一系列专科护理常规，并规范实施。例如：激素治疗神经系统疾病的护理流程，保证了患儿激素治疗的顺利进行。在护理工作中，持续提供高质量的护理技术和护理服务是本病房护理服务始终追求的目标。希望通过我们的努力，为小儿神经患儿提供更专业、更好的护理服务。

三、发展趋势

随着小儿神经病房的不断扩大，护理队伍也趋于专业化。我们会继续延续优质护理服务，把生酮饮食护理做成品质，总结整理出一套具有神经科特色的护理流程并实施于临床。还会定期组织及参与癫痫活动中心的活动，普及疾病知识，服务于患儿。我们希望通过加强儿科临床护理服务质量，促进家庭维护患儿健康的积极作用，达到全面、全程、连续、专业化、人性化的护理服务目标，最终做到患者满意、护士满意、医生满意、社会满意、政府满意。

第二节　小儿神经系统解剖生理特点

神经系统包括中枢神经系统、周围神经系统及自主神经系统。中枢神经系统由脑和脊髓组成，起控制枢纽的作用。周围神经系统包括12对脑神经、

31对脊神经、躯体神经等。自主神经系统包括交感神经和副交感神经。

一、大脑

小儿出生时大脑的重量约370g，占体重的10%～12%，为成人脑重（1500g）的25%，大脑发育不完善，脑皮质较薄。3岁时神经细胞分化基本完成，8岁接近成人。小儿的脑耗氧量在基础代谢状态下占总耗氧的50%，而成人为20%，所以缺氧的耐受性较成人差。长期营养不良可引起脑发育落后。

二、脑脊液

小儿时期脑脊液正常值压力0.69～1.96（新生儿0.29～0.78）kPa，外观清亮透明，白细胞0～5（新生儿或小婴儿0～34）$\times10^6$/L，蛋白0.2～0.4（新生儿0.2～1.2）g/L，糖2.8～4.5mmol/L，潘氏试验阴性。

三、脊髓

小儿脊髓的发育，在出生时，发育已经较为成熟，重2～6g，是成人脊髓的1/4～1/5，脊髓的发育与运动发展的功能相平行，随着年龄的增长，脊髓加长增重。新生儿时脊髓的末端达第3腰椎水平，随年龄增长，4岁时达1腰椎上缘。所以腰椎穿刺时，应以3～4间隙为宜。

四、神经反射

小儿神经系统发育不成熟，神经反射具有相应的特点。出生时存在而以后逐渐消失的反射，如握持反射、觅食反射、拥抱反射等，在出生后3～4月消失，吸吮反射1岁左右完全消失。出生时存在以后永不消失的反射，如瞳孔对光反射、角膜反射、吞咽反射等，如这些反射减弱或消失，表示神经系统出现异常。出生时并不存在以后渐出现且永不消失的反射，如腹壁反射、四肢肌腱反射、提睾反射（4～6个月后明显）。

五、病理反射

巴宾斯基征（2岁以下小儿巴宾斯基征阳性可考虑为生理现象）、戈登氏征、霍夫曼氏征、查多克氏征等；脑膜刺激征包括颈强直、克匿格征、布鲁辛斯基征等。

第三节 癫 痫

癫痫（epilepsy）是神经系统常见疾病之一，是由于大脑神经元异常过度或同步化放电所引起的发作性的、突然的、一过性的体征和（或）症状。癫痫发作（seizure）是指大脑神经元过度异常放电引起的突然的、短暂的症状或体征，临床表现为意识、运动、感觉、精神或自主神经功能障碍。小儿癫痫的患病率约为3.45‰。

【病因及发病机制】

1. 病因

（1）特发性（原发性）癫痫：是指除可能与遗传性有关外，无其他可寻的病因。如儿童及少年失神性癫痫、少年肌阵挛性癫痫、儿童良性癫痫伴中央颞区棘波等。

（2）症状性（继发性）癫痫：即具有明确脑部损害或代谢障碍的癫痫。如脑发育异常、中枢神经系统感染、脑血管病、颅脑外伤、缺氧性脑损伤、代谢紊乱、中毒等。

（3）隐源性癫痫：是指虽疑为症状性癫痫但尚未找到病因者。这类癫痫约占癫痫人数的60%。

2. 诱发因素　年龄、内分泌、发热、疲劳、睡眠不足、饥饿、饮酒、情绪激动、过度换气、过度饮水、过敏反应、预防接种以及声、光刺激等均可诱发某些癫痫发作。

【临床表现】

癫痫发作的表现形式取决于其病灶起源的位置和定位于大脑的某一部位。我国小儿神经学术会议将癫痫发作分为局灶性发作和全面性发作。

1. 局灶性发作　神经元过度放电始于一侧大脑半球内，临床发作和脑电图均于局部开始。

（1）单纯局灶性发作：发作中无意识和知觉损害。

1）运动性发作：多表现为一侧某部位的抽搐，如肢体、手、足、口角、眼睑等处。

2）感觉性发作：表现为发作性躯体感觉异常及特殊感觉异常，如针刺感、幻视、发作味觉异常等。

3）自主神经症状性发作：自主神经症状，如心悸、腹部不适、呕吐、面色苍白或潮红、大汗、竖毛、瞳孔散大或大小便失禁等。

4）精神症状发作：可表现为幻觉、记忆障碍、语言障碍、认知障碍、情感障碍或恐惧、暴怒等。

（2）复杂局灶性发作：这类发作都有不同程度的意识障碍，往往有精神症状，常伴反复刻板的自动症（automatism），如吞咽、咀嚼、舔唇、拍手、自言自语等。多见于颞叶和部分额叶的癫痫发作。

（3）局灶性发作继发全身性发作：由单纯局灶性或复杂局灶性发作泛化

为全身性发作，也可由单纯局灶性发作发展为复杂局灶性发作，然后继发全身性发作。

2. 全身性发作　神经元过度放电起源于两侧大脑半球，临床发作和脑电图均呈双侧异常。

(1) 失神发作：典型失神发作表现为：发作时突然停止正在进行的活动两眼凝视，持续数秒钟恢复，发作后可继续原来的活动，对发作不能回忆。

(2) 强直-阵挛发作：临床最常见。主要表现是意识障碍和全身抽搐。

1) 强直期：发作时意识突然丧失，全身肌肉强直收缩，尖叫伴突然跌倒、呼吸暂停与发绀、双眼上翻、瞳孔散大。

2) 阵挛期：强直症状持续数秒至数十秒后出现较长时间反复的阵挛，即全身反复、节律性抽搐，口吐白沫，持续约30秒或更长时间后逐渐停止。

3) 昏睡期：发作后昏睡，醒后出现疼痛、嗜睡、乏力等现象。

(3) 强直性发作：表现为持续而强烈的肌肉收缩，使身体固定于某种特殊体位，如头眼偏斜、双臂外旋、呼吸暂停、角弓反张等。

(4) 阵挛性发作：发作时躯干、肢体或面部节律性抽动无强直，伴意识丧失。

(5) 肌阵挛发作：表现为全身或局部肌肉突然短暂收缩，如突然点头、身体前倾等，严重者可致跌倒。

(6) 失张力发作：发作时肌肉张力突然短暂性丧失引起姿势改变，同时伴有意识障碍，表现头下垂、双肩下垂、屈髋屈膝或跌倒。

3. 分类不明的发作　由于资料不足，无法归为全身性发作和部分性发作的。其中包括新生儿发作时的节律性眼运动，咀嚼式动作，游泳动作，呼吸暂停等。

癫痫持续状态：癫痫发作30分钟以上，或反复发作30分钟以上，发作期间意识不恢复者，称为癫痫持续状态。临床多见强直-阵挛持续状态。

【辅助检查】

1. 脑电图检查　可以诊断癫痫和确定发作类型，为癫痫手术提供术前定位。

2. 头颅影像学检查　能清楚显示灰质、白质和基底节等脑实质结构。

3. 遗传代谢检查、基因分析等。

【诊断】

诊断小儿癫痫主要根据病史及脑电图检查。体格检查及神经影像学检查可以帮助判断病因。

【治疗】

1. 病因治疗　若有明确病因，应积极治疗，如脑瘤、某些可治疗的代谢病。

2. 抗癫痫药物治疗　合理使用抗癫痫药物治疗是当前治疗癫痫的最主要手段。先选择单种药物，从小剂量开始直至完全控制发作。如单药物控制不理想，可多种药物联合治疗。根据患儿发作类型选取药物，常用抗癫痫药物：丙戊酸钠、托吡酯、卡马西平、氯硝西泮、左乙拉西坦等。

3. 手术治疗　适用于有明确局部致病灶的症状部分性癫痫，常用手术方法如颞叶病灶切除术、病变半球切除术等。

4. 生酮饮食　对难治性癫痫及部分癫痫综合征有效。

【护理】

（一）护理评估

1. 评估患儿意识及精神状态、生命体征、身高、体重、头围、智力运动发育水平、饮食、睡眠、大小便、自理能力的情况。

2. 评估患儿既往史（围产期情况、母亲妊娠史、感染、中毒、外伤史）、手术史、过敏史（尤其是抗癫痫药）、家族史（重点询问）。

3. 评估患儿癫痫发作情况，包括起病年龄、有无诱因、发作频率、持续时间、发作时有无乏氧征、发作后表现。询问患儿用药史，包括剂型、剂量、血药浓度。

4. 询问相关检查及结果　脑电图、头颅影像学、血尿代谢筛及癫痫基因结果。

5. 评估心理-社会状况评估　家属对疾病认识、经济状况、配合程度、心理状态等。

（二）护理措施

1. 一般护理

（1）休息与活动：保持病房良好秩序，给患儿创造安静、舒适的环境，避免不良刺激；对患儿各项治疗和护理工作要集中进行；保证患儿充足的睡眠和休息，避免过度的兴奋和疲劳。

（2）饮食：合理安排饮食，营养全面均衡，定时定量，不要暴饮暴食，忌辛辣等刺激性食物，不饮酒、咖啡、浓茶等兴奋性饮料。

（3）预防感染：病室定时开窗通风；严格限制探视人数；与感染患儿分室居住，防止交叉感染。

（4）根据评估患儿的癫痫发作情况，提前备好吸氧及吸痰装置，必要时建立静脉通路。

2. 病情观察

（1）观察生命体征：对于有高热惊厥史和热敏感的患儿应注意观察体温的变化，以防发热诱发癫痫发作；观察患儿有无乏氧征，注意患儿有无呼吸急促、面色青紫、口唇及甲床发绀等症状，必要时予低流量吸氧；注意观察瞳孔大小、对光反射及神志改变。

（2）观察患儿癫痫发作状态：发作时伴随症状、持续时间。

（3）观察患儿经抗癫痫治疗后，癫痫发作、智力和运动发育等情况的转归。

3. 用药护理

（1）抗癫痫药物：发放口服抗癫痫药应剂量准确，按时发放，并协助家属给患儿服药；用药期间定时监测血药浓度，避免药物剂量不足导致发作控制不理想或过量引起中毒；服药期间定时监测血常规、肝肾功能；督促患儿按时服药，不可自行减量、停药；观察患儿用药期间的不良反应，如有异常，立即通知医师。

（2）镇静剂：静脉推注镇静剂时，应剂量准确，缓慢推注，并观察患儿的呼吸情况。

4. 辅助检查的护理

（1）脑电图检查：详见第十章第十节技术操作脑电图。

（2）影像学检查：①根据患儿情况，给予剥脱睡眠，告知家属剥夺睡眠的重要性，并严格执行；②检查时应保持患儿心情平静，尽量保持身体各部位的静止不动；③不能配合检查、较小患儿、躁动患儿应携带镇静剂；④必要时摘下一切金属物品；⑤应由家属陪同检查。

5. 癫痫发作时的急救

（1）保证患儿安全：当发现患儿发作有摔倒危险时，应迅速扶住患儿，顺势使其缓慢倒下，置患儿于床上，拉起床挡防止坠床。不可强行按压肢体以免引起骨折。同时呼叫旁人通知医生。

（2）保持呼吸道通畅：使患儿平卧，解开衣领，头偏向一侧，清理口腔分泌物，必要时吸痰，防止误吸及窒息；牙关紧闭时，不应强行撬开；观察患儿有无口唇发绀，必要时给予低流量吸氧。

（3）观察患儿神志、瞳孔、呼吸、脉搏及面色变化，记录患儿发作的时间、形式、持续时间。

（4）如癫痫发作不缓解，应立即建立静脉通路，准备遵医嘱给药。遵医嘱静脉注射地西泮时，应剂量准确，缓慢推注，推注速度为1mg/min，同时注意患儿的呼吸变化；用脱水药物时，应快速静脉滴入，防止脑水肿引起脑疝。

（5）癫痫发作后患儿可有头痛、身体酸痛和疲乏等不适感，应让其充分休息。

6. 心理护理在护理患儿过程中，应给予患儿及家属充分的关心、理解、尊重。鼓励癫痫患儿参加社会活动，增强自我意识及独立能力，扩大兴趣范围，建立乐观情绪，改善人际关系，促进患儿的身心健康。

父母是儿童个性形成的最重要的社会因素，父母的心理行为可影响儿童的个性发展。家属的焦虑情绪和过分保护患儿是引起和加重患儿心理障碍的原因。因此，要重视家属的心理帮助及支持，让家属认识到癫痫是一种可以治疗的疾病，通过系统正规的治疗，80% ~90% 的患儿可完全控制发作，且能与正常人一样生活、学习和工作。改变对癫痫的不正确态度，消除无知和误解，减轻家属及患儿的心理负担。

7. 健康教育

（1）向家属进行疾病知识的普及，介绍患儿目前的病情及治疗。

（2）指导家属合理安排患儿生活，培养良好的生活习惯，保证充足的睡眠和休息。精神要愉快，情绪要稳定，避免过度的兴奋和疲劳。适度参加体育活动，对学龄儿童应与学校老师取得联系，得到老师与同学的配合，避免刺激、强度大的运动，如上体育课、军训等。外出旅游时应随身携带足量的抗癫痫药，并坚持服药。在癫痫未控制前，尽量避免去危险的场所，不要独自游泳、骑车、登高等。

（3）预防感染，不到人口密集的地方去，锻炼身体，增强免疫力。癫痫患儿出现高热应及时就诊，进行相应的治疗。

（4）饮食均衡，定时定量。注意合理配餐，保证营养供应。抗癫痫药能引起维生素 K、叶酸、维生素 D、钙和镁等物质的缺乏，平时应多补充含有这些物质的食物。要避免暴饮暴食，忌辛辣刺激性食物，尽量不饮含兴奋剂的饮料，如茶、咖啡等。

（5）坚持服药，按时服药，是癫痫病治愈和好转的关键。要做好家属及患儿的思想工作，使其对服药有正确的认识，自觉坚持服用药物。同时，在服药期间，要定期监测血象、肝肾功能、药物血浓度等，防止药物不良反应的发生。同时还将药品的保管、切分方法等情况向家属作具体介绍。

（6）讲解癫痫发作时的处理方法。

第四节　婴儿痉挛症

婴儿痉挛症（infantile spasms）又称 West 综合征，是婴幼儿期特有的癫痫综合征。以痉挛发作、脑电图示高峰失律、智力运动发育落后为主要特征。多数预后不良。

【病因及发病机制】

病因多为症状性，脑发育障碍所致各种畸形、围产期脑损伤、代谢异常、中枢神经系统感染、神经皮肤综合征（结节性硬化）等。

【临床表现】

1. 90%以上1岁以内发病，新生儿期可有痉挛发作，但常于2个月后，起病高峰年龄为4~6个月。

2. 发作表现

（1）屈肌型痉挛：最常见，患儿突然点头，上肢内收，呈抱球动作。

（2）伸肌型痉挛：少见，表现为头后仰、两臂伸直，伸膝等动作。

（3）混合型：较常见，患儿有些成串痉挛为屈肌型，另一些则为伸肌型痉挛。

3. 可成串发作，也可呈单下发作。每次痉挛可持续1~2秒。每串少则3~5次，多则上百次。

4. 95%病例伴有智力运动发育的落后。

【辅助检查】

1. 脑电图　特征为高峰节律紊乱，在睡眠期更明显。

2. 神经影像学检查　如CT、MRI等可协助发现脑内结构性病变。

3. 其他　各种代谢性实验、酶学分析、染色体检查均可帮助寻找病因。

【诊断】

典型病例根据起病年龄、临床痉挛发作特点、智力运动发育落后、脑电图高峰失律等特征，即可确诊。

【治疗】

1. 病因学治疗　如给予静脉大剂量维生素B_6可以诊断和治疗吡哆醇依赖症；食用特殊奶粉治疗苯丙酮尿症等。

2. 促肾上腺皮质素（ACTH）对70%的患儿有效。

（1）用法：加入5%葡萄糖内，静脉输注6小时。

（2）疗程：开始剂量为1U/(kg·d)，如发作控制继续使用2周；若2周后疗效不佳，改为2U/(kg·d)，再用2周，总疗程不超过4周。

3. 抗癫痫药常用药物：托吡酯、丙戊酸钠、氯硝西泮。

4. 其他治疗　生酮饮食疗法等。

5. 外科治疗　明确致痫病灶，其他治疗无效时可选用。

【护理】

（一）护理评估

1. 评估患儿意识及精神状态、生命体征、身高、体重、头围、智力运动发育水平、饮食、睡眠、大小便的情况。

2. 评估患儿既往史（围产期情况、母亲妊娠史、感染、中毒、外伤史）、手术史、过敏史（尤其是抗癫痫药）、家族史（重点询问）。

3. 评估患儿癫痫发作情况，包括起病年龄、有无诱因、发作频率、持续时间、发作时有无乏氧征、发作后表现。询问患儿用药史，包括剂型、剂量、血药浓度。

4. 询问相关检查及结果脑电图、头颅影像学结果。

5. 心理-社会状况评估家属的心理状态、对疾病认识、经济状况、配合程度等。

（二）护理措施

1. 一般护理

（1）休息与活动：保持病房良好秩序，给患儿创造安静、舒适的环境，避免不良刺激；对患儿各项治疗和护理工作要集中进行；保证患儿充足的睡眠和休息，避免过度的兴奋和疲劳。

（2）饮食：合理安排饮食，营养全面均衡，适当控制进食量。

（3）预防感染：病室定时开窗通风，严格限制探视人数，与感染患儿分室居住，防止交叉感染。

2. 病情观察

（1）观察生命体征：注意患儿体温变化，及时发现感染征兆；观察患儿有无乏氧征，注意患儿有无呼吸急促、面色青紫、口唇及甲床发绀等症状，必要时给予低流量吸氧；注意观察瞳孔大小、对光反射及神志改变。

（2）观察患儿癫痫发作状态：发作时伴随症状、持续时间。

（3）观察患儿经抗癫痫治疗后，癫痫发作、智力和运动发育等情况的转归。

3. 用药护理

（1）促肾上腺皮质素

1）避免感染，注意病室定期通风，减少探视人数；输液前、中、后监测患儿血压、心率、呼吸并记录，如有心律紊乱、血压升高等异常表现时应及时通知医生，遵医嘱予以处理；观察患儿有无低钾、低钙表现，每周复查电解质，并给予口服钙剂及枸橼酸钾；观察患儿进食情况，适当控制进食量；运用激素治疗期间，患儿易烦躁哭闹，必要时遵医嘱给予镇静。

2）根据患儿血管情况选择静脉通路，因患儿年龄小，血管条件不理想，输液时间较长、对静脉损伤较大，易造成静脉穿刺困难，影响治疗，应取得家属谅解及配合，有条件者可放置中心静脉导管保护静脉。做好静脉通路的维护，患儿年龄小，自制力差，静脉通路不易固定，应多巡视，多观察，避免液体外渗的情况发生。

3）静脉激素治疗结束后，改为口服激素，应遵医嘱移行减量，不可擅自减量或停药。

（2）抗癫痫药物：发放口服抗癫痫药应剂量准确，按时发放，并协助家属给患儿服药；用药期间定时监测血药浓度，避免药物剂量不足导致发作控制不理想或过量引起中毒；用药期间定时监测血常规、肝肾功能；督促患儿按时服药，不可自行减量、停药；观察患儿用药期间的不良反应，如有异常，立即通知医生。

（3）镇静剂：患儿发作频繁遵医嘱给予静脉推注镇静剂时，应剂量准确，缓慢推注，并观察患儿的呼吸情况。

4. 心理护理　该病因患儿发病年龄小，发作不易控制，同时合并严重的智力运动发育落后，预后较差，家属往往表现出焦虑、沮丧的心情，因此在治疗期间应多讲解疾病知识、治疗方法，多鼓励家属，帮助其树立战胜疾病的信心，密切配合治疗。

5. 健康教育

（1）向家属讲解疾病知识，激素的不良反应（高血压、心律紊乱、电解质紊乱、免疫力低下等）及观察重点。

（2）帮助家属合理安排患儿生活，培养良好的生活习惯，保证充足的睡眠和休息，防止各种诱发因素。

（3）饮食均衡，定时定量。注意合理配餐，保证营养供应，宜予低脂低糖饮食，并控制进食量。

（4）预防感染：不到人口密集的地方去，不与感染者接触。

（5）遵医嘱继续按时按量口服抗癫痫药及激素药。

（6）定期检查血象、肝肾功能、药物血浓度等，防止药物的不良反应发生。

（7）定期复查：3 个月后门诊复查。

第五节　脑性瘫痪

脑性瘫痪（cerebral palsy）简称脑瘫，是由于各种原因造成的发育期胎儿或婴儿非进行性脑损伤，主要表现为中枢性运动障碍，有时伴有智力缺陷、癫痫、行为异常、感知觉障碍。我国患病率为2‰左右。

【病因及发病机制】

引发小儿脑瘫的原因有很多，具体归纳为以下几点：

1. 出生前胎儿期的感染、出血、发育畸形以及母亲妊娠期患糖尿病、高血压等。

2. 出生时早产、双胎或多胎等，宫内感染、宫内窘迫，脐带绕颈、产钳分娩。

3. 出生后缺氧缺血性脑病、核黄疸、颅内出血、感染、中毒及营养不良等。

受孕前后孕母的身体内外环境变化、遗传以及孕期疾病所致妊娠早期胎盘羊膜炎症等均可影响胎儿早期阶段神经系统发育，以致围产期发生缺血缺氧等危险状况，导致脑性瘫痪。

【临床表现】

1. 基本表现

（1）运动发育落后、主动运动减少：精细运动及大运动均落后于同龄儿。

（2）肌张力异常：肌张力增高或低下，也可表现为变异性肌张力不全。

（3）姿势异常：可出现多种肢体异常姿势。

（4）反射异常：多种原始反射消失延迟：如拥抱反射、颈强直反射、握持反射。

2. 临床类型

（1）痉挛型：最常见，表现为上肢肘腕关节屈曲、拇指内收、手紧握呈拳状。下肢内收交叉呈剪刀腿和尖足。

（2）手足徐动型：难以用意志控制的不自主运动。

（3）肌张力低下型：肌张力低下，四肢呈瘫软状，自主运动少。常为脑瘫的暂时阶段，大多数会转为痉挛型或手足徐动型。

（4）强直型：全身肌张力显著增高、僵硬。

（5）共济失调型：步态不稳，摇晃，走路时两足间距加宽，四肢动作不协调。

（6）震颤型：多为静止性震颤。

（7）混合型：以上某几种同时存在。

3. 伴随症状智力低下、癫痫、语言功能障碍、视力听力障碍、流涎等。

【辅助检查】

1. 智力测试。

2. 影像学及脑电图检查，可确定脑损伤的部位。

【诊断】

主要依据病史和体格检查，CT、MRI 及脑电图等可辅助诊断。

【治疗】

早发现，早治疗，按小儿发育规律实施综合治疗和康复。包括躯体、技能、语言锻炼等的功能训练；理疗、针灸、按摩、推拿等物理学治疗方法，改善姿势异常及运动障碍。使用一些辅助矫形器，帮助完成训练和矫正异常姿势。运用手术治疗以矫正肢体畸形，减轻肌肉痉挛。

【护理】

（一）护理评估

1. 评估患儿意识及精神状态、生命体征、身高、体重、饮食、睡眠、大小便、皮肤等情况。

2. 评估患儿既往史（围产期情况、母亲妊娠史、感染等）、手术史、过敏史、家族史。

3. 评估患儿语言、智力运动发育水平、生活自理能力；评估患儿癫痫发作情况。

4. 询问相关检查及结果脑电图、头颅影像学等。

5. 心理-社会状况评估家属的心理状态、对疾病认识、经济状况、配合程度等。

（二）护理措施

1. 一般护理

（1）休息和活动：保证患儿充足的睡眠，适当的运动，避免过度兴奋和疲劳。

（2）专人陪护，防止坠床或摔伤；癫痫发作时勿强行按压患侧肢体；保证环境安全，移开周围阻挡物体。

（3）饮食：合理膳食，营养全面均衡，易消化饮食。

（4）生活护理

1）协助患儿进食时，喂食速度不可过快，保证患儿有充分的咀嚼时间；切勿在患儿牙齿紧咬情况下将勺硬行抽出，以防损伤牙齿；喂食时应保持患儿头处于中线位，患儿头后仰进食可致异物吸入。如患儿进食的热量无法保证，可进行鼻饲。保持口腔卫生，做好口腔护理。

2）皮肤护理：保持床单位整洁干净，无皱褶；对患肢加以保护，防止不自主运动时损伤；及时更换尿布，预防臀红。

3）帮助患儿克服依赖心理，能自己做的尽量让患儿自己去做，培养其独立意识，使其生活能够自理。

2. 病情观察

（1）观察患儿生命体征。

（2）观察患儿癫痫发作、运动障碍、姿势异常情况。

（3）观察患儿进食情况，必要时记录出入量。

（4）观察患儿皮肤有无受损。

3. 功能训练功能训练要从简单到复杂、从被动到主动的肢体锻炼，以促进肌肉、关节活动和改善肌张力。同时配合理疗、针刺、按摩、推拿和必要的矫形器等，纠正异常姿势，抑制异常反射。

（1）体能运动训练：针对运动障碍和异常姿势进行的物理学手段训练。

（2）对伴有语言障碍的患儿，应按正常小儿语言发育的规律进行训练，要给予患儿丰富的语言刺激，鼓励患儿发声，矫正发声异常，并持之以恒地进行语言训练。

（3）技能训练：根据患儿年龄制订各种功能训练计划，并选择适当的康复方法，帮助训练患儿上肢和手的精细动作。

4. 心理护理　与脑瘫患儿交流要耐心、细心、语调轻柔、语速放慢、使用简单明确的语言，耐心、充分地倾听，尽量解答患儿提出的问题。多安慰和鼓励患儿，帮助其克服依赖心理，能自己做的尽量让患儿自己去做，培养其独立意识，使其生活能够自理，减轻家属负担。

脑瘫患儿的治疗是一个漫长的过程，需要长期的康复训练，家属承受着巨大的心理压力和沉重的经济负担，应耐心倾听家属的顾虑，帮助家属克服悲观的情绪，讲解疾病知识及治疗新进展，介绍成功病例，帮助家属建立信心。同时取得社会、家庭、学校全方位的支持，共同关爱脑瘫患儿，促进其康复。

5. 健康教育

（1）介绍疾病知识及治疗新进展。

（2）指导家属合理安排患儿生活，保证患儿安全。

（3）饮食方面应提供营养全面均衡的饮食。如患儿不能进食需鼻饲喂养，应教会家属鼻饲喂养的正确方法。

（4）对于运动障碍、姿势异常或卧床的患儿注意皮肤护理。

（5）向家属强调康复训练对患儿疾病转归的重要性，通过康复师的指导使其掌握一定的康复训练方法。

（6）指导家属正确地教育和引导患儿，尽量克服患儿心理障碍，培养其生活自理能力，减轻家庭及社会负担。

（7）康复训练：康复训练是以最大限度改善患儿功能并提高其生活质量为目标，尽可能减少继发性残损，尽量推迟或避免有创性治疗。儿童康复的主要目的是促进功能发育、矫正异常、预防畸形和继发损害。康复治疗主要包括物理治疗、作业治疗和矫形器应用，必要时补充语言、心理治疗及特殊教育。

无论用什么治疗方法，应针对患儿的异常功能。许多病损是不可治愈或仅部分可治，治疗师和家属应充分认识到这一点，制定切实可行的治疗目标。以下介绍几种常用的康复治疗：

1. 物理治疗　是通过增加关节活动度，调整肌张力，改善运动功能，增强生活自理能力。常用技术包括：体位性治疗、软组织牵伸、功能性运动强化、平衡和协调控制、物理因子治疗。

2. 作业治疗　包括手的精细功能训练、日常生活活动能力训练、支具和辅助具的制作及生活环境设施的简单改造等。

3. 矫形器的应用　关键在于根据患儿的个体情况选择最佳佩戴时期和类型。

4. 言语治疗　根据不同言语障碍类型进行治疗。

5. 心理行为治疗。

6. 家庭训练计划　包括对患儿生活的安排；针对性的肌力和关节活动度训练；痉挛肌的牵伸治疗；功能性活动的强化训练；辅助用具的使用等。

7. 特殊教育。

第六节　注意力缺陷综合征

注意力缺陷综合征（attention-deficit hyperactivity disorder，ADHD），是以多动、与年龄不相称的注意力分散、活动过度、情绪冲动、有攻击行为、学习困难，但智力基本正常为特点的一组症候群。患病率一般报道为3%～5%，男女比例为4～9:1。

【病因及发病机制】

病因和发病机制尚不清楚，可能与以下因素有关：

1. 遗传因素　研究显示，约40%的患儿的父母、同胞和亲属也患有该病。

2. 解剖学　脑解剖、神经解剖提示多动儿童的前额皮层局部血流量为低灌注状态。

3. 环境因素　母亲妊娠期有烟酒史、病毒感染、产程长、早产、新生儿颅内出血、新生儿窒息等孕产期不利因素；铅暴露等。

4. 神经生化因素　神经递质研究认为ADHD儿童单胺类中枢神经递质如多巴胺与去甲肾上腺素两者之间存在不平衡。

5. 心理-社会因素　与父母责任角色不当和教育方式不当有关。

【临床表现】

1. 活动过度　表现为与年龄不相称的活动水平过高。大都开始于幼儿早期，进入小学后因受到各种限制，表现更为显著。

2. 注意力集中困难　有学者认为ADHD的核心症状应该是注意缺陷，它所导致的直接结果是不能有效学习。注意力易受外界影响而分散，注意力集中时间短暂。

3. 冲动行为　情绪不稳定，冲动任性，不顾及后果，甚至伤害他人。

4. 学习困难，智力正常。

【辅助检查】

1. 智力测验　韦氏学龄前和学龄后儿童智力量表。

2. 学能测验或个别能力测验。

3. 注意力测定　持续性操作测验。

【诊断】

以患儿的家属和老师提供的病史、临床表现特征、体格检查、精神检查为主要依据。

【治疗】

药物治疗和行为治疗配合进行

1. 药物治疗　哌甲酯、托莫西汀等。

2. 认知行为治疗、特殊教育项目、躯体训练、父母管理班等。

【护理】

（一）护理评估

1. 评估患儿意识及精神状态、生命体征、身高、体重、智力运动发育水平、饮食、睡眠等情况。

2. 评估患儿既往史（围产期情况、母亲妊娠史、感染、中毒、外伤史）、手术史、过敏史、家族史（重点询问）。

3. 询问患儿有无活动过多、冲动攻击行为、学习困难等表现。

4. 询问相关检查及结果智力测试、注意力测定等。

5. 评估心理-社会状况评估　家属对疾病认识、经济状况、心理状态等。

（二）护理措施

1. 一般护理

（1）休息与活动：合理安排患儿作息时间，为患儿创造安静舒适的环境，减少不良刺激。保证患儿充足的睡眠，劳逸结合。限制患儿做攀爬等有危险隐患的游戏，防止受伤。

（2）合理膳食，保证患儿营养供给。

2. 用药护理

哌甲酯类：不良反应主要是拟交感神经样作用，如食欲下降、头痛、胃痛、入睡困难、生长缓慢等，为不影响发育，应避免不间断长期大剂量服用，并定期测量身高、体重。

匹莫林（苯异妥英）：本药对肝脏毒性反应明显，停药后恢复正常，因此服药期间需每月检查肝功。

3. 认知行为治疗　首先要确定训练目标，要从患儿实际出发，简单明了，循序渐进，与患儿增加交流沟通，鼓励患儿把不满和意见都讲出来，注意聆听并给予分析，对的加以肯定，错的加以指导纠正，使患儿心情舒畅，愿意相互合作。要合理安排时间，帮助患儿安排游戏、活动和学习的内容，分配好时间。此病患儿精力旺盛，可适当安排一些没有危险又消耗体力的活动，如郊游、跑步、踢球等。培养患儿学习兴趣，对学习困难者，要积极鼓励、耐心辅导，消除其自卑情绪，对任何一点进步都要及时表扬鼓励，以求保持，同时树立其自信心。

4. 心理护理　要耐心、关爱、包容患儿，与其建立良好的护患关系，同时与家属建立治疗联盟。应避免打骂、呵斥等不良刺激，善于发现患儿优点，给予表扬，以提高患儿自信心。引导患儿开展文娱、体育活动。培养良好生活习惯，循序渐进培养注意力，提高办事效率。对于破坏性行为不可袒护，严加制止。加强家庭与学校的联系，共同教育。

5. 健康教育

（1）向家属讲解 ADHD 的理论知识和应对患儿异常行为的方法，父母必须学习如何建立良好的方式来限制患儿的某些行为。

（2）家属应克服对患儿粗暴、冷淡、歧视的态度，做到相互协作，耐心而有计划地进行教育。多关心鼓励患儿，对患儿要有耐心，避免不良刺激。

（3）满足患儿的活动需要，对患儿过多的精力要给予宣泄的机会。可指导患儿参加跑步、踢球等有系统程式的体育训练。

（4）培养良好生活习惯，引导患儿遵守公共秩序和道德准则，对于攻击行为应立即制止，循序渐进培养注意力，提高做事效率要对患儿进行鼓励，帮助他们树立信心，一旦病情有所好转，就给予奖励。

（5）与学校老师建立联系，向他们讲解 ADHD 的理论知识，以得到学校的帮助，教师能够经常观察患儿的不良行为，并针对其不良行为采取相应的对策，利于纠正其不良行为。让教师清楚了解注意力缺陷综合征的主要特征，采取适当方法教育。

第七节　重症肌无力

重症肌无力（myasthenia gravis，MG）是免疫介导的神经肌肉接头处传递障碍的慢性病。临床上表现为骨骼肌无力，其特点是疲劳时加重，休息或使用胆碱酯酶抑制剂后症状减轻。

【病因及发病机制】

目前 MG 被认为是最经典的自身免疫性疾病。该病发病机制主要是因为患儿血清中的抗乙酰胆碱受体破坏了神经肌肉接头突触后膜的乙酰胆碱受体，导致突触后膜受体减少及结构破坏，造成神经肌肉接头处的信息传递障碍，在临床上表现为骨骼肌收缩易疲劳。

该病的诱因为感染、过度疲劳、情绪激动、创伤、手术。

【临床表现】

1. 新生儿一过性重症肌无力　母亲患重症肌无力，患儿出生后数小时至3天内，可表现哭声无力，吸吮、吞咽、呼吸均显困难；肌肉弛缓，腱反射减退或消失。患儿很少有眼外肌麻痹及上睑下垂。本症患儿可于生后5周内恢复。轻症可自然缓解，但重症者要用抗胆碱酯酶药物。

2. 新生儿先天性重症肌无力　又名新生儿持续性肌无力本组疾病非自身免疫性疾病，为一组遗传性乙酰胆碱受体离子通道病，与患儿母亲是否有重症肌无力无关。患儿出生后主要表现为上睑下垂、眼外肌麻痹、全身肌无力、哭声低弱和呼吸困难者并不常见。肌无力症状较轻，但持续存在。

3. 儿童型重症肌无力　最多见，发病最小年龄为6个月，发病年龄高峰在出生后第2年及第3年。女孩多见。根据临床特征可分为眼肌型、脑干型及全身型。

（1）眼肌型：最多见，是指单纯眼外肌受累，但无其他肌群受累。首发症状多数先见一侧或双侧眼睑下垂，晨轻暮重，也可表现眼球活动障碍、复视、斜视等。重症患儿表现双侧眼球几乎不动。

（2）全身型：有一组以上肌群受累，主要累及四肢。轻者四肢肌群轻度受累，致使走路及举手动作不能持久，上楼梯易疲劳。常伴眼外肌受累，一般无咀嚼、吞咽、构音困难。重者常需卧床，除伴有眼外肌受累外，常伴有咀嚼、吞咽、构音困难，以及程度不等的呼吸肌无力。

（3）脑干型：主要表现明显的吞咽、咀嚼及言语障碍，除了伴眼外肌受累外，躯干及肢体没有受累表现。

4. MG危象　是指MG患儿在病程中由于某种原因突然发生的病情急剧恶化，呼吸困难，危及生命的危重现象。

（1）肌无力危象（myasthenic crisis）：最常见。因延误治疗或措施不当使肌无力症状突然加重，咽喉肌和呼吸肌极度无力，不能吞咽和咳痰，呼吸困难，常伴烦躁不安，大汗淋漓，甚至出现窒息、口唇和指甲发绀等缺氧症状。

（2）胆碱能危象（cholinergic crisis）：见于长期服用较大剂量的胆碱酯酶抑制剂的患儿。发生危象之前常先表现出明显的胆碱酯酶抑制剂的不良反应，如恶心、呕吐、腹痛、腹泻、多汗、流泪、皮肤湿冷、口腔分泌物增多、肌束震颤以及情绪激动、焦虑等精神症状。

【辅助检查】

1. 药物诊断性试验　甲硫酸新斯的明试验：甲硫酸新斯的明每次

0.04mg/kg 肌内注射（最大不超过 1mg），15～30 分钟后肌无力明显改善为阳性，1.5 小时后恢复原状。

滕喜龙试验：滕喜龙 0.2g/kg，静脉注射，1 分钟后肌无力改善为阳性，5 分钟后作用消失。

2. 神经重复电刺激　低频重复电刺激动作电位波幅递减，衰减 10% 以上。

3. 抗乙酰胆碱受体抗体测定　80%～90% 为阳性，眼肌型阳性率较低。

4. 胸部 CT 检查　可发现胸腺增生或胸腺瘤。

【诊断】

具有典型临床特征，并具有下列条件之一者可诊断：①新斯的明试验阳性；②低频重复刺激动作电位波幅递减，衰减 10% 以上；③血乙酰胆碱受体抗体阳性。

【治疗】

1. 胆碱酯酶抑制剂是多数患儿主要治疗药物，首选溴吡斯的明。

2. 激素治疗醋酸泼尼松 0.5～1mg/(kg·d) 口服，必要时可冲击甲泼尼龙 15～30mg/(kg·d) 静脉冲击治疗。

3. 免疫抑制剂如环孢素 A 和硫唑嘌呤。

4. 胸腺放疗或手术适用于合并胸腺瘤者。

5. 大剂量丙种球蛋白治疗。

6. 血浆置换。

【护理】

（一）护理评估

1. 评估患儿生命体征（尤其是有无呼吸困难）、身高、体重、饮食、睡眠、大小便、自理能力的情况。

2. 评估患儿既往史、手术史、过敏史、家族史。

3. 评估患儿有无眼睑下垂、活动受限、易疲劳、吞咽困难等症状。

4. 询问相关检查及结果药物诊断性试验、重复电刺激、血清 Ach-R 抗体检查、胸部 CT 等。

5. 心理-社会状况评估家属对疾病认识、经济状况、配合程度、心理状况等。

（二）护理措施

1. 一般护理

（1）活动与休息：嘱患儿适当休息，避免过度劳累、受凉、情绪激动，病情进行性加重时，立即卧床休息。保持病室安静，对患儿各项治疗和护理工作要集中进行。保持病房良好秩序，避免不良刺激、嘈杂的环境。

（2）合理安排饮食，营养全面均衡。出现咀嚼、吞咽困难时应注意进软食、半流食，避免呛咳及肺部感染。必要时给予鼻饲。

（3）注意患儿安全，随时拉好床挡，以免坠床。患儿要有专人陪护，清除活动范围内的障碍物，防止发作时摔伤及跌倒。

（4）皮肤护理：卧床患儿应保持其床单位整洁、平整，及时更换患儿衣物，定时翻身，予减压贴保护受压皮肤。

（5）预防感染：病室开窗通风；减少探视人数；与感染患儿分室居住，防止交叉感染的发生。

2. 病情观察

（1）观察患儿生命体征，尤其注意呼吸的情况；对于有吞咽困难的患儿观察其进食情况，保证出入量。

（2）观察患儿有无重症肌无力危象及胆碱能危象发生。

3. 用药护理　应用抗胆碱酯酶药可出现毒蕈样症状，注意观察其不良反应，如流涎、瞳孔缩小、恶心、呕吐、腹痛、腹泻、呼吸道分泌物增多、流泪、肌束震颤等症状，必要时使用阿托品对抗；大剂量的激素冲击疗法诱发高血压、高血糖、心动过速、电解质紊乱、骨质疏松，严重的感染甚至死亡，应用时须注意。

观察患儿生命体征变化，定期复查血常规、电解质等指标；应用免疫球蛋白治疗时要注意观察有没有过敏反应；吞咽困难的患儿在口服抗胆碱酯酶药溴吡斯的明时要等到药效起作用后有力气再进食，避免发生呛咳，造成窒息或吸入性肺炎，没有吞咽困难和鼻饲的患儿应在饭后30分钟再服用，这样有利于降低药物对胃黏膜的刺激，减轻消化道症状；慎用加重神经肌肉传递障碍的药物，如吗啡、氨基糖苷类抗生素、抗心律失常药以及各种肌肉松弛剂。

4. 对于重症肌无力全身性的患儿，应备好气管插管、静切包、吸氧装置和急救物品。

5. MG危象的急救　一旦出现MG危象，应立即通知医生，准备好抢救药品及物品，积极配合抢救。可抬高患儿床头，及时吸氧，清除呼吸道分泌物；遵医嘱使用新斯的明等药物，以抢救肌无力危象，并注意观察疗效。

6. 心理护理　患儿因患病后影响面部表情、视力、吞咽等，易产生自卑情绪，家属也常为患儿的病情担忧、焦虑，故应耐心向家属解释病情，消除心理紧张和顾虑，开导患儿，使其保持最佳状态，树立战胜疾病的信心。

7. 健康教育

（1）对家属讲解疾病知识及目前治疗情况。

（2）预防感染，适当运动，增强免疫力。

（3）向家属讲解激素不良反应（高血压、心律紊乱、电解质紊乱、免疫力等）及观察重点。

（4）饮食指导：给予患儿高营养、高维生素、低脂、低糖饮食，并控制进食量。

（5）合理安排患儿生活，适当休息，避免过度劳累、受凉、情绪激动，病情进行性加重时，立即卧床休息。

（6）坚持服药，按时服药。要做好家属及患儿的思想工作，使其对服药有正确的认识，自觉坚持服用药物。不可擅自减药或停药。

第八节　中枢神经系统感染

一、细菌性脑膜炎

细菌性脑膜炎（bacterial meningitis）指细菌感染所致化脓性脑膜炎，简称化脑，是小儿时期常见的神经系统感染性疾病之一。其临床表现以发热、头痛、呕吐、惊厥、烦躁、嗜睡、脑膜刺激征及脑脊液改变为主要特征。随着以抗生素为主的综合治疗的临床应用，化脓性脑膜炎的预后已大为改观，但仍有较高的死亡率，神经系统后遗症也较为常见。据美国资料显示，化脓性脑膜炎的人群中年发病率为（5～10）/10万，5岁以下小儿发病率达87/10万，5岁以上者2.2/10万。2岁以内发病率为75%，高峰发病发病年龄为6～12个月。各种原因所致脑解剖缺陷和机体免疫功能异常者增加化脓性脑膜炎的发病率。

【病因及发病机制】

化脓性脑膜炎常见的致病菌有奈瑟脑膜炎双球菌、流感嗜血杆菌、大肠杆菌、肺炎双球菌、葡萄球菌等，其中脑膜炎双球菌、流感嗜血杆菌最为多见。其传播途径主要是通过上呼吸道感染或皮肤等处的化脓性感染，致病菌由感染灶入血，经血液循环波及脑膜，致病菌繁殖引起脑膜和脑组织的炎性改变。患儿脑组织表面特别是脑沟部位的蛛网膜下腔可见炎性病变，脊髓表面也可波及。在病变病变极期伴有浅表皮层肿胀，脑实质出现不同程度的受累，可见脑室炎性改变。血管受累常见，可引起血管管腔狭窄和闭塞，继发脑缺血或梗死。病理表现皮层神经元可见固缩病变，局部皮质及白质可见苍白区或伴有出血。脑膜炎症的刺激和血管炎均可引起脑实质的水肿、坏死，炎症病变可使脑脊液循环发生障碍，导致脑水肿和颅压增高，甚至发生脑疝。

【临床表现】

任何年龄均可发病，90%以上的病例可在出生后1个月～5岁发生。

1. 化脓性脑膜炎起病可分为两型

（1）急骤起病：患儿突然发病，迅速出现进行性休克、皮肤紫癜或瘀斑、意识障碍、血压下降和弥漫性血管内凝血及中枢神经系统症状，脑膜刺激征阳性。若不及时治疗 24 小时内则会出现死亡。病原菌常见于奈瑟脑膜炎双球菌。发病前数日有前驱感染。

（2）急性起病：是多数患儿的起病方式。发病前数日可有上呼吸道或胃肠道感染的症状，病原菌常见于流感嗜血杆菌或肺炎双球菌。

2. 非特异性表现　发热、食欲下降、喂养困难、上呼吸道症状、疲倦、关节痛等。小婴儿在早期表现为易激惹、烦躁和哭闹。

3. 中枢神经系统表现

（1）脑膜刺激征：为特征性体征，包括颈抵抗、布氏征及克氏征阳性。

（2）颅内压增高：表现为剧烈头痛和喷射性呕吐。婴幼儿可出现前囟膨隆、紧张或颅缝增宽。

（3）惊厥：因脑实质炎症、梗死或电解质紊乱引起。

（4）意识障碍：表现为嗜睡、谵妄、昏迷。

（5）其他：小脑共济失调、偏瘫、感觉异常。

4. 并发症

（1）硬膜下积液 30% ~60% 并发硬膜下积液，但其中 80% ~90% 无相应临床症状。

（2）脑室管膜炎：一旦发生则症状凶险，病死率高。

（3）脑积水：新生儿和小婴儿多见。

（4）抗利尿激素异常分泌综合征：表现为血钠降低和血浆渗透压下降，进一步加重脑水肿。

【辅助检查】

1. 外周血象

（1）白细胞总数明显增高，可高达（20 ~40）$\times 10^9$/L。

（2）分类以中性粒细胞增加为主，占 80% 以上，伴有明显核左移。

2. 脑脊液

（1）压力升高，外观混浊或呈脓性，白细胞数明显增多达（500 ~1000）$\times 10^6$/L 以上，以中性粒细胞为主；蛋白多升高 >1g/L，糖和氯化物下降。

（2）涂片革兰染色找菌（阳性率 70% ~90%）。

（3）特异性细菌抗原测定：利用免疫学方法检查患儿的脑脊液、血、尿等标本中的细菌抗原，是快速确定致病菌的特异方法，常见有对流免疫电泳、乳胶凝剂试验、免疫荧光试验等。

3. 血培养病程早期未使用抗生素，血培养阳性率较高。

【诊断】

凡急性发热起病，并伴有反复惊厥、意识障碍、或颅压增高表现的婴幼儿，应注意本病可能性，进一步依靠脑脊液结果诊断。

【治疗】

早期用药、联合用药、坚持用药、对症处理。

1. 抗生素治疗及早采用敏感的，且能通过脑脊液屏障的药物。病原菌明确前选用脑脊液透过率较高的第三代头孢菌素。常用药物：头孢噻肟、头孢曲松。病原菌明确后，治疗应参照细菌药物敏感实验的结果，选用病原菌敏感的抗生素。

（1）抗生素的选择

1）流感嗜血杆菌脑膜炎：氨苄西林（氨苄青霉素）、头孢呋辛、头孢曲松。

2）肺炎链球菌脑膜炎：青霉素G，对青霉素相对耐药者，常选用头孢曲松、头孢噻肟；高度耐药者，可选择万古霉素。

3）脑膜炎双球菌脑膜炎：青霉素G、三代头孢菌素。

4）革兰阴性菌：头孢噻肟、阿米卡星。

5）金黄色葡萄球菌：萘夫西林（乙氧萘青霉素）、氨基糖苷类、头孢噻肟、头孢呋辛、万古霉素。

6）新生儿脑膜炎：氨苄西林（氨苄青霉素）、氨基糖苷类、头孢呋辛、阿米卡星、头孢菌素。

（2）疗程：不少于2～3周，或治疗至临床症状消失，复查脑脊液，如正常时可按规定停止。所以早期、及时、正确的诊断对预后和恢复极为关键。如发热并伴有神经系统异常症状体征者，应及时做脑脊液检查，明确诊断。以免延误治疗。

2. 肾上腺素皮质激素应用可降低血管通透性，减轻脑水肿和颅压高症状。地塞米松0.6mg/(kg·d)，每日分4次静脉给药，连用2～3日。

3. 对症及支持治疗

（1）保持水电质的平衡。

（2）给予20%甘露醇降低颅内压，防止脑疝的发生。

（3）对症处理降温、止惊及纠正休克。

4. 并发症的治疗

（1）硬膜下积液：少量液体不必穿刺及处理，积液量大时，出现明显的颅内压增高、局部刺激症状，应穿刺放液，并根据病情需要注入对病原菌敏感的抗生素。

(2) 脑室管膜炎：可做侧脑室引流，以减轻脑室压力，并局部注入抗生素。

(3) 脑性低钠血症：适当限制液体入量，逐渐补充钠盐，纠正低钠血症。

【护理】

(一) 护理评估

1. 评估患儿意识及精神状态、生命体征、身高、体重、头围；目前饮食情况，能否自行进食，有无呕吐；睡眠、大小便情况；皮肤黏膜有无破损；自理能力等。

2. 评估患儿有无前驱感染史、过敏史。

3. 查看患儿是否有留置管路，如胃管、尿管、脑室引流管，检查各管路的放置时间、是否通畅以及引流液颜色。

4. 询问相关检查及结果头颅影像学、脑脊液各项检查结果。

5. 心理-社会状况评估　家属对疾病认识、经济状况、配合程度、心理活动等。

2. 一般护理

(1) 生活护理：患儿绝对卧床休息，治疗及护理工作应相对集中，减少不必要的干扰。协助患儿洗漱、进食、大小便及个人卫生等生活护理。保持患儿肢体在功能位上，防止足下垂等并发症的发生。预防感染，减少探视的人员及探视次数。

(2) 饮食护理：保证足够的热量摄入，根据患儿的热量需求制定饮食计划，给予高蛋白、高热量、高维生素的清淡流质或半流质饮食，少量多餐。记录24小时出入量，必要时，给予静脉输液补充热量。对意识障碍者，好口给予鼻饲喂养，并做好口腔护理。

(3) 高热的护理：病房开窗通风，保持病室的温度在18～22℃，湿度50%～60%。鼓励患儿多饮水，体温小于38.5℃时，给予物理降温（头枕冰袋、温水浴），超过38.5℃给予药物降温（对乙酰氨基酚、布洛芬混悬液等）每4小时测体温一次，并记录。退热出汗时及时更换衣物，保持皮肤、床单、被套的干燥清洁。

(4) 皮肤护理：保持皮肤清洁、干燥，大小便不能控制者应及时更换床单位并冲洗肛周，及时更换污染的衣服，防止皮肤溃烂。每1～2小时翻身一次，并用减压贴粘贴骨隆突出，保护皮肤。翻身时避免拖、拉、抻等动作防止擦伤。

2. 观察病情

(1) 密切观察患儿生命体征、意识状态、瞳孔、神志、囟门的变化，并详细记录观察结果，早期预测病情变化。如出现呼吸节律不规则、瞳孔不等大等圆、对光反射减弱或消失、头痛、呕吐、血压升高，应警惕脑疝及呼吸衰竭发生。

（2）并发症的观察：若婴儿经42～78小时治疗发热不退或退后不升，病情不见好转或病情反复，首先应考虑硬膜下积液的可能。若高热不退，反复惊厥发作，前囟饱满，频繁呕吐，出现“落日眼”则提示出现脑积水。上述情况发生，立即通知医生，准备好抢救用物。

（3）观察患儿皮肤情况，防止压疮形成。

（4）观察患儿进食、有无呕吐，记录出入量情况。

3. 用药护理：①抗生素应按药物血浓度的周期给药，保持血浆中药物的浓度，减少细菌对药物产生耐药性；②脱水药，应在30分钟进入体内，有利于迅速提高血浆渗透压，降低颅内压力，防止脑疝发生，注意防止液体渗漏。

4. 惊厥发作时的急救（详见第十章第三节癫痫发作时的急救）。

5. 腰椎穿刺的护理

（1）检查前及注意事项：对患儿家属进行检查的介绍和讲解；检查前禁食4～6小时，排空大小便；不能配合检查的患儿予镇静剂。

（2）检查时配合及注意事项：严格无菌操作，穿刺时避免引起微血管损伤；穿刺时如患儿出现呼吸、脉搏、面色苍白等异常改变时，应立即停止操作；在鞘内给药时，应先放出等量脑脊液，然后再给予等量容积的药物注入。

（3）检查后注意事项：术后去枕仰卧4～6小时，可避免术后低颅压性头痛；6小时后缓慢起床，防止直立性低血压。腰穿处禁沾水，防止感染。

6. 管路维护

（1）对于鼻饲的患儿，应妥善固定胃管，定期更换；每次鼻饲前，应回抽胃液；每日清洁口腔2次。

（2）应观察侧脑室引流管是否通畅，引流液是否清凉以及颜色、引流量，并详细记录。

7. 心理护理　给予患儿心理安慰、关心和爱护。因患儿病情重，治疗时间长，家属精神及经济压力大，应及时对家属做好心理疏导，帮助家属树立战胜疾病的信心，取得家属的配合及信任。

8. 健康教育　介绍细菌性脑膜炎的预防知识，积极防治细菌引起的上呼吸道感染和肠道感染。讲解并教会家属对胃管的维护。对恢复期的患儿，应积极进行各种功能训练，减少或减轻后遗症，促进机体恢复。

二、病毒性脑炎

病毒性脑炎（viral encephalitis）是由多种病毒引起的颅内急性炎症。若病变主要累及脑膜，临床表现为病毒性脑膜炎；若累及脑实质，则以病毒性脑炎为特征。若脑膜和脑实质同时受累，则称为病毒性脑膜脑炎。大多数患儿病程呈自限性。

【病因及发病机制】

多种病毒可引起病毒性脑炎和脑膜炎，其中80%为肠道病毒，其次为虫媒体病毒、腮腺炎病毒。病毒感染人体大多通过皮肤、呼吸道、胃肠道传播。病毒经肠道或呼吸道进入淋巴系统繁殖，然后经血流感染颅外某些脏器；若病毒在脏器内进一步繁殖，即可能入侵脑或脑膜组织，出现中枢神经症状。

【临床表现】

一般情况下，病毒性脑炎的临床症状较脑膜炎重，重症脑炎更易发生急性期死亡或后遗症。

1. 病毒性脑膜炎　急性起病，多先有上呼吸道或肠道感染病史，表现为发热、恶心、呕吐、嗜睡；年长儿诉头痛，婴幼儿则易激惹、烦躁不安。一般少有严重意识障碍和惊厥。

2. 病毒性脑炎　起病急，临床表现因脑实质受累部位的病理改变、范围和严重程度而有所不同。可表现全身感染症状，如发热、呕吐、头痛等；中枢神经系统症状：①惊厥，反复发作，严重者呈惊厥持续状态；②不同程度意识障碍：淡漠、嗜睡、烦躁、昏睡、昏迷；③颅压增高：头痛、喷射性呕吐；④偏瘫、不自主运动；⑤精神情绪异常：躁狂、幻觉、失语、记忆力障碍等。

【辅助检查】

1. 脑脊液检查　脑脊液压力正常或增高，白细胞正常或轻度增多，早期以中性粒细胞为主，之后以淋巴细胞为主，蛋白质轻中度增高，糖和氯化物一般正常。

2. 脑电图　均有异常改变，主要为高波幅慢活动，呈弥漫性分布。疱疹病毒脑炎时，脑电图可记录到特征性异常改变，如周期性一侧癫痫样放电放电。

3. 神经影像学检查　对急性脑炎的诊断与评价具有重要的意义。

【诊断】

大多数病毒性脑炎的诊断有赖于排除颅内其他非病毒性感染。

【治疗】

本病无特异性治疗。急性期正确的支持和对症治疗的关键。

1. 维持水、电解质平衡，合理营养。

2. 控制脑水肿和降颅压严格限制液体入量，静脉注射甘露醇。

3. 控制惊厥发作惊厥发作时，给予地西泮止惊。

4. 抗病毒治疗可予阿昔洛韦、更昔洛韦治疗。

【护理】

（一）护理评估

1. 评估患儿意识及精神状态、生命体征、身高、体重、头围；目前饮食情况，能否自行进食，有无呕吐；睡眠、大小便情况；皮肤黏膜有无破损；自理能力等。

2. 评估患儿有无前驱感染史、过敏史。

3. 查看患儿是否有留置管路，如胃管、尿管、脑室引流管，检查各管路的放置时间、是否通畅以及引流液颜色。

4. 询问相关检查及结果　头颅影像学、脑脊液各项检查结果。

5. 心理-社会状况评估　家属对疾病认识、经济状况、配合程度等。

（二）护理措施

1. 一般护理

（1）生活护理：患儿绝对卧床休息，治疗及护理工作应相对集中，减少不必要的干扰。协助患儿洗漱、进食、大小便及个人卫生等生活护理。保持患儿肢体在功能位上，防止足下垂等并发症的发生。预防感染，减少探视的人员及探视次数。

（2）饮食护理：保证足够的热量摄入，根据患儿的热量需要制定饮食计划，给予高蛋白、高热量、高维生素的清淡流质或半流质饮食，少量多餐。记录24小时出入量，必要时，给予静脉输液补充热量。对意识障碍者，给予鼻饲喂养，并做好口腔护理。

（3）高热的护理：病房开窗通风，保持病室的温度在18～22℃，湿度50%～60%。鼓励患儿多饮水，体温小于38.5℃时，给予物理降温（头枕冰袋、温水浴），超过38.5℃给予药物降温，如对乙酰氨基酚、布洛芬混悬液等，每4小时测体温一次，并记录。退热出汗时及时更换衣物，保持皮肤、床单、被套的干燥清洁。

（4）皮肤护理：保持皮肤清洁、干燥，大小便不能控制者应及时更换床单位并冲洗肛周，及时更换污染的衣服，防止皮肤溃烂。每1～2小时翻身一次，并用减压贴粘贴骨隆突出，保护皮肤。翻身时避免拖、拉、拽等动作防止擦伤。

2. 观察病情

（1）密切观察患儿生命体征、意识状态、瞳孔、神志、囟门的变化，并详细记录观察结果，早期预测病情变化。如出现呼吸节律不规则、瞳孔不等大等圆、对光反射减弱或消失、头痛、呕吐、血压升高，应警惕脑疝及呼吸衰竭发生。

（2）观察患儿皮肤情况，防止压疮形成。

（3）观察患儿进食、有无呕吐，出入量情况。

3. 用药护理

（1）抗病毒药应注意输液速度，静脉滴注时间大于1小时，滴速过快可引起肾衰竭。

（2）脱水药，应在30分钟进入体内，有利于迅速提高血浆渗透压，降低颅内压力，防止脑疝发生，注意防止液体渗漏。

4. 惊厥发作时的急救（详见第十章第三节癫痫）。

5. 腰椎穿刺的护理（详见第十章第八节细菌性脑膜炎）。

6. 肢体功能训练　保持肢体功能位，病情稳定后做康复训练。

7. 心理护理　安抚关心患儿，给予心理支持。因患儿病情重，恢复时间长，家属精神及经济压力大，应及时对家属做好心理疏导，帮助家属树立战胜疾病的信心，取得家属的配合及信任。

8. 健康教育　向家属介绍病情，用药指导及护理方法；向家属提供日常生活护理及保护患儿的一般知识；鼓励家属坚持智力训练和瘫痪肢体的功能训练。

三、真菌性脑膜炎

真菌性脑膜炎是由真菌侵犯脑膜所引起的炎症，常与脑实质感染同时存在，属于深部真菌病。随着抗生素、激素、免疫抑制药的大剂量和长期应用，艾滋病发病的增加以及家庭饲养动物的增多等因素的影响，中枢神经系统真菌感染的发病率有增加趋势。引起中枢神经系统真菌感染的有致病性真菌和条件致病菌。前者有新型隐球菌、皮炎芽生菌、副球孢子菌、申克孢子丝菌等；后者有念珠菌、曲霉菌、接合菌、毛孢子菌属等。其中隐球菌脑膜炎是真菌所致脑膜炎中最常见的类型，本文重点介绍此病。

隐球菌脑膜炎

隐球菌脑膜炎是由新型隐球菌感染引起的亚急性或慢性脑膜炎，属深部真菌感染，占隐球菌感染的80%。除侵犯中枢神经系统及肺以外，还可侵犯骨骼、皮肤等其他脏器。

【病因及发病机制】

隐球菌主要存在于土壤和鸽粪中，鸽子是重要传染源。隐球菌通过呼吸道和破损的皮肤侵入体内，而后经血循环到达中枢神经系统。本病以软脑膜感染最重。

【临床表现】

多数患儿呈亚急性起病，免疫力低下者起病急骤，通常病情进展缓慢。开始为间歇性轻度头痛，逐渐加重，之后呈持续性痛，多伴有不同程度的发热、恶心、呕吐，重者嗜睡、昏迷。

神经系统体征表现为脑膜刺激征（颈抵抗、克氏征、布氏征阳性），约1/3 有病理反射和颅神经受累，以视神经受累最多见，视力减退，重者失明。并伴有颅内压增高，脑水肿。如不经治疗，多在发病后 3 ~6 个月病情恶化，运动障碍、抽搐、昏迷，最后死于脑疝。

【辅助检查】

1. 脑脊液检查　脑脊液压力增高；外观微混，白细胞数轻度至中度增高，一般为（11 ~500）$\times 10^6$/L，多以淋巴为主；蛋白轻中度增高；糖及氯化物大多降低。墨汁染色易发现隐球菌。

2. 脑 CT 或 MRI　可确定脑内病变部位及范围。

【诊断】

根据临床表现及脑脊液中查到隐球菌可确诊。

【治疗】

1. 两性霉素 B 为首选药物，静脉注射及椎管内注射交替使用疗效好。疗程 1 ~3 个月，至主要症状消失，脑脊液中无隐球菌查出为止。

2. 5-氟胞嘧啶口服吸收好。

3. 两性霉素 B 与 5-氟胞嘧啶联合应用。

4. 其他抗真菌药如氟康唑、克霉唑。

5. 降颅压及对症治疗。

【护理】

（一）护理评估

1. 评估患儿意识及精神状态、生命体征、身高、体重、头围；目前饮食情况，能否自行进食，有无呕吐；睡眠、大小便情况；皮肤黏膜有无破损；视力及听力水平；自理能力等。

2. 评估患儿有无前驱感染史、过敏史。

3. 查看患儿是否有留置管路，如胃管、尿管、脑室引流管，检查各管路的放置时间、是否通畅以及引流液颜色。

4. 询问相关检查及结果　头颅影像学、脑脊液各项检查结果。

5. 心理-社会状况评估　家属对疾病认识、经济状况、配合程度、心理状态等。

（二）护理措施

1. 一般护理

（1）生活护理：患儿绝对卧床休息，治疗及护理工作应相对集中，减少不必要的干扰。协助患儿洗漱、进食、大小便及个人卫生等生活护理。保持患儿肢体在功能位上，防止足下垂等并发症的发生。患儿视力及听力受损，应有专人陪护，保证安全。预防感染，减少探视的人员及探视次数。

（2）饮食护理：保证足够的热量摄入，根据患儿的热量需要制订饮食计划，给予高蛋白、高热量、高维生素的清淡流质或半流质饮食，少量多餐。记录24小时出入量，必要时，给予静脉输液补充热量。对意识障碍者，给予鼻饲喂养，并做好口腔护理。

（3）高热的护理：病房开窗通风，保持病室的温度在18～22℃，湿度50%～60%。鼓励患儿多饮水，体温小于38.5℃时，给予物理降温（头枕冰袋、温水浴），超过38.5℃给予药物降温（对乙酰氨基酚、布洛芬等）每4小时测体温一次，并记录。退热出汗时及时更换衣物，保持皮肤、床单、被套的干燥清洁。

（4）皮肤护理：保持皮肤清洁、干燥，大小便不能控制者应及时更换床单位并冲洗肛周，及时更换污染的衣服，防止皮肤溃烂。每1～2小时翻身一次，并用减压贴粘贴骨隆突出，保护皮肤。翻身时避免拖、拉、抻等动作防止擦伤。

2. 观察病情

（1）密切观察患儿生命体征、意识状态、瞳孔、神志、囟门的变化，并详细记录观察结果，早期预测病情变化。如出现呼吸节律不规则、瞳孔不等大等圆、对光反射减弱或消失、头痛、呕吐、血压升高，应警惕脑疝及呼吸衰竭发生。

（2）观察患儿皮肤情况，防止压疮形成。

（3）观察患儿进食、有无呕吐，出入量情况。

3. 用药护理

（1）两性霉素B：是治疗新型隐球菌的常用与首选药。但在使用中不良反应大，常引起静脉炎、低血钾、贫血、肝、肾、心脏功能损害。在治疗中应积极治疗和妥善处理。应从小剂量开始，再逐渐加至足量。

1）配制：不能用生理盐水稀释，应先用灭菌注射用水稀释，再加入5%～10%葡萄糖液中静脉注射，现用现配。

2）两性霉素B遇光易失效，应避光保存，输注过程用避光袋和避光输液器。

3）为了避免过敏反应，输注前遵医嘱给予抗过敏药物及地塞米松。输注时给予心电监护监测生命体征。输液速度以 15～25 滴/分缓慢滴注，6 小时内输完。每 10～15 分钟巡视一次，观察输液反应、药物是否渗漏。如在输液时有高热、胸闷、心动过速、心室纤颤、惊厥等表现，应立即停止用药，通知医生给予相应处理。

4）治疗过程中严密观察患儿有无低血钾表现，及时监测血钾浓度变化，如有异常及时报告医生并做相应处理。定期复查心电图。遵医嘱予补钾治疗，以减少低血钾的发生。

5）静脉管路的护理：治疗新型隐球菌脑膜炎，疗程较长。长期使用两性霉素 B 易发生血栓性静脉炎。因此，注射时应合理选择远端静脉，严格无菌操作，经常交换穿刺部位。若发现血管周围组织渗出或发红，应及时更换穿刺部位。发现静脉炎时可用 50% 硫酸镁湿敷或生马铃薯片贴敷以及多磺酸粘多糖乳膏涂抹。血管条件允许者放置 PICC。

（2）5-氟胞嘧啶：有食欲减退、恶心，周围血白细胞、血红蛋白、血小板减少，皮疹，嗜睡，肝肾功能等损害，应定期复查血常规及肝肾功能。

（3）脱水药：20% 甘露醇应快速静脉滴注，并注意有无液体渗漏，保护静脉。

4. 管路维护　侧脑室引流管或腰大池引流管，应注意观察置管处敷料是否干燥，有无渗血渗液；引流管是否通畅；引流液颜色、引流量、是否清亮；固定引流管高度，不可随意调动，如需移动患儿时应先夹闭引流管。

5. 腰椎穿刺的护理（详见本节细菌性脑膜炎）。

6. 心理护理　因该病病情重，住院时间长，疗效缓慢，同时药物的毒副作用更增加了患儿躯体的折磨，使家属承受着强大的精神压力，还增加了家庭的经济负担。因此家属往往产生焦虑、急躁、挑剔、恐惧、悲观失望心理，甚至有拒医拒护行为。因此，进行心理护理对提高疗效极为重要。首先应建立良好的护患关系，多关爱、多安慰、多倾听，耐心解释新型隐球菌脑膜炎的病理特点、治疗方法及治疗过程中的反复性，使之树立战胜疾病的信心，积极配合治疗，促进患儿痊愈。

7. 健康教育　介绍疾病知识及患儿日常生活护理的要点；讲解药物的不良反应及观察方法；腰椎穿刺前后的注意事项；引流管维护的要点；对恢复期和有神经系统后遗症的患儿，因与家属共同制定系统且行之有效的功能训练计划，促进机体康复。

四、自身免疫性脑炎

自身免疫性脑炎（autoimmune encephalitis，AE）是一组可能由某些自身抗体、活性细胞或者相关因子与中枢神经系统神经元表面的蛋白等相互作用而导致的疾病。该组疾病中各个疾病典型的临床表现分别与目前已知的某个特异性抗体相对应，病情通常与抗体水平相关，少数病例可能与某些潜在的肿瘤有关。目前已知的自身免疫性脑炎常见的有边缘叶脑炎、莫万综合征、桥本脑病以及抗 N-甲基-D 天冬氨酸受体脑炎等。主要临床特点包括急性或亚急性发作的癫痫、认知障碍及精神行为症状。其中以抗 N-甲基-D 天冬氨酸受体脑炎最常见，本节重点介绍抗 N-甲基-D 天冬氨酸受体脑炎。

抗 N-甲基-D 天冬氨酸受体脑炎

抗 N-甲基-D-天冬氨酸受体（N-methyl-D-aspartate receptor，NMDAR）脑炎是目前较受关注的自身免疫性脑炎，可伴或不伴卵巢畸胎瘤。临床表现包括显著前驱高热、精神症状、癫痫发作、意识障碍、口手运动障碍及自主神经功能障碍等。

【病因及发病机制】

NMDA 受体是离子型谷氨酸受体，是由不同亚基构成的异四聚体。组成亚基有 3 种，包括 NR1、NR2、NR3。NMDA 受体抗体作用于 NR1 亚单位氨基末端（N 末端）的细胞外抗原决定簇，逆性导致 NMDA 受体内化和下调神经元 NMDA 受体密度，干扰谷氨酸能神经元的正常信息传递及兴奋性；同时激活补体介导的炎症反应，造成脑组织免疫损害。

【临床表现】

临床主要表现：发病前 2 周出现发热、头痛、腹泻等前驱症状。

1. 疾病早期　即出现显著精神症状，包括失眠、焦虑、恐惧、躁狂、妄想、偏执等，此外还可伴有语言障碍，常表现为词汇量减少，甚至完全缄默；有些患儿可以出现厌食及摄食过度。

2. 抽搐发作　可出现在病程的任何时期，表现为强直-阵挛发作、部分运动性发作或复杂部分性发作，严重者可出现惊厥持续状态。

3. 运动障碍　尤其以口-舌-面肌的不自主运动表现最为突出。其他运动障碍症状还可有肢体及躯干肌肉舞蹈样徐动、手足不自主运动、肌强直、角弓反张、动眼危象等同时或交替出现。

4. 自主神经功能障碍　主要表现为唾液分泌亢进、高热、心动过速或过缓、高血压、低血压等。值得注意的是，部分患儿还可出现不能用中枢神经系统疾病或心脏疾病解释的心搏骤停；另有一些患儿可表现为呼吸衰竭，需要呼吸机辅助通气，但却不能用肺感染解释其病因。

【辅助检查】

1. 血液和脑脊液中抗 NMDA 受体阳性。

2. 脑脊液常规　示细胞数增多，淋巴为主；生化示蛋白升高；寡克隆区带 60% 阳性。

3. 脑电图　弥漫或局部的高波幅慢波。

4. 头颅影像学　一般无明显异常。

【诊断】

目前，尚无统一的诊断标准。诊断主要依靠：

1. 临床表现，精神症状及抽搐症状出现早。

2. 脑脊液和血清中检测出 NMDA 受体抗体。

3. 伴发卵巢畸胎瘤（并非必要条件）。

4. 对激素及免疫抑制剂治疗效果较好。

【治疗】

1. 一线治疗

（1）大剂量丙种球蛋白静脉滴注丙种球蛋白 0.4g/(kg · d)，共用 5 日。

（2）甲泼尼龙冲击治疗。

（3）血浆置换。

2. 二线治疗免疫抑制剂治疗，如利妥昔单抗或环磷酰胺。

【护理】

（一）护理评估

1. 评估患儿意识及精神状态（有无激惹因素）、生命体征、身高、体重；目前饮食情况，能否自行进食，有无呕吐；睡眠、大小便情况；皮肤黏膜有无破损；自理能力等。

2. 评估患儿有无前驱感染史、过敏史。

3. 查看患儿是否有留置管路，如胃管、尿管，检查各管路的放置时间、是否通畅以及引流液颜色。

4. 询问相关检查及结果　头颅影像学、脑脊液各项检查结果。

5. 心理-社会状况评估　家属对疾病认识、经济状况、配合程度、心理状态等。

（二）护理措施

1. 一般护理

（1）生活护理：患儿绝对卧床休息，治疗及护理工作应相对集中，减少不必要的干扰。协助患儿洗漱、进食、大小便及个人卫生等生活护理。保持患儿肢体在功能位上，防止足下垂等并发症的发生。预防感染，减少探视的人员及探视次数。

（2）饮食护理：保证足够的热量摄入，根据患儿的热量需求制定饮食计划，给予高蛋白、高热量、高维生素的清淡流质或半流质饮食，少量多餐。记录 24 小时出入量，必要时，给予静脉输液补充热量。对意识障碍者，给予鼻饲喂养，并做好口腔护理。

（3）高热的护理：病房开窗通风，保持病室的温度在18～22℃，湿度50%～60%。鼓励患儿多饮水，体温小于38.5℃时，给予物理降温（头枕冰袋、乙醇擦浴、温水浴），超过38.5℃给予药物降温（对乙酰氨基酚（百服宁）、布洛芬混悬液（美林）等）每4小时测体温一次，并记录。退热出汗时及时更换衣物，保持皮肤、床单、被套的干燥清洁。

（4）皮肤护理：保持皮肤清洁、干燥，大小便不能控制者应及时更换床单位并冲洗肛周，及时更换污染的衣服，防止皮肤溃烂。每1～2小时翻身一次，并用减压贴粘贴骨隆突出，保护皮肤。翻身时避免拖、拉、抻等动作防止擦伤。

（5）精神症状的护理：专人看护，病史环境安静，减少不良刺激；治疗及护理集中进行。床单位处禁止有利器，如剪刀、水果刀等物品，防止自伤及伤人。热水壶远离患儿，防止情绪激动时烫伤。转移患儿注意力，在充分说服、取得合作无效的情况下，可采取强制措施，保护性约束，必要时遵医嘱使用镇静剂，使兴奋状态逐渐得到缓和。

2. 观察病情

（1）密切观察患儿生命体征、意识状态、瞳孔、神志、囟门的变化，并详细记录观察结果，早期预测病情变化。如出现呼吸节律不规则、瞳孔不等大等圆、对光反射减弱或消失、头痛、呕吐、血压升高，应警惕脑疝及呼吸衰竭发生。

（2）观察患儿皮肤情况，防止压疮形成。

（3）观察患儿进食、有无呕吐，出入量情况。

（4）观察患儿精神行为异常表现形式，有无诱发加重因素。

（5）观察癫痫样发作时间、发作形式、用药反应。

3. 用药护理

（1）免疫球蛋白：免疫球蛋白为血制品，输注时应用输血器；开始滴注速度为0.01～0.02ml/(kg·min)（1ml约为20滴），持续15分钟后若无不良反应，可逐渐加快速度。不良反应有皮疹、发热、寒战、恶心、头痛、胸闷等，一旦发现立即停止输液，并更换输液器及生理盐水，通知医生给予处理；发热患儿慎用；低温保存。

（2）激素药物：避免感染，注意病室定期通风，减少探视人数；输液前、中、后监测患儿血压、心率、呼吸并记录，若出现心律紊乱、高血压等应及时通知医师，并减慢输液；观察患儿有无低钾、低钙表现，每周复查电解质，并给予口服钙剂及枸橼酸钾；观察患儿进食情况，适当控制进食量。

（3）抗癫痫药：应规律、定时定量服用，不可擅自减药或停药；定期复查血药浓度及肝肾功能。

4. 癫痫发作时的急救（详见第十章第三节癫痫）。

5. 腰椎穿刺的护理（详见本节细菌性脑膜炎）。

6. 心理护理　患儿均需长时间住院，且花费巨大，同时病情恢复缓慢。家属的心理及经济压力巨大，往往易怒、冲动、焦虑，对医护人员的各项诊疗护理不理解及不配合。医护人员应尽可能地提供家属所需的信息，语言通俗易懂，态度平和。情感上给予支持，取得家属的理解与配合，缩短治疗过程，促进患儿早日康复。

7. 健康教育　向家属讲解疾病及用药知识；合理安排患儿生活，适当休息，避免过度劳累、情绪激动；给予患儿高营养、高维生素、低脂、低糖饮食，并控制进食量；恢复期坚持功能康复训练。

第九节　急性感染性多发性神经根炎

急性感染性多发性神经根炎，又称格林-巴利综合征（Guillain-Barre syndrome，GBS），是小儿时期常见的急性周围神经系统病变的一种疾病。其主要临床特点为急性、对称性、弛缓性肢体瘫痪，伴有周围感觉障碍，病情严重者可引起呼吸机麻痹而危及生命。好发于学龄前及学龄期儿童。

【病因及发病机制】

本病是一种急性免疫性周围神经病，多种因素均能诱发本病。

1. 感染因素空肠弯曲菌是格林-巴利最主要的前驱感染病原体；巨细胞病毒也是感染因素之一。

2. 免疫遗传因素。

3. 疫苗接种主要是狂犬病病毒疫苗。

根据起病急缓及病程分为两型：

【临床分型】

1. 急性炎性脱髓鞘多神经病（AIDP）　进展迅速，起病在4周内达高峰。可分为如下亚型：①急性运动轴索神经病（AMAN）；②急性运动感觉轴索神经病（AMSAN）；③Miller-Fisher综合征。

2. 慢性炎性脱髓鞘多神经病（CIDP）　起病缓慢，是指进行性肌无力2个月以上。

临床特点：发作前可有持续数日的上呼吸道、胃肠或其他部位感染史。绝大多数患儿1~2周病情达到高峰，2~3周后病情开始恢复。

【临床表现】

1. 运动障碍　四肢，尤其下肢迟缓性麻痹是本病主要特征。一般从下肢开始，逐渐波及躯干、双上肢和颅神经，两侧基本对称。通常在1~2周内病情发展至高峰。瘫痪一般近端较远端重，肌张力低下。如呼吸、吞咽和发音受累时，可引起自主呼吸麻痹、吞咽和发音困难而危及生命。

2. 感觉障碍　一般较轻，多从四肢末端的麻木、针刺感开始。也可有袜套样感觉减退、过敏或消失，以及自发性疼痛、压痛以前壁肌角和腓肠肌明显。偶尔可见节段性或传导束性感觉障碍。

3. 自主神经功能障碍　初期或恢复期常有多汗、汗臭味较浓，少数患儿初期可有短期尿潴留；大便常秘结；部分患儿可出现血压不稳、心动过速和心电图异常等。

4. 颅神经症状　半数患儿有颅神经损害，表现为不能抬头、吞咽困难、进食呛咳，患侧眼裂大。

【辅助检查】

1. 脑脊液检查　80% ~90% 患儿出现脑脊液特征性表现：蛋白增高，但白细胞计数和其他均正常。这种细胞-蛋白分离现象一般要到起病后第 2 周才出现。

2. 肌电图检查　以髓鞘脱失为主者，神经传导速度减慢；以轴索变性为主者，神经传导速度正常。

3. 脊髓磁共振典型患儿脊髓核磁可显示神经根强化。

【诊断】

凡具有急性或亚急性起病的肢体迟缓性瘫痪，两侧基本对称，瘫痪进展小于 4 周，起病时无发热，无传导束型感觉缺失和持续性尿潴留者，应考虑本病。若证实脑脊液细胞-蛋白分离和（或）肌电图异常，即可诊断。

【治疗】

大剂量免疫球蛋白静脉输注，剂量为 400mg/(kg · d)，连用 5 日。

【护理】

（一）护理评估

1. 评估患儿生命体征、身高、体重；目前饮食情况，能否自行进食，有无呕吐；睡眠、大小便情况；皮肤黏膜有无破损；自理能力；肌力、运动能力等。

2. 评估患儿有无前驱感染史、过敏史。

3. 询问相关检查及结果　神经肌电图、脑脊液各项检查结果。

4. 心理-社会状况评估　家属对疾病认识、经济状况、配合程度、心理状态等。

（二）护理措施

1. 一般护理

(1) 生活护理：保持室内空气新鲜，温湿度适宜。预防感染，减少人员探视。保证患儿安全，固定床挡，防止坠床。协助生活护理，满足患儿日常生活需要。保持患儿肢体在功能位上，防止足下垂等并发症的发生。

（2）饮食护理：保证足够的热量摄入，根据患儿的热量需求制定饮食计划，给予高蛋白、高热量、高维生素的饮食，根据患儿咀嚼吞咽能力，选择流食或半流食，防止误吸。少量多餐。吞咽困难者，给予鼻饲喂养，并做好口腔护理。记录24小时出入量，必要时，给予静脉输液补充热量。

（3）皮肤护理：保持床单位整洁无褶皱，给予患儿定时翻身，减轻局部皮肤压力。每日评估皮肤的完整性。

2. 病情观察　观察患儿面色、心率、呼吸、血压及胸廓起伏幅度，若出现呼吸极度困难、呼吸浅慢、咳嗽无力时应做好气管插管、机械通气的准备。

3. 用药护理　免疫球蛋白：免疫球蛋白为血制品，输注时应用输血器；开始滴注速度为0.01～0.02ml/(kg·min)（1ml约为20滴），持续15分钟后若无不良反应，可逐渐加快速度。不良反应有皮疹、发热、寒战、恶心、头痛、胸闷等，一旦发现立即停止输液，并更换输液器及生理盐水，通知医生给予处理；发热患儿慎用；低温保存。

4. 改善呼吸功能　评估患儿后准备吸氧吸痰装置。鼓励患儿咳嗽，及时清理呼吸道分泌物。呼吸困难者给予低流量吸氧。对出现呼吸极度困难、呼吸浅慢、咳嗽无力时做好气管插管、机械通气准备。对已采取机械通气的患儿，应定时雾化、拍背、吸痰，做好呼吸道管理。

5. 腰椎穿刺检查及注意事项（详见第十章第八节细菌性脑膜炎）。

6. 促进肢体运动功能恢复　保持患儿予功能位，防止足下垂、爪形手；帮助患儿做肢体被动运动，手法轻柔缓慢，幅度由小到大，注意安全。恢复期鼓励指导督促患儿自主运动，注意强度适中，循序渐进，持之以恒。

7. 心理护理　由于长期卧床、呼吸困难，使年长儿产生了紧张、恐惧、焦虑的情绪，应该向患儿及其家属耐心讲解疾病的知识，治疗方法，治疗此病目前的医疗技术水平，教会患儿自我放松的方法，争取家属的配合、理解和支持，减轻患儿的心理压力，保持愉快的心情去战胜病魔。

8. 健康教育　向家属解释疾病知识，患儿当前的病情、主要治疗及护理措施。指导其对卧床患儿进行翻身、更换体位，按摩受压部位。教会家属帮助患儿进行功能锻炼的方法，保持关节的活动度，鼓励恢复期的患儿进行康复锻炼，使其早日回归社会。

第十节 专科技术操作

一、生酮饮食

【目的】

计算生酮饮食营养成分所需量，为临床治疗提供依据，运用饮食疗法治疗难治性癫痫。

【评估】

1. 评估患儿

（1）双人核对医嘱。

（2）核对腕带、床号、姓名、病历号（请患儿自己说出床号和姓名）。

（3）评估患儿一般情况（年龄、身高、体重）。

（4）评估患儿用药史（抗癫痫药物）。

（5）评估患儿饮食习惯。

（6）评估患儿癫痫发作情况（次数、时间、频率）。

（7）评估患儿家庭支持系统等。

【操作前准备】

1. 人员准备仪表整洁，符合要求。

2. 物品准备《中国食物成分表》。

3. 常规检查血尿便常规、尿钙/肌酐比、肝功能、肾功能、电解质、血脂、心电图、心脏彩超、泌尿系 B 超、腹部 B 超等。

4. 请营养师会诊制定生酮治疗比例及食谱。

【操作程序】

核对患儿腕带、床号、姓名、病历号（请患儿自己说出床号和姓名）。

饮食配比计算：

（1）根据患儿年龄及体重计算总热量

<1 岁	80kcal/kg
1～3 岁	75kcal/kg
4～6 岁	68kcal/kg
7～10 岁	60kcal/kg
>10 岁	40～50kcal/kg 或更少

总热量：

体重 kg ________ ×热量/kg ________ =总热量 kcal

（2）饮食单元组成

生酮饮食的组成单元是4∶1的饮食单元，由4g脂肪∶1g（蛋白+碳水化合物）组成。

1个饮食单元含热量40kcal（9×4+4×1=40）。

2∶1饮食=22kcal

3∶1饮食=31kcal

4∶1饮食=40kcal

5∶1饮食=49kcal

本患儿脂肪（g）：碳水化合物+蛋白（g）=________

（3）本患儿脂肪（kcal）：碳水化合物+蛋白（kcal）=________

（4）每日饮食单元的数量

用总热量（从步骤3得出）除以饮食单元所含热量数（步骤4）。

总热量________÷饮食单元热量数________=饮食单元数/天

（5）每日脂肪供应量

每日饮食单元数______×1个饮食单元中脂肪g数=______g脂肪/日

（6）每日蛋白+碳水化合物供应量

每日饮食单元数________×1个饮食单元中蛋白及碳水化合物g数（通常=1）=________g蛋白+碳水化合物/日

（7）每日蛋白需求量

由营养师计算，根据RDA（recommended dietary allowance，推荐的饮食需求量）得出________g/日

（8）每日碳水化合物需求量（最后计算）

蛋白+碳水化合物需求量________g－蛋白需求量________g = 碳水化合物需求量________g

（9）根据《中国食物成分表》选择合适的食材，计算出每种食材的需要量。

3. 生酮饮食住院期间的监测因生酮饮食配比特殊会给患儿造成许多不良反应，尤其在治疗初期，甚至会威胁到患儿生命，所以在治疗期间监测患儿的各项生命指标尤为重要。

在治疗初期的第1～3日，测量患儿血压、心率、呼吸、血糖每4小时一次，测血酮体每8小时一次（血酮体>2mmol/L以上为达到效果），这些指标正常的情况下逐渐减少监测次数，直至出院前每日监测一次。另外，还需每日称量空腹体重，记录出入量。

4. 不良反应的护理

（1）低血糖：因限制碳水化合物的摄入，患儿极易发生低血糖，尤其是在夜间或晨起时。患儿表现为嗜睡、烦躁、全身无力、恶心、出汗等现象。

监测血糖，若血糖在 1.76～2.2mmol/l，患儿一般情况可，间隔 2 小时复测；血糖 <1.76mmol/L，口服橙汁 30ml；出现低血糖惊厥或血糖 <1.4mmol/L，给予 5% 葡萄糖静脉滴注。对于频繁低血糖发作的患儿需要调整配餐进食次数、时间，必要时调整配餐中的碳水化合物含量。

（2）胃肠道反应：由于患儿饮食比例的突然改变，部分患儿不能耐受或消化不良，会出现恶心、呕吐、腹泻等症状。一般患儿会在进食的第 2 天出现。根据患儿呕吐、腹泻的情况给予补液，同时调整饮食比例减少脂肪的摄入，待患儿适应后再逐渐调整到应有比例。

（3）电解质紊乱、酸中毒：由患儿拒食或饮食成分改变引起，密切观察患儿是否有精神萎靡、呼吸深大、口唇樱桃红、呼气中有烂苹果的味道等，及时查电解质，并予补充电解质及纠酸处理。绝大部分患儿都会出现不同程度的此不良反应，在给予纠酸及调整饮食比例（减少脂肪摄入）后会缓解。

（4）其他不良反应：矿物质及维生素缺乏，给予无糖的多种维生素及钙制剂；高血脂、肾结石，定期化验血脂及尿钙肌酐比，出现不良反应后可降低饮食中脂肪比例，适当增加饮水量，并增加运动量。

5. 生酮饮食　出院后的监测患儿进行生酮饮食治疗 7 日左右，若没有出现严重的不良反应即可出院。出院后每周测血糖、尿酮或血酮 2～3 次，体重 1 次，做好记录并观察不良反应。每月复查血尿常规、血生化、尿钙肌酐比，3 个月后每 3 个月复查腹部 B 超，心脏彩超、泌尿系 B 超。患儿有不适的情况要及时就诊。

6. 家属的健康宣教

（1）患儿出院回家后需长期坚持治疗，家属的配合相当的关键。所以对家属的健康宣教很重要。

（2）入院后了解家属的心理状况，针对不同家属采取不同形式进行个体化健康教育，让家属了解疾病的原因、治疗方案等。重点向家属讲解生酮饮食治疗的相关知识，向家属发放健康宣教手册，定期组织讲座及现场答疑，提供网络学习渠道，建立家属交流平台，以消除疑虑，树立坚持治疗的决心、信心和耐心。住院期间，多与家属交流，了解他们的心理需求，出现问题一起寻找原因，并及时与医生及营养师沟通，让家属参与其中以建立信心。出院前在营养师的指导下帮助家属制订一份配餐食谱。

（3）教会家属血糖及尿酮/血酮的测量，以及不良反应的观察及处理，并告知家属定期复查的内容。

（4）告知家属尽量做到给予患儿每日按时进食，以避免酮症波动。另外注意一餐未吃完的食物不要留到下一餐。鼓励患儿家属在配餐过程中要结合患儿的饮食喜好，注意发挥创造性与艺术性，讲究饭菜的色香味美，以利于患儿能长期坚持。

（5）向家属交代尽量选用含碳水化合物少的药物，在当地医院就诊时要向医生说明正在生酮治疗，避免输注含糖液。

（6）患儿出院时会联系营养师一起为患儿进行出院指导。教会家属配餐的方法、常见问题解答、配餐软件的使用、生酮微信群的加入，同时根据不同患儿情况，配给家属5套食谱进行选择。告知家属随访的时间点：原则上前3个月每个月一次，后3个月生酮专科门诊随访一次。制定出院随访及复诊时间表，登记生酮饮食患儿的数据库相关资料以便后期追踪及随访。

（7）在患儿出院后的第2周、4周、2个月、3个月以及以后每2个月进行电话或微信平台随访，并把结果记录到各自的数据库中。同时会通过微信平台将进行生酮饮食治疗的患儿家属组织起来，定时举行病友交流会，请生酮饮食专家、营养师、专科护士进行讲座并解答家属的疑惑，并同时请生酮效果较好的患儿家属分享心得，举例配餐，以增强其他家属的信心。

【注意事项】

1. 将全日脂肪、蛋白、碳水化合物均分为3～4顿饮食，每餐均应保持正确比例。

2. 生酮饮食比例选择依据患儿年龄、耐受度、季节而选择，年龄较小、耐受度差的患儿应选择低比例，夏季也应选择低比例。

3. 每日补充钙剂600mg（无糖）（钙尔奇D、成人迪巧），多种维生素及微量元素（善存）。

4. 不限水量。

二、脑电图监测

【目的】

脑电图是一种反映脑功能状态的检查方法，具有较高的灵敏性，是神经系统疾病的重要实验室检查手段，为临床对癫痫等神经系统疾病的诊断和治疗提供依据。

【评估】

1. 评估患儿

（1）双人核对医嘱及脑电图检查申请单。

（2）核对腕带、床号、姓名、病历号（请患儿自己说出姓名）。

（3）评估患儿头发及头部皮肤情况。

（4）评估患儿病情和年龄，意识状态及合作程度。

（5）告知患儿视频脑电图的方法，取得配合。

（6）评估患儿服药及睡眠情况。

2. 评估环境关门窗，检查室温度适宜。

【操作前准备】

1. 人员准备仪表整洁，符合要求。洗手。

2. 物品准备治疗车上层放置胶布、皮尺、脑电膏、弹力帽、止血钳、棉球。治疗车下层放置医疗废物桶、生活垃圾桶。

【操作程序】

1. 核对患儿腕带、床号、姓名、病历号（请患儿自己说出姓名）。

2. 协助患儿移至检查室，将一次性中单铺于检查床上。

3. 协助患儿至检查床上，取坐位。

4. 核对患儿腕带、床号、姓名、病历号（请患儿自己说出姓名）。胶布固定电极，戴弹力帽固定。

5. 睁-闭眼试验可以配合的患儿清醒状态下令患儿闭眼放松，每间隔10秒令患儿睁眼10秒，如此反复3次。

6. 过度换气诱发试验可以配合的患儿使其在闭目状态下，连续做3分钟的深呼吸，呼吸频率在20～25次/分。

7. 间断闪光刺激试验适用1岁以上患儿，协助患儿取坐位，闪光灯与鼻根的距离30cm，依次在睁眼、闭眼、合眼三种状态下刺激。

8. 告知家属在患儿抽搐发作时及时按下打标器，并在脑电图记录单上记录患儿发作时间及表现形式。

9. 摘下弹力帽、电极，协助患儿整理用物。

10. 向患儿交代注意事项，洗手。

【注意事项】

1. 睁闭眼试验时光线不宜过暗，对闭眼不合作的婴幼儿，可由家属或检查者帮助其遮盖双眼。

2. 过度换气诱发试验时，婴幼儿可逗引其吹纸条或吹纸风车。

3. 行脑电图前应视患儿年龄情况，适当剥夺睡眠。

4. 避免使用镇静剂，以免影响脑电图结果。

第十一节 神经科患儿的健康管理

癫痫是一种慢性的神经系统疾病，0～14岁儿童的年发病率为151/10万，患病率为3.45％，7岁以内起病者占总数的82.2％，是危害儿童身心健康发育的主要疾病之一。近年来随着我国社会经济水平的提高和神经科学技术的完善，尤其是2005年中国抗癫痫协会（China Association Against Epilepsy，CAAE）成立，以及成为国际抗癫痫联盟（InternationalLeague Against

Epilepsy，ILAE）和国际癫痫病友联合会（International Bureau of Epilepsy，IBE）的正式成员，使得我国在癫痫诊疗领域的研究和国际交进入了一个崭新的阶段，癫痫防控事业得到飞速发展。我国该领域学者积极努力，在癫痫的发病机制、诊断、分类与处理不断取得新进展并逐步与国际接轨。除重视癫痫儿童的合理治疗外，特别强调以发作控制、生活质量、心理健康为核心的综合管理理念。

提高癫痫患儿生活质量，需要长期健康教育、随访和综合管理，健康教育是一门研究传播保健知识和技术，影响个体和群体行为，消除危险因素，预防疾病，促进健康的科学。面对广大的癫痫患儿、家属，如何能够更好地发挥有限的抗癫痫工作人员的力量，有效地开展健康教育工作，帮助癫痫患儿提高生活质量，在下面内容中将详细进行介绍。

1. 开展癫痫健康教育的必要性

（1）社会公众对癫痫认识存在偏见。由于家庭成员和公众受传统观念影响，或者缺乏癫痫相关知识，导致不能正确对待癫痫患儿，使癫痫患儿在上学、就业、结婚等方面困难重重，甚至不能融入社会，从而成为社会的负担。对于存在社会心理问题的患儿，应积极采取相应的干预措施，主要包括对患儿及家庭开展癫痫相关知识的宣传，对患儿开展药物治疗、生活方式的调整、心理治疗等。

（2）癫痫患儿及照顾者存在不同程度心理问题，影响生活质量。综合文献，在调查中显示癫痫患儿的家属存在焦虑、抑郁的心理问题，癫痫患儿父母焦虑情绪的发生率比一般人群高，父母的焦虑情绪是影响癫痫患儿生活质量、导致其下降的极重要因素。癫痫患儿及家属，因对癫痫相关知识的缺乏，面对一些如癫痫发作、服药等问题经常会出现束手无策的情况，在不同程度会引起焦虑、抑郁等，甚至会影响到癫痫患儿及其家庭的生活质量。儿童癫痫共患精神行为障碍相当常见，文献报道患病率高达37%～77%，且处理不当常在不同程度影响患儿的远期预后，应当引起更多的关注。

（3）传递正确知识，纠正公众的错误观念，是医务人员的责任与义务。因公众对癫痫这一疾病的错误认识，使很多人认为癫痫是不治之症，得了就会变成智力低下等，由此给不良分子可乘之机。网络、电视、保持充斥各种信息，更增加公众对癫痫的误导。2011 年中国抗癫痫联盟就“坚持正规治疗，勿信虚假广告——2011 年国际癫痫关爱日倡导癫痫规范化治疗”这一主题开展了大型癫痫健康教育公益活动。为了让癫痫患儿、家属、社会正确认识癫痫，作为从事癫痫工作的人员有义务、有责任做好健康宣教的工作。

（4）对于医院、医务人员，开展健康教育有重要意义。健康教育工作不仅体现医务工作者的价值，还能实现医务人员为患儿服务的工作目标，很多文献研究表明对于开展不同形式的健康教育，对产科、高血压、糖尿病、肿瘤等多种疾病的患者满意度都具有明显提高，也是提升医疗服务水平的有效手段。患儿教育也是医院对外宣传的一种有效方式。

2. 开展癫痫健康教育的条件　癫痫患儿、家属、公众对癫痫的错误认识，对知识的需求是开展癫痫健康教育的前提。

（1）人开展健康教育，人是主体，有教育者、受教育者、组织者等。在癫痫患儿健康教育活动中，受教育的对象是患儿、家属等，教育者、组织者是医护人员及一些关心癫痫工作的人士。其中人的因素中领导的作用非常重要，因为领导层的支持，在人员、物力上的给予是活动开展的前提，所以在计划开展此项工作前一定取得领导的支持。

组织者多数由护士长及护士长委派的护士来担任，建议专人负责，能更有效的组织人员安排、活动时间、活动场地及前后期的宣传等工作。

（2）财力：在开展健康教育工作中，如果能有经济支持更有利于工作开展，所以在此方面可关注一些社会组织的支持。在我科开展此项工作中，先后获得中国抗癫痫协会、世界健康基金会、国际癫痫局（IBE）等关于健康教育的经费，帮助我们更好地开展此项工作。在中国抗癫痫协会的帮助下，我们建立了国内第一家癫痫儿童活动中心，协会不仅为活动中心添置了儿童活动的一些娱乐设施，还为中心配备开展健康教育的音响设施，并提供资金制作了健康教育手册等，使健康教育丰富多样。此外，利用 2013 年申请国际癫痫局（IBE）的“基于网络和即时消息对癫痫儿童进行综合服务”项目经费，创立癫痫教育网站协助开展工作。有了经济的支持，才能帮助我们将癫痫患儿教育做得更细致，更深入、并且扩大了受益人群。

（3）物力支持：只要有了人力、财力的支持，物力方面就会很容易解决。例如开展健康教育场所，可以在病房、科室的会议室、院内、院外等很多场所开展；宣教用品，宣教资料、宣教设备，在有经费的情况下，可以专物专用，如果没有经费支持，也可以借用科室、医院的，这些工作由组织者进行安排负责，保障工作顺利开展。

3. 开展癫痫健康教育的形式　为了能更好地让健康教育活动发挥作用，充分利用医护的宝贵时间和知识资源来开展癫痫患儿的健康教育，了解患儿需求，对患儿进行有针对性的健康教育活动是取得事半功倍的最有效手段。

我科了解患儿需求的渠道主要有三种形式：

（1）不定期对住院、门诊患儿进行知识状况和需求的问卷调查，如《癫痫患儿家属有关知识状况和需求调查》，以此了解患儿及家属对于癫痫疾病护理相关知识的掌握及需求情况，为有针对性对患儿家属进行健康教育提供依据。

（2）健康咨询活动中，将家属的咨询问题定期汇总，健康咨询活动有专人记录家属咨询的问题；另一种是家属填写问题卡，由主持人根据内容分配不同专家答疑，这样既可侧重，又可更好地收集患儿关注的问题，以便于做好总结。

（3）网络和病房意见本、公共邮箱留言、建议。活动组织者会定期将患儿、家属的需求整理，并且根据患儿人群的特点定期举办不同形式的健康教育活动。

从教育形式上，可以分为：

（1）讲授，即健康教育讲座的形式，可以针对不同的对象（门诊患儿、病房住院患儿），根据不同需求开展，可以一对一，如门诊、病房开展的教育活动；也可以一对多，如讲座形式。根据需求，如在不同的病种开展，我们有结节性硬化病友会、Rett 综合征病友会、脑白质病病友会、ADHD 病友会等。同时，还会根据不同病种的特点选择不同的时间，如 ADHD 患儿教育活动每次都选择在假期，这样更利于上学的患儿、家属参与。

（2）演示，即对一些健康教育的方法更容易让患儿掌握，对一些具体的方法进行实地的演示、学习，如生酮饮食治疗专场，为了让患儿家属对生酮饮食制作更直观、清楚，请营养师实地进行制作，让家属学习，这样更直观、易于掌握。还有对于一些康复训练的方法等，进行演示，更容易让患儿及家属学习，起到很好的教育目的。

（3）讨论、病友经验分享，这种形式更容易让患儿、家属接受，但须有专业人员指导，保证正确的知识教育。

从教育资料上，可以分书面健康教育资料、影像教育资料、媒体教育资料等。

（1）书面教育，可以是健康教育的宣传页，也可以是健康教育的手册，多放置在癫痫患儿容易看见的区域，如病房、门诊；公共宣教场所的书面资料，也可张贴在指定地点，如癫痫关爱日，为了让公众正确认识癫痫，就会在一些公共场所张贴书面资料等。

（2）影像资料，可以是专家讲座、知识宣传的动画片等，这些资料的优点是可循环播放，充分利用资源让更多人受益。

（3）网络，在网站上可以放一些文字、影像资料，方便患儿、家属查询，能根据自己的需求随时进行学习，不足之处是网络知识良莠不齐，需要专业的人员把关、指导，才能让患儿、家属得到正确的知识。

4. 我科开展健康教育的一些经验分享为了能更好地推进癫痫健康教育，让更多的患儿、家属从中受益，我科开展癫痫患儿健康教育活动多年，总结了一些经验与大家分享。

（1）取得上级领导的支持，取得日后开展工作的人员、物力的保障。

（2）公示健康教育计划，这样既督促组织者开展工作，又能让患儿根据需求进行选择学习。

（3）定期征求需求，了解患儿的需求，有的放矢，更好地起到教育作用。

随着我院小儿神经专业医疗水平的不断进步，在20世纪90年代末就有计划、有组织、有规模地进行癫痫患儿健康教育，自开展以来，小儿神经患儿门诊、住院满意度一直在95%以上的好评，这也是对我科的工作高度的肯定与评价。

综上所述，癫痫是儿童慢性疾病中的常见病之一，因为公众对癫痫的错误认识以及癫痫患儿、家属对癫痫相关知识的缺乏，导致了患儿和家属的各种心理社会问题，因此作为医务人员不但要帮助诊断、治疗疾病，更重要的是有责任和义务开展癫痫患儿教育工作，帮助癫痫患儿及家属正确认识癫痫，减少因疾病对生活的影响，提高生活质量。

（芦 静　张 萌　王若凡）

第十一章 遗传与代谢性疾病

第一节 遗传与代谢专业概述

遗传性疾病是由于遗传物质结构或功能改变所导致的疾病，简称遗传病。遗传病种类繁多，已知有2万多种，其中表型和基因都明确的遗传病有3555种。遗传病涉及全身各个系统，分散在临床各专业，导致畸形、代谢异常、神经和肌肉功能障碍，病死率及残疾率均较高。由于总体缺乏有效治疗方法，存活患儿常伴有智力低下及体格残疾，因此疾病的预防极为重要。

一、遗传病的分类

1. 染色体病　指染色体数目或结构异常，造成许多基因物质的丢失而引起的疾病，已经明确的染色体畸变综合征有100多种。如21-三体综合征。

2. 单基因遗传病　由单个基因突变所致的遗传病。在一对基因中只要有1个致病基存在就能表现性状称显性基因，一对基因中需2个基因同时存在病变时才能表现性状称隐性基因。常见疾病有苯丙酮尿症、肝豆状核变性、进行性肌营养不良等。遗传方式分为以下五类：常染色体显性遗传、常染色体隐性遗传、X连锁隐性遗传、X连锁显性遗传、Y连锁遗传。

3. 多基因遗传病　是通过两对以上致病基因的累积效应及环境因素共同作用所致的遗传病。其遗传效应亦受不良环境因素的影响，是遗传因素与环境因素共同起作用。如神经管畸形。

4. 线粒体基因遗传病　人类细胞中有一部分DNA存在于细胞质内，称为线粒体DNA，按母系遗传，为较为独特的遗传病，已发现60余种疾病与线粒体基因突变或线粒体结构异常有关。如MELAS、Leigh。

5. 基因组印记　基因根据来源亲代的不同而有不同的表达，即两条等位基因如皆来自父源或母源则有不同的表现形式。还可影响某些遗传病的表现度、外显率等。

二、遗传病的诊断

遗传病的诊断是开展遗传咨询和防治的基础，遗传病的诊断要收集以下资料：

1. 病史

（1）全身检查，家系调查和家谱分析。

（2）母亲妊娠史。

（3）询问母亲孕期用药史及疾病史。

2. 体格检查　注意头面、耳位、眼距、眼裂、鼻翼、唇腭裂和高腭弓、上部量和下部量、指距、乳间、脊柱、胸廓异常、关节活动、皮肤和毛发色素、手纹、外生殖器；注意黄疸、肝脾大和神经系统症状；注意特殊汗味、体味或尿味。

3. 实验室检查

（1）染色体核型分析：是习惯性流产、不孕不育、性发育落后以及智力低下等患儿寻找遗传学病因的常规检测方法。

（2）荧光原位杂交：主要用于染色体上的微小缺少。

（3）基因芯片技术：是诊断染色体微缺失和微重复综合征的首选方法。

（4）DNA 分析：能够在基因水平诊断遗传性疾病。

（5）生物化学测定。

4. 遗传咨询

三、遗传病的预防

由于遗传病多数无法治疗，目前防治的重点主要贯彻预防为主的方针，做好三级预防。

一级预防：防止遗传病的发生，防止近亲结婚，在人群或者高危家庭及时检出携带者，预防遗传病患儿的发生。

二级预防：进行产前检查，减少遗传病患儿的出生，如早期绒毛活体组织检查、羊膜囊穿刺取样、B 超检查、甲胎蛋白测定和 21-三体综合征产前筛查。

三级预防：出生后早期诊断，早治疗，避免不可逆的损害，新生儿筛查是提高人口素质的重要措施之一。

第二节　染色体疾病

染色体病是由于各种原因引起的染色体数目和（或）结构异常的疾病，

常造成机体多发畸形、智力低下、生长发育迟缓和多系统功能障碍，故又称之为染色体畸变综合征。染色体病约有120种。

一、染色体疾病分类

1. 染色体数目异常　由于染色体在减数分裂或有丝分裂时不分离，而使46条染色体固有数目增加或减少，如21-三体综合征。

2. 染色体结构异常　由于各种原因造成染色体断裂所引起，断裂后断端有黏着性，能与其他断端再结合，发生结构重排而导致缺失、倒位、易位、等臂、环形染色体等改变。

二、染色体畸变的原因

1. 物理因素　放射线。

2. 化学因素　化学药物和农药、毒物。

3. 生物因素　一些病毒如风疹病毒、巨细胞病毒、麻疹病毒、腮腺炎病毒。

4. 孕妇年龄　孕妇年龄大是引起21-三体综合征和其他三体型的主要原因之一。

5. 遗传因素。

三、染色体病的临床特征

1. 常染色体病即常染色体数目或结构畸变所产生的综合征，其共同特征为：①生长发育迟缓；②智力发育落后；③多发性先天畸形：内脏、骨骼畸形，特殊面容、皮肤纹理改变。最常见的是21-三体综合征。

2. 性染色体病一般没有常染色体病严重，常伴有性征发育障碍或异常，最常见的是Turner综合征。

四、21-三体综合征

21-三体综合征（21-trisomy syndrome）又称Down's综合征、唐氏综合征，是人类最早被确定的染色体病。主要临床特征是特殊面容、身体和智力发育差，可伴多发畸形。一般在活产婴儿中发生率为1∶1000～1∶600，母亲年龄越大，发生率越高。

【病因及发病机制】

细胞遗传学特征是第21号染色体呈三体征，其发生主要是由于生殖细胞在减数分裂形成配子时，或受精卵在有丝分裂时，21号染色体发生不分离，使胚胎体细胞内存在一条额外的21号染色体。

【临床表现】

1. 智力落后　绝大部分患儿都有不同程度的智力发育障碍，随年龄的增长日益明显。

2. 生长发育迟缓　患儿出生的身长和体重均较正常儿低，生后体格发育、动作发育迟缓，身材矮小、骨龄落后于实际年龄、出牙迟且顺序异常；四肢短、韧带松弛、关节可过度弯曲；肌张力低、腹膨隆、可伴有脐疝；手指粗短、小指尤短，中间指骨短宽且向内弯曲。

3. 特殊面容　出生时即有特殊面容，表情呆滞。眼裂小、眼距宽、双眼外眦上斜，可有内眦赘皮；鼻梁低平、外耳小；硬腭窄小、常张口伸舌，流涎多；头小而圆、前囟大且关闭延迟；颈短而宽。

4. 皮纹特点　可有通贯手和特殊皮纹。

5. 伴发畸形　约50%患儿伴有先天性心脏病，其次是消化道畸形。免疫功能低下，易患感染性疾病。

【辅助检查】

1. 细胞遗传学检查。

2. 荧光原位杂交。

3. 产前筛查血清标志物。

【诊断】

典型病例根据特殊面容、智力与生长发育落后、皮纹特点等可作出临床诊断，但应进行染色体核型分析以确诊。

【治疗】

该病尚无有效治疗方法。注意预防感染，对轻型患儿进行长期教育训练，以提高生活自理能力。母亲孕前应做遗传咨询，孕期行唐氏筛查，高危孕妇行羊水细胞或绒毛膜细胞染色体检查。

【护理】

（一）护理评估

1. 评估患儿生命体征　身高、体重、头围；是否有特殊面容、通贯手；是否有智力运动发育落后。

2. 评估患儿家族史　询问父母是否为近亲结婚，母亲妊娠史。

3. 评估患儿相关检查　细胞遗传学检查。

4. 心理-社会状况　家属多存在焦虑、自卑心理，评估家属知识水平，经济状况。

（二）护理措施

1. 一般护理

（1）生活护理：细心照顾患儿，协助进食、穿衣、如厕。进行适当的运动，避免过度兴奋和疲劳。保证患儿安全，专人看护，防止坠床及跌倒。

（2）饮食：营养全面，易消化饮食。

（3）保持皮肤清洁、干燥，患儿长期流涎，应及时擦干，保持颌下及颈部皮肤清洁。

（4）预防感染：保持室内空气新鲜，避免接触感染者；如合并感染时，需卧床休息，减少活动。

（5）培养患儿生活自理能力，帮助母亲制定生活干预计划、训练方案，使患儿通过训练逐步达到生活全部或部分自理。

2. 心理护理　家属焦虑明显，难以接受患儿目前的状况，应给予情感支持，提供有关患儿养育、家庭照顾的知识，使他们适应疾病带来的影响。

3. 健康教育　宣教预防措施，如避免近亲结婚，35 岁以上的妇女及高危人群受孕后，应做产前诊断。如子代有畸形时，应及早做子亲代染色体核型检查。受孕后，应保持心情愉快，情绪稳定，避免接触过量放射性物质，预防各种细菌感染和病毒感染性疾病。

第三节　遗传代谢病

遗传性代谢病是遗传性生化代谢缺陷的总称，是由于基因突变，引起蛋白质分子在结构和功能上发生改变，导致酶、受体、载体的缺陷，使机体的生化反应和代谢出现异常，反应底物或者中间代谢产物在体内大量蓄积，引起一系列临床表现的一大类疾病。

遗传代谢病病种繁多，目前已达数千种，常见 400 ~ 500 种，单一病种患病率低，但是总体发病率高，危害严重。

（一）遗传代谢病的分类

80% 以上属常染色体隐性遗传，其余为 X 连锁遗传、常染色体显性遗传或者隐性遗传，线粒体基因遗传等（表 11-1）。

（二）遗传代谢病的发病机制

由于基因突变，导致蛋白酶功能降低，因酶代谢缺陷引起底物的堆积、产物的缺乏，堆积之底物循旁路代谢途径产生大量旁路代谢产物，也可造成病理性损伤。

（三）遗传代谢病常见的症状与体征

1. 遗传代谢病　临床表现有急性危象期、缓解期和缓慢进展期。

2. 急性症状和检验异常　包括急性代谢性脑病、代谢性酸中毒、低血糖等，全身各器官均可受累，以神经系统及消化系统的变现较为突出。

3. 有些有容貌异常、毛发、皮肤色素改变。

表 11-1 遗传代谢病的分类及主要疾病

遗传代谢病分类	主要疾病
氨基酸代谢病	苯丙酮尿症、同型胱胺酸血症
碳水化合物代谢病	糖原累积病
有机酸代谢病脂肪酸氧化障碍	肉碱转运障碍
溶酶体贮积症	尼曼-匹克病
线粒体基因病	Leigh 综合征、MELAS 综合征
有机酸代谢异常	甲基丙二酸血症
金属元素代谢异常	肝豆状核变性
类固醇代谢异常	先天性肾上腺皮质增生症

（四）遗传代谢病的诊断

1. 生化检测 需根据疾病进行特异性底物、产物或者中间代谢物检测，串联质谱技术对氨基酸代谢病、有机酸血症和脂肪酸氧化障碍疾病的诊断有重要价值。

2. 基因诊断 对所有遗传代谢病的诊断和分型重要。

3. 酶学测定 对酶活性降低的遗传代谢病诊断有价值。

一、苯丙酮尿症

苯丙酮尿症（phenylketonuria，PKU）是一种常染色体隐性遗传病，是先天性氨基酸代谢障碍中较为常见的一种，因患儿尿液中排出大量苯丙酮酸代谢产物而得名。发病率具有种族和地域差异，我国的发病率约为（1∶1000）~（1∶11000）。

【病因及发病机制】

苯丙酮尿症按酶缺陷不同分为典型和四氢生物蝶呤缺乏型两种。典型苯丙酮尿症是由于患儿肝脏缺乏苯丙氨酸羟化酶活性，不能将苯丙氨酸转化为酪氨酸，导致苯丙氨酸在血液、脑脊液、各种组织中的浓度极度增高，通过旁路代谢产生大量苯丙酮酸、苯乙酸、苯乳酸和对羟基苯乙酸。高浓度的苯丙氨酸及其代谢产物导致脑组织损伤。四氢生物蝶呤缺乏型主要是由于四氢生物蝶呤代谢异常造成血苯丙氨酸增高。

【临床表现】

出生时正常，通常在 3 ~6 个月时开始出现症状，1 岁时症状明显。

1. 神经系统 智力发育落后最为突出，智商低于正常。有行为异常，如兴奋不安、忧郁、多动、孤僻等。可有癫痫小发作，少数呈肌张力增高和腱反射亢进。

2. 皮肤 患儿在出生数月后因黑色素合成不足，头发由黑变黄，皮肤白皙。皮肤湿疹较常见。

3. 体味 由于汗液和尿液中排出较多苯乙酸，可有明显鼠尿味。

【辅助检查】

1. 新生儿疾病筛查 新生儿哺乳3天后，针刺足跟采集外周血，进行苯丙氨酸浓度测定。

2. 苯丙氨酸浓度测定 经典型PKU苯丙氨酸浓度>1200μmol/L。

3. 四氢生物蝶呤负荷试验 典型PKU患儿血苯丙氨酸浓度在服用四氢生物蝶呤前后无大改变，四氢生物蝶呤缺乏型患儿在服用4小时后血苯丙氨酸明显下降。

3. 尿蝶呤图谱分析 主要用于鉴别各型PKU。

4. DNA分析。

【诊断】

根据智力落后、头发由黑变黄，特殊体味和血苯丙氨酸升高可确诊。

【治疗】

1. 一旦确诊，立即治疗。开始治疗年龄越小，预后越好。

2. 低蛋白、低苯丙氨酸饮食。

【护理】

（一）护理评估

1. 评估患儿生命体征、身高、体重；身体气味、肤色、发色；智力运动发育、肌张力；有无喂养困难。

2. 评估患儿既往史、家族史。

3. 评估患儿各项检查 新生儿筛查、尿蝶呤图谱分析。

4. 心理-社会状况评估 家属心理状态、知识水平、经济状况、配合程度。

（二）护理措施

1. 一般护理

（1）保证患儿安全，专人看护，防止癫痫发作时坠床或跌倒。

（2）预防感染，保持室内空气新鲜，温度适宜，避免与感染者接触。

（3）加强皮肤护理剪短指甲或戴防护手套，预防抓伤皮肤。勤换尿布，便后用温水冲洗。及时更换衣物，保持衣服清洁干燥，减少对皮肤的刺激。发生湿疹及时处理。

2. 饮食护理

（1）低苯丙氨酸饮食，既要使苯丙氨酸的摄取入量保证小儿生长发育和体内代谢的最低需要，又不使血中苯丙氨酸过高。应给予特别的低苯丙氨酸食品再加用其他低蛋白质食物和少量乳类以补充苯丙氨酸需要。患儿应在出生后3个月内开始控制饮食，鼓励母乳喂养或给予低苯丙氨酸配方奶治疗。幼儿期添加辅食时，以水果、谷类、蔬菜等低蛋白食物为主。进入幼儿期后，总蛋白质摄入量中80%应来源于低苯丙氨酸奶粉和专用蛋白粉，20%来源于天然蛋白质，以蛋、鱼、肉等优质蛋白为主。0～3个月苯丙氨酸摄取量50～70mg/(kg·d)；3～6个月40～60mg/(kg·d)；6～12个月30～50mg/(kg·d)；1～2岁20～40mg/(kg·d)；2～3岁20～35mg/(kg·d)；3岁以上15～36mg/(kg·d)。

（2）低苯丙氨酸饮食的量和次数随血苯丙氨酸浓度而定，以维持血中苯丙氨酸浓度在0.12～0.6mmol/L为宜。故在饮食治疗中，仍需定期测定苯丙氨酸浓度，以此调整患儿饮食。

3. 心理护理　多数家属在得知患儿诊断为苯丙酮尿症后，表现出震惊、焦虑的情绪，面对可能严重智能低下的患儿和较大的经济压力，有的家属悲观、失望甚至打算放弃治疗。因此，应及时对家属做好心理疏导，讲明只要配合医生，坚持长期饮食治疗，大多数患儿智力发育可不受影响，同时，还要告诉家属只要有足够的爱心、细心和耐心配合治疗，苯丙酮尿症患儿完全可以和其他孩子一样健康成长，智力发育和生长发育与正常儿童一样，以此减轻家属的心理压力。

4. 健康教育　向家属宣教本病相关知识情况，特别是饮食控制的方法和意义，帮助家属制定合理的饮食食谱，合理安排患儿生活，坚持低蛋白低苯丙氨酸饮食，定期测定苯丙氨酸浓度，根据患儿具体情况调节饮食。做好预防宣教，避免近亲结婚。

二、肝豆状核变性

肝豆状核变性（hepatolenticular degeneration）又称威尔逊病，是常染色体隐性遗传的铜代谢障碍疾病。以不同程度的肝细胞损害、脑退行性病变和角膜边缘有铜盐沉着环为临床特征。

【病因及发病机制】

该病是由于编码基因铜-结合性P型ATP酶的基因突变造成的，它的缺陷使肝细胞合成铜蓝白受阻，铜自胆汁中排出锐减，使大量铜贮积在肝细胞中，最终导致肝功能异常和肝硬化。同时血液中非铜蓝蛋白铜含量增多，致使由尿中排出增加和在脑、肾、肌肉和眼等组织中大量沉积，出现各系统被累及的症状。

【临床表现】

患儿肝内铜的贮积虽然在婴儿期即已开始，但临床症状很少在6岁以前出现，绝大部分在6～50岁之间发病。患儿在儿童期常以肝病症状首发，而

20 岁以后发病者则神经系统症状明显，同时伴有肝损害。

1. 肝损害　患儿易疲劳、纳差、发热等，以后可逐渐出现肝区痛、肝大、黄疸、脾大、肝硬化、腹水。

2. 神经症状　主要是椎体外系症状，常见有动作不协调、震颤、舞蹈、肌张力不全、手足徐动，构音障碍等。

3. 精神症状　情感淡漠、抑郁、动作及行为异常。

4. 肾脏症状　肾性糖尿、氨基酸尿、蛋白尿、血尿。

5. 眼部症状　角膜色素环。

6. 其他症状　背部或关节疼痛、甲减。

【辅助检查】

1. 血清铜蓝蛋白测定　血清铜蓝白低于 200mg/L。

2. 24 小时尿酮测定　患儿尿酮明显增高，可达 100 ~ 1000μg/24h。

3. 血清铜氧化酶活性　患儿明显降低。

4. K-F 环检查　在角膜边缘可见呈棕灰、棕绿或棕黄色的色素环，宽 1 ~ 3mm。

【诊断】

根据肝脏和神经系统症状、体征和实验室结果可确诊。

【治疗】

1. 铜络合剂　青霉胺是目前最常用的药物，能与铜离子络合，促进尿酮排出。

2. 锌剂　硫酸锌或葡萄糖酸锌，减少铜离子在肠道的吸收。

3. 低酮饮食　每日食物中铜含量不应 > 1mg，不宜进食动物内脏、鱼虾海鲜和坚果等含铜量高的食物。

【护理】

（一）护理评估

1. 评估患儿生命体征、身高、体重；饮食（吞咽困难）、睡眠、大小便情况；皮肤黏膜有无出血点；有无椎体外系症状等。

2. 评估患儿家族史。

3. 询问相关检查及结果　血清铜蓝蛋白、24 小时尿酮、K-F 环检查结果。

4. 心理-社会状况评估　家属对疾病认识、经济状况、配合程度等。

（二）护理措施

1. 一般护理

（1）活动和休息：病室保持安静，嘱患儿多。休息，尽量避免刺激患儿。保护患儿安全，拉好床挡，防止患儿坠床。下地活动时应有专人陪护防止跌倒及摔伤。

(2) 饮食：无渣软食、半流或流食。给予低铜饮食，每天食物中含铜量不应 >1mg，可给予瘦猪肉、去皮鸡或鸭肉、精白面粉、牛奶、萝卜、芹菜、马铃薯等。避免吃含铜量高的食物，如巧克力、豌豆、蚕豆、玉米、坚果类及甲壳类食物、动物内脏等；给予高蛋白、高热量、低脂易消化饮食，避免消化道黏膜损伤出血。

(3) 对于已有腹水或水肿的患儿应卧床休息，减轻肝脏代谢负担，并穿宽大舒适的衣物，及时更换衣物，保持皮肤清洁，每天测量空腹体重及腹围。

2. 病情观察

(1) 观察患儿生命体征、有无精神症状。

(2) 观察患儿皮肤颜色及出血点、大便颜色；有无精神行为异常；吞咽及构音障碍、肢体震颤等。

3. 用药指导

(1) 青霉胺：服用前需做青霉素皮试，餐前半小时或餐后 2 小时服用，合用维生素 B_6；不良反应有药疹、血小板减少、肾功能损伤、关节炎等，因此观察患儿皮肤有无皮疹、黏膜出血，避免磕碰伤，定期查肾功能。

(2) 锌剂：服药后 1 小时内禁食以免影响锌的吸收。该药有胃肠道反应，与青霉胺合用时最好间隔 2 ~ 3 小时。

4. 检查指导帮助患儿留取 24 小时尿，留取 24 小时尿前应先用灭菌注射用水清洗尿桶；当天晨尿弃去，从第二次尿液留起，至次日晨尿，混匀后留取 100ml 尿液送检。

5. 心理护理　患儿因病情出现身体变化，会感到恐惧、自卑，应多关心、安慰开导患儿；多与家属沟通，了解他们的想法，介绍疾病知识及治疗的新进展，鼓励患儿和家属，帮助他们建立战胜疾病的信心。

6. 健康宣教　进行疾病知识的宣教，包括疾病的病因、症状、治疗；指导家属合理安排患儿的生活，养成良好的生活习惯，防止磕碰伤；讲解低铜饮食对疾病治疗的重要性，并告知家属应避免选择的食物；医嘱服药，告知家属药物不良反应及药物服用时间；多鼓励关心患儿，增强战胜疾病的信心。

三、糖原贮积症

糖原贮积症（glycogen storage disease，GSD）是一种由于先天性酶缺陷所造成的糖原代谢障碍性疾病。此类疾病的共同生化特征是糖原代谢异常，多数疾病可见糖原在肝脏、肾脏、肌肉等组织中贮量增加。根据临床表现和受累器官分为肌糖原贮积症和肝糖原贮积症。除 GSD Ⅸb 型为 X-连锁隐性遗传外，其余都是常染色体隐性遗传。此类疾病临床分型有12型，以GSD Ⅰa型最多见。

【病因及发病机制】

糖原贮积症Ⅰa型是由于葡萄糖-6-磷酸酶基因缺陷所致常染色体隐性遗传性疾病，是肝糖原贮积症最常见类型。因葡萄糖-6-磷酸酶基因缺陷导致体内产生大量乙酰辅酶A，为脂肪和胆固醇的合成提供了原料，造成脂质合成旺盛。

【临床表现】

患儿表现轻重不一，重者在新生儿期出现严重低血糖、乳酸性酸中毒，但大多表现为婴儿期肝大、生长发育落后、身材矮小、腹部膨隆、骨质疏松，时有低血糖和腹泻发生，因低血糖可伴发惊厥。患儿多有娃娃脸表现，四肢相对瘦弱。常伴有鼻出血等出血倾向。智力发育多正常。并发症为肝腺瘤和肾功能不全。

【辅助检查】

1. 生化检查　空腹血糖低、酸中毒、血乳酸、血脂及尿酸升高，肝功异常。

2. 口服糖耐量试验　上升极峰不一定很高，但降落缓慢。

3. 腹部B超　肝脏明显增大，随年龄增大可发现单个或多个腺瘤。肾脏中度增大。

4. 胰高血糖素刺激试验　空腹刺激，正常时45分钟内血糖可升高超过1.4mmol/L，而患儿血糖无明显升高；餐后刺激，正常可诱导血糖进一步升高，异常无此反应。

5. 分子生物学检测。

【诊断】

根据病史、体征和血生化监测结果作出初步临床诊断。胰高糖素或肾上腺素刺激试验有助于从临床上初步区分GSD的不同类型。

【治疗】

总目标维持血糖正常，阻断异常的生化过程，减轻临床症状。

1. 严重低血糖时，静脉给予葡萄糖。

2. 饮食治疗　小婴儿日间少量多次予碳水化合物食物，夜间以胃管持续给予高碳水化合物液（维持血糖在4～5 mmol/L）；大于1岁的患儿，可每4～6小时口服玉米淀粉每次1.75g～2.0g/kg，并补充多种微量元素和矿物质。

【护理】

（一）护理评估

1. 评估患儿生命体征，体重、身高、生长发育水平、有无腹部膨隆等。

2. 评估患儿家族史。

3. 评估相关检查及结果　生化检查、口服糖耐量试验等。

4. 心理-社会状况评估　家属心理状况、疾病知识水平、经济情况、配合程度。

（二）护理措施

1. 一般护理

（1）生活护理：合理安排患儿休息，婴儿置于安全环境中，避免坠床，会行走的患儿应注意避免创伤引起的出血。

（2）合理饮食，防止低血糖。给予高蛋白、高维生素、低脂饮食，可选择各种谷类、蛋、鱼、瘦肉、蔬菜等；糖果、甜点等含糖量高的食品应忌选。少量多餐，在两餐间和夜间应加1～2次淀粉类食物，并根据患儿年龄和血糖情况调整饮食。避免长时间剧烈运动，以防止低血糖。

（3）预防感染：患儿应适当锻炼，增强体质，避免患儿与感染者接触，一旦发现感染迹象及时给予治疗，以免诱发低血糖和酸中毒。

2. 病情观察　多巡视及观察患儿生命体征，若出现头晕，心慌、出冷汗、面色苍白、皮肤凉、烦躁不安等症状应警惕低血糖；精神萎靡、嗜睡、呼吸深大、口唇樱红、恶心呕吐、腹痛腹泻、全身酸软、血压下降等提示酸中毒，应立即通知医生给予对症处理。

3. 预防酸中毒　低脂饮食可减少体内酮体和血脂的产生，防止酸中毒的发生。若出现酸中毒，常用碳酸氢钠纠正酸中毒，禁用乳酸钠。

4. 心理护理　患儿从婴幼儿期患病，治疗过程漫长，使其与家属非常消极、抑郁，因此，应主动关心患儿，满足其住院期间的需要，稳定家属情绪。给予患儿及家属最大程度的理解及心理支持。做好沟通，及时交代病情变化，积极配合医护工作，提高患儿的生活质量，延长存活时间。

5. 健康教育　告知家属预防感染的措施，避免其剧烈活动，多休息，减少体力消耗，加强管理，防止受伤。教会家属观察低血糖和酸中毒时的临床表现，并能及时给予处理。鼓励患儿坚持饮食疗法，解释少量多餐的重要性并向家属示范玉米淀粉的调制方法，并观察疗效。教会家属使用血糖仪监测血糖。

四、甲基丙二酸血症

甲基丙二酸血症（methylmalonic academia，MMA）又称甲基丙二酸尿症（methylmalonic aciduria）是先天性有机酸代谢异常中最常见的疾患，属于常染隐性遗传，主要是由于甲基丙二酰辅酶A变位酶缺陷或辅酶维生素B_{12}（钴胺素）代谢缺陷所致。临床主要表现为起病早，严重的间歇性酸中毒，血和尿中甲基丙二酸增多，常伴中枢神经系统症状。

【病因及发病机制】

根据酶缺陷的类型分为甲基丙二酰辅酶A变位酶缺陷及其辅酶维生素B_{12}代谢障碍两大类，共7个亚型。其中，甲基丙二酰辅酶A变位酶完全缺陷最重，多于新生儿期死亡，变位酶部分缺陷患儿病情轻重不一；2种腺苷钴胺素合成缺陷；3种由于细胞质和溶酶体钴胺素代谢异常引起的腺苷钴胺素和甲基钴胺素合成缺陷（cb1C、cb1D、cb1F）。缺陷为cb1C、cb1D、cb1F时临床表现为甲基丙二酸血症合并同型胱氨酸血症。根据维生素B_{12}是否有效，临床分类为维生素B_{12}有效型和无效性。

【临床表现】

1. 早发型　患儿多于1岁内起病，以神经系统症状最为严重，尤其是脑部损伤，可表现为惊厥、运动障碍等，并常伴血液系统损伤，亦可出现肝肾功能损伤。甲基丙二酰辅酶A变位酶缺陷患儿发病早，大多出生第一周发病，出生时可正常，后迅速进展为嗜睡、呕吐、脱水，出现代谢性酸中毒、呼吸困难和肌张力低下。

2. 迟发型　多在4～14岁出现症状，甚至于成年人起病，常常合并脊髓、外周神经、眼、肝、肾、血管和皮肤等多系统损害；儿童表现为认知功能下降、意识模糊、智力落后。

【辅助检查】

1. 一般检查　血气分析、血糖、电解质、血氨、血乳酸及血清同型半胱氨酸。

2. 串联质谱血酰基肉碱检测　患儿血丙酰肉碱水平及乙酰肉碱比值增高。

3. 气相色谱-质谱尿有机酸检测　尿液中甲基丙二酸、甲基枸橼酸和3-羟基丙酸排量显著增加。

4. 酶学测定　可测定MMA缺陷类型。

5. 基因突变检测　是诊断MMA最可靠的依据。

6. 维生素B_{12}　每日肌内注射维生素B_{12} 1mg，连续3日，如果临床症状好转、生化指标改善则为维生素B_{12}有效型。

【诊断】

临床表现无特异性，需行有机酸检查确诊。

【治疗】

1. 急性期　以补液、纠正酸中毒为主，维生素B_{12}肌内注射；同时限制蛋白摄入，供给足够能量。

2. 长期治疗　维生素B_{12}无效性以饮食治疗为主，限制天然蛋白；对于维生素B_{12}有效型每周肌内注射维生素B_{12} 1～2次，每次1mg。静脉输注左卡尼汀注射液，口服左旋肉碱、甜菜碱、叶酸。

【护理】

（一）护理评估

1. 评估患儿神志及精神状态、生命体征；体重、身高、智力运动发育水平；进食有无呕吐、有无癫痫发作、运动功能障碍。

2. 评估患儿家族史。

3. 评估相关检查及结果　生化检查、串联质谱血酰基肉碱检测、气相色谱-质谱尿有机酸检测。

4. 心理-社会状况　家属的知识水平、心理状态、经济水平。

（二）护理措施

1. 一般护理

（1）生活护理：病室保持安静，尽量避免刺激患儿；保护患儿安全，防止坠床，防止癫痫发作的磕碰伤。

（2）饮食护理：给予患儿低蛋白饮食，限制天然蛋白摄入，每天蛋白摄入量应为1～1.5g/(kg·d)，少食用牛羊肉、豆制品等高蛋白饮食，给予不含异亮氨酸、缬氨酸、苏氨酸和蛋氨酸的特殊配方奶粉或蛋白粉；以淀粉、碳水化合物为主要能量来源；婴幼儿可添加米粥、米粉、果汁，保证机体生长发育需要。

（3）避免感染，适当运动，增强免疫力。

（4）对于呕吐脱水的患儿详细记录出入量，及时补液治疗。

2. 病情观察　观察患儿生命体征，必要时心电监护监测；保持患儿呼吸道通畅，及时清理口腔分泌物；观察患儿神志、面色、口唇颜色、呼吸节律频率，警惕酸中毒发生。一旦发生，通知医师给予纠酸补液治疗。

3. 用药护理

（1）维生素 B_{12}：肌内注射防止硬结，应臀部两侧轮流注射；维生素 B_{12} 可致皮疹、瘙痒，过量可致叶酸缺乏。

（2）左卡尼汀注射液对脑梗死病史者会增加继发性癫痫发病概率，并可引起消化道反应，服药期间注意观察抽搐、呕吐及腹泻情况。

4. 心理护理　多关心、鼓励患儿；因患儿病情重，家属多表现为焦虑、担忧，应多与家属沟通，倾听他们的顾虑，介绍病情控制理想的成功病例，说明只要遵医嘱服药，坚持低蛋白饮食，病情是可以控制的。

5. 健康宣教　向家属介绍疾病的相关知识，解释患儿目前病情情况、治疗；解释低蛋白饮食对患儿疾病控制的重要性，并告知哪些属于高蛋白饮食，应避免食用；介绍药物的作用及不良反应；避免近亲结婚，MMA 高危家庭可进行 DNA 分析，并对胎儿进行产前诊断。

五、葡萄糖转运体-1缺陷综合征

葡萄糖转运体-1缺陷综合征（glucose transporter type 1 deficiency syndrome，Glut1-DS）是一种常染色体显性遗传病，该病是因葡萄糖通过血脑屏障障碍引起脑内葡萄糖水平下降所致，以婴儿期难治性癫痫为主要临床表现。

【病因及发病机制】

葡萄糖是脑代谢的主要能量供应物质。葡萄糖通过位于血脑屏障上的毛细血管内皮细胞膜上的葡萄糖转运体1（GLUT-1）转运入脑。GLUT-1缺陷导致了表达在血脑屏障上的葡萄糖转运体数量减少或部分丧失功能，葡萄糖不能有效地通过血脑屏障，使得脑组织长期缺乏能量供给，脑发育出现障碍。婴儿期是脑细胞葡萄糖代谢率最高的时期，因此本病易在婴儿期起病。

【临床表现】

患儿出生时多无异常。婴儿期开始（多为1～4个月龄期间）出现癫痫脑病表现：①惊厥发作可表现为全身强直阵挛、肌阵挛、不典型失神和失张力等。发作频率个体差异性大，每日一次或多次。②发作事件、如间歇性共济失调、嗜睡、偏瘫、运动或姿势异常、全身瘫痪、睡眠障碍和复发性头痛等。③认知功能障碍：从学习困难到智力低下，个体差异大，所有患儿都伴有语言障碍。④小头、肢体痉挛等。

【辅助检查】

1. 葡萄糖浓度　脑脊液葡萄糖浓度<40mg/dl；脑脊液葡萄糖与血糖浓度比：4小时禁食后，腰椎穿刺前测血糖，此种状态下，比值为0.33±0.01。
2. 脑脊液乳酸浓度　正常低限或低于正常。
3. 红细胞葡萄糖转运体活性测定　正常对照下降50%。
4. PET示大脑半球摄取葡萄糖下降。
5. 分子遗传学检查　行SLC2A1基因突变检测。
6. 脑电图　多灶性棘波发放，逐渐可出现全导同步3～4Hz棘慢波发放。

【治疗】

1. 生酮饮食　对大多数病例控制癫痫有效，且耐受性良好。
2. 硫锌酸体外实验　证实可促进GLUT-1的活性。
3. 抗癫痫药　效果欠佳。

【护理】

（一）护理评估

1. 评估患儿意识及精神状态、生命体征、身高、体重、头围、智力运动发育水平、饮食、睡眠、大小便、自理能力、有无运动或姿势异常、睡眠障碍、认知功能障碍等情况。

2. 评估患儿既往史、手术史、过敏史（尤其是抗癫痫药）、家族史（重点询问）。

3. 评估患儿癫痫发作情况，包括起病年龄、有无诱因、发作频率、持续时间、发作时有无乏氧征、发作后表现。询问患儿用药史，包括剂型、剂量、血药浓度。

4. 询问相关检查及结果　脑脊液中葡萄糖水平及脑脊液糖水平/血糖比值、脑电图、头颅影像学等。

5. 心理-社会状况　评估家属对疾病认识、经济状况、配合程度等。

（二）护理措施

1. 一般护理

（1）生活护理：保持病房良好秩序，给患儿创造安静、舒适的环境，避免不良刺激；对患儿各项治疗和护理工作要集中进行；保证患儿充足的睡眠和休息，避免过度的兴奋和疲劳。保护患儿安全，避免因癫痫发作或运动姿势异常发生跌倒或磕碰伤。

（2）预防感染：病室定时开窗通风；严格限制探视人数；与感染患儿分室居住，防止交叉感染。

（3）饮食护理（详见第十章第十节专科操作-生酮饮食）。

2. 病情观察

（1）观察生命体征：观察患儿有无乏氧征，注意患儿有无呼吸急促、面色青紫、口唇及甲床发绀等症状，必要时予低流量吸氧。

（2）观察患儿癫痫发作状态：发作时伴随症状、持续时间。

（3）观察患儿经生酮饮食治疗后，癫痫发作、运动或姿势异常、认知障碍、睡眠障碍等状况的转归。

3. 用药护理　抗癫痫药物：发放口服抗癫痫药应剂量准确，按时发放，并协助家属给患儿服药；用药期间定时监测血药浓度，避免药物剂量不足导致发作控制不理想或过量引起中毒；用药期间定时监测血常规、肝功能；督促患儿按时服药，不自行减量、停药；观察患儿用药期间的不良反应，如有异常，立即通知医师。

4. 癫痫发作时的急救（详见第十章第三节癫痫）。

5. 心理护理　该病需要终身食用生酮饮食，家属心理负担重，应倾听家属的焦虑，并鼓励家属坚持生酮饮食，介绍同病病友，提供交流平台，帮助家属坚持饮食疗法。

6. 健康教育　讲解疾病知识；讲解生酮饮食的作用、饮食的配比计算、不良反应的观察及处理；出院后定期复查项目以及注意事项；教会家属使用血糖仪及血酮仪；注意避免抑制葡萄糖转运体功能的物质，如苯巴比妥类药物、含咖啡因的药物及饮料；帮助家属树立信心。

六、黏多糖贮积症

黏多糖贮积症（mucopolysaccharidosis，MPS）是一组因黏多糖降解酶缺乏使酸性黏多糖不能完全降解，导致黏多糖聚集在机体不同组织，产生骨畸形、智能障碍、肝脾增大等一系列症状和体征的溶酶体累积病。

【病因及发病机制】

黏多糖是结缔组织细胞间的主要成分，存在于各种细胞内。黏多糖降解酶缺陷使氨基葡萄糖链分解障碍，导致黏多糖在溶酶体内积聚，尿中排出增加。

【临床表现】

根据临床表现和酶缺陷，MPS 可以分为 7 型，出生 1 年后发病，病程都是进行性的，且累及多个系统，有相似的临床症状。各型病情轻重不一，其中以 IH 型最典型，预后最差。除Ⅱ型为性连锁隐性遗传外，其余均属常染色体隐性遗传。

1. 体格发育障碍　一般出生时正常，随年龄增大，临床表现逐渐明显，主要表现出生 1 年后生长落后，矮小、面容丑陋、头大、毛发多发际低、眼裂小、眼距宽、鼻梁低平、关节畸变、心脏增大等。

2. 智能障碍　患儿精神、神经发育在 1 周岁后逐渐迟缓，但 IS、Ⅳ和Ⅵ型患儿大都智能正常。

3. 眼部病变　大部分患儿出现角膜混浊。

4. 其他　肝脾大、耳聋、心脏瓣膜损伤。

【辅助检查】

1. 尿黏多糖测定　用甲苯胺蓝法做定性试验，患儿尿液呈阳性反应。醋酸纤维薄膜电泳可进行分型。

2. 骨骼 X 线检查　骨质疏松、骨皮质变薄、颅骨增大、脊柱后凸或侧凸，胸、腰椎体前下缘等呈鱼唇样前凸或呈鸟嘴突，肋骨脊柱端细小，胸骨端增宽。

3. 酶学分析　根据白细胞或皮肤成纤维细胞中的特异性酶活性测定，可对该病分型。

4. DNA 分析　参与黏多糖代谢的各种酶的编码基因都已定位，并在患儿中发现了相应的基因突变，有条件可进行基因诊断。

【诊断】

1. 根据临床特殊面容和体征、X 线表现和尿黏多糖阳性，可作临床诊断。

2. 家族史中有黏多糖贮积症患儿，对早期诊断有帮助。

【治疗】

1. 酶替代疗法　近几年开始在临床上应用，但对已有中枢神经系统症状者疗效差。

2. 骨髓移植。

3. 家庭　如需生第二胎，需做遗传咨询和产前诊断。

【护理】

（一）护理评估

1. 评估患儿生命体征、特殊面容、身高、体重、头围、关节及胸廓有无畸形、智力水平。

2. 评估患儿家族史。

3. 询问患儿相关检查　尿黏多糖测定、酶学分析等。

4. 心理-社会状况评估　家属对疾病认识、经济状况、焦虑水平等。

（二）护理措施

1. 一般护理

（1）生活护理：避免患儿过度劳累，患儿骨骼畸形、听力障碍，应注意患儿安全，专人陪护，注意避免跌倒及摔伤。

（2）合理膳食：保证营养全面而均衡，给予患儿高蛋白、高维生素、易消化饮食。

（3）预防感染：病室定时通风，与感染患儿分室居住。

（4）关节僵硬痉挛的患儿应保持局部皮肤清洁，勤翻身，预防压疮

2. 病情观察　密切观察生命体征变化，尤其注意心率、心律。

3. 康复锻炼　在康复师的指导下，帮助患儿进行康复训练，多鼓励称赞患儿，每次锻炼时间不宜过长，避免劳累。

4. 心理护理　多与家属沟通，倾听他们的焦虑，安慰、鼓励患儿家属，介绍相关成功病例来帮助家属树立信心。

5. 健康教育　对家属进行疾病相关知识的宣教；患儿饮食应营养丰富，全面而均衡；在保证患儿安全的情况下适当运动，以增加免疫力，预防感染；坚持给予患儿康复训练，利于疾病恢复；要有与疾病抗争的信心，有利于患儿状况的稳定。

第四节　线粒体脑肌病

线粒体脑肌病（mitochondrial encephalomyopathy）是一组由线粒体结构和（或）功能异常所导致的疾病。以骨骼肌受累为主称线粒体疾病，如同时累及中枢神经系统则称为线粒体脑肌病。

【病因及发病机制】

目前认为线粒体DNA基因缺陷是导致本病的主要原因。因遗传基因缺陷使线粒体代谢过程中酶缺失或活性降低，致线粒体代谢过程中所需的脂肪酸、糖原等不能进入线粒体或不能被线粒体利用，因此不能进行氧化代谢，最终不能给细胞提供足够能量。

【临床表现】

主要有以下几种类型：

1. Kearns-Sayre综合征（KKS） 眼外肌瘫痪伴视网膜色素变性和（或）心脏传导阻滞三联征，还可出现身材矮小、神经性耳聋和智力低下，脑脊液蛋白含量增加。

2. 慢性进行性眼外肌瘫痪（CPEO） 表现为眼外肌瘫痪，包括上睑下垂，眼球活动受限。双眼受累程度可不同。

3. 线粒体脑肌病-乳酸酸中毒-卒中样发作综合征（MELAS） 一般10岁左右发病，特点为卒中样发作，常伴有偏瘫、偏盲、突发皮质盲、失语、精神错乱和幻觉。也可出现偏头痛和发作性呕吐、进行性耳聋等，局限性或全身性癫痫发作等；脑CT示基底节钙化及多发脑梗，血中乳酸、丙酮酸增高，脑脊液常规及生化正常。

4. 肌阵挛性癫痫伴破碎红纤维（MERRF） 以肌阵挛发作为特征，伴小脑共济失调。

5. Leigh综合征 常见于婴儿及儿童。临床表现多样，多表现为精神运动发育迟滞、运动障碍、淡漠、眼外肌麻痹，肌张力障碍、共济失调等，所有患儿均有呼吸障碍。本病预后不好，常在半年内死于呼吸衰竭。

6. Alpers综合征 临床特征为难治性癫痫，皮质盲，精神运动倒退，进行性肝功能衰竭和应用丙戊酸后发生急性肝衰竭。

7. 线粒体脑心肌病全身乏力、代谢性酸中毒、重度心脏肥大。

【辅助检查】

1. 线粒体呼吸链酶复合体活力测定 是诊断线粒体脑肌病重要手段。

2. 电生理检查 肌电图可有肌原性损伤、神经传导速度减慢；脑电图示痫样放电。

3. 肌活检光镜检查 较特征的病理改变为破碎样红纤维，经电镜证实为堆积的线粒体膜。

4. 线粒体DNA测定 是诊断最可靠依据。

5. 血清乳酸检查 血清乳酸值的升高也是重要诊断筛选指标，约80%以上的患儿血清乳酸水平增高。

6. 影像学（CT、MRI）检查 某些特征所见对线粒体脑肌病的临床诊断具有重要辅助作用。

【诊断】

1. 脑和肌肉受累的症状和体征。

2. 血乳酸、丙酮酸绝对值增高或运动前后血乳酸/丙酮酸比值异常。

3. 肌活检见 RRF 和电镜见线粒体异常。

4. 线粒体呼吸链酶异常。

【治疗】

一般首选辅酶 Q_{10}，大剂量维生素 B 族药物，三磷酸腺苷等。对肌酶增高者选用皮质激素；合并癫痫者予抗癫痫药物；颅压增高者予降颅压治疗。

【护理】

（一）护理评估

1. 评估患儿神志及精神状态，有无呼吸障碍、心功能不全的表现，评估进食情况、有无呕吐；评估有无头痛、失语、听力视力障碍、运动障碍。

2. 评估患儿既往史、过敏史、家族史。

3. 询问相关检查结果线粒体呼吸链酶复合体活力测定、线粒体 DNA 测定、肌活检、头颅影像学检查。

4. 心理-社会状态评估患儿和家属的心理状态、家属的知识水平、经济状况以及配合治疗的程度。

（二）护理措施

1. 一般护理

（1）生活护理：病室环境安静、整洁，避免强光刺激；加床挡避免患儿坠床，患儿行走活动时，应有专人陪护，并挪开行走中的障碍物，防止患儿因视物不清和肌肉无力而跌倒受伤。

（2）合理膳食，保证营养全面而均衡给予患儿高蛋白、高维生素、易消化饮食。

（3）预防感染：与感染患儿分室居住。

（4）皮肤护理：卧床患儿应定时翻身，保持床单位整洁、平整，按摩受压皮肤，预防压疮。

2. 病情观察

（1）观察患儿呼吸、心率以及神志，若患儿出现意识障碍、呼吸急促、过度换气、抽泣样呼吸、头痛伴呕吐，警惕脑疝及呼吸衰竭的发生。

（2）观察咀嚼无力或吞咽困难患儿进食情况，防止呛咳引发窒息。

3. 用药护理

（1）抗癫痫药物：发放口服抗癫痫药物应剂量准确，按时发放，并协助家属给患儿服药；用药期间定时监测血药浓度，避免药物剂量不足导致发作控制不理想或过量引起中毒；药期间定时监测血常规、肝功能；督促患儿按时服药，不自行减量、停药；观察患儿用药期间的不良反应，如有异常，立即通知医生。

（2）左卡尼汀有胃肠道反应，患儿可能会出现一过性恶心、呕吐，向家属做好解释，并减慢输液速度。

（3）脱水药应快速静脉滴注，并注意观察液体有无渗漏。

4. 康复训练　指导早期干预训练由专家康复师进行指导，帮助患儿纠正不正常姿势。进行训练时请其家属陪同，准备玩具模型，边操作边讲解手法要领，经过一段时间的练习，家属可基本掌握按摩手法，可在家帮助患儿进行康复训练。

5. 心理护理　家属的心理障碍会直接影响患儿的治疗和身心健康，对家属进行及时、有效的干预非常重要。应帮助家属勇敢地面对现实，鼓励其以平和的心态接受诊断结果和配合治疗。建立良好的护患关系，在互相信任和尊重的基础上与家属进行深入交谈，耐心倾听家属倾诉，进行安慰、鼓励。

6. 健康教育　介绍疾病知识及相应护理措施；给予患儿合理膳食，保证营养全面而均衡；避免剧烈运动，以免增加机体耗能。注意休息，保证充足睡眠，保持精神放松，进行力所能及的活动；告知家属所用药物的性质，正确服用的方法，可能出现的不良反应及应急措施等，使其治疗正规化。继续口服药物治疗，监测血常规、肝肾功能、血药浓度等。尊重家属过去的护理经验及知识，支持并鼓励其参与制定护理计划。

（芦　静　张　萌　王若凡）

第十二章　感染性疾病

第一节　麻　　疹

麻疹（measles 或 rubeola）是儿童最常见的急性病毒性传染病之一，其传染性极强，临床上以发热、上呼吸道炎症、眼结膜炎等以皮肤出现红色斑丘疹和颊黏膜上有麻疹黏膜斑及疹退后遗留色素沉着伴糠麸样脱屑为特征。

【病因】

麻疹病毒属副黏液病毒科，为单股负链 RNA 病毒。直径 100～250nm，衣壳外有囊膜，囊膜有血凝素（HL），有溶血作用。麻疹病毒有 6 种结构蛋白；在前驱期和出疹期内，可在鼻分泌物、血和尿中分离到麻疹病毒。麻疹病毒只有一个血清型，抗原性稳定。此病毒抵抗力不强，对干燥、日光、高温均敏感，紫外线、过氧乙酸、甲醛、乳酸和乙醚等对麻疹病毒均有杀灭作用，但在低温中能长期存活。

【临床表现】

1. 症状和体征其临床特征为发热，流鼻涕、咳嗽、眼结膜炎、出现特殊的科氏斑（又称麻疹黏膜斑）和广泛的皮肤斑丘疹，常并发呼吸道疾病如中耳炎、喉炎、气管炎、肺炎等，麻疹脑炎、亚急性硬化性全脑炎等严重并发症。

2. 临床分期和分型

（1）典型麻疹：可分为以下四期

1）潜伏期：持续 1～3 周，此时患儿感染了麻疹病毒，但尚未出现明显的临床症状，个别患儿可有低热等非特异性表现。

2）前驱期：此期一般持续 3～4 天，主要表现为上呼吸道感染及眼结膜炎相关症状，具体有发热、呕吐、腹泻、流涕、咳嗽、声音嘶哑、流泪、畏光、结膜充血、眼睑水肿等症状，与一般上呼吸道感染相比，卡他症状比较突出。仔细查体，此期往往可以发现麻疹黏膜斑（koplik），又称柯氏斑，即在口腔第二磨牙对侧的颊黏膜上出现白色膜状物，初起为数个白色点状，周围黏膜充血，光线不足时容易忽略，后期可以融合成片状，遍布整个颊黏膜。发现柯氏斑对早期麻疹诊断有帮助，但柯氏斑存在时间较短，进入出疹期很快消退，所以，对于可疑患儿需要仔细检查口腔。

3）出疹期：多数在发热4天左右开始出现皮疹，2～3天即可遍及全身，皮疹先出现于耳后、发际，逐渐波及面部、颈部，由上而下至胸、背、腹部及四肢，最后到手心、足心，3天左右出齐。初起为玫瑰色斑丘疹，压之褪色，疹间皮肤颜色正常，后期加深并融合成片状，免疫功能低下患儿皮疹可以为出血性疱状皮疹。此时患儿一般继续发热，甚至热峰较前升高，咳嗽等呼吸道症状明显加重，精神萎靡、嗜睡，全身淋巴结肿大，脾大，气管炎、肺炎等合并症也多在此期出现。无合并症者出疹期一般持续3～4天后进入恢复期。有合并症者此期会延长。

4）恢复期：指皮疹出透到消退的过程，依出疹先后顺序从面部开始逐渐消退，此期热度逐渐下降，全身症状减轻，精神食欲好转。皮疹消退后，出疹部位可见糠麸样脱屑以及褐色的色素沉着，色素沉着在1～2周后完全消退。如果皮疹消退时患儿仍持续高热，提示有可能出现合并症。

（2）非典型麻疹

1）轻型麻疹：见于近期接受免疫球蛋白治疗或曾接种过麻疹疫苗者，发热以及临床呼吸道症状轻，出疹时间提前，皮疹少甚至不出疹，口腔麻疹黏膜斑不明显，无并发症，整个病程时间较短，为1周左右。

2）重型麻疹：见于合并营养不良、免疫缺陷病、恶性肿瘤等患儿，此类患儿起病急骤，出疹时间延长，全身症状重，皮疹可以为出血性或疱疹性。

【辅助检查】

血常规显示，血白细胞一般正常或偏低，淋巴细胞比例升高，合并细菌感染时血白细胞亦可升高，分类以中性粒细胞为主，与一般病毒感染相比无特殊。

特异性检查手段包括血麻疹抗体IgM以及病毒分离，一般在皮疹出现1～2天时麻疹抗体IgM即可阳性，有条件者还可以对患儿呼吸道分泌物采样进行病毒分离，疾病早期即可以在患儿的鼻、咽、眼分泌物和血液中分离到麻疹病毒。其他并发脑炎时可行脑脊液检查，一般表现为蛋白以及淋巴细胞升高，个别脑脊液化验可以正常，此时脑电图可以协助脑炎的诊断。根据合并症情况还可以选择X线胸片、心电图、心肌酶、肝功能、尿便常规等检查。

【诊断】

根据患儿临床表现：持续性发热，咽痛，畏光，流泪，眼结膜红肿等。在口腔颊黏膜处见到麻疹黏膜斑。

发热4天左右全身皮肤出现红色斑丘疹。出疹顺序为耳后、颈部，而后躯干，最后遍及四肢手和足。退疹后皮肤脱屑并有色素沉着。2 周前与麻疹患儿有接触史。较易做出诊断。早期鼻咽分泌物找多核巨细胞及尿中检测包含体细胞有益早期诊断。在出疹后第一天或第二天检测血清麻疹抗体，若阳性即可确诊。

【治疗】

世界卫生组织推荐，在维生素 A 缺乏区的麻疹患儿应补充维生素 A。高热时可用小量退热剂；烦躁可适当给予苯巴比妥等镇静剂；剧咳时用镇咳祛痰剂；继发细菌感染可给抗生素。麻疹患儿对维生素 A 需要量大，世界卫生组织推荐，在维生素 A 缺乏区的麻疹患儿应补充维生素 A。

【护理要点】

1. 一般护理　主要做好隔离，提供舒适环境，保证足够休息，同时做好身体清洁。保持室内空气新鲜，每日通风 2 次（避免患儿直接吹风以免受凉），保持室温 18～22℃，湿度 50%～60%。如有畏光，则光线要减弱，避免光线直接刺激。

2. 病情观察　麻疹的并发症多，应密切观察，尽早发现。出疹期如透疹不畅、疹色暗紫、持续高热、咳嗽加剧、鼻翼煽动、喘憋、发绀、肺部啰音增多，为并发肺炎的表现，重症肺炎可致心力衰竭。患儿出现频咳、声嘶，甚至哮吼样咳嗽，吸气样呼吸困难、三凹征，为并发喉炎的表现。患儿出现嗜睡、惊厥、昏迷，为脑炎的表现。患儿还可导致原有结核病恶化。如出现上述表现应予以相应护理措施。

3. 用药护理　遵医嘱使用有效的抗生素，避免耳毒性、肾毒性的药物，注意药物配伍禁忌，严格无菌操作，严格查对。遵医嘱及时补充维生素 A，注意观察治疗效果，防止维生素 A 中毒。可以使用小量退热剂，忌用乙醇、冷敷以免影响透诊。

4. 家庭护理　麻疹的治疗主要是对症治疗，没有特效药，所以麻疹的护理显得尤为重要。在患病期间要注意隔离，应严格隔离到出疹第 5 天后，以免交叉感染。在发热时，家属不要用较强的退热药，也不要使用物理降温方法，待温后擦洗身体，以利于透疹。发热期间要多饮水，饮食清淡，禁食生冷食品。要保持空气新鲜，房内的光线不宜太强。家属要注意宝宝的口腔清洁，可用漱口液或淡盐水每日漱多次 8，预防口腔炎。若高热不退，疹又透不出，呼吸困难，是病情加重的征象，应及时到医院诊治。

5. 并发症的护理

（1）肺炎：是麻疹最常见的并发症，死亡原因绝大多数是并发肺炎。

体位：呼吸困难时，应给患儿取半卧位，婴幼儿可将头颅部垫高，以减轻呼吸困难。帮助患儿翻身、排痰，保持患儿舒适。

吸氧：呼吸困难伴有发绀应给予患儿氧气吸入。置氧气面罩于患儿口鼻部，用松紧带固定于两耳，根据患儿的缺氧情况调节氧流量的大小和持续时间。密切观察缺氧改善的情况，防止氧中毒，停氧时先将面罩取下，再关氧气开关。

维持静脉通畅：及时开放静脉，有利于及时用药，是抢救和治疗的关键，应选择适当的血管穿刺，并牢固固定，要尽量保护血管提高进针率，观察穿刺部位皮肤有无红肿、药液有无外漏现象，严格控制液体的输入速度，不宜过快，以免发生肺水肿，一般小儿为20～30滴/分，合并心衰的小儿应以12～15滴/分为宜。

（2）喉炎：保持室内空气温暖湿润，避免干燥和烟尘刺激。颈前部可用湿热敷，定时雾化，呼吸道分泌物多者应及时清除。咳嗽剧烈者可用镇咳药，选用1～2种抗生素合用，必要时做气管切开。

6. 皮肤护理　减短指甲，防止抓伤。保持床单整洁干燥和皮肤清洁，每日用温水擦浴更衣（忌用肥皂）。腹泻患儿注意臀部清洁，及时评估透疹情况，如透疹不畅，可用鲜姜煎水服用并抹身（需防烫伤），以促进血循环，使皮疹出齐、出透，平稳度过出疹期。

7. 高热护理　麻疹患儿体温可高达40.0℃以上，部分可并发高热惊厥。高热应采取降温措施，但温度维持在正常范围不利于皮疹的出现，故应监测体温，密切观察体温变化，向家属解释，避免发生不必要的误会。物理降温宜用温水浴，禁乙醇浴，防止乙醇对皮疹的刺激。

8. 心理护理　多与患儿沟通交流，使其感到轻松亲切和开心。同时，护士要多鼓励，多表扬患儿，满足其被重视的心理需求。对昏迷患儿，此时应做好其家属的心理工作，使他们保持冷静，以更好地配合医护人员的治疗工作。应用熟练穿刺技能，避免反复穿刺给患儿带来过度疼痛和恐惧感。

第二节　手足口病

手足口病（hand-foot-mouth disease）是由肠道病毒引起的传染病，引发手足口病的肠道病毒有20多种（型），其中以柯萨奇病毒A16型（Cox A16）和肠道病毒71型（EV 71）最为常见。多发生于5岁以下儿童，表现为口痛、厌食、低热及手、足、口腔等部位出现小疱疹或小溃疡，多数患儿1周左右自愈，少数患儿可引起心肌炎、肺水肿、无菌性脑膜脑炎等并发症。个别重症患儿病情发展快，导致死亡。

【病因和发病机制】

本病主要由 Cox 病毒 A16 引起，其次与 Cox-A4-7、A9、A10、B2、B5 有关，亦可由 ECHO-71 引起。口蹄疫病毒属于小 RNA 病毒科，现称为口疮病毒（aphoviruses）。呈球状颗粒，直径为 22～30nm，有 7 种不同的血清型：即 A、O、C、SATI、SATZ、SAT3 和亚洲-1 型。至少有 63 个亚型。各流行区的型别分布有所不同，各型间无交叉免疫作用。从人类分离到的几乎都是 O 型，偶有 C 型。传染源是患口蹄疫的动物。患病动物的血液、皮肤黏膜分泌物、唾液、尿、粪、乳汁均带有病毒。大多是通过直接和患病动物接触或挤乳时，病毒通过皮肤微小伤口进入人体发病，偶可通过食用受污染的牛乳、乳酪、牛油或其他乳制品被感染发病，甚至食用病牛的肉和骨头也可感染。

【临床表现】

潜伏期 3～5 天，有低热、全身不适、腹痛等前驱症状。1～2 天内口腔、咽、软腭、颊黏膜、舌、齿龈出现疼痛性粟粒至绿豆大小水疱，周围绕以红晕，破溃成小溃疡，由于疼痛，常流涎和拒食。同时手足亦出现皮疹，在手足的背侧面和手指（趾）背侧缘、甲周围、掌跖部，出现数目不定的水泡，除手足口外，亦可见于臀部及肛门附近，偶可见于躯干及四肢，数天后干涸、消退，皮疹无瘙痒，无疼痛感。个别儿童可出现泛发性丘疹、水疱，伴发无菌性脑膜炎、脑炎、心肌炎等。全病程 5～10 天，多数可自愈，预后良好。

【临床诊断】

（一）临床诊断

急性起病，发热，手掌或脚掌部出现斑丘疹和疱疹，臀部或膝盖也可出现皮疹。皮疹周围有炎性红晕，疱内液体较少；口腔黏膜出现散在的疱疹，疼痛明显。部分患儿可伴有咳嗽、流涕、食欲缺乏、恶心、呕吐和头疼等症状。

重症患儿：①有手足口病临床表现的患儿，同时伴有肌阵挛，或脑炎、急性迟缓性麻痹、心肺衰竭、肺水肿等。②手足口病流行地区的婴幼儿虽无手足口病典型表现，但有发热伴肌阵挛，或脑炎、急性迟缓性麻痹、心肺衰竭、肺水肿等。

（二）实验室诊断

临床诊断符合下列条件之一，即为实验室诊断：

1. 病毒分离　自咽拭子或咽喉洗液、粪便或肛拭子、脑脊液或疱疹液、以及脑、肺、脾、淋巴结等组织标本中分离到肠道病毒。

2. 血清学检验　患儿血清中特异性 IgM 抗体阳性，或急性期与恢复期血清 IgG 抗体有 4 倍以上的升高。

3. 核酸检验　自患儿血清、脑脊液、咽拭子或咽喉洗液、粪便或肛拭子、脑脊液或疱疹液以及脑、肺、脾、淋巴结等组织标本等标本中检测到病原核酸。

【辅助检查】

1. 血象　白细胞总数和中性粒细胞数大多正常。

2. 病毒分离。

3. 血清学试验　以补体试验结合最为敏感，起病后 10 ~ 20 天可获得阳性结果。根据患儿临床表现：持续性发热，咽痛，畏光，流泪，眼结膜红肿等。在口腔颊黏膜处见到麻疹黏膜斑。发热 4 天左右全身皮肤出现红色斑丘疹。出诊顺序为耳后、颈部，而后躯干，最后遍及四肢手和足。退疹后皮肤脱屑并有色素沉着。2 周前与麻疹患儿有接触史。较易做出诊断。早期鼻咽分泌物找多核巨细胞及尿中检测包涵体细胞有益早期诊断。在出疹后第一天或第二天检测血清麻疹抗体，若阳性即可确诊。

【治疗】

本病经 1 周后可自愈，一般对症治疗，可应用抗病毒药。高热时可用小量退热剂；烦躁可适当给予苯巴比妥等镇静剂；剧咳时用镇咳祛痰剂；继发细菌感染可给抗生素。麻疹患儿对维生素 A 需要量大，世界卫生组织推荐，在维生素 A 缺乏区的麻疹患儿应补充维生素 A。

【护理要点】

（一）一般护理

及时隔离，做好心理护理，减除患儿的焦虑、恐惧情绪，注意休息，清淡饮食。

（二）病情观察

由于引起手足口病的肠道病毒也具有侵害脑和心脏的特性，可引起脑膜炎、心肌炎等并发症，故家属应严密观察孩子的病情变化，发现患儿有高热、剧烈头痛、呕吐、面色苍白、哭闹不安或嗜睡时应立即到医院就诊。

（三）用药护理

小儿手足口病一般为低热或中等度热，无需特殊处理，可让患儿多饮水，如体温超过 38.5℃，可在医师指导下服用退热剂。

（四）家庭护理

1. 消毒隔离　首先应将患儿与健康儿隔离。患儿应留在家中，直到热度、皮疹消退及水泡结痂。一般需隔离 2 周。患儿用过的玩具、餐具或其他用品应彻底消毒。一般常用含氯的消毒液浸泡及煮沸消毒。不宜蒸煮或浸泡的物品可置于日光下暴晒。患儿的粪便需经含氯的消毒剂消毒 2 小时后倾倒。

2. 饮食护理 第一阶段：病初。口疼、畏食。饮食要点：以牛奶、豆浆、米汤、蛋花汤等流质食物为主，少食多餐，维持基本的营养需要。为了进食时减少口疼，食物要不烫、不凉，味道要不咸、不酸。这里介绍一个小窍门——用吸管吸食，减少食物与口腔黏膜的接触。第二阶段：烧退。嘴疼减轻。饮食以泥糊状食物为主如牛奶香蕉糊。牛奶提供优质蛋白质；香蕉易制成糊状，富含碳水化合物、胡萝卜素和果胶，能提供热能、维生素，且润肠通便。第三阶段：恢复期。饮食要多餐。量不需太多，营养要高。如鸡蛋羹中加入少量菜末、碎豆腐、碎蘑菇等。大约10天左右恢复正常饮食。禁食冰冷、辛辣、酸咸等刺激性食物。治疗期间应注意不吃鱼、虾、蟹。

（五）皮肤护理

患儿衣服、被褥要清洁，衣着应宽大、柔软，经常更换。床铺应平整干燥。剪短患儿指甲，必要时包裹患儿双手，防止抓破皮疹。臀部有皮疹的婴儿，应随时清理患儿的大小便，保持臀部清洁干燥。疱疹破裂者，局部可涂擦1%龙胆紫或抗菌素软膏。

（六）口腔护理

应保持口腔清洁，预防细菌继发感染，每次餐后应用温水漱口，口腔有糜烂时可涂金霉素、鱼肝油，以减轻疼痛，促使糜烂早日愈合。

（七）保持室内空气通畅

患儿居室内应空气新鲜，温度适宜，定期开窗通风，每日可用乳酸熏蒸进行空气消毒。乳酸的用量，按每$10m^2$的房间2ml计算，加入适量水中，加热蒸发，使乳酸细雾散于空气中。居室内应避免人员过多，禁止吸烟，防止空气污浊，避免继发感染。

（八）心理护理

做好患儿和家属的心理疏导，特别是由于幼儿患病家属生活和工作上的影响。深入了解家属接受教育程度、文化背景及家庭经济情况等，以提供个性化心理疏导，提高家属对疾病的认知，以减轻其焦虑情绪，使患儿及家属树立信心，坚持系统正规治疗。

【健康教育】

采用交谈、墙报、宣传画等形式向患儿及家属宣讲疾病知识消除其紧张情绪，告知隔离消毒的意义及方法、注意事项等，使他们能积极配合治疗护理，控制感染，预防并发症。

第三节 猩红热

猩红热为A群溶血性链球菌感染引起的急性呼吸道传染病。其临床特征为发热、咽峡炎、全身弥漫性鲜红色皮疹和疹退后明显的脱屑。少数患儿患病后由于变态反应而出现心、肾、关节的损害。本病一年四季都有发生，尤以冬春季节发病为多。患者和带菌者是主要传染源，经由空气飞沫传播，也可经由皮肤伤口或产道感染。多见于小儿，尤以5～15岁居多。

【病因和发病机制】

链球菌按其所含多糖类抗原的不同，分为A～V（无I、J）20个群，引起猩红热的病原是A群溶血性链球菌。细菌呈球型，排列成链状，直径0.6～1.0μm，革兰染色阳性，有荚膜，不运动，不形成芽孢，过氧化氢酶阴性。在血液培养基上生长良好，并产生完全（β型）溶血。A群链球菌可依其表面抗原M的不同，分为90多种血清型。细菌的致病与细菌的荚膜、M蛋白和产生的红疹毒素及一些酶有关，细菌的脂壁酸和M蛋白使得细菌黏附于组织，荚膜中的透明质酸和M蛋白使细菌具有抗吞噬作用；不同型的A群链球菌，能产生红疹毒素者即可引起猩红热，红疹毒素能引起发热和猩红热皮疹，红疹毒素有五种血清型，不同型之间无交叉免疫；细菌产生的链激酶及溶血素等均与发病有关。细菌的抗吞噬能力强，链球菌溶血素水平高，半胱氨酸蛋白酶水平低，与重型临床表现有关。A群溶血性链球菌在痰及脓液中可生存数周，加热56℃ 30分钟或一般消毒剂均可将其杀灭。

【临床表现】

1. 症状和体征 潜伏期2～5天，也可少至1天，多至7天。起病急剧，突然高热、头痛、咽痛、恶心、呕吐等。若细菌是从咽部侵入的，则扁桃体红肿，可有灰白色易被擦去的渗出性膜，软腭黏膜充血，有点状红斑及散至性瘀点。发病初期，出疹之前即可见舌乳头红肿肥大，突出于白色舌苔之中，称为“白色杨梅舌”。3～4天后，白色舌苔脱落，舌色鲜红，舌乳头红肿突出，状似杨梅，称“红色杨梅舌”，同时伴有颌下淋巴结肿大。

2. 临床分期和分型

（1）前驱期：大多骤起畏寒、发热，重者体温可升到39～40℃，伴头痛、咽痛、食欲减退，全身不适，恶心呕吐。婴儿可有谵妄和惊厥。咽红肿，扁桃体上可见点状或片状分泌物。软腭充血水肿，并可有米粒大的红色斑疹或出血点，即黏膜内疹，一般先于皮疹而出现。

（2）出疹期：皮疹为猩红热最重要的症候之一。多数自起病第1～2天出现。偶有迟至第5天出疹。从耳后，颈底及上胸部开始，1天内即蔓延及胸、背、上肢，最后及于下肢，少数需经数天才蔓延及全身。典型的皮疹为在全身皮肤充血发红的基础上散布着针帽大小，密集而均匀的点状充血性红疹，手压全部消退，去压后复现。偶呈“鸡皮样”丘疹，中毒重者可有出血疹，患儿常感瘙痒。在皮肤皱褶处如腋窝、肘窝、腹股沟部可见皮疹密集呈线状，称为“帕氏线”。面部充血潮红，可有少量点疹，口鼻周围相形之下显得苍白，称“口周苍白圈”。病初起时，舌被白苔，乳头红肿，突出于白苔之上，以舌尖及边缘处为显著，称为“草莓舌”。2～3 天后白苔开始脱落，舌面光滑呈肉红色，并可有浅表破裂，乳头仍突起，称“杨梅舌”。

皮疹一般在 48 小时内达到高峰，2～4 天可完全消失。重症者可持续5～7 天甚至更久。颌下及颈部淋巴结可肿大，有压痛，一般为非化脓性。此期体温消退，中毒症状消失，皮疹隐退。

（3）恢复期：退疹后 1 周内开始脱皮，脱皮部位的先后顺序与出疹的顺序一致。躯干多为糠状脱皮，手掌足底皮厚处多见大片膜状脱皮，甲端皲裂样脱皮是典型表现。脱皮持续 2～4 周，严重者可有暂时性脱发。白细胞计数增加，多数达 $10 \sim 20 \times 10^9/L$，中性粒细胞增加达 80% 以上，核左移，细胞质中可见中毒颗粒及窦勒氏（dohle）小体，嗜酸性粒细胞初期不见，恢复期增多。临床表现差别较大，一般分为以下 4 个类型：①普通型：在流行期间 95% 以上的患儿属于此型。临床表现如上所述。有咽峡炎和典型的皮疹及一般中毒症状，颌下淋巴结肿大，病程 1 周左右。②脓毒型：咽部红肿，渗出脓液，甚至发生溃疡，细菌扩散到附近组织，形成化脓性中耳炎、鼻旁窦炎、乳突炎、颈部淋巴结明显肿大。少数患儿皮疹为出血或紫癜。还可引起败血症。③中毒型：临床表现主要为毒血症。高热、剧吐、头痛、出血性皮疹，甚至神志不清，可有中毒性心肌炎及周围循环衰竭。重型病例只见咽部轻微充血，与严重的全身症状不相称。此型病死率高，目前很少见。④外科型及产科型：病原菌由创口或产道侵入，局部先出现皮疹，由此延及全身，但无咽炎、全身症状大多较轻。

【辅助检查】

1. 血象　白细胞总数为 $(10 \sim 20) \times 10^9/L$ 或更高，中性粒细胞可达 0.75 以上，细胞质中可见中毒颗粒。

2. 尿液　一般可有少量蛋白，多为一过性。并发肾炎时，蛋白增加，并出现红、白细胞和管型。

3. 分泌物　培养和涂片咽分泌物和伤口分泌物培养可有乙链菌生长。用免疫荧光法检查咽拭子涂片可发现乙链菌。

4. 应做 X 线、心电图等检查。

【诊断】

1. 猩红热咽峡炎与其他咽峡炎鉴别　在出皮疹前咽峡炎与一般急性咽喉炎无法区别。白喉患儿的咽峡炎比猩红热患儿轻，假膜较坚韧且不易抹掉，而猩红热患儿咽部脓性分泌物容易被抹掉。但须注意，猩红热与白喉有合并存在的可能，应仔细进行细菌学检查。

2. 猩红热皮疹与其他发疹性疾病的鉴别

（1）麻疹：有明显的上呼吸道卡他症状。皮疹在发热第4天出现，大小不等，形状不一，为暗红色斑丘疹，皮疹之间有正常皮肤，面部皮疹多于躯干部。有科氏斑，无草莓舌、杨梅舌。

（2）风疹：起病第1天即出皮疹。开始呈麻疹样，很快增多且可融合成片，类似猩红热，但无弥漫性皮肤潮红。皮疹于发病3天后消退，无脱屑。咽部无炎症。耳后淋巴结常肿大。

（3）药疹：有用药史。皮疹有时可呈多样化表现，既有猩红热样皮疹，同时也有荨麻疹样疹。皮疹分布不均匀，出疹顺序也不像猩红热那样由上而下，由躯干到四肢。无草莓舌和杨梅舌，除因患儿咽峡炎而服药引起药疹者外，一般无咽峡炎症状。病原菌培养阴性，停药后皮疹减轻。

（4）其他细菌感染：金黄色葡萄球菌、C群链球菌、缓症链球菌也有能产生红斑毒素的菌株，其毒素的生物特性虽与A群链球菌的红斑毒素不相同，但引起的猩红热样皮疹则无明显区别，鉴别主要依据细菌培养。缓症链球菌在20世纪90年代初在江苏发生过暴发流行，部分重症患儿出现了与中毒性猩红热类似的临床表现，已研究得知此由与A群的毒素不相同的一种外毒素引起。

【护理要点】

1. 一般护理　做好心理护理，减除患儿的焦虑、恐惧情绪。急性发热期应卧床休息，补充足量水分及营养，给予高热量、高蛋白、高维生素、易消化的软食。立即隔离，学龄儿童禁止去学校上课，避免交叉感染。

2. 病情及并发症观察　起病较急、发热、头痛、咽痛、全身不适。体温为38～40℃之间。咽部及扁桃体充血水肿明显，扁桃体腺窝处可有点状或片状白色脓性分泌物，易剥离。一般发烧24小时内出现皮疹，开始于耳后，颈部。上胸部，一日内蔓延至全身。皮疹呈鲜红色，针头大小，有些像“鸡皮疙瘩”。此外，舌乳头红肿，很像鲜红的杨梅，故称之为“杨梅舌”，这些都是猩红热的特殊症状。皮疹经3～5天消退，疹消后会有不同程度的脱皮，呈米糠样脱屑，或大片的脱皮。

猩红热患儿易出现各种并发症，如化脓性淋巴结炎、中耳炎、化脓性乳突炎、鼻旁窦炎、蜂窝组织炎、支气管炎、关节炎、中毒性心肌炎、急性肾小球肾炎等，应卧床休息，注意体温变化，做好物理降温，如体温超过38.5及时服用退热药，在发病2～3周时，注意小便颜色是否加深，如尿液似酱油色或洗肉水色，尿量减少，面部、四肢浮肿，以及出现关节红、肿、痛等症状时，应及时就诊。

3. 饮食护理　宜食高热量、高蛋白质的流食。如牛奶、豆浆、蛋花汤、鸡蛋羹等含优质蛋白高的食物，还应多给藕粉、杏仁茶、莲子粥、麦乳精等补充热量。恢复期应逐渐过渡到高蛋白、高热量的半流质饮食。如鸡泥、肉泥、虾泥、肝泥、菜粥、小薄面片、荷包蛋、龙须面等。

4. 皮疹护理　患儿应着通气性好、柔软棉织品之类的内衣裤，切忌用尼龙、绢丝及化纤制品，以免加重皮损。避免食用醇类、海产品、辛辣及刺激性食物；禁用诱发皮疹、加重病情及引起瘙痒的食物。适当调整室内温湿度，避免因温湿度不适而加重皮损。避免搔抓，避免日光直射，禁用肥皂、热水烫洗，切忌海水浴及日光浴，以免刺激皮肤。

5. 用药护理　青霉素为首选药物，一般于用药 24 小时左右退热，其他症状亦随之减轻或消失，脓毒性并发症亦减少。对青霉素过敏者可改用红霉素等。在治疗过程中，注意观察患儿的血常规；用药时抽取的剂量要准确；注意观察神志、精神状态、面色有无苍白等过敏性反应症状，一旦发生过敏反应立即实施抢救。

6. 家庭护理　要采取隔离消毒措施，经常开窗通风，餐具应和其他家庭成员分开隔离，且餐具、玩具等用热肥皂水清洗消毒。咽痛者可用生理盐水漱口，有条件可在家中使用凉雾加湿器，以补充空气中的水分，有助于舒缓喉咙疼痛。可用湿毛巾来缓解孩子脖子周围的腺体肿大。当皮疹发痒时，应注意剪短孩子的指甲，以避免皮肤过度的抓伤和感染。高热可用较小剂量退热剂，或用物理降温等方法。

7. 心理护理　做好患儿和家属的心理疏导，特别是由于幼儿患病，家属生活和工作上受到影响。深入了解家属接受教育程度、文化背景及家庭经济情况等，以提供个性化心理疏导，提高家属对疾病的认知，以减轻其焦虑情绪，使患儿及家属树立信心，坚持系统正规治疗。

【健康教育】

采用交谈、墙报、宣传画等形式向患儿及家属宣讲疾病知识消除其紧张情绪，告知隔离消毒的意义及方法，注意事项等，使他们能积极配合治疗护理，控制感染，预防并发症。

第四节　幼儿急疹

幼儿急疹（exanthema subitum）又称婴儿玫瑰疹（roseola infantum），是人类疱疹病毒 6、7 型感染引起的常见于婴幼儿的急性出疹性传染病。临床特征为高热 3～4 天，然后骤然退热并出现皮疹，病情很快恢复。

【临床表现】

（一）症状和体征

幼儿急疹好发于3岁以下的婴幼儿，生后6~7个月为发病高峰。国外有学者对年龄为4~12个月的幼儿急疹进行统计，发现98.2%为生后6个月发病。其典型表现为患儿无明显诱因突然高热，体温一般为38.9~40.5℃，但除食欲不振以外，患儿往往精神好，此有助于与其他感染引起的发热相鉴别。极个别患儿表现为低热，体温不超过38℃，发热3~5日后，体温突然下降，一般24小时内降至正常，热退后或体温下降同时体表开始出皮疹。本病的皮疹为玫瑰红色的斑疹或斑丘疹，直径15mm初起时散在分布，以后相邻近的皮疹可以融合成大片，皮疹主要集中于头面、颈部及躯干、四肢相对较少，肘膝以下及掌跖部多无皮疹。24小时内皮疹出满，1~2小时后皮疹开始消退，不留色素沉着及脱屑。发病期间患儿常合并耳后、枕部淋巴结肿大，并有轻度烦躁、不适及腹泻等症状。

潜伏期一般为5~15天。

1. 发热期　常突起高热，持续3~5天。高热初期可伴惊厥。此期除有食欲减退、不安或轻咳外，体征不明显，仅有咽部和扁桃体轻度充血和头颈部浅表淋巴结轻度肿大。表现为高热与轻微的症状及体征不相称。

2. 出疹期　病程第3~5天体温骤然退至正常，同时或稍后出现皮疹。皮疹散在，为玫瑰红色斑疹或斑丘疹，压之褪色，很少融合。首现于躯干，然后迅速波及颈、上肢、脸和下肢。皮疹持续24~48小时很快消退，无色素沉着，也不脱皮。

【辅助检查】

血常规检查，见白细胞总数减少，伴中性粒细胞减少。也可随后出现白细胞总数增多。病毒分离是HHV-6、7型感染的确诊方法。

【诊断】

发病年龄：6~10个月多见，<3个月或>1岁少见。

发热特点：一般为幼儿第1次发热，热度高，达38.5~40℃，持续时间长，3~5天，以4天最常见，物理降温或用退热药，体温可下降至37.5~38℃，但只能维持4~6小时，4~6小时后再发热，如此反反复复3~5天，疹出热退（或者是热退疹出）。

出疹特点：3~5天疹出热退（或者是热退疹出），皮疹与发热不同时存在，为红色斑丘疹，头额、躯干多见，皮疹1天出齐，次日开始消退，不留色素沉着。查血周围白细胞减少，淋巴细胞分类计数升高。患病后有持久免疫力，不会再得第二次。

【治疗】

幼儿急疹为自限性疾病，无特殊治疗方法，主要是健康指导，加强护理及对症治疗。

【护理要点】

1. 一般护理　患儿多休息，注意隔离，多饮水，给予易消化清淡流食半流食饮食。

2. 病情观察　注意体温变化，对有高热惊厥倾向的婴幼儿及时做好降温处理。

3. 用药护理　高热患儿应予以退热镇静剂，加强水分和营养供给。一般38.5℃以上应给予药物降温，38.5℃以下的患儿可以物理降温，高热惊厥时及时止惊。适当应用清热解毒的中药，如板蓝根冲剂、清解合剂或抗病毒口服液等；发生惊厥时，可予镇静剂，如苯巴比妥、地西泮等；腹泻时，可予止泻及助消化药。

4. 家庭护理　嘱患儿多饮水，继续母乳喂养或给予牛奶、米汤、豆浆、粥、面条等易消化的饮食。保持室内清洁和空气流通，食醋蒸熏：按每立方米空间用食醋10ml，以2倍水稀释后加热，每次熏2小时，隔日一次，有较好的预防作用。疹期卧床休息高热时予物理降温，并适当应用退热剂，防止高热惊厥。宝宝休息的地方要安静，空气注意流通并保持新鲜；被子不能盖得太厚、太多，这样不利于散热；注意宝宝的皮肤要保持清洁卫生，经常给孩子擦去身上的汗渍，既防止着凉同时防止出疹的宝宝感染。

5. 心理护理　此时部分宝宝可能很依赖妈妈，希望一直依偎在妈妈怀里，可能是疾病导致宝宝的心理需要。所以请妈妈们尽量满足宝宝的心理需要，也有利于亲子关系。

【健康教育】

宣传幼儿急疹的基本知识，应急简单处理。

（张英新　刘 洋）

第十三章　早产儿及新生儿危重症的护理

第一节　早　产　儿

早产儿是指出生时胎龄＜37周的新生儿，其中出生体重（birth weight，BW）＜2500g者为低出生体重儿（low birth weight，LBW），＜1500g者为极低出生体重儿（very low birth weight，VLBW），＜1000g为超低出生体重儿（extremely low birth weight，ELBW）。BW在同胎龄儿平均体重的第10百分位以下的早产儿为小于胎龄儿（small for gestational age，SGA），BW在同胎龄平均体重的第90百分位以上的早产儿为大于胎龄儿（large for gestational age，LGA），BW在同胎龄儿平均体重的第10～90百分位之间的早产儿为适于胎龄儿（appropriate for gestational age，AGA）。在早产儿中，胎龄＜32周或出生体重＜1500g者临床问题较多，病死率较高，是早产儿治疗和护理的重点。

【病因及发病机制】

1. 孕妇年龄过小（＜18岁）、过大（＞40岁），体重过轻（＜45kg）；有吸烟、酗酒习惯者。

2. 过去有过流产、早产史。

3. 母体生殖器官异常，如子宫肌瘤、双子宫、子宫颈内口松弛。

4. 母体患急性传染病或慢性疾病，如严重贫血、心脏病、肾脏病、阑尾炎、原发性高血压、甲状腺功能亢进等。

5. 胎儿及胎盘方面的原因有：双胎、羊水过多、胎盘功能不全、前置胎盘、胎盘早期剥离、胎位不正、胎膜早破等。

6. 母体营养不良，或过于劳累，遭受严重的精神刺激或创伤。

7. 医源性因素如孕妇有内科、外科合并症或产科合并症，必须提前终止妊娠者。

【临床表现】

1. 外表特点　头大，头长为身长的1/3；囟门宽大，颅缝可分开，头发呈短绒样；耳壳软，缺乏软骨，耳舟不清楚；皮肤红、薄嫩，毳毛多，皮下脂肪少，指甲软；乳腺结节不能触到；吸气时胸壁易凹陷，腹壁薄弱；足跖纹少；男性睾丸未降或未全降，女性大阴唇不能覆盖小阴唇。

2. 体温调节能力差　体温调节中枢发育不完善，糖原和皮下脂肪少，皮肤散热迅速，产热能力差（活动少，棕色脂肪少），寒冷环境下会导致硬肿症。

3. 呼吸系统　呼吸浅快而不规则，部分早产儿出现间歇性呼吸暂停及吃奶后暂时性青紫。呼吸中枢发育不完善及呼吸器官未发育成熟导致呼吸不稳定。呼吸肌发育不全，肋骨软弱，吸气无力致肺膨胀不全。肺泡表面活性物质少，易患呼吸窘迫综合征。咳嗽反射弱，气管、支气管黏液积聚，易产生肺不张或肺炎。机械通气的气压伤或高浓度氧易致支气管肺发育不良。

4. 心血管系统　早产儿常有动脉导管延迟关闭，常可导致心肺负荷增加，引起充血性心衰、肾脏损害以及坏死性小肠结肠炎。

5. 消化系统　吸吮力弱，吞咽反射弱，胃容量小，贲门括约肌松弛，易产生溢乳。消化力弱，易发生呕吐、腹胀。坏死性小肠结肠炎发生率高。

6. 神经系统　各种反射如吸吮、吞咽、觅食、对光、眨眼等均不敏感。肌张力低。出生体重<1500g，胎龄<32周早产儿脑室管膜下存在着发达的胚胎生发层细胞，易发生脑室内出血。早产儿常发生脑室周围实质内的出血性坏死，以后形成脑室周围白质软化。生后3天可行床旁头颅B超检查。

7. 肝脏功能　因葡萄糖醛酸转移酶不足，胆红素代谢不完全，生理性黄疸持续时间长且重，严重的可发生胆红素脑病。因肝脏贮存维生素K较少，Ⅱ、Ⅶ、Ⅸ、Ⅹ凝血因子缺乏，易致出血。维生素D贮存较少，易发生佝偻病。因肝糖原转变为血糖功能低，易发生低血糖。

8. 血液系统　出生几天后，外周红细胞及血红蛋白迅速降低。血小板计数略低于足月儿，血管脆弱，易出血。

9. 肾脏功能　肾小球滤过率低，尿浓缩力差。

10. 免疫功能　因从母体获得的IgG含量较少，对某些感染的抵抗力较弱，易发生败血症。

11. 早产儿视网膜病和慢性肺病。

【辅助检查】

1. 血糖测试　测定早产儿的血糖水平，判断早产儿是否发生血糖异常（低血糖：血糖低于2.2mmol/L或高血糖：血糖高于7.0mmol/L）。早产儿入院后应进行血糖监测，直至血糖稳定。测量时应选择在患儿吃奶前进行。

2. 血气分析　监测早产儿体内PaO_2、$PaCO_2$及血清离子的变化，可为医师调整治疗方案、判断治疗效果提供依据。

3. 胸、腹部X线检查　早产儿胸部X线检查用于判断早产儿肺部发育情况及呼吸系统疾病治疗效果。腹部X线检查（必要时）用于排除早产儿的肠道疾病。

4. 头颅B超检查　患儿有无神经系统病变，如早产儿颅内出血、早产儿脑室周围白质软化。

5. 超声心动图　了解心脏的结构，判断有无先天性心脏病及动脉导管未闭。

6. 眼底检查　早产儿眼底疾病的筛查。

【诊断标准】

妊娠满37周前分娩称为早产。

【治疗要点】

1. 呼吸管理

（1）一般吸氧：包括：①头罩吸氧。②鼻导管吸氧，首选空氧混合仪鼻导管吸氧。③暖箱吸氧。早产儿吸氧必须监测经皮血氧饱和度（$TcSO_2$），严格控制吸入氧浓度，根据 $TcSO_2$ 或血气检测调整吸入氧浓度，一般将 $TcSO_2$ 维持在90%～95%即可，不宜高于95%。

（2）持续气道正压呼吸：对有轻度呼吸困难的或早期新生儿呼吸窘迫综合征（NRDS）、湿肺、感染性肺炎及呼吸暂停等病例可使用鼻塞持续气道正压呼吸（CPAP），CPAP能使肺泡在呼气末保持正压，有助于萎陷的肺泡重新张开。CPAP压力以4～6cmH_2O（1cmH_2O=0.098kPa）为宜，吸入氧浓度根据 $TcSO_2$ 尽快调整至<0.4。及时使用CPAP可减少机械通气的使用。

（3）机械通气：如用CPAP后病情仍继续加重，$PaCO_2$ 升高［>60～70mmHg（1mmHg=0.133kPa）］、PaO_2 下降（<50mmHg），则改用机械通气。一般先用常频机械通气，根据病情和血气分析调节呼吸机参数。如常频机械通气效果不理想，可使用高频机械通气。

（4）肺表面活性物质的应用：对诊断或疑诊NRDS者应给予肺表面活性物质（PS）治疗，要早期给药，一旦出现呼吸困难、呻吟，即可给药，不必等到X线出现典型NRDS改变才给药。计量每次100mg/kg左右，对重症病例给药剂量可以适当加大。用PS前先给患儿清理呼吸道，然后将PS经气管插管注入肺内。预防用药：对胎龄<28周和出生体重<1000g的早产儿，出生时可考虑给PS预防，在复苏后经气管插管给药，给1次，剂量100mg/kg。

（5）呼吸暂停的防治

1）加强监护：包括仪器监护、医师护士的密切观察。将患儿头部放于正中心，颈部姿势自然，置轻度伸仰位以减少上呼吸道梗阻。

2）刺激呼吸：发生呼吸暂停时予托背、弹足底，出现青紫需气囊给氧。

3）药物治疗：氨茶碱：负荷量4～6mg/kg，静脉滴注，12小时后给维持量每次2mg/kg，每天2～3次，保持血药浓度在5～15μg/ml，疗程5～7天。氨茶碱缺点是半衰期短，需多次给药，不良反应较多，有烦躁、心动过速、惊厥、胃肠道出血、喂养不耐受、尿量过多、脱水及高血糖等。枸橼酸咖啡因：半衰期较长，不良反应较少，脂溶性高，透过血脑屏障快。负荷量20mg/kg（相当于咖啡因10mg/kg），24小时后给维持量5mg/kg，每天一次，静脉滴注，使血药浓度维持在10～20μg/ml。纳洛酮：主要用于母亲产前4～6小时用过麻醉剂如哌替啶者（母亲吸毒者禁用），或经氨茶碱治疗效果不理想者，剂量0.1mg/kg，静脉滴注，必要时间隔4～6小时重复使用。

4）其他治疗：频发的阻塞性或混合性呼吸暂停，可使用鼻塞CPAP。使用CPAP后呼吸暂停仍频繁发生者需用机械通气，呼吸机参数一般不需要很高。继发性呼吸暂停者，应积极治疗原发病。

（6）支气管肺发育不良（BPD）的防治应采取综合防治措施

1）呼吸支持：BPD患儿对呼吸机和吸氧产生依赖，要以尽可能低的平均气道压力和吸入氧浓度，维持血气指标基本正常，争取尽早撤离呼吸机。

2）限制液体量：BPD的发生与液体量过多、肺水肿有关，应限制液体入量，一般每天100～120ml/kg。

3）抗感染：BPD患儿常并发肺部感染，而感染可促使BPD的发生和发展，抗感染治疗非常重要，多做痰培养，根据药敏结果选用抗生素。

4）营养支持：给足够量的热量，每天100～120kcal/kg，需及时补充微量元素和维生素。

2. 动脉导管开放（PDA）的治疗

（1）限制液体量：一般每天80～100ml/kg。

（2）布洛芬：首剂10mg/kg，第2、3剂每次5mg/kg，每剂间隔时间24小时，一般静脉滴注，但国内尚无静脉剂型，也可口服。

3. 早产儿脑损伤的防治

（1）颅内出血：主要表现为室管膜下-脑室内出血，预防早产儿颅内出血的主要措施包括维持血压稳定和血气正常，保持体温正常，避免液体输入过多过快、血渗透压过高，减少操作和暴动、保持安静。生后常规用维生素K1mg静脉滴注一次。

（2）脑室周围白质软化（PVL）：PVL与早产、缺氧缺血、机械通气、低$PaCO_2$、低血压、产前感染等因素有关，多发生在极低或超低出生体重儿。临床症状不明显，可表现为抑制、反应淡漠、肌张力低下、喂养困难，严重者发生脑瘫。对出生体重<1500g者在生后第3～4天可进行床旁头颅B

超检查，在第4周随访B超，必要时行头颅CT或MRI检查。

4. 感染和防治

（1）诊断：早产儿感染的临床表现不典型，需密切观察病情变化，对可疑感染者应做血培养、C反应蛋白、血常规、血气分析、尿培养、X线胸片等检查，及时诊断，并评估病情变化。

（2）预防：早产儿感染应以预防为主，要严格遵守消毒隔离制度，尽可能减少接触患儿，减少侵袭性操作，每次检查患儿或操作前，都必须认真洗手。各种监护治疗仪器（监护仪、呼吸机、暖箱等）要严格消毒。

（3）治疗：根据病源特点和药敏结果选用抗感染药物，对严重感染者加强支持疗法，可使用静脉丙种球蛋白（IVIG）或冰冻血浆。

5. 消化问题的处理早产儿易发生胃食管反流，胎龄和出生体重越小，发生率越高，胃食管反流常伴有吸入和呼吸暂停，需及时诊断和防治。喂奶速度要缓慢，喂奶后多抱一会儿，头部和上身抬高30°，右侧卧位。

6. 营养支持

（1）营养需求，早产儿肠道内喂养方案见表13-1。

表13-1　早产儿肠道内喂养方案

	体重≤1000g		体重1001～1500g		体重1501～2000g		体重>2000g	
时间	每次量	间隔时间（h）	每次量	间隔时间（h）	每次量	间隔时间（h）	每次量	间隔时间（h）
试喂养	1～2ml/kg	1～2	2～3ml/kg	2	3～4ml/kg	2～3	5～10ml/kg	3
早期喂养	隔次加1ml	2	隔次加1ml	2	隔次加2ml	2～3	隔次加5ml	3

注：早期喂养是指生后12～72小时内的喂养。

1）能量摄入：生后第一天30kcal/（kg·d），以后每天增加10kcal（kg·d），直至100～120kcal/（kg·d）。

2）脂肪、糖、蛋白质需要量按比例分配。

3）其他：同时补充维生素、微量元素及矿物质等。

（2）喂养途径和方法

1）经口喂养：适用于胎龄≥32～34周，吸吮、吞咽功能协调的新生儿。

2）管饲喂养：适用于胎龄<32～34周早产儿，吸吮、吞咽功能不全，不能经口喂养者。因疾病本身或治疗因素不能经口喂养者，作为经口喂养不足的补充。口/鼻胃管喂养是管饲喂养的首选方法。管饲喂养根据时间可分间歇管饲法和持续管饲法。临床多采用间歇管饲法，用注射器向胃管内定时

定量注射奶液，利用重力作用使注射器内奶液自然缓慢流入胃内。为防止低血糖和促进胃肠发育，提倡早喂养和微量喂养。

3）乳类选择：母乳对早产儿的免疫、营养和生理方面都更为有利，但对极低和超低出生体重儿，喂未强化人乳生长速率缓慢，需补充母乳强化剂。对无法母乳喂养者，可选用早产儿配方乳，或根据病情需要选择特殊配方乳。

（3）肠道外营养：当早产儿不能耐受肠内营养时，应给予肠外喂养支持。meta 显示早产儿出生后早期积极的肠外喂养治疗可以减少早产儿体重丢失，缩短恢复正常体重时间，改善纠正胎龄足月时的预后。

7. 保持液体平衡生后第 1 天液体需要量为 50～60ml/kg，以后每天增加 15ml/kg，直至 150ml/kg。如患儿体重每天减轻超过 2%～5% 或任何时候体重减轻超过 10%～15%，尿量少于 0.5ml/(kg·h) 超过 8 小时，需增加液体量。

8. 黄疸的治疗

（1）早期黄疸的防治：早产儿胆红素代谢能力差，血脑屏障未成熟、血清清蛋白低，常伴有缺氧、酸中毒、感染等，易使游离胆红素通过血脑屏障，发生胆红素脑病。应根据不同胎龄和出生体重、不同日龄所达到的总胆红素值，决定治疗方法，选择光疗或换血疗法。

（2）早产儿胆汁瘀滞综合征的防治：由于早产、肠道外营养、感染等因素，一些较小的早产儿易发生胆汁瘀滞综合征，常在生后 3～4 周开始出现阻塞性黄疸，直接胆红素显著升高。防治措施包括：尽可能早期肠内喂养，减少肠道外营养的剂量和时间，防止感染，口服或静脉使用利胆中药。

【护理】

1. 护理评估

（1）评估家族史、孕母健康状况、孕产史、本次怀孕及分娩情况，关注家庭社会经济状况。

（2）评估胎龄及各器官功能发育情况，如有无先天性畸形等。

（3）评估患儿呼吸、循环、精神反应情况。

（4）评估患儿皮肤情况，早期进行皮肤保护。

（5）评估相关辅助检查结果，指导治疗及护理措施的实施。

（6）评估患儿输注药物的种类、性质及治疗持续时间，选择合适的静脉通路，必要时选择脐静脉导管或 PICC 导管的置入。

2. 护理措施

（1）一般护理

1）维持体温稳定：根据早产儿体重、成熟度及病情，责任护士细心观察患儿体温保持恒定（皮肤温度36~37℃，肛温36.5~37.5℃）。根据不同出生体重和日龄，设定早产儿暖箱温度为32~35℃，暖箱相对湿度一般为55%~65%，各项操作尽量在暖箱中进行，也可采取伺服式肤温控制模式，肤温探头应避开棕色脂肪产热部位，例如肩胛下及胸骨柄，建议应将肤温探头置于右下腹。不同出生体重早产儿的适中温度，见表13-2。

表13-2 不同出生体重早产儿的适中温度（暖箱）

出生体重（Kg）	暖箱温度			
	35℃	34℃	33℃	32℃
1.0~	初生10d	10d~	3周~	5周
1.5~	——	初生10d	10d	4周
2.0~	——	初生2d	2d	3周

2）合理喂养：尽早开奶，提倡母乳喂养，母乳对早产儿的免疫及生理方面都更为有利，但对极低和超低出生体重儿，喂未强化人乳生长速率缓慢，需补充母乳强化剂（半强化、全强化）。没有母乳的患儿选用早产儿配方奶。胎龄小于32~34周早产儿或吸吮能力弱、吞咽不协调者可进行鼻饲喂养，鼻饲喂养的同时给予假饲。能量不足者以肠道外营养补充。每天记录患儿出入量、测量体重，以便分析、调整喂养方案。密切观察患儿有无拒奶、溢奶、腹胀、反应低下、胃潴留增加、血便等表现。

3）维持有效呼吸：保持呼吸道通畅，避免颈部弯曲、呼吸道梗阻，保证体位，使之处于鼻吸气位。细心观察患儿呼吸节律、频率、呼吸做功的变化，维持经皮血氧饱和度为90%~95%。注意有无呼吸暂停、呼吸困难，出现异常，及时通知医师。

4）供氧：勿常规使用，仅在发生发绀及呼吸困难时才予吸氧，且不宜长期持续使用。

5）密切观察病情：早产儿病情变化快，应密切观察生命体征，除监测心率、呼吸、经皮血氧饱和度及血压外，同时观察患儿皮肤颜色有无苍白、发花、青紫、黄染等异常情况，还应密切观察患儿精神反应、肌张力、有无精神萎靡、反应淡漠或烦躁、易激惹等神经系统表现。

6）观察患儿全身皮肤情况，对极低出生体重儿早期给予康惠尔水胶体贴进行保护。

（2）专科护理

1）预防感染：严格执行消毒隔离制度，集中操作，尽可能减少接触患儿，减少侵袭性操作。每个患儿床单位旁备免洗手消毒剂，每次检查患儿或操作前、后均认真进行手卫生。患儿用物一人一用一消毒，高频率接触部位每日至少消毒 2 次，防止交叉感染。

2）发展性照顾：早产儿发展性照顾的原则是对早产儿减少不良的环境刺激，根据其个体的具体情况，给予早产儿能促进自身发展的良好支持。

①噪音的监测和控制：噪音可损害机体听觉系统发育，也可使机体产生应激反应，出现心率和呼吸加快，血氧饱和度下降等。在保证安全的情况下，责任护士下调节监护仪报警音量至 40%。医务人员工作做到“四轻”；病室安装噪音分贝监测器，尽量控制环境声音强度低于 50dB，暂时性增强不应超过 70dB。②研究发现减少光照对早产儿的刺激并不降低早产儿视网膜病的发生率，但强光刺激可影响视觉发育，导致弱视、斜视发生。暖箱外覆盖暖箱罩降低光线强度，尽量避免光线直接照射患儿；对睡眠-觉醒状态的转换进行支持；夜间可适当调暗光线，提供昼夜光线变化。③提供“鸟巢”式体位支持改善姿势发育，给予婴儿毯将患儿维持于适当体位（仰卧位、俯卧位或侧卧位）：肢体屈曲，髋部置于中线位不外旋，肩部向前，头部于中线位，双手可自由活动，模拟胎儿在宫内的体位，减少患儿不适感，消除紧张情绪，满足早产儿心理需求，促进早产儿生长发育。护士搬动危重早产儿时应使身体和头部成一条直线，并使肢体收拢。④抚触：早产儿在体重达到 1500g，生命体征平稳后，每日给予新生儿抚触，操作前双手涂抹润滑油，以轻柔的动作分别对早产儿的头面部、胸部、腹部、四肢、手、足、背部等进行抚触，同时进行语言交流。抚触可使婴儿的迷走神经紧张度增加，刺激胃泌素和胰岛素的分泌，增加婴儿的消化吸收功能，从而增加食欲，加快体重增长。

2）健康教育：生育早产儿的母亲接受早产儿需要特殊照顾的观念常需一段时间。早产儿往往需要较长时间的住院，因此应在提供防护措施的前提下，鼓励父母进入早产儿室，探视和参加照顾早产儿的活动。指导父母冲调奶粉、母乳喂养、袋鼠式护理、沐浴、预防接种、门诊随访的相关事项等，以使他们得到良好的信息支持并树立照顾患儿的信心。为家属解释患儿目前的喂养情况、体重变化及睡眠情况以便家属与孩子拉近距离。对家属给予一定的安慰，缓解家属焦虑及紧张情绪，使其配合治疗，促进患儿康复。

3. 出院指导

（1）出院前家庭化陪住病房准备

1）为家属提供安静整洁阳光充足的房间，舒适的床铺、陪床椅、冰箱等居家设施。

2）陪住当天指导家属呼叫器、床单位、陪床椅等各种设施的使用，并告知安全通道的位置。

3）责任护士耐心为家属讲解喂奶的注意事项及特殊状况的处理。如母乳喂养时，指导母亲将乳头放于患儿舌头的上方，让婴儿含住大部分乳晕，上下嘴唇稍外翻似“鱼嘴状”，乳房勿堵住婴儿鼻子；奶瓶喂养时，奶液要充满整个奶嘴，以防空气进入导致婴儿腹胀，指导其母乳强化剂的添加方法。患儿出现呛奶时，立即将患儿置于侧卧位，叩击患儿背部并尽快通知护士。

4）责任护士指导家属为患儿更换尿裤，清洗患儿会阴部及预防红臀的方法。责任护士指导家属为患儿洗澡、脐部护理和抚触。

5）对于支气管肺发育不良（BPD）不能离氧的患儿，责任护士指导家属学会简易监护仪的使用方法及对患儿病情的观察，指导家属家庭氧疗的方法及用氧安全。

6）对于肠造瘘术后的患儿，责任护士教会家属造口的护理。指导家属造瘘袋的选择，袋口的修剪，造口周围皮肤的清洁和保护，异常情况的观察，如造口颜色的观察，以及肠管脱出的预防等。

7）责任护士指导患儿母亲与患儿进行皮肤接触，促进母子交流，增进母婴感情。

8）出院前通知家属出院时间、讲解如何办理出院手续，并嘱咐家属准备好患儿衣服、包被等用物。

9）发放“NICU 住院宝宝出院指导”，并以此为基础进行出院指导。

（2）出院标准：早产儿出院前，应能自己吸吮进奶，在一般室温中体温恒定，体重以每天 10～30g 的速度稳定增长，并已达 2000g 或以上，近期内无呼吸暂停及心动过缓发作，并已停止用药及吸氧一段时间。

（3）出院后家庭护理

1）维持患儿的体温稳定

①早产儿室温维持在 24～26℃，夏季可将空调温度设定在 28℃。室内可开窗通风，但避免给患儿对流风。冬季可使用加湿器。②每日监测患儿体温 1～2 次。测量时避开患儿剧烈活动、吃奶后、哭闹后，以免对体温监测产生影响。一般在患儿安静入睡 30 分钟后，将体温表放置在患儿腋下或肩胛后，测量时间 5 分钟。③冬季可给患儿头上戴帽子以减少热量散失。

2）正确喂养：①如患儿妈妈母乳充足，出院后尽量选择母乳喂养，需要时遵医嘱进行母乳强化喂养。患儿直接吸吮前，妈妈应用清水做好乳头的清洁。哺喂时注意抱授体位，避免堵塞患儿鼻部。②如进行配方奶喂养，应按时进行哺喂，避免患儿久睡而未进食情况的发生。奶的温度要适宜，每次喂奶时间为 15～20 分钟，奶液应充满奶嘴，以免患儿吸入空气而引起腹胀、溢乳。③奶瓶喂养时注意奶瓶、奶具的消毒，可选择消毒奶锅或沸水加热，消毒后奶瓶干燥后可保存24小时。

3）皮肤的护理：①脐带未脱落前，每日用75%乙醇擦拭脐带，以保证脐带的清洁、干燥。②每次便后应及时更换尿裤，防止红臀或皮炎的发生。③保持患儿皮肤清洁，根据家庭情况，建议每2～3天给患儿沐浴一次，水温38～40℃（以前臂内侧试水温，感觉适中为宜），避免水误入双耳以及意外的发生。

4）日常观察：出院后应密切观察患儿精神反应、面色、皮肤颜色、进食情况。并注意大小便的颜色性质和量。出院早期减少人员探望，避免交叉感染。若发现异常应及时就医。在接触患儿的各个环节注意正确实施手卫生。

5）预防接种：①患儿应在出生医院完成第一次预防接种，包括卡介苗和乙肝第一针。②心肌酶高、所有疾病的活动期、发热期不宜接种疫苗。③接种疫苗2周后方可使用免疫球蛋白，使用免疫球蛋白1个月后方接种疫苗。④早产儿体重达2.5kg，矫正胎龄至37周后方可接种疫苗。

6）出院带药：患儿出院后遵医嘱服药，注意给药的方法及剂量的准确。

7）复诊：患儿出院2周后请到早产儿门诊进行随访，届时会对患儿的生长发育、智力运动等情况进行相关干预并对家庭护理过程中的问题进行指导。

（王欢 徐丹）

第二节 早产儿呼吸暂停

早产儿呼吸暂停（apnea of prematurity，AOP）的发生率与胎龄和出生体重成反比。临床上呼吸暂停的定义是呼吸停止>20秒，伴有心率减慢<100次/分或出现青紫、血氧饱和度降低和肌张力低下。

【病因及发病机制】

AOP发病机制复杂，呼吸中枢和呼吸系统发育未成熟是其主要原因，同时遗传特异性体质及多种神经递质在其发病中亦起十分重要的作用。呼吸暂停分为原发性呼吸暂停和继发性呼吸暂停。

1. 原发性呼吸暂停　无引起呼吸暂停发作的相关疾病，早产儿原发性呼吸暂停常见于胎龄<34周、体重<1800g的早产儿，多发生在生后3～5天，呼吸暂停与早产儿脑干呼吸控制中枢发育不成熟有关，胎龄越小，呼吸中枢发育越不成熟，呼吸暂停发生率越高。

2. 继发性呼吸暂停　多见于足月儿，也可见于早产儿。多种原因可引起继发性呼吸暂停。

（1）神经系统疾病及功能紊乱：HIE、脑积水致颅内压增高、惊厥、先天性中枢性低通气综合征、扁颅底综合征（Arnold-Chiarisyndrome，阿-希综合征）。

（2）神经肌肉疾病：吸吮与吞咽缺乏或不协调、吸吮与呼吸不协调、先天性肌病或神经疾病。

（3）呼吸系统疾病：气道阻塞（后鼻孔阻塞、Pierre-Robin综合征、气管蹼或狭窄、气管异物或分泌物阻塞）、HMD、膈或声带麻痹、气胸。

（4）消化系统疾病：胃食管反流、喂养不耐受、坏死性小肠结肠炎（NEC）、腹膜炎。

（5）心血管系统：心力衰竭、动脉导管未闭（PDA）、严重先天性心脏病（左室发育不良综合征、大动脉转位等）、低血压、血容量不足。

（6）血液系统：贫血、红细胞增多症。

（7）感染：肺炎、败血症、脑膜炎等。

（8）创伤：颅内出血、横贯性脊髓损伤、膈神经麻痹。

（9）胎母用镇静剂：麻醉药、硫酸镁、吗啡类。

（10）产时窒息：低氧血症、酸中毒、脑干抑制。

（11）迷走神经反射：继发于插入鼻饲管、喂养及吸痰、颈部过度屈曲及伸展、迷走神经张力增高。

（12）代谢和电解质紊乱：低血糖、低钠血症、高钠血症、高钾血症、低钙血症。

（13）体温不稳定：高温、低温、体温波动。

【辅助检查】

1. 血气分析　监测早产儿体内 PaO_2、$PaCO_2$ 及血清离子的变化，可为医师调整治疗方案、判断治疗效果提供依据。

2. 胸部X线检查　早产儿胸部X线检查用于判断早产儿肺部发育情况及呼吸系统疾病治疗效果。

3. 实验室检查　血生化、血常规、血培养可为疾病的判断、治疗提供依据。

【诊断】

当呼吸停止超过20秒，或出现心率<100次/分、青紫、血氧饱和度降低和肌张力减低，则为呼吸暂停。在排除引起继发性呼吸暂停的多种病因后，才能诊断早产儿原发性呼吸暂停。

【治疗要点】

AOP的治疗原则包括降低呼吸功和增强呼吸动力。

1. 体位俯卧位能增强胸腹呼吸运动时的协调性并能稳定胸壁而不影响呼吸方式和血氧饱和度。摆好患儿体位在接受其他有效治疗前，作为一线治疗方法。

2. 物理刺激可促使呼吸恢复，如托背、弹足底等，或用面罩加压呼吸。呼吸暂停发作时可先给予物理刺激。

3. 药物治疗

（1）氨茶碱：首次负荷量5mg/kg，20分钟内静脉滴注，12小时后给维持量，2mg/kg，每隔12小时一次，静脉滴注。

（2）枸橼酸咖啡因：不良反应比氨茶碱小，治疗量与中毒量之间的距离大，不改变脑部血流，比氨茶碱半衰期长，应为首选。首次负荷剂量20mg/kg，20分钟内静脉滴注。24小时后给维持量，每次5mg/kg，1次/天，推荐静脉滴注，有效血药浓度为5～25μg/L，疗程5～7天。

（3）纳洛酮：是阿片受体拮抗剂，对抗β-内啡肽抑制呼吸中枢的作用。首次0.15mg/kg，静脉推注，1小时后按0.5μg/(kg·min）持续静脉滴注。

4. 持续气道正压通气（CPAP）和间歇正压通气（IPPV） CPAP被认为是目前最安全有效的治疗新生儿呼吸暂停的方法。通过鼻塞、鼻罩或面罩输送持续的空气氧气混合气体，在气道上产生正压，防止上气道及肺泡塌陷，可增加功能残气量和降低呼吸功，改善氧合和降低心动过缓的发生。经鼻间歇正压通气（NIPPV）也可用于治疗早产儿呼吸暂停。

5. 机械通气 如果药物治疗和鼻塞CPAP不能控制呼吸暂停发作，应气管插管使用人工呼吸机进行机械通气。如果患儿肺部无器质性病变，肺顺应性好，用较低的呼吸机参数。

【护理】

1. 专科护理评估

（1）病史评估

1）了解患儿母亲早产的原因，胎龄及分娩史，了解Apgar评分及有无胎儿窘迫等病史。

2）心理-社会状况：患儿家属对疾病知识的了解程度（治疗、护理、预防与预后等），合作程度、经济状况、心理状态（有无焦虑、恐惧、悲观等表现）。

（2）身体评估

1）生命体征：注意观察患儿的生命体征变化，1小时记录一次；评估患儿呼吸节律、频率及肤色，有无呼吸困难出现。

2）体位：评估患儿头部有无过伸或前倾，是否有患儿气道受压及通气不良。

3）管路评估：有无静脉通路、PICC导管、脐静脉插管、胃管等管路，管路留置时间、部位及维护情况，评估管路有无滑脱可能。

4）营养评估：评估摄入量、排出量；监测体重、头围、身长。

（3）其他：评估有无压疮、坠床高危因素，评估患儿有无泌尿系感染、呼吸道感染、深静脉血栓等风险。

2. 护理措施

（1）一般护理

1）体位：给予患儿摆放适当体位，保持鼻吸气位，使气道开放。摆正体位可采用三阶梯姿势（three-stair-position），即头、胸、腹均高于腿部，维持头和腹部在水平位，胸部抬高倾斜约15°。给予患儿俯卧位时要密切观察患儿生命体征，避免发生胃食管反流、溢奶、呛咳等。

2）呼吸机辅助通气：给予水胶体敷料保护皮肤受压部位，防止无创鼻塞或气管插管对患儿鼻面部或口角部位的压伤，同时责任护士也应加强巡视，及时清理气道分泌物，使气道保持通畅。评估患儿肺部情况，若有痰鸣音应及时给予患儿吸痰。

3）开放静脉：迅速开放静脉，保持通畅，遵医嘱正确使用药物，观察疗效及不良反应，做好记录。若使用血管活性药物患儿应及时发现血管活性药物对穿刺部位血管的刺激情况，保证治疗的效果，防止发生静脉炎或药物外渗，必要时留置中心静脉置管。

4）注意患儿位置，各种操作完毕及时拉起床挡或关好暖箱门，防止发生坠床。

5）早产儿需每2小时更换体位一次，抢救时由于各种管路以及导线较多，给予患儿改变体位后要及时观察整理，防止其对皮肤造成损害。

6）皮肤护理：保持皮肤清洁，剪短指（趾）甲，防止皮肤抓伤，保持床单位清洁，保持口腔、会阴及肛周清洁。

（2）病情观察

1）观察生命体征：密切观察患儿心率，心律，血压，呼吸（频率、节律、做功），血氧饱和度，及时发现呼吸暂停，并及时通知医师。

2）观察患儿皮肤温度、颜色的变化，以及甲床、口唇的颜色变化。

3）观察使用呼吸机患儿痰液性状、颜色的情况，并及时帮助清理痰液。

4）避免可能促发呼吸暂停的诱因，如减少咽部吸引及插管，避免颈部的过度屈曲或伸展等。必要时吸氧。

（3）用药护理：遵医嘱按时、按量准确给药，注意有无不良反应及药物不良反应，如有异常及时通知医师。

1）氨茶碱不良反应：多见恶心、呕吐、腹胀、胃潴留、喂养不耐受、易激惹、心动过速、心律失常等，发生不良反应时应减量或换药。血清中茶碱浓度超过40μg/ml时，可发生发热、脱水、惊厥等症状，严重可引起呼吸、心跳停止。因此应定期监测患儿血清茶碱浓度，以保证最大的疗效而不发生血药浓度过高的危险；观察患儿喂养情况；密切监测患儿生命体征，心率、呼吸及经皮血氧饱和度。

2）枸橼酸咖啡因不良反应：易激惹、烦躁不安、颤抖、心动过速、高血压等，这些不良反应与剂量相关。治疗量与中毒量之间距离大，比氨茶碱半衰期长，半衰期的延长导致血浓度波动小，不良反应比氨茶碱小，仍应密切观察患儿生命体征及药物不良反应的表现。

（5）物理刺激：呼吸暂停发作时可先给予物理刺激，促使呼吸恢复，如托背、弹足底等，或使用气囊面罩加压呼吸。

（6）观察呼吸暂停现象同时，应注意患儿有无感染，胃食管反流等其他症状。

（7）频繁呼吸暂停患儿，应遵医嘱给予兴奋呼吸中枢药物，或呼吸机辅助通气治疗。

3. 出院指导

（1）出院后的生活环境

1）保持适宜的环境温度，维持体温正常。

2）噪声对正在发育的大脑有影响，可引起呼吸暂停，应尽量营造一个安静的环境。

3）尽量减少亲友探视，避免交叉感染。

4）每日开窗通风，保持室内空气清新。

5）使患儿充分休息，保证足够睡眠，患儿哭闹明显时，应及时给予安抚。

（2）喂养时注意事项

1）强调坚持母乳喂养。

2）如果不能坚持母乳喂养，应在医师指导下选用早产儿专用配方奶粉。

3）母亲在哺乳和护理前应洗净双手。

4）指导母亲注意喂养方式方法，避免意外发生。

（3）用药指导：指导患儿家属出院后遵医嘱给予患儿服药，不擅自增减药量或停药，做好药物不良反应的自我监测，如有异常及时就医。

（4）家庭护理中注意

1）维持有效呼吸，教会患儿家属如何观察病情变化，关注患儿呼吸节律及频率的变化。如在家中发生呼吸暂停发作时可先给予物理刺激，促使呼吸恢复，如托背、弹足底等。

2）保持舒适体位，使气道开放。

3）注意亲子间的亲密接触，包括触摸、亲吻、拥抱、面对面注视、发出愉快的声音等。

4）适当的婴儿锻炼。

5）指导家属进行正确手卫生。

6）适时预防接种。

（5）病情监测指导：注意观察患儿精神反应，有无烦躁不安、易激惹等症状出现；口唇、甲床、皮肤有无苍白，活动度降低，有无心率增快、气促、呼吸暂停等症状；评估患儿吃奶情况，有无吸吮力减弱、呕吐、腹泻；注意患儿腹部体征，有无腹胀；指导患儿家属如何观察病情变化，若发生病情变化应及时就诊。

（6）坚持随访：患儿出院2周后到早产儿门诊进行随访，届时会对患儿的生长发育、智力运动等情况进行监测以及家庭护理过程中的问题进行指导。

（王 欢 徐 丹）

第三节 新生儿呼吸窘迫综合征

新生儿呼吸窘迫综合征（neonatal respiratory distress syndrome，RDS）又称新生儿肺透明膜病（hyaline membrane disease of the newborn，HMD）。多见于早产儿，是由于缺乏肺表面活性物质（pulmonary surfactant，PS）所致，是新生儿重要的呼吸系统疾病。临床上以出生后不久即出现进行性加重的呼吸困难、青紫、呼气性呻吟、吸气性三凹征和呼吸衰竭为特征的疾病。病理以出现嗜伊红透明膜和肺不张为特征。

【病因及发病机制】

PS由肺泡Ⅱ型上皮细胞合成和分泌，主要成分为磷脂。生理活性为降低肺泡表面张力，保持功能残气量，防止呼气末肺泡萎陷，稳定肺泡内压和减少液体自毛细血管向肺泡渗出。PS在孕18～20周开始产生，缓慢增加，35～36周迅速增加，故本病在胎龄<35周的早产儿更为多见。此外，糖尿病母亲的新生儿由于血中高浓度胰岛素能拮抗肾上腺皮质激素对PS合成的促进作用，故RDS发生率比正常增加5～6倍。PS的合成还受到体液pH值、体温和肺血流的影响，因此，围产期窒息、低体温、各种原因导致的胎儿血流量减少，均可诱发RDS。

PS的缺乏使肺泡壁表面张力增高，肺顺应性降低。呼气时功能残气量明显降低，肺泡萎陷，吸气时肺泡难以充分扩张，潮气量和肺泡通气量减少，导致缺氧和CO_2潴留。由于肺泡通气量较少，而肺泡逐渐萎陷，导致通气不良，出现缺氧发绀。缺氧、酸中毒引起肺血管痉挛，阻力增加，导致在动脉导管、卵圆孔水平亦发生右向左分流，青紫加重，缺氧明显，形成恶性循环。同时也可导致肺动脉高压。

【临床表现】

主要见于早产儿，在生后6小时内出现呼吸窘迫，为代偿性潮气量减少而表现为呼吸急促（呼吸频率>60次/分）、鼻翼扇动、呼气性呻吟、吸气三凹征、发绀、肌张力低下、呼吸暂停甚至出现呼吸衰竭。在无并发症的情况下症状于24～48小时达高峰，72小时后症状开始缓解，自然过程为3～5天。呼吸窘迫呈进行性加重是本病的特点。

【辅助检查】

1. 血气分析　血气分析可有呼吸性及代谢性酸中毒、低氧血症、高碳酸血症。

2. 羊水检查　分娩前抽取羊水测磷脂（PL）和鞘磷脂（S）的比值，如低于2∶1，提示胎儿肺发育不成熟。

3. X线检查　早期两肺野普遍透明度降低，内有散在的细小颗粒和网状阴影；之后出现支气管充气征。重者整个肺野不充气呈“白肺”。X线检查典型表现可分为四级：Ⅰ级细小的颗粒状影，在心缘内的支气管充气影；Ⅱ级广泛的网状颗粒阴影，支气管充气影超出心缘；Ⅲ级更广泛的的高密影，更广泛的支气管充气影，达支气管第2、3级分支，心缘仍可辨，心膈影不清；Ⅳ级整个肺野模糊不清，缺乏支气管充气影，不能分辨心缘，白肺表现。

4. 胃液震荡试验　胃液1ml加95%乙醇1ml，震荡15秒后静止15分钟，如果沿管壁有多层泡沫为阳性。阳性者可排除本病。目前此试验临床应用少。

【诊断】

1. 病史　有高危因素：早产儿（以胎龄<35周、出生体重≤2000g的早产儿多见）、男婴、双胎、前一胎有HMD的病史；母亲患糖尿病或甲状腺功能低下、妊高症；分娩发动前的剖宫产儿；胎儿窘迫、胎盘早剥、围生期窒息。

2. 临床表现　患儿多在出生后4～6小时内出现进行性呼吸困难、表现为气促、吸气时三凹征、呼气性呻吟、青紫等不断加深，甚至有呼吸暂停，肌张力低下，低血压或休克。

3. X线变化　Ⅰ级和Ⅱ级为早期，Ⅲ级和Ⅳ级病情重。

4. 肺成熟度检查　产前抽取羊水，产后取患儿气道吸取物，检查PS主要成分。

【治疗要点】

RDS最佳治疗方案是应用持续气道正压通气（CPAP）同时尽早开始肺表面活性物质治疗。

1. 替代治疗　气管内滴入肺表面活性物质。患有 RDS 的新生儿应早期使用 PS，推荐策略为：胎龄 <26 周者，FiO_2 需求 >0.30；或胎龄 >26 周者，FiO_2 需求 >0.40 时应予 PS 治疗。治疗 RDS，首剂 200mg/kg 的猪肺磷脂注射液 Poractant alfa（Curosurf，固尔苏）优于 100 mg/kg 的 Poractant alfa 及 Beractant（Survanta）。如果有证据提示 RDS 在进展，如持续不能离氧及持续需要机械通气，应使用第 2 剂甚至第 3 剂 PS。考虑 INSURE 技术（气管插管-使用 PS-拔管使用 CPAP）。较成熟的患儿接受 PS 治疗后经常能够迅速拔除气管插管改为 CPAP 或经鼻间歇正压通气（nasal intermittent positive pressure ventilation，NIPPV），但需根据临床情况判断患儿是否适用于此项处理。

2. 稳定后的氧疗　接受氧疗的早产儿，目标血氧饱和度为 90% ~95%。给予 PS 后应快速降低 $Fi0_2$，避免形成血氧高峰。避免血氧饱和度的过度波动。

3. 无创呼吸支持　存在 RDS 高危因素的早产儿，如胎龄 <30 周不需要机械通气者，出生后均应使用 CPAP，直至进一步评估其临床状态。提供 CPAP 的系统并不是很重要，但接触面应是短双鼻孔鼻塞或面罩，并提供至少 $6cmH_2O$ 的起始压力。CPAP 和治疗性使用 PS 是 RDS 患儿的优化管理。

4. 机械通气策略　机械通气用于其他呼吸支持均失败的患儿，但应尽量缩短机械通气时间以减少肺损伤。应使用目标潮气量通气，因其可缩短机械通气的时间，并可减少支气管肺发育不良的发生。

5. 支持治疗　保证液体和营养供给。绝大多数置于恒定湿度保温箱的患儿生后均应给予 70 ~80 ml/(kg · d) 的静脉补液，但是一些极不成熟的早产儿可能需要更大的量。生后第 1 天即应开始微量肠道内喂养及肠道外营养以避免生长受限，并在可耐受的情况下快速增加至氨基酸 3.5g/(kg · d) 和脂肪乳剂 3.0 g/(kg · d)。

【护理】

1. 护理评估

（1）注意观察患儿生命体征的变化，每小时记录一次心率、呼吸、血氧饱和度变化，4 小时记录一次体温、血压的变化，血流动力学不稳定者，增加监测频次，必要时可以给予动脉血压监测。

（2）了解患儿母亲的早产原因，胎龄及分娩史，了解 Apgar 评分及有无胎儿窘迫、胎盘早剥、围生期窒息等病史。

（3）评估患儿意识状态，面色、皮肤有无苍白、发绀或青紫。

（4）评估心率、呼吸、血氧饱和度，肌张力，观察有无前囟张力增高、惊厥、有无呼吸困难、呼气性呻吟、吸气性三凹征现象，检查原始反射是否存在。

2. 护理措施

（1）一般护理

1）保暖：置患儿于暖箱内，维持中性环境温度，体温维持在36.5～37.5℃，相对湿度在60%～80%，以减少非显性失水，减少耗氧量。

2）协助完成各项检查，如血气分析检查、胸部X线检查。

3）保证营养及水分的供应：准确记录24小时出入量，维持营养、体液及电解质平衡。出生后第1天开始微量肠内喂养，出生后第1天开始肠外营养以避免生长受限，输注时严密观察，避免药液外渗。

（2）专科护理

1）保持呼吸道通畅：体位正确，保持鼻吸气位，维持有效呼吸，及时清理呼吸道分泌物，呼吸机患儿每6小时给予生理盐水涂口腔，保持口腔清洁。观察或记录患儿呼吸频率、节律、呼吸做功情况，监测生命体征及血氧饱和度，并随时进行评估。

2）供氧：初始复苏时应使用空氧混合仪进行混合给氧，早产儿控制吸入氧浓度在30%～40%。对存在自主呼吸的早产儿，生后立刻开始持续正压通气（CPAP），压力至少设定在5～6cmH_2O。接受氧疗的早产儿，目标血氧饱和度在90%～95%，且生后应避免血氧饱和度的过度波动。

3）用药护理：遵医嘱通过气管插管快速滴入肺表面活性物质（PS），PS降低肺泡表面张力，保持功能残气量，防止呼气末肺泡萎陷。目前用于新生儿RDS的肺表面活性物质有多种剂型，包括人工合成的（无蛋白）和天然的（来自动物肺组织）产品。临床使用的PS主要为猪肺磷脂（固尔苏，液态，首剂200mg/kg）和牛肺磷脂（珂立苏，固态，首剂100mg/kg）2种剂型。

给药流程的具体流程如下：

①用物准备：猪肺磷脂注射液（固尔苏）/注射用牛肺表面活性剂（珂立苏），肺表面活性物质给药管（根据气管插管型号用无菌剪刀留取适当长度的肺表面活性物质给药管，长度一般比气管插管长度长0.5～1.0cm），5ml注射器3支，灭菌注射用水，一次性换药盘。

②取药：猪肺磷脂注射液（固尔苏）（直接抽吸即刻使用）/注射用牛肺表面活性剂（珂立苏）（先复温再用1～2ml灭菌注射用水溶解后经震荡仪震荡均匀方可使用），取第一支5ml注射器抽吸一定量（遵医嘱）肺表面活性物质并再抽吸2ml气体，连接肺表面活性物质给药管。第2支5ml注射器抽吸剩余量肺表面活性物质，再抽吸2ml气体。灭菌注射用水0.5ml注入药瓶内稀释残留药液，吸入到第3支5ml注射器内，再抽吸2ml气体。完毕后均置于一次性换药盘中备用。

③给药：配合医师气管插管后清理呼吸道分泌物；置患儿于左侧卧位；戴无菌手套，取弯盘内第一支5ml注射器，护士一手拿注射器，一手将连接管送入气管内，迅速将药物注入气管内，医师立即给予正压通气使药物均匀注入肺内；待药液均匀吸收，为患儿取右侧卧位，护士将给药管连接第2支5ml注射器，按上述方法右侧给药；为患儿取仰卧位，护士将给药管连接第3支5ml注射器，按上述方法仰卧位给药。

④注意事项：操作过程中注意保暖；严格执行无菌操作原则；密切观察患儿心率、呼吸及血氧饱和度的变化；给药后6小时内尽量避免气道内吸引；较成熟的患儿一般可以采用INSURE技术。INSURE技术可以减少机械通气，降低支气管肺发育不良（BPD）发生率。虽然会增加肺表面活性物质的使用，但越早使用INSURE技术，越能避免机械通气。

4）继续无创或有创呼吸机支持治疗，准确记录呼吸机参数（见机械通气部分）。如果机械通气患儿在肺表面活性物质治疗后出现病情恶化，或平均气道压力增加后患儿出现吸入氧浓度增加，都应考虑肺过度充气。低碳酸血症易导致支气管肺发育不良（BPD）和脑室周围白质软化，应避免发生。

5）保证胃肠减压通畅，防止胃内胀气。

6）预防感染：保持室内空气清新，严格执行手卫生制度及消毒隔离制度。可以使用抗生素治疗RDS患儿直至排除败血症，但应尽可能使用窄谱抗生素并缩短疗程。常用方案包括青霉素或氨苄西林联合一种氨基糖苷类（但国内新生儿禁用）。一旦排除败血症应立刻停用抗生素。

7）心理护理：对家属给予一定的安慰，缓解家属焦虑及紧张情绪，使其配合治疗，促进患儿康复。

【健康教育】

1. 安排出院前的温馨病房陪住，帮助患儿家属做好回家前的过渡工作。以“NICU住院宝宝出院指导”为基础，指导患儿家属对孩子进行生活护理，如喂养指导、新生儿洗澡、脐部护理、体温监测以及感染的预防，并告知患儿家属特殊情况的处理，如新生儿溢奶的处理、体温升高的处理等。

2. 指导家属在家庭中观察患儿的缺氧征象，如面色、口唇及口周发绀等。

3. 指导患儿家属喂奶的注意事项；帮助家属矫正奶瓶的刻度；指导家属需要母乳强化时正确加入母乳强化剂；喂奶时奶液应充满整个奶嘴，防止吸入空气。喂奶后多抱一会儿并轻拍背部，头部和上身抬高30°。吸吮过程中如出现鼻翼扇动、口唇发绀，应将奶嘴立即拔出，让患儿稍事休息，给予吸氧或提高吸氧流量。

4. 为患儿家属讲解家庭氧疗首先帮助家属矫正氧饱和度监测仪，指导家属观测患儿血氧饱和度在90%、80%及70%时患儿的面色、鼻翼及口周、嘴唇、甲床等部位颜色的差别。指导家属使用家庭氧气装置（家用制氧机或氧气瓶）以及用氧安全，并选择合适的用氧方式（鼻旁、鼻导管），通过降低氧流量、间断吸氧等方式逐步离氧。告知家属更换氧气的途径。

5. 出院前通知家属出院时间，使家属做好人员、车辆及氧气准备。讲解如何办理出院手续，并准备好患儿衣服包被、协助固定好吸氧管等用物。

6. 为患儿准备好出院带药，向家属讲解口服药的作用、用法，指导服用方式、药物的保存方法、购买途径，必要时进行标注，帮助家属建立口服药服用时间表。

7. 责任护士要做好详细的出院指导，包括复诊日期、时间，复诊所需用品，复诊时氧气准备充足，当日复诊为避免等候时间过长、氧气补充等可寻求随诊护士的帮助等。

8. 帮助家属做好出院后计划，应积极随访，监测早产儿持续营养支持以改善其生长、发育及营养状况。

（李春华　王　伟）

第四节　新生儿肺气漏

新生儿肺气漏是指肺泡内空气外逸形成的综合征。包括间质性肺气肿（pulmonary interstitial emphysema，PIE）、纵隔气肿（pneumomediastinum）、心包积气（pneumopericardium）、皮下气肿（subcutaneous emphysema）、气腹（pneumoperitoneum）、血管内积气（intravascular air）和气胸（pneumothorax），所有上述气漏的发生均源于间质性肺气肿。气漏的发病率为1%～2%，近年来因正压呼吸机广泛使用，发病率明显提高大5%～20%，应用CPAP者为40%。在呼吸窘迫综合征患儿为27%，且有半数以上的气漏表现为气胸。本节主要介绍新生儿气胸的护理。

新生儿气胸是指任何原因引起的肺泡过度充气，肺泡腔压力增高或肺泡腔与间质间产生压力阶差及邻近组织压迫，导致肺泡壁破裂而产生。气胸是新生儿急危重症之一，发病急，进展快，常表现为突发的呼吸困难，面色发绀，若处理不及时可危及生命。

【病因及发病机制】

1. 病因

（1）肺实质性疾病：如RDS或者胎粪吸入综合征等引起不均匀的肺泡通气以及如血液、羊水或胎粪吸入引起的气道部分阻塞是气胸的基本病因。在上述肺原发疾病的存在下，正压通气增加了气胸的危险性。

（2）多种原因所致的经肺压异常增高：如第一次呼吸时的胸腔负压可达到100cmH_2O；肺萎缩时的不均一通气、PS缺乏、肺出血和胎儿期的肺液体残留等造成肺泡过度扩张破裂；在肺顺应性降低的情况下，为获得正常的氧合和通气使用较高的气道压力；RDS患儿在应用PS后肺顺应性增加而未及时降低呼吸机参数；机械通气时由于自主呼吸与人工呼吸机不同步，患儿在呼气时对抗呼吸机，使气道压力明显增高；常频正压通气时吸气峰压过高、吸气时间过长等。

（3）直接的机械损伤：如喉镜、气管插管、吸引管、胃管放置不当等损伤气道表层等均可导致气胸。

2. 发病机制 气漏综合征的病理生理特点是肺泡通气不均匀和气体滞留。肺内气体积聚，易产生非常高的经肺压使肺泡破裂。在新生儿期，由于肺泡间缺少侧孔使通气与非通气肺泡间的气体难以均匀分布，更进一步增加了气胸的机会。气体从破裂的肺泡漏出，进入间质，引起PIE。PIE发生后，在经肺压持续增高情况下使气体沿细支气管旁或血管鞘进入纵隔，引起纵隔气肿，从纵隔进一步破入胸膜腔引起张力性气胸。

【临床表现】

气胸发生时，原有的呼吸系统疾病常突然恶化，如突然呼吸加快伴呻吟、面色苍白或发绀。由于肺泡通气量的降低，萎陷侧的肺血流未经氧合，出现肺内右向左分流，使低氧进一步加重。患侧胸廓抬高而使两侧胸廓不对称、呼吸暂停和心动过缓的发作增加、心尖搏动移位、患侧呼吸音降低，心排血量降低；大量积气所致的血压下降、心率下降。部分患儿患侧胸廓隆起或因横膈降低而使腹部饱满。

【辅助检查】

1. 胸部透光试验 常采用光线强度较大的光纤冷光源直接接触胸壁进行探查，在检查时保持室内光线较暗，当存在大量气胸时，整个患侧胸腔透亮，而对侧由于受压而透光范围很小。可在进行胸部X线检查前作出气胸的诊断并进行治疗。

2. X线检查 对诊断有决定性意义。较大张力性气胸时在X线片较易辨认，可表现为后前位患侧肺受压缩，气体积聚部位透亮度增加，横膈下降，膈穹窿消失，纵隔移位。

3. 胸腔穿刺诊断 当张力性气胸引起临床急剧变化时，可胸腔穿刺进行诊断，同时也作为治疗。

【诊断】

1. 根据气胸临床特点如新生儿在自主呼吸、尤其是在机械通气的状态下，突然临床情况恶化；患侧胸廓抬高而使两侧胸廓不对称、呼吸暂停和心动过缓的发作增加、心尖搏动移位、患侧呼吸音降低；大量积气所致的血压降低、心率下降等均应考虑气胸可能。

2. 根据辅助检查包括胸部透光试验、X 线检查及胸腔穿刺。

【治疗要点】

1. 支持治疗　无症状气胸和自主呼吸状态下轻度有症状气胸可临床密切观察而不需要特殊治疗。如无明显的呼吸窘迫和进一步的气体漏出，漏出气体常在 24～48 小时吸收，某些患儿需稍增加吸入氧浓度，以高浓度氧吸入。但在早产儿由于氧中毒和 ROP 的危险，不宜使用。

2. 胸腔穿刺　抽气常用的方法是将 22～24 号静脉注射套管针通过三通接头连接 10～20ml 注射器，在锁骨中线第 2～3 肋间（第 3 肋上缘）进针，在穿刺的同时进行抽吸，当进入胸膜腔后即有气体迅速进入注射器，此时不应继续进针，以免肺组织损伤。如有持续的气体吸出，静脉套管针的外套可以留置、连接“T”接头和静脉延伸管进行持续低负压吸引。

3. 胸腔引流管的放置　在新生儿应用正压通气治疗时出现的气胸，因气体持续漏出引起血流动力学不稳定，常需胸腔引流管的放置进行持续引流。多数患儿需将 Fr10～12 胸腔引流管放入胸腔，最好将置管位于腋前线，然后接 10～20cmH_2O 的低负压吸引装置。成功引流管放置将可见持续的气体排出，临床氧合和循环状态好转。持续负压引流至引流管气泡波动或引流的气泡消失，然后将引流管夹闭，如果无进一步胸腔积气，在 24 小时内可拔除引流管。

4. 机械通气治疗的调整　在机械通气时如发生气胸应尽可能用较小的气道压力，对 RDS 应用 PS 治疗有助于降低气胸的危险性。持续性气胸可用高频振荡通气治疗。

【护理】

1. 护理评估

（1）了解患儿 X 线胸片结果，肺压缩百分比。

（2）评估患儿呼吸、心率、血氧饱和度、呼吸音等。

（3）了解患儿母亲的早产的原因，胎龄及分娩史；了解患儿 Apgar 评分及有无胎儿窘迫等病史，有无 RDS 或者胎粪吸入综合征等肺实质性疾病。

（4）评估患儿意识状态，活动力有无低下，面色、皮肤有无苍白、发绀及末梢循环情况。

2. 护理措施

（1）一般护理

1）保持呼吸道通畅：及时清理口、鼻腔的分泌物，保持新生儿舒适体位，如仰卧位时避免颈部前屈或过度后仰，俯卧时头偏向一侧。

2）保暖：维持中性环境温度，体温维持在36.5～37.5℃，相对湿度在55%～65%，以减少非显性失水，减少耗氧量。

3）预防感染：严格执行消毒隔离制度，保持脐部清洁干燥，每2～4小时翻身一次，动作轻柔，观察全身皮肤情况，保持皮肤清洁。

4）保证营养供给及足够的液体量，使用输液泵，准确输入抗生素，耐心喂养。

5）准确记录24小时出入量。

6）密切观察患儿病情变化，观察患儿生命体征、胸廓起伏情况、面色及血氧饱和度的变化。

（2）专科护理

1）病情观察：新生儿气胸症状轻重不一，轻者可仅表现为呼吸急促，重者可表现为烦躁不安，呼吸困难，面色青紫或苍白，呻吟，血氧饱和度下降，三凹征阳性，患侧胸廓隆起，呼吸运动减弱，呼吸音低，机械通气患儿经上调吸入氧浓度后气促不能缓解，伴有皮下气肿时局部可触及"捻发感"，伴有纵隔气肿或心功能衰竭时可出现心尖对侧移位，心音减弱，肝增大，甚至心率、血压下降。

2）吸氧：遵医嘱给予头罩、面罩或鼻导管吸氧，正确调节吸入氧浓度。以提高动脉血氧含量，加快间质氮气排出，从而促进气肿吸收，但应注意避免氧中毒。定时检查吸氧管，防止扭曲，做好氧气湿化，保证氧气供应。

3）协助医师进行胸腔抽气：常选用18～20G留置针进行穿刺。协助医师摆好体位，在锁骨中线第2～3肋间进针，进针同时进行抽吸。如有持续的气体吸出，静脉套管针的外套可以留置、连接"T"接头和静脉延伸管进行持续低负压吸引。

4）机械通气：气管插管机械通气患儿记录好呼吸机参数变化和血气分析结果。机械通气过程中，应密切监测呼吸频率、潮气量、每分通气量、无效腔与潮气量之比等的变化评估机械通气的效果，尽量以最低的通气压力、最低的吸入氧浓度，维持血气在正常范围。保持呼吸机回路管路通畅，正确设定报警限并及时处理报警信号，必要时使用镇静剂。

5）胸腔闭式引流的护理：胸腔闭式引流术是将一根引流管置于胸膜腔内，连接一个密闭式的引流装置，其目的是引出胸膜腔内的液体、气体，重建胸膜腔内负压，使肺复张，以及平衡胸膜腔内压力，避免纵隔移位，适应于气胸、血胸、脓胸以及各种开胸手术的引流。

①保持管道密闭和无菌：协助医师穿刺成功后将引流管与闭式引流瓶相连接。操作前检查引流装置是否密封，胸壁伤口引流管周围，用油纱布包盖严密。更换引流瓶时，必须先双重夹闭引流管，以防空气进入胸膜腔，严格

执行无菌操作规程，防止感染。

②妥善固定引流管：用记号笔标记引流管外露的位置，观察引流管有无移位松脱。保持引流管长度适宜，勿牵拉，高举平台法二次固定引流管。引流瓶平稳放置在安全隐蔽处，水封瓶液面应低于引流瓶胸腔出口平面60cm。引流瓶不可高于患儿胸腔，以免引流液返流入胸膜腔造成感染。

③保持引流管通畅：每12小时挤捏引流管1次，避免渗血、渗液及纤维血块堵塞。检查引流管是否通畅，水柱是否随呼吸上下波动，如水柱无波动，患儿出现胸闷气促，气管向健侧偏移等肺受压症状，应疑为引流管被堵塞，立即挤捏或使用负压间断抽吸引流管，促使其通畅，并通知医师。

④密切观察引流液的颜色、性质、量，并给予记录，观察胸壁伤口处敷料有无渗血、渗液，伤口处皮肤有无红肿，每小时记录水封瓶内有无气泡溢出。保持调压腔，接持续负压吸引，负压一般为10～20cmH_2O范围，保持调压腔水柱持续波动，且水柱波动在4～6cmH_2O。胸腔闭式引流瓶每周更换。

⑤拔管护理：在患儿呼气相时即可拔管，迅速用凡士林纱布覆盖。拔管后24小时内应密切观察患儿有无呼吸困难，穿刺部位是否有渗血、渗液、皮下气肿等。

⑥脱管处理：若引流管从胸腔滑脱，立即用手捏闭伤口处皮肤，消毒后用凡士林纱布封闭伤口，协助医师做进一步处理。如引流管连接处脱落或引流瓶损坏，立即双钳夹闭胸壁导管，按无菌操作更换整个装置。

6）呼吸道管理：痰液较少的患儿主张尽可能减少吸痰频率与次数。但机械通气患儿由于气管插管的刺激或继发感染，气道分泌物较多，应定时变换患儿体位、翻身、拍背和吸痰。采用不脱机吸痰的方式，给予浅部吸痰（可测深度吸痰），应用封闭式吸痰管进行气道吸引，通常要两人配合，充分吸净气道分泌物，吸痰时严格执行无菌操作技术，减少呼吸道继发感染。

7）心理护理：安慰患儿家属，缓解家属焦虑及紧张情绪，使其配合治疗，促进患儿康复。

【健康教育】

1. 指导患儿家属如何观察病情变化，告知家属注意观察患儿精神反应，有无烦躁不安、易激惹等症状出现；口唇、面色有无发绀，有无心率增快、气促、呼吸困难等症状；观察患儿吃奶情况，有无吸吮力减弱，呕吐，腹泻等；若发生病情变化应及时就诊。

2. 注意保持患儿穿刺处伤口清洁干燥、观察有无红肿及分泌物，避免伤口感染。

3. 出院前气胸均已治愈，通知家属出院时间、讲解如何办理出院手续，并嘱咐家属准备好患儿衣服、包被等用物。

4. 责任护士准备好出院带药，耐心地为家属讲解药物的作用、用法，指导服用方式、药物的保存方法、购买途径，必要时进行标注，帮助家属建立口服药服用时间表。

5. 以“NICU 住院宝宝出院指导”为基础，指导患儿家属对孩子进行生活护理，如喂养指导、新生儿洗澡、脐部护理、体温监测以及感染的预防，并告知患儿家属特殊情况的处理，如新生儿溢奶的处理、体温升高的处理等。

6. 告知患儿家属复诊日期、时间，复诊时所需用品。

7. 给家属发放出院患儿手册。

（李春华　王 伟）

第五节　支气管肺发育不良

支气管肺发育不良（bronchopulmonary dysplasia，BPD）又称新生儿慢性肺病（chronic lung disease，CLD），是早产儿呼吸系统常见疾病。BPD 是新生儿慢性肺疾病的一种常见形式，具有独特的临床、影像学及组织学特征。目前的有关研究中，认为氧气毒性、机械损伤（压力损伤）、容量损伤以及出生前后的感染对未成熟肺最可能造成影响。

【病因及发病机制】

1. 病因　BPD 由多种因素引起，其本质是在遗传易感性的基础上。由于早产儿肺发育不成熟，肺泡表面活性物质少，易发生呼吸窘迫综合征，使用呼吸机后因高气道压力、高容量、高浓度氧以及感染或炎症等各种不利因素对发育不成熟的肺导致的损伤，以及损伤后肺组织异常修复。其中肺发育不成熟、急性肺损伤、损伤后异常修复是引起 BPD 的三个关键环节。

2. 发病机制

（1）个体和基因：易感性临床上已发现，家族中有哮喘或反应性气道疾病史者 BPD 发病率增加。

（2）肺发育不成熟：BPD 是不成熟的肺对各种致病因素所致急性肺损伤的反应。

（3）氧中毒：早产儿对氧化应激易感，即使吸入低浓度氧也可引起严重氧化应激反应，产生肺损伤。

（4）气压伤或容量伤机械通气时：高气道压或高潮气量可造成激活炎症反应；肺极度不成熟，表面活性物质减少，总的肺泡数量减少，因此增加正压通气的压力会传导到远端终末细支气管，部分表面张力高的细胞塌陷，部分顺应性好的细胞过度通气最终可以出现终末细支气管、肺泡管破裂，气体漏入肺间质造成组织损伤。感染和炎症反应是 BPD 发病中的关键环节。宫内感染（如 TORCH 感染）可导致胎肺发育受阻以及触发早产。

（5）营养：早产新生儿不适当的营养供应会加重其他原因造成的肺损伤；过量的水分供应容易导致动脉导管开放、肺水肿。

（6）其他：出生后功能性动脉导管未闭，引起肺血流和肺液增加，使肺功能减低和气体交换减少；败血症及胃食道反流等因素均增加了 BPD 易感性。

【临床表现】

1. 主要见于早产儿，尤其是胎龄 <28 周，出生体重 <1000g 者。胎龄愈小、体重愈轻，发病率愈高。

2. BPD 分期四期　第Ⅰ期以原发病为主要症状，如呼吸加快，缺氧导致低氧血症及高碳酸血症。第Ⅱ期为再生期，临床症状无好转，需氧量明显增加，常有三凹征和发绀。第Ⅲ期为 BPD 早期，可不用呼吸机，严重病例仍需呼吸机。第Ⅳ为慢性 BPD 期，患儿表现为慢性肺功能不全，不得不依赖呼吸机生存，生长缓慢或停滞，呼吸急促伴三凹征，肺部时常听到啰音或哮鸣音，病程短者可于数周内死亡，病程迁延者可达数月到数年，虽有可能逐渐恢复，但多死于继发性肺部感染、心功能不全、肺动脉高压及肺心病。幸存者常有肺功能障碍。

【辅助检查】

1. 动脉血气　低氧血症、高碳酸血症，严重者 pH 值常低于正常。

2. 肺功能　由于气道阻力增加和气流受限，引起支气管高反应性，呼吸功增加、肺顺应性减低，残气量增加，而功能残气量减少。

3. 电解质　慢性 CO_2 潴留、利尿药的应用可引起低钠血症、低钙血症和低钾血症。

4. 肺部 X 线检查　可表现为肺过度充气和肺纹理轮廓模糊，偶见小泡状影；轻型病变 X 线常无明显改变，或仅见磨玻璃状改变。根据 BPD 的病理过程将 X 线表现分为 4 期，即Ⅰ期：两肺呈磨玻璃状改变；广泛颗粒影，非密度增加，支气管充气征明显。Ⅱ期：两肺完全不透明，两肺野密度普遍增加，心缘模糊。Ⅲ期：X 线胸片示肺野有小圆形蜂窝透明区，肺野密度不规则，似梅花样。Ⅳ期：X 线胸片示整个肺野有大小不一的圆形透亮区，两肺过度扩张伴条索状肺不张。

【诊断标准】

目前尚无统一标准，以下标准供参考：

1. 患儿氧依赖持续至出生后 28 天以上。

2. 如胎龄 <32 周，PMA36 周或出院时未用氧为轻度；需用氧，FiO_2 < 0.3 为中度；需用氧，FiO_2 >0.3（或）CPAP 或需机械通气为重度。

3. 如胎龄≥32 周，出生后 56 天或出院时未用氧为轻度；需用氧，FiO_2 < 0.3 为中度；需用氧，FiO_2 >0.3（或）CPAP 或需机械通气为重度。

【治疗要点】

1. 保证热量供应　由于慢性缺氧、呼吸功增加、糖和脂质代谢紊乱所致能量消耗增多以及摄入减少，故应提供充足的能量和蛋白质。能量为 140 ~ 160kal/(kg · d)，进食不足者加用肠道外营养。

2. 肾上腺皮质激素治疗　皮质激素具有抗炎，减轻肺水肿，扩张支气管，激活 β-肾上腺素受体，促进肺表面活性物质合成，促进动脉导管关闭的作用。一般出生 1 ~ 2 周后仍依赖呼吸机的患儿可考虑使用低剂量地塞米松。使用地塞米松可以缩短呼吸机使用时间和对氧的依赖时间，但不能降低 BPD 发病率，但不良反应较多，不能常规使用激素治疗或预防。对于 BPD 治疗长期效果而言，使用皮质激素明显对神经系统发育造成损害。

3. 利尿剂　呋塞米、噻嗪类利尿剂，减轻体内水分过度负荷。每天或隔天使用呋塞米直至能够停氧。呋塞米可以减轻器官周围间质水肿、改善肺顺应性、降低肺血管阻力、改善肺功能，有助于早日撤机和停用氧气。治疗综合目前证据，对 CLD 患儿采用利尿剂治疗仍缺乏明确的治疗剂量及临床疗效的肯定。但对短期减轻肺水肿、改善肺顺应性和症状有利。长期使用呋塞米的不良反应包括低钠血症、低钾血症、低钙血症、高钙尿症、胆石症、肾结石、肾钙质沉着症、耳毒性，及时准确地供应营养可以减少使用呋塞米的不良反应。

4. 支气管扩张剂　吸入支气管扩张剂（包括 β_2 受体激动剂和抗组胺药物）可短期改善肺功能，但其作用时间短，且可引起心动过速、高血压、甚至心律紊乱等不良反应。但能否预防病情加重或改善远期预后尚不清楚。建议仅在有可逆性气道梗阻症状或病情加重情况下考虑使用。

5. 限制液体量　BPD 的发生与液体量过多、肺水肿有关，应限制液体入量，一般每天 100 ~ 120ml/kg。

6. 抗感染　BPD 患儿常见并发肺部感染，而感染可促使 BPD 的发生和发展，抗感染治疗非常重要，根据痰培养药敏结果合理选用抗生素。

【护理】

1. 护理评估

（1）了解患儿母亲的早产的原因，胎龄及分娩史，了解 Apgar 评分及有无胎儿窘迫等病史。

（2）注意观察患儿的生命体征变化，2 小时记录一次。

（3）评估患儿呼吸节律、频率、呼吸功，有无呼吸困难出现。

（4）监测患儿的血氧饱和度，评估患儿对氧气或呼吸机依赖程度。

2. 护理措施

（1）一般护理

1）体位护理：①早产儿颈部柔软易屈曲压迫腭下组织导致上呼吸道梗阻和呼吸暂停。因此，给予头高足低位，仰卧时予棉质软垫垫高肩部1～2cm，使颈部轻度伸展，呼吸道处于通畅体位。②在病情和治疗操作允许情况下，给予俯卧位，俯卧位可改善早产儿肺通气/血流比例，有利于肺通气和氧和，减少呼吸暂停的发生。俯卧位时将早产儿的头转向一侧，密切观察，防止窒息。

2）保暖：①由于早产儿体温中枢调节功能不健全，对周围环境温度的适应能力差，均裸体置入温暖箱内采取伺服式肤温控制模式，肤温探头应避开棕色脂肪产热部位，例如肩胛下及胸骨柄，建议应将肤温探头置于右下腹。鸟巢式护理，患儿保持在中性温度。②密切监测患儿体温变化，注意保暖。③早产儿出生后即应给予保暖，根据不同出生体重和胎龄设定早产儿暖箱温度，各种操作尽量在暖箱中进行。

3）预防感染：感染与BPD的发生关系密切，感染时产生炎性介质，引起炎性细胞在肺内聚集，活化的中性粒细胞和巨噬细胞释放大量氧自由基，造成肺损伤。做到精心的护理尤为重要。①护理操作集中化，注意接触患儿前后应严格手卫生，避免交叉感染；患儿皮肤护理常规每天脐部护理2次，用75%乙醇擦拭；口腔护理每日2次，用生理盐水擦拭；有吸痰患儿每次吸痰结束用生理盐水擦拭口腔。②使用中的呼吸机管路应每7天更换一次，如污染时随时更换。患儿使用的物品均应做到一人一用一消毒，凡高频率接触的物体表面（如监护仪按钮、听诊器、注射泵等）均需用75%的乙醇进行擦拭，原则上每日不小于2次；床单位每日用清水及500mg/L含氯消毒剂进行擦拭2次。③使用闭式暖箱时，暖箱内的蒸溜水每日更换，使用中的暖箱每7天应及时更换，换下的暖箱进行终末擦拭消毒，保证患儿有一个清洁舒适的环境。

（2）病情观察

1）根据患儿的病情给予床边多功能监护仪监测心率、呼吸、血压、血氧饱和度等，并设置各报警参数，有异常情况及时报告医师。

2）监测患儿出入量及体重，每日进行测量，准确记录24小时出入量。

3）机械通气的患儿，通过观察患儿胸廓起伏和听诊呼吸音掌握吸痰次数。

（3）专科护理

1）呼吸道的管理：①保持呼吸道通畅，维持有效呼吸：机械通气的患儿，吸痰是防止分泌物堵塞气道的有效措施，但过多吸痰或吸痰手法过重，易致支气管痉挛，加重呼吸暂停和缺氧。动作轻柔，边吸边旋转吸痰管退出，避免停留在一个部位造成黏膜损伤。气管内吸引建议选用吸痰管为封闭式吸痰装置，一般吸痰管的粗细以导管内径2/3为宜，吸痰时先将患儿体位偏向一侧，用手轻柔震荡肺部，然后吸出。可变换体位，重复上述操作，以有利于呼吸道分泌物的彻底清除。②雾化吸入及胸部物理治疗：雾化吸入有利于湿化气道，使分泌物稀释、松动，易于彻底吸净。气道分泌物多及气管插管机械通气者，在病情允许的情况下（新生儿肺出血急性期、新生儿颅内出血应慎重）可予以胸部叩击及吸痰，4~6次/天，叩击前后听呼吸音，检查其效果。胸部叩击可采用物理按摩器（电动牙刷）。这些有促进呼吸道黏稠分泌物稀释和减少黏液滞留、改善呼吸的作用，明显减少了因痰液堵塞造成的呼吸暂停和发绀。④呼吸暂停的防治措施：患儿停止机械通气后，有反复出现呼吸暂停的可能，因此我们护理操作动作轻柔，避免不良刺激诱发异常反射而引起呼吸暂停。体位，颈部弯曲，避免胃食道反流。按医嘱给予咖啡因治疗；除原发性呼吸暂停外，肺炎、肺透明膜病、颅内出血、缺氧缺血性脑病、高胆红素血症、酸中毒、贫血及胃食道反流等也会引起呼吸暂停，所以还要密切观察患儿生命体征的变化及神经系统的症状；如短时间内反复出现呼吸暂停，在积极查找原因的同时，应结合患儿动脉血气分析的结果，给予无创正压通气（nonintrasive positive pressure ventilation，NIPPV）或持续气道正压（continuous positive airway pressure，CPAP）等模式机械通气治疗。

2）氧疗的护理：①对机械通气患儿，吸气峰压、潮气量、氧浓度控制在最低限度，维持组织可耐受的最低 PaO_2（>50~55mmHg）和最高 $PaCO_2$（50~60mmHg）。以减少气压伤或容量伤、氧中毒发生，呼气末正压维持在2~6cmH_2O。②护士做好氧疗的监测，掌握患儿的呼吸机参数，一方面防止低氧血症，一方面避免氧中毒。③根据患儿的病情给予床边多功能监护仪监测心率、呼吸、血压、血氧饱和度等，并设置各报警参数，有异常情况及时报告医师。④一般维持血氧饱和度在90%~95%，以免发生早产儿视网膜病，但在视网膜发育成熟后，校正胎龄36周后，血氧饱和度应维持在>95%，以预防肺动脉高压和肺心病。

3）合理喂养：①肠内营养：对不伴有消化道疾病的早产儿，主张早期喂养；②喂养以母乳最佳，住院期间的早产儿也应坚持采用母乳喂养，对于液量限制及能量需求，可采用母乳高强化喂养。若无母乳应选用专用早产儿配方奶为好；③喂奶后应抱起患儿轻拍背部，排出吸入的空气，或采取俯卧位，既能减少呼吸暂停的发生，又能有效防止胃食道反流及防止反流物的吸入；④咽反射不良、吸吮吞咽功能差、机械通气治疗的患儿，采用鼻饲管喂养，必要时可假饲。⑤肠外营养：肠外营养液的配制应在中心超净台下严格执行无菌操作进行配制，配制及贮存方法应严格遵循指南（见新生儿肠内外营养部分）。应用肠外营养液时，建议使用中心静脉输液途径，以减少高渗性液体外渗对组织产生的损伤，临床多采用 UVC、PICC。

（3）用药护理

1）气管插管机械通气者，在撤离呼吸机前，可根据气管插管时间的长短，遵医嘱在拔管前 30～60 分钟应用（如地塞米松）静脉注射，拔管后可根据患儿痰液情况进行评估，酌情给予雾化吸入及吸氧。

2）雾化吸入：先用支气管扩张剂雾化药吸入，后应用肾上腺糖皮质激素类雾化药吸入治疗。激素具有抗炎作用。对严重病例可适当使用，以气道局部雾化给药为宜，剂量 50μg/次，每天 2 次，疗程 1 周。雾化吸入后用温水毛巾擦净患儿口鼻处皮肤雾化液，以提高用药安全性。不良反应：心动过速、高血压，甚至心律紊乱、轻度喉部刺激，咳嗽、声嘶、速发或迟发的过敏反应，包括皮疹、接触性皮炎、支气管痉挛等不良反应。

3. 出院指导

（1）安排患儿出院前入住家庭化陪住病房，帮助患儿家属做好回家前的过渡工作，指导家属在家庭中如何观察患儿的缺氧征象，如何进行家庭氧疗及注意事项。指导家属如何在患儿喂养的过程中帮助患儿达到吸吮与吞咽的协调。

（2）指导患儿家属喂奶的注意事项；指导家属需要母乳强化时正确加入母乳强化剂；喂奶时奶液应充满整个奶嘴，防止吸入空气。喂奶后轻拍背部，头部和上身抬高 30°。

（3）为患儿家属讲解家庭氧疗：帮助家属矫正血氧饱和度监测仪，指导家属观测患儿血氧饱和度在 90%、80% 及 70% 时患儿的面色、鼻翼及口周、嘴唇、甲床等部位颜色的差别。指导家属使用家庭氧气装置以及用氧安全，并选择合适的用氧方式（鼻旁、鼻导管），吸氧器具如湿化瓶、吸氧导管应定期清洗、消毒和更换，预防交叉感染。氧疗区应禁烟、禁火。告知家属避免患儿长时间高浓度的氧疗，以免发生氧中毒等表现，如呼吸增快、恶心、呕吐、烦躁、断续的干咳。指导家属根据患儿呼吸及氧和情况逐步下调吸入氧浓度直至离氧。

（4）出院前通知家属出院时间、讲解如何办理出院手续，并准备好患儿衣服、包被等用物。

（5）为患儿准备好出院带药，向家属讲解口服药的作用、用法，指导服用方式、药物的保存方法、购买途径，必要时进行标注，帮助家属建立口服药服用时间表。

(6) 对于每一名出院患儿的家属责任护士要做好详细的出院指导，包括复诊日期、时间，复诊所需用品等。

(7) 帮助家属做好出院后计划，应积极随访，监测早产儿持续营养支持以改善其生长、发育及营养状况。

(姜 然)

第六节 早产儿动脉导管未闭

动脉导管是胎儿时期肺动脉和主动脉间的正常通道，是胎儿循环的重要途径。出生后，随着呼吸的开始，肺循环压力降低，血氧分压提高，动脉导管于生后数小时至数天在功能上关闭；生后3个月左右解剖上亦完全关闭。若持续开放并出现左向右分流者即为动脉导管未闭（patent ductusarteriosus，PDA）。

胎龄小、出生体重低、宫内窘迫、出生窒息、新生儿呼吸窘迫综合征、败血症、生后3天内摄入液量过多是PDA的高危因素。

【病因及发病机制】

1. 动脉导管（ductusarteriosus，DA）的生理性调节机制 在宫内，低动脉氧分压、前列腺素、一氧化氮（NO）是维持DA开放的主要因素，其中前列腺素 E_2 起最关键的作用。体循环和DA局部产生的高浓度水平前列腺素通过作用于DA壁的特殊受体发挥扩张作用。出生后，由于与胎盘离断、肺血流量增加、位于DA局部的前列腺素 E_2 受体减少，导致前列腺素 E_2 介导的DA舒张作用减弱；同时由于血氧分压升高，促发氧诱导的DA收缩效应，共同促进DA功能性关闭。DA收缩致使管壁无血管区局部缺血缺氧，触发细胞凋亡，诱导生长因子如血管内皮生长因子及转化生长因子的生成，刺激内膜增生，完成重塑和解剖关闭。

2. 早产儿DA自发性关闭失败的病理机制 早产儿由于DA发育不成熟，其滋养血管仅在外膜，故DA的营养主要由管腔内血流提供，对滋养血管的依赖较小；不成熟DA管壁相对较薄，管腔较大，管壁无血管区较窄，又因DA平滑肌细胞及内膜垫发育不良，生后氧介导的平滑肌收缩无力，DA管壁营养不能阻断，故不能形成足够的“缺血缺氧区”，从而DA重塑和解剖关闭失败。同时早产儿DA对氧的敏感性降低和对前列腺素 E_2 等血管舒张因子敏感性增加，也导致DA持续开放。

【临床表现】

1. 临床症状取决于动脉导管的粗细和肺动脉压力的大小。导管口径较细者，分流量小及肺动脉压力正常，临床可无症状，仅在体检时发现心脏杂音。导管粗大者分流量大，影响生长发育，患儿活动后气急、呛咳、疲劳、多汗、体重不增，易发生反复呼吸道感染及充血性心力衰竭。如合并重度肺动脉高压，即出现青紫。偶因扩大的肺动脉压迫喉返神经而引起声音嘶哑。

2. 早产儿机体各种调节机制尚不完善，对脉压增宽、舒张期体循环血供减少（周围脏器的灌注压下降）的耐受较差，即使分流量不太大，也可导致早产儿坏死性小肠结肠炎（NEC）、肾功能减低、心肌尤其心内膜下的心肌供血不足及颅内出血。早产儿 NEC 病死率较高，早期关闭动脉导管可降低病死率，所以凡早产儿有腹胀、粪便或胃残留物中有血、肠鸣音减弱尤其有肠壁积气者应考虑尽早关闭动脉导管。

【辅助检查】

1. 心电图　分流量大者出现左心室舒张期负荷过重图形，即左胸前导联见高的 R 波和深的 Q 波，T 波高耸直立，ST 段可有抬高。若合并肺动脉高压则出现左、右心室合并肥大。

2. 胸部 X 线检查　导管粗、分流量大者心脏增大，以左心室增大为主，也可有左心房增大，主动脉结扩大，肺门血管阴影增大、搏动强烈，有“肺门舞蹈”，肺野充血。当并发肺动脉高压时右心室也增大，肺动脉段可突出。

3. 超声心动图　显示左心房和左心室内径增宽，主动脉内径增宽。二维超声心动图可直接显示肺动脉与降主动脉之间有导管的存在，并显示导管的管径和长度。多普勒彩色血流显像可直接见到分流的方向和大小。叠加多普勒彩色血流显像时可在动脉导管和肺动脉主干内探及收缩期和舒张期连续性高速湍流，以此可确定诊断。连续波式多普勒超声心动图结合血压可估算肺动脉压力。彩色血流显像可显示连续性血流讯号从降主动脉通过动脉导管注入肺动脉，并沿肺动脉外侧壁向肺动脉根部方向流动。

4. 心导管检查和造影　单纯动脉导管未闭一般不需要做心导管检查。怀疑合并其他心血管畸形者如主动脉缩窄或主动脉弓离断等，而超声心动图未能明确诊断者，才需考虑做心导管检查。

【诊断】

左心房、左心室、主动脉内径增宽，肺动脉扩张。二维超声心动图可直接显示肺动脉分叉近左侧分支处有动脉导管与降主动脉相沟通，仔细检测可观察动脉导管的形态、粗细及长短。超声心动图叠加多普勒彩色血流显像时可在动脉导管和肺动脉主干内探及收缩期和舒张期连续性高速湍流，以此可确定诊断。

【治疗要点】

1. 内科治疗

（1）药物治疗：以抑制前列腺素合成，促使导管平滑肌收缩而关闭导管。

1）吲哚美辛：吲哚美辛治疗是一种有效的治疗，尤其在生后的最初几天早期应用，可使大约85%患儿的动脉导管关闭，但在早产儿高达25%的患儿服用吲哚美辛关闭动脉导管后可发生再通，这部分患儿大多需要手术治疗。首剂0.2mg/kg，静脉滴注，第2、3剂0.1~0.2mg/kg，间隔12小时，总剂量不超过0.6mg/kg。

2）布洛芬：静脉制剂布洛芬赖氨酸是关闭PDA的主要药物之一，首剂10mg/kg，第2、3剂5mg/kg，每剂间隔24小时。

吲哚美辛和布洛芬同属非限制性环氧化酶抑制剂，主要通过抑制花生四烯酸经环氧化酶-2催化生成前列腺素途径，从而促进DA关闭。但布洛芬的选择性弱化了对环氧化酶-1的抑制效应，理论上可减少相关不良反应。由于发展中国家缺乏吲哚美辛和布洛芬的静脉制剂，且非静脉用布洛芬制剂关闭DA同样有效，甚至能获得更高的关闭率，而且不增加药物不良反应，对胃食道、肾脏的影响更小，故目前临床主要应用布洛芬口服制剂。

（2）介入性心导管术：近年来介入性治疗已成为动脉导管未闭首选治疗方法，可采用微型弹簧圈或蘑菇伞堵塞动脉导管。

2. 手术治疗　手术结扎或切断缝扎导管即可治愈，宜于1~6岁施行，必要时任何年龄均可手术。手术结扎可以直接关闭DA，一般在第二疗程药物关闭失败或有环氧化酶抑制剂使用禁忌证时选用。有研究证实在第一疗程药物关闭导管失败后继续第二疗程给药比手术结扎更可取；而第二疗程药物关闭失败后，手术结扎DA将比继续给药更可取。有研究发现布洛芬使用超过2个疗程会增加支气管肺发育不良（BPD）和急性肾衰竭的风险，推荐第二疗程药物关闭失败后进行手术结扎。

【护理】

1. 护理评估

（1）评估母亲妊娠史；母亲是否患有代谢性疾病，家族中是否有先天性心脏病患儿。

（2）评估早产的原因、胎龄、出生体重。

（3）评估患儿精神状态、生长发育情况、皮肤黏膜有无发绀及其程度、有无呼吸急促、心率加快、鼻翼煽动，以及肺部啰音、肝增大等心力衰竭的表现。

（4）了解X线、心电图、超声心动图的结果和临床意义。

（5）评估家属是否因患儿患有本病出现焦虑和恐惧。

2. 护理措施

（1）一般护理

1）保证充分睡眠：充分睡眠可使组织耗氧量减少，使心率减慢，心脏负荷变小，心收缩力增强，射血增多，临床表现有所缓解。集中护理，动作轻柔，避免过度刺激引起烦躁和哭闹。

2）环境：室内温度适宜，空气新鲜，环境安静，避免声音、光线的刺激。

3）营养：供给充足的营养，保证能量、蛋白质和维生素的摄入，对喂养困难的患儿要耐心喂养，注意喂养过程中有无呛咳和呼吸困难出现。早产儿首选纯母乳喂养，没有母乳的患儿选用合适的早产儿配方奶。

4）密切观察病情变化，注意体温、呼吸、心率、血压的变化，如发现异常及时通知医师。

5）静脉输液时严格控制输液速度，防止发生心力衰竭及肺水肿。

6）准确记录24小时出入量。

7）运用“发展性照顾”模式，促进患儿身心健康发展，给予“鸟巢”护理，来模拟子宫环境，暖箱罩遮盖暖箱，减少光线、噪音的刺激。

（2）专科护理

1）保持呼吸道通畅，抬高床头30°～45°，及时清理口鼻腔的分泌物，防止呕吐引起的窒息。严重肺水肿、痰液黏稠时给予雾化协助痰液排出，记录痰量、颜色、性质。

2）监测生命体征变化，呼吸频率增快，青紫明显或出现三凹征时，低流量吸氧，监测吸入氧浓度，维持血氧饱和度为90%～95%。烦躁者及时给予安抚，积极查找原因，必要时遵医嘱给予镇静剂。

3）每日监测体重，观察患儿生长及营养情况；水肿者应严格控制液体量，防止发生心衰及肺水肿。

4）预防感染，严格执行消毒隔离制度，合理应用抗生素。①护理操作集中化，注意接触患儿前后应严格手卫生，避免交叉感染；患儿皮肤护理常规每天脐部护理2次，用75%乙醇擦拭；口腔护理每日2次，用生理盐水擦拭；吸痰患儿每次吸痰结束后用生理盐水擦拭口腔。②使用中的呼吸机管路每7天更换一次，如污染时随时更换。患儿使用的物品均做到一人一用一消毒，凡高频率接触的物体表面（如监护仪按钮、听诊器、注射泵等）均需用75%乙醇进行擦拭，每日不少于2次；床单位每日用清水及500mg/L含氯消毒剂进行擦拭两次。③使用闭式暖箱时，暖箱内的蒸溜水每日更换，使用中的暖箱每7天更换一次，换下的暖箱进行终末擦拭消毒，保证患儿有一个清洁舒适的环境。

5）预防相关并发症：PDA左向右分流将引起肺血流增加。DA持续开放可使相关并发症如充血性心力衰竭、喂养不耐受、脑室内出血、支气管肺发育不良/慢性肺疾病、早产儿脑白质损伤、新生儿坏死性小肠结肠炎、肾衰的比例增加。对于“血流动力学显著的动脉导管未闭”（hemodynamically significant PDA，hsPDA)，需要给予积极治疗。

6）用药护理：密切观察药物不良反应。应用吲哚美辛静脉滴注时应注意观察有无一过性少尿［尿量 < 1ml/(kg · h)］、暂时肾功能不全，有无因血小板凝聚降低引起的胃肠道出血。应用口服布洛芬时要注意观察有无腹胀、呕吐、水肿，一过性少尿［尿量 < 1ml/(kg · h)］、过敏性皮疹、哮喘、凝血功能障碍、消化道出血的发生。

7）配合完成心导管检查、介入及手术治疗。术后严密观察生命体征，特别是心率、心律、血压、血氧饱和度的变化。观察穿刺处有无出血肿胀、疼痛，肢端皮肤颜色、温度、足背动脉搏动强弱，注意有无血栓形成。

【健康教育】

1. 出院前通知家属出院时间、讲解如何办理出院手续，并嘱咐家属准备好患儿衣服、包被等用物。

2. 密切观察患儿有无咳嗽、气急、气促、喂养困难的表现。

3. 指导家属坚持定期随访，对患儿生长发育情况进行密切监测。告知患儿家属复诊日期、时间，复诊时所需用品。

4. 以“NICU 住院宝宝出院指导”为基础，指导患儿家属对孩子进行生活护理，如喂养指导、新生儿洗澡、脐部护理、体温监测以及感染的预防，并告知患儿家属特殊情况的处理，如新生儿溢奶的处理、体温升高的处理等。

5. 准备好出院带药，耐心地为家属讲解药物的作用、用法，指导服用方式、药物的保存方法、购买途径，必要时进行标注，帮助家属建立口服药服用时间表。

6. 必要时行外科手术治疗。

（李春华）

第七节　新生儿持续性肺动脉高压

新生儿持续性肺动脉高压（persistent pulmonary hypertension of newborn，PPHN）又称持续胎儿循环（persistent fetal circulation，PFC)，是由于多种病因引起新生儿出生后肺循环压力和阻力正常下降障碍，动脉导管和（或）卵圆孔水平的右向左分流持续存在（即胎儿型循环过渡到正常“成人”型循环发生障碍）所致的一种新生儿持续缺氧和发绀的病理状态。以出生不久即出现严重低氧血症、肺动脉压显著增高、血管反应异常、动脉导管和（或）卵圆孔水平的右向左分流不伴有发绀型先天性心脏病（但可以并存）为特征。

【病因及发病机制】

1. 病因　宫内或出生后缺氧酸中毒相关的因素都可以导致新生儿

PPHN。

1）肺动脉持续收缩：窒息、新生儿呼吸窘迫综合征、败血症、肺炎、产前应用非甾体类消炎药物如吲哚美辛、水杨酸类药物治疗。

2）肺血管床功能性梗阻：继发于红细胞增多症的高黏稠度综合征。

3）肺血管床减少：先天性膈疝、肺发育不良。

4）肺静脉高压：完全性肺静脉异位引流、肺静脉狭窄、心房或二尖瓣水平的梗阻、左心发育不良综合征、左室流出道梗阻、左室心肌病。

5）肺血流增多等。

2. 发病机制　在胎儿期肺循环缓慢，心排血量的10%或更低流经肺血管。出生后随着呼吸运动开始和肺的扩张，肺血管阻力下降，血流增加，迅速转变成肺通气和新生儿肺循环，从而为适应宫外生存而开始肺通气和换气的生理活动，以及为满足机体代谢所必需的肺气体交换功能。潮式呼吸运动及显著提高的肺泡氧分压分别产生降低肺血管阻力及增加肺血流作用，当两者同时存在时，可以产生协同效应，促成这些变化过程。但在一些新生儿，却没有出现这一生理变化，低氧和宫内窘迫导致肺阻力性血管发育异常，从而使原本可能健康的新生儿出现严重的临床持续低氧血症。

【临床表现】

多为足月儿或过期产儿，早产儿亦可发生，常有羊水被胎粪污染的病史。生后除短期内有呼吸困难外，常表现为正常；然后，在生后数小时内出现氧合不稳定、进行性发绀，与肺部疾病的严重程度不相匹配，吸高浓度氧后多数患儿的青紫症状仍不能改善。心脏听诊第二心音亢进，可闻及心脏杂音（三尖瓣反流所致）。如仅存在动脉导管水平的右向左分流，可有导管前后的氧合差异。

【辅助检查】

1. 心导管检查　可直接测量肺动脉压，对PPHN有重要的诊断价值，但它为创伤性检查，故不适合对于危重新生儿的监测。

2. 彩色多普勒超声心动　可证实卵圆孔和（或）动脉导管水平的右向左分流，定量估测肺动脉的压力，同时还可排除各种发绀型先天性心脏病，目前已成为新生儿PPHN最重要的诊断手段，并广泛地应用于PPHN的治疗效果的评估。

3. 胸部X线　约半数患儿胸部X线片示心脏增大。

【诊断】

在适当通气情况下，新生儿早期仍出现严重发绀、低氧血症、X线胸片病变与低氧程度不平行、并除外气胸及先天性心脏病者均应考虑PPHN的可能。可根据临床表现、体检及辅助检查和诊断试验（高氧试验、高氧高通气试验，此2项试验临床应用少；动脉导管开口前及动脉导管开口后的动脉血氧分压差等）作出诊断。超声多普勒检查是最重要的诊断手段。

诊断试验：动脉导管开口前（常取右桡动脉）及动脉导管开口后的动脉（常为左桡动脉、脐动脉或下肢动脉）血氧分压差：当两者差值大于15～20mmHg或两处的经皮血氧饱和度差>10%，又同时能排除先天性心脏病时，提示患儿有PPHN并存在动脉导管水平的右向左分流。

【治疗要点】

PPHN治疗原则为降低肺血管阻力，维持体循环压力，保证组织灌注，纠正右向左分流，改善氧合，减少高氧及通气损伤。

1. 机械通气及肺表面活性物质（PS）治疗　机械通气能使肺泡复张，改善氧合。持续低氧血症合并PPHN，$FiO_2>0.6$，$PaO_2<45mmHg$时，应用气管插管和间歇正压通气，可以考虑保持潮气量和分钟通气量相对稳定下，通过提高吸气峰压和加快通气频率，使得CO_2快速排出。应用高频震荡通气（HFOV）模式辅助通气，注意监测血气，以维持在合适范围，需要避免肺的过度膨胀。

2. 维持体循环压力　使用多巴胺和多巴酚丁胺，以提高血压，抗衡肺动脉压过高，同时改善低氧导致肾血管痉挛，血流下降的状况。

3. 非特异性血管扩张药　磷酸二酯酶抑制剂西地那非是磷酸二酯酶5抑制剂，能选择性降低肺循环压力，对体循环影响小。硫酸镁治疗PPHN的报道不少，但荟萃分析并未显示硫酸镁对治疗PPHN有确切作用。

4. 吸入一氧化氮（NO）降低肺动脉阻力　NO是唯一的特异性肺血管扩张剂，弥散至血管中后与血红蛋白迅速结合，失去活性，不影响体循环，此外NO优先进入通气良好的肺泡，能优化通气血流比。目前临床上未广泛开展此种治疗方法。

【护理】

1. 护理评估

（1）注意观察患儿生命体征的变化，1小时记录一次心率、呼吸、血氧饱和度变化，4小时记录一次体温、血压的变化，机械通气患儿每小时监测血压情况。

（2）了解患儿有无宫内慢性缺氧或围产期窒息史，母亲分娩史，产期用药史，了解Apgar评分及有无胎儿窘迫等病史。

（3）评估患儿意识状态，面色、皮肤有无苍白、发绀或青紫。

（4）评估心率、呼吸、血氧饱和度，肌张力，观察有无前囟张力增高、惊厥、呼吸困难、呻吟、吐沫现象，检查原始反射是否存在。

（5）了解患儿是否存在肺炎或败血症，有无由于细菌或病毒、内毒素等引起的心脏收缩功能抑制、肺微血管血栓、血液黏滞度增高、肺血管痉挛等表现。

（6）了解患儿有无肺部疾病，如呼吸窘迫综合征等，有无肺血管发育不良。

（7）评估患儿有无因围生期窒息、代谢紊乱、宫内动脉导管未闭等引起的心功能不全。

2. 护理措施

（1）一般护理

1）维持室内温、湿度适宜，空气过于干燥可引起呼吸道分泌物干稠，不易排出，气道黏膜纤毛功能受损易导致呼吸道不畅。

2）加强监护，监测生命体征及导管前后血氧饱和度的变化。

3）密切观察病情，如发现呼吸频率增快，青紫明显，呼吸困难加重或出现三凹征时，立即通知医师。

4）供给充足的营养，保证能量和蛋白质的摄入。对喂养困难的患儿，给予鼻饲喂养，避免呛咳和呼吸困难，必要时静脉营养。

5）保持安静，尽量避免和减少对患儿的刺激，各种护理治疗集中完成。

（2）专科护理

1）机械通气的护理，避免过度通气。（见机械通气部分）

2）保持呼吸道通畅，抬高床头30°～45°，严重肺水肿、痰液黏稠时给予雾化协助痰液排出，记录痰量、颜色、性质。

3）密切监测血气的变化，纠正电解质紊乱。

4）预防感染，严格执行新生儿消毒隔离制度。①护理操作集中化，注意接触患儿前后应严格手卫生，避免交叉感染；患儿皮肤护理常规每天脐部护理2次，用75%乙醇擦拭；口腔护理每日2次，用生理盐水擦拭；吸痰患儿每次吸痰结束后用生理盐水擦拭口腔。②使用中的呼吸机管路每7天更换一次，如污染时随时更换。患儿使用的物品均做到一人一用一消毒，凡高频率接触的物体表面（如监护仪按钮、听诊器、注射泵等）均需用75%乙醇进行擦拭，每日不小于2次；床单位每日用清水及500mg/L含氯消毒剂进行擦拭两次。③使用闭式暖箱时，暖箱内的蒸溜水每日更换，使用中的暖箱每7天更换一次，换下的暖箱进行终末擦拭消毒，保证患儿有一个清洁舒适的环境。

5）保持患儿镇静，患儿出现哭闹、烦躁应及时给予安抚，如安抚不能缓解，烦躁加剧可遵医嘱给予镇静剂吗啡治疗，但需注意镇静剂的低血压作用，尽量使用小剂量并尽早停止。

6）肌松剂仅在通气困难且使用镇静剂无效的情况下使用。

7）用药护理：遵医嘱给药，西地那非口服，每次1～2mg/kg，每6小时一次。注意观察患儿有无烦躁哭闹、面色潮红、消化不良、鼻塞等不良反应。密切监测血压情况，避免联合使用西地那非和有机硝酸酯类或提供NO类药物（如硝普钠）。硫酸镁静脉滴注，负荷量200mg/kg，20分钟滴入；维持量20～150mg/(kg·h)。注意观察有无面色潮红、出汗、恶心、呕吐、反应差、呼吸抑制、心律失常、肌张力低下、吸吮力弱等不良反应。密切监测血钙和血压的变化。吗啡，每次0.1～0.3mg/kg或以0.1mg/(kg·h）维持。密切观察有无恶心、呕吐、呼吸抑制，有无血压下降、发绀、尿少、体温下降、皮肤湿冷、肌张力低下、呼吸深度抑制等急性中毒症状。

【健康教育】

1. 给予家属心理支持，使其建立信心，配合医师完成治疗。

2. 指导家属在家庭中观察患儿的缺氧征象，如面色、鼻翼及口唇发绀等，

3. 帮助家属矫正血氧饱和度监测仪，指导家属观测患儿血氧饱和度在90%、80%及70%时患儿的面色、鼻翼及口周、嘴唇、甲床等部位颜色的差别。指导家属使用家庭氧气装置（家用制氧机或氧气瓶）以及用氧安全。

4. 指导患儿家属喂奶的注意事项；帮助家属矫正奶瓶的刻度；指导家属需要母乳强化时正确加入母乳强化剂；喂奶时奶液应充满整个奶嘴，防止吸入空气。喂奶后多抱一会儿并轻拍背部，头部和上身抬高30°。吸吮过程中如出现鼻翼翕动、口唇发绀，应将奶嘴拔出，让患儿稍事休息、必要时给予吸氧。

5. 出院前通知家属出院时间、讲解如何办理出院手续，并嘱咐家属准备好患儿衣服、包被等用物。

6. 责任护士准备好出院带药，耐心地为家属讲解药物的作用、用法，指导服用方式、药物的保存方法、购买途径，必要时进行标注，帮助家属建立口服药服用时间表。如口服西地那非，应将药物用温水溶解后，按医嘱剂量准确抽吸喂入。有无出现消化不良、呕吐、腹泻、面部水肿等不良反应。

7. 以“NICU住院宝宝出院指导”为基础，指导患儿家属对孩子进行生活护理，如喂养指导、新生儿洗澡、脐部护理、体温监测以及感染的预防。

8. 坚持随访，告知患儿家属复诊日期、时间，复诊时所需用品。

（李春华）

第八节 早产儿脑白质损伤

早产儿脑白质损伤（white matter damage，WMD）指24～35周出生的早产未熟儿由血管损伤和炎症反应而致的大脑白质病变，是早产儿最常见的脑

损伤形式，常发生在胎龄小于32周并存活1周以上的极不成熟儿。最严重的结局是脑室周围白质软化（periventricular leukomalacia，PVL），是特定部位白质的坏死，即侧脑室外侧角背侧和外侧的白质，包括前角、体部、视辐射区（三角区和枕角）和听辐射区（颞角），胎龄越低则病情越严重。会造成小儿神经系统后遗症，如脑瘫、视听功能异常、认知障碍等。

【病因及发病机制】

1. 病因

（1）疾病的影响：早产儿脑白质损伤的临床因素主要与可造成脑血流减少的疾病有关，如妊娠高血压疾病、贫血、胎-胎输血、胎盘、脐带异常、宫内窘迫、新生儿循环异常、低氧血症以及难以纠正的低血糖等，均可发生白质供血障碍而致损伤。

（2）感染与白质损伤：感染可导致白质损伤，而且这种损伤是更为广泛、更为严重的，原因是感染介导了白细胞、单核巨噬细胞、补体系细胞因子等参与的涉及多种环节的免疫性炎症反应，使脑白质严重损害。

2. 发病机制

（1）血管发育特点：局部缺血引起的脑组织坏死，与早产儿脑血管的发育特点有直接关系。早产儿出生后的一段时间内，供应白质血液的小动脉在组织解剖结构上并未完全发育成熟。在功能上维持“压力被动性血流”的特点，血管调节能力差，脑血流极易受瞬间全身血流动力学变化的影响，在患有各种严重疾病并接受机械通气等特殊治疗的早产儿，更易出现脑供血障碍。尤其脑室旁白质，处于脑内动脉供血的最末端，缺血性损伤易于此发生。

（2）少突胶质细胞前体对缺血的易感性：发育中的少突胶质细胞前体易感性较强，少突胶质细胞是组成神经纤维轴突上髓鞘的重要成分。发育中的脑有其明显的代谢特点，在神经轴突髓鞘化前期及形成过程中，分化中的胶质细胞前体对能量的需求很高，对谷氨酸、自由基毒性的敏感性也很高，故当缺血发生时，这些有害物质浓度增加，会导致白质不同程度的损害，甚至形成软化灶。

【临床表现】

早产儿脑白质损伤时缺乏特异性的神经系统症状体征，往往同时伴有全身多种严重性疾病，临床表现均为非特异性。新生儿期，单纯依靠临床难以确定脑白质损伤发生的病变。脑组织缺血是各种原因导致PVL的共同病理基础，缺氧缺血和宫内感染是PVL的两大主要致病因素。

【辅助检查】

影像学检查颅脑超声、CT、MRI等影像学手段可直观地发现脑白质损伤的发生、变化过程。颅脑超声因其便于床边操作的优势，可作为危重早产儿脑白质病变早期首选的检查方法。

【诊断】

国际上应用最多的早产儿脑白质损伤诊断方法仍依靠影像学检查。

1. 头颅 CT 早期水肿阶段表现为在脑室周围呈明显双侧对称性低密度区，以侧脑室前角上外侧最为多见，但 CT 对白质病变早期诊断的敏感性和特异性较差，使其在早期诊断中的应用受到影响。

2. MRI 弥散加权磁共振成像技术（diffusion-weighted magnetic resonance imaging，DWMRI）对组织水肿性病变有极高的诊断敏感性。MRI 对弥漫性 PVL 的诊断较有价值，除可发现囊肿外，还可显示脑白质减少、脑室增大、神经胶质增生和髓鞘形成延迟。

3. 颅脑 B 超 对早期脑室旁白质损伤有较好的诊断效果，超声影像特点是病变部位回声增强，且粗糙、不均匀，当发生广泛的白质损伤，超声可见强回声自脑室周围向外辐射性弥散，直至皮质下。轻度的白质损伤 7～10 天内超声影像恢复，重者进一步发展为钙化或软化。超声诊断脑室旁白质软化的最佳时间是脑损伤后 3～4 周。由于超声具有廉价、便捷、动态观察的优点，因此国内将其列为首选。PVL 严重程度分级，见表 13-3。

表 13-3 PVL 严重程度分级

分级	表现
Ⅰ	脑室周围局部回声增强持续或大于 7 天，其后无囊腔出现
Ⅱ	脑室周围回声增强，其后转变为小囊腔
Ⅲ	脑室周围广泛回声增强，其后转变为广泛囊腔形成
Ⅳ	脑室周围广泛回声增强，涉及皮质下白质，其后转变为脑室周围和皮质下白质弥漫性囊腔形成

4. 其他

（1）近年已有学者探讨 EEG 对早产儿脑损伤的诊断价值，当发育中的脑发生白质损伤时，EEG 在急性期表现为背景活动的抑制，可存在发作性痫样放电；在病变后期，可表现为脑电活动成熟延迟，散在尖波。但这种变化并非脑白质损伤的特异性改变。

（2）针对早产儿脑室旁白质损伤是缺血性损伤这一基本发病机制，有学者推荐应用近红外光谱测定技术（near infrared spectroscopy，NIRS），通过实时监测脑组织中氧的变化，及时发现脑血流动力学改变，预测可能发生的脑白质损伤。

【治疗要点】

早产儿脑白质损伤是难以完全避免的，因该病的发生与早产儿自身脑血管发育及局部代谢特点有关，因此重在预防。

1. 早期治疗此时期处于水肿阶段，祛除病因，维持内环境稳定，改善全身循环状况，保证脑的血液供应，对逆转白质的损伤性水肿十分重要。

2. 后期治疗当PVL形成时，病变常难以逆转。对白质损伤的小儿，应纳入随访对象，及时发现智力、运动、视听感官功能发育过程存在的问题，予以个体化的后期治疗。如物理康复、视听功能训练等。

【护理】

1. 护理评估

（1）评估病室环境，确保病室干净整洁，避免不必要的刺激。

（2）注意观察患儿的生命体征，监测体温、呼吸、脉搏、血压等变化，1～4小时记录一次。

（3）注意观察患儿精神反应，是否有四肢肌张力降低、颈部伸肌张力增高，易激惹等症状。

（4）观察患儿进食情况，有无喂养困难。

（5）监测血氧饱和度，需要时及时给予吸氧，及时吸氧可提高患儿血氧浓度，对改善脑细胞缺氧状况十分重要。

2. 护理措施

（1）一般护理

1）保暖，保持安静，尽量集中操作，避免不必要的干扰，避免患儿剧烈哭闹。

2）避免光线与声音对早产儿的刺激，在保证患儿安全的前提下，可在暖箱上覆盖毛巾被以避免光线对早产儿视网膜的刺激同时减小监护仪的报警音量对早产儿的干扰。

3）给予体位喂养。

4）保证患儿液量及热量的供给。

5）病情观察：密切观察患儿生命体征，如有异常及时通知医师；遵医嘱定时监测患儿血糖，避免长时间低血糖的发生；观察患儿神经系统症状及体征，如早期有无抑制、反应淡漠、肌张力低下、双侧肢体活动有无不对称，晚期有无惊厥的表现。对于机械通气患儿，遵医嘱监测血气，及时发现并纠正低碳酸血症的发生。

（2）专科护理

1）用药护理，密切观察药物的不良反应，如营养神经药物（神经节苷脂）的不良反应是皮疹等。在配置神经节苷脂时应选用0.9%氯化钠注射液或5%葡萄糖注射液溶解并稀释。

2）预防感染，严格执行消毒隔离制度与无菌操作原则，预防患儿院内感染的发生。

3）神经系统的早期干预，可给予患儿进行新生儿抚触、听音乐，矫正胎龄至40周时，如患儿病情稳定，有条件者可进行游泳训练。

4）协助完成各项检查，如脑电图检查、CT检查、头颅B超、MRI等。

5）心理护理，给予家属一定的安慰，缓解家属焦虑及紧张情绪，使其配合治疗，促进患儿康复。

【健康教育】

1. 做好出院指导

（1）指导患儿家属接触患儿前后洗手，正确的进行奶瓶、奶具消毒，防止感染的发生。

（2）指导家属合理的喂养患儿，选择合适的喂奶方法及奶量，以满足患儿生长发育的需要。

（3）指导患儿家属如何观察患儿运动功能异常，尤其是下肢运动情况或四肢活动情况。观察患儿认知功能情况，如视力、视野异常，听觉功能异常等。

（4）做好用药指导。如神经节苷脂能够促进中枢神经系统损伤的功能恢复，对损伤后继发性神经退化有保护作用。

（5）指导家属如何训练患儿的视听功能，指导家属进行新生儿抚触。

（6）制定患儿出院后随访计划，强调随访的重要性。

2. 做好门诊随访工作定期监测患儿生长发育指标，及时发现智力、运动、视听感官功能发育过程中存在的问题，予以个体化的后期治疗，包括促进不同月龄小儿智能发育的一系列干预性措施，如物理康复、视听功能训练等。

（李春华）

第九节　新生儿坏死性小肠结肠炎

新生儿坏死性小肠结肠炎（neonatal necrotizing enterocolitis，NEC）是围生期由于多种原因引起的肠黏膜损害，使之缺血、缺氧，导致小肠、结肠发生弥漫性或局部坏死的一种疾病，是新生儿期的一种严重威胁患儿生命的疾病。主要在早产儿或患病的新生儿中发生，临床上以腹胀、呕吐、腹泻、便血为主要症状，严重者发生休克及多系统器官功能衰竭。其特征为黏膜甚至肠深层的坏死，最常发生在回肠远端和结肠近端，小肠很少受累，腹部X线平片部分肠壁囊样积气为特点，本症是新生儿消化系统极为严重的疾病。

【病因及发病机制】

1. 感染及其炎症反应坏死性肠炎与感染有关，病原多为细菌，以产气杆菌、大肠埃希菌、沙门菌、链球菌、金黄色葡萄球菌等为主。有不少研究认为感染和肠壁炎症是 NEC 的最主要病因。临床上也有部分病例在患流行性腹泻时或无任何诱因下发生本病。

2. 缺氧缺血　出生时低 Apgar 评分、脐血管置管、红细胞增多症和主动脉血流减少的患儿 NEC 发病率增加，说明肠壁缺氧缺血和再灌注损伤可能是 NEC 发病的高危因素。机体为保证脑、心等重要器官的供血，体内血液重新分配，致肠道、皮肤、肾脏供血减少。由于肠道缺血，肠道分泌保护性黏液减少而引起肠黏膜损伤，使肠道内细菌侵入而坏死。

3. 喂养不当　90% NEC 患儿于肠道喂养后发病，往往见于一些常见新生儿疾病（如 RDS、PDA）的恢复期或已适应肠道喂养阶段。

4. 其他　早产儿肠道功能不成熟、血供调节能力差、胃酸低、肠蠕动弱，食物易滞留及发酵，致病菌易繁殖，而肠道对各种分子和细菌的通透性高；肠道内 SIgA 低下，也利于细菌侵入肠壁繁殖。呼吸暂停、增加奶量过快和合并感染是早产儿发生 NEC 的三个最危险因素。足月儿发生 NEC 的高危因素有羊膜早破、绒毛膜羊膜炎、妊娠糖尿病、先天性心脏病、孕母产前子痫、围产窒息、呼吸衰竭、换血治疗等。

【临床表现】

多见于早产儿和小于胎龄儿，常有窒息史。于生后 4 ~ 10 天发病，早期出现反应差、精神萎靡、拒食、呕吐、腹胀、腹泻和便血等表现。轻者仅有中度腹胀，可无呕吐，大便 2 ~ 3 次/天，稀薄，颜色深或带血，隐血实验阳性。重症腹胀明显，可见肠型，大便如果酱样或柏油便，或带鲜血有腥臭味。若不积极治疗，病情急剧恶化，患儿面色苍白、四肢发凉、体温不升、代谢性酸中毒、黄疸加深、呼吸不规则、心率减慢。严重者出现休克、DIC、肠穿孔、腹膜炎等。目前临床多采用修正 Bell-NEC 分级标准，见表 13-4。

1. 腹胀和肠鸣音减弱　一般最早出现且持续存在，一般先出现胃潴留，最后全腹膨胀，肠鸣音减弱。

2. 呕吐　呕吐物先为奶液，逐渐可出现咖啡样或带胆汁样物；部分患儿无呕吐，但胃内可抽出含咖啡或胆汁样胃内容物。

3. 腹泻和血便　开始时为水样便，每天 5 ~ 6 次至 10 余次不等，1 ~ 2 天后为血样便，可为鲜血，果酱样或黑便，有些病例可无腹泻和肉眼血便，仅有大便隐血阳性。

4. 全身症状　NEC 患儿常有反应差，精神萎靡，拒食；严重者面色苍白或青灰，四肢厥冷，休克，酸中毒，黄疸加重。早产儿易发生反复呼吸暂停，心律减慢，体温正常或有低热，或体温不升。

表 13-4 新生儿 NEC 修正 Bell-NEC 分级标准

分期		全身症状	胃肠道症状	影像学检查	治疗
ⅠA	疑似 NEC	体温不稳定、呼吸暂停、心动过缓和嗜睡	胃潴留，轻度腹胀，大便潜血阳性	正常或肠管扩张，轻度肠梗阻	绝对禁食，胃肠减压，抗生素治疗 3 天，等候病原培养结果
ⅠB	疑似 NEC	同ⅠA	直肠内鲜血	同ⅠA	同ⅠA
ⅡA	确诊 NEC（轻度）	同ⅠA	同ⅠA 和ⅠB，肠鸣音消失，和（或）腹部触痛	肠管扩张、梗阻、肠壁积气征	同ⅠA，绝对禁食，如 24 ~ 48 小时培养无异常，应用抗生素 7 ~ 10 天
ⅡB	确诊 NEC（中度）	同ⅡA，轻度代谢性酸中毒，轻度血小板减少	同ⅡA，肠鸣音消失，腹部触痛明显和（或）腹壁蜂窝织炎或右下腹部包块	同ⅡA，门静脉积气，和（或）腹水	同ⅡA，绝对禁食，补充血容量，治疗酸中毒，应用抗生素 14 天
ⅢA	NEC 进展（重度，肠壁完整）	同ⅡB，低血压，心动过缓，严重呼吸暂停，混合性酸中毒，DIC，中性粒细胞减少，无尿	同ⅡB，弥漫性腹膜炎、腹胀和触痛明显，腹壁红肿	同ⅡB，腹水	同ⅡB，补液 200ml/kg，应用血管活性药物，机械通气，腹腔穿刺，保守治疗 24 ~ 48 小时无效，手术
ⅢB	NEC 进展（重度，肠壁穿孔）	同ⅢA，病情突然恶化	同ⅢA，腹胀突然加重	同ⅡB，腹腔积气	同ⅢA，手术

【辅助检查】

1. 血常规　示白细胞异常升高或降低，粒细胞总数、淋巴细胞和血小板减少，而幼稚粒细胞及幼稚粒细胞/粒细胞总数比例升高，C 反应蛋白持续升高，是反映病情严重程度和进展的重要指标。血培养阳性者仅占 1/3。

2. 血气分析和电解质测定　了解电解质紊乱和酸中毒程度，指导液体和静脉营养液的治疗。

3. 粪便检查　外观色深，隐血阳性，镜检下有数量不等的白细胞和红细胞，大便细菌培养以大肠埃希菌、克雷白杆菌和铜绿假单胞菌多见。

4. X线检查　非特异性表现包括肠管扩张、肠壁增厚和腹腔积液。具有确诊意义的表现：肠壁间积气，仅见于85%的患儿。典型表现为肠壁间有条索样积气，呈离散状位于小肠浆膜下部分或沿整个小肠和结肠分布；黏膜下“气泡征”，类似于胎粪潴留于结肠的征象，其特异性不如肠壁间积气有意义；门静脉积气为疾病严重的征象，病死率达70%。表现为自肝门向肝内呈树枝样延伸，特异性改变多于4小时内消失；气腹征，提示肠坏死穿孔。采取左侧卧位摄片，易于发现，在前腹壁与肠区间出现小三角形透光区。

5. B超检查　双脉冲多普勒超声检查腹腔干和肠系膜上动脉，血流速度及其比值可作为NEC的预测指标。

【诊断标准】

下列4项特征具备2项可考虑临床诊断：①腹胀；②血便；③嗜睡、呼吸暂停、肌张力低下；④肠壁积气。若无NEC放射影像学及组织学证据，则视为可疑。

【治疗要点】

1. 禁食、胃肠减压　一旦疑诊为NEC，应先禁食，行胃肠减压。治疗原则是使肠道休息，预防进一步损伤，纠正水、电解质和酸碱平衡紊乱，减少全身炎症反应，绝大多数患儿的病情可以得到控制。症状轻者禁食5～7天，重者禁食10～14天，定时抽取胃液，观察胃液的性质、颜色及量，当腹胀、呕吐消失、肠鸣音恢复、大便隐血实验阴性可试进食。

2. 补液和肠外营养　禁食或进食不足时，应补充液体或肠外营养液。有条件者可输全血、血浆或白蛋白。根据日龄和失水量补充。能量50kcal/(kg·d)渐增至100～120 kcal/(kg·d)。纠正酸中毒，维持电解质正常。保持尿量1～2ml/(kg·h)，记录24小时出入量。

3. 抗生素　根据细菌培养和药敏试验选择。

4. 合并休克、DIC时，给予相应治疗。

5. 内科保守治疗无效或出现有肠穿孔、腹膜炎、明显肠梗阻时，应进行外科手术治疗。

【护理】

1. 护理评估

（1）了解患儿母亲的早产的原因，胎龄及分娩史，了解Apgar评分及有无胎儿窘迫等病史。

（2）评估患儿全身症状、胃肠道症状及腹部体征，呼吸节律、频率，有无呼吸困难出现。

（3）评估胃肠减压引流液的颜色、性质和量；评估大便次数、性质、颜色及量。

（4）评估相关辅助检查结果，指导治疗及护理措施的实施。

（5）评估患儿输注药物的种类、性质及治疗持续时间，选择合适的静脉通路，必要时选择中心静脉置管。

2. 护理措施

（1）一般护理

1）监测体温：根据监测的体温结果给予相应的降温措施或保暖措施。

2）减轻腹胀、腹痛，控制腹泻：①禁食：胃肠减压，观察腹胀消退情况及引流物颜色、质、量。观察有无呕吐，呕吐时应头侧向一侧，及时清除呕吐物，保持皮肤及床单位清洁。记录呕吐物的色、质及量。做好口腔护理。②遵医嘱给予抗生素控制感染。

3）病情观察

①当患儿表现为脉搏细数、血压下降、末梢循环衰竭的中毒性休克时，立即通知医师组织抢救。迅速补充有效循环血量，改善微循环，纠正脱水、电解质紊乱及酸中毒，补充能量及营养。

②仔细观察、记录大便的次数、性质、颜色及量，了解大便变化过程。及时、正确留取大便标本送检。每次便后用温水洗净臀部涂油膏等，减少大便对皮肤的刺激，保持臀部皮肤的完整性。

4）营养支持：禁食期间以静脉维持能量及水电解质平衡。腹胀消失、大便潜血转阴后逐渐恢复饮食。以母乳为佳，逐渐增加浓度及奶量。在调整饮食期间继续观察腹胀及大便情况，发现异常立即通知医师。建立良好的静脉通路，合理安排滴速；准确记录24小时出入量。

（2）专科护理

1）术后机械通气支持期间，监测血气分析，严密观察生命体征的改变。做好呼吸道管理，正确评估及时清理呼吸道分泌物，给予翻身、拍背等物理疗法，保持呼吸道通畅。

2）各种引流管护理：严密观察各管路的通畅性、位置固定有无脱出。注意引流液的颜色、性质及量，防止反流。观察伤口有无红肿，敷料是否干燥。

3）造口并发症和周围皮肤的护理

①观察造口：造口应该是红色、湿润、有光泽的，就像口腔黏膜。同时造口应该是软的、圆的，突出于皮肤表面。造口没有神经节，因此不会有疼痛。

②术后应尽量减少或避免使患儿腹压升高的因素，应保持患儿安静，减

少哭闹，一旦患儿烦躁哭闹，可在安抚的同时用手（戴上手套）轻捂造口，避免腹压升高致肠管外露，必要时通知医师给予镇静剂。若造口出现造口皮炎、出血、皮肤造瘘黏膜分离、脱垂、回缩、狭窄、水电解质紊乱和造口黏膜失用性萎缩等并发症时，及时报告医师。若出现潮红、皮疹、甚至溃疡等异常改变，应及时请皮肤科会诊，遵医嘱选择合适的造口护肤品对症处理。

4）造口清洁与护理

①造口清洁：由于造口没有括约肌的控制，患儿大便没有规律性，大便次数多且不成形，而且含有碱性肠液，造口周围皮肤受到大便及分泌物等的刺激后，易发生湿疹，甚至溃疡样改变。清洁造口时先用生理盐水棉球轻轻拭去粪便及分泌物，因生理盐水对造口黏膜无刺激性，可用温生理盐水棉球清洗造口及周围皮肤，或用温开水清洗造口及其周围皮肤，由内向外擦，再彻底擦干。不需要用碱性肥皂或任何消毒剂，它们会使皮肤干燥，容易损伤，而且影响粘胶的粘贴力。

②造口的近期护理：术后造口基部环绕凡士林纱条，防止造口黏膜干燥，可以覆盖温盐水棉球，再予表面覆盖凡士林纱布，造口开放前每2小时换1次。

③造口袋的使用：新生儿皮下脂肪少，造口袋不易粘贴平整，应选择小儿专用造口袋，更换造口袋时先安抚患儿使其保持安静，如使用安抚奶嘴，必要时根据实际情况遵医嘱使用镇静药物。充分暴露造口部位，为保证质量，需双人操作。方法：a. 用专用卡尺测量造口直径后，用弯剪修剪造口袋开口，使造口边缘与造口袋开口间隙在2mm左右，并在造口袋外边缘每隔1~2cm放射状剪开长约1cm的小缺口，可减少张力；b. 用温生理盐水清洁造口及周围皮肤，用棉球擦干后，将皮肤保护膜喷洒于造口周围皮肤或应用适量造口护肤粉均匀撒在造口周围皮肤上，并用棉球轻拍造口周围皮肤以增加护肤粉的吸收，2分钟后用棉球拭去；c. 把皮肤保护膜喷洒在造口周围的皮肤上，大约30秒在皮肤上形成一层保护膜后细心粘贴小儿专用造口袋；d. 贴上造口袋后，呈放射状按压造口袋2~3分钟，使其与皮肤紧密贴合，夹好夹子；e. 造口袋固定方式为造口袋开口方向与患儿呈水平。

5）排泄物的护理

①造口袋粪便有1/3~1/2满时要进行排放护理。具体方法：可用温清水冲洗或温生理盐水冲洗造口袋即可。需从造口袋下端开口处灌水入袋，然后提起开口来稍晃一晃再将水放掉从而冲洗粪便，避免触及患儿造口黏膜，排尽袋内空气，将袋尾端夹子反折夹闭。

②更换造口袋的次数视粪便的性质而定，一般3天更换。小肠造口易渗漏及时更换。新生儿使用造口袋常出现排泄物渗漏现象，引起造口周围皮肤

潮红、皮疹、破损甚至溃疡等异常情况，渗漏原因可能和粘贴面积小、造口位置及新生儿皮下脂肪少、腹部不平坦、大便稀等有关。若造口袋内气体增加，需将气体从造口袋的开口排出。

6）肠液回输的护理：肠液回输（succus entericus reinfusion，SER）通过收集近端造口排出的肠液，经远端造口回输治疗，患儿水、电解质紊乱得以控制，营养得到维持。是一种简单、经济、有效的营养支持方式。人工恢复肠道连续性，将近端小肠内容物转流至远端小肠，使剩余肠管发挥最大可能的生理功能，避免了远端肠管的失用性萎缩，增加了肠道的吸收面积，减少了肠液丢失，促进营养物质的吸收，维持正常的水、电解质、酸碱平衡，并在一定程度上恢复胆盐代谢途径的完整性，减轻了肝脏负担，避免了胆汁淤积等并发症的出现。方法：将造口袋内收集到的近端造口排出肠液，每2~3小时收集一次。将较为柔软、对肠管黏膜损伤小的硅胶管连接注射器进行近端造口排出肠液抽吸，再将注射器中的肠液用硅胶软管自远端造口缓慢注入。

（3）用药护理

1）由于小儿肠道吸收水分的功能下降和结肠对水的吸收减少等，腹泻的发生率较高，需及时处理，遵医嘱给予蒙脱石散等口服药物治疗。严格遵医嘱用药，不良反应偶见便秘，大便干结。

2）造口周围皮肤有溃疡则选用溃疡粉代替造口护肤粉；如有渗漏，必须及时更换造口袋，避免粪便、分泌物等长时间刺激造口周围皮肤。由于新生儿组织娇嫩以及不配合等特点，不恰当的护理方法和更换造口袋过频，可引发造口周围皮肤皮炎、糜烂、溃疡等并发症，甚至造成严重感染。可选用造口粉和皮肤保护膜交替涂抹于造口周围皮肤的方法进行保护。方法：将造口周围皮肤用温生理盐水擦净后，选用造口粉避开造口黏膜，对周围皮肤进行涂抹匀至薄薄一层，再选用皮肤保护膜对涂抹过造口粉处皮肤进行喷洒，反复3~4次进行皮肤保护。造口粉：不含有药物，主要成分是羧甲基纤维素钠，具有良好的吸收能力，使皮肤保持干爽，减轻排泄物对皮肤的刺激。皮肤保护膜：不含乙醇，无刺激性，不会造成疼痛，透明薄膜犹如第二层皮肤，有效隔离粪便、分泌物。

3. 出院指导

（1）生活环境指导，保持适宜的环境温度。每日测量腋温：使腋下温度在36.5~37.5℃。尽量减少亲友探视，避免交叉感染。每日开窗通风，保持室内空气清新。

（2）安排患儿出院前入住家庭化陪住病房，指导患儿家属独立完成造口袋更换及造口皮肤的护理、常见并发症及皮肤护理方法。向患儿家属讲解正常的造口黏膜是红润的。用造口专用卡尺测量造口的大小，根据测量尺寸修剪造口袋底盘，粘贴前可在造口周围皮肤涂抹皮肤保护膜。指导造口袋内排泄物量、性状的判断。指导家属对造口袋内排泄物的清理。

（3）根据患儿病情需要指导家属进行肠液回输。患儿在院外继续肠液回输治疗，待患儿营养状况维持良好，2～3个月后再次入院手术关闭造口。

（4）帮助家属掌握有关的喂养知识及日常生活护理常识。

（5）提供咨询电话，对出现并发症和各类造口相关问题的家庭进行电话答疑，异常情况需立即与外科医师取得联系。

（姜 然）

第十节 早产儿贫血

早产儿贫血（anemia of prematurity），早产儿生后会出现血红蛋白（hemoglobin，Hb）降低，是正细胞正色素性贫血。早产儿贫血的标准与胎龄有关，胎龄越小，出生体重越低，贫血出现的时间越早，贫血的程度也越重，持续的时间越长。出生时贫血的定义，胎龄不足28周，血红蛋白<120g/L；胎龄28周以上，血红蛋白<130g/L；而足月儿血红蛋白<145g/L；早产儿出生后血红蛋白含量快速下降，在出生后4～8周时，可能降低到78～96g/L。

【病因及发病机制】

1. 营养素缺乏，体内铁贮存不足　早产儿因提前出生，丧失了铁储备的关键时期，未得到足够的铁储备或仅得到很少。缺乏铁、叶酸、维生素B_{12}、维生素E时贫血更为严重。

2. 胎儿红细胞寿命短，自身红细胞生成较少　早产儿出生时，胎儿红细胞占80%～90%，出生后血红蛋白快速降低；早产儿出生早期骨髓红细胞前体成分较少，促红细胞生成素（EPO）水平较低，组织对EPO的反应低下，导致红细胞生成较少。

3. 早产儿出生早期合并症较多，需要更多的监护和监测，采血可导致医源性失血。

4. 早产儿因感染、营养摄入不足、严重的心肺疾病等也可导致贫血的发生。

5. 早产儿出生后需要追赶生长，对红细胞的需求较足月儿更多。

【临床表现】

部分早产儿虽有贫血，但无症状，可称为早产儿生理性贫血；另一部分早产儿可出现苍白、淡漠、进食困难、体重不增、呼吸困难、呼吸暂停、心率增快，少数病例有下肢、足、阴囊、颜面水肿。

【辅助检查】

1. 实验室检查红细胞计数、血红蛋白、血细胞压积降低；网织红细胞计数正常或升高；血清铁降低；血浆促红细胞生成素降低。

2. 其他选择性检查项目

（1）特异性 IgM 抗体测定（风疹、CMV、弓形体、细小病毒 B19）。

（2）出凝血试验。

（3）RBC 酶测定及 Hb 电泳。

（4）影像学检查以寻找出血的部位。

【治疗要点】

1. 对于早产儿贫血的治疗中，输血仍是最常见、最有效的治疗手段。

（1）输血指征：①对急性贫血，如失血量超过血容量的 10% 或出现休克表现，应及时输血治疗；②对慢性贫血，如果血红蛋白低于 80～90g/L，并有以下情况者需要输血：胎龄＜30 周且伴有与贫血相关的症状，如安静时呼吸增快＞50 次/分，心率增快＞160 次/分，呼吸暂停，喂养不耐受，每日体重增加＜25g，血乳酸＞1.8mmol/L；③对需要气管插管呼吸支持的早产儿，可以适当放宽输血指征：生后第 1 周血红蛋白＜120g/L，出生后第 2 周血红蛋白＜110g/L，以后血红蛋白＜90g/L。

（2）输血量：急性贫血，合并失血性休克的早产儿可予红细胞 15～20ml/kg 快速输入，监测血压、心率、尿量、肤色等，调整输入速度和量。严重的慢性贫血，多合并有上述临床表现，一般按 10～15ml/kg 输入浓缩红细胞，在 4 小时左右输入完成。

2. 补充重组人促红细胞生成素（rHuEPO） 通过大量研究的荟萃分析，使用 EPO 可以减少输血次数，但不能减少输血量。生后 7 天内使用 EPO，可能增加早产儿视网膜病（ROP）发病的风险，不提倡早期（生后 1 周内）使用 EPO。国内目前使用重组 EPO，每次 250U/kg，每周 3 次，皮下注射或静脉滴注，疗程 4～6 周。

3. 补充铁剂 铁剂量为 2～3mg/(kg·d)，补充时间至少 3 个月。早产儿补充铁剂时间最早为生后 2 周开始，不能迟于生后 2 个月，补充剂量为 2mg/(kg·d)（体重 1500～2000g），3mg/(kg·d)（1000～1500g），4mg/(kg·d)（＜1000g）。

【护理】

1. 专科护理评估

（1）病史评估

1）了解患儿母亲早产的原因，胎龄及分娩史，了解 Apgar 评分及有无胎盘早剥、胎母输血等病史。

2）心理-社会状况：患儿家属对疾病知识的了解程度（治疗、护理、预防与预后等），合作程度、经济状况、心理状态（有无焦虑、恐惧、悲观等表现）。做好心理护理，多对患儿进行抚摸，给予一定的安慰，缓解家属焦虑及紧张情绪，使其配合治疗，促进患儿康复。

（2）身体评估

1）生命体征：注意观察患儿的生命体征变化，1 小时记录一次；评估患儿呼吸节律、频率，有无呼吸困难出现；有无心率增快表现。

2）临床症状：注意观察患儿精神反应，有无烦躁不安等症状出现；口唇、甲床、皮肤有无苍白，活动度降低，有无心率增快、气促、呼吸暂停等症状；评估患儿吃奶情况，有无吸吮力减弱，呕吐，腹泻；注意患儿腹部体征，触诊有无肝脾增大。严格执行消毒隔离制度和无菌操作；严密观察病情变化，注意患儿是否有出血倾向、发热、寒战等症状。

3）管路评估：有静脉通路、PICC 导管、脐静脉置管及胃管等管路，管路留置及维护情况，评估管路有无滑脱可能。

4）营养评估：评估摄入量、排出量；监测体重、头围、身长。

（3）其他：评估有无压疮、坠床高危因素，评估患儿有无泌尿系感染、呼吸道感染、深静脉血栓等风险。

（4）维持体温稳定：失血性贫血患儿血容量减少，循环血量重新分布，体温偏低或下降。根据患儿病情，选择合适保暖方式，维持体温在 36. 5 ~37. 5℃。

2. 护理措施

（1）一般护理

1）体位：给予患儿摆放适当体位，若患儿哭闹时及时给予安抚；各种操作完毕及时拉起床挡或关好暖箱门，防止发生坠床。

2）饮食管理：保证营养供给，除经口喂养外，结合病情考虑肠外营养。

3）皮肤护理：保持皮肤清洁，剪短指（趾）甲，防止皮肤抓伤，保持床单位清洁，保持口腔、会阴及肛周清洁，早产儿可进行油浴，2 小时更换体位一次。

（2）病情观察

1）观察生命体征：贫血患儿出现皮肤黏膜苍白是最常见的症状，需与新生儿窒息的苍白鉴别。贫血患儿常伴有心率快、气急、低血压和休克，一般无青紫给氧及辅助通气后症状无改善。

2）输血患儿的观察和护理严格执行操作规程，认真执行查对制度，在取血时领血与发血双方必须共同查对患儿姓名、性别、病历号、科室、床号、血型、血袋号、血的种类、血量、条形编码、血液有效期及配血试验结果，以及保存血的外观等，并观察血液有无凝血块或溶血、血袋有无破裂、是否有细菌污染迹象等，查对无误时，双方共同签字后方可领取血液。输血时需由两名医护人员共同再次核对上述内容，需确认无误方可输入。输血过程中密切观察病情变化，及时正确处理输血反应，为了确保患儿输血安全，在输血时备有可供抢救的氧气、设备及抢救药品，以便能够迅速、有效地采取抢救措施。

3）给氧：严重贫血患儿应给予氧气吸入，以改善组织缺氧症状。

（3）用药护理

1）输注血液或血制品时可能发生输血反应，输血反应包括发热反应、过敏反应、溶血反应，如出现上述症状，及时停止输血，按输血反应紧急处理预案处理。输血反应应急预案：①患儿发生输血反应后，应立即停止输血，必要时更换输血器，给予输注生理盐水维持静脉通路，并保留未输完的血袋和输血器，以备检验；②责任护士立即通知医师，必要时通知护士长，遵医嘱给予抗过敏药物；③根据患儿的病情必要时给予氧气吸入；④若为一般过敏反应，应密切观察患儿病情变化，安慰患儿，缓解患儿紧张不安的情绪；⑤若为严重输血反应，准备好抢救药品及物品，配合医师进行救治；⑥填写《输血不良反应回报单》，逐级上报输血反应发生的经过、原因、结果，并进行登记；⑦怀疑发生溶血等严重反应时，记录患儿的姓名、血型、住院号、科室、所属血液制品的名称、血液编码、输入量、反应症状，将保留的血袋及所抽取患儿的血标本一起送输血科做血型血清学检查；⑧及时对受血者进行血常规、尿常规、血生化全项及凝血等方面的检查；⑨加强巡视及病情观察，做好抢救记录。

2）输入红细胞不仅会抑制内源性 EPO 的产生，还增加了血液传播疾病的感染风险，如 CMV、HIV、HBV、HCV 感染。反复输血还可能引起移植物抗宿主反应。现在提倡采用同一供血者分装或固定供血者（如患儿亲属）血源，以减少供血者数量，减少不良反应。

3）口服铁剂可致胃肠道反应如恶心、呕吐、腹泻或便秘等，因此可在两餐之间服用，既可减少对胃肠道的刺激又有利于吸收。口服铁剂后患儿大便颜色会变黑色或呈柏油样，停药后可恢复。

4）EPO 有较高的安全性，在早产儿以外的其他人群中发现的 EPO 可导致的不良反应包括高血压、皮疹、骨痛、抽搐、产生 EPO 抗体等，但在早产儿未见相关报道。其他不良反应包括一过性中性粒细胞减少，停药后可恢复。

（4）预防感染：保持空气清新，给予定期空气消毒，重症贫血患儿注意保护性隔离，住院期间应减少患儿家属探视，防止交叉感染。

（5）使患儿充分休息，保证足够睡眠，患儿哭闹明显时，应及时给予安抚。

（6）提倡母乳喂养，母乳中铁的吸收率达 50%。

（7）减少医源性失血性采血，减少血液浪费。

（8）2016年《欧洲早产儿呼吸窘迫综合征管理指南》建议，早产儿出生时脐带延迟结扎60秒，并把早产儿放在低于胎盘的位置，可以减少后期严重贫血发生，减少输血次数。

3. 出院指导

（1）出院后的生活环境

1）保持适宜的环境温度，维持体温正常。

2）噪声对正在发育的大脑有影响，可引起呼吸暂停，应尽量营造一个安静的环境。

3）尽量减少亲友探视，避免交叉感染。

4）每日开窗通风，保持室内空气清新。

5）使患儿充分休息，保证足够睡眠，患儿哭闹明显时，应及时给予安抚。

（2）喂养时注意事项

1）强调坚持母乳喂养。

2）如果不能坚持母乳喂养，应在医师指导下选用早产儿专用配方奶粉。

3）母亲在哺乳和护理前应洗净双手。

4）指导母亲注意喂养方式方法，避免意外发生。

5）纯母乳喂养新生儿1个月开始补充铁剂预防贫血、补充鱼肝油预防佝偻病。6个月内不需添加辅食。

（3）用药指导：指导患儿家属出院后遵医嘱给予患儿服药，不擅自增减药量或停药，做好药物不良反应的自我监测，如有异常及时就医。

（4）家庭护理中注意

1）维持有效呼吸，教会患儿家属如何观察病情变化，关注患儿呼吸节律及频率的变化。如在家中发生呼吸暂停发作时可先给予物理刺激，促使呼吸恢复，如托背、弹足底等。

2）保持舒适体位，使气道开放。

3）注意亲子间的亲密接触，包括触摸、亲吻、拥抱、面对面注视、发出愉快的声音等。

4）适当的婴儿锻炼。

5）指导家属进行正确手卫生。

6）适时预防接种。

（5）病情监测指导：注意观察患儿精神反应，有无烦躁不安、易激惹等症状出现；口唇、甲床、皮肤有无苍白，活动度降低，有无心率增快、气促、呼吸暂停等症状；评估患儿吃奶情况，有无吸吮力减弱、呕吐、腹泻；注意患儿腹部体征，触诊有无肝脾增大；指导患儿家属如何观察病情变化，若发生病情变化应及时就诊。

（6）坚持随访：患儿出院2周后到早产儿门诊进行随访，届时会对患儿的生长发育、智力运动等情况进行监测，并对家庭护理过程中的问题进行指导。

（王 欢 钟以琳）

第十一节 新生儿败血症

新生儿败血症（neonatal septicemia）是指细菌侵入血液循环并生长繁殖，产生毒素造成的全身感染。

【病因与发病机制】

1. 病原菌感染所致，感染途径如下：

（1）产前感染：若孕母有菌血症，细菌可以通过胎盘血行感染胎儿。过多的有创产科操作，若消毒不严也可致胎儿感染。

（2）产时感染：胎膜早破、产程延长时，细菌上行污染羊水，胎儿吸入、吞入产道污染的分泌物使胎儿感染，产伤等也可造成细菌侵入血液。

（3）产后感染：较常见，尤其是金黄色葡萄球菌。细菌通过皮肤、黏膜、脐部或呼吸道、消化道侵入血液；还可通过医疗器械消毒不严造成医源性感染。环境、用具、家庭成员及医护人员，均可通过飞沫、皮肤接触等感染新生儿。

2. 免疫功能低下

（1）非特异性免疫

1）屏障功能差：皮肤或黏膜易破损而失去保护作用，细菌及毒素可通过脐残端、胃黏膜、肠黏膜侵入血循环。

2）淋巴结缺乏吞噬细菌的过滤作用，不能将细菌局限于淋巴结。

3）中性粒细胞储备量少，黏附性及趋化性明显低于成人。

（2）特异性免疫

1）母体内IgG虽可通过胎盘，但胎龄愈小，IgG水平愈低。

2）IgM和IgA不能通过胎盘，新生儿体内含量很低，故对革兰阴性菌缺乏抵抗力。

3）新生儿血中T、B淋巴细胞和自然杀伤细胞的免疫应答力弱，直接吞噬击杀伤病原体的功能明显低下。

【临床表现】

早期表现为哭声弱、体温不稳定等，继而发展为精神萎靡、嗜睡、不吃、不哭、不动、面色发灰、早产儿可有体温不升。败血症区分早发和晚发，早发败血症主要强调细菌来源于宫内和产时。对于早发及晚发败血症的时间界限仍有争议，目前临床上有48小时、72小时、5天、7天等不同时间界值。

1. 病理性黄疸日渐加重，生理性黄疸消退延迟或退而复现，黄疸加重无法用其他原因解释。

2. 出血倾向　皮肤黏膜瘀点、瘀斑、紫癜，呕血、便血、肺出血，严重者发生弥散性血管内凝血（DIC）。

3. 休克征象　面色苍白，皮肤发花，血压下降，尿少或无尿。

4. 中毒性肠麻痹　出现呕吐、拒奶、腹胀、腹泻等症状。

5. 脑膜炎　出现凝视、尖叫、呕吐、前囟饱满、抽搐等。

6. 肝脾大。

7. 其他　气促、发绀、呼吸暂停。

【辅助检查】

1. 非特异性检查

（1）出生12小时后采血的结果较为可靠。白细胞减少（$<5\times10^9/L$）或白细胞增多（$>25\times10^9/L$超过2天或$>20\times10^9/L$超过3天）均提示败血症的可能。

（2）白细胞分类：杆状核细胞/中性粒细胞比值≥0.16

（3）C反应蛋白水平≥8mg/L为异常。

（4）血小板计数减少，血小板计数$\leq100\times10^9/L$。

（5）红细胞沉降率（ESR）（微量监测）常≥15mm/h。

2. 血培养致病菌培养阳性是诊断败血症的金标准。

3. 脑脊液、尿液培养脑脊液除培养外还应涂片找真菌。

4. 病原菌抗原检测。

5. 其他怀疑出生前感染者，出生后1小时内取胃液及外耳道分泌物培养，或涂片革兰染色找多核细胞和胞内细菌。

【诊断】

临床诊断新生儿败血症，具有临床表现并具备以下任一条：

1. 非特异性检查2项或2项以上阳性。

2. 血标本病原菌抗原或DNA检测阳性。

确诊败血症，具有临床表现并符合下列任一条：

1. 血培养或无菌体腔内培养出致病菌。

2. 如果血培养出条件致病菌，则必须与另次（份）血、或无菌体腔内、或导管管端培养出同种细菌。

【治疗要点】

1. 抗生素治疗　宜早期、足量、联合运用有效抗生素，应静脉给药。病原菌明确者可按药敏试验用药。若病原菌不明应联合应用针对革兰阳性球菌和革兰阴性杆菌的抗生素。疗程一般10～14天，有并发症者应治疗3周以上。

2. 支持疗法　静脉补液，及时纠正休克、缺氧，维持血压、血糖，纠正酸中毒及电解质紊乱；保证能量及水的供给。必要时输注新鲜血或血浆，或静注白蛋白。

3. 其他治疗　输注中性粒细胞、交换输血、静脉注射免疫球蛋白、清除感染灶。

【护理】

1. 专科护理评估

（1）病史评估

1）询问孕母有无发热或感染史。

2）有无胎膜早破、产程延长、羊水浑浊、污染。

3）评估心理-社会状况，了解患儿家属对本病病因、性质、预后的认识程度。

（2）身体评估

1）生命体征：评估患儿意识状态，面色、皮肤有无苍白、发花、变暗，黄疸是否加重或退而复现，活动有无减少；评估心率、呼吸、肌张力及血氧饱和度，有无呼吸困难、呻吟、吐沫现象，检查原始反射是否存在，有无瞳孔对光反射消失等。

2）临床症状：评估患儿腹部有无膨隆、腹胀，检查大便的颜色、性质及量；观察患儿吃奶情况，吸吮力有无减弱，胃内潴留有无增加，有无呕吐；有无颅内高压表现，包括前囟饱满、张力高、头颅骨缝增宽、双眼凝视、四肢肌张力增高或降低、尖叫及抽搐等。

3）管路评估：有静脉通路、PICC导管、脐静脉置管及胃管等管路，管路留置及维护情况，评估管路有无滑脱可能。

4）营养评估：评估摄入量、排出量；监测体重、头围、身长。

（3）其他：评估有无压疮、坠床高危因素，评估患儿有无泌尿系感染、呼吸道感染、深静脉血栓等风险。

2. 护理措施

（1）一般护理

1）饮食管理：保证营养供给，除经口喂养外，结合病情考虑肠外营养。

2）皮肤护理：保持皮肤清洁，剪短指（趾）甲，防止皮肤抓伤，穿宽松柔软衣物并保持床单位清洁，保持口腔、会阴及肛周清洁，每日温水清洁皮肤，早产儿需每2小时更换体位一次。

（2）病情观察

1）注意观察体温、呼吸、心率、血压、精神、面色、神志、皮肤、前囟、哭声等情况，有无脑性尖叫、惊厥等，以及时发现脑膜炎、感染性休克、DIC、核黄疸等表现，及时通知医师并配合抢救处理。

2）保持静脉输液通畅：按医嘱应用抗生素，记录24小时出入量，及时纠正水、电解质及酸碱失衡。应争取在静脉用抗生素前取血做血培养以提高阳性率，取血时应严格无菌操作，并准备采集各种化验标本。

3）维持体温：受感染及环境因素影响，患儿体温易波动，当体温过低或体温不升时，及时给予保暖措施；当体温过高时及时给予物理降温。

4）加强喂养，不能进食者可行鼻饲或静脉营养，满足水的供给。必要时输注鲜血、血浆或免疫球蛋白，以增加营养，提高抗病能力。

（3）用药护理：遵医嘱按时按量准确给药，观察药物疗效及不良反应，长期应用抗生素治疗注意有无鹅口疮、皮疹、腹泻等。

（4）预防感染：严格执行消毒隔离制度，预防交叉感染。感染患儿应采取隔离管理。医护人员在护理患儿前后应加强手卫生。

（5）清除局部感染灶：注意观察患儿全身皮肤黏膜情况，及时发现局部感染灶，并给予处理，以切断感染源。对患有脐炎、脓包、皮炎、脓肿等皮肤感染者，应做好局部处理。加强基础护理，包括口腔、脐部、臀部护理，尤其应注意皮肤皱褶部位的护理。如患儿留置中心静脉置管，又不能明确患儿感染灶时，应及早拔除。

3. 出院指导

（1）出院后的生活环境

1）保持适宜的环境温度，维持体温正常。

2）噪声对正在发育的大脑有影响，可引起呼吸暂停，应尽量营造一个安静的环境。

3）尽量减少亲友探视，避免交叉感染。

4）每日开窗通风，保持室内空气清新。保持环境清洁，新生儿用物专人专用，认真进行手卫生。

5）使患儿充分休息，保证足够睡眠，患儿哭闹明显时，应及时给予安抚。

（2）喂养时注意事项

1）强调坚持母乳喂养。

2）如果不能坚持母乳喂养，应在医师指导下选用早产儿专用配方奶粉。

3）母亲在哺乳和护理前应洗净双手。

4）指导母亲注意喂养方式、方法，避免意外发生。

（3）用药指导：指导患儿家属出院后遵医嘱给予患儿服药，不擅自增减药量或停药，做好药物不良反应的自我监测，如有异常及时就医。

（4）家庭护理中注意事项

1）向家属讲解感染的主要表现，教会家属识别异常情况，例如拒奶、精神萎靡、皮肤发花等。

2）保持舒适体位，使气道开放。

3）适当的婴儿锻炼。

4）指导家属进行正确手卫生。

5）适时预防接种。

（5）坚持随访：患儿出院 2 周后到早产儿门诊进行随访，届时会对患儿的生长发育、智力运动等情况进行监测以及家庭护理过程中的问题进行指导。

（王 欢 钟以琳）

第十二节 早产儿视网膜病

早产儿视网膜病（retinopathy of prematurity，ROP）原称晶体后纤维增生症，是早产儿和低体重儿的眼部视网膜血管增生性疾病。1942 年由 Terry 首次报道，1984 年正式定名为早产儿视网膜病，是视网膜新生血管生长异常而导致视网膜发育的异常，毛细血管提前收缩甚至闭塞可导致新生血管长入玻璃体，视网膜水肿、出血、纤维化甚至牵拉而导致视网膜脱离。出生孕周和体重越小，发病率越高。ROP 严重时可导致失明，是世界范围内儿童致盲的重要原因，对家庭和社会造成沉重的负担。

【病因及发病机制】

ROP 的发生原因是多方面的，与早产、视网膜血管发育不成熟相关。

1. 早产、低出生体重作为 ROP 发病的根本原因已被人们公认，研究表明，出生体重越低、胎龄越小，视网膜发育越不成熟，ROP 的患病率越高。

2. 氧疗吸氧是否会导致 ROP 取决于多个因素：吸氧浓度、吸氧时间、吸氧方式、动脉氧分压的波动以及对氧的敏感性。

（1）吸氧浓度：未发育成熟的视网膜血管对氧极为敏感，高浓度氧气可使视网膜血管收缩，引起视网膜缺氧，诱导产生血管生长因子，导致新生血管形成。接受 40% 以上氧浓度治疗的早产低体重儿，应警惕视网膜病的发生

（2）吸氧时间：研究显示吸氧时间越长，ROP 的发生率越高。Kellner 则把吸氧时间超过 30 天作为 ROP 筛查标准之一。也有学者认为 ROP 的发生与“相对缺氧”有关，即高浓度给氧后迅速停止应用氧气，从而造成组织相对缺氧，而与吸氧时间无关，提示动脉氧分压的波动与 ROP 的发生更为密切。所以关键问题是要尽量保证血氧水平的相对稳定，尤其在出生早期尽量

避免血氧大范围的波动。

（3）吸氧方式：Gallo 等研究证实，曾用过 CPAP 或机械通气，尤其氧疗 >15 天、CPAP >7 天、FiO_2 >60% 者 ROP 的发生率更高，程度更重，而且动脉氧分压的波动对 ROP 的进展起重要作用。

（4）代谢性酸中毒：研究显示代谢性酸中毒是 ROP 的发病因素之一。

（5）呼吸暂停：朱丽研究显示，反复呼吸暂停的早产儿 ROP 发生率较高，OR 值为 4.739。

（6）感染：Mittal 研究表明，念珠菌败血症加重了 ROP 的严重程度，但没有增加 ROP 总的发病率。真菌败血症可作为 ROP 发生的独立危险因素，可导致 ROP 的发生。

（7）动脉血二氧化碳分压（$PaCO_2$）过低：研究证实 $PaCO_2$ 过低可致脑血管收缩，同样也可致视网膜血管收缩，导致视网膜缺血。

（8）贫血和输血：早产儿贫血，体内红细胞携氧能力低，引起相对低氧、缺氧是早产儿 ROP 形成的危险因素。早产儿反复输血也是 ROP 形成的危险因素，而且需要输血的早产儿可能并发症更多，全身情况更差，更易发展成 ROP。

3. 基因差异及种族研究显示，有些早产儿即使不吸氧也发生 ROP，而有些即使吸氧时间超过 1 个月甚至更长也没有发生 ROP，提示 ROP 的发生有明显个体差异，可能与特殊基因有关。

ROP 发病机制尚未完全阐明。未成熟的视网膜血管对氧极为敏感，高浓度的氧使视网膜血管收缩或阻塞，从而使正常发育的视网膜血管停止，已形成的视网膜血管关闭导致视网膜缺氧。由于缺氧而产生血管增生因子，刺激视网膜血管增生，新生血管出现了形态和功能上的异常，特别是未能形成正常的血管屏障，最终导致 ROP。

【临床表现】

1. 早产儿视网膜病变分区按发生部位分为 3 个区：

Ⅰ区：以视盘中央为中心，视盘中央到黄斑中心凹距离的 2 倍为半径画圆。

Ⅱ区：以视盘中央为中心，视盘中央到鼻侧锯齿缘为半径画圆的Ⅰ区之后的环状区域。

Ⅲ区：Ⅱ区以外剩余的部位。

2. 早产儿视网膜病变分期

（1）Ⅰ期：约发生在矫正胎龄 34 周，在眼底视网膜颞侧周边有血管区与无血管区之间出现分界线。

（2）Ⅱ期：平均发生于矫正胎龄 35 周（32～40 周），眼底分界线隆起呈嵴样改变。

（3）Ⅲ期：平均发生于矫正胎龄36周（32~43周），眼底分界线的嵴样病变上出现视网膜血管扩张增殖，伴随纤维组织增殖；阈值前病变平均发生于矫正胎龄36周，阈值病变平均发生于矫正胎龄37周。

（4）Ⅳ期：由于纤维血管增殖发生牵拉性视网膜脱离，先起于周边，逐渐向后极部发展；此期根据黄斑有无脱离又分为A和B两期，ⅣA期无黄斑脱离，ⅣB期黄斑脱离。

（5）Ⅴ期：视网膜发生完全性脱离（大约在出生后10周）。

3. ROP各期的表现

（1）Ⅰ期：在周边部有血管区与无血管区之间出现大致与锯齿缘平行的灰白色分界线。

（2）Ⅱ期：分界线隆起，变宽呈嵴样改变，视网膜内组织增生。

（3）Ⅲ期："嵴"上发生视网膜血管扩张、增生，伴随纤维组织增生。

（4）Ⅳ期：不完全性视网膜脱离。

（5）Ⅴ期：漏斗状视网膜脱离。

4. 一些特定的病变

（1）附加病变：指后极部至少2个象限出现视网膜血管扩张、迂曲，严重的附加病变还包括虹膜血管充血或扩张、瞳孔散大困难（瞳孔强直），玻璃体可有混浊。附加病变提示活动期病变的严重性。存在附加病变时用"+"表示，如Ⅲ期+。

（2）阈值病变：Ⅰ区或Ⅱ区的Ⅲ期+，相邻病变连续至少达5个钟点，或累计达8个钟点，是必须治疗的病变。阈值病变平均发生于矫正胎龄37周。

（3）阈值前病变：只存在明显ROP病变但尚未达到阈值病变的严重程度，分为"Ⅰ型阈值前病变"和"Ⅱ型阈值前病变"。阈值前病变平均发生于矫正胎龄36周。

（4）急进型后极部ROP：发生在后极部，通常位于Ⅰ区，进展迅速，常累及4个象限，病变平坦，嵴可不明显，血管短路不仅发生于视网膜有血管和无血管交界处，也可发生于视网膜内；严重的"附加病变"，曾称为"Rush病"，常发生在极低体重的早产儿。

【辅助检查】

视网膜病变筛查，有利于对早产儿视网膜病变进行随访或早期干预。

1. 筛查范围

（1）出生孕周<32周或出生体重<2000g的早产儿和低出生体重儿，应进行眼底病变筛查随访直至周边视网膜血管化。

（2）患有严重疾病的早产儿或有明确较长时间吸氧史，可适当扩大筛查范围。

2. 首次眼底筛查时间：应在生后4～6周或矫正胎龄31～32周开始。

3. 筛查方法：检查时要适当散大瞳孔，推荐使用间接检眼镜进行检查，也可用广角眼底照相机筛查。检查可以联合巩膜压迫法进行，至少检查2次。

4. 筛查的内容

1）眼外观检查。

2）眼前节检查，包括前房、虹膜和晶状体，ROP晚期通常发生继发性青光眼，导致前房变浅、角膜混浊。

3）眼后节检查。

【诊断】

通过眼科检查，判断早产儿视网膜病变分区、分期，同时观察有无附加性病变来进行诊断。

【治疗要点】

1. 观察对于第Ⅰ、Ⅱ期的ROP应进行密切观察，早产儿ROP大部分可以自然回退，仅约6%的婴儿（多为出生体重低于1251g）会发展到阈值病变，如果不治疗，50%的眼睛将出现不良预后。

2. 非侵入性治疗包括激光光凝治疗和冷凝治疗。

（1）光凝治疗：光凝治疗对Ⅰ区ROP疗效更好，对Ⅱ区病变疗效相似，且操作更精确，可减少玻璃体出血、术后球结膜水肿和眼内炎症。目前，对阈值ROP首选光凝治疗。

（2）冷凝治疗：研究表明，对阈值ROP进行视网膜周边无血管区的连续冷凝治疗，可使50%病例免于发展到黄斑部皱襞、后极部视网膜脱离、晶状体后纤维增殖等严重影响视力的后果。

3. 侵入性手术治疗　ROP患儿合并视网膜脱离时可考虑手术治疗，巩膜环扎术和玻璃体切割术可以用于ROP视网膜脱离的治疗，一般仅在ROP病变的第Ⅳ期和第Ⅴ期进行。

【护理】

1. 专科护理评估

（1）病史评估

1）了解患儿母亲早产的原因，胎龄及分娩史，了解Apgar评分及有无胎儿窘迫等病史。

2）心理-社会状况：患儿家属对疾病知识的了解程度（治疗、护理、预防与预后等），合作程度、经济状况、心理状态（有无焦虑、恐惧、悲观等表现）。

（2）身体评估

1）评估胎龄及各器官功能发育情况，如有无先天性畸形等。

2）评估患儿呼吸、循环、精神反应情况。

3）评估患儿皮肤情况，早期进行皮肤保护。

4）评估相关辅助检查结果，指导治疗及护理措施的实施。

2. 护理措施

（1）一般护理

1）预防感染：严格执行消毒隔离制度，集中操作，尽可能减少接触患儿，减少侵入性操作。每位患儿床单位旁备免洗手消毒剂，每次检查患儿或操作前、后均认真进行手卫生。患儿用物一人一用一消毒，高频率接触部位每日至少消毒 2 次，防止交叉感染。

2）皮肤护理：保持皮肤清洁，剪短指（趾）甲，防止皮肤抓伤，穿宽松柔软衣物并保持床单位清洁，保持口腔、会阴及肛周清洁，每日温水清洁皮肤，早产儿需每 2 小时更换体位一次。

3）密切观察病情

①早产儿病情变化快，应密切观察生命体征，除监测心率、呼吸、经皮血氧饱和度及血压外，同时观察患儿皮肤颜色有无苍白、发花、青紫、黄染等异常情况，还应密切观察患儿精神反应、肌张力、有无精神萎靡、反应淡漠或烦躁、易激惹等神经系统表现。

②清除局部感染灶，注意观察患儿全身皮肤黏膜情况，及时发现局部感染灶，并给予处理，以切断感染源。对患有脐炎、脓包、皮炎、脓肿等皮肤感染者，应做好局部处理。加强基础护理，包括口腔、脐部、臀部护理，尤其应注意皮肤皱褶部位的护理。如患儿留置中心静脉置管，又不能明确患儿感染灶，应及早拔除。

（2）专科护理

责任护士协助眼科医师进行视网膜病变筛查：

1）进行眼底筛查前需充分散瞳，责任护士于检查前约 1 小时给予 0.5% 复方托吡卡胺眼药水散瞳，每间隔 10 ~ 15 分钟给予患儿双眼点眼 1 次，连续点 3 次，确定瞳孔散大至 6mm 以上。

2）严格执行医嘱查对，防止差错。

3）护士动作要轻，固定患儿头部，轻轻拉开上、下眼睑，把眼药水准确点在结膜囊里。瓶口距离结膜 3 ~ 5cm。

4）避免强光刺激患儿双眼。

5）注意事项：①每次眼部检查、滴药前后，要做好手部消毒，以防交叉感染。②护士滴药时动作要轻，指甲不宜过长，固定好患儿头部，轻轻拉开上、下眼睑，把眼药水准确点在结膜囊里，滴瓶口距离结膜3～5cm。③用药前用棉签将眼睛分泌物、眼泪擦拭干净，以免冲淡药液影响效果。④如出现心率过快、面色潮红、烦躁不安等症状要立即停药，及时通知医师，及时救治。

⑤双眼用药前，先点病变较轻的眼。⑥滴散瞳药物后要压迫泪囊3～5分钟，防止药液通过泪道、鼻腔吸收。

6）筛查后护理：①筛查后责任护士注意观察散瞳药的不良反应，如有无心率过快、面色潮红、烦躁不安等。②检查后责任护士要密切观察眼结膜是否红肿、损伤，是否流泪等，发现问题及时处理。③加强患儿的眼部护理，遵医嘱用抗生素眼药水滴眼1～2天，每天3～4次，可预防眼部感染。

3. 出院指导

（1）出院后的生活环境

1）保持适宜的环境温度，维持体温正常。

2）噪声对正在发育的大脑有影响，可引起呼吸暂停，应尽量营造一个安静的环境。

3）尽量减少亲友探视，避免交叉感染。

4）每日开窗通风，保持室内空气清新。

5）使患儿充分休息，保证足够睡眠，患儿哭闹明显时，应及时给予安抚。

（2）喂养时注意事项

1）强调坚持母乳喂养。

2）如果不能坚持母乳喂养，应在医师指导下选用早产儿专用配方奶粉。

3）母亲在哺乳和护理前应洗净双手。

4）指导母亲注意喂养方式方法，避免意外发生。

（3）家庭护理中注意事项

1）注意亲子间的亲密接触，包括触摸、亲吻、拥抱、面对面注视、发出愉快的声音等。

2）适当的婴儿锻炼。

3）指导家属进行正确手卫生。

4）适时预防接种。

（4）坚持复诊

1）ROP复诊频率一般根据眼底病变情况确定：①Ⅰ区无ROP Ⅰ期或Ⅱ期ROP每周检查一次；②Ⅰ区退行ROP，1～2周检查一次；③Ⅱ区Ⅱ期或Ⅲ期病变，每周检查一次；④Ⅱ区Ⅰ期病变，1～2周检查一次；⑤Ⅱ区Ⅰ期或无ROP，或Ⅲ区Ⅰ期、Ⅱ期，可2~3周随诊。每次复诊，发放复诊卡，以书面形式告知患儿家属目前的病情及复诊时间、预约电话等。

2）终止检查的条件，满足以下条件之一可终止随诊：①视网膜血管化（鼻侧已达锯齿缘，颞侧距锯齿缘1个视盘直径）；②矫正胎龄45周，无阈值前病变或阈值病变，视网膜血管已发育到Ⅲ区；③视网膜病变退行。

（钱晶京）

第十三节　危重新生儿转运

【目的】

危重新生儿转运工作是新生儿医疗工作的重要环节之一，是指基层医院将患病的新生儿转送到条件更好的医院去接受治疗，目的是安全地将高危新生儿转运到NICU进行救治，充分发挥优质卫生资源的作用。新生儿转运分单程转运和双程转运两种。

【评估】

1. 评估患儿　通常新生儿转运指征包括重症患儿和高危新生儿。

（1）窒息：需经气管插管才能复苏的新生儿。

（2）任何需机械通气的新生儿。

（3）呼吸窘迫。

（4）伴有以下情况可能发生呼吸衰竭的患儿：①所需氧浓度>40%；②呼吸衰竭反复发作伴心动过缓；③重症肺炎；④重度胎粪吸入综合征。

（5）早产儿：出生体重<1500g；胎龄<32~33周；宫内发育迟缓。

（6）休克或严重贫血。

（7）中枢神经系统疾病或出现惊厥的新生儿。

（8）可能或即刻需换血的高胆红素血症患儿。

（9）各种严重先天畸形（膈疝、脊髓脊膜膨出、胃肠闭锁、食管气管瘘等）。

（10）需急诊外科手术的新生儿。

（11）母亲有不良生产史的珍贵儿，即使无上述症状，亦可作为高危儿转诊。

2. 评估转运人员

（1）转运人员要求：一般由三人组成，医师和护士各一名，救护车司机一名，负责转运的医师和护士应接受过专业化的培训，不但要有丰富的专业知识和操作技能，扎实的新生儿疾病理论基础，熟练的心肺复苏技术，对疾病进展的准确判断力，还应具备良好的团队组织、协调和沟通能力。转运时须由家属同行，给予积极的辅助配合。

（2）转运医师和护士必须掌握的技术

1）能识别潜在的呼吸衰竭，掌握气管插管和T-组合复苏器的使用技术。

2）熟练掌握转运呼吸机的使用和管理。

3）能熟练建立周围静脉通路。

4）能识别早期休克征象，掌握纠酸、扩容等技术。

5）能正确处理气胸、窒息、惊厥、低血糖、发热、呕吐等常见问题。

6）熟练掌握儿科急救用药的剂量和方法。

7）掌握转运所需监护、治疗仪器的应用和数据评估。

3. 评估设备

1）交通工具：120急救车。

2）所需用物，见表13-5。

表13-5 转运所需用物品

药物	基本设备	物品
5%、10%葡萄糖注射液	转运暖箱	喉镜及镜片
0.9%氯化钠注射液	T-复苏组合器	气管插管
5%碳酸氢钠		导丝
肾上腺素	急救箱	吸痰管和胃管
甘露醇	脉氧仪	吸氧管
阿托品	微量血糖仪	复苏球囊和面罩
多巴胺	氧气罐	留置针
苯巴比妥注射液	输液泵	听诊器
利多卡因	安尔碘、酒精	胶带
呋噻米	棉签	
葡萄糖酸钙注射液	各型号注射器	无菌手套

【操作前准备】

1. 专业人员负责转运，并检查转运系统（暖箱、T-组合复苏器、氧气瓶等）功能是否完好，保证所有的急救物品和转运系统处于备用状态。

2. NICU专线电话接到转运电话后，询问和记录转运患儿的简短病史，具体应到达的时间地点，征得本医院主治医师同意后，迅速通知科室转运医师和护士，并联系120急救车司机进行转运，病房则根据转诊患儿的病情做好床单位等的必要准备。

3. 转运队伍到达后，医护人员应尽快熟悉患儿的产前、产时情况及诊治过程，在患儿病情相对稳定、可以进行转运的情况下，向家属交代患儿的病情、转运的必要性、潜在风险和转运费用，获取患儿父母的知情同意和合作，并在知情同意书上签字后进行转运，患儿家属随同转运。

4. 转运前评估患儿目前的整体状况，给予各种措施使患儿达到最佳的稳定状态，处理方法参考 STABLE（sugar，temperature，assisted breathing，blood pressure，labworks，emotional support）程序。

S：维持血糖稳定，确保患儿末梢血糖在 2.6mmol/L 以上。

T：保暖，维持体温恒定：转运前预热暖箱，根据患儿不同的体重设定不同的箱温，<1000g 为 35℃，1000～1500g 为 34℃，1500～2500g 为 33～34℃，>2500g 为 32～33℃，尤其是体重 <1500g 的早产儿，更应注意保暖，减少能量消耗。

A：保证呼吸道通畅：及时清理呼吸道内的分泌物，必要时给予气管插管维持有效通气。

B：维持血压稳定：持续监测患儿的心率、血压及血氧饱和度，转运途中要确保静脉输液及各种管道通畅有效，以便急救用药。

L：确保患儿各项实验室检查指标处于正常值范围：可应用血气分析仪监测患儿的情况，确保水电解质及酸碱平衡。

E：情感支持：稳定患儿家属的情绪，进行及时有效的沟通，使其主动配合争取抢救时间。

【操作程序】

转运途中的监护与救治

1. 体温监护　调节合适暖箱温度及保持适当的环境（车厢内）温度，以确保患儿转运途中的体温稳定。

2. 呼吸监护　维持正中体位，固定患儿头部，保持气道开放，转运途中颈部的位置不能过度伸展，否则会导致气道阻塞。持续进行呼吸频率、节律及经皮血氧饱和度的监测；气管插管深度应做标记，监测标记的变化以防脱管；监测呼吸机参数有否变化。气管插管患儿如病情突然恶化应考虑插管移位或堵塞、发生气胸、仪器故障，应根据判断尽快做出相应处理。

3. 循环监护　放置好心电电极的位置，持续监测血压，观察肤色、皮温，了解循环灌注情况，调节适当的输液速度。紧急情况下若无法成功建立静脉通路，可使用骨髓腔穿刺输液，并可采样监测血标本。

4. 其他　与接收医院的 NICU 保持联系，观察并记录患儿转运途中情况、变化及处理。

【注意事项】

转运过程中应注意各种过低症，如低体温、低血糖、低氧血症和低血压等。

1. 将患儿置于转运暖箱中保暖，转运暖箱应与救护车的纵轴方向相同，锁定暖箱的车轮，减少途中颠簸。

2. 注意体位，防止颈部过伸或屈曲，保持呼吸道通畅，防止呕吐及误吸。

3. 连接监护仪，加强对生命体征及面色、经皮氧饱和度、肤色、神志的监测。

4. 如需机械通气，给予T-组合复苏器进行辅助呼吸，调整参数，确认PIP及PEEP，注意防止脱管和气胸等并发症的发生。

5. 控制惊厥、纠正酸中毒、低血糖等，维持患儿内环境稳定。

6. 若途中出现病情变化，应积极组织抢救，同时通知病房做好各方面的接诊准备，为患儿提供优质快速的诊治护理。

【操作后注意事项】

1. 患儿到达后直接入住NICU，病房责任护士负责接诊，并立即给予必要的治疗和护理，转运人员与病房工作人员进行交接，详细介绍转运全过程。

2. 转运人员详细填写转运记录单并签字。

3. 检查消毒转运设备，补充急救物品、药品，结束后将转运设备放回原处，以备下一次使用。

（钱晶京）

第十四章　儿童危重症的护理

第一节　哮喘持续状态

支气管哮喘是小儿时期常见的气道慢性炎症性疾病。哮喘危重状态，又称哮喘持续状态（status asthmaticus）指哮喘发作时，经常规应用支气管舒张剂和糖皮质激素等哮喘缓解药物治疗后，临床症状仍不缓解，出现进行性呼吸困难的严重哮喘发作。

【病因及发病机制】

1. 气道的持续进行性炎症状态　病理研究显示，半数以上的重症哮喘患儿存在大气道组织持续的嗜酸性粒细胞浸润。这些哮喘患儿临床症状更明显，容易发生濒临死亡的哮喘事件，肺功能的影响也更严重。

2. 气道/肺实质重构　重症哮喘患儿肺功能进行性下降是由气道和肺实质的结构变化或重构所致，这种结构变化涉及上皮下基底膜、上皮细胞、平滑肌、神经和血管。广泛存在的气道平滑肌增生，是重症哮喘有别于轻症哮喘的主要病理学变化特征。

3. 疾病部位的变化　组织学研究显示，哮喘死亡患儿的外周肺组织有更明显的炎症和气道壁增厚，并伴有弹力蛋白的异常。

【临床表现】

哮喘急性加重最常见的诱因是上呼吸道感染，尤其是病毒感染。哮喘急性发作，出现咳嗽、喘息、呼吸困难、大汗淋漓和烦躁不安，甚至表现出端坐呼吸、语言不连贯、严重发绀、意识障碍和心肺功能不全的征象。如肺部听诊呼吸音遥远或听不到哮鸣音，则提示气道严重阻塞，可危及生命，应立即进行抢救。危重哮喘早期表现为低氧血症和低碳酸血症，随病情加重，出现 $PaCO_2$ 增高趋势，如 $PaCO_2$ 由低值转为正常，是疾病恶化的一个重要指标，应引起重视。

【辅助检查】

1. 肺功能测定　有助于确诊哮喘，也是评估哮喘病情严重程度和控制水平的重要依据之一。对于 FEV1（第 1 秒用力呼气容积）≥正常预计值 70% 的疑似哮喘患儿，可选择支气管激发试验测定气道反应性，对于 FEV1 < 正常预计值 70% 的疑似哮喘患儿，选择支气管舒张试验评估气流受限的可逆性，支气管激发试验阳性、支气管舒张试验阳性或 PEF 最大呼气流量每日变异率（连续监测 1 ~2 周）≥20% 均有助于确证哮喘。

2. 胸部 X 线检查　急性期 X 线胸片可正常或呈间质性改变，可有肺气肿或肺不张。

3. 变态反应状态测试　用变应原做皮肤试验有助于明确过敏原，是诊断变态反应的首要手段。血清特异性 IgE 测定可了解患儿过敏状态。痰或鼻分泌物查找嗜酸性粒细胞可作为哮喘气道炎症指标。

【诊断标准】

中华医学会儿科分会呼吸学组 2008 年修订的儿童哮喘诊断标准如下：

（1）反复发作喘息、咳嗽、气促、胸闷，多于接触变应原、冷空气、物理。

（2）化学性刺激、呼吸道感染以及运动等有关，常在夜间和（或）清晨发作或加剧。

（3）发作时在双肺可闻及散在或弥漫性，以呼气相为主的哮鸣音，呼气相延长。

（4）上述症状和体征经抗哮喘治疗有效或自行缓解。

（5）除外其他疾病所致的喘息、咳嗽、气促、胸闷。

临床表现不典型者（如无明显喘息或哮鸣音），应至少具备以下 1 项：

（1）支气管激发试验或运动激发试验阳性。

（2）证实存在可逆性气流受限

1）支气管舒张试验阳性：吸入速效 β_2 受体激动剂（如沙丁胺醇）后 15 分钟 FEV_1 增加≥12%。

2）抗哮喘治疗有效：使用支气管舒张剂和（或吸入）糖皮质激素治疗 1 ~2 周后，FEV_1 增加≥12%。

3）PEF 每日变异率（连续监测 1 ~2 周）≥20%。

符合上述第 1 ~4 条或第 4、5 条者，可以诊断为哮喘。

【分期】

哮喘可分为三期：急性发作期、慢性持续期和临床缓解期。

急性发作期是指突然发生喘息、咳嗽、气促、胸闷等症状，或原有症状急剧加重；慢性持续期是指近 3 个月内不同频度和（或）不同程度地出现过喘息、咳嗽、气促、胸闷等症状；临床缓解期是指通过治疗或未经治疗症状、体征消失，肺功能恢复到急性发作前水平，并维持 3 个月以上。

【治疗】

总的原则是扩张支气管、改善氧供、保持内环境稳定。

1. 吸氧　以面罩吸氧为宜，吸氧时注意气体的加温和湿化，以免干、冷气体对气道的不良刺激。供氧以维持血氧饱和度在92%～95%以上，PaO_2保持在70～90mmHg。

2. 镇静　烦躁者给予10%水合氯醛口服或保留灌肠，或苯巴比妥钠肌内注射，呼吸衰竭者慎用，气管插管者可用地西泮镇静。

3. $β_2$受体激动剂的应用　吸入速效$β_2$受体激动剂：0.5%沙丁胺醇（万托林）、0.25%特布他林（博利康尼）溶液雾化。开始1小时每隔20分钟吸入一次，1小时内可吸入3次，如无效可考虑应用其他药物。以后根据情况每1～2小时一次。病情好转后每6～8小时吸入一次。雾化吸入是目前治疗哮喘最好的办法，没有雾化装置也可使用定容气雾剂及面罩储雾罐吸入。

4. 肾上腺皮质激素的应用　糖皮质激素处具有抗炎作用外，还能增加气道平滑肌对$β_2$受体激动剂的额效应，增加$β_2$受体激动剂的疗效，有利于更有效地解除气道的痉挛。

（1）雾化吸入：目前主要使用丁地去炎松吸入型雾化混悬液（布地奈德/普米克令舒），<6岁，每次0.5mg；>6岁，每次1mg。重症时可加量，<6岁，每次1mg；>6岁，每次2mg。用空气压缩泵为动力的雾化器给药。

（2）静脉应用：雾化吸入速效$β_2$受体激动剂和糖皮质激素症状不缓解时，应早期应用肾上腺皮质激素类药物。常用药物及使用方法：甲泼尼龙，每次1～2mg/kg，每6～8小时应用一次。琥珀酸氢化可的松5～10mg/kg，每6～8小时应用一次。

（3）口服：口服泼尼松1～2mg/(kg·d)。

5. 抗胆碱药　对$β_2$受体激动剂反应不佳的重症者应尽早联合使用。常用0.025%异丙托溴铵每次5～10μg/(kg)，可按<4岁0.5ml/次，4～12岁每次1ml，>12岁每次2ml，加入$β_2$受体激动剂中同时雾化。可必特雾化溶液为沙丁胺醇和异丙托溴铵的混合溶液，加入生理盐水中用空气压缩泵吸入。

6. 茶碱类药物　具有舒张气道平滑肌、强心、兴奋呼吸中枢及呼吸肌的作用。使用过程中，注意观察患儿有无恶心、呕吐、头痛、烦躁、失眠等不良反应。

7. 硫酸镁　有助于危重哮喘症状的缓解。药物剂量：25～40mg/(kg·d)(≤2g/d)，分1～2次，加入10%葡萄糖溶液中缓慢静脉滴注。使用中注意观察不良反应，包括一过性面色潮红、恶心等。

8. 白三烯调节剂　该类药是新一代控制哮喘症状的药物，它具有收缩支气管的作用，可降低肺血管的通透性增高，减轻炎性细胞浸润气道。目前资料认为白三烯（顺尔宁）适合轻中度哮喘患儿的治疗，而不推荐危重哮喘患儿单独使用。

9. 机械通气　改善肺泡通气，纠正缺氧，减少呼吸做功。

10. 对症治疗　维持体液及酸碱平衡，纠正电解质平衡紊乱。

【护理】

1. 护理评估

（1）病史评估

1）患病经过：询问患儿发病时间、病因、诱因、发病症状、特点，有无家族史及相关疾病病史。

2）现在状况：患儿现存突出的临床症状及其特点，当前的实验室检查结果，目前用药种类、剂量及用法，有无明确药物过敏史。

（2）身体评估

1）生命体征：有无发热、心率变化、血压变化、呼吸节律改变。

2）临床症状：有无咳嗽、咳痰，神志、意识状态，有无嗜睡、昏迷等。

2. 护理措施

（1）一般护理

1）保持病室空气清新，选择天气、空气质量好的时间开窗通风。尽量避免室内存在可能诱发哮喘发作的物质，如尘螨、动物的毛皮、蟑螂、花粉等。

2）保持气道通畅，缓解呼吸困难，给予患儿坐位或半卧位，以利于呼吸；必要时给予吸氧，或呼吸机支持治疗。

（2）烦躁不安的患儿，可遵医嘱给予患儿镇静药镇静，以保持患儿安静，缓解哮喘症状。

（3）遵医嘱给予支气管扩张剂和糖皮质激素，并观察药物的疗效和不良反应。

（4）雾化吸入，以促进分泌物的排出；对痰多而无力咳出者，及时吸痰。

（5）药物护理

1）镇静护理：应用镇静剂可导致严重嗜睡、心跳异常减慢、呼吸短促或困难、严重乏力。密切监测患儿呼吸频率、节律有无变化，心率以及血氧饱和度有无下降。

2）β_2 受体激动剂护理：过敏者禁用。高血压、冠心病、糖尿病、患儿甲状腺功能亢进等患儿慎用。药物过量可引起胸痛，头晕，持续、严重的头痛，严重高血压，持续恶心、呕吐，持续心悸、情绪烦躁不安等。在应用本药品时应密切观察患儿是否出现以上症状。

3）布地奈德护理：为降低真菌性口炎的发生率，应在吸药后给予患儿漱口。对于同时采用吸入支气管扩张剂的患儿，建议应在使用布地奈德前先用支气管扩张剂以便增加进入支气管树的吸入布地奈德药量，在两种吸入剂之间应间隔几分钟。

4）抗胆碱药物护理：单独使用本品或与肾上腺素能 β_2 受体激动剂同时使用时，雾化溶液进入眼睛后出现眼部并发症，如瞳孔散大、眼内压增高、闭角型青光眼、眼痛。在使用本品时应避免眼睛接触到药液或气雾，建议患儿通过口腔吸入雾化溶液，若无此装置，应选择合适大小的雾化面罩或佩戴眼罩，应用后清洁面部。

5）硫酸镁护理：肾功能不全、心肌损害、心脏传导阻滞者慎用。极少数可出现血钙降低，定时监测血钙含量。本品过量时可引起呼吸抑制，可很快达到致死的呼吸麻痹，此时应立即停药，进行人工通气，并缓慢注射钙剂解救。镁离子可抑制中枢神经活动，同时对血管平滑肌有舒张作用，使痉挛的外周血管扩张，降低血压，定时监测血压变化。

(6) 密切观察病情变化，监测生命体征。注意观察患儿是否出现发绀、大汗、心率增快、血压下降、呼吸音减弱等，发现异常及时报告医师并给予相应处理。

(7) 心理护理：向患儿及家属解释哮喘的诱因、表现、治疗及护理过程，以取得家属及患儿的理解和配合。小儿的心理承受能力较弱，哮喘发作时，喘憋严重，患儿极度紧张，烦躁不安，产生恐惧心理，此时，责任护士应守护并安抚患儿，鼓励患儿将不适及时告诉医护人员，满足患儿的合理要求，消除其恐惧心理。

(8) 健康宣教：指导家属给予患儿增加营养，多进行户外活动，多晒太阳，增加体质，预防呼吸道感染。指导患儿家属确认哮喘发作的诱因、避免接触有可能的过敏原，如避免寒冷刺激、避免食入鱼虾等容易导致过敏的食物。教会家属对病情的自我监测，辨认哮喘发作的早期征象、发作表现及适当的处理方法。指导患儿出院后遵医嘱服药，不擅自增减药量或停药，做好药物不良反应的自我监测，如有异常及时就医。

第二节 急性呼吸衰竭

急性呼吸衰竭（acute respiratory failure，ARF）是指由于直接或间接原因导致呼吸功能异常，是肺不能满足机体代谢的气体交换需要，造成显著的动脉血氧下降和（或）二氧化碳潴留，并由此引起一系列病理生理改变以及代谢紊乱的临床综合征。由于小儿尤其婴幼儿在呼吸系统解剖、肺力学方面的发育不成熟，易发生呼吸衰竭，是儿科危重抢救的主要问题，病死率较高。

【病因及发病机制】

呼吸衰竭的病因可分为三大类：呼吸道梗阻、肺实质病变和呼吸泵异常，其中呼吸道梗阻和呼吸泵异常主要导致通气功能障碍性呼吸衰竭，常同时出现低氧血症和高碳酸血症，而肺实质病变通常导致肺换气功能障碍。

1. 呼吸道梗阻　分为上呼吸道梗阻和下呼吸道梗阻。上呼吸道梗阻常见原因有急性咽喉部及会厌的炎症（喉炎、会厌炎、厌后壁脓肿）、各种先天异常（喉软骨软化、喉蹼等）、舌根囊肿、气管狭窄等。下呼吸道梗阻包括哮喘、毛细支气管炎等引起的通气障碍，肺炎时分泌物阻塞及气管异物均可导致下气道阻塞。

2. 肺实质疾病　包括各种肺部感染、间质性肺疾病。肺水肿、肺出血等，气胸、大量胸腔积液、膈疝等对肺组织压迫也可导致通换气功能障碍。

3. 呼吸泵异常　包括从呼吸中枢、脊髓到呼吸肌和胸廓各部位的病变。如各种颅内病变、脊髓炎、急性感染性多发性神经根炎等。呼吸泵异常还可导致排痰无力，造成呼吸道梗阻、肺不张和感染，使呼吸衰竭加重。

【临床表现】

1. 与原发病相关的临床表现　吸气性喉鸣为上气道梗阻的征象，如喉炎、喉软化等。呼气延长伴喘鸣是下气道梗阻的征象，如毛细支气管炎及支气管哮喘等。

2. 呼吸困难　周围性呼吸衰竭表现为呼吸困难、鼻翼扇动、三凹征、点头状呼吸、呻吟等。早期表现为呼吸增快、喘息，以后可出现呼吸无力及缓解，严重者呼吸停止。

3. 低氧血症　面色发绀，烦躁、意识模糊，甚至昏迷、惊厥。病初心率增快，后可减慢，心音低钝。

4. 高碳酸血症　可有皮肤潮红、嘴唇暗红、眼结膜充血。头痛、烦躁、摇头（婴幼儿）、多汗等。神智淡漠、嗜睡、昏迷、抽搐等。心率增快、血压上升，严重时心率减慢、血压下降。

【辅助检查】

1. 动脉血气检查　以判断呼吸衰竭的类型、程度及酸碱平衡紊乱的程度。

2. 影像学检查　胸部X线检查以确定肺部情况。

【诊断】

1. 呼吸功能不全　氧分压 <7.98kPa（60mmHg），血氧饱和度 $<91\%$，二氧化碳分压 >5.99kPa（45mmHg）。

2. 呼吸衰竭

1）Ⅰ型呼吸衰竭：低氧血症呼吸衰竭，氧分压<6.65kPa（50mmHg），血氧饱和度<85%。

2）Ⅱ型呼吸衰竭：既有低氧血症又有高碳酸血症性呼吸衰竭，氧分压<6.65kPa（50mmHg），二氧化碳分压≥6.65kPa（50mmHg）。

【治疗】

1. 病因治疗　治疗原发病是治疗呼吸衰竭的基础。如肺炎应予抗生素控制感染，哮喘患儿应用激素及气管解痉剂，气胸、脓胸等要引流等。

2. 保持气道通畅，改善通气功能　儿科患儿尤其是婴幼儿自我保护能力差，气道分泌物、痰液较多，咳痰能力差，很容易发生通气功能障碍，所以保证气道通畅很重要。可采用以下措施：①气道加湿加温：可用加温湿化器湿化吸入的氧气；②雾化吸入：稀释痰液，使之容易排出；③呼吸道滴注湿化液法：适用于气管插管或气管切开的患儿；④静脉或口服化痰药；⑤气管插管或切开。

3. 氧疗　呼吸衰竭时低氧血症较高，碳酸血症危害更大。氧疗时应严格掌握吸入氧气浓度，原则上以为能维持血氧分压在60~80mmHg的最低吸入氧浓度为准，以防发生氧中毒，对早产儿更应注意。

4. 药物治疗

（1）呼吸兴奋剂：需谨慎应用，对神经肌肉疾病引起的急性呼吸衰竭无效，常用药物有尼可刹米（6个月以下75mg/次；1岁0.125g/次；4~7岁0.175g/次）、洛贝林（静脉注射：0.3~3mg/次，必要时每间隔30分钟可重复使用；新生儿窒息可注入脐静脉3mg。皮下注射1~3mg/次）、二甲弗林、氨茶碱等。使用时注意先改善气道阻塞，后用呼吸兴奋剂，否则增加呼吸肌无效做功，使呼吸肌疲劳而加重呼吸衰竭。

（2）纠正酸碱平衡紊乱：主要为呼吸性酸中毒，可通过改善通气予以纠正。

（3）其他药物：颅高压时应用脱水降颅压药物，循环障碍时应用心血管活性药物。

5. 气管插管及气管切开　适用于难以解除的上气道梗阻、吞咽麻痹、呼吸肌麻痹或严重昏迷者。

6. 机械通气　用常规方法治疗呼吸衰竭无效或疗效不佳时可考虑使用呼吸机。

【护理】

1. 护理评估

（1）病史评估

1）患病经过：询问患儿发病时间、病因、诱因、发病症状、特点。

2）现在状况：患儿现存突出的临床症状及其特点，血气分析结果，用药情况。

（2）身体评估

1）生命体征：有无发热、心率变化、血压变化。

2）临床症状：呼吸节律，频率，呼吸做功（有无呼吸困难、三凹征等），面色、口唇，皮肤颜色有无发绀。

3）评估患儿神志、意识状态。

2. 护理措施

（1）一般护理

1）环境：患儿均安置在重症监护病房，各种抢救设备齐全，配有全套的气管插管用具，包括相应型号的喉镜、导丝、气管导管［不戴套囊：年龄/(4+4)；带套囊：年龄/(4+3.5)］、胶布、牙垫、水胶体敷料、面罩及加压给氧气囊、氧气管、注射器、测压表、手套、备用吸痰装置。

2）休息：予患儿采取舒适的卧位，治疗护理应尽量集中进行，使患儿充分休息，减少耗氧量，减轻心脏负担，必要时遵医嘱使用镇静剂。

3）饮食护理：危重症患儿可通过鼻饲法供给营养，选择高热量（含脂类、糖类、热量高的食物为高热量食物）、易消化和富含维生素的饮食。

（2）药物护理：使用呼吸兴奋剂护理：大剂量时可出现血压升高、心悸、出汗、面部潮红、呕吐、震颤、心律失常、惊厥，甚至昏迷。在用药过程中，注意观察患儿反应，呼吸频率、节律、呼吸做功等，定时监测血压。

（3）病情观察：密切观察患儿呼吸、心率、血氧情况。

（4）严格控制液体速度，记录24小时出入量，心衰并多脏器衰竭时，严格限制液体入量并详细记录。

（5）注意口腔卫生：重症呼吸衰竭患儿大多数不能经口进食，由于缺氧时张口呼吸，加之大量抗生素的应用，易引起口腔感染，注意加强口腔护理并观察口腔内有无黏膜充血、白色点状菌落样物等。定时口腔护理可用洗必泰预防，每6～8小时一次。

（6）采取正确的吸氧方式，鼻导管吸氧1～2L/min（不大于5L/min），面罩吸氧5～8L/min，注意观察氧疗的效果，血氧饱和度情况。

（7）应用机械通气时，观察患儿胸廓起伏情况、面色及周围循环状况。注意预防导管脱落、堵塞。

（8）心理护理：患儿由于缺氧和呼吸困难往往感到死亡的威胁，出现焦虑、恐惧，不良的情绪反应可增加耗氧量加重病情。护士应耐心地向家属及患儿解释病因，安抚患儿及家属的焦虑情绪。

【健康教育】

1. 饮食指导，给予患儿高热量、高蛋白、易消化和富含维生素的饮食。

2. 注意休息，避免剧烈运动。

3. 指导家属观察患儿疾病情况。

（1）定时监测体温，如体温升高，及时就医，控制体温。

（2）指导家属观察患儿面色及口唇颜色，有无发绀及呼吸困难，教会家属如何数患儿呼吸频率，如呼吸过快、发绀或呼吸困难，及时就医。

第三节　急性心力衰竭

急性心力衰竭（heart failure）是指由于各种原因引起心脏工作能力（心肌收缩或舒张功能）下降使心排血量绝对或相对不足，不能满足全身组织代谢需要的病理状态。它由四部分组成：心功能障碍、运动耐力下降、肺体循环充血以及后期的心律失常等。临床上心力衰竭是危急重症，特别是急性心力衰竭，起病急，进展快，如不及时诊断和处理，则严重威胁患儿生命。

【病因及发病机制】

引起小儿心力衰竭的病因有很多，心力衰竭在胎儿期即可发生，婴儿期较儿童期多见。病因可分为心血管因素和非心血管因素。

1. 心血管因素　根据血流动力学和病理生理改变可分为：

1）心肌收缩功能障碍：心肌炎、心内膜弹力纤维增生症、川崎病、扩张型心肌病。

2）心室负荷过重：心室前负荷过重，包括左向右分流型先心病、瓣膜反流性疾病；心室后负荷过重，包括主动脉瓣狭窄、肺动脉瓣狭窄、主动脉狭窄、肺动脉瓣闭锁等。

3）心室充盈障碍：限制型或肥厚型心肌病。

2. 非心血管因素　包括支气管肺炎、毛细支气管炎、重症肺炎、支气管哮喘、急性肾炎、严重贫血、脓毒症、短时间静脉输入液体过多过快、婴儿期严重的电解质紊乱和酸中毒、甲状腺功能亢进、低血糖等。

【临床表现】

1. 交感神经兴奋和心肌功能障碍的表现　哭闹、烦躁不安、精神不振、食欲缺乏、汗多尿少、心脏扩大、心动过速、心音低钝，重者常出现奔马律、脉搏无力、血压偏低、脉压小、四肢末梢发凉、皮肤发花等。

2. 肺淤血表现　呼吸困难、气促、咳嗽、端坐呼吸、肺底部可闻及湿啰音、咯粉红色泡沫痰等。

3. 体循环淤血表现　肝大、颈静脉怒张、肝颈静脉回流征阳性、尿少、水肿等。

【辅助检查】

1. 胸部X线检查　心脏外形和各房室的大小有助于原发心脏病的诊断。

2. 心电图　对心律失常及心肌缺血引起的心力衰竭有诊断及治疗意义。

3. 超声心动　可观察心脏大小、心内结构、瓣膜情况、血管位置、血流方向、心包积液和心功能测定等。对于病因诊断、病情评估和指导治疗均十分重要。

4. 心肌酶　在临床中应用较广，心肌炎和心肌缺血时，心肌酶可升高，其中肌酸磷酸激酶（CK）及其同工酶（CK-MB）升高意义较大。

5. 中心静脉压测定　指将导管插至腔静脉接近右房处测量的压力，直接反映右房压。每小时记录一次，维持中心静脉压在8～12cmH_2O。CVP<2～5cmH_2O，常提示右心房充盈欠佳或血容量不足；CVP>15～20cmH_2O提示右心功能不全或右心负荷过重。

6. 动脉血压监测　利用有压力监测的监护仪持续监测血压，是反映心脏功能和组织灌注的重要指标。

【诊断】

1. 具备以下4项考虑心力衰竭

（1）呼吸急促：婴儿>60次/分，幼儿>50次/分，儿童>40次/分。

（2）心动过速：婴儿>160次/分，幼儿>140次/分，儿童>120次/分。

（3）心脏扩大：体检、X线或超声心动图。

（4）烦躁、哺喂困难、体重增加、尿少、水肿、多汗、发绀、呛咳，或阵发性呼吸困难（2项以上）。

2. 具备以上4项加以下1项或以上2项加以下2项，可确诊心力衰竭

（1）肝大，婴幼儿在肋下≥3cm，儿童>1cm；进行性肝增大或伴触痛更有意义。

（2）肺水肿，咯粉红色泡沫痰。

（3）奔马律。

3. 心功能分级心脏病患儿心功能状态根据病史、临床表现及体力活动耐受情况可将心功能分为四级。

1）成人与儿童

Ⅰ级：体力活动不受限制。一般活动不引起过度的乏力、呼吸困难或心悸。

Ⅱ级：体力活动轻度受限。休息时无症状，一般活动即可引起乏力、心悸、呼吸困难或心绞痛。

Ⅲ级：体力活动明显受限。休息时无症状，小于平时一般的活动即可引起上述症状。

Ⅳ级：不能从事任何体力活动。休息时仍有心力衰竭症状，任何体力活动后加重。

2）婴儿

0级：无心衰症状。

Ⅰ级：轻度心衰。每次哺乳量<105ml，或哺乳时间>30分钟，呼吸困难，心率>150次/分，可有奔马律，肝肋下2cm。

Ⅱ级：中度心衰。每次哺乳量<90ml，或哺乳时间>40分钟，呼吸>60次/分，呼吸形式异常，心率>160次/分，有奔马律，肝肋下2~3cm。

Ⅲ级：重度心衰。每次哺乳量<75ml，或哺乳时间>40分钟，呼吸>60次/分，呼吸形式异常，心率>170次/分，有奔马律，肝肋下>3cm，并有末梢灌注不良。

【治疗】

主要是祛除病因，改善心功能，消除水、钠潴留，降低氧的消耗和纠正代谢紊乱。

1. 病因治疗　在治疗心力衰竭的同时，应祛除病因。如重症肺炎合并心衰，积极治疗肺炎是预防和纠正心衰的基础。

2. 一般治疗　患儿应充分休息和睡眠，防止躁动和剧烈哭闹，必要时可应用镇静剂，以减轻心脏的负担。给予易消化营养丰富的饮食，减少盐的摄入量，避免用力排便。

3. 药物治疗

（1）洋地黄类药物：包括地高辛（地高辛片：本品总量，早产儿0.02~0.02mg/kg；1个月以下新生儿0.03~0.04mg/kg；1个月~2岁0.05~0.06mg/kg；2~5岁0.03~0.04mg/kg；5~10岁0.02~0.035mg/kg。本品总量分3次或6~8小时给予。地高辛酏剂：口服饱和量总量，<2岁0.06~0.08mg/kg；>2岁0.04~0.06mg/kg；分3~6次完成饱和，以后用上述量的1/4为每日维持量，早产儿应用1/3或1/2量），毛花苷C（早产儿和足月新生儿或肾功能减退、心肌炎患儿肌内或静脉注射按体重0.22mg/kg，2周~3岁，按体重0.025mg/kg）及毒毛花苷K（按体重0.007~0.01mg/kg或按体表面积0.3mg/m^2，首剂给予一半剂量，其余分成几个相等部分，间隔0.5~2小时给予）。

药物不良反应：洋地黄类药物有效剂量和中毒量十分接近，且药物毒性较大，当有心肌损伤或有先心病时使用洋地黄类药物容易导致洋地黄中毒，一旦出现中毒症状，应立即停药，并测定血清洋地黄类药物、钾、镁浓度及肾功能，建立静脉输液并监测心电图。若血钾正常，一般停药 12 ~ 24 小时后，中毒症状可消失。若血钾低或正常、肾功能正常者，可静脉滴注 0.3% 氯化钾，有二度房室传导阻滞者禁用。高度房室传导阻滞者可应用临时起搏器。用药前首先要了解近 2 周内是否用过洋地黄类药物及使用情况。情况不了解时，宜从小剂量开始。

（2）利尿剂：包括呋塞米（起始可按 1mg/kg 静脉注射）、布美他尼（可按 0.01 ~ 0.02mg/kg 肌内或静脉给药）、氢氯噻嗪（口服每天体重 1 ~ 2mg/kg 或按体表面积 30 ~ 60mg/m^2，分 1 ~ 2 次服用，并按疗效调整剂量，小于 6 个月的婴儿剂量可每日 3mg/kg）、螺内酯（开始每日按体重 1 ~ 3mg/kg 或按体表面积 30 ~ 90mg/m^2，单次或分 2 ~ 4 次服用，最大剂量为每日 3 ~ 9mg/kg 或 90 ~ 270mg/m^2）等，减轻肺水肿，降低血容量、回心血量及心室充盈压，减轻心室前负荷。应用利尿剂易引起电解质紊乱，应监测电解质变化。

（3）转换酶抑制剂：包括卡托普利（开始按体重 0.3mg/kg，每日 3 次，必要时每隔 8 ~ 24 小时增加 0.3mg/kg，求得最低有效量）、依那普利等能扩张小动脉和静脉，减轻心室前、后负荷，降低心肌耗氧量和冠状动脉阻力，增加冠状动脉血流和心肌供氧，改善心功能。

（4）扩张血管药：扩张血管药主要通过扩张静脉容量血管和动脉阻力血管，减轻心室前、后负荷，提高心排血量；并可减低心肌耗氧，改善心功能。应用的药物有硝普钠［极量为 10μg/(kg · min)］、硝酸甘油、酚妥拉明。

【护理】

1. 护理评估

（1）评估患儿有无原发病，呼吸表现。

（2）评估患儿面色、口唇等有无发绀。

（3）评估患儿呼吸、心率、血氧情况。

（4）评估患儿神志、末梢循环、颈静脉或头皮静脉有无怒张。

（5）评估患儿有无端坐呼吸或喜欢竖抱、咯粉红色泡沫痰的表现。

2. 护理措施

（1）一般护理

1）充足的睡眠和休息：保持病室安静舒适，避免各种刺激，集中进行治疗护理操作，尽量避免患儿烦躁、哭闹。体位可采取半坐卧位，以利于呼吸运动。患儿有哭吵烦躁，不能安抚时，可遵医嘱使用镇静剂。

2）保持大便通畅：鼓励患儿多吃蔬菜、水果。必要时给予开塞露通便，避免排便用力。

3）合理饮食：以高维生素、低热量、少盐、少油、富含电解质及适量纤维素及无机盐的食物为好。少量多餐，防止过饱。婴儿喂奶时所用奶嘴孔要适宜，以免吸吮费力，但要注意防止呛咳。吸吮困难时可用滴管喂食，必要时给予鼻饲。

4）控制液体入量，准确记录24小时出入量，急性期应4～6小时给一次出入量。

5）皮肤及口腔护理：水肿患儿应定时翻身，保持床单位清洁平整，避免潮湿，防止压疮的发生。加强口腔护理，防止口腔内溃疡形成。

（2）病情观察

1）监测生命体征：动态监测心率、心律、脉搏、呼吸、血氧饱和度，监测体温、血压等情况。

2）观察患儿精神状态、皮肤黏膜颜色、尿量及水肿情况。必要时每天称体重一次，以便及时发现液体潴留。

3）保持呼吸道通畅：勤翻身、拍背，可用雾化吸入方法来稀释痰液，也可以用祛痰剂，尽量使痰液排出，清除患儿呼吸道的分泌物。

4）合理给氧：有低氧血症或有呼吸困难、喘憋、口唇发绀、面色灰白等表现者应立即给氧。肺水肿患儿，遵医嘱湿化瓶内放20%～30%的乙醇，湿化氧气以降低肺泡内泡沫表面张力，扩大气体与肺泡壁的接触面，改善气体交换功能。

（3）做好保护性隔离，避免交叉感染。

（4）用药护理

1）洋地黄制剂：应注意给药方法、剂量，密切观察有无洋地黄中毒症状。每次应用前注意心率变化，新生儿<120次/分，婴儿<90次/分，幼儿<80次/分，年长儿<70次/分，应停用并报告医师。严格按照剂量服药，口服药应与其他药物分开服用，并避免与铅剂同用，如患儿呕吐，要与医师联系，遵医嘱给予补服。当出现心率过慢、心律失常、恶心呕吐、食欲减退、视力模糊、黄绿视、嗜睡、头晕等毒性反应时，应停止服用洋地黄，及时遵医嘱采取相应措施。

2）利尿剂：排钾利尿剂（氢氯噻嗪、呋塞米等）有较强的排钾作用，使用时应注意观察患儿是否有低血钾症状。保钾利尿剂（螺内酯、氨苯蝶啶等），利尿作用较弱，常与排钾利尿剂合用。应准确记录24小时出入量，定时测量体重，观察水肿变化。观察患儿有无四肢软弱无力、腹胀、心音低钝、心律失常等低钾血症的表现，及时发现处理。

3）硝普钠：给药时避免药物外渗，以防局部组织坏死。硝普钠遇光可降解，使用时或保存时应避光，药液要现用现配，并且每4～6小时更换一次，防止氰化物中毒，通常疗程不超过72小时。用药期间密切观察心率和血压的变化，每小时监测一次血压，避免血压过度下降。

【健康教育】

1. 给予低盐或无盐、易消化、富含维生素及钾的饮食，多吃含纤维素多的蔬菜、水果。避免暴饮暴食，宜少食多餐以减轻心脏负荷。

2. 嘱患儿多休息，避免做剧烈运动，避免情绪激动。防止受凉感冒。

3. 遵医嘱按时服药，避免自行增加或减少药物剂量及种类，指导家属及年长患儿自行监测脉搏的方法。

第四节　颅内高压综合征

颅内高压综合征（intracranial hypertension）是指脑实质液体增加引起的脑容积和重量的增加，或其他任何原因引起的颅腔内容物的增加，而导致颅内压的增高，并引起一系列临床表现。正常颅内压是由脑、脑膜、血管和脑脊液等颅内容物形成并维持着其动态平衡。患儿出现颅内压增高，若不及时处理会导致脑疝，颅内各神经和血管遭到压迫而引起呼吸、循环衰竭，最后导致患儿死亡。小儿颅内压正常值随年龄增长而变化。新生儿：10～20mmH_2O；婴儿：30～80mmH_2O；幼儿：40～150mmH_2O；年长儿：60～180mmH_2O。

小儿虽有前囟和可裂开的颅缝，缓解部分颅内压，但因颅内空间小，代偿能力差，脑水肿时颅内压增高迅速，年龄越小，颅内压增高的发生率和病死率越高。

【病因】

引起小儿急性颅内高压综合征的病因主要是脑水肿。

1. 急性感染　感染后24小时即可发生脑水肿。严重缺氧状态下，数小时后即可导致脑水肿，引起脑缺氧的疾病有颅内损伤、窒息、休克、癫痫持续状态、严重心力衰竭、呼吸衰竭等。

2. 中毒　如一氧化碳中毒、铅或其他金属中毒、农药中毒等。

3. 颅内出血　晚发性维生素K依赖因子缺乏症、蛛网膜下腔出血、血友病等。

4. 水电解质紊乱　如严重的低钠血症、酸中毒、水中毒等。

5. 颅内占位性病变　迅速增大的脑肿瘤、颅内血肿、颅内寄生虫病等。

6. 其他　如高血压脑病、瑞氏综合征、各种代谢性疾病。

【临床表现】

1. 一般症状　剧烈头痛，喷射性呕吐。眼部改变，可有眼球突出、复视、视野盲点扩大和向心性视野缩小，眼底检查可见视盘水肿。具有诊断的重要价值：瞳孔改变，头部改变，小婴儿表现不典型，可见前囟隆起张力增高、骨缝裂开等。

2. 意识障碍　患儿不能维持觉醒状态而出现程度不等的意识障碍、躁动，可迅速进展并继续加重甚至昏迷。

3. 肌张力改变及惊厥　主要为大脑强直（上肢内旋、下肢伸性强直，有时出现伸性痉挛或角弓反张）和去皮层强直（一侧或双侧上肢痉挛，呈半屈曲状态，甚至双臂交叉胸前，下肢伸性痉挛）。脑缺氧或炎症刺激大脑皮层，可引起抽搐或癫痫样发作。

4. 呼吸、血压、脉搏、体温、循环的变化　脑干受压可引起呼吸节律不齐，出现呼吸暂停、潮式呼吸、叹息样呼吸、抽泣样呼吸等，多为脑疝前的症状，最后呼吸突然停止。颅内压增高，早期血压升高，脉搏增快；脑缺氧加重时，血压升高，脉搏慢而有力，最后血压下降，脉搏变弱。体温主要表现为高热。循环方面出现皮肤及面色苍白、指、趾发绀。

5. 脑疝　是颅内压增高的最严重的后果。如患儿出现意识障碍，瞳孔散大及血压升高伴缓脉，称为 Cushing 三联征，为颅内高压的危象，常为脑疝前兆。临床有以下几种类型：①小脑幕切迹疝：疝侧瞳孔先缩小后扩大，光反射迟钝或消失，并迅速出现双侧瞳孔散大固定。颈强直，呼吸节律改变，昏迷，意识障碍突然加重等。②枕骨大孔疝：呼吸衰竭，双侧瞳孔开始对称性缩小，继而扩大，光反射消失，眼球固定不动。颈强直和疼痛，呕吐，吞咽困难，意识障碍，昏迷加深，各种反射消失等。③大脑镰疝。

6. 脑死亡　颅内压升高到颅内平均动脉压水平时，可出现脑血流阻断状态，称为“脑填塞”。此时脑血流停止，如短时间内得不到纠正，脑细胞则发生不可逆损伤，继而出现临床脑死亡。

【辅助检查】

1. 腰椎穿刺　直接测量颅内压并取脑脊液检查，是了解颅内压力最准确的方法，但颅内压增高明显时，腰椎穿刺可诱发脑疝而视为禁忌。

2. 影像学检查　CT、MRI 扫描能显示病变部位、大小、形态，对判断颅内压增高的病因具有重要参考价值。

3. 眼底检查　可见视盘水肿、视网膜水肿、视神经萎缩等改变。

4. 其他　血、尿、便常规检查及肝、肾功能检查等，以确定相应的病因。

【诊断】

1. 病史中存在导致脑水肿和颅内高压的原发病。

2. 小儿脑水肿颅内高压时三大特征常不典型，可参照下列诊断标准：

（1）主要指征：①呼吸不规则；②瞳孔不等大，扩大；③婴儿前囟隆起、紧张；④眼底有视盘水肿；⑤无其他原因血压升高。

（2）次要指征：①昏睡或昏迷；②惊厥或四肢肌张力明显增高；③呕吐；④头痛；⑤甘露醇1g/kg静注4小时后血压明显下降，症状体征随之好转。

具备主要指征1项、次要指征2项以上，即可初步诊断脑水肿。

3. 检测颅内压，一般认为颅压150～270mmH_2O为轻度增高，270～540mmH_2O为中度增高，>540mmH_2O为重度增高。

【治疗】

1. 祛除病因　如控制感染、纠正休克与缺氧等。

2. 脱水疗法　可直接减少脑组织容量及降低颅内压与减轻脑水肿，如甘露醇（按1～2g/kg或按体表面积30～60g/m^2，患儿衰弱时剂量减至0.5g/kg）、10%～20%甘油盐水、利尿剂、白蛋白等。液体疗法，限制液体入量，使患儿保持在轻度脱水状态，但维持血压在正常范围。

3. 肾上腺皮质激素　是治疗脑水肿安全有效的制剂，首选地塞米松。若患儿有上消化道出血，需与抗酸剂和保护胃黏膜制剂何用。长时间使用后要逐渐减量停药。

4. 控制性脑脊液引流　通过前囟或颅骨钻孔将穿刺针置于侧脑室，接于引流瓶内，此法不仅可以放出脑脊液，还可以减少肿胀的脑容积。

5. 氧疗　充分的供养改善脑代谢，可阻断病情的进一步发展。

6. 降低体温疗法　目前主张在2小时内使肛温降至35℃，维持12小时，以后保持正常体温7～10天。不良反应：温度过低或持续时间过久易发生心律不齐、血压下降等。

【护理】

1. 护理评估

（1）病史评估

1）患病经过：询问患儿发病时间、病因、诱因、发病症状、特点，有无家族史及相关疾病病史。

2）现在状况：患儿现存突出的临床症状及其特点，当前的实验室检查结果，目前用药种类、剂量及用法，有无明确药物过敏史。

（2）身体评估

1）生命体征：有无发热、心率变化、血压变化、呼吸节律。

2）临床症状：有无恶心、呕吐、神经系统表现（嗜睡、昏迷等）。

3）管路评估：有无静脉通路、引流管路，管路留置及维护情况，评估管路有无滑脱可能。

2. 护理措施

（1）一般护理

1）体位：一般采用头高足低位，卧位时头抬高20°~30°，以利静脉回流，如有脑疝前驱症状，则以平卧为宜。患儿须安静卧床休息，必要时可使用镇静剂，避免躁动、咳嗽及痰堵以防颅压突然增高。

2）饮食管理：保证足够的营养供应，清醒患儿给予普食，昏迷或不能经口进食的患儿应给予鼻饲流食，禁食超过3天的患儿应予以补钾。

3）皮肤护理：保持皮肤清洁，剪短指（趾）甲，防止皮肤抓伤，穿宽松柔软衣物并保持床单位清洁，保持口腔、会阴及肛周清洁，每日温水清洁皮肤，长时间卧床患儿每2小时翻身一次。

（2）病情观察

1）生命体征：观察体温、脉搏、血压及呼吸变化，如有异常及时通知医师。

2）瞳孔：自然状态下，正常人的瞳孔直径为2~4mm，等大等圆，且对光反应灵敏。颅内压严重增高时，视神经会受到压迫，进而出现一侧瞳孔大于另一侧瞳孔的症状，而且散大的一侧瞳孔受到光的刺激时会出现迟钝或消失状态，这时应考虑发生脑疝的可能性。

3）监测出入量及体重：准确记录24小时出入量。

4）监测血压：定时测量血压，观察并询问患儿有无头痛、呕吐、视物不清等高血压脑病症状，发现问题及时通知医师。

（3）监测神经系统症状：评估神经系统体征，定时评估并对照前一次的结果。监测内容包括意识状态、Glasgow评分、瞳孔大小和对光反射、睁眼运动、感觉和运动功能等。

（4）气道管理：根据病情选择不同的方式供养，保持呼吸道通畅，及时清理分泌物，以保证血氧分压维持在正常范围内。

（5）高热者遵医嘱给予药物降温或物理降温，注意观察体温变化。出汗较多时及时补充水分，保持皮肤、床单位、衣服清洁干燥。

（6）用药护理：遵医嘱按时按量准确给药，注意观察患儿使用利尿剂和脱水药物的疗效，注意有无不良反应，如有异常及时通知医师。应用甘露醇时，避免药物外渗。甘露醇易产生结晶，应溶解后再用，在静脉输注过程中应用带有过滤网的输液器。应用镇静药物时应注意观察患儿的呼吸情况，防止发生呼吸抑制。

（7）预防感染：注意个人（口腔、皮肤、会阴等）及环境卫生，预防呼吸道感染及交叉感染。

(8) 心理护理：患儿由于患儿头痛、恶心、呕吐，甚至昏迷，患儿及家属心理负担较重，担心病情难以治愈，情绪焦虑，难以入眠。因此，要针对患儿的心理状态，充分了解其心理变化情况，进行针对性心理疏导，多关心、多询问、多安慰，解除患儿对疾病的恐惧、紧张及焦虑情绪，积极配合治疗护理。

第五节 癫痫持续状态

癫痫持续状态（status epilepticus，SE）为常见的神经系统危重症，即一次癫痫发作持续超过 30 分钟或 2 次及 2 次以上间断发作，发作期间无意识恢复。癫痫持续状态是儿科常见危重急症，若不及时处理，可造成大脑不可逆性损害，甚至危及患儿生命。

【病因及发病机制】

小儿癫痫持续状态的病因一般分为三类：

1. 高热惊厥是 3 岁以内小儿癫痫持续状态最常见的原因之一。

2. 特发性无神经系统异常的病史和体征，辅助检查也未能发现发生持续状态的原因。其中长期服用抗癫痫药物的小儿突然停药是诱发癫痫持续状态的重要原因之一。

3. 症状性持续状态的发生伴有神经系统基础病变或代谢障碍。如感染、中毒、缺血缺氧、急性代谢紊乱、脑血管病和头部外伤等。

【分类及临床表现】

根据有无抽搐发生，SE 可分为惊厥性癫痫持续状态（convulsive status epilepticus，CSE）和非惊厥性癫痫持续状态（nonconvulsive status epilepticus，NCSE）两大类。

1. 惊厥性癫痫持续状态（CSE）发作时以全身或者局部肌肉抽搐为主，伴意识丧失，占 SE 的 70% 以上。

2. 非惊厥性癫痫持续状态（NCSE）发作时以意识障碍和（或）精神行为异常为主要表现，无肌肉抽搐，占 SE 的 20% ~25%。

【辅助检查】

1. 脑电图 典型脑电图可见是棘波、尖波、棘-慢复合波等癫痫样波。是确诊癫痫发作与癫痫最重要的检查手段。

2. 影像学检查 对脑电图提示为局灶性发作或局灶-继发全面性发作的患儿应行 CT、MRI 等颅脑影像学检查。

【诊断】

癫痫持续状态在不同疾病中均可以出现，惊厥性癫痫持续状态临床诊断并不困难。而非惊厥性癫痫持续状态症状多种多样，在临床工作中常被漏诊或误诊为病毒性脑炎、精神病、抑郁症等，而延误治疗。有学者提出诊断标准如下：

1. 持续的意识障碍或认知行为改变超过 30 分钟。

2. EEG 有持续性局灶或全面性痫样放电。

3. 反复发作症状，间歇期仍有意识障碍或精神错乱，伴有持续性发作后异常脑电图。

目前非惊厥性癫痫持续状态没有完全统一的诊断标准。脑电图监测是确诊最充分、最有利的依据。

【治疗】

1. 吸氧，缓解脑部缺氧，使血氧饱和度维持在 95% 以上。

2. 药物治疗

（1）地西泮（安定）为首选药。其优点是作用快，1～3 分钟即可生效，缺点是作用持续时间较短。其主要不良反应是呼吸抑制。儿童地西泮用量为 0.2～0.5mg/kg，最大剂量不超过 10mg，以每分钟 1～2mg 的速度缓慢静脉注射。

（2）苯巴比妥钠：最常用于伴高热的惊厥状态和新生儿惊厥持续状态。肌注时吸收较慢，不适用于急救，故应选择静脉途径。也可用负荷量，首次量为 15～20mg/kg，静脉注射速度不超过 25mg/min。有时，新生儿可用较大突击量 20～25mg/kg。主要毒副作用是呼吸抑制，故用前应做好人工呼吸和气管插管准备。

（3）丙戊酸钠：丙戊酸钠注射液 15～30mg/kg 静推后，以 1mg/(kg・h) 的速度静脉滴注维持。

3. 积极寻找病因，控制原发病。

4. 预防控制并发症，监测生命体征，必要时进行颅内压监测。

【护理】

1. 护理评估

（1）病史评估：评估患儿发病时间、表现形式、意识状态、既往病史。

（2）身体评估

1）生命体征：有无发热、心率、血压、呼吸及血氧饱和度情况。

2）临床症状：评估患儿现有无癫痫发作，记录发作形式、时间及用药情况。

3）静脉通路评估：建立静脉通路或评估静脉通路是否通畅，以便于随时抢救。

2. 护理措施

（1）一般护理：保持病室安静，避免刺激患儿，避免情绪紧张、受凉或中暑、感染等。避免各种危险活动，注意安全。

（2）病情观察：密切监测生命体征，严密观察患儿意识状态及抽搐情况，详细记录发作的表现、持续时间、发作次数。患儿需暴露躯干及四肢，发作时避免棉被及物品的遮挡，便于观察发作。

（3）保持呼吸道通畅：癫痫发作时应立即松解患儿衣领和裤带，让患儿仰卧位，头偏向一侧，必要时给予清理呼吸道及氧气吸入。

（4）降温：连续抽搐可使脑组织的基础代谢率增高，脑组织需氧量增加，导致脑水肿加重，降温是减轻脑水肿、保护脑组织的必要措施，通常采用物理降温。

（5）防止患儿受伤

1）护理人员应留护在患儿发作现场，直至完全恢复，积极采取抢救措施的同时观察并记录发作情况，床单位配置柔软的床垫、床旁护架，保护患儿以免碰伤。在上下齿间放置牙垫，防止舌咬伤，剪短指甲，置纱布于患儿手中。

2）患儿癫痫发作时切勿用力牵拉或按压患儿肢体，以防骨折或关节脱位。

3）患儿周围不可放置危险物品，避免癫痫发作时发生意外。

4）当发作结束后，轻轻地将患儿放置于良好的恢复姿势，以改善呼吸。

5）不能在患儿完全恢复之前给予进食或饮水。

（6）药物护理：抗癫痫药常见不良反应有嗜睡、头昏、乏力等，大剂量可有共济失调、震颤。应用过程中密切观察患儿意识状态、反应。此类药对呼吸有抑制作用，密切观察患儿呼吸情况，是否出现呼吸浅慢、呼吸暂停等。用药后给予患儿抬高床头30°，侧卧位，开放气道，保持呼吸道通畅，如分泌物过多可定时给予患儿吸痰，清理呼吸道。

（7）并发症的护理：由于癫痫发作时间长，会引起不同程度的脑水肿，出现颅内压增高、昏迷等症状，密切观察患儿的意识、瞳孔变化，发现异常及时通知医师并遵医嘱给予处理。

（8）心理护理：应向家属讲解疾病相关知识，并安慰患儿及家属，取得其理解和配合。关心患儿，多与年长患儿交流，增加患儿战胜疾病的信心，解除焦虑，自卑的心理。

【健康教育】

1. 指导家属合理安排患儿的生活与学习，保证患儿充足的睡眠时间，避免情绪激动、受寒、感染，禁止游泳或登高等运动。

2. 用药指导，责任护士耐心讲解用药的目的，药物的用法，嘱家属按时、按量服药，不可擅自增减药物剂量。

3. 教会家属癫痫发作时的紧急处理措施。

4. 解除患儿的精神负担：结合不同年龄患儿的心理状态，有针对性地进行心理疏导，给予关怀、爱护，鼓励他们与同伴交流，建立信心。

第六节 急性肾损伤

急性肾损伤是一种常见的临床综合征，主要表现为肾功能的快速下降及代谢废物的蓄积，定义为不超过 3 个月的肾脏功能或结构异常，包括血、尿、组织检测或影像学方面的肾损伤标志物的异常。由于肾内或肾外因素致肾功能损害，不能维持机体内环境平衡，临床出现急性少尿或无尿，伴氮质血症、水电解质、酸碱失衡及相应的临床症状及体征等，统称为急性肾衰竭（acute renal failure，ARF），简称急性肾衰。目前，急性肾损伤（acute kidney injury，AKI）正在逐步取代传统的急性肾衰竭（acute renal failure，ARF）的概念。

【病因】

急性肾损伤的常见原因可分为肾前性、肾性及肾后性三类。

1. 肾前性肾损伤　是任何原因引起的血容量减少，均可导致肾血流量下降，肾小球的滤过率降低，而出现少尿或无尿。

2. 肾性肾损伤　由各种肾实质性病变或肾前性肾衰竭发展而导致急性肾损伤，包括急性肾小球肾炎、系统性红斑狼疮等广泛性肾小球损伤；重金属、有机磷、四氯化碳、氨基糖苷类药物，以及鱼胆、毒蕈等生物素中毒引起急性肾小管坏死；异型输血；肾移植排斥等。

3. 肾后性肾损伤　主要是各种原因引起的泌尿道梗阻所致。常见的原因有泌尿道结石、周围肿物压迫、先天性尿道畸形、肾结核等。如持续时间长可引起肾实质损害而发展为肾性肾衰，但多呈慢性经过，仅少数变现为急性肾衰竭。

【发病机制】

急性肾损伤引起少尿的发病机制尚不十分清楚，可能为多种因素综合作用的结果。

1. 肾血流减少学说　肾缺血和肾毒素的作用使血管活性物质释放（肾上腺素、肾素-血管紧张素），肾血管收缩，肾血管灌注量减少，肾小球滤过率下降，导致急性肾损伤。

2. 肾小管损伤学说　肾缺血或中毒均可引起肾小管损伤，使肾小管上皮细胞变性、坏死、基膜断裂。变性、坏死的上皮细胞和微绒毛碎屑或血红蛋白、肌红蛋白等脱落入管腔内，阻塞肾小管，导致阻塞部位以上的肾小管内压升高，使肾小球的有效率过压降低，从而引起少尿。

3. 缺血再灌注肾损伤学说　肾缺血后肾血流再通时，可见细胞的损伤继续加重成为缺血再灌注性肾损伤。细胞内钙超负荷和氧自由基在急性肾缺血再灌注性肾损伤中起重要作用。

【诊断】

由导致肾脏结构或功能变化的损伤引起的肾功能突然（48 小时以内）下降，表现为血肌酐绝对值增加≥26.4μmol/L 或者增加≥50%，或者尿量 <0.5ml/(kg·h) 持续超过 6 小时。并将 AKI 分为 1、2、3 期，分别对应 RIFLE 标准的 Risk、Injury 和 Failure，具体分级标准见表 14-1。

表 14-1　肾功能分级标准

分期	Scr 标准	尿量标准
1 期	Scr 增加≥26.4μmol/L 或增至原来的 150% ~ 200%（1.5 ~2 倍）	<0.5mL/(kg·h)，时间 >6 小时
2 期	Scr 增至原来的 200% ~300%（2 ~3 倍）	<0.5mL/(kg·h)，时间 >12 小时
3 期	Scr 增至原来的 300% 以上（>3 倍）或 Scr 增加≥352μmol/L 或急性增加≥44μmol/L	<0.3mL/(kg·h)，时间 >24 小时或无尿 >12 小时

【临床表现】

急性肾损伤早期症状隐匿，可被原发疾病所掩盖，即使尿量开始减少，也容易被忽视。典型急性肾损伤一般经过为少尿期、移行期、多尿期和恢复期。

1. 少尿性肾损伤

（1）尿量减少：尿量 <400ml/d 或 <250ml/m^2，<50ml/d 为无尿。一般持续 10 天左右，休克 1 ~2 周，少尿期长者肾损害重，预后差。少尿期存在的主要问题：

1）水潴留：表现为全身浮肿、胸腹水、严重者可发生脑水肿、心力衰竭、肺水肿等，脑水肿表现为头痛、视力模糊、嗜睡、惊厥甚至昏迷。肺水肿表现为端坐呼吸、咳血性痰、两肺布满湿啰音。

2）电解质紊乱：表现为三高三低，即高钾、高磷、高镁和低钠、低钙、低氯血症。①高钾血症：表现为烦躁、嗜睡、恶心、呕吐、四肢麻木、胸闷等症状，并出现心率缓慢、心律不齐以及心电图的改变（P-R 间期延长、房室传导阻滞、心室纤颤等）；超过 6.5mmol/L 视为危险境界，是此期死亡的首要原因。②低钠血症：a. 稀释性低钠血症：表现为体重增加、水肿、头痛、神志淡漠，甚至出现昏迷；b. 缺钠性低钠血症：多有腹泻、呕吐、等体液丢失史。③高血磷和低血钙：由于组织坏死及肾功能不全，磷在体内蓄积，使血磷增高。钙在肠道内与磷结合，从肠道排出，引起低血钙。④高镁血症：表现为肌无力、血压下降和深反射消失，心脏传导阻滞。

3）代谢性酸中毒：酸性代谢产物在体内蓄积引起酸中毒，表现恶心、呕吐、疲乏、嗜睡、呼吸深大而快，重者可出现低血压、休克。

4）氮质血症：蛋白质代谢产物及细胞分解产物蓄积体内引起全身各系统中毒症状。首先出现消化道症状，如恶心、呕吐、腹部不适等。神经系统可出现意识障碍、躁动、抽搐、昏迷等症状。血液系统，可出现贫血、出血倾向、皮肤瘀斑等。

5）心力衰竭、肺水肿：表现为呼吸困难、端坐呼吸、心率加快、听诊肺底部湿啰音、下肢水肿。

6）高血压：由血容量增加和循环中肾素血管紧张素水平增高所致，严重者可出现高血压脑病。

（2）多尿期：尿量逐渐增加，5～6天可达利尿高峰，表明肾功有所好转，排出体内积存水分，但也可能是肾小管回吸收原尿减少，而发生利尿。此时由于大量水分及电解质随尿排出，发生低血钾、低血钠等电解质紊乱情况，同时易出现感染、心律失常、低血压和上消化道出血。

（3）恢复期：肾功能逐渐恢复，血尿素氮及肌酐逐渐恢复正常。肾小球滤过功能恢复较快，肾小管恢复较慢。

2. 非少尿性肾损伤　是指无少尿或无尿表现，每日平均尿量可达600～800ml。

【治疗】

1. 早期治疗　首先判定是肾性少尿还是肾前性少尿，如有血容量不足，以尽早纠正低血容量，以免肾前性肾衰转变为肾性肾衰。可采用扩容利尿实验来鉴别。

扩容利尿实验：用生理盐水20ml/kg于30分钟内静脉输入，如用后出现利尿现象，说明血容量不足，为肾前性。液体疗法以补充血容量、纠正电解质紊乱及酸中毒为主。如补液后无反应可使用20%甘露醇（0.2～0.5g/kg）及呋塞米1～2mg/kg静注，2小时后，若尿量>40ml或尿量达6～10ml/kg，则考虑为肾前性。如尿量仍达不到6～10ml/kg，可重复一次呋塞米，如尿量仍不增加，则不再输液，按少尿或无尿治疗。

2. 少尿期治疗

（1）一般治疗：继续治疗原发病，卧床休息，防感染，监测体重、生命体征、尿量、尿常规、尿素氮、血气分析、电解质、水肿的变化等。给予高热量、高必需氨基酸、优质低蛋白饮食，并适当补充维生素。

（2）液体疗法：严格控制水分入量，“量出为入”。补液量 = 尿量 + 不显性失水量 + 异常丢失量 - 内生水量。如有体温增高，每增高1℃，液量增加75ml/m^2，此时补液可用葡萄糖补充。无严重分解代谢的患儿，每日供给蛋白质0.5g/kg，有高分解代谢的患儿，每日可达1.5～2g/kg，如患儿不能经口进食可考虑给予静脉营养。

（3）纠正水、电解质、酸碱失衡。

1）水中毒及低钠血症：主要是限制入量，无需补钠。当血钠 < 120mmol/L时，可给予3%氯化钠溶液6～12ml，缓慢静脉输注，可先给1/3～1/2，使血钠维持在130～140mmol/L。

2）高钾血症：当血钾高于5.80mmol/L，可用离子交换树脂降血钾。当心脏受累时，可用5%碳酸氢钠2ml/kg静脉滴注，也可用10%葡萄糖酸钙0.5ml/kg缓慢静脉注入，总量每次不超过10～20ml；经静脉输注葡萄糖-胰岛素溶液，每日4g葡萄糖加入1U胰岛素。

3）低血钙及高血磷：低钙易引起抽搐，应予以补钙。高血磷可给予10%氢氧化铝凝胶口服，每次10ml，3～4次/天，同时限制含磷多的食物及药物。

4）代谢性酸中毒：轻症多不需要治疗，当血 HCO_3^- < 12mmol/L时，应给予碳酸氢钠。5%碳酸氢钠1ml/kg可提高 HCO_3^- 1mmol/L，给予碱性液可使血容量扩大或诱发低钙抽搐。

（4）透析治疗：儿童首选腹膜透析，也可用持续动静脉滤过。透析的血生化指标：BUN > 28.56mmol/L（80mg/dl）。血钾 > 6.5mmol/L。pH < 7.2或 HCO_3^- < 12mmol/L。Cr > 530.4μmol/L

1）临床有明显尿毒症症状，少尿2～3天，频繁呕吐、有周围神经或精神症状者。

2）明显水钠潴留表现。

（5）其他治疗：积极治疗并发症，保护重要脏器，防止感染。

3. 多尿期治疗　此期尿量逐渐增多，但肾功能尚未恢复，患儿仍有生命危险，液体疗法仍是本期的关键。

【护理】

1. 护理评估

（1）评估患儿尿量、水肿情况。

（2）注意观察患儿的生命体征变化、神志、精神反应等。

（3）电解质、酸碱平衡情况、血钾、肌酐、血钙、血镁、血钙等。

（4）注意患儿饮食情况。

2. 护理措施

（1）一般护理

1）休息：应绝对卧床休息。一般卧床休息到血尿、水肿消失、血压恢复正常后方可适当增加活动量。

2）饮食：少尿期应限制水、钠、钾、磷和蛋白质的摄入量，供给足够的能量，以减少组织蛋白的分解；不能进食者，遵医嘱给予静脉营养。透析治疗时，不需要限制蛋白质的入量。

3）预防感染：做好保护性隔离，严格执行无菌操作，加强皮肤和口腔护理。

4）准确记录24小时出入量：入量包括输液量、口服药量、饮水量、进食饭菜、水果等，出量包括尿量、粪便、呕吐物等。严格控制入液量，每12小时总结一次。

（2）病情观察

1）根据患儿的病情给予床边多功能监护仪监测心率、呼吸、血压、血氧饱和度等，并设置各报警参数，有异常情况及时报告医师。

2）密切观察患儿水肿、尿量的变化，每日测体重。出现血压升高、尿量减少，警惕心力衰竭和高血压脑病的发生。

3）关注尿常规、肾功能等的变化。

（3）对症护理：水肿是急性肾损伤的突出表现，应严格控制液体入量。高钾血症的患儿应按时监测血气分析中钾离子的值，限制含钾丰富食物的摄入，如菠菜、山药、坚果、紫菜、香蕉等。密切观察心率、心律、心电图的改变，备好碱性药物如10%葡萄糖酸钙、5%碳酸氢钠、胰岛素等。高血钾时，配合医师紧急处理，立即建立静脉通路，遵医嘱给予药物，促使钾离子进入细胞内。

（4）腹膜透析的护理

1）腹透管护理：检查置管穿刺处有无红、肿、痛，有无渗出物及脓性分泌物。

2）病情观察：注意患儿生命体征的变化，有无腹痛及腹部压痛；注意观察腹透流出液的颜色、性质、量；发现异常及时告知医师给予处理。

3）体位：患儿取仰卧位或半卧位。

4）准确记录：记录每次透析液的流入时间、保留时间、放出时间、计算差量及病情变化。

5）温度：将透析液袋放置于恒温加热箱内加热到37～40℃。温度过高易引起腹痛，过低可因腹膜血管收缩引起患儿不适，影响透析效果。

6）保持透析导管通畅：避免导管受压、打折、扭曲，液体流出不畅时及时查找原因并处理。

7）并发症的护理：①透析液引流不畅或腹透管堵塞：改变体位、排空膀胱、加强肠蠕动，若移位则需调节导管位置。②腹膜炎：腹膜炎的典型症状有发热、恶寒、腹痛、腹膜透析排出液混浊。可用1.5%透析液连续冲洗腹腔4~6次；静脉应用抗生素，还可在透析液中加入抗生素；保留混浊的透析液送检。③腹膜失超滤：当腹膜炎反复发作时，可使有效腹膜透析面积减小，溶质清除功效下降，水超滤功能减退。

（5）多尿期的护理：维持水、电解质及酸碱平衡，控制氮质血症，治疗原发病和防止各种并发症。

（6）用药护理

1）避免使用直接损害肾脏的药物，如氨基酸糖苷类（庆人霉素、链霉素），如需给药，应定期检测血药浓度。

2）呋塞米：是临床常用的高效利尿药。口服吸收好，服用1小时达到作用高峰，可持续4~6小时；静脉注射后5~10分钟出现利尿作用，30分钟达到高峰，作用持续2~3小时；过度利尿可引起水电解质紊乱。使用中应严格掌握使用剂量，静脉注射速度；监测血钾变化，如有低血钾表现，如恶心、呕吐、腹胀、肌无力及心律失常，应及时补充钾盐或与保钾利尿药合用。

3）氢氯噻嗪：用于各种原因引起的水肿、肾性尿崩症、特发性高尿钙等。噻嗪类利尿药毒性低，但长期服用亦可引起低血钾，并伴有低血镁，应注意观察。

3. 心理护理　急性肾损伤是儿童危重症之一，患儿及家属均有恐惧心理，应给予患儿及家属精神支持。协助医师讲解疾病的治疗过程和预后，取得家属及患儿的配合。年长儿主动了解其心理感受，多交谈，多倾听，安排有益身心健康的活动，如组织患儿参加故事会、下跳棋等，保持患儿精神愉快，帮助其树立战胜疾病的信心。

4. 健康宣教　告知家属肾衰竭各期的护理要点，指导其如何观察病情，如发现出现新的症状或病情加重，及时到医院就诊；多注意休息，不可剧烈活动，红细胞沉降率正常方可上学；尿沉渣计数恢复正常后，可以恢复正常活动。指导患儿及家属坚持按医嘱服药，按时到医院复诊，并按计划控制饮食，加强营养，增强体质。注意个人卫生，注意保暖，防止受凉。

第七节 脓毒症

脓毒症系侵入机体的感染病原引发的全身炎症反应。脓毒症是由环境和机体遗传因素相互作用，机体多个系统参与，经多个阶段发展而成的多基因相关的复杂疾病。是创伤、烧伤、休克、感染、大手术等临床危急重患儿的严重并发症之一，也是诱发脓毒症休克（septic shock）、多器官功能障碍综合征（multiple organ dysfunction syndrome，MODS）的重要原因。脓毒症是指感染引起的全身性炎症反应综合征（systematic inflammatory response syndrome，SIRS）伴有或以证实的感染。严重脓毒症定义为脓毒症并脏器功能不全和组织低灌注。脓毒性休克指脓毒症诱导的持续低血压，对液体复苏无效。

【发病机制】

1. 脓毒症与全身炎症反应综合征　脓毒症所表现出来的一种病理生理过程，由感染因素引起，亦可由非感染因素所引起。机体释放促炎性介质，引起全身炎性反应炎症反应综合征及血管内皮损伤，进一步发展出现多脏器功能衰竭。

2. 脓毒症与免疫麻痹脓毒症　死亡并不完全由过度炎症反应所致，有些毒症患儿可出现低下的炎症　反应——“免疫麻痹”，引起难以控制的继发性感染。

3. 感染的遗传易感性　感染的遗传易感性对脓毒症的发病和预后有重要影响，某些基因多态性和单倍体的研究，对监测遗传易感性感染者的预后判断有一定意义。

【诊断】

1. 脓毒症的诊断标准符合以下4项标准中至少2项，其中一项必须是体温或血白细胞计数异常。

（1）中心体温>38.5℃或<36℃。

（2）心动过速，平均心率>同年龄组正常值2秒，且无外界刺激、慢性药物或疼痛刺激的影响；或心率不可解释的持续性增快超过0.5~4.0小时；或<1岁出现心动过缓，平均心率<同年龄组正常值第10百分位（排除外界迷走刺激、β受体阻滞剂和先天性心脏病）；或心率不可解释的持续性减慢超过0.5小时。

（3）平均呼吸频率>同年龄组正常值2秒或需机械通气的急性疾病（与神经肌肉疾病或全身麻醉无关）。

（4）血白细胞计数升高或降低（非继发于化疗的白细胞减少症）或幼

稚中性粒细胞 >0.10。

（5）组织灌注：高乳酸血症、毛细血管再充盈时间延长。

2. 严重脓毒症的诊断标准脓毒症合并以下疾病之一：心血管功能障碍；急性呼吸窘迫综合征、2 个或 2 个以上心、肺以外的器官功能障碍。

3. 脓毒症休克

（1）脓毒症并心血管功能障碍

心血管功能障碍在 1 小时内输入等张液≥40ml/kg 仍存在以下情况

1）低血压：血压下降小于该年龄组第 5 百分位或收缩压小于该年龄组正常值以下 2 个标准差。

2）需用血管活性药物始能维持血压在正常范围［多巴胺 >5μg/（kg·min）或予任何剂量多巴酚丁胺、肾上腺素、去甲肾上腺素。

3）具备下列组织低灌注表现中 3 条：①心率、脉搏变化：外周动脉搏动细弱，心率、脉搏增快。②皮肤改变：面色苍白或苍灰，湿冷，大理石样花纹。如暖休克可表现为四肢温暖、皮肤干燥。③毛细血管再充盈时间（CRT）延长（>3s）（需除外环境温度影响），暖休克时 CRT 可以正常。④意识改变：早期烦躁不安或萎靡，表情淡漠。晚期意识模糊，甚至昏迷、惊厥。⑤液体复苏后尿量仍 <0.5ml/（kg·h），持续至少 2 小时。⑥乳酸性酸中毒（除外其他缺血缺氧及代谢因素等），动脉血乳酸 >2mmol/L。

（2）呼吸

1）Pa（O_2）/FiO_2 <39.9kPa，除外先天性心脏病或以前存在肺疾病。

2）Pa（O_2）>8.645kPa 或在基线上增高 20kPa。

3）吸入氧体积分数 >500ml/L 才能维持氧饱和体积分数≥92%。

4）需有创或无创机械通气。

（3）神经

1）格拉斯哥昏迷评分≤11 分。

2）意识状态急剧恶化，在原有异常格拉斯哥昏迷评分基础上再降低≥3 分。

（4）血液

1）血小板计数 <80×10^9/L 或慢性血液/肿瘤患儿过去 3 天记录的血小板最高值降低 50%。

2）国际正常化比 >2 肾脏血清肌酐≥同龄儿正常上限的 2 倍，或血清肌酐从基线水平增加 2 倍。

（5）肝脏

1）总胆红素≥68.4μmol/L（新生儿不适用）。

2）丙氨酸氨基转移酶（ALT）较该年龄组正常值上限增加 2 倍。

【治疗要点】

1. 初始复苏

（1）对存在呼吸窘迫及低氧血症的患儿，给予面罩吸氧，必要时也可给予持续气道正压通气，增加功能残气量，降低呼吸功，进行液体复苏及使用正性肌力药物。

（2）脓毒性休克复苏的初期复苏目标：在第1个6小时内达到：毛细血管再充盈时间≤2秒；年龄相关的正常血压；脉搏正常，中心与外周动脉搏动无差别；四肢末梢温暖；尿量>1ml/(kg·h)；意识正常。

2. 抗感染治疗　应在诊断严重脓毒症的1小时内经验性使用抗菌药物，使用抗菌药物前尽可能留取血培养标本。

（1）难治性低血压的中毒性休克综合征推荐克林霉素和抗毒素治疗。在合并难治性休克时，可以考虑静脉应用丙种球蛋白。

（2）尽早积极的控制感染源坏死性肺炎、坏死性筋膜炎、坏疽性肌坏死、脓胸、脓肿要尽早的清创和控制感染源。内脏穿孔时，需修复及清洗腹腔。

（3）艰难梭菌肠炎需肠内抗菌药物治疗，严重者可使用万古霉素。

3. 液体复苏　小儿脓毒症休克时多存在相对或绝对循环量不足，心排血量下降，因此，液体复苏最为重要，最初液体复苏以静脉输注等渗晶体液或白蛋白为宜，需在5~10分钟内快速输注。后应立即评估循环与组织灌注情况是否改善（如心率减慢、血压上升、毛细血管再充盈时间缩短、脉搏和意识改善）。同时纠正低血压，增加尿量，改善毛细血管再充盈时间，意识状况改善，而不引起肝大及肺部啰音。血压正常或低血压的儿童低血容量性休克均给予液体复苏，液体复苏无效的儿童难治性休克通常需要强心药物及机械通气。

4. 体外膜肺（extracorporeal membrane oxygenation，ECMO）　建议难治性脓毒性休克或伴有急性呼吸窘迫综合征（acute respiratory distress syndrome，ARDS）的休克患儿进行ECMO治疗。

5. 类固醇激素　对儿茶酚胺抵抗性休克和怀疑或证实肾上腺功能绝对不全的患儿，及时使用类固醇激素治疗。

6. 血制品

（1）建议儿童维持血红蛋白目标值（7.0~9.0g/dl），对上腔静脉 $ScvO_2$ <70%的脓毒性休克，复苏血红蛋白的目标值为10g/dl。待病情稳定，休克和低氧血症纠正后，维持7g/dl以上的血红蛋白。

（2）血小板计数低于 10×10^9/L 且临床没有出血表现，或低于 20×10^9/L 有严重出血倾向，或高于 50×10^9/L 但有活动性出血、手术、侵袭性操作时，需要预防性输注血小板。

(3) 儿童脓毒症诱导的血栓性紫癜性疾病，包括弥散性血管内凝血、继发性血栓性血管病、血栓性血小板减少性紫癜的患儿给予血浆输注治疗。

7. 机械通气　对脓毒症患儿，首先应保持呼吸道通畅，高流量吸氧，如液体复苏达40ml/kg后休克仍不能纠正或意识状况恶化，应行气管插管和机械通气，儿童肺保护策略与成人相似，高体积分数给氧时应避免早产儿氧中毒。ARDS患儿需要高PEEP来维持功能残气量和氧合，30~35cmH_2O的高气道峰压来维持潮气量在6~8ml/kg和清除CO_2。但同时也会引起静脉回流减少，导致需要更积极的液体复苏及升压药的使用。

8. 镇静、镇痛及药物毒性

(1) 机械通气的脓毒症患儿使用镇静治疗以达到镇静的目的。丙泊酚不应长时间用于<3岁的婴幼儿，因其可能发生致死的代谢性酸中毒。脓毒性休克的患儿需避免或谨慎使用依托咪酯或右美托咪啶，因其分别影响肾上腺轴及交感神经系统，不利于血流动力学的稳定。

(2) 推荐监测药物毒性的实验室监测。脓毒性休克时药物的代谢会减少，而使药物相关的不良反应发生的危险增加。

9. 血糖控制　新指南建议儿童血糖控制同成人标准（≤180mg/dl），新生儿和儿童输注葡萄糖需配合胰岛素治疗。婴儿输注液体时有发生低血糖的危险，输液时葡萄糖的摄取糖速在4~6mg/(kg·min)，新生儿在6~8mg/(kg·min)。

10. 利尿治疗和肾脏替代治疗　儿童在休克纠正后使用利尿剂减轻液体过负荷，若无效，可使用持续静脉-静脉滤过治疗或间歇透析治疗除去10%的过负荷液体。

11. 深静脉血栓的预防　大部分儿童深静脉血栓的形成与深静脉置管有关。肝素涂层的导管可降低导管相关性深静脉血栓的风险。

12. 应激性溃疡的预防　使用机械通气的患儿通常使用H_2受体阻滞剂或质子泵抑制剂来预防应激性溃疡。

13. 营养儿童若能耐受，及早肠内营养，反之则给予肠外营养。

【护理】

1. 一般护理

(1) 密切观察患儿生命体征、意识状态等。

(2) 体位：床头抬高20°~30°。

(3) 眼部护理：昏迷患儿可使用凡士林油纱覆盖双眼，每6小时更换一次。

（4）皮肤护理：保持皮肤、床单位清洁干燥。常规使用压疮垫，每2小时翻身一次，骨隆突处出给予贴水胶体敷料并应用防压疮垫保护，预防压疮的发生。

（5）会阴护理：每日给予3%硼酸坐浴2次，保持会阴部的清洁。

（6）口腔护理：口腔护理常用生理盐水溶液漱口，清洁口腔，预防感染。注意观察口腔有无黏膜充血、白色点状菌落样物等。

（7）高热护理：给予物理降温或遵医嘱给予药物降温。保持患儿衣物及床单位的清洁干燥，及时更换。

2. 专科护理

（1）早期液体复苏：患儿低血容量性休克的最初液体复苏，建议以渗晶体液或白蛋白开始，以20ml/kg的晶体液或等量白蛋白在5~10分钟内快速输注，给予充分的血容量支持，迅速恢复循环血容量，减少器官血流灌注不足的时间，防止发生多器官功能衰竭。外周静脉穿刺困难时，立即给予中心静脉置管，保证液体迅速进入体内，防止休克进行性加重。

（2）密切观察中心静脉压：中心静脉压（CVP）是反映右心前负荷、血容量及全身静脉容积的重要指标。监测中心静脉压可区别循环功能障碍是心功能不全还是血容量不足所致，对决定输液的量和速度以及选择用强心、利尿或血管扩张药有较大的指导意义。每小时记录一次，维持中心静脉压在8~12cmH_20。CVP<2~5cmH_2O，常提示右心房充盈欠佳或血容量不足；CVP>15~20cmH_2O提示右心功能不全或右心负荷过重。

（3）密切监测血压的变化，给予有创血压进行连续观察，监测血压及平均动脉压（MAP）等，以早期发现休克的指征。观察血压的同时注意监测患儿的皮肤弹性、颜色、温度。

（4）心排血量（cardiac output，CO）和心脏指数（cardiac index，CI）的监测：使用无创心排量的监测（NICOM）来监测，CO是反映心脏泵功能的一项综合指标，正常值4~8L/min；心脏指数（CI）正常值2.5~4.0L/(m^2·min)，降低提示组织低灌注。

（5）血气分析：监测血气分析结果，维持动脉血pH值为7.35~7.45，PO_2为80~105mmHg，PCO_2为35~45mmHg。及时纠正血液酸碱平衡紊乱。

（6）乳酸和乳酸清除率：乳酸是无氧代谢的产物，它是全身灌注与氧代谢的重要指标，正常值为：动脉血乳酸<1.5mmol/L静脉血乳酸<2mmol/L，乳酸升高则提示低灌注情况下无氧代谢的增加。

（7）尿量的监测：尿量是反应肾脏血液灌流的重要指标之一。早期可给予留置尿管，观察每小时尿量，并测定尿液比重、尿pH及有尿中无蛋白和管型。比重升高，表明肾血管收缩仍存在或血容量仍不足；血压正常，但尿量少，尿比重降低，应警惕急性肾衰竭，应控制输液量。

（8）定时监测血糖：儿童血糖控制同成人标准（≤180mg/dl）。婴儿输注液体时有发生低血糖的危险，输液时糖速宜在4～6mg/(kg·min)。胰岛素治疗过程中需严密监测血糖，以防止低血糖的发生。

（9）各种管道的护理：患儿病情危重，需要各种有创和无创的监测及治疗，留置管路较多，如呼吸机管道、鼻饲管、静脉输液管、导尿管等，注意各种管路的护理，预防非计划性拔管的发生。

（10）准确记录24小时出入量。

3. 药物护理

（1）血管活性药物：使用血管活性药物时应从低浓度、慢速度开始，给予持续心电监护，根据血压值调整药物浓度和速度，防止血压骤升或骤降，严防药液外渗。

（2）甲泼尼龙：做好生命体征的记录，观察有无心律失常。用药过程中注意观察有无呕吐，若有呕吐，观察呕吐物的颜色。用药前检查血糖及电解质，用药后注意观察有无水钠潴留的症状，定时监测电解质的变化，做好保护性隔离，避免加重感染。

（3）丙种球蛋白的护理：丙种球蛋白属于血液制品，应现用现配，单独使用静脉通路，使用过程中观察有无血清学的反应，若出现面色苍白、寒战、高热等反应，立即停药。

4. 心理护理责任护士向患儿家属做好解释工作，稳定患儿及家属情绪，树立其战胜疾病的信心。紧急抢救的患儿，由于受到强烈刺激，易产生恐惧、焦虑、紧张、烦躁不安的情绪，安排家属弹性探视，让家属多与患儿交流，增加患儿的安全感。家属探视过程中，责任护士床旁陪同并告知患儿的一般情况、治疗和饮食，解答家属的疑问。对于无法用语言沟通的患儿，责任护士要细心观察和分析患儿的眼神、面部表情、口型及手势所表达的信息，可采用写字板、图片和摇铃等便于患儿理解和表达的非语言交流方法与患儿交流，以满足患儿的需要。此外，可以给患儿听一些曲调舒缓的音乐，播放患儿喜欢的动画片等，使患儿平静，减轻其烦躁的情绪。

第八节　脓毒性脑病

脓毒症时经常发生脑功能障碍（包括轻微的认知和意识改变），脓毒症时脑病的发生并不需要细菌进入血液或直接进入大脑。因此，为了和病原微生物或损伤直接引起的脑病区分开来，人们将那些由感染所致的系统性反应引起的弥漫性中枢神经系统功能障碍称为脓毒性脑病（sepsis associated encephalopathy,SAE)，也称为脓毒症相关性脑病。

【发病机制】

1. 脓毒症时，血管内皮可有不同程度的损伤，引起微血管血栓形成、毛细血管通透性增加、血管扩张及低血压等，从而致组织缺氧和器官损害，脑血管同样发生上述病变。血脑屏障的破坏：脓毒症脑病患儿或者是脓毒症性脑病的实验模型，脑脊液中蛋白含量异常增高，提示血脑屏障都发生了破坏。

2. 脑血流量的降低和水肿血脑屏障在调节大脑血流量中起到重要作用，因此血脑屏障的破坏能够改变脑血量。有缺血性损伤区域，有微血栓形成及脑血管反应性下降。

3. 炎症细胞以及炎症因子增多

(1) 白细胞：白细胞在各种炎性因子和肿瘤坏死因子（TNF）、白介素（IL）-IB、血管紧张素2以及在补体级联因子作用下，游走到损伤部位。细胞合成分泌信号分子，对入侵的病原微生物可以产生基本有效免疫应答。

(2) 补体级联反应：临床和实验研究提示补体激活参与炎症反应、白细胞募集、神经细胞凋亡和血-脑脊液屏障功能失调。在内毒素的作用下过敏霉素C5a上调，并能大脑实质深处，系统性给予抗C5a抗体，可以减轻血-脑脊液的破坏程度。

(3) 促炎性细胞因子：当细胞因子作用于中枢时，血脑屏障的完整性被破坏。

(4) 一氧化氮（NO)：在中枢神经系统有许多神经元还有NOS，称为NOS神经元。NO过量释放，可以通过改变突处传递，从而导致记忆力下降、神经内分泌功能紊乱和行为能力下降。合成高反应性氮介导的过氧亚硝酸盐（$OONO^-$）来快速产生损伤作用。NO还可以是谷氨酸从星形胶质细胞和神经元中快速释放出来，使神经元遭受二次打击而死亡。

(5) 神经递质：脓毒症时胆碱能系统、脑β肾上腺素能系统及γ氨基丁酸系统均受损，这在与行为和情感相关的结构——皮质和海马中表现尤为突出。

【临床表现】

早期阶段，患儿主要表现为注意力不集中，随着疾病的进展可出现意识障碍，终末阶段甚至出现昏迷。部分患儿可并发多发性神经病和肌病。体征上可表现为：肌张力增高，未见颅神经异常表现。这些均无特异性。

【辅助检查】

1. 脑脊液检查　蛋白含量可轻度升高，细胞数量正常，有些病例可出现脑脊液压力显著升高。

2. 脑电生理学检查　有助于SAE的诊断，特别是在临床表现不典型时。脑电图分为5级：1级为正常脑电图；2级为过多θ波；3级为δ波占优势；4级为三相波；5级为抑制或爆发抑制。级别越高，病情越严重。

3. 虽然MRI或CT大量运用于诊断脓毒血症脑病，但较少患儿出现异常的头颅MRI或者CT表现。

【诊断与鉴别诊断】

临床上SAE是一种排除性诊断，需要排除是否有中枢神经系统的直接感染、头部创伤、栓塞以及药物不良反应的存在。脓毒症患儿中很多伴有脑部的感染，因此对于有中枢神经系统的病变一定要进行腰椎穿刺和相关的脑成像检查。重症脑病患儿可能是由于各种原因相互交织掩盖，或由感染加重所引起恶化的过程。

【治疗】

目前对于SAE没有特异性治疗，主要是对原发病的治疗。脓毒症早期治疗以病因治疗为主。中期重视脓毒症脑病的预测，及时阻断进程。晚期多器官功能障碍阶段，脓毒性脑病作为多器官功能障碍在中枢神经系统的具体表现，此时的治疗重点是器官功能维护。

【护理】

1. 一般护理

（1）密切观察患儿生命体征、意识状态等。

（2）体位：床头抬高20°～30°。

（3）眼部护理：昏迷患儿眼睑不能完全闭合者，可使用凡士林油纱覆盖双眼，并给予人工泪液滴眼，防止角膜干燥，或给予红霉素眼膏外涂双眼，防止角膜损伤拨脱。

（4）皮肤护理：保持皮肤、床单位清洁干燥。每2小时翻身一次，骨隆突处出给予粘贴水胶体敷料，应用防压疮垫，预防压疮的发生。

（5）会阴护理：每日给予3%硼酸坐浴2次。

（6）口腔护理：注意观察口腔有无黏膜充血、白色点状菌落样物等。

（7）高热护理：给予物理降温或遵医嘱给予药物降温。保持患儿衣物及床单位的清洁干燥，及时更换。

2. 专科护理

（1）血流动力学监测：有创动脉血压（arterial blood pressure，ABP）、平均动脉压、中心静脉压（central venous pressure，CVP）、毛细血管再充盈时间（capillary refill time，CRT）等。CVP正常值为5～12cmH_2O。如CVP<5cmH_2O，提示血容量不足，应及时补充血容量。CVP在15～20cmH_2O时，应暂停输液或严格控制输液速度，并给予强心利尿等处理。患儿由于周围循

环不良或高血管阻力状态，无创血压经常不能准确反映患儿的实际血压状态，此时建立ABP监测能提高判断的真实性，有创动脉血压比无创血压高5~20mmHg。定时复查血气分析，注意观察二氧化碳分压、氧分压及酸碱失衡情况。

（2）NICOM无创心排血量监测：无创连续监测心搏出量和心排血量。心排量CO：4~8L/min。判断患儿心功能。在使用心血管活性药物时，可根据心排量的变化调整药物的剂量及浓度。心指数CI：2.5~4.0L/($min \cdot m^2$)，每搏指数SVI：33~47ml/($m^2 \cdot beat$)。在进行被动抬腿实验时，根据SVI的变化百分比，判断患儿是否有液体反应性，以此对患儿进行液体优化或制定液体复苏方案。

（3）神经系统功能监测：格拉斯哥昏迷评分通过睁眼、语言、运动三方面客观反应出患儿意识障碍程度。瞳孔改变直接客观，易于观察。每小时监测患儿意识情况以及瞳孔改变情况，给予双频指数脑电图（BIS）监测，发现异常及时告知医师，以便迅速采取必要的检查和治疗。

（4）出入量的监测：入量包括：补液量、鼻饲量、血液制品及其他特殊用药量。出量包括：尿量、呕吐量、大便等排泄物的量，以上内容全面观察，详细记录。每12小时计算一次，及时通知医师。

（5）血糖、血生化等的监测。定期监测肝肾功能，以及末稍循环，观察呕吐物、排泄物的颜色、性质、量。特殊治疗或特殊操作后的观察等。

（6）防止胃肠功能障碍：遵医嘱留置胃管。以便及时发现胃内出血。上消化道出血时，暂时禁食，保留胃管定时开放，不能口服的改鼻饲喂养。

3. 镇痛、镇静的护理

（1）定时评估镇静程度：理想的镇静水平是既能保证患儿安静入睡又容易被唤醒。应在镇静治疗开始经明确所需的镇静水平，定时、系统地进行评估，随时调整镇静药物及其剂量，以达到预期目标。

（2）给予患儿24小时呼吸、心率、血压、血氧饱和度的监测，定时复查血气分析。

（3）镇静过程中实施每日唤醒计划：为避免药物蓄积和药效延长，应每日定时中断镇静药物输注，宜在白天进行，以评估患儿的精神与神经功能状态。

4. 并发症的护理

（1）呼吸抑制：患儿表现为呼吸频率减慢、缺氧和（或）二氧化碳蓄积等。应结合镇静、镇痛状态评估，加强呼吸道护理，促进分泌物排出。

（2）恶心、呕吐：一般发生于用药初期，症状大多在4~7天内缓解。重度恶心、呕吐遵医嘱给予止吐药。

（3）低血压：麻醉的影响、有效循环血量不足、心功能下降等会增加发生率，应严密监测血压、中心静脉压、心率、心律，一旦出现低血压应查明原因，进行针对性护理。

5. 肢体功能锻炼使：每2小时帮助患儿变换体位，行局部按摩；被动肢体功能锻炼，每日行血液循环驱动器治疗等，以防止下肢深静脉血栓形成。

6. 机械通气的护理

（1）保持合适的气管插管位置，每班记录插管深度，隔日由医师更换气管插管口角位置，防止插管滑出，防止呼吸机管道扭曲。为防止气管套囊对器官黏膜的长期压迫，每2小时放气一次，每次3~5分钟。

（2）冷凝积水杯应置于低位。及时清除管路中的冷凝水，冷凝水应置于冷凝水收集桶中，每日由进行集中消毒处理。

（3）人工气道的管理：调节加热器使气道口气体的温度维持在32~35℃，湿化罐内的蒸馏水每天更换。按需吸痰，要严格无菌操作。口腔、气管吸痰盐水及吸痰管分开，先吸气管，后吸口鼻。

（4）预防呼吸机相关性肺炎的发生。

第九节　多器官功能障碍综合征

多器官功能障碍综合征（multiple organ dysfunction syndrome，MODS）是指在严重创伤严重感染、休克、重型胰腺炎、大面积烧伤、外科大手术等原发病发生24小时后，同时或序贯发生2个或2个以上脏器功能障碍以致衰竭的临床综合征。MODS既不是一种独立的疾病，也不是单一脏器功能损害的演变过程，而是一种涉及多个器官、系统功能损害的复杂的病理实体，在其发病过程中还表现出失控的全身炎症、高动力循环状态和持续高代谢等全身炎症反应综合征（systemic inflammatory response syndrome，SIRS）。

MODS在概念上强调：

1. 原发的致病因素是急性的，继发的受损器官远离原发损害的部位。

2. 原发损害与MODS的发生至少间隔24小时。

3. 受损器官原来的功能基本正常，功能障碍是可逆的，一旦阻断其发病机制，器官功能可能恢复。

4. 各器官功能障碍的严重程度不同步，可为器官的完全衰竭，也可为器官的生化性衰竭（如血清肌酐升高）。

【病因】

导致MODS病因很多，可归纳为两大类：

1. 感染因素各种细菌、病毒、立克次体等的感染均可引起全身炎症反应而致脏器功能的损伤。如败血症、腹腔感染、呼吸道感染及肠道菌群紊乱致细菌、毒素移位等引起机体内源性感染等。

2. 非感染因素严重创伤（创伤严重评分≥25分）、大面积烧伤、大手术、滥用抗生素、药物中毒、大量输血、心肺复苏术后等。

【临床表现】

MODS的临床症状主要是原发病和各系统器官功能损伤的表现。其早期器官功能损伤常被原发病症状所掩盖，MODS表现又随病期不同而有所变化，表现出序贯性和进行性的特点（表14-2）。

表14-2 MODS的临床分期和特征

	第1阶段	第2阶段	第3阶段	第4阶段
一般情况	正常或轻度烦躁	急性病容，烦躁	一般情况差	濒死感
循环系统	容量需要增加	高动力状态，容量依赖	休克，心输出量下降，水肿	血管活性药物维持血压，水肿，SvO_2下降
呼吸系统	轻度呼吸性碱中毒	呼吸急促，呼吸性碱中毒，低氧血症	严重低氧血症，ARDS	高碳酸血症，气压伤
肾脏	少尿，利尿剂反应差	肌酐清除率下降，轻度氮质血症	氮质血症，有血液透析指征	少尿，血透时循环不稳定
胃肠道	胃肠胀气	不能耐受食物	肠梗阻，应激性溃疡	腹泻，缺血性肠炎
肝脏	正常或轻度胆汁淤积	高胆红素血症，PT延长	临床黄疸	转氨酶升高，严重黄疸
代谢	高血糖，胰岛素需要量增加	高分解代谢	代谢性酸中毒，高血糖	骨骼肌萎缩，乳酸酸中毒
中枢神经系统	意识模糊	嗜睡	昏迷	昏迷
血液系统	正常或轻度异常	血小板降低，白细胞增多或减少	凝血功能异常	不能纠正的凝血障碍

1. 呼吸系统临床表现　有呼吸增快、氧合指数（PaO_2/FiO_2）<40kPa、胸部X线示双肺浸润征象。严重者可发生急性呼吸窘迫综合征（ARDS），患儿表现为进行性的呼吸困难、发绀，氧合指数逐步减小至≤26.7kPa（200mmHg）等。

2. 血液系统　各种严重的感染性疾病、休克、血管炎等，均可发生血管内膜异常，成为血液凝固机制活化及血小板破坏的原因，促进DIC形成及急性贫血危象的产生。DIC的临床表现有皮肤出现多部位瘀斑和紫癜，呕血、便血、咳血及血尿，低血压或休克、器官功能障碍、微血管病性溶血性贫血。实验室检查可见血浆纤维蛋白原<1.5g/L，凝血酶原时间>15秒或比正常延长3秒以上、纤维蛋白降解产物（FDP）>20mg/L，部分活化凝血酶时间（APTT）>60秒。

3. 心血管系统　MODS患儿发生心功能障碍或衰竭主要是长时间组织缺氧、细菌毒素和各种炎症介质所致。心功能衰竭的主要临床表现是心肌收缩力减弱、心排血量降低、心脏指数降低、心肌酶增高，可出现血压降低、肝大、尿量减少、水肿等。

4. 肾　MODS中，肾功能障碍或肾衰竭常常是晚期表现。患儿表现为少尿或无尿，代谢产物潴留、电解质及酸碱平衡紊乱。

5. 肝　当肝功能遭到严重损害时，患儿有明显的消化道症状，可有黄疸、腹水，甚至昏迷；实验室检查可见血清丙氨酸转氨酶或天冬氨酸转氨酶>2倍正常值，血清胆红素>34.2mmol/L，血清白蛋白≤25g/L。

6. 胃肠道　MODS的各种基础疾病如败血症、感染性休克都是严重应激反应，胃肠功能障碍突出表现为应激性溃疡性出血，患儿可有不同程度胃肠黏膜糜烂、溃疡和出血。腹胀、肠蠕动减弱或麻痹，甚至坏死性小肠结肠炎、肠穿孔、X线腹部立位片显示肠管扩张和液平面。

7. 中枢神经系统　由于病因不同，脑功能障碍发生的时期也不同，突出的表现为意识障碍。患儿可出现头痛、躁动、恍惚、抽搐、嗜睡、昏睡、昏迷，病理反射阳性等。

【诊断标准】

MODS诊断标准，见表14-3。

表14-3　MODS诊断标准

	器官功能不足	严重器官功能不足	器官功能衰竭
循环	SIRS/Sepsis 除维持输液外，扩容（<20ml/kg）可维持适宜灌注	严重SIRS/Sepsis 扩容>20ml/kg，或需要升压药；多巴胺+多巴酚丁胺<10μg/(kg·min)，肾上腺素<0.05μg/(kg·min)或SIRS/Sepsis灌注适宜，但器官功能不全>3个	SIRS/Sepsis+休克，需要升压药；多巴胺+多巴酚丁胺>10μg/(kg·min)，和（或）肾上腺素/去甲肾上腺素>0.05μg/(kg·min)或SIRS/Sepsis+血乳酸2~10 mmol/L（>8小时）或SIRS/Sepsis+严重器官功能不全>3个

续表

	器官功能不足	严重器官功能不足	器官功能衰竭
肺	维持正常氧合时自主呼吸：$FiO_2>0.5$，机械通气 FiO_2 0.35~0.5	需要辅助通气或机械通气 $FiO_2>0.5$	X线胸片表现为ARDS，$A/aDO_2>37.3KPa$ 和（或）$FiO_2>0.7$
肾	少尿<1.0ml/（kg·h）<0.5ml（>5岁）肌酐升高但<1.4mg（120mmol/L）	少尿<1.0ml/（kg·h）（<5岁），<0.5ml（>5岁）肌酐1.4~2.8mg/dl（120~250mmol/L），经输液、正性肌力药或呋塞米iv<3~12mg/（kg·d）尿量恢复	无尿或少尿<1.0ml/（kg·h）（<5岁），<0.5ml（>5岁）肌酐>2.8mg/dl（250mmol/L）呋塞米iv>12mg/kg·d，和（或）需肾脏支持，维持血钾<6.0mmol/L
血液	血小板<10万和（或）PT（血酶原时间）APTT（部分凝血活酶时间）>正常1.5倍	中度DIC，血小板<5万，12小时内需要替代疗法和（或）PT APTT>正常1.5~2倍，纤维蛋白质<1.3g/L	严重DIC需要血小板和凝血因子替代法，血小板<3万，和（或）PT APTT>正常2倍，纤维蛋白质<1.0g/L

【治疗要点】

1. 治疗原发病　控制原发病是MODS治疗的关键。对于严重感染、大面积组织坏死、感染被认为是造成MODS的重要因素，首先应予以控制和有针对性的处理。

（1）抗生素的应用：依据细菌的种类和药物敏感试验结果选用敏感抗生素。在细菌培养和药物敏感试验尚未有结果前，可选择广谱抗生素，一般同时使用2种以上抗生素治疗。

（2）选择性消化道去污疗法（SDD）可口服肠道不易吸收的抗生素，如多黏菌素B，妥布霉素等选择性消除消化道革兰阴性细菌，减少细菌易位。同时注意保持排便通畅，必要时可采取灌肠或口服缓泻剂。

2. 脏器功能支持治疗　脏器功能支持治疗最重要的是维持循环和呼吸功能的稳定，防止或纠正机体缺氧。

（1）改善心脏功能和血液循环：早期纠正微循环灌注不足是预防MODS的重要措施。可采用静脉输液，补充晶体和胶体溶液。补液过程中根据监测中性静脉压和尿量以及时调节补液速度、补液量和液体成分。可在扩容的基础上应用小剂量多巴胺、多巴酚丁胺增加内脏灌注。

（2）呼吸支持：普通给氧方法不能解决患儿低氧状态时，应及时给予呼吸机给氧，多采用的方式为呼气末正压通气（PEEP）和高频通气（HFV）。目的在于增加功能性残气量，纠正通气-血流比例失衡，使塌陷的肺泡再次膨胀，提高动脉血氧饱和度。给氧过程中定时监测动脉血气分析，加强呼吸道管理。

（3）纠正代谢紊乱：代谢性酸中毒会导致机体多方面的损害，应积极处理。可静脉输注5%碳酸氢钠，治疗过程中注意保持电解质平衡。

（4）营养支持：MODS时机体处于高分解代谢状态，因此，营养支持十分重要。

（5）血液净化治疗：清除炎症反应介质、细胞因子及循环中的内毒素，减轻炎症反应并阻断SIRS的继续发展及MODS的进一步恶化。主要的方法有血液透析、血液滤过、血浆置换和免疫吸附等。患儿病情不同，治疗目的和要求也不相同，将能有效清除大分子炎性介质和内毒素的吸附疗法，与可有效清除小分子物质、调节内环境的经典连续性血液净化技术联合应用，将成为治疗的新趋势。

3. DIC治疗　DIC处于凝血亢进期和消耗性低凝期时均可应用小剂量或超小剂量肝素或低分子肝素均匀静脉滴入。在纤溶亢进期需要补充凝血因子和纤维蛋白原制剂。常使用新鲜血液、血浆和血小板悬液静脉输注。

4. 急性肾损伤治疗

（1）早期治疗：积极纠正休克，以保证肾血液供应，可在应用血管扩张剂后再补充血容量，如尿量仍不增加，且血尿素和肌酐上升，可用呋塞米1mg/kg，半小时静脉推注一次，直至尿量满意为止，总量不超过10mg/kg，以维持足够的尿量。

（2）持续期治疗：限制入量，保持出入液体量平衡；保证足够热量供应，防止内源性蛋白分解，维持水、电解质和酸碱平衡。

5. 急性肝损伤治疗　给予高热量、低脂肪饮食。清醒患儿后可逐渐增加蛋白质供给，静脉输注白蛋白。

6. 胃肠功能障碍治疗　保护胃肠黏膜，防止应激性溃疡发生。可应用抗酸药和抑酸药，减少胃酸分泌，维持胃液的pH≥3.5～4.0，预防应激性溃疡出血或穿孔。腹胀患儿，可采取胃肠减压减轻肠胀气。

7. 脑功能障碍治疗　应用脱水剂治疗脑水肿，可静脉快速输注甘露醇，4～12小时一次。此外，还可应用低温疗法治疗脑水肿。

【护理】

1. 护理评估

（1）了解患儿原发病情况。

（2）注意观察患儿的生命体征变化，尿量、意识、瞳孔变化等。

（3）评估患儿中心静脉压、血气分析结果、电解质、血小板计数等。

（4）监测患儿的血氧饱和度，评估患儿对氧气或呼吸机依赖程度。

2. 护理措施

（1）一般护理

1）体温：低体温为严重创伤后的常见表现，常引起凝血功能障碍和心功能不全。注意监测患儿体温，体温升高达38～40℃，伴有白细胞增高则提示患儿可能存在全身感染，及时告知医师给予处理。

2）心率：观察心率的节律、频率有无异常，同时注意观察脉率心率是否一致。有无出现脉搏短绌现象。

3）呼吸：注意观察呼吸的频率、节律、深浅是否规则。观察患儿有无呼吸困难、发绀、强迫性体位等病情变化的表现。

4）血压：血压过低提示患儿可能合并休克，表现气短、呼吸困难、心率加快等，发现异常及时通知医师，遵医嘱给予处理。

5）意识：脑受损可出现嗜睡、意识模糊、谵妄、昏迷等，注意观察瞳孔的大小、对光反射，并给予双频指数脑电图（BIS）监测，发现异常及时告知医师给予处理。

6）口腔护理：口腔护理常用生理盐水溶液漱口，清洁口腔，预防感染。注意观察口腔黏膜有无充血、白色点状菌落样物等。

7）会阴护理：每日给予患儿3%硼酸坐浴2次，保持会阴部的清洁。

8）眼部护理：昏迷患儿的眼睑不能完全闭合者，可用凡士林油纱覆盖双眼，并定时给予人工泪液及红霉素眼膏外涂，防止角膜干燥、溃疡，甚至是穿孔的发生。

9）皮肤护理：保持皮肤、床单位清洁干燥，每2小时给患儿翻身一次，骨隆突处给予贴水胶体敷料并应用防压疮垫保护，预防压疮的发生。注意观察皮肤颜色、弹性、温度，是否出现出血点、瘀斑、皮疹等。

10）饮食护理：根据患儿病情选择进食方式，尽量经口进食，必要时给予鼻饲或静脉营养，鼻饲时注意食物温度及速度，可应用胃肠营养泵泵入，体位为半坐位或侧卧位，避免误吸及潴留。

（2）重症护理

1）肺功能监测和护理：血氧饱和度监测和血气分析是监测肺功能的主要指标。定时监测血气分析，以便及时调整呼吸机参数，达到最佳氧疗效果。

2）动脉血压监测和护理：确保压力传感器位置正确，患儿体位发生变动时要重新调试，保证压力袋压力在300mmHg，防止发生回血。注意波形变化，每小时记录一次数据。

3）中心静脉压监测和护理：中心静脉压（central venous pressure，CVP）是反映右心功能和血容量的重要指标。根据CVP、尿量、血压等血流动力学的变化，了解有效血容量，及时补充水电解质、血浆、全血。对心功能不全者要注意输液速度，避免发生心脏负荷过重，引起心衰。注意波形变化，每小时记录一次数据。

4）脏器衰竭的护理：①循环功能衰竭：对心功能及其前、后负荷进行严密监测，应用抗心律失常药物时，注意心率、心律、血压、脉压的变化。可以应用无创心排血量监测（NICOM），监测无创连续监测心搏出量和心排血量，及时调整输液量；②呼吸功能衰竭：MODS早期出现低氧血症，立即给予氧气吸入，使 PaO_2 保持在60mmHg以上。如病情进一步发展，转变为ARDS，应尽早应用机械通气，加用PEEP方式治疗；③急性肾衰竭：尿量是反映肾血流灌注情况的主要指标，因此，注意监测尿量和尿色，定时查尿常规、肌酐、尿素氮、血钾、血钠等肾功能各项指标的变化。严格记录24小时出入量，每日测量体重一次。④防止胃肠功能障碍：若出现血压下降、心率加快、伴恶心、呃逆、肠鸣音增高者，应警惕消化道出血的可能。遵医嘱留置胃管，以便及时发现胃内出血。上消化道出血时，予暂时禁食，进行胃肠减压，及时应用止血药物。

5）机械通气的管理：①保持合适的气管插管位置，每班记录插管深度，隔日由医师更换气管插管口角位置，防止插管滑出，防止呼吸机管道扭曲。为防止气管套囊对气管黏膜的长期压迫，每2小时放气一次，每次3～5分钟；②冷凝水积水杯应置于低位，及时清除管路中的冷凝水，冷凝水应置于冷凝水收集桶中，每日进行集中消毒处理；③人工气道的管理：调节加热器使气道口气体的温度维持在32～35℃，湿化罐内的蒸馏水每天更换；按需吸痰，吸痰时要严格无菌操作；④预防呼吸机相关性肺炎的发生（见机械通气部分）。

6）血液净化的护理：①密切观察血管管路有无渗血，局部敷料应保持清洁、干燥，潮湿、污染时要及时予以换药，以减少感染机会。导管要妥善固定，防止脱出。②保持机器运转正常，密切观察患儿的动脉压、静脉压和跨膜压。③合理记录出入量，保持出入量动态平衡。④净化过程中，应密切监测患儿的体温、心率、血压、呼吸、血氧饱和度、中心静脉压，持续心电监护，及时发现和处理各种异常情况并观察疗效。⑤并发症及处理：a. 低血压：低血压与引血有关，常常出现在开始阶段，与脱水速度过快有关；使用血液预充体外循环管道，并在开始前暂停血管扩张剂的输注，并可加用或适当增加血管活性药物的剂量（如多巴胺），开始时采取低血流速率也是预防低血压的方法之一；b. 低体温：常与患儿过多的暴露以及回输液未加温有关，操作过程中注意患儿的保暖并加温置换液，以防止患儿出现低体温；c. 血流感染：置换液和透析液污染，导管相关性感染是血流感染的主要因素。因此，要注意严格无菌操作，防止感染的发生；d. 血小板降低：血小板降低严重者，需中止治疗。一般血流速度越快，血小板黏附越少，因此对血小板降低的患儿，可调高血流量以降低血小板的黏附。

（3）用药护理

1）血管活性药物：使用血管活性药物时应从低浓度、慢速度开始，给予持续心电监护，根据血压调整药物浓度和速度，防止血压骤升或骤降，严防药液外渗，原则上应从中心静脉导管给药。

2）利尿剂：遵医嘱给予利尿剂，以减少回心血量，注意监测血钠、血氯，尤其是血钾的变化。准确记录尿量。

3）强心剂：在心电监护下使用，严密观察洋地黄制剂的毒副作用，如恶心呕吐，黄绿视、视物不清等，发现异常，及时报告医师给予处理。使用时注意应与钙剂间隔 4 小时。

4）甘露醇：使用前注意查看药液内有无结晶，如有结晶可将药液放置在恒温加热袋中，直至结晶消失方可使用。甘露醇治疗中要动态观察尿液分析、尿量、尿色及尿常规的改变，合理补充水和电解质。静脉输注过程中注意观察，预防药液外渗。

3. 心理护理责任护士向患儿家属做好解释工作，稳定患儿及家属情绪，树立其战胜疾病的信心。紧急抢救的患儿，由于受到强烈刺激，易产生恐惧、焦虑、紧张、烦躁不安的情绪，弹性安排家属探视，让家属多与患儿交流，增加患儿的安全感。家属探视过程中，责任护士床旁陪同并告知患儿的一般情况、治疗和饮食，解答家属的疑问。对于无法用语言沟通的患儿，责任护士要细心观察和分析患儿的眼神、面部表情、口型及手势所表达的信息，可采用写字板、图片和摇铃等便于患儿理解和表达的非语言交流方法与患儿交流，以满足患儿的需要。此外，可以给患儿听一些曲调舒缓的音乐，播放患儿喜欢的动画片等，使患儿平静，减轻其烦躁的情绪。

第十节　小儿气管切开术后的护理

气管切开术是一种从喉及声门下建立的人工气道，特别适用于病情进展或有呼吸衰竭的患儿，是临床抢救和治疗呼吸道梗阻患儿的重要措施之一。

【目的】

支持呼吸，帮助患儿度过呼吸道梗阻，改善通气，同时解除二氧化碳淤积，改善肺泡气体交换，引流呼吸道分泌物。

【适应证】

1. 需长时间接受机械通气的重症患儿。

2. 上呼吸道梗阻，如口鼻咽喉及颈严重软组织感染、损伤导致肿胀、小儿咽后壁脓肿、下咽或口咽部巨大肿瘤，以及气管塌陷等。

3. 气道保护性机制受损，任何原因引起的咳嗽反射抑制、排痰困难导致下呼吸道分泌物淤积、阻塞者。

4. 极度呼吸困难而无条件行气管插管者。

【禁忌证】

无绝对禁忌证，明显出血倾向时慎用，COPD 反复合并呼吸衰竭者应权衡病情及必要性，避免过早气管切开。

【术前准备】

1. 术前备皮。

2. 准备气管切开器械与设备

（1）照明灯、吸引器、氧气。

（2）手术器械：针、线、手术刀、血管钳、蚊式钳吸引管等手术器械，必须有甲状腺拉钩。

（3）气管套管（常用带套囊硅胶套管，根据年龄选用不同直径及长度的型号）。

（4）药品：局麻药物，镇静、镇痛药物。

（5）患儿体位：仰卧位，肩下垫枕，头保持仰伸正直位。紧急气管切开的患儿也可在半坐位下手术，但头一定不能偏斜，使颈段气管保持在正中线上。

【术后护理】

1. 保持病室安静、整洁，室温保持在 20～22℃，湿度保持在 50%～60%。

2. 保持呼吸道通畅，及时吸痰，吸痰时要严格无菌操作。吸痰前，高浓度吸氧 2～3 分钟，打开吸引器连接吸痰管，吸痰管外径小于 1/2 气管导管内径。吸痰时动作敏捷，试吸后迅速、准确、轻柔的抽吸分泌物，吸痰时轻轻旋转吸痰管，禁忌将吸痰管上下提插。每次吸痰时间不超过 15 秒，每次间隔 3～5 分钟，以免损伤气道黏膜及造成缺氧，注意观察痰液的性质、量、颜色和黏稠度。

3. 气道湿化定时给予患儿雾化吸入，保持气道湿润，以防痰痂堵塞气管套管。

4. 定时监测套囊压力，以20~25mmHg作为安全范围，30mmHg为可接受最高气囊压。

5. 加强口腔护理。

6. 患儿床旁备急救物品及药品。

7. 责任护士要经常观察套管系带松紧度、牢固性，松紧度要适宜，系带系好后以能容纳一指为宜。

8. 注意观察病情观察患儿有无皮下气肿、呼吸困难是否加重，如患儿出现皮肤发绀、出冷汗、血压下降等隋况，应及时报告医师，并做好抢救准备。

9. 预防感染保持切口敷料清洁干燥，每日更换。更换辅料的方法：打开气管切开护理盘，戴好手套，持无菌平镊夹取乙醇棉球，消毒气管导管托盘周围皮肤，绕切口进行环形擦洗，擦洗中注意棉球不得反复来回使用，以免影响消毒效果。

10. 拔管前需试堵管，堵管时间相比成年患儿要延长2~3天。堵管由早晨开始，第一天堵1/2，第二天堵2/3，第三天起全部堵管，观察2~3天，如呼吸频率正常，氧饱和度可维持在95%以上，无特殊不适可拔管。由于小儿气管较软，容易塌陷，呼吸肌薄弱，呼吸能力较成人弱，拔管后需严密观察患儿呼吸频率和氧饱和度，准备好氧气、气管切开包和负压吸引器，如发现患儿缺氧应及时给予吸氧，如不能缓解且氧饱和度持续下降表示拔管失败，应及时通知医师紧急处理。

11. 带管出院患儿的护理出院前要教会患儿或家属套管的护理方法和要点。

12. 心理护理患儿病情危重，因气管切开不能用语言表达，护士应耐心细致安慰患儿，可采用书面交谈或肢体语言，说明气管切开的重要性，取得患儿的配合。

13. 意外脱管处理

（1）气管切开患儿常规准备同型号气管插管及气管插管用物。

（2）发现气管切开套管脱出应及时通知医师，安慰患儿，尽可能减轻其紧张程度，最大限度地避免其因紧张而加重乏氧。

（3）左手持弯血管钳沿切口插入，并撑开气管前软组织到气管前壁，探及气管瘘口后，右手重新置入气管套管。

（4）若无法窥及气管瘘口，插管失败，即刻用纱布堵住气切口，同时经口给予球囊加压给氧。

（5）条件允许者此时也可考虑经口气管插管或在颈部切口周围扩大切开

皮肤，迅速找到气管前壁，若仍无法在气管前壁找到气管瘘孔，可立即重新切开气管，争取抢救时间。

第十一节 疼痛的评估及护理

疼痛是一种主观体验，伴有一系列的生理变化及心理行为反应。2001 年国际疼痛学会（International Association for the Study of Pain，IASP）对疼痛的定义是：疼痛是一种令人不快的感觉和情绪上的主观感受，伴有实际的或潜在的组织损伤。在临床工作中，疼痛已成为继体温、脉搏、呼吸、血压四大生命体征之后的第五生命体征，并日益得到重视。儿童重症监护病房（pediatric intensive care unit，PICU）中患儿大多数经受过创伤和手术，疼痛是他们的常见症状，年龄小的患儿在经历疼痛时无法用语言表达疼痛的部位、程度，而早期的疼痛经历往往会对患儿产生长远的影响，如术后或恢复期后的心理行为改变、对疼痛耐受力降低等，所以消除或减轻患儿疼痛，在 PICU 护理中具有重要意义。

【儿童疼痛类型】

1. 急性疼痛　由有害刺激或组织损伤引起（如静脉穿刺，采血、气管插管、有创操作、皮肤破损等）。

2. 慢性疼痛　多见于肌肉、骨骼疼痛，头痛和腹痛。

3. 复发性疼痛　反复发作的头痛、腹痛、四肢痛。

【儿童应对疼痛的方法】

1. 外在行为应对　通过某种活动消除疼痛带来的危险或从疼痛中解脱。儿童应对剧烈疼痛时可变得更具有攻击性，大声剧烈哭闹，攻击家属或医护人员。也可表现为消极逃避。

2. 内在的心理应对　通过认知手段应对各种不适，患儿主要通过否认和退化。否认表现为患儿拒绝承认不舒适；退化主要表现为患儿退化到更小时候的生理或行为模式，如对父母更加依赖、遗尿等。

【儿童疼痛评估方法】

疼痛评估包括疼痛的部位、特点、加重或减轻因素和强度，最可靠和有效的评估标准是患儿的自我描述。常用的评分方法包括：

1. 语言评分法（verbal rating scale，VRS）　儿童对自己所经历的疼痛的表达是公认测量疼痛的金标准。此评分法此仅限于 7 岁以上的儿童。疼痛以最轻到最重的顺序，从 0 分（不疼）~10 分（疼痛难忍）的分值来代表不同疼痛程度。

2. 视觉模拟评分（visualanalogue scale，VAS）　临床上应用广泛的 VAS

有线性图和脸谱示意图。

（1）线性图：一条长度 10cm 的线段，两端分别标明 0 和 10，0 端表示无痛，10 端表示最严重的疼痛。使用时，评估者让患儿在标尺上指出自己疼痛的程度的数字，评估者根据代表患儿疼痛的数字来评估患儿的疼痛程度。

（2）脸谱示意图：用不同的脸谱表情来代表不同的疼痛程度。评估者根据的患儿的面部表情来评估患儿的疼痛程度。

3. 疼痛评估量表 FLACC 量表和东大略儿童医院疼痛评分。

（1）FLACC 量表：主要用于 2 个月 ~7 岁小儿术后疼痛评估的有效方法。它主要包括面部表情（face）、腿的动作（legs）、活动（activity）、哭闹（cry）和可抚慰性（consolability）五项内容。每一项内容按 0 ~ 2 分评分，总分为 10 分，得分越高，疼痛越严重。FLACC 评分见附录评估表部分。

（2）东大略儿童医院疼痛评分（Children's Hospital Eastern Ontario Pain Scale，CHEOPS）：CHEOPS 评分主要适用于学龄前儿童。医护人员主要通过患儿的行为反应从有无哭闹、面部表情、语言、体位、触摸伤口的表现、腿部的运动来判断儿童有无疼痛，所有项目得分总和越高则疼痛程度越重。有研究表明：CHEOPS 评分对于 4 ~7 岁，甚至是 0 ~7 岁的儿童都有良好的信效度。东大略儿童医院疼痛评分表（CHEOPS）见表 14-4。

表 14-4 东大略儿童医院疼痛评分表（CHEOPS）

	0 分	1 分	2 分	3 分
哭闹	无	无	呻吟	大声哭闹
面部表情	正常面部表情	正常面部表情	愁眉苦脸	
语言表达	与疼痛无关话题	懒言	主诉疼痛	
强迫体位	无	自然放松	蜷缩、特定强迫体位	
触摸疼痛部位	无	无触摸动作	触摸疼痛部位	
腿部位置	自然放松	自然放松	烦躁不安、不断变换	

【镇痛治疗与护理】

1. 药物性疗法 使用药物控制疼痛时，应按时评估和记录患儿的疼痛水平，监测不良反应，以保证治疗的有效性和安全性。镇痛药：常用阿片类和非阿片类药物。非阿片类药物：对乙酰氨基酚，是小儿最常用的抗炎镇痛药，口服或直肠给药；布洛芬口服液，小儿易于接受，效果良好。阿片类镇痛药，如吗啡和芬太尼，以吗啡使用较为广泛，可肌内注射、皮下注射、静脉注射给药，用药中注意观察患儿的呼吸情况，避免呼吸抑制，尤其是延迟性呼吸抑制。自控镇痛术（PCA）：PCA 是常用的小儿镇痛法之一，护士应注意严密观察，防止患儿出现过度镇静和呼吸抑制，发现异常及时给予处理。

2. 非药物疗法 除药物镇痛外，非药物干预也有很好的镇痛效果，可联合药物使用或单独使用。

（1）舒适的环境：保持病区安静、宽敞、明亮，清洁、整齐的床单位和舒适的卧位能够减轻患儿的不适感。调节室内灯光亮度，光线宜暗，床旁使用合适的灯光，避免灯光直射眼睛。减少噪音，控制室内声音强度 <60dB。避免突发高频声音。保持舒适体位，使患儿感觉安全、舒适，对被动体位的患儿，责任护士可进行局部按摩，增加被动活动量，起到减轻疼痛的作用。

（2）转移注意力

1）主动转移注意力：需要患儿参与。如给幼儿和学龄前患儿提供新奇的玩具，带领患儿做简单的游戏；学龄期患儿进行深呼吸，唱歌，读喜欢的图册，玩电子游戏，拼图等。青春期的患儿可以与其主动交谈，聊其感兴趣的话题，玩电子游戏等。

2）被动型转移注意力：对患儿进行各项诊疗操作前给予 15 分钟轻柔触摸，抚摸患儿头部、小手、背部和四肢，在治疗中态度和蔼，动作轻柔，使他们消除对各种操作所带来的疼痛产生的惧怕心理。用毯子将小婴儿包裹起来抱在怀中，贴在胸前，进行直接的皮肤接触，给予抚触按摩。青春期患儿可以进行一些放松技巧的指导，护士首先应与患儿建立一种相互信任的关系，鼓励患儿说出自己的感觉，帮助患儿做好各种治疗护理前的准备。在操作中使用鼓励性的语言。

（3）冷热疗法：热疗可促进血液循环、使肌肉放松；冷疗可以减轻水肿，缓解急性软组织损伤的疼痛。

（李恩芹　王 硕　魏宁宁）

第十五章 儿科常见症状的护理

一、发热

1. 定义　由于致热原的作用使体温调定点上移而引起的调节性体温升高。超过37.2℃可定为发热。

2. 病因

（1）短期发热：多数由感染引起，一般预后良好或属自限性疾病，但发热也可能是危重患儿的早期表现，尤其具有精神萎靡、嗜睡、面色苍白等中毒症状较重的患儿。短期发热时应注意患儿的病史、传染病接触史，及有无呼吸、消化、泌尿、神经等系统的症状与体征，有无皮疹、出血点、黄疸、贫血、淋巴结或肝脾大及局部感染灶等。

（2）长期发热

1）感染性发热

呼吸系统感染最多见，病原体包括病毒、支原体、细菌及结核菌等。

其他系统感染：肠道感染、泌尿系统感染、中枢神经系统感染（脑炎、脑膜炎）、心血管系统感染（如感染性心内膜炎、心包炎）、肝胆系统感染（如肝炎、胆管炎、肝脓肿等）。全身性感染如败血症、结核病、伤寒、副伤寒、斑疹伤寒、EB病毒感染、巨细胞病毒感染等。

脓肿或局限性感染如骨髓炎、肾周围脓肿、膈下脓肿、阑尾脓肿、肛周脓肿等。

2）非感染性发热

风湿性疾病以幼年型类风湿性关节炎最常见。其他引起发热的风湿性疾病有系统性红斑狼疮、结节性多动脉炎、川崎病、血清病、皮肌炎等。

组织破坏或坏死恶性肿瘤，以白血病最常见，其他有恶性淋巴瘤（包括霍奇金及非霍奇金淋巴瘤）、成神经细胞瘤、恶性组织细胞病、朗格罕组织细胞增生症及尤因肉瘤等；大面积烧伤、大手术后、内出血吸收过程、血管栓塞等。

自主神经功能紊乱如功能性低热、慢性非特异性淋巴细胞增多症。

其他药物热、药物中毒（如水杨酸、阿托品）、输血或输液反应及免疫缺陷病等。

3）慢性低热

慢性低热常由感染后引起，如链球菌感染后综合征及其他感染后发热，并要寻找是否存在慢性病灶或小脓肿，如慢性隐窝性扁桃体炎、淋巴结炎、鼻窦炎、龋齿、牙龈脓肿、肛周脓肿等。

慢性低热的非感染性疾病有甲状腺功能亢进、尿崩症、风湿性疾病、炎性肠病（克罗恩病及溃疡性结肠炎）、血液病等。

3. 观察要点

观察发热的热型，常见热型有：

（1）稽留热持续发热，体温波动很小，一般不超过0.6℃。

（2）弛张热发热体温波动上下2～3℃，但未降到正常。

（3）间歇热发热回到正常至少24小时又发热。

（4）双峰热24小时内发热有2次高峰。

（5）复发性或再发性发热，发热多次发作，每次持续数日，发作期间一至数日体温正常。

（6）不规则热型无一定规律。

观察发热的伴随体征：

（1）咽部充血、扁桃体肿大，多提示为上呼吸道感染、急性扁桃腺炎。

（2）皮肤出现皮疹，多提示为常见的出疹性传染病，如幼儿急疹、麻疹、风疹等。

（3）发现疱疹，多提示为水痘、病毒感染等。

（4）肺部听诊闻及痰鸣音或水泡音，是急性支气管炎或支气管肺炎的体征，肺部听诊有哮鸣音，应考虑喘息性支气管炎或支气管哮喘。

（5）腹部有明显的压痛或其他体征，应注意急腹症如急性阑尾炎、肠梗阻等。

4. 对症处理及护理

（1）物理降温

温水擦浴：详见第十六章儿科护理技术操作——温水擦浴。

头部冷敷：用冷湿的毛巾敷在额头上，约10分钟视情况把毛巾重新降温，重复换敷，直至体温下降。

乙醇擦浴：用35%～50%乙醇100～200mL，温度在27～37℃，洗擦上肢两侧至腋窝、腹股沟沿大腿内侧擦至足踝，从腰、大腿后侧至足跟，每侧擦浴时间各2～3分钟，反复轻轻擦拭，注意不要擦破皮肤。

冰袋降温：在保温袋里装些小冰块或冰水，置于头枕部，保温袋外以柔软毛巾包裹。以上三种方法均在实施后30分钟后复测体温。

（2）药物降温：常用对乙酰氨基酚、布洛芬等口服或直肠给药，每4～6小时可用药一次。新生儿发热不宜采用药物降温，因为新生儿体温调节功能尚未发育完善。

（3）人工冬眠疗法：是以药物（氯丙嗪和异丙嗪两种药物等量混合）和物理降温相结合的一种降温方法。人工冬眠具有强有力的中枢神经保护性抑制作用，能使机体沉睡、降温、代谢率降低、耗氧量减少。主要适用于重症感染所致的持续高热不退或伴惊厥者。如中毒型细菌性痢疾、病毒性脑炎、化脓性脑膜炎等。

二、呕吐

1. 定义　将胃及肠内容物从口腔强力驱出的动作。

2. 病因

（1）新生儿期呕吐可能由食管闭锁、胃扭转、幽门痉挛、幽门瓣膜、十二指肠闭锁或狭窄环状胰腺、肠旋转不良、空回肠闭锁或狭窄、直肠肛门畸形（包括肛门闭锁或狭窄等）、消化道重复畸形及胎粪性腹膜炎等引起。

（2）婴幼儿期肠道阻塞性呕吐、先天性幽门狭窄、肠套叠和后天性肠扭转等引起。

（3）儿童时期呕吐可因肠壁外压迫或横膈疝等病引起。

（4）消化道梗阻性呕吐可由先天性消化道畸形或某些后天性疾患使消化梗阻所致。

（5）感染性呕吐上呼吸道感染、肺炎及胃肠道的感染等引起。

（6）中枢神经系统疾病引起的呕吐：各种脑炎、脑膜炎、脑出血、脑肿瘤及颅内高压等。

（7）营养及代谢性紊乱：尿毒症、代谢性酸中毒、糖尿病酮中毒等。

（8）前庭功能紊乱：美尼尔综合征。

（9）药物及毒物刺激胃肠道。

（10）其他周期性呕吐、再发性呕吐。

3. 观察要点

（1）呕吐发生时间和次数：观察患儿呕吐的特征性时间，例如饭前、饭后、清晨、晚上以及呕吐的次数和频率。

（2）呕吐的方式或状况：观察患儿是否仅从口腔吐出或者自口腔和鼻孔同时喷出奶液或食物，观察患儿有无头痛、发热及神经精神方面症状。

（3）呕吐物内容和性质：观察吐出物呈清亮或泡沫状黏液及未消化的奶汁或食物。呕吐物为黏液乳凝块及胃内容物，表示食物已进入胃。呕吐可以有感染性疾病，胃肠道感染及幽门部位梗阻引起。黄或绿色清亮黏液样的呕吐物，有时混有少量奶块或食物。常见于各年龄组严重的功能性呕吐；新生儿则多见于十二指肠闭锁或狭窄、环状胰腺和肠旋转不良。呕吐物为黄绿色液混有少量食糜，见于高位空肠闭锁或粘连性肠梗阻及肠麻痹。

吐出物带血或吐血，根据出血量速度和部位，吐物中的含血量和颜色来判断。少量血液和胃酸作用后呈棕褐色，可见于新生儿咽下含母血的羊水或吸吮皲裂的乳头、新生儿自然出血症等；婴幼儿和儿童可见于食管裂孔疝、各种原因致反复严重呕吐，危重症合并弥漫性血管内凝血及血液病患儿并发胃出血；大量呕血多见于门脉高压症合并食管静脉曲张破裂或胃溃疡出血。

4. 对症处理及护理

（1）呕吐的患儿应采取侧卧位或坐位，吐后要用温开水漱口。如因饮食不节引起者休息、减少进食。

（2）有脱水或电解质紊乱者，应及时按需补液和纠正电解质紊乱。

（3）测量和记录每日的出入量、尿比重、体重及电解质平衡情况等。

（4）呕吐频繁者须予以止吐剂、镇静剂。

（5）呕吐停止或减轻后，可给予少量、温热易消化食物或米汤等流质饮食。

（6）剧烈呕吐时暂禁食，遵医嘱补充水分和电解质。

（7）告知患儿及家属恶心及呕吐发生的危险因素及紧急护理措施。

三、咳嗽

1. 定义　呼吸道疾病的常见症状。痰是呼吸道分泌出的黏液，通过咳嗽把痰排出，可保持呼吸道自洁和通畅。

2. 病因

（1）呼吸道感染与感染后咳嗽：许多病原微生物如百日咳杆菌、结核杆菌、病毒（特别是呼吸道合胞病毒、副流感病毒、巨细胞包涵体病毒）、肺炎支原体、衣原体等引起的呼吸道感染是儿童慢性咳嗽常见的原因。

（2）咳嗽变异性哮喘是引起儿童尤其是学龄前和学龄期儿童慢性咳嗽的常见原因之一。

（3）上气道咳嗽综合征：各种鼻炎、鼻窦炎、慢性咽炎、慢性扁桃体炎、鼻息肉、腺样体肥大等上气道疾病可引起慢性咳嗽。

（4）胃食管反流性咳嗽：胃食管反流在婴幼儿期是一种生理现象。健康婴儿胃食管反流发生率为40% ~65%，1 ~4 个月达高峰，1 岁时多自然缓解。胃酸和其他胃内容物反流进入食管，导致以咳嗽为突出表现的临床综合征。

（5）先天性呼吸道疾病：主要见于婴幼儿，尤其是1岁以内。包括有先天性气管食管瘘、先天性血管畸形压迫气道、喉气管支气管软化和（或）狭窄、支气管肺囊肿、纤毛运动障碍、纵隔肿瘤等。

（6）其他病因

1）异物吸入咳嗽：是气道异物吸入后最常见的症状，异物吸入是儿童尤其是1～3岁儿童慢性咳嗽的重要原因。

2）药物诱发性咳嗽：儿童较少使用血管紧张素转换酶抑制剂，有些肾性高血压的儿童在使用ACEI如卡托普利后会诱发咳嗽。ACEI引起咳嗽通常表现为慢性持续性干咳，夜间或卧位时加重，停药3～7天可使咳嗽明显减轻乃至消失。

3. 观察要点

（1）观察咳嗽的发生时间、诱因、性质、节律、与体位的关系、伴随症状、睡眠等。

（2）观察咳痰的难易程度，观察痰液的颜色、性质、量、气味和有无肉眼可见的异常物质等。

（3）必要时评估生命体征、意识状态、心理状态等，观察有无发绀。

（4）掌握痰液直接涂片和染色镜检（细胞学、细菌学、寄生虫学检查）、痰培养和药物敏感试验等检验结果。

4. 对症处理及护理

（1）提供整洁、舒适的环境，温湿度适宜，减少不良刺激。

（2）保持舒适体位，避免诱因，注意保暖。

（3）对于慢性咳嗽患儿，给予高蛋白、高维生素、高热量的饮食，嘱患儿多饮水。

（4）促进有效排痰，包括深呼吸和有效咳嗽、湿化和雾化疗法、胸部叩击与胸壁震荡、体位引流以及机械吸痰等。鼓励宝宝多休息，兴奋或者运动都可以加重咳嗽和痰多。

（5）记录痰液的颜色、性质、量，正确留取痰标本并送检。

（6）按医嘱指导患儿正确用药，观察药物疗效和不良反应。

（7）胃食管反流性咳嗽治疗时间要求较长，向家属说明定时、坚持服用制酸、促胃动力药的重要性。

（8）对于有过敏性咳嗽的患儿，家中的尘螨、粉尘、猫狗毛、霉菌孢子或蟑螂的分泌物，都可以导致患儿过敏咳嗽。需要指导家属把枕头、床垫、棉被拿到阳光下暴晒及经常清洗，避免绒毛玩偶，避免养猫狗等宠物。药物性咳嗽应向家属说明药物的不良反应。

四、腹胀

1. 定义　由于肠腔、腹腔内积气、积液，腹内巨大肿物或腹肌无力引起腹部膨胀。

2. 病因　一般肠道内气体主要来源于咽下的气体及消化道内产生的气体（特别是细菌发酵产气），肠道内液体的来源有唾液、胃液、胆汁、胰液、小肠液等。发生腹胀，主要有：

（1）胃肠道疾病，胃部疾病：常见于慢性胃炎、胃溃疡、胃扩张及幽门梗阻等；肠道疾病：常见于痢疾、肠梗阻及习惯性便秘等。

（2）肝、胆与胰腺疾病：如急、慢性肝炎，肝硬化，慢性胆囊炎，胆石症及胰腺炎等。

（3）腹膜疾病：常见于急性腹膜炎等。

（4）心血管疾病：常见于心力衰竭、肠系膜动脉硬化症、肠系膜动脉梗死等。心绞痛和心律失常亦可反射性地引起腹胀。

（5）急性感染性疾病：如败血症、重症肺炎及伤寒等。

（6）其他：可见于手术后肠麻痹、肺气肿、哮喘病、低钾血症、吸收不良综合征、药物反应等。

3. 观察要点

（1）观察患儿腹胀的程度、持续时间，伴随症状，腹胀的原因，排便、排气情况。

（2）新生儿及小婴儿经常哭闹，导致吞咽大量气体即可出现腹胀。因胃内充气多而表现为上腹胀，也可为全腹均匀胀气。腹胀程度常与哭闹程度有关，生理性的哭闹原因解除后，哭闹停止腹胀也减轻，应注意区别。

（3）观察腹胀的危害

1）影响呼吸：腹腔胀气，横膈升高，胸腔变小，肺呼吸功能受到限制，可引起呼吸困难。

2）影响血液循环：腹部胀气，横膈上提，压缩胸腔，心脏的收缩和舒张功能受到影响。肠腔胀气，肠内压升高，影响肠壁血液循环。腹腔内压升高，下腔静脉回流受阻，因回心量减少，影响心脏射血。

3）水电解质失衡：严重腹胀，肠腔内容物潴留，肠壁受到压迫，不仅影响肠内容物吸收，还使肠壁血浆渗入肠腔，引起水、电解质平衡紊乱。

4）毒素吸收：肠腔内潴留的食糜在细菌的作用下发酵腐败，产毒、产气，被机体吸收，加重病情。

4. 对症处理及护理

（1）根据病情协助患儿采取舒适体位或行腹部按摩、肛管排气、补充电解质等方法减轻腹胀。

（2）遵医嘱用药或给予相应治疗措施，观察疗效和不良反应。

（3）家属喂养方法不当，如人工喂养时奶瓶过于水平位，小儿吸吮时随奶吞入大量空气，也可出现腹胀，甚至引起呕吐，应指导家属正确喂养知识。

（4）添加辅食时，应根据小儿消化能力的逐渐增强添加辅食，防止出现消化不良等情况。

（5）指导患儿及家属少食易在肠胃部制造气体的食物，如土豆、面食、糖等，都易在肠胃部制造气体；以及不易消化的食物，如炒豆、硬煎饼等硬性食物不容易消化，在胃肠滞留的时间也较长，可能产生较多气体引发腹胀。

（6）指导患儿良好进食习惯，改变狼吞虎咽的习惯，因进食太快，或边走边吃，容易吞进不少空气；常用吸管喝饮料也会让大量空气潜入胃部，引起腹胀。

（7）进行心理疏导，防止不良情绪。焦躁、忧虑、悲伤、沮丧、抑郁等不良情绪都可能使消化功能减弱，或刺激胃部制造过多胃酸，腹胀加剧。

五、疼痛

1. 定义　疼痛是机体受到损伤时发生的一种不愉快的感觉和情绪性体验，是一组复杂的病理、生理改变的临床表现。

2. 病因

（1）外部因素：外伤等机械性刺激，电流、高温和强酸、强碱等物理化学因素均可成为伤害性刺激。

（2）内部因素：疾病如癌症等导致组织细胞发炎或损伤时，释入细胞外液中的钾离子、5-羟色胺、乙酰胆碱、缓激肽、组胺等生物活性物质亦可引起疼痛或痛觉过敏。

（3）其他因素：受凉、受潮湿、过度劳累和长期不适当的体位后发生疼痛。

3. 观察要点

（1）观察患儿疼痛的部位、性质、程度、发生及持续的时间、疼痛的诱发因素、伴随症状、既往史及患儿的心理反应。

（2）应用疼痛评估量表评估疼痛的严重程度（详见第十七章儿科各种评价及评估表）。

（3）依据病理学特征，观察疼痛属于伤害感受性疼痛或者神经病理性疼痛。伤害感受性疼痛是完整的伤害感受器感受到有害刺激引起的反应，疼痛的感知与组织损伤有关。正常情况下，疼痛冲动由神经末梢产生，神经纤维负责传递冲动。当神经纤维受损或神经系统因创伤或疾病发生异常改变时也会产生自发冲动，引起的痛感会投射到神经起源部位，称为神经病理性疼痛。

（4）依疼痛持续时间和性质，观察疼痛属于急性疼痛或者慢性疼痛。急性疼痛指短期存在，通常发生于伤害性刺激之后的疼痛。慢性疼痛时间长，导致患儿抑郁和焦虑，造成身心极大伤害，并严重影响其生活质量。

（5）其他特殊的疼痛类型还包括反射性疼痛、心因性疼痛、躯体痛、内脏痛、特发性疼痛等。

4. 对症处理和护理

（1）不同年龄的小儿的疼痛表现形式各异。对于3岁以下尤其小婴儿而言，其语言功能尚未发育完善，所以不能完全用语言表达自己的感受，仅会用哭闹来表达自己的不舒服，在分散患儿注意力的同时应注意观察患儿的症状。

（2）根据疼痛的部位协助患儿采取舒适的体位。

（3）给予患儿安静、舒适环境。

（4）遵医嘱给予镇痛药缓解疼痛症状时应注意观察药物疗效和不良反应。

（5）告知患儿及家属疼痛的原因或诱因及减轻和避免疼痛的方法，包括听音乐、分散注意力等放松技巧。

（于 果）

第十六章 儿科护理技术操作

第一节 儿科常用护理技术操作

一、新生儿脐部护理

【目的】

保持脐部清洁，预防新生儿脐炎的发生。

【评估】

1. 评估患儿

（1）双人核对医嘱。

（2）核对床号、姓名、病历号和腕带。

（3）查看脐带有无红肿、有无渗血、渗液、异常气味。

2. 评估环境安静整洁，宽敞明亮，关门窗或屏风遮挡，检查室温度适宜。

【操作前准备】

1. 人员准备仪表整洁，符合要求。洗手，戴口罩。

2. 物品准备治疗车放75%乙醇、棉签。以上物品符合要求，均在有效期内。治疗车下层放置医疗废物桶、生活垃圾桶。

【操作程序】

1. 核对床号、姓名、病历号和腕带。

2. 摆正患儿体位（仰卧位）。

3. 再次核对床号和姓名。

4. 暴露脐部，用蘸有75%乙醇的棉签环形消毒脐带根部，动作轻柔。

5. 再次核对床号和姓名，快速手消毒剂消毒双手，推车回治疗室处理用物。

6. “六步洗手法”洗手，摘口罩，书写护理记录单。

【注意事项】

1. 保持脐部干燥，勿强行剥落脐带。

2. 结扎线如有脱落应当重新结扎，脐带应每日护理2次，直至脱落。

二、温水擦浴

【目的】

降温。

【评估】

1. 评估患儿

（1）双人核对医嘱。

（2）核对腕带、床号、姓名、病历号。

（3）了解患儿的发热类型。

（4）评估患儿病情和年龄，意识状态及合作程度。

（5）告知患儿温水擦浴的目的和方法，取得患儿的配合。

（6）嘱家属准备一套更换衣裤。

2. 评估环境关门窗或屏风遮挡，病室温度适宜。

【操作前准备】

1. 人员准备仪表整洁，符合要求。洗手，戴口罩。

2. 物品准备治疗车上层放置盛温水的小盆、小毛巾、一次性中单、水温计、暖水瓶、带套冰袋、带套暖水袋（水温50～70℃）。治疗车下层放置医疗废物桶、生活垃圾桶。

【操作程序】

1. 核对患儿腕带、床号、姓名、病历号（请患儿自己说出床号和姓名）。

2. 将一次性中单铺于患儿身下。

3. 协助患儿取平卧位，将冰袋置于头部，防擦浴时表皮血管收缩，头部充血；暖水袋置于足部，使患儿感觉舒适，血管扩张，利于散热并减轻头部出血。

4. 协助患儿褪去上衣，露出一侧上肢并注意保暖。

5. 配置32～34℃的温水，将小毛巾浸泡在温水中。

6. 将小毛巾拧干，以不滴水为宜进行擦洗。

7. 上肢擦拭顺序为：颈外侧→上臂外侧手臂；侧胸→腋窝→上臂内侧手掌。

8. 同法擦拭另一侧，每侧上肢擦拭3～5分钟。

9. 协助患儿侧卧位，擦拭腰背部3～5分钟。

10. 穿好上衣，协助患儿去平卧位。

11. 脱裤，露出一侧下肢，擦拭方法同上。

12. 下肢擦拭顺序为：臀部→大腿外侧→足背；腹股沟→大腿内侧→内踝；臀下→大腿后侧→腘窝→足跟。

13. 同法擦拭另一侧下肢，每侧 3 ~ 5 分钟。

14. 协助患儿穿好裤子，撤除暖水袋。

15. 整理床单位，协助患儿取舒适体位。

16. 向患儿交代注意事项，收拾用物。

17. 洗手，记录。

【注意事项】

1. 擦拭时动作轻柔。

2. 注意关好门窗或屏风，保护患儿隐私。

3. 擦拭过程中注意观察患儿的反应，如发生寒战、面色苍白、呼吸异常等立即停止擦拭并为患儿保暖，告知医师，遵医嘱给予对症处理。

4. 注意更换及添加温水，保持水的温度及清洁。

5. 及时更换衣物，注意保暖避免受凉，禁忌擦拭胸腹部、后颈部及足心。

6. 擦拭后 30 分钟复测体温，如体温降至 39℃以下，撤除冰袋。

三、留取尿标本

【目的】

用于入院后常规标本的留取送检，泌尿系统疾病诊断和治疗监测及其他系统疾病诊断。

【评估】

1. 评估患儿

（1）双人核对医嘱。

（2）核对床号、姓名、病历号和腕带。

（3）了解患儿病情、年龄、意识和合作程度。

（4）了解检验的目的。

（5）向患儿及家属解释检查的目的、方法及如何正确配合。

（6）观察患儿外阴部有无红肿、分泌物、红臀、尿失禁及尿潴留。

2. 评估环境安静整洁，宽敞明亮，关门窗或屏风遮挡，检查室温度适宜。

【操作前准备】

1. 人员准备仪表整洁，符合要求。洗手，戴口罩。

2. 物品准备治疗车上层放置小尿袋、一次性尿杯、标本留取容器、标本条形码、快速手消毒剂。以上物品符合要求，均在有效期内。治疗车下层放置生活垃圾桶、医疗废物桶。

【操作程序】

1. 核对床号、姓名、病历号和腕带。

2. 隔帘遮挡患儿。

3. 协助家属为患儿清洗外阴。

4. 打开尿标本留取袋外包装，撕去尿标本留取袋上的不干胶纸，将圆孔对准会阴部贴紧，以免尿液漏出。塑料袋放平，勿折叠。

5. 有尿后，先去下塑料袋至于尿杯中，放于治疗车下。

6. 清洁患儿会阴部及臀部，为患儿兜好尿裤，整理好衣服。

7. 再次与患儿核对床号和姓名，与条形码核对检查项目。

8. 将尿液倒入标本瓶，粘贴标本标签，撤去隔帘，标本及时送检。

【注意事项】

1. 尿标本必须清洁，留取标本前应充分清洁外阴部、包皮及消毒尿道口，避免混入粪便。

2. 应留取清晨第一次尿，保证尿在膀胱内停留6~8小时，留尿前尽量不要大量饮水，以免稀释尿液，影响一些项目的定量分析。

3. 容器中应尽量避免药物和各种消毒剂的存在，防止破坏标本中各种有形成分的形态及活性。

4. 粘贴条形码的标本，应注意将条形码竖向、严密粘贴于尿管壁上，避免横向或斜贴引起患儿信息丢失。

四、新生儿沐浴

【目的】

保持患儿皮肤清洁，预防感染；促进血液循环，使之感到舒适，有利于健康；协助皮肤排泄。

【评估】

1. 评估患儿

（1）双人核对医嘱。

（2）核对床号、姓名、病历号和腕带。

（3）了解患儿病情和意识状态，检查皮肤和脐部情况。

（4）了解患儿进食的时间，沐浴于喂奶前或喂奶后1小时进行，以防呕吐和溢奶。

2. 评估环境安静整洁，宽敞明亮，关门窗或屏风遮挡，检查室温度适宜。

【操作前准备】

1. 人员准备仪表整洁，符合要求。洗手，戴口罩。

2. 物品准备治疗车上层放置体重秤、护理盘（盘内备有棉签、75%乙醇、电极片、胶布、透明贴膜、血氧饱和探头），治疗车中层放浴盆（内备温热水，2/3满，水温38～41℃）、干净衣服、包被、看护垫。以上物品符合要求，均在有效期内。治疗车下层放置生活垃圾桶、医疗废物桶。

【操作程序】

1. 核对床号、姓名、病历号和腕带。

2. 脱去患儿衣服，尿裤，测体重，双人核对读数并记录数值。

3. 擦洗面部用面巾从内眦向外眦擦拭眼睛，然后擦耳，最后擦面部。

4. 擦洗头部抱起患儿，用左手托住头颈部，拇指与中指分别将患儿双耳廓折向前方，以压住外耳道口，防止水流入耳内。右手将浴液涂于头部，然后用清水冲洗干净并用包被擦干。

5. 抱起患儿，护士以左手握住患儿左肩及腋窝处，使患儿头部枕于护士腋窝处，右手托住双腿，轻轻将患儿放于盆内。

6. 用湿巾擦洗患儿颈下，颈后、上肢、腋下、躯干（前胸、腹部、背部）、臀部、腹股沟、外生殖器、下肢（腿、脚）。

7. 抱出患儿，放在清洁的包被上，擦干全身，根据情况涂抹润肤油。脐部护理：暴露脐部，用75%乙醇棉签环形消毒脐带根部。

8. 更换床单位的看护垫，放好干净的衣服、尿裤。为患儿更换尿裤、穿衣服，贴电极片，佩戴血氧饱和探头，整理导线，为患儿包好包被。

9. 再次核对床号和姓名。

10. 快速手消毒剂消毒双手，再次核对记录体重数值。推车回治疗室处理用物。

11. 按“六步洗手法”洗手，书写护理记录单。

【注意事项】

1. 减少暴露时间，动作轻快，注意保暖。

2. 沐浴过程中注意观察患儿全身情况。

3. 水或浴液不得进入耳、眼内。

4. 体重秤用后，每日用500mg/L含氯消毒剂擦拭后再用清水擦拭。

5. 浴盆用后，每日用500mg/L含氯消毒剂擦拭30分钟后用清水冲净擦干备用。

五、新生儿鼻饲喂养

【目的】

对不能经口喂养者，可通过胃管提供营养丰富的流质饮食，以保证患儿能够摄取足够的热量、蛋白质。

【评估】

1. 评估患儿

（1）双人核对医嘱。

（2）核对床号、姓名、病历号、腕带、奶方、奶量和喂养方式。

（3）了解患儿病情、鼻饲的目的、留置胃管的长度及有效期、口鼻腔分泌物情况。

2. 评估环境安静整洁，宽敞明亮，关门窗或屏风遮挡，检查室温度适宜。

【操作前准备】

1. 人员准备仪表整洁，符合要求。洗手，戴口罩。

2. 物品准备喂奶车上层放置10ml注射器、刚刚配置好的奶液（温度为38～40℃）、一次性纸杯、微量泵泵奶还需准备连接管、无菌剪刀、微量泵、标识。以上物品符合要求，均在有效期内。喂奶车下层放置生活垃圾桶、医疗废物桶、锐器桶。

【操作程序】

1. 核对床号、姓名、病历号和腕带。

2. 为患儿取舒适体位，床头抬高30°。

3. 检查胃管位置，抽吸胃液，判断胃内潴留情况。

4. 根据医嘱奶量及胃内潴留量计算出实际喂养量，潴留量超过医嘱胃内保留量时，给予暂禁食。

5. 重力喂养

（1）将注射器针栓拔出后，用该空注射器与胃管相连。

（2）将奶液倒入空注射器内抬高注射器，利用奶液的重力作用自然引流到胃内。

（3）鼻饲后，打入气体1ml，冲净胃管内奶液。

6. 微量泵泵奶

（1）配置及抽取奶液时应考虑连接管容积。

（2）根据奶量选择合适的注射器，无菌剪刀剪去连接管针头。

（3）注射器抽取适量奶液，接上连接管，排尽空气，确保泵入奶量与医嘱奶量一致。

（4）注射器与连接管每次更换，持续泵奶者每4小时更换一次。

（5）正确使用微量泵，根据医嘱正确调节微量泵泵入奶液的速度。

（6）每次泵奶前检查患儿胃内潴留情况，持续为泵入者每2小时检查患儿胃内潴留情况，若有潴留，为气体则弃去，为奶液则通知医师，遵医嘱处理；若无潴留，则将备好奶液的连接管与胃管末端连接进行微量泵泵奶喂养。

（7）泵奶期间注射器及连接管应加以标识，用红色签字笔注明管路用途、有效期、姓名、床号及奶方。

7. 鼻饲的同时，给予患儿安抚奶嘴进行假饲。

8. 鼻饲过程中观察患儿的吸吮的耐受性，鼻饲后封闭胃管末端。

9. 再次核对患儿床号和姓名。

10. 快速手消毒剂消毒双手，推车回配奶间处理用物。

11. 按“六步洗手法”洗手，书写护理记录单。

【注意事项】

1. 观察患儿精神状态、吸吮、吞咽等反射。

2. 喂奶前观察患儿腹部是否有胀气，有无紧绷发亮。如有腹胀应及时通知医师，并听诊肠鸣音是否正常。

3. 鼻饲过程中注意观察患儿有无恶心、呕吐、溢奶，腹胀、呛咳、躁动等情况。

4. 注意胃管有无脱出、移位、扭曲、受压，胃管与连接管、注射器之间是否衔接好，如有异常立即停止鼻饲。

5. 加强巡视，观察患儿呼吸、心率和血氧饱和度的变化，是否有胃食道反流出现，及时发现及时给予清理呼吸道。

6. 病情风险的观察和识别

（1）如胃内潴留超过喂养量，应通知医师，考虑是否给予暂禁食一次。

（2）患儿潴留明显增加，腹胀，并伴有精神反应差、面色灰暗、皮肤发花、呕吐、血便等，应考虑坏死性小肠结肠炎的出现，通知医师行床旁立位腹平片检查，禁食，胃肠减压。

（3）回抽胃内潴留时，避免负压过大而造成胃壁黏膜损伤出血。

7. 早产儿胎龄 <34 周或体重 $<1800g$ 常规给予患儿留置胃管，其他患儿根据病情留置胃管。

8. 矫正胎龄 <32 周且体重 $<1500g$ 的早产儿或不能完全经口喂养的患儿给予鼻饲喂养。奶后给予患儿左侧卧位。

（于　果）

第二节 儿科协助治疗的操作

一、留置针穿刺

【目的】

1. 保护患儿血管，减轻反复穿刺带来的痛苦。

2. 随时保持静脉通路的通畅，便于急救和给药。

【评估】

1. 评估患儿

（1）双人核对医嘱。

（2）核对床号、姓名、病历号和腕带。

（3）了解患儿病情、穿刺部位皮肤及血管情况。

2. 评估环境安静整洁，宽敞明亮，关门窗或屏风遮挡，检查室温度适宜。

【操作前准备】

1. 人员准备仪表整洁，符合要求。洗手，戴口罩。

2. 物品准备治疗车上层放置治疗盘、套管针、正压接头、透明贴膜、安尔碘、止血带、10ml 注射器、生理盐水、棉签、棉球、输液胶贴、盛排液用的小碗、快速手消毒剂。以上物品符合要求，均在有效期内。治疗车下层放置生活垃圾桶、医疗废物桶。

【操作程序】

1. 核对床号、姓名、病历号和腕带。

2. 备好输液胶贴于治疗盘内，打开套管针、正压接头（生理盐水排气）、透明贴膜外包装，取一棉球备用。

3. 为患儿选择舒适的穿刺体位。

4. 取出止血带放于穿刺部位下方，系好止血带，止血带位于穿刺点上方 7.5～10cm 处。

5. 安尔碘棉球消毒穿刺部位皮肤，以穿刺点为中心向外螺旋式旋转擦拭，直径大于 5cm，撤去套管针外套管。

6. 再次核对床号、姓名、病历号和腕带（请患儿自己说出床号和姓名）。

7. 绷紧皮肤，以 15°～30°行静脉穿刺，进针速度宜慢，见回血后再沿静脉送针。压迫静脉，抽出针芯。生理盐水冲管判断穿刺血管通畅后连接正压接头。

8. 留置针尾部与皮肤接触之间垫一合适大小棉球以保护皮肤，用透明贴膜妥善固定留置针，第一条胶贴固定留置针尾部，第二条胶贴交叉固定正压接头，第三条胶贴固定尾部及正压接头。

9. 注明留置针穿刺的日期及时间。

10. 再次核对患儿床号和姓名。

11. 将止血带放于500mg/L含氯消毒剂桶中，为患儿取舒适体位。

12. 快速手消毒剂消毒双手，推车回治疗室处理用物。

13. 按“六步洗手法”洗手，书写护理记录单。

【注意事项】

严格遵守无菌操作原则。

密切观察穿刺局部皮肤有无红肿，穿刺处有无渗漏。

套管针留置时间一般为72小时。

二、光照疗法

【目的】

使未结合胆红素经光照疗法后转变成异构体和光红素异构体，从而易于从胆汁和尿液中排出体外。

【评估】

1. 评估患儿

（1）双人核对医嘱。

（2）核对床号、姓名、病历号和腕带。

（3）评估黄疸的范围及程度、黄疸消退情况。

（4）评估生命体征及胆红素检查结果。

2. 评估环境安静整洁，宽敞明亮，关门窗或屏风遮挡，检查室温度适宜。

【操作前准备】

1. 人员准备仪表整洁，符合要求。洗手，戴口罩。

2. 物品准备光疗暖箱、光疗专用眼罩、手套、尿裤和胶布。以上物品符合要求，在有效期内。

【操作程序】

1. 核对床号、姓名、病历号和腕带。

2. 预热光疗箱或使用蓝光毯。

3. 清洁皮肤，戴光疗眼罩及光疗尿裤，根据患儿实际情况选择佩戴脚套、手套，其余均裸露。

4. 再次核对床号和姓名，将患儿至于光疗箱中。

5. 记录入箱时间及光疗灯开启时间。

6. 根据体温调节箱温，体温保持在36～37℃为宜。

7. 双面光疗应2小时翻身、测量生命体征。

8. 严密观察患儿体温及箱温的变化，若患儿体温超过38.5℃要暂停光疗，待体温恢复正常后再继续。

9. 光疗后观察患儿皮肤黄疸情况，仔细检查患儿皮肤有无破损，观察有无光疗不良反应，并记录。

10. 再次核对患儿床号和姓名，将患儿安置于床，整理床单位。

11. 按“六步洗手法”洗手，书写护理记录单。

【注意事项】

1. 光疗过程中随时观察患儿光疗眼罩、光疗尿裤位置完好，皮肤无破损。

2. 保证水分及营养供给，患儿在光疗过程中皮肤不要涂抹爽身粉或油剂。

3. 光疗灯管应保持清洁，使用1000小时必须更换。

4. 尽可能增大患儿的光疗面积，光疗灯管与患儿皮肤距离33～50cm。

5. 光疗期间密切观察患儿精神反应及生命体征，皮肤有无发红、干燥、皮疹、患儿有无烦躁、发热、腹胀、腹泻、呕吐、惊厥等。

三、新生儿洗胃

【目的】

1. 清除胃内的吞咽羊水。

2. 应激性溃疡胃内出血。

【评估】

1. 评估患儿

（1）双人核对医嘱。

（2）核对床号、姓名、病历号和腕带。

（3）了解患儿病情、洗胃的目的、生命体征、意识状态。

2. 评估环境安静整洁，宽敞明亮，关门窗或屏风遮挡，检查室温度适宜。

【操作前准备】

1. 人员准备仪表整洁，符合要求。洗手，戴口罩。

2. 物品准备治疗车上层放置一次性弯盘，10ml注射器、一次性手套、垫巾、洗胃液、胃管、一次性弯盘、棉球、生理盐水、透明贴膜或胶布、胃管标识、听诊器。以上物品符合要求，均在有效期内。治疗车下层放置生活垃圾桶、医疗废物桶。

【操作程序】

1. 核对床号、姓名、病历号和腕带。

2. 放置胃管（见放置胃管操作）。有胃管的患儿颌下铺巾，检查胃管位置。

3. 用注射器抽出胃内容物至排空为止。

4. 反复多次注入、抽出洗胃液，直至抽出液变清为止（注入洗胃液的总量为50～100ml）；如抽出有困难，可为患儿适当变化体位或稍稍移动胃管。

5. 洗胃结束，将胃管管端的塞子夹紧，拔出胃管。

6. 再次核对患儿床号、姓名和腕带。

7. 快速手消毒剂消毒双手，推车回治疗室处理用物。

8. 按“六步洗手法”洗手，书写护理记录单。

【注意事项】

1. 每次灌入胃内的液体量不可超过10ml，灌注量必须与洗出量大致相等。

2. 消化道出血者，洗胃后遵医嘱暂停抽胃液4～6小时。

四、暖箱使用

【目的】

为患儿提供适宜的温度和湿度环境，保持体温稳定。

【评估】

1. 评估患儿

（1）双人核对医嘱。

（2）核对腕带、床号、姓名、病历号。

（3）评估患儿胎龄、体重、日龄、皮肤状况。

（4）评估暖箱处于已消毒状态，开机后运转及各项仪表显示情况。

（5）评估暖箱温度和湿度。

2. 评估环境关闭门窗，无对流风，无暴晒，环境温度适宜

【操作前准备】

1. 人员准备仪表整洁，符合要求。洗手，戴口罩。

2. 物品准备

（1）准备湿化：将灭菌注射用水加入温箱水槽中至水位指示线。

（2）预热温箱：接通电源，打开电源开关，根据患儿的体重、出生日龄调节温度及湿度。早产儿出生体重1000～1499g：箱温0～10天，35℃；10～20天,34℃；21～35天，33℃；大于35天，32℃；出生体重1500～1999g：0～10天，34℃；10～28天，33℃；大于28天，32℃；出生体重大于2000g：0～2天，34℃；3～21天，33℃；大于21天，32℃。超低出生体

重早产儿箱温：0～10天，35℃；11～20天，34℃；21～30天，33℃；31～40天，32℃；湿度：0～10天，100%；11～20天，90%；21～30天，80%；31～40天，70%。

（3）暖箱预热，约需20分钟左右。

（4）将患儿尿裤、鸟巢（早产儿专用）等用物同时放置暖箱内预热。

【操作程序】

1. 核对患儿腕带、床号、姓名、病历号。
2. 打开暖箱门，将患儿皮肤裸露，抱入暖箱穿好尿裤，摆放好体位。
3. 关好箱门，确保所有箱门处于关闭状态。
4. 定时测量体温，根据体温调节箱温，并做好记录。
5. 保持箱内温度恒定。一切护理操作尽量在箱内进行，如喂奶、换尿片、清洁皮肤、观察病情及检查等。
6. 查看湿化器水箱，及时添加灭菌注射用水。
7. 使用期间随时观察温箱功能是否正常，如温箱发出警报信号，应及时查找原因，妥善处理。
8. 保持温箱的清洁

（1）每日用清水擦拭暖箱。

（2）长期入住温箱患儿每周更换温箱1次。

（3）湿化器水箱用水每天更换1次，以免细菌滋生。

（4）空气净化垫每月应进行更换。

（5）应用500mg/L的含氯消毒剂擦拭暖箱进行终末消毒。

【注意事项】

1. 定时监测箱温并做好记录，严格交接班。
2. 暖箱应避免阳光直射，冬季避开热源及冷空气对流处。
3. 使用暖箱时室温不宜过低，以免影响暖箱散热。
4. 在使用中严格执行操作规程，以保证患儿安全。
5. 定期进行暖箱消毒后效果监测，以确保暖箱处于备用状态。

（于 果）

第三节 儿科危重症监护技术

一、脐静脉导管

【目的】

1. 静脉营养途径。

2. 给药途径。

3. 换血。

【适应证】

1. 体重1500g以下的早产儿。

2. 病情危重的新生儿，如RDS、HIE等。

3. 需进行肠道外营养者，如重症营养不良、先天性消化道畸形的术前维持阶段。

4. ABO溶血或RH溶血的换血治疗。

【禁忌证】

1. 下肢或臀部有局部血供障碍时。

2. 腹膜炎。

3. 坏死性小肠、结肠炎。

4. 脐炎。

5. 脐膨出。

【评估】

1. 评估患儿

（1）携知情同意书至患儿床旁，核对患儿腕带、姓名、床号、病历号。

（2）评估患儿脐带情况及腹部体征。

2. 评估环境环境整洁、干净明亮。

【操作前准备】

1. 操作医师　按“六步洗手法”洗手，戴口罩。

2. 按要求检查所需用物，符合要求方可使用。

（1）检查生理盐水名称、有效期，液体有无沉淀和变色、瓶壁包装袋有无裂痕。

（2）检查无菌物品有效期、包装是否紧密无破损。

3. 治疗车　上层脐静脉导管（适宜型号）1根，手术衣2件，无菌手套（适宜型号）2副，三通1个，正压接头2个，无菌生理盐水1瓶，水胶体敷料2贴，静脉切开1包，无菌巾1包，胶布卷，碘伏（未开封）1瓶，绑手带4条，止血钳4个，采血管（根据需要医师准备），10ml注射器若干。

4. 治疗车下层　生活垃圾桶，医疗垃圾桶，锐器桶，500mg/L含氯消毒液桶。

【操作程序】

1. 测量插管深度测量脐-肩（锁骨外端上缘）距离确定插管深度后再加上1.5～2cm（为腹壁及脐残端长度）。亦可根据体重估计插管深度。不同体重患儿脐静脉插管深度，见表16-1。

表 16-1 不同体重的脐静脉插管深度

体重（g）	插入深度（cm）
<1000	6
~1500	7
~2000	8
~2500	9
2500 >	10~12

2. 常规消毒脐及周围皮肤消毒范围上界平剑突，下界平耻骨联合，左右为腋中线，铺无菌巾。

3. 准备脐静脉插管将脐静脉导管尾端与装有肝素生理盐水的注射器连接，将生理盐水液充满导管，确保导管内无空气后备用。

4. 辨别脐静脉在脐切面的“11 点钟”至“1 点钟”处见一条腔大、壁薄、扁形的脐静脉，分清楚脐静脉后行插管。

5. 置管用血管钳将脐带拉直，导管沿脐静脉旋转缓缓插入，插至脐轮时把脐带拉向下腹壁倾斜成 50℃左右，导管向患儿头方向插入，如遇有阻力，不能强行插入，应稍退出约 2cm，再插入，以免插穿血管壁。

6. 导管达到预定深度时，回抽注射器，有血液顺利回流证实导管已入脐静脉。

7. 固定脐静脉插管

（1）先用缝线将插管固定于脐带组织，（不要缝及皮肤）。

（2）再以胶布做搭桥固定，外敷无菌敷料，固定在胸腹壁。

（3）连接输液系统。

8. 床边 X 线定位确定导管位置如做交换输血，插管推进到有血顺利回抽即可，如做中心静脉压监测或给药输液导管末端应位于下腔静脉（膈上 1cm）处。未确定在下腔静脉前，不能输入高渗液体。

【注意事项】

1. 监测患儿心率、呼吸、血压的变化，密切观察患儿面色、意识，注意有无周围组织出血。

2. X 线定位导管位置，管端位于第 8~10 胸椎，标注导管插入日期和插入深度，每班严格交接，脐静脉每班交接插管深度及体外导管深度。

3. 脐静脉保证 24 小时持续输液，输液速度≥3ml/h，并及时更换输液，连接各输液街头紧密，保证无松脱。输液时严密观察，采用微量泵根据患儿病情、药物性质调整输液速度，防止肺水肿的发生。

4. 观察脐部，注意有无红肿、渗液，有无异味等感染征象，以便及时处理。

5. 密切观察患儿腹部体征，如出现腹部膨隆、腹胀，及双下肢循环异常，立即通知医师，考虑拔出插管。

6. 哭闹烦躁情况下，应及时安抚及查找原因，防止将插管挣脱。

7. 观察患儿精神反应，如不活跃，通知医师复查血象，是否有感染情况发生，是否考虑与脐静脉插管有关，及时拔管。

（蒙景雯　张兴云）

二、经外周静脉置入中心静脉导管

经外周静脉置入中心静脉导管（peripherally inserted central catheter，PICC）是指经上肢贵要静脉、肘正中静脉、头静脉、肱静脉、颈外静脉（新生儿还可通过下肢大隐静脉、头部颞静脉、耳后静脉等）穿刺置管，尖端定位于上腔静脉或下腔静脉的导管。

【目的】

1. 为新生儿提供中期的静脉输液治疗 >14 天。
2. 经静脉给予刺激性药物。
3. 进行肠外营养支持。

【适应证】

1. 早产儿。
2. 须长期静脉输液的患儿。
3. 胃肠外营养（PN）。
4. 接受高渗的（渗透压 >900mOsm/L）或非生理性 pH 值（<5 或 >9）刺激性液体或药物的静脉输注。
5. 缺乏外周静脉输液通路。
6. PN 支持时间预计超过 10～14 天，建议采用 CVC 或 PICC 置管。

【禁忌证】

1. 没有控制的细菌或真菌血症。
2. 血小板减少症或者凝血功能障碍疾病：血小板低于 $50 \times 10^9/L$，凝血功能异常。
3. 预插管途径有感染、外伤。
4. 需要手术治疗的心脏畸形。
5. 有静脉血栓形成史。
6. 外周静脉条件差，不能明确确认外周静脉。

【评估】

1. 评估患儿

（1）评估患儿身体整体状况及对插管操作的耐受性。

（2）评估预穿刺静脉周围皮肤黏膜的完整性，有无外伤及感染。

（3）评估预穿刺静脉的充盈度及弹性，首选右侧肘静脉。

（4）评估患儿近期的血常规及凝血五项。

（5）评估患儿的治疗方案、所输注的药物名称、性质及疗程。

2. 评估环境

（1）环境清洁，干净明亮。

（2）密闭的操作室，紫外线消毒时间≥30分钟或空气净化病房。

【操作前准备】

1. 与医师共同与家属谈话签署PICC知情同意书。

2. PICC导管型号的选择：新生儿：FR 1.9导管。

3. 治疗车上层 PICC导管包（包含穿刺鞘、导管、孔巾、治疗巾、10ml注射器2个、无菌输液贴1张、透明贴膜1张、纱布、止血带、纸尺、胶布和镊子），一次性无菌手术衣2件，无菌手套4副，生理盐水1瓶，肝素盐水稀释液（10U/ml）1袋，正压接头1个，碘伏1瓶。

4. 治疗车下层生活垃圾桶、医疗垃圾桶、锐器桶。

【操作程序】

1. 洗手，戴口罩和一次性帽子。

2. 核对医嘱单、PICC知情同意单、患儿床头卡姓名及腕带信息，确认身份无误。

3. 选择穿刺静脉：首选右侧贵要静脉。

（1）患儿平卧，手臂外展与躯干成90°。

（2）在预期穿刺部位以上扎止血带。

（3）松开止血带。

4. 测量双侧上臂中断臂围，以评估有可能出现的并发症如输液外渗和血栓。

5. 测量导管尖端所在位置

（1）上腔静脉测量法：去枕仰卧位，手臂外展与躯干呈90°，从预穿刺点沿静脉走向量至右胸锁关节再向下至第3肋间隙。

（2）下腔静脉测量法：去枕仰卧位，身体垂直，下肢不得屈曲，从预穿刺点沿静脉走向量至膈肌上1cm。

6. 建立无菌区域，消毒穿刺点

（1）洗手，建立无菌区，戴无菌手套，打开PICC导管包，嘱助手将患儿手臂举起，将第一块治疗巾垫于患儿手臂下。

（2）消毒穿刺点及周围皮肤。以穿刺点为中心，上至患儿肩胛及腋窝，下置指尖，进行整个手臂的消毒。碘伏3遍后用生理盐水脱碘3遍。每遍消毒之间要做到充分待干（顺序：顺时针—逆时针—顺时针）。

7. 放置 PICC 导管

（1）洗手，更换手套，穿无菌手术衣。将患儿手臂从孔巾洞中伸出，铺第二、三块治疗巾，扩大无菌区。

（2）检查导管的完整性，按预先测量的长度切割导管。

（3）将导管尾端与装有肝素生理盐水的注射器连接，将肝素生理盐水充满导管后备用。

（4）去掉穿刺鞘的保护套，松动针芯，检查穿刺针与导入鞘完全吻合。

（5）请助手加压上臂（止血带或手指），使静脉充盈。穿刺进针角度为5°~10°，直刺血管，一旦有回血，立即放低穿刺角度，再进少许，松开止血带，退出针芯。

（6）用无齿镊子夹住导管尖端，从导入鞘逐渐将导管逐渐送入静脉，当导管进入肩部时，让助手将患儿头转向穿刺侧，下颌靠肩以防导管误入颈内静脉。送管速度不宜过快，边送管边间断抽吸回血，确保导管始终在静脉内，将导管置入预计深度。

（7）指压穿刺静脉所在的上方血管，从导管上移除导入鞘，使其远离穿刺点，撕裂并移出导入鞘。

（8）抽吸回血，确保导管在静脉内。

8. 固定

（1）清理穿刺点周围皮肤，将体外导管放置呈“S”状或“U”状弯曲，在穿刺点上方放置小方纱，吸收渗血，覆盖透明贴膜在导管及穿刺部位上加以固定。

（2）连接正压接头，用肝素生理盐水正压封管，标注置管日期及时间。

9. 脱手套及无菌手术衣。洗手，核对患儿信息，整理用物。

10. 将 PICC 耗材条形码黏贴在 PICC 知情同意书上。

11. X 线确定导管尖端位置是否正确。确定导管尖端位置正确后，连接输液。

12. 记录置管过程，包括双侧臂围，置管者姓名、穿刺静脉、置管深度、外露导管长度、X 线胸片结果、穿刺时间及术中有无病情变化。

【注意事项】

1. 置管过程中，严密观察患儿心率的变化，以防导管进入右心房引起的心律失常。

2. PICC 置入后 24 小时内更换敷料一次，如渗血量多应及时更换。每周更换无菌敷料及正压接头一次。

3. 严禁在 PICC 侧肢体测血压。

4. 1.9FR PICC 导管输液速度≥2.5ml/h，以防导管堵塞。

5. 严禁在1.9FR PICC 导管处抽血、输血及血制品。

6. 新生儿PICC 导管建议留置时间不超过35天，以减少导管相关性血流感染的发生。

（蒙景雯　张兴云）

三、植入式输液港

植入式静脉输液港（implantable venous access port）又称植入式中央静脉导管系统（central venous port access system，CVPAS），简称输液港。植入式输液港是一种可以完全植入皮下长期留置在体内的静脉输液装置，主要由供穿刺的注射座静脉导管两部分组成，可采取经皮穿刺导管植入法和切开式导管植入法。

【目的】

1. 可将各种药物直接输送到中心静脉处，防止刺激性药物对外周静脉的损伤。

2. 减少反复穿刺的痛苦和难度。

【适应证】

1. 需长期或重复静脉输注药物的患儿。

2. 可进行输血、采集血标本、输注胃肠外营养液、化疗药物等。

【禁忌证】

1. 任何确诊或疑似感染、菌血症或败血症的患儿。

2. 患儿体质、体型不适宜植入式输液港。

3. 确定或怀疑对输液港的材料有过敏的患儿。

4. 经皮穿刺导管植入禁忌证：严重的肺阻塞性疾病；预穿刺部位曾近放射治疗；预插管部位有血栓形成迹象或经受过血管外科手术。

【评估】

1. 评估患儿全身情况和用药情况。

2. 评估环境环境清洁，干净明亮。

【操作程序】

1. 术前准备评估患儿是否符合输液港植入适应证及有无禁忌证。患儿了解该项技术的全部情况后签署知情同意书。置管前常规检查心电图、拍X线胸片、检查肝肾功能、血常规及出凝血时间。测量生命体征，同时遵医嘱做好皮试及备皮。保持术侧局部皮肤清洁，更换清洁衣服。

2. 术中准备核对患儿床号姓名及腕带，协助摆放体位，暴露穿刺侧。准备用物，协助术者术中用物。在植入过程中，指导患儿穿刺时的配合：避免说话、咳嗽、上肢活动，以免影响穿刺位置的确定；同时观察患儿呼吸情况，询问患儿有无胸闷、疼痛等不适。

3. 导管植入方法由患儿及家属签署知情同意书后，由血管外科医师在手术室进行。患儿仰卧于诊疗床上，穿刺侧肩部垫高，头后仰并偏向对侧，局麻后，患儿采取2种入路：①锁骨下静脉入路，局麻成功后用穿刺针自锁骨下缘锁骨中外1/3处进入锁骨下静脉，并在导丝的指引下将导管放入血管；②颈内静脉入路，用穿刺针于颈内动脉外侧0.5cm处进针，针尖方向指向同侧乳头，边进针边抽回血，进入颈内静脉后，在导丝的指引下将导管放入血管，将导管送到位。建议将导管头端放置上腔静脉和右心房交界处。2种入路送导管到位后，植入穿刺座，植入的部位选择在患儿的前胸壁，比较好的注射座位置选择是锁骨下窝，切口深达0.5～2cm，分离出1个大小适宜穿刺座的“皮袋”，皮袋应在切口一侧而不是正下方，保证穿刺座的表面有完整的皮肤覆盖。最后将导管与穿刺座进行连接完成操作。

4. 术后护理

1）病情观察：监测生命体征；观察植入部位伤口有无肿胀、渗血、血肿、感染、浆液囊肿以及器材的扭转等并发症；观察伤口敷料是否干燥；询问有无肢体麻木、疼痛等症状。

2）预防出血和血肿：术后砂袋压迫伤口6小时，同时术侧肩关节减少活动。局部可见明显的肿胀、有紧绷感，皮肤呈青紫色，一旦发生应及时报告医师处理。

3）确认输液港的位置：植入术后穿刺插针前应行放射检查确认导管位置。检查植入部位无肿胀、感染、血肿等异常情况方可使用。

5. 植入后的穿刺时间植入后什么时候可进行穿刺输液，目前尚无定论。

【输液港的使用及维护】

1. 严格遵守无菌操作，戴无菌手套，戴口罩。

2. 推车至患儿床旁，核对患儿床号、姓名、病历号及腕带。

3. 协助患儿暴露输液港注射部位，打开治疗巾，将无损伤针、10ml注射器、透明贴膜、一次性换药盘、棉球以无菌方式打开放入治疗巾形成的无菌区内。

4. 取10ml注射器，抽取10ml肝素盐水备用。

5. 戴无菌手套，将正压接头连接无损伤针，用抽好肝素盐水预充后备用。

6. 消毒穿刺部位：以输液港注射座为中心，先用乙醇后碘伏由内向外，顺时针、逆时针交替螺旋状消毒，消毒范围为10～12cm。

7. 一手找到输液港注射座的位置，用拇指、示指、中指做成三角形确定注射座中心位置，将输液港拱起；另一只手持无损伤针自三指中心垂直刺入穿刺隔，进针直达储液槽基座的底部。操作时护士动作要轻柔，退出针芯0.1～0.2cm，再抽回血确定针头位置无误。

8. 确认针头位置无误后，脉冲式注入10ml肝素盐水冲管，将无菌贴膜固定无损伤针，防止发生脱出和移位，并注明穿刺日期和时间。

9. 采集血标本用10ml以上的注射器以无菌生理盐水冲管，初始抽出3ml血液并弃置，在更换注射器抽出所需的血液量，立即用10ml以上的注射器抽吸生理盐水以脉冲方式冲洗导管，将血样注入备好的血标本采集试管中。

10. 拔针步骤

1）撕去透明贴膜，用示指和拇指固定注射座，撤出无损伤针。

2）拔出无损伤针时，用10U/ml肝素盐水脉冲式封管，边冲管边垂直拔出穿刺针，做到正压封管，拔针后用无菌纱布按压。

3）告知患儿及家属保持穿刺点干燥，避免用力撞击穿刺部位。

11. 输液港的日常维护

1）如发现透明贴膜有松脱和污迹时应及时换药。

2）根据注射座储液槽的深度及皮下组织的厚度选择穿刺的长度。

3）输入化疗药物前应先抽回血，待双人确定管路通畅后方可输入化疗药物，以确保输液安全性。

4）输液过程中应注意观察注射部位有无红、肿或渗血、渗液现象，发现异常应立即停止输液并采取相关措施。

5）冲洗导管时间：连续性输液，每8小时冲洗1次。治疗间歇期，正常情况下每4周维护1次。

6）输液港植入后必须经X线检查以确定尖端位置。若输液港超过3个月未用，应进行X线检查，以确定留置管路的位置和港的完整性。

【并发症】

1. 导管相关性血流感染　主要表现为注射座周围皮肤硬化、疼痛、红肿，多伴有周围软组织蜂窝织炎或全身症状。严格执行无菌操作。保持局部皮肤清洁，观察切口及输液港周围有无红、肿、疼痛等异常情况。及时通知医师，给予相应处理。操作中穿刺针的出液口应背对注射座的导管出口，冲洗时可在注射座内形成湍流，可有效冲洗干净注射座。

2. 导管堵塞　导管阻塞是长期留置过程中最常见的非感染性并发症，可分为血栓性阻塞与非血栓性阻塞，后者主要是由于机械因素或药物沉积引起。血栓性导管堵塞又分为腔内血栓、导管顶端血栓和纤维素鞘。主要表现为导管输液缓慢、无回血。定时观察导管的通畅情况，避免打折、扭曲。合理选择封管液并正确封管。必须使用不小于10ml的注射器封管。因为小注射器产生的过高的压力会损伤导管的三向瓣膜结构，当冲管用的生理盐水剩下约0.5ml时，为维持导管内正压并降低血液反流引起导管堵塞的风险，应以两指固定，边注射边拔针。这种脉冲式正压封管是预防堵管的关键。用血栓溶解酶溶栓时，可选用尿激酶。溶栓过程中需注意观察患儿有无出血倾向，定期检查凝血功能，如堵塞仍然无法再通时应该采用导管更换。

3. 导管夹闭综合征

1）主要表现为抽回血困难，输液时有阻力，输液或采集血标本时需要患儿改变体位。

2）放射诊断：X线显示第1级或第2级压迫。患儿有第1肋或锁骨区域内的导管压迫症状时，应做进一步检查。

表16-2 导管夹闭综合征分级及处理办法

分级	导管受压状况	处理方法
0级	无压迫	无需处理
1级	受压表现不伴有管腔狭窄	每隔1个月到3个月应复查胸部X片，以检测有无发展到2级夹闭综合征。应注意X片检查是肩部的位置，肩部的位置可能影响导管夹闭综合征的表现程度
2级	受压表现同时伴有官腔狭窄	应考虑拔管
3级	导管断裂或破裂	立即撤出导管

4. 药液外渗　应立即停止输液并做相关检查确定药物外渗原因，给予相应处理。为防止药液外渗必须使用无损伤针穿刺输液港，针头必须垂直刺入，以免针尖刺入输液港侧壁，穿刺成功后应妥善固定。输入药液前应抽回血，冲管无不良反应后再将药物输入。

【注意事项】

1. 向患儿及家属说明操作过程并做好解释工作。

2. 穿刺时动作轻柔，感觉有阻力时不可强行进针，以免针尖与注射座底部推磨，形成倒钩。

3. 穿刺成功后，应妥善固定穿刺针，不可随意摆动。

4. 连续静脉输注时，每输注完一组药液，应用生理盐水以脉冲方式冲洗输液港。

5. 退针：撤针时应轻柔，当注射液剩余0.5ml时，应以两指固定泵体，边推注边撤出无损伤针，做到正压封管。

6. 以低于插针水平位置更换正压接头。

【出院指导】

1. 认真做好出院宣教，详细告之注意事项，携带输液港记录卡，记录植入导管的型号、规格、置管时间、导管位置、冲管维护时间、联系电话和注意事项。

2. 患肢适度活动，以预防静脉血栓形成；避免剧烈的胸肩部运动，如剧烈的打球、游泳等；植入部位避免硬物撞击，以免输液港移位或损坏。

3. 告知家属一旦发现患儿植入部位出现疼痛、发红、肿胀、皮肤温度升高等应立即到医院就诊。

（王会娟　王 岩　魏宁宁）

四、中心静脉压监测

中心静脉压（central venous pressure，CVP）是指腔静脉与右房交界处的压力，它反映右心前负荷，是评价重症患儿血流动力学的重要指标。CVP 与血容量、静脉张力，右心功能等有关，正常值为 5 ~ 12cmH_2O。

【目的】

1. 对急危重症患儿进行中心静脉压监测以观察、判定病情和指导治疗，观察疗效。

2. 有助于评估 ICU 危重症患儿的血容量、前负荷、右心功能等变化。

【适应证】

1. 严重创伤、各种休克及急性循环功能衰竭等危重患儿。

2. 各种大手术，尤其是心血管、脑和腹部大手术。

3. 需大量、快速输血、补液的患儿。

【禁忌证】

穿刺静脉局部感染或血栓形成、凝血功能障碍等，但这些并非绝对禁忌证。

【评估】

1. 评估患儿

（1）评估患儿生命体征、意识状态。

（2）评估患儿中心静脉是否通畅、置管深度、穿刺部位的皮肤情况。

2. 评估环境

（1）环境清洁，干净明亮。

（2）密闭的操作室，紫外线消毒时间≥30 分钟或空气净化病房。

【操作前准备】

1. 物品准备

（1）治疗车上层放肝素生理盐水（生理盐水 250ml + 肝素 625U），监护仪、测压导线、压力传感器、压力套装、压力袋、压力袋标识、无菌治疗巾。

（2）治疗车下层放生活垃圾桶。

【操作程序】

1. 核对医嘱单、患儿床头卡姓名及腕带信息，确认身份无误。

2. 监护仪准备将监护仪妥善放置，连接好电源线，连接测压导线。

3. 压力换能器准备：将肝素生理盐水置于压力袋内，压力袋充气加压至300mmHg左右（出现绿色线）。压力传感器一端与监护仪压力导线相连，一端与中心静脉相连。压力传感器同时与肝素生理盐水相连，用肝素盐水冲洗换能器管路，排出气泡。

4. 再次核对患儿床头卡姓名及腕带信息。

5. 体位一般均以右心房中部水平线作为理想的标准零点。患儿采取仰卧位时，将换能器置于胸骨右缘第4肋间，并固定好。

6. 监测CVP　将换能器测压管的三通转向中心静脉导管一端。在监护仪设置中找到CVP监测。校准零点：按下旋钮听到“嘟”的声音，在监测数值处出现“0”后，再次听到“嘟”的声音，将换能器测压管的三通转回原位，随即出现CVP的监测数值（注：换能器的三通为“off”键）。

7. 用无菌治疗巾包裹换能器。

8. 给予患儿舒适的体位。

9. 再次核对患儿床头卡姓名及腕带信息。

10. 洗手，整理用物，书写护理记录单。

【临床意义】

1. CVP正常值为5～12cmH_2O。CVP＜5cmH_2O表示心脏充盈或血容量不足，CVP＞15～20cmH_2O表示右心功能不全，应控制输液量。但CVP不能反映左心功能。机械通气患儿，由于正压通气及呼气末正压的影响，CVP可明显增高。心功能、静脉血管压力、腹内压、胸内压、血管活性药物均可影响CVP。

2. CVP与血压同时监测更有临床意义

（1）CVP下降、BP下降：提示有效血容量不足。

（2）CVP上升、BP下降：提示心功能不全。

（3）CVP上升、BP上升：提示容量负荷过重。

（4）CVP进行性上升、BP进行性下降：提示严重心功能不全，如心包填塞。

（5）CVP无变化、BP下降：提示心功能不全或血容量不足。

3. 影响CVP的因素

（1）病理因素：CVP升高见于心力衰竭、房颤、肺梗死、支气管痉挛、纵隔压迫、输血补液过量、张力性气胸及血胸、心包填塞、慢性肺部疾患、缩窄性心包炎、腹内压增高及先天性和后天性心脏病等。CVP 降低的原因有失血和脱水引起的低血容量、周围血管扩张，如神经性和过敏性休克等。

（2）神经体液因素：交感神经兴奋，儿茶酚胺、抗利尿激素、肾素和醛固酮分泌增加，血管张力增加，都使 CVP 升高。相反，某些扩张血管的活性物质是血管张力减小，血容量相对不足，CVP 降低。

（3）药物因素：快速输液、应用去甲肾上腺素等血管收缩药，CVP 明显升高；使用扩血管药或心功能不全患儿用洋地黄等强心药后，CVP 下降。

（4）其他因素：气管切开和气管插管、有缺氧和肺血管收缩，患儿挣扎、躁动，控制呼吸时胸内压增加，腹腔手术和压迫等均使 CVP 升高；麻醉过深或椎管内麻醉师血管扩张，CVP 降低。

【CVP 波形】

1. 正常波形　正常 CVP 有 a、c、v3 个正波和 x、y2 个负波。a 波由心房收缩产生；x 波由心房舒张和心室收缩带动三尖瓣环关闭、房室连接处向下运动而产生的负向 x 波；c 波反映三尖瓣关闭所产生的轻度压力升高；v 波反映右心充盈同时伴随右心室收缩、三尖瓣关闭时心房膨胀；y 波表示三尖瓣开放、右心房排空。

2. 异常波形

（1）a 波抬高和增大：见于右心室衰竭、三尖瓣狭窄和反流、心包填塞、缩窄性心包炎、肺动脉高压、慢性左心衰竭及容量负荷过多。

（2）v 波抬高和增大：见于三尖瓣反流、心包填塞是舒张期充盈压升高，a 波和 v 波均抬高，右房压力波形明显，x 波突出，而 y 波缩短或消失。

（3）呼吸时的 CVP 波形：自发呼吸在吸气时压力波幅降低，呼气时增高，机械通气是随呼吸的变化更显著。

【注意事项】

1. 正确调节零点患儿体位发生改变时，及时调整零点。

2. 每天更换肝素生理盐水，测压管一般保留不超过 1 周。

3. 注意胸内压的影响影响中心静脉压的因素除了心功能、血容量和血管张力外，还有胸内压。患儿咳嗽、屏气、伤口疼痛、呼吸受限记忆麻醉和手术等原因均可通过影响胸内压而改变中心静脉压的测量值。机械通气常会使胸腔内平均压升高。

4. 保持管路通畅、无空气较长时间测压，由于血液反流、血凝块堵塞导管或导管尖端存在活瓣状的血凝块而造成管路不畅，常影响测压值的准确性。

5. 并发症的观察心律失常、空气栓塞、感染等，如遇穿刺部位炎症、发红、疼痛及不明原因的发热时，应拔出导管，做导管尖端培养和导管血培养。

（王会娟　王 岩　魏宁宁）

五、有创动脉血压监测

将动脉导管插入动脉内直接测定血压，为动脉血压直接测定法。与袖带测量法相比较，又称为“有创动脉血压监测”。

【目的】

有创动脉血压监测可以持续监测并获得压力波形、收缩压、舒张压和平均压，有助于发现需要紧急处理的病情变化，提供可靠的血流动力学改变程度的指标，从而使患儿得到及时、准确而合理的治疗。

【适应证】

1. 血流动力学不稳定或有潜在危险的患儿。
2. 大手术或有生命危险的手术患儿术中和术后的监护。
3. 严重低血压、休克等需要反复测量血压的患儿。
4. 需要反复采取动脉血做血气分析的患儿。
5. 呼吸心搏骤停复苏后的患儿。
6. 需低温或控制性降压的患儿。

【禁忌证】

1. 有出血倾向或溶栓治疗期间的患儿。
2. 穿刺部位有感染的患儿。
3. 进行桡动脉穿刺时 Allen 实验阳性，禁止穿刺桡动脉。

【评估】

1. 评估预穿刺动脉的充盈度及弹性，常首选桡动脉，在桡动脉穿刺置管前先做 Allen 实验。具体步骤见注意事项。
2. 评估预穿刺动脉周围皮肤黏膜的完整性，有无外伤及感染。
3. 评估患儿年龄和病情，选择合适型号留置针型号。
4. 评估患儿近期的血常规及凝血功能检查。
5. 向患儿解释操作目的和意义，以取得其配合。

【操作前准备】

1. 人员及环境准备操作护士洗手戴口罩。
2. 用物准备

（1）配置肝素盐水（3～6U/ml），悬挂压力套装标识，加压袋充气加压至 300mmHg 左右（出现绿色线），注意排尽管道内气体。监护仪、测压导线、压力传感器，监测整个压力系统阻尼和共振频率正常。

（2）治疗车上层：无菌换药盘（型号适宜的穿刺针、正压接头、透明贴膜、10ml 注射器），安尔碘 1 瓶，消毒棉签、无菌治疗巾。

（3）治疗车下层：生活垃圾桶、医疗垃圾桶、锐器桶。

【操作程序】

1. 洗手，戴帽子、口罩。

2. 核对患儿床号、姓名及腕带信息。

3. 穿刺部位：首选桡动脉，次选动脉为肱动脉、股动脉、足背动脉。

4. 消毒、铺巾、戴手套再次核对患儿床号、姓名及腕带信息。

5. 以带套管的穿刺针在脉搏最明显处进针，进针时针头与皮肤约成 30°角。

6. 缓慢地将穿刺针向前推进，若见到鲜红色血即证明导管在血管内。

7. 退出金属针芯同时将导管缓慢向前推，送管成功后连接正压接头。

8. 将动脉导管固定后与压力感受器连接。压力传感器的输液装置内含有已配好的肝素盐水。

9. 体位一般均以右心房中部水平线作为理想的标准零点。患儿采取仰卧位时，将换能器置于胸骨右缘第 4 肋间，并固定好。

10. 将换能器测压管的三通转向患儿一端。在监护仪设置中找到 ABP 监测。校准零点：按下旋钮听到“嘟”的声音，在监测数值处出现“0”后，再次听到“嘟”的声音，将换能器测压管的三通转回原位，随即出现 ABP 的监测数值（注：换能器的三通为“off”键）。

11. 再次核对患儿床号、姓名及腕带信息。

12. 在贴膜上标注穿刺日期及时间，贴动脉管路标识。

13. 无菌治疗巾包裹压力感受器及三通。

【并发症】

1. 失血。

2. 空气栓塞。

3. 血肿。

4. 局部性阻塞引致局部缺血。

5. 败血症及全身性感染。

【注意事项】

1. 妥善固定，防止测压管受压、弯曲或脱落。测压前，必须先调零。避免移动，患儿体位变换时重新归零。

2. 测压管理需保持通畅，不能有任何气泡或凝血块。穿刺部位出现渗血应及时更换贴膜。

3. 定时检查加压袋压力，确保压力达 300mmHg。每次经测压管抽取动脉血后，应立即对管路进行快速冲洗。

4. 一般情况下有创直接测压较无创测压所得结果高 5～20mmHg。

5. Allen 试验具体步骤

（1）受检测手指握拳，然后将手抬至心脏水平以上。

（2）确定并紧压该腕部桡尺二动脉，此时手掌因缺血而变成苍白色。

（3）5 秒后受检测手指放松，并将手放回心脏水平。

（4）检测者松开尺动脉，同时观察受检手的血运情况，如松开尺动脉后 15 秒内手掌转红，为 Allen 试验阴性，表示尺动脉通畅；若 15 秒后手掌未转红，为 Allen 试验阳性，说明尺动脉堵塞，不能做桡动脉穿刺或置管。

（5）密切观察穿刺远端手指的颜色和温度，当发现有缺血征象如肤色苍白、发凉及有疼痛感等异常变化，及时拔管。

（6）压力感受器及测压管处应用的无菌纱布及治疗巾每 24 小时更换一次。

（7）拔管时严格无菌操作原则，按压穿刺部位及上方 15～30 分钟，确认没有出血后用纱布覆盖。

（8）注意各管道通畅，连接正确，防止漏气进气。

（王会娟　王 岩　魏宁宁）

六、脑电双频指数监测

脑电双频指数（BIS）是一种建立在时间域、频域、次级频谱参数相结合基础上的参数，它衍生于脑电图（EEG），将脑电图量化的信号分析方法，利用脑电图中时间和振幅、位相及谐波等特性将原始脑电图信号转换为功率和频率的关系，经双频分析出混合信息拟合成量化参数，用 0～100 分度表示，能快速准确地反映镇静深度和大脑清醒程度。其具有无创、直观、易于操作、可连续监测等特点。

【目的】

用于镇静水平的精确判断、节省镇静药物，有效提高床旁的管理效率，减少呼吸机使用的天数，提高患儿的舒适性。

【适应证】

BIS 在重症监护室主要用于镇静水平的监测，是目前最为常用的客观指标之一。

【评估】

1. 评估患儿

（1）双人核对医嘱。

（2）核对床号、姓名、病历号和腕带（请患儿自己说出床号和姓名）。

（3）了解患儿意识，合作程度。

（4）检查操作部位皮肤。

2. 评估环境安静整洁，宽敞明亮。关门窗或屏风遮挡，检查室温度适宜。

【操作前准备】

1. 人员准备仪表整洁，符合要求。洗手，戴口罩。

2. 物品准备治疗车上层放置连接双频指数脑电图电源、双频指数脑电图监护仪、双频指数脑电图传感器、快速手消毒剂。75%乙醇、棉签、纸巾。以上物品符合要求，均在有效期内。治疗车下层放置医疗废物桶、生活垃圾桶。

【操作程序】

1. 核对床号、姓名、病历号和腕带。

2. 用75%乙醇擦拭额部皮肤并待干。

3. 将传感器的标记1贴于前额（前额中央，鼻上5cm）处。

4. 将传感器的标记3贴于太阳穴处。

5. 轻压传感器的边缘保证粘贴牢固。

6. 轻压传感器的标记1、2、3持续5分钟。

7. 将传感器和连接电缆线相连。

8. 调试BIS监护仪，设定监测数值：BIS，SQI（信号质量指数），EMG（肌电图）。

9. 更换新传感器时，按压连接电缆上的按键使之和电缆脱离。

10. 观察监测数值。

11. 再次核对患儿床号和姓名。

12. 快速手消毒剂消毒双手，推车回治疗室。

13. 整理用物，洗手并书写护理记录单。

【参数的读取及意义】

1. BIS（双频指数）　可用于镇静水平的精确判断。数值越大，患儿越趋于清醒；数值越小，则提示患儿大脑皮质的抑制愈严重。0表示无脑电信号；0~20表示大脑去皮层状态；20~40表示深度催眠状态；40~60表示对外在回忆反应性低，对声音刺激反应迟钝；60~80表示对大声命令或中等程度的摇晃有反应；80~100表示清醒。

2. SQI（信号品质指数）　表示被接受并处理的脑电信号质量。50%~100%提示数值可靠；15%~50%提示数值不可靠；≤15%提示没有数值显示。

3. EMG（肌电图测定）　表示肌肉活动的电功率，反映脑电图中的肌肉和高频电扰。<55dB表示可接受的EMG；≤30dB表示最佳EMG。

【注意事项】

1. 仅使用厂家提供的电源线，不要将脑电图仪的插头插入非标准的插座。

2. 根据年龄选择合适的 BIS 传感器。

3. BIS 传感器为一次性物品，禁止消毒重复使用。

4. BIS 传感器、转换器及连线等，尽量不要与其他传导物体连接，以减少干扰。

5. 定期检查传感器的粘贴度，避免造成松脱影响示数的准确性，同时检查皮肤有无过敏及破损。

6. 观察患儿的意识状态是否与参数相符，及时通知医师。

7. 由于 BIS 受肌肉活动的影响较大，因此在患儿烦躁或其他原因导致患儿的体动均可使得 BIS 值假性增高。

8. 低血糖、低血容量、低体温以及中枢神经系统的疾病会导致 BIS 值下降。

9. BIS 能够为临床提供许多有价值的趋势信息，但 BIS 像主观评分一样也需要个体化，用于镇静监测应该将主观与客观评估相结合。

（王会娟　王 岩　魏宁宁）

七、脉搏轮廓温度稀释连续心排血量（PICCO）监测

【目的】

用于监测和计算血流动力学参数。心排血量可通过动脉脉搏轮廓分析法连续测量，也可以通过热稀释技术间断测量。分析热稀释曲线的平均传输时间和下降时间用于计算血管内和血管外的液体容积，PICCO 可监测胸腔内血容量、血管外肺水含量及每搏排血量变异度等容量指标来反映机体容量状态，用以指导临床容量管理。

【适应证】

任何原因引起的血流动力学不稳定，或存在可能引起这些改变的危险因素，并且任何原因引起的血管外肺水增加，或存在可能引起增加的危险因素，均为 PICCO 监测的适应证。PICCO 导管不经过心脏，尤其适用于肺动脉漂浮导管部分禁忌患儿。

【相对禁忌证】

PICCO 监测无绝对禁忌证，对于下列情况应谨慎使用：

1. 对肝素过敏。

2. 严重的周围血管疾病。

3. 穿刺局部疑有感染或已有感染发生。

4. 严重出血性疾病，或溶栓和应用大剂量肝素抗凝。

5. 接受主动脉内球囊反搏治疗患儿，不能使用 PICCO 的脉搏轮廓分析方式进行监测。

【评估】

1. 评估患儿

（1）双人核对医嘱。

（2）核对床号、姓名、病历号和腕带。

（3）了解患儿意识，合作程度。

（4）检查操作部位皮肤。

2. 评估环境安静整洁，宽敞明亮，关门窗或屏风遮挡，病室温度适宜。

【操作前准备】

1. 人员准备仪表整洁、符合要求。洗手，戴口罩。

2. 物品准备治疗车上层放压力传感器套装、温度探头、PICCO 专用监测导管、PICCO 监护仪、冰盐水、注射器、治疗盘、快速手消毒剂。治疗车下层放医疗废物桶、生活垃圾桶。

【操作程序】

1. 进行常规的中心静脉导管置管。

2. 选择大而粗的动脉置管，首选股动脉穿刺，在动脉放置一条带温度传感器的 PICCO 专用监测导管。

3. 置管成功后，连接温度探头与中心静脉导管。将压力传感器与 PICCO 监测仪连接。连接动脉压力电线。

4. 输入患儿参数，将患儿置于平卧位，校正零点，换能器置于腋中线第 4 肋间心房水平，校正后即可开始测量动脉压力。

5. 测量心排血量之前，暂停中心静脉输液 30 秒以上。

6. 正确连接压力测量导线于中心静脉上，从中心静脉注入冰盐水（2 ~ 5℃），重复进行 3 次热稀释测量进行定标；在测量界面基线稳定状态下匀速注入冰盐水，注射速度应快速、均匀，注入量根据患儿的体重和胸腔内液体量进行选择。

7. 注射完成后关闭连接旋阀，测量结果出现后方可触摸或移动患儿导管。

8. 监测重症患儿其他血流动力学参数，如全心舒张末期容积、外周血管阻力及血管外肺水肿等。

9. 置管操作过程中密切观察患儿面色、神志、生命体征的变化。

10. 保证 PICCO 测量值的准确性，并做好记录。

11. 观察监测过程中的异常情况，及时通知医师处理。

【参数的读取及意义】

1. 心指数（CI）正常值3.5～5.0L/(min·m^2)。

2. 胸腔内血容积指数（ITBVI）正常值850～1000ml/m^2。

3. 全心舒张末期容积指数（GEDVI）正常值680～800ml/m^2。

4. 血管外肺水指数（EVLEI）3.0～7.0ml/kg。

5. 全心射血分数（GEF）25%～35%。

6. 每搏排血量变异率（SVV）≤10%。

【注意事项】

1. 导管尖端不能进入主动脉。

2. 测压、取血、校正零点等操作过程防止中空气进入测压系统。

3. 严格无菌操作，防止因操作不当造成感染。

4. 使用PICCO专用动脉导管和配套的压力套装。

5. 换能器压力“调零”，并置于腋中线第4肋间心房水平。一般每6～8小时进行一次“调零”。

6. 每次动脉压修正后，都必须通过热稀释法重新校正；病情变化或测量参数变异较大时需重新校正。

7. 注意选择合适的注射液温度和容积，注射液体容量必须与仪器预设液体容积一致，注射时间在5秒以内。

8. 有主动脉瘤存在时，ITBVI/GEDVI数值不准确。

9. 动脉导管留置时间不超过10天，如出现导管相关性感染征象，应及时拔除并留取血培养。

10. 保持管路通畅，妥善固定，更换敷料时避免将导管拔出。

11. 观察留置导管穿刺处有无出血、血肿、栓塞、感染等并发症。观察留置导管局部肢体血运情况，有无肿胀、缺血坏死。

12. 护理人员应充分认识PICCO的重要性和置管可能发生的不良反应，重视宣教工作。监护室患儿身上的各种管路众多，患儿及家属往往紧张并无所适从，应耐心解释置管的优点，目的和注意事项，取得支持，安抚患儿，减少患儿的恐惧和焦虑。

（王会娟　王岩　魏宁宁）

八、无创心排血量监测

无创心排血量监测（noninvasive cardiac out put monitoring，NICOM）仪是一种无创的、可以连续测量心排血量（cardiac output，CO）并且便携的仪器。它通过接受并分析自身发出的经过被监测者的胸部的高频电流的相位变化来推断出被监测者的CO。

【目的】

监测心功能差及心脏术后患儿的心功能。

【评估】

1. 评估患儿

（1）双人核对医嘱。

（2）核对床号、姓名、病历号和腕带。

（3）了解患儿意识，合作程度。

（4）检查操作部位皮肤。

2. 评估环境安静整洁，宽敞明亮，关门窗并屏风遮挡，病室温度适宜。

【操作前准备】

1. 人员准备仪表整洁、符合要求。洗手，戴口罩。

2. 物品准备治疗车上层放无创心排血量（NICOM）监护仪、专用电极片、75%乙醇、棉签、纸巾、快速手消毒剂。治疗车下层放医疗废物桶、生活垃圾桶。

【操作程序】

1. 核对床号、姓名、病历号和腕带。

2. 用75%乙醇擦拭皮肤，避开其他的电极贴片2～3cm左右的距离将电极贴片粘贴在皮肤上。

3. 将测试导线末端的夹子夹到相应的电极上：右上侧电极-白色尖端、右下侧电极-绿色尖端、左上侧电极-黑色尖端、左下侧电极-红色尖端。

4. 开机按住绿色按钮，持续3～4秒，直到听到“哔”一声响后，再松开。

5. 进入主界面

（1）Existing Patient——已有患儿，如果用机器测试过此患儿，即可从此项选择里根据患儿ID号进行选择。选取后，可以根据需要进行测试或是读取上一次测试结果。

（2）New Patient——新患儿，如果机器没有测试过此患儿，由此选项进入，需要按照提示输入一些患儿基本信息（ID号、年龄、体重、身高、性别）以上信息是必须输入的，后面的姓名可以根据个人喜好选择录入或不录入。信息输入完毕，点击Finish，然后点击Run，进入测试主界面。

6. 测量开始时，系统会先进入自动校准步骤，时间为90秒。在自动校准时，尽量让患儿保持安静，否则系统会自动延长校准期。校准期间，系统会在屏幕上方出现红色条框进行提示。校准期结束后，红色条框消失，进入正常检测状态。

7. 观察并记录参数，同时记录相同时间的生命体征。

8. 再次核对患儿的床号、姓名、病历号及腕带。

9. 快速手消毒剂消毒双手，推车回治疗室。

10. 整理用物，洗手，按要求书写护理记录单。

11. 监测结束后进行关机：从主界面选择“Shut Down”关机。

【参数的读取及意义】

1. 心排血量（CO） 正常值4～8L/min。通过心血排量，可判定患儿心功能好坏，同时结合TPRI可鉴别患儿属于高排低阻型休克还是低排高阻型休克。当患儿在使用心血管活性药物时，可根据心排血量的变化，调整药物的剂量和速度。

2. 心指数（CI） 正常值2.5～4.0L/(min·m^2)。用单位体表面积校正的心排血量，意义同CO。

3. 每搏指数（SVI） 正常值33～47ml/(m^2·beat)。在进行被动抬腿试验时，根据SVI的变化百分比，判定患儿是否有液体反应性，以此对患儿进行液体优化或制定液体复苏方案。

4. 总外周阻力指数（TPRI） 正常值1970～2390dynes.sec/(cm^5·m^2)。判定心脏后负荷的指标，在使用血管活性药物时应参考此指标。

【注意事项】

1. 认真观测数值并做好记录。

2. 校准期间保持患儿安静。

3. 测试过程中，请尽量避免过分晃动导联线。

4. 贴电极片时，如患儿身上有伤口，请避开伤口1～2cm的距离。并确保4片电极将心脏包裹住。

5. 确保导联线的夹子完全夹住电极片的中间的黑色部位，只夹一半或没有完全夹住。

6. 导联线与电机片相连接时，注意导联尖端颜色的区分，避免连接错误。

九、新生儿肠内外营养的实施

（一）新生儿肠内营养

通过胃肠道提供营养，无论是经口喂养还是鼻饲喂养均称为肠内营养(enteral nutrition，EN)。

【目的】

出生后，新生儿从依赖胎盘提供营养转变为依赖胃肠道提供营养，足月儿的营养目标是保证其从胎儿到出生后的成功过渡，早产儿的营养目标则是让其在宫外的环境中继续宫内生长过程直至矫正胎龄40周，然后适当地追赶生长。

【适应证】

1. 无先天性消化道畸形及严重疾患、血流动力学相对稳定者尽早开奶。

2. 出生体重 >1000g 者可于出生后 12 小时内开始喂养。

3. 有严重围产期窒息（阿氏评分 5min <4 分）、脐动脉插管或出生体重 <1000g 可适当延迟至 24 ~ 48 小时开奶。

【禁忌证】

1. 先天性消化道畸形等原因所致消化道梗阻。

2. 怀疑或诊断 NEC。

3. 血流动力学不稳定，如需要液体复苏或血管活性药多巴胺 >5μg/(kg · min)，各种原因所致多器官功能障碍等情况下暂缓喂养。

【评估】

1. 评估患儿的喂养方式

（1）经口喂养：适用于胎龄≥32 ~ 34 周以上，吸吮、吞咽和呼吸功能协调的新生儿。

（2）鼻饲喂养：①胎龄 <32 ~ 34 周早产儿；②吸吮和吞咽功能不全、不能经口喂养者；③因疾病本身或治疗的因素不能经口喂养者；④作为经口喂养不足的补充。

2. 鼻饲患儿评估患儿的鼻饲方法

（1）推注法：适合于较成熟、胃肠道耐受性好、经口/鼻胃管喂养的新生儿，但不宜用于胃食管反流和胃排空延迟者。需注意推注速度。

（2）间歇输注法：每次输注时间应持续 30 分钟 ~ 2 小时（建议应用输液泵），根据患儿肠道耐受情况间隔 1 ~ 4 小时输注。适用于胃食管反流、胃排空延迟和有肺吸入高危因素的患儿。

（3）持续输注法：连续 20 ~ 24 小时用输液泵输注喂养法，输液泵中的配方奶应每 3 小时内进行更换。仅建议此方法用于上述 2 种鼻饲方法不能耐受的新生儿。

3. 评估患儿喂养的奶方

（1）母乳：首选母乳，母乳喂养至少持续至生后 6 个月。如母乳喂养量达到 50 ~ 100ml/(kg · d)，推荐体重 <2000g 的早产儿使用母乳强化剂（HMF）。初始时半量强化，根据耐受情况增加至全量强化。出院时仍生长迟缓的早产儿应使用经强化的母乳喂养至少持续到矫正胎龄 40 周，或根据生长情况持续到矫正胎龄 52 周。

（2）早产儿配方：适用于胎龄在 34 周以内或体重 <2kg 早产儿。

（3）早产儿出院后配方：适用于早产儿出院后持续喂养。出院时仍有生长迟缓的早产儿，建议定期监测生长指标以做出个体化喂养方案选择，生长指标达到生长曲线图的第25～50百分位左右（用校正年龄），可以转换成普通配方。

（4）标准婴儿配方：适用于胃肠道功能发育正常的足月新生儿或胎龄≥34周体重≥2kg的早产儿。

（5）水解蛋白配方和游离氨基酸配方：出生时有高度过敏风险的新生儿首选适度水解蛋白配方。

（6）无（低）乳糖配方：适用于原发性或继发性乳糖不耐受的新生儿，及肠道功能不全（如短肠和小肠造瘘）患儿。

（7）特殊配方：适用于代谢性疾病患儿（如苯丙酮尿症、枫糖尿病患儿）。

【操作前准备】

1. 护士服装、鞋帽整洁，符合要求。仪表大方，举止端庄。

2. 按“六步洗手法”洗手。

3. 用物准备

（1）配方奶：备好45℃温开水、奶粉、水温计、奶嘴、配奶杯、搅拌勺。按医嘱配置奶粉，温度38～40℃，并置于已消毒好的奶瓶中。

（2）母乳：将冷藏的母乳置于已消毒好的奶瓶里，备45℃温开水温热，需要时遵医嘱加入母乳强化剂。

（3）鼻饲时还需准备：10ml注射器、一次性纸杯，微量泵泵奶，还需准备连接管、无菌剪刀、微量泵、标识。

【操作程序】

1. 经口喂养

（1）左手托起患儿头颈部15°～30°，呈头高足低位。

（2）将纸巾垫于颌下，右手将奶嘴轻轻送入患儿口里，奶嘴要放在舌头之上，患儿嘴唇完全包裹奶嘴。

（3）患儿吃完后用纸巾擦拭口唇。

（4）竖抱起患儿，轻拍背部。

（5）整理床单元，注意有无溢奶或吐奶。

2. 鼻饲喂养

（1）为患儿取舒适体位，床头抬高30°。

（2）检查胃管位置，抽吸胃液，判断胃内潴留情况。

（3）根据医嘱奶量及胃内潴留量计算出实际喂养量。

（4）重力喂养：将注射器与胃管相连，将奶液倒入注射器内并抬高，利用重力作用自然引流到胃内，冲净胃管。

（5）微量泵泵奶：配置及抽取奶液时应考虑连接管容积，根据奶量选择合适的注射器，无菌剪刀剪去连接管针头，注射器抽取适量奶液，接上连接管，排尽空气，确保泵入奶量与医嘱奶量一致，注射器与连接管每次更换，持续喂养者每3小时更换一次，正确使用微量泵，根据医嘱正确调节微量泵泵入奶液的速度。每次泵奶前检查患儿胃内潴留情况，若有潴留，为气体则弃去，为奶液则通知医师，遵医嘱处理，若无潴留，则将备好奶液的连接管与胃管末端连接进行微量泵泵奶。泵奶期间注射器及连接管应贴标识，用红色签字笔注明管路用途、有效期、姓名、床号及奶方。

（6）鼻饲的同时，给予患儿安抚奶嘴进行假饲。

【注意事项】

1. 经口喂养

（1）注意评估奶嘴奶孔的大小，避免奶液流速过快或过慢，引起患儿呛咳或吸吮困难。

（2）喂养时奶嘴中要充满奶液，以免患儿吸入空气引起腹胀，影响消化。

（3）喂奶过程中要注意观察患儿面色。

（4）吃奶前避免患儿过度哭闹。

（5）奶后应将患儿竖着抱起，轻拍患儿背部，让空气排出，置患儿左侧卧位，有利于胃的排空。同时给予抬高头部，避免过早、过多的翻动新生儿，以减少呕吐的发生。

2. 鼻饲喂养

（1）观察患儿精神状态、吸吮、吞咽等反射。

（2）喂奶前观察患儿腹部是否有胀气，有无紧绷发亮。如有腹胀应及时通知医师，并听诊肠鸣音是否正常。

（3）鼻饲过程中注意观察患儿有无恶心、呕吐、溢奶，腹胀、呛咳、躁动等情况。

（4）注意胃管有无脱出、移位、扭曲、受压，胃管与连接管、注射器之间是否衔接好，如有异常立即停止鼻饲。

（5）加强巡视，观察患儿呼吸、心率、血氧饱和度的变化，是否有胃食道反流出现，及时发现并给予清理呼吸道。

（6）病情风险的观察和识别：如胃内潴留超过喂养量，应通知医师，考虑是否暂禁食一次；患儿潴留明显增加，腹胀，并伴有精神反应差、面色灰暗、皮肤发花、呕吐、血便等，应考虑坏死性小肠结肠炎的发生，协助患儿行床旁立位腹平片检查，禁食，胃肠减压；回抽胃内潴留时，避免负压过大而造成胃壁黏膜损伤。

3. 促进住院患儿的母乳喂养

（1）通过患儿入院、家属探视、电话沟通等方式进行母乳喂养的宣教。

（2）指导患儿家属母乳收集、贮存、运送的方法。

（二）新生儿肠外营养

当新生儿不能或不能完全耐受经肠道喂养时，完全或部分由静脉供给热量、液体、蛋白质、碳水化合物、脂肪、维生素和矿物质等来满足机体代谢及生长发育需要的营养支持方式，称为肠外营养（parenteral nutrition，PN）。

【目的】

1. 满足机体代谢及生长发育的需要。

2. 准确、规范配置肠外营养液，保证肠外营养液的稳定性，减少并发症的发生。

【适应证】

1. 经胃肠道摄入不能达到所需总热量 70%，或预计不能经肠道喂养 3 天以上。先天性消化道畸形：食道闭锁、肠闭锁等。

2. 获得性消化道疾病坏死性小肠结肠炎、短肠综合征、顽固性腹泻等。

3. 早产儿。

【禁忌证】

1. 休克，严重水、电解质紊乱，酸碱平衡紊乱未纠治时，禁用以营养支持为目的的补液。

2. 严重感染、严重出血倾向、出凝血指标异常者减少脂肪乳剂剂量。

3. 血浆 TG > 2.26mmol/L 时脂肪乳剂减量，如 TG > 34mmol/L 暂停使用脂肪乳剂。

4. 血浆间接胆红素 > 170mmol/L 时减少脂肪乳剂剂量。

5. 严重肝功能不全者慎用脂肪乳剂与非肝病专用氨基酸。

6. 严重肾功能不全者慎用脂肪乳剂与非肾病专用氨基酸。

【评估】

1. 评估患儿的输注途径肠外营养支持途径的选择主要取决于患儿的营养需求量以及预期的持续时间，还应考虑患儿的个体状况（血管条件、凝血功能等）。

（1）周围静脉：适用于短期（<2 周）且液体渗透压不超过 900mOsm/L 时使用，主要并发症为静脉炎。

（2）中心静脉：适用于液体渗透压高或使用时间长的情况。包括经外周静脉置入中心静脉导管（PICC）、中心静脉导管（CVC）、脐静脉导管（仅适用于新生儿）。

2. 评估患儿输注方式

（1）全合一（All in One）：脂肪乳剂、氨基酸、葡萄糖、维生素、电解质和微量元素等各种营养素在无菌条件下混合于一个容器中经静脉途径输注。对符合适应证的新生儿，全合一营养液可作为安全、有效、低风险的静脉营养液。优点是易管理，减少相关并发症，有利于各种营养素的利用，并节省费用。缺点是混合后不能临时改变配方。

（2）多瓶输注：氨基酸、葡萄糖电解质溶液和脂肪乳剂，采用输液瓶串联或并联的方式输注（C 级）。适用于不具备无菌配制条件的单位。优点是灵活，对病情变化快的患儿（如 ICU 患儿）易于调整配方。缺点是工作量相对大，易出现血糖、电解质紊乱，且不利于营养素充分利用。

3. 评估患儿一般情况、疾病情况和营养状况。

【操作前准备】

1. 治疗室备有配置肠外营养液的超净台。
2. 操作护士按“六步洗手法”洗手、戴口罩。
3. 检查所有用物包括药品，安尔碘，棉签。
4. 根据医嘱摆药，并去除药物外包装，摆放在超净台上。
5. 根据需要备输液泵等。

【操作程序】

1. 启动超净台，核对医嘱。
2. 将电解质溶液、水溶性维生素、微量元素先后加入葡萄糖溶液或氨基酸的混合溶液。
3. 将脂溶性维生素加入脂肪乳剂中。
4. 充分混合葡萄糖和氨基酸溶液后，再与配制的脂肪乳剂混合再次核对。
5. 轻轻摇动混合液，排气后封闭。
6. 贴上肠外营养液输液标签（病区、床号、姓名、处方组分）。
7. 整理用物，清洁超净台。
8. 输注时，护士遵医嘱调整输液速度，以保证营养液均速、缓慢输入。

【注意事项】

1. 严格遵守无菌操作原则，输液装置各个接头要连接紧密，中心静脉导管连接处应消毒后用无菌纱布覆盖包裹，保持清洁干燥。
2. 脂肪乳的稳定性在肠外营养液的稳定性中起至关重要的作用，混合溶液的 pH 值应在 5～6 之间。
3. 配置好的肠外营养液可在 4℃冰箱内保存时间 24 小时。
4. 肠外营养液中不可加入其他药物。
5. 输注前要复温。

6. 使用过程中注意观察和监测患儿体重、尿量、心率、呼吸、血糖等。

7. 注意观察导管相关的并发症，如导管脱出、位移、断裂和感染等。

（钱晶京）

十、机械通气

机械通气是在呼吸机的帮助下，以维持气道通畅、改善通气和氧合、防止机体缺氧和二氧化碳潴留，使机体度过基础疾病所致的呼吸功能衰竭，为治疗基础疾病创造条件。机械通气是利用机械装置来代替、控制或改变自主呼吸运动的一种通气方式。机械通气在临床上应用日益广泛，不仅用于肺部疾病所致的呼吸衰竭，也用于外科手术、神经肌肉疾病的呼吸支持。一般说来，机械通气类型可分为4类：控制（指令）通气模式、辅助通气模式、支持通气模式和自主呼吸模式。

1. 常用机械通气模式

（1）持续气道正压（continuous positive airway pressure，CPAP）。

（2）无创正压通气（noninvasive positive pressure ventilation，NPPV）。

（3）间歇指令通气（intermittent mandatory ventilation，IMV）。

（4）同步间歇指令通气（synchronized intermittent mandatory ventilation，SIMV）。

（5）辅助-控制通气（assist/control ventilation，A/C）。

（6）高频通气（high frequency ventilation，HFV）。

2. 常用机械通气模式适应证

（1）无创正压通气及持续气道正压适应证：急性呼吸衰竭、下呼吸道梗阻、有创通气撤机过程中、慢性神经肌肉疾病所致的肺功能不全、阻塞性睡眠呼吸暂停、免疫功能低下、新生儿呼吸窘迫综合征、肺表面活性物质应用后、早产儿呼吸暂停。

（2）同步间歇指令通气适应证：手术后阶段和各种原因的急性呼吸衰竭、脱机前的过度。

（3）高频通气适应证

1）弥漫性肺泡病变伴有肺顺应性下降，低氧血症且氧合指数（OI）>13。

2）肺气压伤伴有肺漏气。

【目的】

1. 病理生理学目的

（1）维持肺泡通气。

（2）改善肺部氧合。

（3）减少呼吸肌做功。

（4）维持肺容积。

2. 临床目的

（1）改善肺部气体交换。

（2）缓解呼吸窘迫。

（3）改善肺的压力-容量关系。

（4）为安全使用镇静剂和肌松剂提供通气保障。

（5）维持胸壁稳定性。

（6）预防性应用。

【适应证】

1. 急性呼吸窘迫综合征。

2. 重症哮喘。

3. 中枢神经系统疾病。

4. 神经肌肉疾病。

5. 上呼吸道梗阻。

6. 外伤和大手术后的呼吸支持。

7. 休克。

8. 肺水肿。

9. 新生儿疾病如呼吸暂停、新生儿肺透明膜病、新生儿持续性胎儿循环、胎粪吸入综合征、先天性膈疝等。

【禁忌证】

1. 大咳血或严重误吸引起的窒息性呼吸衰竭。

2. 肺大疱和肺囊肿。

3. 气胸或纵隔气肿。

4. 气管食管瘘。

5. 低血容量休克。

【评估】

1. 评估患儿的病情，意识、生命体征。

2. 评估气管插管的型号及气管插管的深度。

（1）气管插管型号的选择：根据新生儿体重选择气管插管型号，见表16-3。根据患儿的年龄选择气管插管的型号，见表16-4。

（2）气管（经口）插管深度的选择

1）根据新生儿不同体重：体重+6（cm）。

2）插管深度：12（cm）+年龄/2。①评估气道通畅情况、肺部情况、痰液性质及量。②评估呼吸机参数设定，报警设定，观察患儿自主呼吸与呼吸机是否同步，呼吸机运转情况。③观察患儿的氧合状况，包括血氧饱和度水平，血气分析的指标变化等。

表 16-3　不同体重新生儿气管插管型号选择

新生儿体重（g）	导管内径（mm）
<750	2.0
1000	2.5
2000	3.0
3000	3.5
4000	4.0

表 16-4　不同年龄患儿气管插管型号的选择

年龄	导管内径（mm）
<1 岁	3.5～4.0mm
1～2 岁	4.0～4.5
>2 岁	年龄（岁）/4+4mm

【操作前准备】

准备气管插管用物，复苏球囊、吸氧装置、负压装置、听诊器、吸痰管、手套、喉镜、气管插管、铜丝、水胶体透明贴、固定气管插管胶布、剪刀、呼末 CO_2 插件、呼末 CO_2 接头、呼吸机。

【操作程序】

1. 连接呼吸机

（1）选择合适的呼吸机：连接呼吸机。

（2）确认呼吸机管路已经消毒完好并正确连接。

（3）湿化罐内注入适量灭菌注射用水。

（4）接电源，空、氧气源。

（5）接主机电源，湿化电源，并开启电源开关。

（6）呼吸机自检。

（7）开机定标，医师设定呼吸机模式、调节呼吸机参数及报警限，连接模肺试机，再次确保呼吸机使用完好，待机备用。

2. 有创通气

（1）开启湿化罐，选择气管插管加温加湿档。

（2）抬高床头 30°，并保持气道开放。

（3）清理呼吸道，患儿双侧面颊贴大小适宜的水胶体透明贴保护皮肤，口胃管改鼻胃管。

（4）气管导管置入深度：T1～T2 水平，记录插管的深度。

（5）固定气管插管：将 2 条约 8cm×2cm 的胶布横向从中剪开（末端 2cm 不剪开）。未剪开一端贴于患儿面颊部；将剪开的胶布固定于上颌皮肤，另一端绕导管呈螺旋式的缠绕后固定在导管上。再反向同理，先固定下颌皮肤，再绕导管固定。标明插入深度；对神志不清、躁动者应给予约束和（或）使用镇静；预防皮肤压伤，定时更换气管插管口角位置及固定胶布。

（6）连接呼末 CO_2 接头，观察呼末 CO_2 数值的变化。

（7）遵医嘱定时拍背吸痰，吸痰前提高氧浓度吸氧 2 分钟。每次吸痰时间不超过 15 秒，手法要轻柔，新生儿 <5 秒。并严格执行无菌操作。

3. 无创通气

（1）用标尺测量患儿鼻孔大小，选择合适型号的鼻塞或者鼻罩；根据患儿头围选择帽子的型号；患儿前额、鼻部及两侧面颊皮肤用水胶体透明贴加以保护后在进行佩戴。

（2）开机定标，医师设定呼吸机模式及调定参数。

（3）开启湿化罐后根据管路湿化情况选择加热强度。

（4）将设定好的呼吸机鼻塞或鼻罩用帽子正确佩戴、固定于患儿鼻孔或鼻部，使患儿佩戴舒适，漏气量最小。

（5）排气管路放置于暖箱外，减少气流对患儿的影响。

（6）患儿应持续胃肠减压，防止胃肠道胀气、胃食道反流。

（7）及时清理呼吸道分泌物。

（8）适时松解鼻塞，防止鼻中隔、上唇部皮肤压疮的发生及头面局部水肿。

4. 书写护理记录单　1 小时记录一次生命体征，每 4 小时测量体温及血压。评估心律、心音、肺啰音、发绀、呼吸暂停、三凹征、腹胀、前囟、惊厥、末梢温度。输液速度，输液量及出入量，呼吸机参数，呼气末二氧化碳分压、氧饱和度、湿化罐温度的变化。

【注意事项】

1. 保持合适的气管插管位置，每班记录插管深度，将深度作为交接班内容，防止气管插管意外滑出。

2. 对神志不清、躁动者应给予约束和（或）使用镇静；预防皮肤压伤，定时更换气管插管口角位置及固定胶布，防止插管滑出，防止呼吸机管道扭曲。

3. 注意观察有无呼吸肌疲劳的临床表现。

4. 及时倾倒冷凝水，保持气路通畅。操作过程中动作应轻柔、迅速，避免损坏口、鼻腔黏膜。冷凝水杯应置于低位。

5. 预防呼吸机相关性肺炎的发生。呼吸机相关性肺炎（ventilator associated pneumonia，VAP）指气管插管或气管切开患儿在接受机械通气48小时后发生的肺炎。撤机、拔管48小时内出现的肺炎，仍属VAP。预防措施如下：

（1）病房环境的管理：地面、墙壁定期消毒，适当通风；严格控制人员的流动，减少患儿外出检查的机会；患儿使用的物品均应做到一人一用一消毒，凡高频率接触的物体表面（如监护仪按钮、听诊器、注射泵等）均需用75%的乙醇进行擦拭，原则上每日不小于2次。

（2）工作人员的管理：严格执行手消毒制度。教育医护人员从思想上提高对洗手的认识，严格执行手卫生规范，预防因操作不规范而引起的感染。

（3）物品的管理：每7天更换一次呼吸机管道。当管路破损或被污染时应及时更换；定期倾倒冷凝水，防止冷凝水返流，处理冷凝水后洗手。

（4）患儿的管理

1）气道管理：①加湿化器（heated humidifier）湿化吸入气体，近端气道内的气体温度达到37℃，相对湿度100%，以维持气道黏膜完整，纤毛正常运动及气道分泌物的排出。②人工鼻（HME）湿热交换器，可较好地进行加温、加湿，对细菌有一定的过滤作用，可保持远端呼吸机管路的清洁。适合短期气道湿化以及转运患儿期间使用。HME不需每天更换，可安全使用2~3天。使用中如痰液变黏稠，量增多，应改为加热湿化器。痰液黏稠，量多，体温不升的患儿禁用，以免造成痰痂阻塞。

2）气囊管理：持续监测套囊压力并使目标压力控制在25cmH_2O（1cm = 0.098kPa）。

3）吸痰：①使用封闭式吸痰装置，可24小时或48小时更换一次，保持患儿气囊充盈的情况下，及时吸引口、鼻腔分泌物，先吸气管内后吸口鼻腔，吸引管再次进入下呼吸道前应用生理盐水清除导管内分泌物。②每次吸痰后给予生理盐水进行口腔护理。

4）体位：取半卧位或床头抬高至少30°，可防止胃内容物返流误吸。每2小时更换体位一次。

（姜 然）

十一、新生儿复苏

详见附录：中国新生儿复苏指南（2016年北京修订）

十二、儿童心肺复苏

美国心脏协会每隔5年会对小儿心肺复苏（cardiopulmonary resuscitation，CPR）与心血管急救指南进行修订。2010年指南所作的更改主要包括：将

"ABC"更改为"CAB"；心肺复苏从胸外按压开始；确认婴儿使用除颤仪的安全性；心肺复苏后处理等。为促进我国心肺复苏培训的推广，中华医学会儿科学分会急诊学组、中华医学会急诊分会儿科学组和中国医师协会重症医学医师分会儿科专家委员会根据国际指南，提出我国进行小儿 CPR 的基本流程。

1. 检查反应及呼吸

轻拍患儿双肩，并大声说话："喂！你怎么了？"。对于婴儿，轻拍足底。如患儿无反应，快速检查是否有呼吸。如没有自主呼吸，或呼吸不正常，须大声呼救，并启动紧急反应系统，获得自动体外除颤仪（automatic external defibrillator，AED）或手动除颤仪，并准备开始进行 CPR。

2. 启动紧急反应系统

院内复苏或多人在场时，应立即派人启动紧急反应系统并获取除颤/监护仪或 AED；院外单人复苏应首先进行 5 个回合 CPR 后，再启动紧急反应系统。然而，目击心脏骤停时应首先启动紧急反应系统，并获得除颤仪，再回到患儿身边进行 CPR。

3. 评估脉搏

医疗人员可最多用 10 秒触摸脉搏（婴儿肱动脉，儿童颈动脉或股动脉），如 10 秒内无法确认触摸到脉搏，或脉搏明显缓慢（60 次/分），需开始胸外按压。非医疗人员可不评估脉搏。

4. 胸外按压

儿童胸外按压时使用单手或双手按压法，掌根按压胸骨下 1/2（中指位于双乳头连线中点）；婴儿胸外按压时，单人使用双指按压法，位于乳头连线下，双人使用双手环抱法，拇指置于胸骨下 1/2 处。胸外按压时，按压速率至少为每分钟 100 次，按压幅度至少为胸部前后径的 1/3（婴儿大约为 4cm，儿童大约为 5cm），用力按压和快速按压，减少胸外按压的中断，每次按压后胸部须回弹。

5. 打开气道及人工通气

不怀疑存在头部或颈部损伤的患儿，采用"仰头一提颏"法打开气道。怀疑可能存在头部或颈部外伤的患儿，采用"推举下颌"法打开气道，"推举下颌"法无法有效打开气道时，仍可使用"仰头一提颏"法。患儿无自主呼吸，或呼吸不正常时，予 2 次人工呼吸。在院外，采用口对口或口与口鼻进行通气。医疗人员在院内进行人工呼吸可使用气囊面罩通气。避免过度通气，仅需要使胸廓抬起的最小潮气量即可。不推荐常规使用环状软骨压迫法。

6. 按压与通气的协调

（1）未建立高级气道时单人复苏：按压通气比 30∶2；双人复苏：按压

通气比15∶2。一般要求每2分钟2名施救者应交换职责，每次交换5秒内完成。

（2）建立高级气道后（气管插管后）负责胸外按压的医疗人员以每分钟100次的频率进行不间断按压，负责通气者以每6～8秒给予一次人工呼吸的速度（8～10次/分）进行通气。两名施救者不再进行按压与呼吸的配合。

（3）仅给予人工呼吸支持，当患儿无自主呼吸或呼吸衰竭时，但存在大动脉搏动，且脉搏 >60次/分，无需给予胸外按压，可仅予呼吸支持，每3～5秒一次人工呼吸通气（12～20次/分），每次呼吸时间持续1秒，并观察胸廓是否随每次呼吸而抬举。

7. 心搏骤停的处理当患儿出现心搏骤停时，应立即进行CPR，并连接监护仪或除颤仪。如为不可电击心律（心跳停搏，无脉电活动），应尽快建立静脉或骨髓通路，给予肾上腺素，剂量：0.01mg/kg（0.1ml/kg，1∶10 000）静脉注射或骨髓腔注射；或者0.1mg/kg（0.1ml/kg，1∶1000）气管内给药，3～5分钟后可重复，每2分钟评估心律。如为可电击心律（心室颤动，无脉室性心动过速），应尽快除颤，首剂2J/kg；2分钟后再评估心律，无效可加倍除颤剂量，最大不超过10J/kg。顽固性心室颤动或室性心动过速可予胺碘酮或利多卡因，同时治疗可逆性病因。

（姜 然）

第十七章　儿科护理管理制度与流程

一、住院患儿转交接制度

（一）儿科普通病房间转交接制度

1. 医师根据病情确认患儿需转科，通知患儿及家属，转出病房护士书写转诊交接单，整理患儿治疗药物及相关护理文件。

2. 转出病房电话通知转入病房，转入病房准备好床单位，做好接收准备。

3. 根据患儿病情由1~2名护士与医师共同护送患儿转科，在转运过程中注意保护患儿隐私、安全与保暖，注意观察患儿病情变化。

4. 转入病房护士与转出病房护士共同交接患儿情况，内容如下：

（1）患儿基本情况：姓名、性别、年龄、腕带、诊断、意识、生命体征、自理能力。

（2）患儿基本病情、发病时间、诱因、既往史、过敏史、阳性症状与体征。

（3）药物及治疗：①输液：交接患儿输注的药品、输液卡、输液剩余量、输液速度、留置针穿刺部位、穿刺时间、输液是否通畅；②口服药：交接患儿口服药单、药物的用法、用量、注意事项；③患儿自备药物。

（4）管路：①交接各种管路的深度、高度、固定情况，管路内液体的颜色、性质、量；②CVC、PICC管路置入日期、换药日期、腿围/臂围、留置深度、固定情况。

（5）口腔：牙齿、口腔清洁度及黏膜的完整性。

（6）皮肤：交接皮肤的清洁性、完整性、有无破溃（部位、面积、处理措施）、有无压红或压疮（部位、面积、处理措施）。

（7）伤口：交接伤口部位，敷料是否清洁、干燥、有无渗血，是否覆盖良好。

（8）护理文件：交接护理记录单、压疮评估表、转科记录单并签字、预约检查单、患儿出入量等与患儿病情相关的文件。

（9）专科护理：交接特殊操作与护理，必要时需携带相关操作流程及护理常规。

（10）其他：①患儿病历、X 线胸片等；②通知营养科。

5. 转入病房护士未交接清楚之前转出病房护士不得离开。

6. 交接完毕后转入病房护士在转科记录单上填写转入时间、签名并做好相应的护理记录。

（二）儿科普通病房与监护室交接制度

1. 医师根据病情确认患儿需转科，首先与家属沟通患儿病情，取得家属理解。转出病房护士书写转诊交接单，整理患儿治疗药物及相关护理文件，协助家属整理患儿日常生活用具。

2. 转出病房负责电话通知监护室，监护室应做好相应的抢救床单位及设备、药品的准备。

3. 根据患儿病情由 1～2 名护士与医师共同护送患儿转科，在转运过程中注意保护患儿隐私、安全与保暖，密切观察患儿神志、病情、管路及输液情况，必要时备抢救设备如简易呼吸器、吸氧面罩、氧气袋或氧气瓶及监护仪等。

4. 关注家属情绪，请家属在监护室门口等候。

5. 转入科室护士与转出科室护士共同交接患儿情况，内容如下：

（1）患儿基本情况：姓名、性别、年龄、腕带、诊断、意识、生命体征、自理能力。

（2）患儿基本病情、发病时间、诱因、既往史、过敏史、阳性症状与体征。

（3）药物及治疗：①输液：交接患儿输注的药品、输液卡、输液剩余量、输液速度、留置针穿刺部位、穿刺时间、输液是否通畅；②口服药：交接患儿口服药单、药物的用法、用量、注意事项；③患儿自备药物。

（4）管路：①交接各种管路的深度、高度、固定情况，管路内液体的颜色、性质、量；②CVC、PICC 管路置入日期、换药日期、腿围/臂围、留置深度、固定情况。

（5）口腔：牙齿、口腔清洁度及黏膜的完整性。

（6）皮肤：交接皮肤的清洁性、完整性、有无破溃（部位、面积、处理措施）、有无压红或压疮（部位、面积、处理措施）。

（7）伤口：交接伤口部位，敷料是否清洁、干燥、有无渗血，是否覆盖良好。

(8) 护理文件：交接护理记录单、压疮评估表、转科记录单并签字、预约检查单、患儿出入量等与患儿病情相关的文件。

(9) 专科护理：交接特殊操作与护理，必要时需携带相关操作流程及护理常规。

(10) 家属情况：家属情绪状态，等候位置，特殊需求等。

(11) 其他：①患儿病历、X线胸片等；②通知营养科；③自备生活用物。

6. 监护室护士未交接清楚之前转出病房护士不得离开。

7. 交接完毕后监护室护士在转科记录单上填写转入时间、签名并做好相应的护理记录。

8. 转科护士应清点转运物品，防止遗失。

(三) 病房与手术室交接制度

1. 手术前交接

(1) 手术当日病房责任护士与手术室工作人员共同到手术患儿床旁，核对患儿床头卡及腕带信息（科室、姓名、性别、年龄、病历号等），并请患儿或家属说出患儿姓名、所患疾病及部位、所做手术名称（如遇特殊情况患儿不能回答时，可由陪护人员确认），并与病历核对。

(2) 护士检查患儿术前准备情况，检查患儿是否禁食、是否佩戴饰品、有无过敏、静脉通路是否通畅、皮肤清洁等。

(3) 护士核对所带病历、影像资料、胃管、尿管、胸腹带等物品及术中需用药品，并记录。

(4) 核对无误后手术室工作人员与病房护士在手术交接本上签字。

(5) 危重患儿需由护士送至手术室。

(6) 从病房到手术室过程中需注意患儿安全，注意保护患儿隐私及保暖。

2. 手术后交接

(1) 手术结束后，由医师/麻醉师将患儿送回病房，危重患儿由住院总医师协同手术医师/麻醉师共同将患儿送至监护室。

(2) 病房护士与医师/麻醉师共同交接并核对，内容包括：①患儿姓名、腕带、生命体征、脉搏血氧饱和度、神志；②患儿皮肤、管路、伤口；③手术方式、手术过程、麻醉种类、术中输液、输血和用药情况，查阅术中麻醉记录；④患儿病历、X片、衣物等。

(3) 交接完毕后双方在手术交接本上签字，病房护士做好护理记录。

(4) 从手术室到病房护送过程中需注意患儿安全，注意保护患儿隐私及保暖。必要时备抢救设备，如简易呼吸器、吸氧面罩、氧气袋或氧气瓶及监护仪等。

（四）产科与新生儿病房患儿转诊交接身份核实制度

1. 责任护士接到产科转诊通知，做好相应的准备工作。

2. 产科患儿由住院总医师抱入或由转运暖箱转入，责任护士通知值班医师接诊，并与住院总医师共同进行对患儿的交接。

3. 交接内容包括：腕带（母亲姓名、患儿性别）、胎龄、出生时间、出生体重，入院时间及入院时生命体征（T、P、R、BP），脉搏血氧饱和度，并做好交接登记。

4. 患儿的基本信息应与产科转科志一致，如有疑问需与产科再次确认。

5. 责任护士与患儿家属共同核实产科腕带，确认患儿身份后，将产科腕带交还家属，并签字确认。

6. 责任护士与患儿家属共同核实儿科腕带，并为患儿佩戴，并保证为患儿佩戴双腕带，以确保患儿身份的安全。

二、儿科危重患儿抢救流程

（一）普通儿科病房危重患儿抢救流程

1. 如患儿出现病情变化，值班护士立即通知一线值班医师（夜班、节假日）或主管医师（工作时间内）。

2. 一线医师到场后，护士负责通知住院总医师，并推抢救车到患儿床旁，给患儿吸氧（酌情吸痰）、准备球囊复苏器，心电监护。

3. 一线医师负责维护抢救环境（请家属及无关人员离开抢救现场），负责记录患儿的病情变化、抢救用药、化验取血等。

4. 护士及时给患儿开放静脉通路，保证药物及时、准确的应用。

5. 住院总医师判断患儿病情，如生命体征不稳定，立即转儿科重症监护室（NICU/PICU），如评估有心肺复苏指征时，应立即进行心肺复苏抢救，护士协助住院总医师准备气管插管及抢救用药，一线医师通知二线医师（主任级医师），联系麻醉科医师行气管插管术。

6. 二线医师（主任级医师）负责全面指挥抢救工作。向家属交代患儿病情。

7. 联系儿科重症监护室（NICU/PICU）并及时转入。

8. 抢救完毕，一线医师负责在6小时内完善抢救记录，责任护士完善护理记录单。

（二）NICU或PICU危重患儿抢救流程

1. 如患儿出现病情变化，值班护士立即呼叫一线值班医师（夜班、节假日）或主管医师（工作时间内），并请同组护士协助抢救。

2. 护士查看患儿、摆正体位、检查监护导线连接情况，一线医师到场评估患儿，并通知住院总医师或病房主治医师，另一护士推抢救车到患儿床旁，遵医嘱给予患儿清理气道、吸氧等、准备球囊复苏器，如评估有心肺复苏指征时，应立即进行心肺复苏抢救。如夜间或节假日，护士应通知值班护士长。

3. 住院总医师或一线医师根据患儿病情评估给予球囊加压给氧或心肺复苏，另一位一线医师负责记录患儿的抢救过程、抢救用药、化验取血等。

4. 护士及时给患儿开放静脉，保证药物及时、准确的应用。

5. 如病情无好转，护士准备气管插管及抢救用药，并协助住院总医师或主治医师实施气管插管，必要时可联系麻醉科医师行气管插管。另一护士及时准备呼吸机，完成呼吸机定标及初调呼吸机参数，根据患儿病情需要连接中心静脉压监测及有创动脉血压的监测。根据抢救需要准备除颤仪。

6. 二线医师（主任级医师）负责全面指挥抢救工作，二线医师向家属交代患儿的病情，如患儿病故，住院总医师负责向家属交代尸检事宜，并按照死亡处理流程办理后续事宜。责任护士做好患儿家属的心理疏导及安抚工作，完成或协助家属做好患儿的尸体料理及相关手续的办理。

7. 抢救完毕，一线医师负责在 6 小时内完善抢救记录。责任护士完善护理记录单。

三、儿科绩效考核制度

1. 为了最大限度地激励护士发挥个人潜能，提高工作绩效，为患儿提供优质护理服务，并为护理人员薪酬、工作调整和能力开发提供科学、合理的依据，特制定本制度。

2. 本制度适用于儿科所有在岗护士。

3. 绩效奖金在儿科差额奖金（工作年限、职称）基础上进行绩效分配。

4. 护士长对护士绩效考核，与护士的奖金、评优、晋升挂钩。

5. 护士绩效考核依据

（1）工作质量：各层级护理督导结果。

（2）工作强度：加班、担任责任组、护理难度及技术要求，如 PICC 置管、听力筛查等。

（3）教学管理工作；各护理单元教学小组长。

（4）科研情况：护理小发明、发表论文、编书情况。

（5）患者满意度：病房、科室、护理部下发满意度的调查结果。

（6）院内及科内考试、比赛成绩、参加公益情况等。

四、儿科护理质量月度分析会制度

1. 依据护理部护理管理架构，设置病房护理管理小组，共分六组，分别为：病房管理、优质护理、零容忍、护理教学、护理科研、专业项目管理。每组设有组长，下设组员。

2. 工作目标为保证病房护理安全、提高护理水平、满足患儿及家属需求、规范护理人员行为、实现护理管理的持续改进。

3. 护理管理小组成员每月负责对病房护理质量工作进行全方面检查、督导。

4. 护理管理小组成员各有明确的工作职责、检查频次及检查内容，并按计划实施。

5. 每月组织病房对检查结果及时讨论、反馈、汇总，并对问题进行持续改进。

6. 每季度各病房护士长以 PPT 形式对一级（病房层面）、二级（科室层面）、三级检查（护理部层面）内容、结果、改进情况进行工作汇报。

7. 科护士长对工作进行指导与督导。

五、儿科疑难病例护理查房制度

为提高护士对于疑难病历相关知识的掌握、提高护理及病情的观察能力、提高患儿的护理质量、危重患儿的抢救成功率，积累护士的临床经验，特制定以下制度：

1. 凡临床中涉及本专业罕见、复杂、多专科、危重、抢救及死亡患儿病历均为疑难病历。

2. 凡护理上述病历患儿的责任护士，需认真准备患儿护理病历（包括护理问题、护理措施、效果评价及目前需要进一步解决的护理问题）及相关知识链接，参加主任查房、死亡病历讨论，及时与医师沟通患儿病情，掌握患儿的动态病情变化、阳性体征及化验诊断、掌握患儿护理观察要点及护理并发症的预防、进一步的治疗计划。

3. 提出讨论的病例，由责任护士将有关材料加以整理，做出书面或多媒体摘要，提出需要讨论的问题。讨论时责任护士负责病例介绍及解答有关问题，讨论结束后做出书面总结。

4. 对疑难病例，护士长应及时组织病房护理人员进行讨论、总结救治过程中的经验与教训，及需要改进的护理方法，制定改进措施，提高护理质量。

5. 凡病房主任主持的医疗疑难病例讨论，本病房护士长需组织护士及科内护理人员参加，明确诊断和治疗，配合医疗提出合理的护理方案。

6. 护理病历讨论专人记录并存档。

六、儿科患儿外出检查制度

1. 主管医师及责任护士负责评估患儿病情及外出检查指征。

2. 患儿需由患儿家属必要时根据病情需要（尤其监护室患儿）需由1名医护人员陪同下进行外出检查。

3. 患儿外出及返回，医护需共同进行身份的识别，并记录时间。

4. 责任护士遵医嘱提前准备检查所需用品、药品，并做好交接。

5. 如外出检查过程中患儿发生病情变化，应就地抢救，并及时与住院总医师及病房主治医师联系并寻求帮助。

6. 院外检查需与家属谈话获同意签字后，主管医师及护上陪同前往，除准备上述抢救物品外，事先与120或999联系好急救车，路途中由双方医护人员负责患儿安全。

七、消毒隔离制度

（一）多重耐药菌的管理

1. 多重耐药菌的种类　MRSA、MRSE、产ESBLs酶大肠埃希菌、产ESBLs酶肺炎克雷伯杆菌、其他产ESBLs酶肠杆菌科细菌、耐碳青酶烯类抗菌药物肠杆菌科细菌（CRE）如NDM-1或产KPC酶的肠杆菌科细菌、VRE、耐碳青酶烯类抗菌药物鲍曼不动杆菌（CR-AB）、多重耐药/泛耐药铜绿假单胞菌（MDR/PDR-PA）。

2. 医务人员应提高对多重耐药菌认识的敏感度与防控意识主管医师一经接收检验科多重耐药菌阳性结果时，应立即上报医院感染联络员及医院感染兼职医师，并在长期医嘱中开“床旁隔离”医嘱，责任护士按相应的防控措施进行隔离。医院感染联络员及医院感染兼职医师，应督促及检查各项措施的落实情况，严密关注其他患儿有无同种病原体感染的倾向，并及时给予控制。

3. 医院感染暴发的报告及处理根据原卫生部《医院感染暴发报告及处置管理规范》，特制定本程序。

（1）医院感染暴发的定义：指在医疗机构或其科室的患儿中，短时间内发生3例以上同种同源感染病例的现象。

疑似医院感染暴发：指在医疗机构或其科室的患儿中，短时间内出现3例以上临床症候群相似、怀疑有共同感染源的感染病例；或者3例以上怀疑有共同感染源或感染途径的感染病例现象。

（2）处理流程

发生医院感染暴发或疑似医院感染暴发时

↓

及时告知本病房主任及联络员

↓

报告感控处

↓

本病房组织相关人员讨论

↓

配合感控处进行流行病学调查

↓

严格执行感控处提出的防控措施

↓

及时总结分析感染控制情况并反馈感控处

↓

事件控制后，撰写总结报告，在感控登记本中进行相应记录

↓

在病房内组织人员学习，避免今后类似事件发生

4. 多重耐药菌医院感染预防控制

（1）患儿安置

1）对多重耐药菌感染患儿和定植患儿，立即给予床旁隔离，并床旁悬挂接触隔离标识。

2）多重耐药菌感染或定植患儿转诊之前应当通知接诊的科室，采取相应隔离措施。

（2）医务人员诊疗及手卫生要求

1）在实施诊疗护理操作时，应当将高度疑似或确诊多重耐药菌感染患儿或定植患儿安排在最后进行。

2）接触多重耐药菌感染患儿或定植患儿的伤口、溃烂面、黏膜、血液、体液、引流液、分泌物、排泄物时，应当戴手套，操作会有喷溅时（例如：患儿痰液较多、自主呼吸较强时）穿隔离衣，完成操作后，必须先脱去手套和隔离衣，再进行手卫生和手消毒。

3）加强手卫生落实

①手卫生指征：a. 在直接接触患儿前后；b. 进行无菌操作前；c. 接触清洁、无菌物品之前；d. 接触患儿用过的物品后；e. 处理其分泌物、排泄物后；f. 摘手套后；g. 从同一患儿的污染部位转到清洁部位时，都应当实施

手卫生。②手卫生方式：a. 手上有明显污染时，应当洗手；b. 无明显污染时，可以使用速干手消毒剂代替洗手；c. 接触患儿体液、呕吐物、排泄物后，应先流动水洗手再使用速干手消毒剂消毒双手。

4）医务人员应当严格遵守无菌技术操作规程，特别是实施中心静脉置管、气管切开、气管插管、留置尿管、放置引流管等侵入性操作时，应当加强手卫生，减少感染的危险因素。

5）监督其他科室人员在本病房操作时的手卫生。

（3）环境、诊疗物品的管理与消毒

1）患儿使用的医疗器械、器具及物品，如听诊器、体温表等应固定，专人专用，并用后及时用75%乙醇进行消毒。

2）患儿使用过的奶瓶、药杯清洗干净浸泡于500mg/L（10‰）的含氯消毒剂（加盖；每日更换）30分钟后，冲洗干净后，采用沸水消毒30分钟、流通蒸汽消毒（100℃，20分钟），必要时选择压力蒸汽灭菌，干燥保存。

3）治疗车、吸痰车应相对固定。

4）对于患儿使用后污染被服应注明标识，统一由洗衣房单独清洗、消毒处理。

5）对出院或转出患儿：地面、病床、床头桌等清洁后用500mg/L含氯消毒剂进行擦拭消毒。被褥、枕芯应送至洗衣房清洗消毒，床垫进行紫外线照射消毒。

6）必要时请院感人员协助现场指导，做好消毒隔离、个人防护及医疗废物处理工作。

（4）加强抗菌药物合理应用的管理工作，按原卫生部有关抗菌药物合理使用原则进行使用，减少患儿耐药菌的产生。

（5）医疗废物管理：患儿的生活垃圾按医用废物处理，在隔离间或床旁放置专用医疗废物桶，按要求严格分类，标识清晰。

（二）呼吸机的消毒管理制度

1. 呼吸机管路更换时间使用中的呼吸机管道每周更换一次。备用呼吸机的管道每2周更换一次，放置于阴凉干燥处，并加盖防尘罩，悬挂呼吸机管路更换时间标牌。

2. 呼吸机管路及零件的消毒常频和高频管道中的小零件、除湿导线拆卸后先用75%的乙醇浸泡，浸泡物品要完全浸入乙醇内，浸泡30分钟，放在无菌治疗巾，晾干后装入专用的盒内备用。清点小零件及管路的数量，填写消毒供应中心呼吸机管路处理转运单。将小零件用治疗巾包裹后和管道、转运单一起装入包装袋内，将袋口反折并用胶带固定。常频呼吸机管路送消毒供应中心进行高温消毒。高频管路送消毒供应中心进行低温消毒。

3. 呼气末二氧化碳传感器的消毒：用75%的乙醇浸泡，浸泡物品要完全浸入乙醇内，浸泡30分钟，放在无菌治疗巾，晾干后装入专用的盒内备用。

4. 呼吸机使用的湿化罐使用中每周更换一次。用75%的乙醇浸泡30分钟后，置无菌治疗巾上晾干备用。

5. 呼气阀用清水彻底清洗后，将水完全倒出，晾干后送消毒供应中心高温消毒。

6. 冷却空气过滤器拆下的冷却空气过滤器用温水加用洗涤剂清洗并晾干。4个星期清洗或更换一次，至少1年更换一次。使用后的冷却空气过滤器按生活垃圾处理。

7. 周围空气过滤器4个星期清洗或更换一次。每年更换过滤器。

8. 呼吸机主机每日用75%乙醇擦拭屏幕及各个旋钮一次，终末消毒时用500mg/L的含氯消毒剂擦拭。

（三）新生儿暖箱消毒制度

1. 新生儿使用中的暖箱每日用清水擦拭进行清洁，擦拭顺序由暖箱内至暖箱外，并做到一人一巾。

2. 擦拭每个暖箱之间应更换手套，并同时进行手消毒。

3. 特殊病原体感染患儿如多重耐药菌使用中的暖箱，消毒由专人负责，使用中的暖箱表面包括扶手等每日用500mg/L的含氯消毒剂擦拭消毒。

4. 患儿出院后或暖箱连续使用7天后需更换，并进行终末消毒，且将消毒日期及消毒者姓名登记在暖箱消毒本上。终末消毒暖箱方法：由内至外，分别用清水、500mg/L（10‰）含氯消毒剂、清水、干布各擦拭一遍，还需取下所有密封条、密封圈置于500mg/L（10‰）含氯消毒剂中浸泡30分钟，冲洗干净晾干后装入暖箱。

5. 每月更换暖箱空气净化材料并注明更换日期。

6. 每季度常规对暖箱表面、湿化杯内的蒸馏水及暖箱通风口进行细菌培养，以监测消毒效果。

7. 消毒后的暖箱应放在通风干燥处存放，并悬挂消毒日期及消毒者姓名，以备用。

（四）灭菌物品管理制度

1. 责任护士将呼吸机管路撤离呼吸机，将除湿导线和湿化罐浸泡在75%的乙醇中（物品表面要完全浸入乙醇内）30分钟后，用灭菌注射用水冲洗干净，晾干备用。

2. 清点各部位零件及管路数量。填写消毒供应中心呼吸机管路处理转运单。将此单放入呼吸机管路包装袋内，并将包装袋的开口处反折，用胶带粘牢。

3. 将装有呼吸机管路和消毒供应中心呼吸机管路处理转运单的包装袋放

入消毒供应中心的回收箱内。

4. 复苏球囊检查球囊各部位零件是否有破损，检查球囊的密闭性。如无污染用75%乙醇擦拭球囊表面，有污染的先将污物冲洗干净，再将球囊各部位零件浸泡在500mg/L的含氯消毒液中，浸泡30分钟后，用灭菌注射用水冲洗干净，晾干并装入包装袋内，将包装袋的开口处反折，用胶带粘牢。放入消毒供应中心的回收箱内。送消毒供应中心低温灭菌消毒。

5. 呼吸机用雾化器清点各部位零件及管路数量。填写消毒供应中心呼吸机管路处理转运单。将此单放入呼吸机管路包装袋内，并将包装袋的开口处反折，用胶带粘牢。放入消毒供应中心的回收箱内。

6. 夜班护士负责清点消毒供应中心回收箱内的物品数量，填写“消毒供应中心灭菌物品回收单”。并于次日清晨与主班护士进行清点交接。

7. 口护包、静切包、腰穿包、胸穿包等，使用后及时整理用物，清点物品数量无误后，放入原包装袋内，包好并用胶带固定，放入消毒供应中心回收箱内。

8. 物品灭菌后返回病房时，由主班护士与消毒供应中心人员共同清点物品的数量、各零件管路的数量，包装袋是否完好没有破损，消毒灭菌的标识，以及灭菌消毒的有效期。准确无误后由主班护士填写“消毒供应中心灭菌物品回收单”。并将物品物归原处。根据有效期，由近至远摆放。

八、新生儿转运制度

1. 转运范围本市医院院际间危重新生儿的转运、本病房患儿外出检查、本院产科危重新生儿接诊。

2. 转运设备包括氧气瓶2个（氧气气源充足，供气压力不低于1000PSI）、吸氧管2个、T-复苏组合器2台（包括面罩2个、模肺2个、管路2条）、转运暖箱1台（充电备用）、便携式监护仪电量（2台）、急救箱1个（包括复苏球囊×1个、气管插管2.5号×2根、气管插管3.0号×2根、气管插管3.5号×2根、注射器50ml×2支、注射器10ml×2支、注射器1ml×2支、10%葡萄糖100ml×1袋、0.9%氯化钠100ml×1袋、0.9%氯化钠10ml×2支、肾上腺素×2支、导丝×1根、听诊器×1个、吸痰管6号×2个、无菌手套7号×2副、尿裤×2个、留置针×5根、3M贴膜×5片、棉签若干）。每日总务护士负责对转运设备进行维护，使其时刻处于备用状态。

3. 主治医师/住院总医师负责决定患儿收治及是否启动转运系统，主班护士负责确认转运信息，记录转运地点、时间、患儿情况及联系电话。

4. 转运前30分钟进行暖箱预热，转运医师与护士负责共同检查物品是否齐全并签字。

5. 与转运医院进行患儿交接核实患儿身份，医师评估患儿病情，与患儿监护人沟通转运风险，并签字确认。

6. 监护人随同转运返回本院。

7. 转运途中由陪同医护负责患儿安全及正确使用转运设备，防止仪器受损、丢失。

8. 转运返回后，白班由总务护士、夜班由责任护士负责补充用物、仪器消毒，并检查转运设备使之处于备用状态。

九、突发事件处理预案

（一）住院患儿发生误吸的应急预案

1. 当发现患儿发生误吸后，立即使患儿采取侧卧位，或仰卧位，头偏向一侧，头低足高，叩拍背部，尽可能使误吸物排出。

2. 立即通知医师参与抢救，推抢救车至患儿床旁。

3. 迅速备好负压吸引用品（负压吸引器、吸痰管、生理盐水等），给误吸患儿清理呼吸道。

4. 观察误吸患儿面色、呼吸、神志，进行心电及血氧饱和度监测。

5. 如出现严重发绀、严重意识障碍及呼吸异常，在采用 507 呼吸器维持呼吸的同时，请主治医师/住院总医师/麻醉科医师给予气管插管，必要时可进行气管镜吸引。

6. 若患儿需气管插管，医师联系转入监护病房，护士则准备好呼吸机。

7. 向家属交代病情，取得家属理解。

8. 医护分别于抢救过程中做好记录，并 6 小时内完善抢救记录。

9. 分析误吸原因。

（二）住院患儿血氧饱和度下降应急预案

1. 护士发现患儿血氧饱和度下降，查看患儿，并确认血氧饱和度探头位置。

2. 若判断患儿误吸引起，见误吸应急预案。

3 立即通知医师，护士与医师共同分析患儿血氧饱和度下降原因，必要时遵医嘱给予患儿吸氧，治疗原发疾病。

4. 若患儿在无创呼吸机辅助通气时出现血氧饱和度下降，除外呼吸暂停、误吸等因素后查看患儿体位、鼻塞位置是否合适，呼吸机参数是否正确，均解除后仍无好转，可适当提高 FiO_2，并通知医师，调整呼吸及参数，必要时复查血气分析及 X 线胸片。

5. 若患儿为气管插管呼吸机辅助通气，则提高氧浓度，并同时通知医师，判断是否有脱管、堵管、气胸或呼吸机故障等设备问题。

（1）脱管或堵管时拔除气管插管，给予清理呼吸道后球囊加压给氧，立即请示主治医师或住院总医师，进行进一步处理。

（2）可疑气胸时进行X线胸片辅助判断，根据气胸量及患儿情况进一步处理，必要时给小儿科会诊。

（3）若发现为呼吸机故障，则给予患儿球囊加压给氧，配合医师解除故障。

（三）使用呼吸机过程中突然断电紧急预案

1. 使用呼吸机患儿抢救床单位旁常规配有一套给氧装置及人工辅助呼吸器。包括氧气湿化瓶，氧气连接管，人工呼吸器及吸氧面罩，固定位置装置。总务护士每日负责检查。

2. 遇突然断电情况责任护士应保持镇静，密切监护患儿生命体征并请求其他同事帮助。

3. 责任护士应立即将患儿气管插管与呼吸机管路脱开（气管切开患儿把呼吸机与气管切开处脱开）用人工呼吸器接氧气给患儿辅助呼吸，保证供氧，密切观察患儿生命体征。

4. 由护士查找呼吸机断电原因。报告医师分析可能原因，如突然断电，电源接头松脱或呼吸机本身故障。

（1）若为停电应马上通知电工室及综合维修。

（2）呼吸机本身故障使自检不能通过，不做工也可造成呼吸机工作状态突然停止，应改用其他呼吸机，通知设备处进行维修。

十、麻疹患儿的医院感染管理制度

（一）确诊或疑似门诊患儿的管理

1. 就诊医师为轻症患儿开病假条，患儿采取居家隔离方式进行隔离；重症患儿及时转诊至传染病专科医院住院治疗。

2. 采集患儿血样，送西城CDC网络实验室进行麻疹IgM抗体测定。标本送检按照《传染病检测标本外送流程》进行送检。

3. 在外送标本之前，及时填写《传染病报告卡》，通过医师工作站立即上报。

4. 患儿离开后，诊室进行彻底消毒：诊疗床、桌、地面等用500mg/L含氯消毒剂擦拭消毒；空气采用紫外线照射消毒1小时，再开窗通风。

（二）密切接触者的管理

1. 陪诊者的管理

（1）预防接种：医师询问陪诊者5年之内有无麻疹疫苗接种史或有无麻疹病史，未接种者或未患麻疹时需在接触患儿2天内接种麻疹疫苗，加强主动免疫。

（2）易感者在接触患儿5天内注射人血丙种球蛋白可防止发病；在接触

患儿6天后注射人血丙种球蛋白可减轻症状。

（3）告知陪诊者需医学观察21天（患儿从感染患儿发病前2天算起累计21天），尽量减少外出，出现类似麻疹样症状者及早进行就诊。

2. 医务人员的管理

（1）预防接种：5年之内未接种过麻疹疫苗及未患过麻疹者，直接与预防保健科联系，需在接触患儿2天内接种麻疹疫苗，加强主动免疫。

（2）密切关注医务人员的情况，出现类似麻疹样症状者及早就诊。

（3）孕期禁止接种麻疹疫苗，接种疫苗后3个月方可受孕。

（三）确诊或疑似麻疹住院患儿的管理

1. 根据《传染病防治法》要求，对确诊或疑似的麻疹患儿应及时转至传染病医院救治，如地坛医院、佑安医院。

2. 疑似患儿需采血样，送西城CDC网络实验室进行麻疹IgM抗体测定。标本送检按照《传染病检测标本外送流程》进行。

3. 应在外送标本之前，及时填写《传染病报告卡》，通过医师工作站立即上报。

4. 患儿离开后，病室进行彻底消毒：病床、台面等物体表面及地面用500mg/L含氯消毒剂擦拭消毒；空调回风口滤网用500mg/L含氯消毒剂浸泡消毒；空气采用紫外线照射消毒1小时，再开窗通风。

（四）密切接触者的管理

1. 医务人员

（1）预防接种：5年之内未接种过麻疹疫苗及未患过麻疹者，直接与预防保健科联系，需在接触患儿2天内接种麻疹疫苗，加强主动免疫。

（2）密切关注医务人员的情况，出现类似麻疹样症状者及早就诊。

（3）孕期禁止接种麻疹疫苗，接种疫苗后3个月方可受孕。

2. 患儿及陪护人员

（1）预防接种：主管医师询问其有无麻疹疫苗接种史及是否患过麻疹病史，未接种过麻疹疫苗且病情允许接种者，需在接触患儿2天内接种麻疹疫苗，加强主动免疫。

（2）易感者在接触患儿5天内注射人血丙种球蛋白可防止发病；在接触患儿6天后注射人血丙种球蛋白可减轻症状。

（3）密切接触者采取单间隔离，需医学观察21天（从感染患儿发病前2天算起累计21天），若密接者病情允许可出院进行医学观察。

（4）住院期间需密切关注密接者病情变化，出现类似麻疹样症状者及早进行确诊。

（张大华　蒙景雯）

第十八章　儿科护理热点问题

一、家庭参与式护理

新生儿入住 NICU 后，父母与孩子的分离，父母照护孩子机会的剥夺，孩子的早产，加之 NICU 令人生畏的住院环境，使早产儿父母产生抑郁的情绪。这些因素阻碍了最佳亲子关系的建立，这些因素的影响甚至会持续到孩子出院后。保证早产儿（出生胎龄 <37 周）在一出生就接受最佳的照护对医护人员及新生儿父母来说是一个挑战。

19 世纪 70 年代，护理模式开始向“以患儿和患儿家庭为中心”转变。以“家庭为中心”的护理模式在过去的 40 年的发展历程中已经渐渐地提出了父母参与 NICU 住院患儿护理的观点。关于父母照护模式有“母婴同室”，母亲可以与孩子共处一个房间，孩子大部分的护理都由母亲来完成，与母亲待在一起并接受母亲照护的新生儿疾病结局指标得到改善：住院时间缩短；再住院率降低；提高婴儿舒适度，例如，降低鼻饲喂养的需要；改善父母的体验，例如，增强其照护新生儿的信心。父母与孩子不能够“母婴同室”时，每天至少 4 小时的母亲“袋鼠式护理”，尽可能地让母亲与孩子进行皮肤接触同时强调母乳喂养，可以利于婴儿的体重增加，缩短住院时间，还可以提高纯母乳喂养率。这些情况大都适用于病情稳定的早产儿，他们不需要任何呼吸支持，大部分只需要二级医院的护理，其父母可以与孩子母婴同室，或者能够长时间的与孩子在一起。当孩子的出生胎龄 <32 周，需要入住 NICU 接受更复杂的护理时，通常不能够与母亲进行母婴同室。这时，让母亲参与患儿的护理是很困难的。

在 NICU 中，父母仍然只是被动观察者的角色。尽管患儿父母的大部分需求和意愿都会被采纳，他们可以有机会和孩子进行皮肤接触、进行母乳喂养和发展性照顾，但是，他们要获得医护人员的允许才能床旁探视患儿，并依赖于从医护人员得知患儿的病情。因此，患儿父母自述会感到孤独、抑郁，对患儿出院毫无准备。社会学家 Bowlby 的亲附理论认为，形成情感亲附是婴儿的一种与生俱来的需求，将父母与孩子分开对于婴儿的身心健康是有害的。新生儿入住 NICU 后，家属的焦虑情绪可以通过入院宣教、心理支持和与孩子进行接触得到缓解，因此，让家属参与 NICU 新生儿的照护具有重要的意义。

在“以家庭为中心”的护理模式中，新生儿就是父母的家人，家庭成员可以为其提供精神、社会和发展性的照顾。为了使“以家庭为中心”的护理成为一种以人为本的护理，体现其以人为本的理念，不仅要鼓励父母参与护理的过程，而且要让他们成为主要的照护者参与到整个护理过程中。一个新的研究项目，即家属参与住院新生儿护理（FICare），此项目已进行了初步试验，正在加拿大的20 个三级医院的 NICU 进行整群随机对照实验（CRCT）研究。对于此 FICare CRCT，入选的新生儿要求，出生胎龄 <33 周并入住 NICU 病房，不需要机械通气支持治疗但是需要持续气道正压通气治疗。入选的新生儿父母要求，可以至少有 8 小时时间待在 NICU，并接受日常的健康教育，心理支持和生理支持以便他们可以尽可能为新生儿提供照护。参与研究的护士要接受相应的培训，为家属们提供一些使用设施，如家属休息室和配膳室，便于家属们长时间待在 NICU。在 FICare 的初步研究阶段，实验组的新生儿比对照组新生儿体重增长得快。而且，出院时新生儿的母乳喂养率提高了 80%，参与 FICare 的患儿出院时与入院时比较，其父母的焦虑情况降低了 25%（通过 NICU 父母焦虑调查进行评估）。FICare 组患儿院感发生率及严重事件报告例数也低于对照组患儿。此项 FICare CRCT 正在进行多中心的研究以证实这些研究结果的可重复性。如果这些研究结果被成功证实，那么这项研究将促进父母照护模式成为加拿大三级医院 NICU 标准的护理模式。

（李 变）

二、患儿健康促进服务项目

患儿健康促进服务项目（child life services program）的宗旨在于减轻患儿（包括婴幼儿、儿童、青少年）在就医以及住院过程中的不适体验，使其能够更好地配合诊疗过程。

目前，北美、英国、日本、新西兰、澳大利亚的许多医院都开展类似 child life 的项目，涉及的领域有儿科病房、急诊、门诊、临终关怀室、康复室、口腔科以及外科医师办公室等。医院的许多护理都以提供 child life 为质量标准，如“以患儿和患儿家庭为中心”的护理、儿科的优质护理服务以及健康教育都要体现 child life。有研究表明，child life 可以缓解患儿的不良情绪，提高患儿住院期间的医从性，使患儿能够更好地理解诊疗程序，促进患儿身体的恢复。减少患儿在住院期间镇静、镇痛类药物的应用，缩短住院时间，提高患者满意度。

患儿的情况（性格、配合情况、认知能力）、家庭因素（父母的焦虑情况、陪护情况和参与度）、诊疗因素（侵入性操作的多少）均对患儿的社会心理因素产生影响，进而影响患儿对 child life 项目的需求。

child life 认证专家针对患儿及其家属的社会心理需求、文化背景以及个体感受，与患儿家属、医生、护士、社工以及其他健康保健人员共同设计 child life 护理服务方案。如指导患儿应用非药物的方法减轻疼痛，促进患儿配合不舒适的检查项目，在家属与孩子讨论死亡时给予支持等。

child life 项目中一个非常重要的部分就是陪患儿玩游戏。玩是孩子的天性，当患儿由于疾病住院而痛苦、焦虑、伤心时，陪孩子玩，可以让他们忘掉痛苦，增强信心和希望。child life 专家根据患儿的年龄、爱好、疾病的严重程度以及心理-社会状态制定游戏方式。游戏分为护理情景模拟性游戏和医疗情景模拟性游戏，如 child life 专家与患儿、患儿家属以及患儿的兄弟姐妹一起分担角色，通过玩游戏的方法模拟患儿将要进行的检查或治疗护理过程，帮助孩子和家属理解医护操作的目的和操作过程，以减轻孩子的心理负担，促进患儿配合护士和医师完成医疗操作。

child life 心理准备干预项目，通过对住院患儿、门诊随访患儿、手术患儿以及一些接受特殊检查治疗的患儿，提供疾病相关的知识、鼓励患儿说出自己的疑问和担忧，与患儿建立信任关系的方式给予心理支持。接受 child life 心理支持的手术患儿，术后不良反应减少，患儿及家属的满意度提高；减少了接受核磁共振检查的患儿镇静药物的应用，减少了相关的医疗花费。当患儿对医疗行为产生抵抗时，child life 专家可以指导患儿配合的技巧并帮助家属在医疗的过程中如何给予患儿提供支持。

患儿就医过程中，最常见的不良体验就是疼痛。child life 项目可与药物镇痛和非药物镇痛法结合以缓解患儿在接受有创操作时的疼痛。常用的缓解疼痛的 child life 策略有：给婴幼儿包紧毯子、按摩身体以及给予口服糖水等；大一点的患儿，可以指导其深呼吸、转移注意力（听有声的书籍、吹泡泡、玩能动起来的玩具等）、视觉想象的方法。

child life 中还有一些辅助项目，如婴幼儿抚触、小丑表演、文艺表演等。与由于疾病隔离的患儿进行互动或通过播放闭路电视方式，让他们不觉得孤单乏味。

Child life 的认证专家要求：child life 专业或儿童发展相关专业毕业的本科以上学历，在 child life 专家的指导下完成 480～600 小时的实习，并且通过 child life 专家认证考试。虽然医院开展 child life 项目面临着挑战，如 child life 专业人员的培养、引进，医院的空间设置，道具的购买等。但 child life 项目的带来的益处是显著的，如改善患儿的就医体验，进而提高患儿及家属满意度；减少一些特殊检查、治疗项目中患儿镇静、镇痛药物的应用，促进患儿的身心康复，缩短住院时间，进而节约医疗成本；促进患儿对检查、治疗的配合，节约医疗时间，提高医护工作效率。

（李 变）

三、重症监护室临终关怀

随着医疗技术的发展，死亡变得难以接受。重症监护室（ICU）代表着医院现代医疗技术的权威力量，肩负着抢救生命的使命，一旦患儿家属和ICU医护人员过度关注患儿的生命而不重视患儿的生活质量，患儿的死亡会使他们变得绝望和无能为力。因此，帮助患儿家人理解临终患儿的需要和愿望，适时地关注患儿的身心需要，而不再苛求治愈患儿，显得尤为重要。2004年英国首先提出把每年10月份的第一个星期六作为世界临终关怀及舒缓治疗日，以提高人们对临终关怀重要性的认识，对临终患儿及其家庭在医疗、社会、日常生活、心理等方面的需求给予理解和支持，保障生命最后阶段的生活质量。

世界卫生组织指出，临终关怀是对无治愈希望的患儿及其家属提供的积极整体的照护，包括医疗护理、心理护理和社会支持等各个方面，不以治疗为目的，而是通过缓解病痛给患儿安慰，提高人生最后阶段的生活质量。2007年10月世界临终关怀日的主题是“Across the age——from children to old people”自此，世界临终关怀将研究的重点放在发展儿童临终关怀。许多国家已经建立了儿童临终关怀机构，如苏格兰东部的“瑞秋之家”和南部的“罗宾之家”，英国的儿童收容所协会（Association of Children’s Hospice，ACH），儿童姑息治疗协会（Association for Children’s Palliative Care，ACPC）、美国的儿童领养中心（children’s hospice）等。目前，我国仅有一家专门的儿童临终护理院，即2009年在长沙成立的“蝴蝶之家”，还远不能满足我国儿童临终关怀的需求，对临终儿童全面关怀的缺失阻碍了我国护理学科和临终关怀事业的发展。我国受文化等方面的影响，家属会终止ICU危重患儿的治疗，ICU医护人员作为一线工作人员，直接接触临终儿童及其家属，因此，临终关怀已成为ICU医护人员不可回避的问题。ICU工作人员更要注意患儿的生命质量，尽可能地避免患儿及其家庭不必要的痛苦，明确儿童临终关怀的迫切性和特殊性，借鉴国外发展儿童临终关怀的经验，积极主动的探索儿童临终关怀模式。

临终患儿的主要临床症状有疼痛、疲乏、呼吸困难、焦虑、抑郁等。国外针对危重患儿临终关怀的研究已经初见成效，临终关怀护理主要包括：为患儿提供疼痛管理及舒适护理；帮助患儿父母进行临终患儿的支持；提供家庭支持。

对临终患儿的支持主要有，使用镇痛药物和非药物治疗方法，达到缓解症状、减轻疼痛的目的。非药物治疗时，护士可以为患儿及其父母提供一个安静、光线柔和的私人环境，应用按摩、听舒缓的音乐等一系列措施缓解患儿的疼痛。婴幼儿，可以通过提供非营养性吸吮、皮肤接触、抚摸、袋鼠式护理等方式，促进患儿舒适。

帮助患儿父母参与患儿的临终护理，护士应注重与患儿父母的沟通，注重语言表达方式，了解他们的需求，尊重他们的决定。允许患儿父母探视并与患儿告别，依据父母的需要，留存患儿的头发、脚印、照片、腕带等，让家属怀念。医护人员要向父母说明临终关怀对患儿的重要意义，指导父母临终关怀的措施，鼓励父母参与到临终患儿的护理中。新生儿母亲处在产褥期的，责任护士要指导回奶的方法，促进其身体恢复。

护士对死亡的感受、处理悲伤情绪的能力以及自己的实践经验和专业知识直接影响其实施临终护理的效果。因此，要加强 ICU 护士有关临终护理的知识培训，使 ICU 护士能够正确的面对患儿的死亡，为临终患儿及其家庭实施高质量的临终护理，以提高临终患儿及其家庭的生活质量。

（李　变）

四、早产儿复苏新理念

（一）人员及设备准备

1. 早产儿需要复苏的概率比足月儿大得多，在分娩现场应当有足够的人员进行高难度的复苏，包括能熟练进行气管插管和脐静脉插管的人员。

2. 早产儿生产后要使用空氧混合仪、氧饱和度仪。

3. 转运过程中使用转运暖箱维持体温，备有 T-复苏组合器保证患儿通气的需要。

4. 新生儿/NICU 病房应备有暖箱，并提前进行预热；呼吸机处于备用状态。

5. 维持体温

（1）提高分娩室的温度至 25～26℃。

（2）分娩前预热辐射台以确保早产儿有一个温暖的环境。

（3）有条件的情况下，可以选择便携式加热垫放在辐射台的毛毯下面。

（4）<29 周的早产儿出生后应用聚乙烯塑料包裹保暖。

（5）新生儿复苏转运至新生儿/NICU 病房时，使用事先预热的转运暖箱来维持足够的体温。

（6）新生儿/NICU 病房应在转运前将暖箱、包被、湿巾等预热。

（7）在完成初步复苏操作后监护早产儿的体温，目标应当是腋下温度 36.5℃左右。

6. 血氧饱和度监测及氧浓度调节

(1) 保持早产儿与足月儿同样的正常血氧饱和度值的变动范围。

(2) 脉搏血氧饱和度仪的传感器应放在导管前位置（即右上肢，通常是手腕或手掌的中间表面），而且传感器应先接患儿，再接仪器，如此获取读数更快。

(3) 复苏时，早产儿开始给予30%～40%的氧，用空氧混合仪根据血氧饱和度调整给氧浓度，使血氧饱和度达到目标值。

(4) 如暂时无空氧混合仪可用接上氧源的自动充气式气囊去除储氧袋（氧浓度为40%）进行正压通气。

(5) 如果有效通气90秒，心率不增加或血氧饱和度增加不满意，应当考虑将氧浓度提高到100%。

(6) 早产儿目标血氧饱和度维持在90%～95%。

（二）辅助通气

1. 如早产儿有自主呼吸，心率超过100次/分，但呼吸困难、发绀或低血氧饱和度，给予持续气道正压（CPAP）是有帮助的。

2. 给予CPAP时，将气流充气式面罩或T-复苏组合器的面罩紧贴早产儿面部，调节气流充气式气囊的气流控制阀门，或T-复苏组合器的呼气末正压阀，以达到期望CPAP值。

3. CPAP不能由自动充气式气囊提供。

4. 对有自主呼吸的早产儿，使用CPAP压力至少在5～6cmH_2O。

5. 对于长时间给予CPAP，鼻塞比面罩更容易保持在适当的位置。

6. 在应用于早产儿前，应用手紧贴面罩调节CPAP的压力，5～6cmH_2O是理想的起始压力。

7. 根据早产儿呼吸困难程度调整CPAP，通常不超过6cmH_2O。

8. 如早产儿无足够的自主呼吸，改为PPV通气。

（三）肺表面活性物质（PS）的应用

1. 应用PS之前应给予早产儿充分复苏。

2. 给药根据《欧洲早产儿——呼吸窘迫综合征管理指南（2013）》介绍及解读推荐：

(1) 推荐使用天然PS制剂。

(2) 对于母亲为接受产前激素应用或需要插管稳定的超早产儿，应该在产房内即应用PS。

(3) 当胎龄<26周早产儿吸入氧体积分数（FiO_2）>0.30或>26周早产儿FiO_2>0.40即应予以PS治疗。

(4) 猪PS或beractant初始剂量200mg/kg均优于100mg/kg。

（5）推荐使用 INSURE 技术。

（6）对于首剂使用后 RDS 仍在进展，如对氧需求增加或需要机械通气，可考虑使用第 2 剂或第 3 剂 PS。

（四）避免神经损伤

1. 对待早产儿动作要轻柔。

2. 避免过高的 PPV 和 CPAP，过高的正压或 CPAP 会限制头部的静脉回流或造成气胸，后两者都会增加脑室内出血的危险。

3. 根据血氧饱和度仪和血气值逐渐恰当的调节正压通气和氧浓度。

4. 复苏后要尽早做动脉或毛细血管血气以保证二氧化碳水平不会太高或太低。

5. 输液速度不要太快，避免输液速度过快，高渗静脉溶液，如碳酸氢钠或高张葡萄糖液应避免或以很慢的速度输注。

（五）复苏成功后的特殊预防措施

1. 监测血糖。

2. 监测是否有呼吸暂停或心动过缓。

3. 给予适宜的氧和正压通气。

4. 在维持静脉营养的同时开始缓慢进行微量喂养。

5. 警惕感染的发生。

（六）早产儿复苏需关注的问题

1. 体温管理置于合适中性温度的暖箱。对 1500g 的极低出生体重儿出生复苏时可采用塑料袋保温（见初步本节复苏部分）。

2. 对极不成熟早产儿，因肺不成熟，缺乏肺表面活性物质可发生呼吸窘迫综合征，出生后有可能需要气管内注入肺表面活性物质进行防治。

3. 早产儿由于肺发育不成熟，通气阻力大，不稳定的间歇正压给氧易使其受伤害。正压通气需要恒定的吸气峰压及呼气末正压，指南推荐使用 T- 复苏组合器。

4. 由于早产儿生发层基质的存在，易造成室管膜下一脑室内出血。心肺复苏时要特别注意保温、避免使用高渗药物、注意操作轻柔、维持颅压稳定。

5. 围产期窒息的早产儿因缺氧缺血，易发生坏死性小肠结肠炎，应密切观察，延迟或微量喂养。

6. 早产儿对高动脉氧分压非常敏感，易造成氧损害。需要规范用氧，复苏时尽量避免使用 100% 浓度的氧，并进行脉搏血氧饱和度或血气的动态监测，使血氧饱和度维持在 90% ~95%，定期眼底检查随访。

（钱晶京）

五、高危新生儿随访

随着围产医学的迅速发展，高危新生儿尤其是早产儿的存活率明显提高，加强高危新生儿的管理以改善成活后的生命质量是产科、新生儿科、儿科及儿童保健科均共同关注的重要问题。高危新生儿出院后仍面临很多问题，如生长问题、发育迟缓、再次入院等。因此高危新生儿出院后仍需要进行系统管理以改善最终的远期预后。

（一）随访的目的

1. 了解高危新生儿存活后的远期，明确围产期干预对患儿预后的影响。

2. 为出院的患儿提供持续的医疗服务，通过随访，早期发现患儿生长、神经发育和行为等异常，并积极采取措施进行早期干预以改善患儿的预后。

3. 满足临床研究工作的需要，建立标准化方案和定义。

4. 为临床教学提供相关知识的学习实践平台。

5. 随访结果可为政府、制定卫生策略、进行医疗资源分配及提高 NICU 治疗水平等提供重要的参考依据。

（二）随访管理

1. 首次随访时纳入专案管理。

2. 每次随访前电话通知家属。

3. 每次随访时登记、记录、预约下次随访时间。

4. 不能按时随访尽早补上，或追踪社区检查结果。

（三）随访计划安排

1. 随访时间

（1）出院后 2～3 周。

（2）出院后 1 个月、2 个月、3 个月、6 个月、9 个月、12 个月、18 个月、24 个月。

（3）根据随访患儿症状及状态可调整随访次数。

2. 随访项目

（1）一般测量（身长、头围、体重、胸围）。

（2）智力测定由专业人员于 6～24 个月进行。

（3）颅脑超声图及 CT 描记。

（4）脑电图描记。

（5）听力。

（6）眼科检查。

（7）胸部 X 线片。

（四）随访的内容

对于高危新生儿随访的内容是多方面的，可由多学科合作共同完成。出院后首先应评估患儿疾病恢复情况，随后应重点关注新生儿期各种危险因素对患儿远期预后的影响。要为随访的高危新生儿建立随访档案，并做好档案的记录、整理和保存。

1. 疾病恢复情况。

2. 生长发育与评价。

3. 专项检查，解释随访结果与指导。

4. 评估婴幼儿期运动、智力和行为发育、健康状况并给予指导。

5. 预防接种。

6. 护理随访评价内容：①患儿体格发育情况；②原始反射情况；③智力发育情况；④患儿家庭的需求；⑤家庭照顾能力的评估；⑥随访过程中的指导情况等。

7. 解释随访结果与指导。

8. 可疑及异常的处理。

（钱晶京）

附　录

◀ 附录一　生酮饮食知识介绍 ▶

生酮饮食是一种高脂肪、低碳水化合物的饮食方案。在生酮饮食治疗中，机体每日90%的能量供应均来自于脂肪，蛋白质和碳水化合物仅提供10%的能量。由于高脂肪饮食的摄取会使体内产生大量酮体，生酮饮食由此得名。主要治疗两类疾病：癫痫和葡萄糖利用障碍性疾病。

1. 作用机制生酮饮食减少癫痫发作的机制还不是很清楚。

只有当体内处于酮症状态时，癫痫发作才能有所控制，所以持续维持体内的酮性是生酮饮食治疗上最重要的目标。

2. 基本原则

（1）热量摄入约为根据患儿年龄及理想体重所推荐热量的75%，活动量大的患儿热量可适量增加。

（2）多数患儿需4∶1［脂肪∶（蛋白＋碳水化合物）］比例，也可根据儿童情况从更低比例开始。

（3）不限饮水量。

（4）饮食应满足营养师计算的蛋白需要。

（5）应补充钙剂、不含蔗糖及乳糖的多种维生素。

3. 疗效约1/3的癫痫患儿，在6～12个月的治疗后发作减少＞90%，而5%可以完全控制发作；约1/3治疗后发作减少50%～90%；约1/3患儿没有明显改善。

生酮饮食治疗可以减少抗癫痫药物的种类和剂量，增加患儿的认知功能，改善患儿的运动行为能力。

4. 禁忌证

（1）各种脂肪、酮体代谢障碍性疾病或线粒体病。

（2）严重心、肺、肾疾病者。

（3）家庭和社会系统不支持者。

附录二 中国新生儿复苏指南（2016年北京修订）

中国新生儿复苏项目专家组

第一部分 指南目标和原则

一、确保每次分娩时至少有1名熟练掌握新生儿复苏技术的医护人员在场。

二、加强产儿科合作，儿科医师参加高危产妇分娩前讨论，在产床前等待分娩及实施复苏，负责复苏后新生儿的监护和查房等。产儿科医师共同保护胎儿完成向新生儿的平稳过渡。

三、在卫生行政领导参与下将新生儿复苏技能培训制度化，以进行不断地培训、复训、定期考核，并配备复苏器械；各级医院须建立由行政管理人员、产科、儿科医师、助产士（师）及麻醉师组成的院内新生儿复苏领导小组。

四、在ABCD复苏原则下，新生儿复苏可分为4个步骤：

（1）快速评估（或有活力评估）和初步复苏；

（2）正压通气和脉搏血氧饱和度监测；

（3）气管插管正压通气和胸外按压；

（4）药物和（或）扩容。

五、参考2015年国际复苏联络委员会推出的复苏指南，结合中国国情和新生儿复苏培训进展及现状，中国新生儿复苏项目专家组制定本指南。

第二部分 新生儿复苏指南

一、复苏准备

1. 人员　每次分娩时至少有1名熟练掌握新生儿复苏技术的医护人员在场，其职责是照料新生儿。高危分娩时需要组成有儿科医师参加的复苏团队。多胎分娩时，每名新生儿都应由专人负责。

2. 物品　新生儿复苏设备和药品齐全，单独存放，功能良好。

二、复苏的基本程序

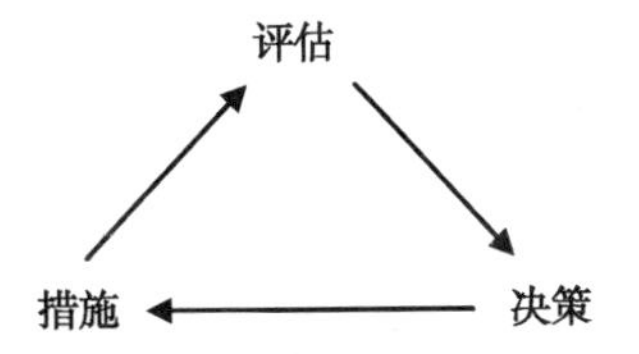

此评估—决策—措施的程序在整个复苏中不断重复。

评估主要基于以下3个体征：呼吸、心率、脉搏血氧饱和度。

通过评估这 3 个体征中的每一项来确定每一步骤是否有效。其中心率对于决定进入下一步骤是最重要的。

中国新生儿复苏流程图见附图 2-1。

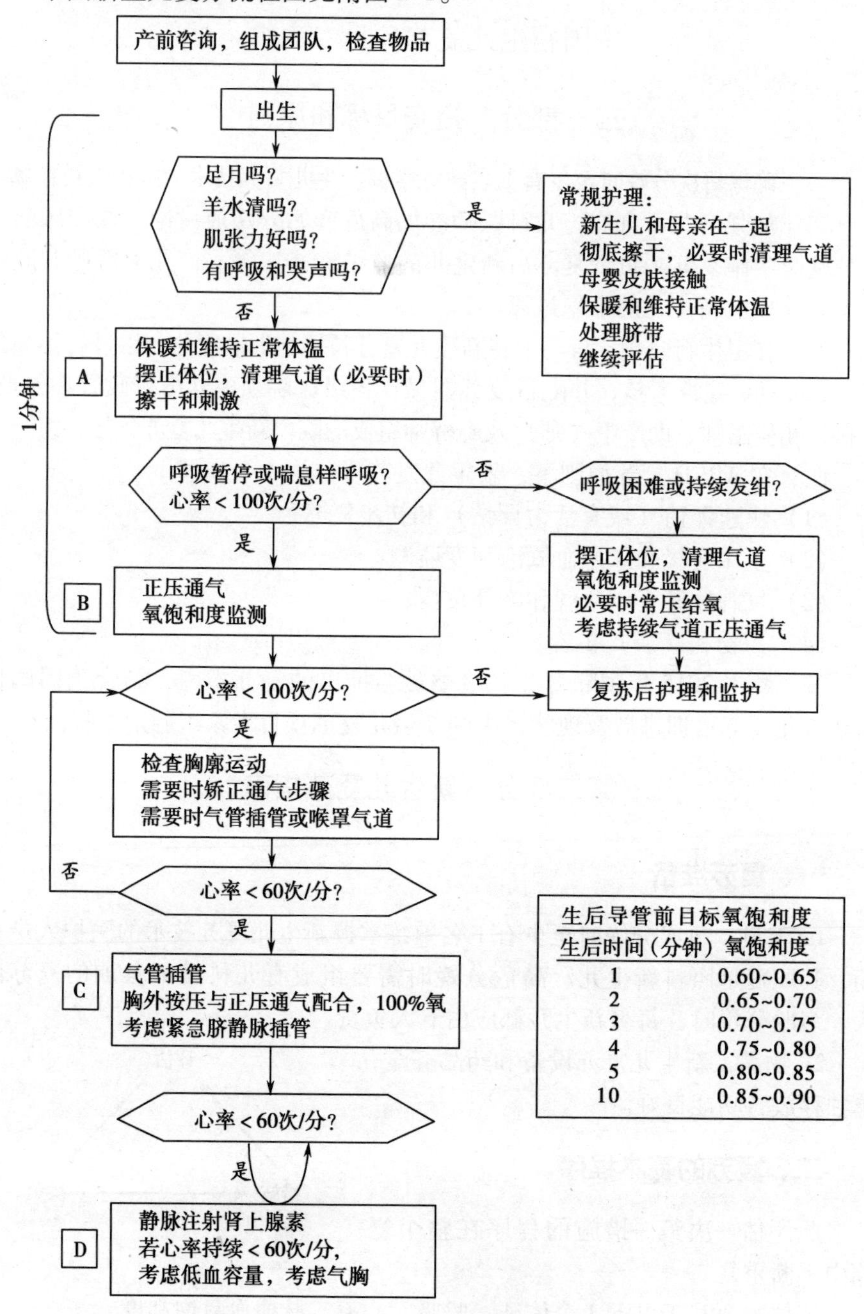

生后导管前目标氧饱和度

生后时间（分钟）	氧饱和度
1	0.60~0.65
2	0.65~0.70
3	0.70~0.75
4	0.75~0.80
5	0.80~0.85
10	0.85~0.90

附图 2-1　中国新生儿复苏流程图（2016 年）

三、复苏的步骤

（一）快速评估

出生后立即快速评估4项指标：

（1）足月吗？

（2）羊水清吗？

（3）有哭声或呼吸吗？

（4）肌张力好吗？

如4项均为“是”，应快速彻底擦干，和母亲皮肤接触，进行常规护理。

如4项中有1项为“否”，则需复苏，进行初步复苏。

如羊水有胎粪污染，进行有无活力的评估及决定是否气管插管吸引胎粪。

（二）初步复苏

1. 保暖　产房温度设置25～28℃。提前预热辐射保暖台，足月儿辐射保暖台温度设置32～34℃，或腹部体表温度36.5℃，早产儿根据其中性温度设置。用预热毛巾包裹新生儿放在辐射保暖台上，注意头部擦干和保暖。有条件的医疗单位复苏胎龄<32周的早产儿时，可将其头部以下躯体和四肢放在清洁的塑料袋内，或盖以塑料薄膜置于辐射保暖台上，摆好体位后继续初步复苏的其他步骤。避免高温，防止引发呼吸抑制。

2. 体位　置新生儿头轻度仰伸位（鼻吸气位）。

3. 吸引　必要时（分泌物量多或有气道梗阻）用吸球或吸管（12F或14F）先口咽后鼻清理分泌物。过度用力吸引可导致喉痉挛，可刺激迷走神经引起心动过缓，并可延迟自主呼吸出现。应限制吸管的深度和吸引时间（<10秒），吸引器的负压不超过100mmHg（13.3kPa）。

4. 羊水胎粪污染时的处理　2015年美国新生儿复苏指南不再推荐羊水胎粪污染时常规气管内吸引胎粪（无论有无活力）。根据我国国情和实践经验，新生儿复苏项目专家组做如下推荐：当羊水胎粪污染时，仍首先评估新生儿有无活力：新生儿有活力时，继续初步复苏；新生儿无活力时，应在20秒内完成气管插管及用胎粪吸引管吸引胎粪（附图2-2）。如果不具备气管插管条件，而新生儿无活力时，应快速清理口鼻后立即开始正压通气。

5. 擦干和刺激　快速彻底擦干头部、躯干和四肢，拿掉湿毛巾。彻底擦干即是对新生儿的刺激以诱发自主呼吸。如仍无呼吸，用手轻拍或手指弹患儿的足底或摩擦背部2次以诱发自主呼吸。如这些努力无效，表明新生儿处于继发性呼吸暂停，需要正压通气。

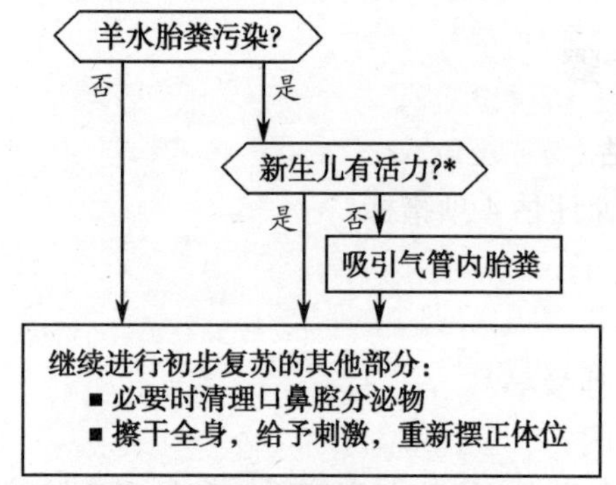

附图 2-2 羊水胎粪污染时的处理

（三）正压通气

新生儿复苏成功的关键是建立充分的通气。

1. 指征

（1）呼吸暂停或喘息样呼吸；

（2）心率<100 次/分。

对有以上指征者，要求在“黄金一分钟”内实施有效地正压通气。

如果新生儿有呼吸，心率>100 次/分，但有呼吸困难或持续发绀，清理气道、脉搏血氧饱和度监测，可常压给氧或持续气道正压通气（CPAP），特别是早产儿。

2. 气囊面罩正压通气

（1）压力：通气压力需要 20～25cmH_2O（1cmH_2O = 0.098kPa），少数病情严重的初生儿可用 2～3 次 30～40cmH_2O 压力通气。国内使用的新生儿复苏囊为自动充气式气囊（250ml），使用前要检查减压阀。有条件最好配备压力表。

（2）频率：40～60 次/分。

（3）用氧：推荐县及县以上医疗单位创造条件在产房添置空氧混合仪、空气压缩器及脉搏血氧饱和度仪。无论足月儿或早产儿，正压通气均要在脉搏血氧饱和度仪的监测指导下进行。足月儿开始用空气进行复苏，早产儿开始给 21%～40% 浓度的氧，用空氧混合仪根据血氧饱和度调整给氧浓度，使氧饱和度达到目标值（见流程图）。胸外按压时给氧浓度要提高到 100%。

在我国，有一些医院未配备脉搏血氧饱和度仪或空氧混合仪或两者皆无。我们建议接产的医疗单位应当尽最大可能配备相应设备，如果无上述两种仪器，在利用自动充气式气囊复苏时，有 4 种氧浓度可用：自动充气式气囊不连接氧源，氧浓度21%（空气）；连接氧源，不加储氧器，可得到约40%浓度的氧；连接氧源，加储氧器得100%（袋状）、90%（管状）浓度的氧。

脉搏血氧饱和度仪的传感器应放在新生儿动脉导管前的位置（即右上肢，通常是手腕或手掌中间的表面）。在传感器与仪器连接前，先将传感器与婴儿连接，有助于最迅速地获得信号。

（4）评估心率：可触摸新生儿的脐带搏动或用听诊器听诊新生儿的心跳，计数6秒，乘10即得出每分钟心率的快速估计值。近年来脉搏血氧饱和度仪用于新生儿复苏，可以测量心率和血氧饱和度。为了更准确地评估心率，2015年美国新生儿复苏指南推荐应用三导联心电图测量心率，考虑到我国国情，我们建议有条件的单位可以试用，并总结经验。

（5）判断有效通气：开始正压通气时即刻连接脉搏血氧饱和度仪，并观察胸廓是否起伏。有效地正压通气表现为胸廓起伏良好，心率迅速增快。

（6）矫正通气步骤：如达不到有效通气，需做矫正通气步骤，包括：检查面罩和面部之间是否密闭，再次通畅气道（可调整头位为鼻吸气位，清除分泌物，使新生儿的口张开）及增加气道压力。矫正通气后，如心率<100次/分，可进行气管插管或使用喉罩气道。

（7）评估及处理：经30秒有效正压通气后，如有自主呼吸且心率≥100次/分，可逐步减少并停止正压通气，根据脉搏血氧饱和度值决定是否常压给氧；如心率<60次/分，行气管插管正压通气并开始胸外按压。

（8）其他：持续气囊面罩正压通气（>2分钟）可产生胃充盈，应常规经口插入8F胃管，用注射器抽气，并保持胃管远端处于开放状态。

3. T-组合复苏器（T-Piece复苏器） T-组合复苏器是一种由气流控制、有压力限制的机械装置，能提供恒定的吸气峰压（PIP）及呼气末正压（PEEP）。本指南推荐县及县以上医疗单位尤其是三级医院使用，对早产儿的复苏更能提高效率和安全性。

（1）指征：用于足月儿和早产儿正压通气。

（2）用法：需接上压缩气源，气体由T-组合复苏器的新生儿气体出口经一个管道输送到新生儿端，与面罩或气管导管相连。预先设定PIP 20～25cmH_2O、PEEP 5cmH_2O、最大气道压（安全阀）40cmH_2O。操作者用拇指或示指关闭或打开T形管的开口，控制呼吸频率及吸气时间。使气体直接进入新生儿气道。由于提供恒定一致的PEEP及PIP，维持功能残气量，更适合早产儿复苏时正压通气的需要。本装置容易操作、使用灵活、压力输出稳定、操作者不易疲劳。

（四）喉镜下经口气管插管

1. 指征

（1）需要气管内吸引清除胎粪时；

（2）气囊面罩正压通气无效或要延长时；

（3）胸外按压时；

（4）经气管注入药物时；

（5）需气道给表面活性物质（PS）；

（6）特殊复苏情况，如先天性膈疝或超低出生体重儿。

2. 准备　进行气管插管必需的器械和用品应放置在一起，在每间产房、手术室、新生儿室和急救室应随时备用。常用的气管导管为上下直径一致的直管、不透射线和有刻度标示。如使用金属导丝，导丝前端不可超过管端。附表2-1、附表2-2提供气管导管型号和插入深度的选择方法。

附表2-1　气管导管型号在新生儿不同体重、胎龄的选择

导管内径（mm）	新生儿体重（g）	胎龄（周）
2.5	<1000	<28
3.0	1000~2000	28~34
3.5	2000~3000	34~38
3.5~4.0	>3000	>38

附表2-2　不同体重气管导管插入深度的选择

体重（g）	插入深度（cm）[P]
1000[a]	6~7
2000	7~8
3000	8~9
4000	9~10

注：[P]为上唇至气管导管管端的距离；[a]新生儿体重<750g，仅需插入6cm。

3. 方法　关键在于暴露声门，并强调操作者小手指的3个用途。

（1）插入喉镜：左手持喉镜，使用带直镜片（早产儿用0号，足月儿用1号）的喉镜进行经口气管插管。将喉镜柄夹在拇指与前3个手指间，镜片朝前。小指靠在新生儿颏部（小手指的第1个用途）提供稳定性。喉镜镜片应沿着舌面向右边滑入，将舌头推至口腔左边，推进镜片直至其顶端达会厌软骨谷。

（2）暴露声门：采用一抬一压手法，轻轻抬起镜片，上抬时需将整个镜片平行于镜柄方向移动，使会厌软骨抬起即可暴露声门和声带。如未完全暴露，操作者用小指（小指的第2个用途）或由助手用示指向下稍用力压环状软骨使气管下移有助于看到声门。在暴露声门时不可上翘镜片顶端抬起镜片。

（3）插管：插入有金属管芯的气管导管，将管端置于声门与气管隆凸之间，接近气管中点。

（4）操作时限及技巧：整个操作要求在20～30秒内完成。如插入导管时声带关闭，可采用Hemlish手法，助手用右手示、中两指在胸外按压的部位向脊柱方向快速按压1次促使呼气产生，声门即张开。

4. 胎粪吸引管的使用　施行气管内吸引胎粪时，将胎粪吸引管直接连接气管导管，以清除气管内残留胎粪。吸引时复苏者用右手示指将气管导管固定在新生儿的上腭，左手示指按压胎粪吸引管的手控口使其产生负压，边退气管导管边吸引，3～5秒将气管导管撤出气管外，并随手快速吸引1次口腔内分泌物。

5. 判断气管导管位置的方法　正压通气时导管管端应在气管中点，判断方法如下：

（1）声带线法：导管声带线与声带水平吻合。

（2）胸骨上切迹摸管法：操作者或助手的小指尖垂直置于胸骨上切迹上（小手指的第3个用途），当导管在气管内前进时小指尖触摸到管端，则表示管端已达气管中点。

（3）体重法：参照附表2-2。

6. 确定插管成功的方法

（1）胸廓起伏对称；

（2）听诊双肺呼吸音一致，尤其是腋下，且胃部无呼吸音；

（3）无胃部扩张；

（4）呼气时导管内有雾气；

（5）心率、血氧饱和度和新生儿反应好转；

（6）有条件可使用呼出CO_2检测器，可快速确定气管导管位置是否正确。

（五）喉罩气道

喉罩气道是一个用于正压通气的气道装置。

1. 适应证

（1）新生儿复苏时如气囊-面罩通气无效，气管插管失败或不可行时；

（2）小下颌或相对大的舌，如 Pierre-Robin 综合征和唐氏综合征；

（3）多用于体重≥2000g 的新生儿。

2. 方法 喉罩气道由一个可扩张的软椭圆型边圈（喉罩）与弯曲的气道导管连接而成。弯曲的喉罩越过舌产生比面罩更有效地双肺通气。采用"盲插"法，用示指将喉罩罩体开口向前插入新生儿口腔，并沿硬腭滑入至不能推进为止，使喉罩气囊环安放在声门上方。向喉罩边圈注入约 2～3ml 空气，使扩张的喉罩覆盖喉口（声门）。喉罩气道导管有一个 15mm 接管口可连接复苏囊或呼吸器进行正压通气。

（六）胸外按压

1. 指征 有效正压通气 30 秒后，心率 <60 次/分，在正压通气同时须进行胸外按压。

2. 要求 此时应气管插管正压通气配合胸外按压，以使通气更有效。胸外按压时给氧浓度增加至 100%。

3. 方法 胸外按压的位置为胸骨下 1/3（两乳头连线中点下方），避开剑突。按压深度约为胸廓前后径的 1/3，产生可触及脉搏的效果。按压和放松的比例为按压时间稍短于放松时间，放松时拇指或其他手指应不离开胸壁。

按压的方法为拇指法和双指法：

（1）拇指法：双手拇指端压胸骨，根据新生儿体型不同，双拇指重叠或并列，双手环抱胸廓支撑背部。

（2）双指法：右手食、中两手指尖放在胸骨上进行按压，左手支撑背部。

因为拇指法能产生更高的血压和冠状动脉灌注压，操作者不易疲劳，加之采用气管插管正压通气后，拇指法可在新生儿头侧进行，不影响做脐静脉插管，拇指法成为胸外按压的首选方法。

4. 胸外按压和正压通气的配合 需要胸外按压时，应气管插管进行正压通气。由于通气障碍是新生儿窒息的首要原因，因此胸外按压和正压通气的比例应为 3∶1，即 90 次/分按压和 30 次/分呼吸，达到每分钟约 120 个动作。每个动作约 1/2 秒，2 秒内 3 次胸外按压加 1 次正压通气。45～60 秒重新评估心率，如心率仍 <60 次/分，除继续胸外按压外，还应考虑使用肾上腺素。

（七）药物

新生儿复苏时，很少需要用药。新生儿心动过缓通常是由于肺部通气不足或严重缺氧，纠正心动过缓的最重要步骤是充分地正压通气。

1. 肾上腺素

（1）指征：45～60 秒的正压通气和胸外按压后，心率持续 <60 次/分。

（2）剂量：新生儿复苏应使用1∶10000的肾上腺素。静脉用量0.1～0.3ml/kg；气管内用量0.5～1ml/kg。必要时3～5分钟重复1次。

（3）给药途径：首选脐静脉给药。如脐静脉插管操作尚未完成或无条件做脐静脉插管时，可气管内快速注入，若需重复给药，则应选择静脉途径。

2. 扩容剂

（1）指征：有低血容量、怀疑失血或休克的新生儿在对其他复苏措施无反应时；

（2）扩容剂：推荐生理盐水；

（3）方法：首次剂量为10ml/kg，经脐静脉或外周静脉5～10分钟缓慢推入，必要时可重复扩容1次。

3. 其他药物　分娩现场新生儿复苏时一般不推荐使用碳酸氢钠。

4. 脐静脉插管　脐静脉时静脉注射的最佳途径，用于注射肾上腺素以及扩容剂。可插入3.5F或5F的不透射线的脐静脉导管。当新生儿复苏进行胸外按压时，即可考虑开始脐静脉插管，为给药做准备。

插管方法如下：沿脐根部用线打一个松的结，如在切断脐带后出血过多，可将此结拉紧。在钳夹下离皮肤线2cm处用手术刀切断脐带，可在11、12点位置看到大而壁薄的脐静脉。脐静脉导管连接三通和5ml注射器，充以生理盐水，导管插入脐静脉2～4cm，抽吸有回血即可。早产儿插入导管稍浅，插入过深，则高渗透性药物和影响血管的药物可能直接损伤肝脏，务必避免将空气推入脐静脉。

第三部分　正压通气不能使肺部充分通气的特殊复苏情况

如按复苏流程规范复苏，新生儿心率、血氧饱和度和肌张力状况应有改善。如无良好的胸廓运动，未听及呼吸音，持续发绀，可能有以下问题（附表2-3）。

附表2-3　新生儿复苏的特殊情况

情况	病史/临床症状	措施
气道机械性阻塞		
胎粪或黏液阻塞	胎粪污染羊水/胸廓运动不良	气管导管吸引胎粪/正压通气
后鼻孔闭锁	哭时红润，安静时发绀	口腔气道或气管导插入咽喉部
咽部气道畸形（Pierre-Robin综合征）	舌后坠进入咽喉上方将其堵塞，空气进入困难	仰卧体位，后鼻咽插管或喉罩气道

续表

情况	病史/临床症状	措施
肺功能损害		
气胸	呼吸困难，双肺呼吸音不对称	胸腔穿刺术
胸腔积液	持续发绀 呼吸音减低	立即气管插管，正压通气
先天性膈疝	持续发绀 双肺呼吸音不对称 持续发绀，舟状腹	胸腔穿刺术，引流放液 气管插管，正压通气 插入胃管
心脏功能损害		
先天性心脏病	持续发绀/心动过缓	进一步诊断评价
胎儿失血/母出血	苍白，对复苏反应不良	扩容，可能包括输血

新生儿持续发绀或心动过缓，可能为先天性心脏病。此类患儿很少在出生后立即发病。所有无法成功复苏的原因几乎均为通气问题。

第四部分 复苏后监护

复苏后的新生儿可能有多器官损害的危险，应继续监护，包括：

(1) 体温管理；

(2) 生命体征监测；

(3) 早期发现并发症。

继续监测维持内环境稳定，包括：血氧饱和度、心率、血压、红细胞压积、血糖、血气分析及血电解质等。

需要复苏的新生儿断脐后立即进行脐动脉血气分析，生后脐动脉血 pH <7，结合 Apgar 评分有助于窒息的诊断和预后的判断。及时对脑、心、肺、肾及胃肠等器官功能进行监测，早期发现异常并适当干预，以减少窒息的死亡和伤残。

一旦完成复苏，为避免血糖异常，应定期监测血糖，低血糖者静脉给予葡萄糖。如合并中、重度缺氧缺血性脑病，有条件的医疗单位可给予亚低温治疗。

第五部分 早产儿复苏需关注的问题

一、体温管理

置于合适中性温度的暖箱。对胎龄 <32 周早产儿复苏时，可采用塑料袋保温（见初步复苏部分）。

二、正压通气时控制压力

早产儿由于肺发育不成熟，通气阻力大，不稳定的间歇正压给氧易使其受伤害。正压通气需要恒定的 PIP 及 PEEP，推荐使用 T-组合复苏器进行正压通气。

三、避免肺泡萎陷

胎龄 < 30 周、有自主呼吸或呼吸困难的早产儿，产房内尽早使用 CPAP。根据病情选择性使用 PS。

四、维持血流动力学稳定

由于早产儿生发层基质的存在，易造成室管膜下-脑室内出血。心肺复苏是要特别注意保温、避免使用高渗药物、注意操作轻柔、维持颅压稳定。

五、缺氧后器官功能检测

围产期窒息的早产儿因缺氧缺血易发生坏死性小肠结肠炎，应密切观察、延迟或微量喂养。注意尿量、心率、心律。

六、减少氧损伤

早产儿对高动脉氧分压非常敏感，已造成氧损害。需要规范用氧，复苏开始时给氧浓度应低于65%，并进行脉搏血氧饱和度或血气的动态监测，使血氧饱和度维持在目标值，复苏后应使血氧饱和度维持在 0.90 ~ 0.95。定期眼底检查随访。

附录三　儿科各种评价及评估表

一、新生儿行为评估

定义：新生儿行为神经测定量表（NBNA）主要用于高危儿如新生儿窒息、高胆红素血症、缺氧缺血性脑病等的监测和评价，NBNA 能够反应新生儿的行为能力和脑功能状态，以早期发现轻微脑损伤的患儿，并为早期诊治提供依据。

1. NBNA 适用范围及人群　NBNA 适用于足月新生儿，早产儿由于肌张力低，NBNA 评分不能反应其正常与否，早产儿需等胎龄满 40 周后测查。足月窒息儿可从生后 3 天开始测查，如果评分低于 35 分，7 天应重复，仍不正常者，12 ~ 14 天再测查，以评估其预后。

2. NBNA 的使用方法检查最好选在新生儿 2 次喂奶中间进行，检查环境宜安静、偏暗。NBNA 共有 20 项检查内容，适应能力，主、被动肌张力，原始反射和一般反应五部分。每一项评分分为三个等级：0 分、1 分和 2 分。未能引出或显著不正常为 0 分，轻微不正常为 1 分，正常为 2 分，满分为 40 分，见附表 3-1。

附表 3-1 新生儿行为评估表

姓名：病室：床号：住院号：

项目	检查时状态	评分标准			得分		
		0	1	2	日龄（天）		
行为能力							
1 对光习惯形成	睡眠	≥11 次	7 ~ 10 次	≤6 次			
2 对声音习惯形成	睡眠	≥11	7 ~ 10	≤6			
3 对格格声反应	安静觉醒	头眼不转动	转动≤60	转动			
4 对说话人脸的反应	同上	同上	同上	同上			
5 对红球反应	同上	同上	同上	同上			
6 安慰	哭	不能	困难	容易或自动			
被动肌张力							
7 围巾征	安静觉醒	环绕颈部	肘略过中线	肘未到中线			
8 前臂弹回*	同上	无	慢弱 >3	活跃≤3			
9 窝角（°）	同上	>110	110 ~ 110	≤90			
10 下肢弹回	同上	无	慢弱 >3	活跃≤3			
主动肌张力							
11 头竖立*	安静觉醒	不能	困难，有	1 ~ 2 秒以上			
12 手握持	同上	无	弱	如可重复			
13 牵拉反应	同上	无	提起部分身体不全	提起全部身体			
14 支持反应（直立位）	同上	无	短暂	支持全部身体			
原始反射							
15 踏步或放置	同上	无	引出困难	好可重复			
16 拥抱反射	同上	无	弱不完全	好、完全			
17 吸吮反射	同上	无	弱	好与吞咽同步			
一般估价							
18 觉醒度	觉醒	昏迷	嗜睡	正常			
19 哭	哭	无	微弱或过多	正常			
20 活动度	活动觉醒	缺或过多	减少或增多	正常			

注：* 需记录确切时间（秒）

3. 具体评估方法

第一部分：新生儿的行为能力共6项（1~6项），检查对环境和外界刺激的适应能力。

（1）对光的习惯形成：在睡眠状态下，重复用手电筒照射新生儿的眼睛，最多12次。观察和记录反应开始，减弱甚至消失的次数。评分：≥11次为0分；7~10次为1分；≤6次为2分。

（2）对“格格”声的习惯形成：新生儿处于睡眠状态，距离25~28cm处，短暂而响亮地摇格格声盒，最多重复12次。观察和评分同（1）。

（3）非生物听定向反应（对“格格”声反应）：在安静觉醒状态下，重复用柔和的格格声在新生儿的视线外（约10cm处）连续轻轻地给予刺激。观察其头和眼球转向声源的能力。评分：0分为头和眼不能转向格格声；1分为头和眼转向格格声，但转动<60°角；2分为转向格格声≥60°角。

（4）生物性视、听定向反应（对说话的人脸的反应）：在安静觉醒状态下，检查者和新生儿面对面，相距20cm，用柔和而高调的声音说话，从新生儿的中线慢慢向左右两侧，移动是连续发声。观察新生儿的头和眼球追随检查者的脸和声音的移动方向的能力，评分方法同（3）。

（5）非生物视觉定向反应（对红球反应）：检查者手持红球面对新生儿，相距20cm。评分方法同（3）。

（6）安慰：指哭闹的新生儿对外界安慰的反应。评分：0分为哭闹经安慰不能停止；1分为哭闹停止非常困难；2分为较容易停止哭闹。

第二部分：被动肌张力共4项（7~10项），必须在觉醒状态下检查，受检新生儿应处在正中位。

（7）围巾征：检查者一手托住新生儿的颈部和头部，使保持正中位，半卧位姿势，以免上肢肌张力不对称。将新生儿手拉向对侧肩部，观察肘关节和中线的关系。评分：0分为上肢环绕颈部；1分为新生儿肘部略过中线；2分为肘部未达或接近中线。

（8）前臂弹回：只有新生儿双上肢呈屈曲姿势时才能进行，检查者用手拉直新生儿双上肢，然后松开使其弹回到原来的屈曲位。观察弹回的速度。评分：0分为无弹回；1分为弹回速度慢（3秒以上）或弱；2分为双上肢弹回活跃，并能重复进行。

（9）下肢弹回：只有当髋关节呈屈曲位时才能检查，新生儿仰卧，检查者用双手牵拉新生儿双小腿，使之尽量伸展，然后松开，观察弹回的速度。评分同（8）。

（10）腘窝角：新生儿平卧，骨盆不能抬起，屈曲呈胸膝位，固定膝关节在腹部两侧，然后举起小腿测量腘窝的角度。评分：0分为>110°；1分为 90°～110°；2 分为≤90。

第三部分：主动肌张力共 4 项（11～14 项）。

（11）颈屈、伸肌的主动收缩（头竖立反应）：检查者抓握新生儿的肩部，拉其从仰卧到坐位姿势，注意颈部和躯干的关系，在垂直姿势到达之前，观察到颈部屈伸肌收缩将头抬起，足月儿颈部屈肌和伸肌平衡，可以和躯干维持在一个轴线上几秒钟，然后往前垂下后后仰。评分：0 分为无反应或异常；1 分为头部和躯干部保持平衡有头竖立动作即可；2 分为头竖立 1 秒或 1 秒钟以上。

（12）手握持：新生儿取仰卧位，检查者的手从尺侧插入其手掌，观察其抓握的情况。评分：0 分为无抓握；1 分为抓握力弱；2 分为非常容易抓握并能重复。

（13）牵拉反应：新生儿手应是干的，检查者的示指从尺侧伸进其手内时，正常时会得到有力的抓握反射，这时检查者抬高自己的示指约 30cm（时刻准备用大拇指在必要时去握住新生儿的手），一般新生儿会屈曲自己的上肢使其身体完全离开桌面，检查者不应抓握新生儿的手和举起新生儿，不然就会变成被动的悬吊反应，不能估价主动的肌张力。评分：0 分为无反应；1 分为提起部分身体；2 分为提起全部身体。

（14）支持反应：检查者用手抓握住新生儿前胸，拇指和其他手指分别在两个腋下，示指放在锁骨部位，支持新生儿呈直立姿势，观察新生儿下肢和躯干是否主动收缩以支持身体的重量，并维持几秒钟。评分为：0 分无反应；1 分为不完全或短暂、直立时头不能竖立；2 分为能有力地支撑全部身体，头竖立。次项评分主要观察头和躯干是否直立，下肢可以屈曲也可伸直。

第四部分：原始反射共 3 项（15～17 项）。

（15）自动踏步：上面的支持反应得到时，新生儿躯干在直立位置或稍微往前倾，当足接触到硬的平面即可引出自动迈步动作。放置反应：取其直立位，使新生儿的足背碰到桌子边缘，该足有迈上桌子的动作。自动踏步和放置反应的意义相同，没有自动踏步，但有放置反应同样得分。评分：0 分为无踏步也无放置反应；1 分为踏 1 步或有一次放置反应；2 分为踏 2 步或在同足有 2 次放置反应或两足各有一次放置反应。

（16）拥抱反射：新生儿呈仰卧位，检查者拉小儿双手上提，使小儿颈部离开桌面 2～3cm，但小儿头仍后垂在桌面上，突然放下小儿双手，恢复其仰卧位。由于颈部位置的突然变动引起拥抱反射。表现为双上肢向两侧伸展，手张开，然后屈曲上肢，似拥抱状回收上肢至胸部，可伴有哭声。评定结果主要根据上肢的反应。评分：0 分为无反应；1 分为拥抱反射不完全，上臂仅伸展，无屈曲；2 分为拥抱反射完全，后屈曲回收到胸部。

（17）吸吮反射：将乳头或手指放在新生儿两唇间或口内，则引起吸吮动作。注意吸吮力、节律，与吞咽是否同步。哺乳时需要呼吸、吸吮和吞咽3种动作协同作用。评分：0分为无吸吮动作；1分为吸吮力弱；2分为吸吮力好，与吞咽同步。

第五部分：一般反应共3项（18～20项）。

（18）觉醒度：在检查过程中是否觉醒和觉醒的程度。评分：0分为昏迷；1分为嗜睡；2分为觉醒好。

（19）哭声：在检查过程中哭闹的情况。评分：0分为不会哭；1分为哭声微弱、过多或高调；2分为哭声正常。

（20）活动度：在检查过程中观察新生儿活动情况。评分：0分为活动缺乏或过多；1分为活动减少或增多；2分为活动正常（本检查方法只适用足月新生儿）。

二、新生儿术后疼痛评估

定义：新生儿术后疼痛评分（CRIES）由美国Missouri大学制定，用于评估新生儿的术后疼痛。是由哭闹（crying）、血氧饱和度＞＞95%所需的氧浓度（required FiO_2 for SpO_2＞95%）、生命体征升高（increased vital signs）、面部表情（expression）和失眠（sleeplessness）5项英文的首字母合成。每项分值为0～2分，总分为10分，见附表3-2。3分以上需要镇痛，4～6分为中度疼痛，7～10分为重度疼痛。

附表3-2 新生儿术后疼痛评估

	0分	1分	2分
哭闹	无	高声哭但可安抚	高调哭不可安抚
SpO_2＞95%时对FiO_2的要求（Require FiO_2 for SpO_2＞95%）	无	≤30%	＞30%
生命体征升高（increased vital signs）	HR. BP无变化	HR. BP上升幅度＜术前的20%	HR. BP上升幅度＞术前的20%
面部表情（expression）	无痛苦表情	痛苦表情	痛苦表情伴有呻吟
睡眠障碍（sleepless）	无	频繁觉醒	不能入睡

三、FLACC疼痛评分法

定义：FLACC疼痛评分法包括面部表情（facial expression）、腿的动作

(1eg movement)、活动（activity)、哭闹（crying）和可抚慰性（consolability）五项内容。每一项内容按0～2分评分，总分为10分，得分越高，疼痛越严重，见附表3-3。评估时需观察1～5分钟或更长时间，使患儿暴露，观察活动度，或给患儿换体位，评估身体的紧张度及肌张力，如果需要应给予安慰。FLACC疼痛评分法，主要用于0～3岁儿童。

附表3-3　FLACC疼痛评分法

	0分	1分	2分
面部表情（face)	微笑	偶尔皱眉、面部扭歪、淡漠	经常下颌颤抖或咬紧
腿（leg)	放松体位	紧张、不安静	腿踢动
活动（activity)	静卧或活动自如	来回动	身体屈曲、僵直或扭动
哭（cry)	无	呻吟、呜咽、偶诉	持续哭、哭声大
安慰（consolability)	无需安慰	轻拍可安慰	很难安慰

评分标准如下：

0分：放松，舒适。

1～3分：轻度不适。

4～6分：中度疼痛。

7～10分：严重不适和（或）疼痛。

四、新生儿疼痛评分表

定义：新生儿疼痛评分表（NIPS）由加拿大EASTERN ONTARIO儿童医院制定，用于评估早产儿和足月儿操作性疼痛。NIPS主要通过观察早产儿的行为的变化，包括面部表情、哭闹、呼吸形式、上肢、下肢和觉醒状态6项评估新生儿的疼痛状况。总分为6项之和，最低为0分，最高为7分，见附表3-4，分值愈高表示疼痛愈重。NIPS评分适用于婴儿、幼儿或无语言表达能力的患儿，对于严重的生长发育迟缓或严重的智力障碍，NIPS在使用时要与家长合作，以便更好地评估儿童的疼痛行为。NIPS内容主要有以下几个方面：

面部表情

0：肌肉放松：面部表情平静。

1：皱眉头：面部肌肉紧张，眉头和下巴都有皱纹（负面的面部表情——鼻子、嘴巴和下巴）。

哭闹

0：不哭：安静、不哭。

1：呜咽：间断的、轻微的哭泣。

2：大哭：大声尖叫、声音不断响亮的、刺耳的、持续的呼吸形态。

0：放松：孩子平常的状态。

1：呼吸形态改变：不规则、比平常快，噎住、屏气。

手臂

0：放松或受限：没有肌肉的僵直，偶尔手臂随机的的运动。

1：屈曲、伸展：紧张、手臂伸直、很快地伸展或屈曲腿。

0：放松或受限：没有肌肉的僵直，偶尔腿部随机的运动。

1：屈曲、伸展：紧张、腿伸直、很快地伸展或屈曲。

觉醒的状态

0：入睡、觉醒：安静、平和、入睡或觉醒或平静的。

1：紧急、局促不安：激惹。

附表 3-4 新生儿疼痛评分表

项目	0 分	1 分	2 分
面部表情	放松	面部扭曲	——
哭闹	无	呻吟	大哭
呼吸改变	平静、规律	呼吸方式改变	——
上肢	放松	屈曲或伸展	——
下肢	放松	屈曲或伸展	——
意识觉醒状况	平静入睡或觉醒	烦躁不安	——

五、早产儿疼痛评分

早产儿疼痛评分（PIPP）由加拿大 Toronto 和 McGill 大学制订，用于评估早产儿疼痛。

PIPP 包括胎龄、行为、心率、血氧饱和度、皱眉、挤眼和鼻唇沟 7 项。其中行为状态是指潜在疼痛发生前的早产儿行为，需要观察 15 秒；心率、血氧饱和度、皱眉、挤眼和鼻唇沟几项是指疼痛发生时的变化，需要观察 30 秒，在此之前需要记录心率、血氧饱和度的基础值。皱眉、挤眼和鼻唇沟选项中的时间百分数是指疼痛发生时，各项出现时间占观察时间的百分数。PIPP 总分为 7 项之和，最低为 0 分，最高为 21 分，分值大于 12 分表示存在疼痛，得分越高，疼痛越严重（附表 3-5）。

附表 3-5 早产儿疼痛评分

项目	0分	1分	2分	3分
胎龄	≥36	32~35	28~31	<28
行为状态	活动/清醒、睁眼，有面部活动	安静/清醒、睁眼，无面部活动	活动/睡觉、闭眼，有面部活动	安静/睡觉、闭眼，无面部活动
心率增加次数(次/分)	0~4	5~14	15~24	≥25
氧饱和度下降（%）	0~2.4	2.5~4.9	5.0~7.4	≥7.5
皱眉	无	轻度	中度	重度
挤眼	无	轻度	中度	重度
鼻唇沟加深	无	轻度	中度	重度

注：疼痛刺激前观察婴儿15秒，评估其行为状态，疼痛刺激后观察婴儿30秒，“无”为出现该动作时间≤评估时间的9%，轻度、中度、重度表示该动作持续时间分别为评估时间的10%~39%、40%~69%、≥70%。

六、儿童压疮风险评估

Braden-Q量表是由Quigley和Curley改编自成人压疮风险评估表（Braden压疮量表），用于对儿童进行压疮风险评估。

Braden-Q量表内容包含移动度、活动度、感知觉、浸渍、摩擦与剪切、营养、组织灌注与氧合7个条目，总分7~28分，附表3-6，以16分为分界值，≤16分说明患儿有压疮的风险，得分越低，压疮风险越大。

附表 3-6 儿童压疮风险评估

项目	评分				得分
移动能力	4 不受限 可独立进行主要的体位改变，能随意改变	3 轻度受限 可经常移动且独立进行改变体位或四肢的位置	2 严重受限 偶尔能轻微的改变身体或四肢的位置，但不能独立翻身	1 完全受限 完全不能自主改变体位或四肢的位置	
活动能力	4 经常步行 室外步行每日至少2次，室内步行至少每2小时一次（清醒期间）	3 可偶尔步行 白天偶尔步行但距离很短，部分时间在床上或椅子上	2 局限于轮椅活动 步行严重受限或不能步行，不能耐受体重和或必须借助椅子或轮椅活动	1 卧床不起 被限制于床上	

续表

项目	评分				得分
感知	4 没有改变 对指令性语言有反应，无感觉受损	3 轻度受限 对指令性语言有反应，但不能总是用语言表达不舒适或有 1 ~ 2 个肢体感受疼痛能力受损	2 大部分受限 只对疼痛有反应，只能有呻吟、烦躁不安表示，不能用语言表达不舒适或痛觉能力受限大于 1/2 体表面积	1 完全受限 由于意识水平下降或用镇静药后对疼痛刺激无反应，或者身体大部分不能感知疼痛	
潮湿	4 很少潮湿 皮肤通常是干燥的，按常规更换床单即可	3 偶尔潮湿 要求每 12 小时更换一次床单	2 经常潮湿 皮肤频繁潮湿，床单至少每 8 小时更换一次	1 持久潮湿 由于小便或出汗，皮肤几乎一直处于潮湿状态	
摩擦力 - 剪切力	4 无 能独立在床上或椅子上改变移动，并有足够的肌肉力量在移动时完全抬空躯体，在床上或椅子上总是能保持良好的体位但偶尔会滑下来	3 无明显问题 躯体移动乏力或需要非常小的协助，在移动过程中，皮肤在一定程度上会碰到床单、椅子、约束带或其他设施；能在床上或椅子上保持相对好的姿势，但偶尔会滑下来	2 有潜在问题 移动时需要很大的协助，不能完全抬空身体而不碰到床单，在床上或椅子上经常滑落；需要很大的帮助才能调整体位；	1 有此问题 痉挛、或躁动不安使皮肤经常受到摩擦力和剪切力	
营养	4 营养摄入良好 规律用餐，每餐摄入正常量的食物，通常吃 4 份或更多的肉和乳制品，两餐间偶尔加餐；不需其他营养补充	3 营养摄入适当 可摄入供给量的一半以上；每天4份肉或乳制品，偶尔拒绝用餐，如果供给点心通常会吃掉；依靠管饲或肠外营养能达到绝大部分的营养需求	2 营养摄入不足 很少吃完一餐饭，通常只能摄入所给食物的一半；血清白蛋白小于 3mg/dl；每天摄入 3 份肉类或乳制品；依靠管饲或肠外营养能达到大部分的营养需求	1 重度营养摄入不足 禁食或清流质饮食或静脉输液 5 天以上；血清白蛋白小于 2.5mg/dl；从未吃完一餐饭，很少能摄入所供给食物的 1/2 以上；每天摄入 2 份或以下的肉类或乳制品，很少摄入液体	

续表

项目	评分				得分
组织灌注或氧合作用	4 很好 血压正常，氧饱和度 > 95%；血红蛋白正常；毛细血管再充盈时间 <2s	3 充足 血压正常，氧饱和度 < 95% 或血红蛋白 < 10mg/dl；毛细血管充盈时间 > 2s，血清 pH 正常	2 受限 血压正常，氧饱和度 < 95% 或血红蛋白 < 10mg/dl 或毛细血管充盈时间 > 2s，血清 pH < 7.40	1 非常受限 低血压（舒张 < 50mmHg，新生儿 < 40mmgHg 或不能耐受生理性体位改变	

七、改良后 Glasgow 昏迷评分

定义：改良的 GCS 评分基于不同年龄儿童的发育特点，对其肢体运动、语言及睁眼等反应进行评分，可以准确地评估患儿的脑功能，并提示预后。

改良后 Glasgow 昏迷评分根据患儿睁眼、语言及运动对刺激的不同反应进行打分，然后将三种反应得分相加。满分为 15 分，8 分以下为昏迷，3 分为最低值，见附表 3-7。13 ~ 15 分为轻度意识障碍；9 ~ 12 分为重度意识障碍；3 ~8 分为重度意识障碍。评分越低，说明病情越重，预后越差。

附表 3-7　改良后 Glasgow 昏迷评分

功能测定	评分	
>1 岁	<1 岁	
睁眼		
自发	自发	4
语言刺激	声音刺激时	3
疼痛刺激	疼痛刺激时	2
刺激后无反应	刺激后无反应	1
最佳运动反应		
服从命令动作	自发	6
因局部疼痛而动	因局部疼痛而动	5
因疼痛而屈曲回缩	因疼痛而屈曲回缩	4
因疼痛而呈屈曲反应（似皮层强直）	因疼痛而呈屈曲反应（似皮层强直）	3
因疼痛而呈伸展反应（似去大脑强直）	因疼痛而呈伸展反应（似去大脑强直）	2
无运动反应	无运动反应	1

续表

功能测定		评分	
>1 岁	2~5 岁	0~23 个月	
最佳语言反应			
能定向说话	适当地单词、短语	微笑、发声	5
不能定向	词语不当	哭闹、可安慰	4
语言不当	持续哭闹、尖叫	持续哭闹、尖叫	3
语言难以理解	呻吟	呻吟、不安	2
无说话反应	无反应	无反应	1

八、小儿危重症病例评分法

小儿危重症病例评分法 PCIS（Pediatric critical illness score，PCIS）是目前国内应用最广泛的危重患儿病情评估方法，PCIS 不适用于新生儿和慢性病危重状态。

PCIS 主要检查 11 个指标：心率、血压、呼吸、氧分压、pH、钠离子、钾离子、肌酐、尿素氮、血红蛋白、胃肠系统，每项分值分别为 4 分、6 分、10 分，满分为 100 分，见附表 3-8，每项参数单项得分相加即得患儿的总分，分值越低，患儿的病情越严重。PCIS 首次评分需在入院 24 小时内完成，根据情况可进行多次评分。总分越低，表示病情越严重。>80 分为非危重，70~80 分为危重，<70 分为极危重。

附表 3-8 小儿危重症病例评分

项目	测定值即表现		分值
	<1 岁	≥1 岁	
心率（次/分）	<80 或 >180	<60 或 >160	4
	80~100 或 160~180	60~80 或 140~160	6
	其余	其余	10
收缩压	<55 或 >130	<65 或 >150	4
	55~65 或 100~130	66~75 或 131~150	6
	其余	其余	10
呼吸（次/分）	<20 或 >70 或明显节律不齐	<15 或 160 或明显节律不齐	4
	20~25 或 40~70	15~20 或 35~60	6
	其余	其余	10

续表

项目	测定值即表现		分值
	<1 岁	≥1 岁	
动脉血氧分压	<50	<50	4
	50~70	50~70	6
	其余	其余	10
pH	<7.25 或 >7.55	<7.25 或 >7.55	4
	7.25~7.30 或 7.50~7.55	7.25~7.30 或 7.50~7.55	6
	其余	其余	10
血钠	<120 或 >160	<120 或 >160	4
	120~130 或 150~160	120~130 或 150~160	6
	其余	其余	10
血钾	<3.0 或 >6.5	<3.0 或 >6.5	4
	3.0~3.5 或 5.5~6.5	3.0~3.5 或 5.5~6.5	6
	其余	其余	10
血肌酐	>159	>159	4
	106~159	106~159	6
	其余	其余	10
尿素氮	>14.3	>14.3	4
	7.1~14.3	7.1~14.3	6
	其余	其余	10
血红蛋白	<60	<60	4
	60~90	60~90	6
	其余	其余	10
胃肠系统	应激性溃疡出血及肠麻痹	应激性溃疡出血及肠麻痹	4
	应激性溃疡出血	应激性溃疡出血	6
	其余	其余	10

九、肾穿患儿疼痛连续评估记录表

1. 适用人群适用于肾穿术后的所有儿童。本评估表将面部表情、数字与词语评相结合，评估更全面，能及时动态地观察描述患儿疼痛的情况。在0~10数字量表的基础上加入口、面部表情描述性量表来检测患儿的疼痛程度，并伴有疼痛性质和部位的描述，能够及时地监测患儿的疼痛部位及性质，为减轻患儿的肾穿后的病痛提供依据。

2. 使用方法用数字0~10及6种面部表情从微笑至悲伤至哭泣来表达疼痛程

度，分别评估为：无痛、有点痛、稍痛、更痛、很痛、最痛。此法适用任何年龄，没有特定的文化背景或性别要求，易于掌握，不需任何附加设备，由于婴幼儿不能用言语表达或者表达不清，因此特别适用。下面还有词语评估，包括疼痛部位及性质，可以使表达清楚的儿童更加准确的描述肾穿疼痛的情况。

3. 具体评估方法

（1）患儿肾穿术后安返病房1小时内进行评估。

（2）不能用言语表达或者表达不清的患儿，在家长的协同下进行疼痛的口、面部表情评分的选择。

（3）语言表达清楚的患儿，在家长的协同下进行疼痛的口面部表情评分的选择和疼痛部位及性质的描述。

（4）口、面部表情量表的说明：0：非常愉快，无疼痛；1：有一点疼痛；2：轻微疼痛；3：疼痛较明显；4：疼痛较严重；5：剧烈疼，但不一定哭泣。

（5）对于有疼痛的患儿，第2天要进行复评，连续评估7天。

附表3-9　肾穿患儿疼痛连续评估记录表

床号：　姓名：　性别：　年龄：　病历号：　入院诊断：　操作日期：

日期 分值							
10							
9							
8							
7							
6							
5							
4							
3							
2							
1							
0							
疼痛部位							
疼痛性质							
护理措施							
护士签字							

说明：疼痛部位：①穿刺部位②头部③腹部④腰部⑤四肢⑥其他

疼痛性质：①钝痛②锐痛③绞痛④胀痛⑤灼痛⑥牵扯痛⑦放射痛⑧隐痛⑨其他

护理措施：①安静环境②舒适体位③去枕平卧④指导保护伤口方法⑤遵医嘱给药⑥讲故事、听音乐分散注意力⑦其他

十、小儿晕厥评分表

1. 适用人群各类晕厥的患儿，如低血压性晕厥（血管迷走性晕厥、排尿性晕厥、咳嗽性晕厥等）、心源性晕厥（心律失常、冠心病和心肌梗死、引起心排血量减低的心脏病）、脑血管性晕厥、多因素晕厥及其他晕厥。

2. 使用说明晕厥患儿入院后进行评估，在晕厥评分处填写相应的分数，在头晕、胸闷、恶心、心悸、头痛视物模糊等伴随症状处打勾。根据患儿晕厥频率的严重程度分为0~4分：从没有该症状为0分；每月有1次为1分；每月2~4次为2分；每周2~7次为3分；1天超过1次为4分。

附表3-10 小儿晕厥评分表

<table>
<tr><td colspan="4">基本资料</td></tr>
<tr><td>姓名</td><td>性别□男□女</td><td>年龄</td><td>主管医生</td></tr>
<tr><td colspan="4">入院日期______年____月____日____时转入日期______年____月____日____时
入院方式 □平诊 □急诊 □步行 □轮椅 □平车 □抱入</td></tr>
<tr><td colspan="4">入院诊断</td></tr>
<tr><td colspan="4">以下症状的根据其严重程度分为0-4分，请在根据您的症状作一评分
0：从没有该症状；
1：每月有1次；
2：每月2-4次；
3：每周2-7次；
4：1天超过1次；
晕厥：
头晕：
胸闷：
恶心：
心悸：
头痛：
视物模糊：</td></tr>
</table>

十一、癫痫患儿跌倒评估单

序号	项目	评分内容	__月__日	__月__日	__月__日	__月__日
1	精神状况	谵妄、烦躁、需要他人强制约束其行为以避免潜在伤害，0分 嗜睡、模糊、躁动不安，可听从他人劝导，并在他人看管下对可能造成伤害的物体或行为进行规避，3分。 正常，可不需要他人帮助完成，对可能对其造成危险的行为或物体进行规避及作出必要的保护性措施，5分。				
2	年龄	3个月~3岁，0分。 3岁~7岁，3分。 7岁~18岁，5分。				
3	运动能力	下肢肌无力、步态不稳、运动障碍，0分。 可短暂正常行走，3分。 正常行走30分钟以上，5分。				
4	发作类型	发作时意识丧失、肌肉痉挛、失张力，0分。 发作时为意识不改变，持续时间短，为部分性发作，3分。				
5	自我情绪控制	行为粗鲁，经常做出伤害自己或他人的行为，需专人进行看管，必要时多人对其进行强制约束，0分。 易冲动及焦虑，活动过多，需他人经常对其进行心理疏导及安抚，3分。 可对自我情绪进行适当调节与疏导，5分。				

十二、婴幼儿腹泻评估单

序号	项目	评分内容	__月__日	__月__日	__月__日	__月__日
1	精神状况	昏睡、昏迷，呼之不应，0分。 精神萎靡、淡漠或烦躁、反应差，3分。 正常，精神好，反应灵敏，5分。				
2	皮肤	皮肤颜色苍白发灰，干燥、皮肤弹性差、松弛，捏起后不易平复，0分。 皮肤发白、稍干，皮肤弹性尚好，3分。 皮肤欠红润，弹性好，5分。				
3	大便性状	大便次数数十次、大便呈水样便或脓血便、有特殊味道或性状、有腥臭味，0分。 每日大便十余次，大便呈浠水便，呈黄色或黄绿色，混有少量黏液，无腥臭味，3分。 每日大便少于十次，大便呈稀糊状或浠水便，呈黄色或黄绿色，4分。				
4	尿量	尿量极少或无尿，无泪，眼窝深陷，0分。尿量明显减少，眼睛干涩，眼泪少，3分。尿量稍少，4分。				
5	电解质	电解质紊乱且伴有四肢厥冷、血压不易测出、高热等临床症状，0分。电解质紊乱且伴有低热等轻度脱水症状，3分。未见紊乱及发热，5分。				

十三、婴幼儿喂养困难评分量表

1. 您觉得您在喂养孩子过程中有困难吗？						
1	2	3	4	5	6	7
非常困难						容易
2. 您对孩子的喂养及进食感到担心吗？						
1	2	3	4	5	6	7
不担心						非常担心
3. 您孩子的食欲如何？						
1	2	3	4	5	6	7
非常差						好
4. 您孩子每餐从什么时候开始拒绝进食？						
1	2	3	4	5	6	7
进餐一开始						进餐结束
5. 您孩子每餐进食需要多少分钟？						
1	2	3	4	5	6	7
1-10	11-20	21-30	31-40	41-50	51-60	>60
6. 您孩子进餐时表现如何（哭闹、玩玩具、看电视、乱跑等）？						
1	2	3	4	5	6	7
无上述表现						非常明显
7. 您孩子是否对进食某类食物有恶心、呕吐的现象						
1	2	3	4	5	6	7
从来没有						大多数时候
8. 您孩子是否有嘴中含着食物但不吞咽的现象？						
1	2	3	4	5	6	7
大多数时候						从来没有
9. 您孩子在进食时是否需要逗引或追着喂？						
1	2	3	4	5	6	7
从来没有						大多数时候

续表

10. 您强迫孩子进食吗？						
1	2	3	4	5	6	7
大多时候						从来没有
11. 您孩子的咀嚼（或吸吮）能力如何？						
1	2	3	4	5	6	7
良好						非常差
12. 您孩子生长状况如何？						
1	2	3	4	5	6	7
非常差						良好
13. 孩子的进食情况对您和孩子之间关系的影响如何？						
1	2	3	4	5	6	7
非常消极						无影响
14. 孩子的进食情况对家庭成员之间关系的影响如何？						
1	2	3	4	5	6	7
无影响						非常消极
若此表分数≤50分，则需按照患儿四病房喂养护理常规及健康教育等相关内容进行护理及宣教					总分：	
需要鼻饲的患儿进行评价，评分由低到高，评分≤50分时，对患儿家长加强喂养的宣教						

中英文名词对照索引

J

K

L

M

N

P

Q

R

S

T

W

X

Y

Z

参考文献

[1] 沈晓明，王卫平. 儿科学 [M]. 7版. 北京：人民卫生出版社，2008.
[2] 邵肖梅，叶鸿瑁，丘小汕. 实用新生儿学 [M]. 4版. 北京：人民卫生出版社，2011.
[3] 胡亚美，江载芳. 诸福棠. 实用儿科学 [M]. 7版. 北京：人民卫生出版社，2011.
[4] 范玲. 儿科护理学 [M]. 北京：人民卫生出版社，2006.
[5] 军校，府伟灵. 儿童下呼吸道感染的肺炎链球菌耐药性分析 [J]. 中华医院感染学杂志，2011，21 (10)：212.
[6] 中华医学会儿科学分会呼吸学组，中华儿科杂志编辑委员会. 儿童支气管哮喘诊断与防治指南 [J]. 中华儿科杂志，2008，46 (10)：745-753.
[7] 朱蕾，刘又宁，于润江. 临床肺功能学 [M]. 北京：人民卫生出版社，2004.
[8] 郑劲平，高怡. 肺功能检查实用指南 [M]. 北京：人民卫生出版社，2009.
[9] 郑劲平，陈荣昌. 肺功能学-基础与临床 [M]. 广州：广东科技出版社，2008.
[10] 何建平，吴明昌，任仪荪. 新生儿先天性心脏病145例分析 [J]. 中华围产医学杂志，1999，2 (4)：218-221.
[11] 刘凤，陶芳标. 孕早期重大负性生活事件与子代先天性心脏病病因的关联 [J]. 实用儿科临床杂志，2008，23 (13)：988-990.
[12] 黄金秀，易璜，陈银花，等. 小儿先天性心脏病合并肺炎吸痰负压的研究 [J]. 中华护理杂志，2011，46 (11)：1068-1069.
[13] 汤文英，梁秀兼. 小儿先天性心脏病护理中的健康宣教 [J]. 实用心脑肺血管病杂志，2012，20 (4)：740-741.
[14] 郭继鸿. 心电图学 [M]. 北京：人民卫生出版社，2002.
[15] 邓丽萍. 心肌炎患儿与正常儿童心率及心率变异性比较分析 [J]. 临床儿科杂志，2010，28 (7)：656.
[16] 张清友，杜军保. 不完全川崎病的诊治现状 [J]. 中华儿科杂志，2006，44 (5)：339-341.
[17] 付培培，杜忠东，潘岳松. 2002-2010年北京儿童医院川崎病住院患儿临床分析 [J]. 实用儿科临床杂志，2012，27 (9)：661-664.
[18] 杨霁云，白克敏. 小儿肾脏病基础与临床 [M]. 北京：人民卫生出版社，2000.

[19] 贾玉静. 儿童肾脏病知识百问 [M]. 北京：北京大学医学出版社，2014.
[20] 吴希如，秦炯. 儿科学 [M]. 北京：北京大学医学出版社，2008.
[21] 尤黎明，吴瑛. 内科护理学 [M]. 北京：人民卫生出版社，2006.
[22] 洪黛玲，朱念琼. 儿科护理学 [M]. 北京：北京大学医学出版社，2006.
[23] 田芸芳. 儿科护理学 [M]. 北京：科学出版社，2007.
[24] 丁洁. 实用儿科肾脏病学 [M]. 北京：北京大学医学出版社，2007.
[25] 吴碎春，周成，庄捷秋，等. 原发性远端肾小管性酸中毒患儿的护理 [J]. 中国实用护理杂志，2004，20 (4)：29-30.
[26] 王质刚. 血液净化学 [M]. 2 版. 北京：北京科学技术出版社，2003.
[27] 沈颖，易著文. 儿科血液净化技术 [M]. 北京：清华大学出版社，2012.
[28] 卫敏江. 小儿肾脏病 [M]. 上海：科学技术文献出版社，2006.
[29] 黄才千，仇小强. 儿童缺铁性贫血预防策略研究 [J]. 中华疾病控制杂志，2008，12 (4)：391-394.
[30] 洪黛玲. 儿科护理学 [M]. 北京：北京医科大学出版社，2000.
[31] 王卫平. 儿科学 [M]. 北京：人民卫生出版社，2013.
[32] 吴希如，秦炯. 儿科学 [M]. 北京：北京大学医学出版社，2003.
[33] 张玉侠，钱培芬，胡渊英. 新编儿科护理学 [M]. 上海，复旦大学出社，2013.
[34] 陈涤民，刘一丁. 儿科护理学 [M]. 北京：北京大学出版社，2011.
[35] 高晓凤，毛云华，闫冰，等. 663 例 4～12 个月婴儿缺铁性贫血调查. 中国妇幼保健，2010，25 (22)：3163-3164.
[36] 何方. 儿科护理学 [M]. 北京：北京科学技术出版社，2008.
[37] 申昆玲，陈永红，夏晓玲等. 儿科学（第 2 版） [M]. 北京：北京大学医学出版社，2010.
[38] 中华医学会第四届全国再生障碍性贫血学术会议纪要. 再生障碍性贫血诊断标准 [J]. 中华血液学杂志，1987，8：486.
[39] 钟静霞，谢晓恬. 联合免疫抑制治疗儿童重型和难治型再生障碍性贫血的护理 [J]. 中国实用护理杂志，2009，8 (25)：40.
[40] 黄晓军，胡大一. 血液内科 [M]. 北京：北京大学出版社，2010.
[41] 贾苍松，胡莎. 特发性血小板减少性紫癜及其诊断和治疗 [J]. 中国实用儿科杂志，2009，10 (24)：814-815.
[42] 何方. 儿科护理学 [M]，北京科学技术出版社，2008.
[43] 蔡若吟，赵虎. 白血病患儿父母的心理应激反应及心理压力 [J]. 国际护理杂志，2007，1 (1)：821.
[44] 郑显兰，符州. 新编儿科护理常规 [M]. 北京：人民卫生出版社，2010.
[45] 楼建华. 儿科护理 [M]. 北京：人民卫生出版社，2012.
[46] 王莉莉. 实用小儿外科护理 [M]. 天津科学技术出版社，2011，：331-335.
[47] 李贵新，路中，孙秀梅等. 肿瘤学 [M]. 天津科学技术出版社，2009.
[48] 卢新天. 噬血细胞综合征治疗进展 [J]. 实用儿科临床杂志，2006，21 (9)：517-519.

［49］薛辛东，儿科学［M］．北京：人民卫生出版社，2010.
［50］史学，陈建军．实用儿科护理及操作［M］．北京：科学出版社，2008.
［51］郑显兰．新编儿科护理常规［M］．北京：人民卫生出版社，2010.
［52］金大鹏．临床医疗护理常规［M］．北京：中国协和医科大学出版社，2002.
［53］王卫平．儿科学［M］．8版．北京：人民卫生出版社，2014.
［54］郑显兰．新编儿科护理常规［M］．北京：人民卫生出版社，2010.
［55］秦炯．自身免疫性脑炎［J］．国际儿科学杂志，2013，40（5）：526.
［56］吴革菲，刘智胜．儿童自身免疫性［J］．中国实用儿科杂志，2014，29（7）：509.
［57］崔焱．儿科护理学［M］．北京：人民卫生出版社，2006.
［58］何英．护理干预对消化性溃疡患儿治疗依从性及疗效的影响［J］．中国实用护理杂志，2012，28（29）：58-59.
［59］刘亚琼．小儿消化性溃疡出血手术的护理方法及干预效果［J］．护理实践与研究，2012，9（11）：65-66.
［60］孙锟．沈颖．小儿内科学［M］．北京：人民卫生出版社，2014.
［61］王进海，罗金燕，龚均，等．反流性食管炎的流行病学及临床研究［J］．中华消化内镜杂志，2011，23（6）：380.
［62］沈晓明，王卫平，常立文，等．儿科学［M］．北京：人民卫生出版社，2008.
［63］李奇玉，茅旭．婴幼儿胃食管反流治疗药物的系统评价［J］．中国小儿急救医学，2012，6（3）：268-271.
［64］王梅英，郑晓蕾．58例早产儿胃食管反流的护理干预［J］．中华护理杂志，2007，42（6）：527-528.
［65］王峰，冯婉莉．婴儿肝炎综合征186例病因分析［J］．中国妇幼保健，2005，20（10）：1243-1244.
［66］才玉娟，黄志华．晏儿肝炎综合征病因学研究进展［J］．中华中医学杂志，2008，32（5）：379-380.
［67］方剑．熊去氧胆酸治疗患儿肝炎综合征疗效观察［J］．中国医学杂志，2007，5（8）：34-35.
［68］王岱明，段恕诚，梁淡湄，等．婴儿病毒性肝炎与婴儿肝炎综合征［J］．中华传染病杂志，1994，2（1）：7.
［69］易著文．图表儿科学［M］．北京：人民卫生出版社，2010.
［70］Henter J-I，Horne AC，Arico M，et al．HLH-2004：Diagnostic and Therapeutic Guidelines for Hemophagocytic Lymphohistiocytosis（2004年国际组织细胞协会HLH-2004诊断指南）．Pediatr Blood Cancer，2007，48：124-131.